イラストを見せながら説明する

子どもの病気とその診かた

順天堂大学名誉教授　**金子 堅一郎** 編

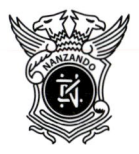

南山堂

編集

金子堅一郎　順天堂大学 名誉教授

執筆（執筆順）

寒竹正人	順天堂大学小児科 准教授（静岡病院）
中澤友幸	東京都保健医療公社豊島病院小児科／順天堂大学小児科 非常勤講師
奥村彰久	愛知医科大学小児科 教授
高橋系一	道灌山学園保育福祉専門学校 理事長
箕輪 圭	済生会川口総合病院小児科／順天堂大学小児科
青柳 陽	順天堂大学小児科（浦安病院）
藤井 徹	順天堂大学小児科 准教授
佐藤光美	さとう小児クリニック 院長
鈴木光幸	順天堂大学小児科
松永展明	順天堂大学小児科
稀代雅彦	順天堂大学小児科 准教授
石本浩市	あけぼの小児クリニック 院長
吉田久邦	吉田小児科医院 院長
福田 豊	ふくだ小児クリニック 院長
染谷朋之介	丸山記念総合病院小児科 部長／順天堂大学小児科
田中恭子	国立成育医療研究センターこころの診療部／順天堂大学小児科
李 翼	越谷市立病院小児科／順天堂大学小児科
東海林宏道	順天堂大学小児科 准教授
志賀清悟	昭和女子大学生活科学部管理栄養学科・大学院 教授
菅沼広樹	神栖済生会病院小児科
五十嵐 淳	五十嵐小児科医院 副院長
岡崎任晴	順天堂大学小児外科 先任准教授（浦安病院）
工藤孝広	順天堂大学小児科 准教授
大山昇一	済生会川口総合病院小児科 主任部長
小口 学	おぐち小児科 院長
井下綾子	順天堂大学耳鼻咽喉科
栗屋敬之	東京都保健医療公社豊島病院小児科 医長
大日方薫	順天堂大学小児科 先任准教授（浦安病院）
大久保又一	ふえふきこどもクリニック 院長
大槻将弘	順天堂大学小児科
織田久之	順天堂大学小児科（浦安病院）
高橋 健	順天堂大学小児科 准教授

鈴木 正之	すずき小児科医院 院長
鎌田 彩子	東京労災病院小児科 部長／順天堂大学小児科
久田 研	順天堂大学小児科 准教授
津田 正晴	津田こどもクリニック 院長
小松 充孝	賛育会病院小児科 部長／順天堂大学小児科
新妻 隆広	東京臨海病院小児科 部長
金子 雅文	金子小児科クリニック 院長
幾瀬 圭	順天堂大学小児科（練馬病院）
永田 智	東京女子医科大学小児科 主任教授
鈴木 竜洋	すずきこどもクリニック 院長／順天堂大学小児科 非常勤講師
山﨑 晋	順天堂大学小児科
大塚 宜一	順天堂大学小児科 客員准教授
松原 知代	獨協医科大学越谷病院小児科 主任教授
藤村 純也	順天堂大学小児科 准教授
齋藤 正博	大泉学園こども・思春期クリニック 院長／順天堂大学小児科 非常勤講師
藤田 宏夫	藤田小児科医院 院長
大友 義之	順天堂大学小児科 先任准教授（練馬病院）
藤永 周一郎	埼玉県立小児医療センター腎臓科 科長
海野 大輔	順天堂大学小児科（練馬病院）
箕輪 富公	三笠小児クリニック 院長
保坂 篤人	保坂こどもクリニック 院長
春名 英典	順天堂大学小児科 准教授
庄野 哲夫	順天堂大学小児科（浦安病院）
高橋 寛	わかば子供クリニック
菅野 秀宣	順天堂大学脳神経外科 准教授
有井 直人	順天堂大学小児科 准教授（静岡病院）
齋藤 昌宏	齋藤小児科 院長
山下 進太郎	順天堂大学小児科（練馬病院）
安部 信平	順天堂大学小児科
飯島 恵	順天堂大学小児科
菊地 祐子	東京都立小児総合医療センター心理・福祉科 医長
池野 充	順天堂大学小児科
時田 章史	時田げんきクリニック 理事長／クリニックばんびいに 院長
志村 直人	獨協医科大学病院小児科 講師
一青 勝雄	元 順天堂大学整形外科 教授（浦安病院）
角田 晋	元 浦安市川市民病院 副院長・小児外科 科長

序

　小児診療の特徴の一つは，症状や病気についての説明を病人である子どもにではなく，両親や祖父母といった保護者に話すことである．彼らは，自分のこと以上に可愛い子や孫が心配で，気もそぞろである．その病気は何なのか？どうしてそうなるのか？どうすれば治るのか？などの明確な話を聞きたがっている．しかし，実際は専門知識をもっていない彼らにそれらを説明するのは容易ではない．随分前から，インフォームド・コンセントという概念が医療の現場で大きく取り上げられて，その手法による説明が必要となってきた．

　1992年に，小児診療においてインフォームド・コンセントを活用するのに役立つものとして，当時の順天堂大学小児科教授の大塚親哉氏が，本書の出版社である南山堂とともに『イラストによるお母さんへの 病気の説明と小児の診療』を企画・出版された．そのコンセプトは，短時間でも説明を受ける人に納得してもらうために，言葉だけでなくイラストや図表を用いたビジュアル的な情報を示すことで理解されやすくすること，また説明する側も必要なことを落とさずに伝えることができるとしたものだった．同時に，それらの根拠となる医学的に重要な情報を解説編として合本した．この書籍は，その後も数回の改訂を加え，長らく版を重ねることができた．しかし，近年の多彩なメディアによる情報過多の状況の中，医学的に正しい知見がインフォームド・コンセントには必要であり，医学の急速な進歩と相まってさらに改訂すべきと考えられた．今回，このような状況に応じるため，前版を一新して，新刊書として本書を発刊することに至った．

　本書は前版のコンセプトを継承しつつ，イラスト頁はイラストを主体として充実させ，さらに見やすく，わかりやすくすることを重視した．また，それに続く解説頁では，根拠を示す情報を初期段階の説明に必要なプライマリ・ケア程度までを主体として，全体をコンパクトにまとめることにした．本書の執筆は，順天堂大学医学部の小児科医，関連診療科医として臨床の現場で活躍している諸氏に依頼した．日頃の経験に最新の知見を加えた記述であり，診療所・病院の小児科医・研修医，総合診療専門医を目指す医師のみならず，子どもの医療・保育に携わる看護師，保健師や保育士，養護教員の方々などにも理解されやすく役立つものとなった．大いに利用していただきたい．なお，解説頁には余裕のある限りメモ欄を設けた．本書では掲載できなかったことや，今後の新しい知見などを記入して，本書をさらに充実させていただければ幸いである．

　最後に，本書の作成について，快く執筆・推敲を重ねていただいた諸先生方，企画から詳細な編纂まで尽力された南山堂編集部の諸氏に深謝いたします．また，本書作成の道しるべとなる前版の書籍を刊行された恩師の 故 大塚親哉 氏に本書の発刊をご報告いたします．

2015年3月

金子 堅一郎

目次

第Ⅰ章 症候

1. 発熱 ……………………………………（寒竹正人） 2
2. 頭痛 ……………………………………（中澤友幸） 6
3. 意識障害 ………………………………（奥村彰久）10
4. けいれん ………………………………（高橋系一）15
5. 食欲不振，体重増加不良 ……………（箕輪　圭）22
6. 腹痛 ……………………………………（青柳　陽）28
7. 嘔吐 ……………………………………（藤井　徹）32
8. 下痢 ……………………………………（佐藤光美）37
9. 下血（血便）……………………………（佐藤光美）41
10. 便秘 ……………………………………（佐藤光美）44
11. 黄疸 ……………………………………（鈴木光幸）48
12. 咳・喘鳴 ………………………………（松永展明）52
13. 呼吸困難（呼吸不全）…………………（松永展明）56
14. 心不全，チアノーゼ …………………（稀代雅彦）60
15. 貧血 ……………………………………（石本浩市）67
16. 出血傾向 ………………………………（石本浩市）70
17. 頸部腫瘤 ………………………………（吉田久邦）73
18. 浮腫 ……………………………………（福田　豊）78
19. 血尿，タンパク尿 ……………………（福田　豊）82
20. 脱水症 …………………………………（染谷朋之介）88
21. 発達の遅れ ……………………………（田中恭子）92
22. 精神症状 ………………………………（李　翼）96

第Ⅱ章 疾 患

1. 先天異常・新生児疾患

1	先天代謝異常，遺伝子病	（東海林宏道）	102
2	染色体異常，先天奇形	（寒竹正人）	107
3	母親の病気と出生児	（志賀清悟）	111
4	新生児の特徴とその異常	（志賀清悟）	118
5	低出生体重児の疾患	（菅沼広樹）	122

2. 消化器疾患

1	口内炎，鵞口瘡	（箕輪　圭）	128
2	急性胃腸炎	（五十嵐　淳）	132
3	虫垂炎	（岡崎任晴）	136
4	腸重積，腸閉塞	（五十嵐　淳）	139
5	巨大結腸症	（岡崎任晴）	143
6	肥厚性幽門狭窄症	（工藤孝広）	147
7	胃・十二指腸潰瘍	（工藤孝広）	150
8	胆道閉鎖症・拡張症	（岡崎任晴）	154
9	肝　炎	（鈴木光幸）	158
10	膵　炎	（鈴木光幸）	162

3. 呼吸器・胸部疾患

1	先天性喘鳴	（大山昇一）	166
2	かぜ，扁桃炎	（小口　学）	170
3	喉頭炎（クループ）	（小口　学）	174
4	中耳炎，副鼻腔炎，扁桃肥大	（井下綾子）	178
5	気管支炎，細気管支炎	（小口　学）	182

6	肺炎，膿胸	(栗屋敬之)	186
7	気管内異物	(大日方　薫)	190
8	気胸，皮下気腫	(大日方　薫)	194

4. 循環器疾患

1	先天性心疾患	(大久保又一)	197
2	不整脈・発作性頻拍症	(大槻将弘)	202
3	心筋炎・心膜炎，感染性心内膜炎	(織田久之)	206
4	起立性調節障害	(高橋　健)	210

5. 感染症

1	麻　疹	(鈴木正之)	214
2	風　疹	(鈴木正之)	218
3	突発性発疹	(鎌田彩子)	222
4	水痘・帯状疱疹	(鎌田彩子)	226
5	単純ヘルペスウイルス感染症	(鎌田彩子)	230
6	EBウイルス感染症（伝染性単核球症）	(久田　研)	234
7	伝染性紅斑	(鈴木正之)	238
8	流行性耳下腺炎，反復性・化膿性耳下腺炎	(津田正晴)	241
9	インフルエンザ	(小松充孝)	245
10	夏の流行性疾患（プール熱，ヘルパンギーナ，手足口病）	(中澤友幸)	249
11	ブドウ球菌感染症	(久田　研)	253
12	A群溶連菌感染症	(久田　研)	257
13	百日咳	(松永展明)	261
14	破傷風	(新妻隆広)	264
15	サルモネラ腸炎，カンピロバクター腸炎	(新妻隆広)	266

16	病原性大腸菌性腸炎（特に腸管出血性大腸菌）················（新妻隆広）	270
17	敗血症··（大日方　薫）	274
18	髄膜炎（無菌性・化膿性）···（中澤友幸）	277
19	結　核··（金子雅文）	281
20	寄生虫症··（幾瀬　圭）	284

6．免疫・アレルギー疾患

1	気管支喘息··（永田　智）	287
2	アレルギー性鼻炎，花粉症····································（鈴木竜洋）	293
3	食物アレルギー，じんま疹·····································（永田　智）	297
4	アトピー性皮膚炎···（鈴木竜洋）	304
5	免疫不全症，易感染性··································（山﨑　晋，大塚宜一）	308
6	若年性特発性関節炎（若年性関節リウマチ）······（山﨑　晋，大塚宜一）	315
7	リウマチ熱··（山﨑　晋，大塚宜一）	319
8	全身性エリテマトーデス··（松原知代）	323
9	アレルギー性紫斑病··（永田　智）	327
10	川崎病··（松原知代）	331

7．血液・腫瘍性疾患

1	白血病··（藤村純也）	337
2	血小板減少性紫斑病··（齋藤正博）	341
3	鉄欠乏性貧血··（藤田宏夫）	345
4	造血器障害··（藤田宏夫）	349
5	血友病··（金子雅文）	353
6	悪性リンパ腫··（藤田宏夫）	357
7	ランゲルハンス細胞組織球症·······································（藤村純也）	361
8	腹部腫瘍，縦隔腫瘍，網膜芽腫····································（齋藤正博）	365

8. 腎尿路系疾患

1	微少血尿	（大友義之）	369
2	急性腎炎	（大友義之）	372
3	慢性腎炎	（大友義之）	376
4	ネフローゼ症候群	（藤永周一郎）	380
5	尿路感染症	（海野大輔）	384
6	水腎症，膀胱尿管逆流症	（染谷朋之介）	388

9. 代謝・内分泌疾患

1	肥満（単純性・症候性）	（箕輪富公）	392
2	ケトン性低血糖症	（箕輪富公）	396
3	糖尿病	（保坂篤人）	399
4	甲状腺機能低下症	（春名英典）	405
5	甲状腺機能亢進症	（春名英典）	409
6	低身長	（庄野哲夫）	413
7	思春期早発症	（庄野哲夫）	418

10. 神経・筋疾患

1	小頭症	（高橋　寛）	422
2	水頭症	（菅野秀宣）	425
3	脳性麻痺	（有井直人）	429
4	神経皮膚症候群―母斑症	（有井直人）	432
5	脳腫瘍	（菅野秀宣）	435
6	脳炎・脳症	（奥村彰久）	439
7	ギラン・バレー症候群，ポリオ	（中澤友幸）	443
8	急性小脳失調症	（有井直人）	447
9	熱性けいれん	（齋藤昌宏）	451

10	てんかん	(高橋系一)	455
11	モヤモヤ病	(齋藤昌宏)	463
12	筋ジストロフィー	(山下進太郎)	466
13	重症筋無力症	(安部信平)	468

11. 発達障害・行動異常

1	自閉性障害	(飯島　恵)	471
2	注意欠如多動性障害（ADHD）	(飯島　恵)	476
3	学習障害	(飯島　恵)	481
4	チック障害，トゥレット症候群	(菊地祐子)	485
5	解離・転換性障害，過換気症候群	(菊地祐子)	488
6	睡眠障害（夜泣き，夜驚症，夢中遊行症）	(池野　充)	491
7	摂食障害	(時田章史)	495

12. 小児保健

1	包茎，小陰茎	(志村直人)	499
2	脊柱側弯症	(一青勝雄)	503
3	骨粗鬆症，くる病	(時田章史)	507
4	熱中症	(大山昇一)	511
5	乳児突然死症候群（SIDS）	(東海林宏道)	515
6	中毒，異物誤飲	(大山昇一)	519
7	頭部外傷	(菅野秀宣)	524
8	スポーツ障害，骨端症	(一青勝雄)	528
9	熱傷	(角田　晋)	532
10	児童虐待，ゆさぶられっ子	(大山昇一)	536

◉ 索引 ………………………………… 538

● **本書の構成（使い方）**

⦿ 項目ごとに，「イラスト頁」と，その後に「解説頁」が続く構成になっています．

⦿ 「イラスト頁」は，保護者向けに作成しており，理解が深まるようなイラスト（図表）と簡単な説明文で構成しています．

⦿ 「解説頁」は，保護者への説明の際，必要となる情報・知識をコンパクトにまとめています．

⦿ 「解説頁」の紙面の都合上，「イラスト頁」の内容と重複する箇所は，「イラスト頁」を参照としている部分もあります．

第 I 章

症 候

1. 発熱

発熱とは

- 発熱とは正常より高い体温を示すことです．
- 小児の正常体温は 36.2〜37.4℃ といわれています．
- 体温計の種類や測定部位によって微妙に異なりますが，普段と同じ方法で測ることが大切です．腋窩（わきの下）の体温を測るのが一般的です．
- また，年齢や測定した時刻によっても変動します．

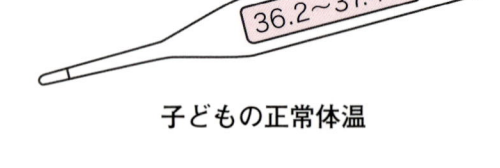

子どもの正常体温

原　因

- 発熱の原因となる病気は，①感染症，②自己免疫疾患，③腫瘍などですが，大半は感染症です．
- もとの病気により活性化された白血球から内因性発熱物質（インターロイキンやインターフェロンなど）が放出され，脳の視床下部に作用して体温調節のセットポイントを上昇させることにより発熱します．

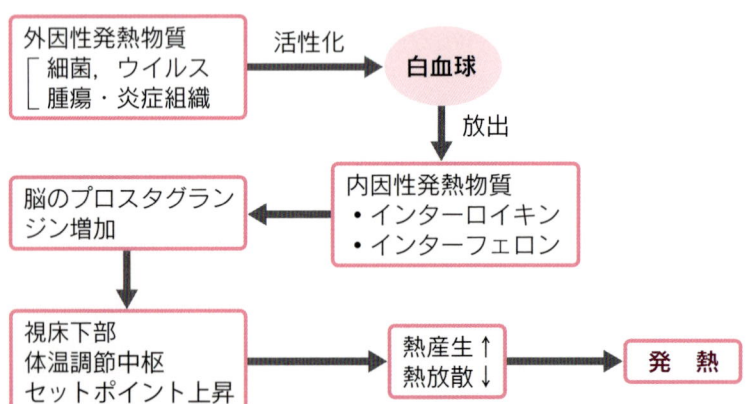

発熱でみられる影響

- 発熱による影響は悪いことばかりではありません．
  良い影響：免疫の働きを高め，生体の防衛力が強まる
  　　　　　細菌やウイルスなどの増殖を抑える
  悪い影響：悪寒（寒気），体力消耗，高熱せん妄，熱性けいれん

初期治療と注意すること

- 衣服はいつもどおりの程度で，薄着にも厚着にもしません．
- 額や腋窩を冷えすぎない程度に冷やすのも有効です．
- 生後 6 か月以降であれば，解熱薬を使用してもかまいません．
- 解熱薬は体温のセットポイントを一時的に下げるだけです．3〜6 時間で再び上昇します．
- 通常のウイルス感染症，いわゆる"かぜ"であれば 3 日以内に解熱します．

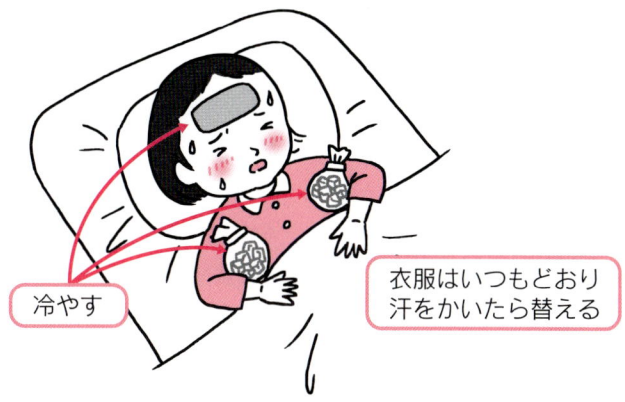

冷やす

衣服はいつもどおり
汗をかいたら替える

 小児の発熱で受診の目安

- 生後 3 か月以内の発熱
  → 元気でもすぐに受診
- 3 日以内に下がらない発熱
  → 受診（再診）が必要

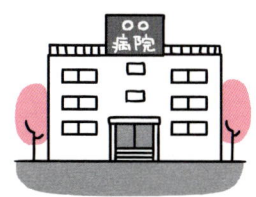

1．発　熱　　3

解説

ヒトをはじめとする恒温動物の体温は、視床下部の体温調節中枢の働きで一定に保たれている。発熱とは正常より高い体温を示すことである。

体温の正常値は年齢・性別・時刻・季節・運動・入浴などにより変動するが、おおむね36.2～37.4℃が正常範囲とされる。体温の測定部位は、なるべく深部温に近い直腸、口腔内（舌下）などであるが、衛生面のこともあり、あまり普及していない。一般的に普及している腋窩で測定する場合の注意点は、環境の影響を最少にすることで、測定前はしばらく（5～10分）腋窩を密着させておき、直前に汗を拭きとって測定すれば深部温に近くなる。

原因

発熱の原因には大別して2種類ある。1つは体温調節中枢の体温セットポイントが上昇することによるもの。2つめは体温調節機構に破綻をきたし熱の放散ができなくなるものである。

前者には感染症、自己免疫疾患とその類縁疾患、悪性腫瘍などがある。感染により活性化された細胞群（マクロファージなど）からインターロイキン-1（IL-1）などの内因性発熱物質が産生され、プロスタグランジンを介して視床下部の体温調節中枢に作用し設定温度を上げる。自己免疫疾患における免疫系も同様の働きをするため設定温度が上がる。悪性腫瘍においては腫瘍細胞の崩壊により食細胞の活性化が起きたり、腫瘍細胞自身が内因性発熱物質を産生するため発熱することになる。

一方、後者の例としては悪性高熱症、脳炎、甲状腺機能亢進症など中枢性発熱といわれる体温調節機構の破綻によるものなので機序が異なり、対応も異なる。

熱中症は体温調節能力の範囲を超えた炎熱によるもので、これも体温調節の破綻の1つと考えられる。

発熱でみられる影響

発熱には体にとって良い影響と悪い影響がある。感染症における発熱ではその機序からして良い部分が多い。発熱により活性の上昇する酵素が多く知られており、感染免疫力を高める。一方で、細菌やウイルスの増殖は発熱により抑えられることが多い。悪影響としては体力の消耗や熱性けいれんなどがあるが、不感蒸泄も増加するため水分必要量が増加する。発熱中はアルギニン・バソプレッシン・ACTHなどの内因性解熱物質が脳内に増加するため、通常の発熱では41.5℃を超えることはないとされる。また41.7℃までは脳やほかの臓器への悪影響はないと考えられる。

初期治療と注意すること

家庭での発熱時の対応としては、衣服は通常のときと同じでよく、寒がるときも熱の放散を妨げるような包み込みはいけないことや、前額部や腋窩を冷えすぎない程度に冷やすこと、水分の頻回摂取で排尿を増加させるのも解熱効果があることなどを指導する。

注意点は年齢により異なる。生後3か月未満の児の発熱は敗血症や尿路感染症、髄膜炎などの重症細菌感染症の可能性がある。これらは近年のインフルエンザ菌・肺炎球菌ワクチンの普及で減少傾向にあるが、早く受診するよう指示する。6か月を超えると全身状態がよければ経過観察が可能となる。通常のウイルス感染症など自然治癒するものは3日以内に解熱するので、それ以上続くときは受診（再診）や検査が必要である。

発熱により体力の消耗があり、ぐったりしているようであれば、薬物療法により解熱を図る。小児には非ステロイド性抗炎症薬（NSAIDs）はインフルエンザ脳症との関連が指摘されているため、アセトアミノフェンの使用が一般的である。おおむね38.5℃以上での使用が勧められている。NSAIDsの多くは、アラキドン酸カスケードのCOX（シクロオキシゲナーゼ）を阻害することによりプロスタグランジンの産生を抑制し、その結果、体温調節中枢の設定温度を一時的に下げることにより体温が下降する。アセトアミノフェンも同様にアセチル基（CH_3CO^-）を持ち、COXを阻害することでプロスタグランジンの生成を抑制す

るが，その効果は弱く，その解熱作用の詳細は不明であるが，抗炎症作用はほとんどないため，ほかのNSAIDsとは区別されている．2002年に脳内で痛みの知覚に関与するCOX-3が発見され，最近ではアセトアミノフェンがこの物質を特異的に阻害することで鎮痛効果を持つと考えられるようになってきている．これらのことからわかるように，解熱薬は原則的に体温調節機構の破綻による発熱や熱中症では効果はない．

また6か月未満の乳児においては体温調節中枢そのものが未成熟で，解熱薬の効果が不安定で副作用が出やすいため原則として使用しない．

［寒竹 正人］

不明熱 (fever of undetermined origin：FUO) column

　原因が症状，臨床経過，各種検査などでも確定できずに発熱がある程度持続する場合，いわゆる不明熱と呼ばれている．一般には，38℃以上の発熱が外来で1～2週間以上，さらに入院後1週間以上経過しても診断がつかない場合などを指すが，明確な定義はない．

　近年の診断技術の向上，診療精度の進歩により不明熱に相当していた病態の解明が可能になってきたことも確かである．不明熱の最終診断は，やはり乳幼児では感染症，年長児では自己免疫疾患や悪性腫瘍が主な病態であるが，心因性発熱や詐病も少なからずある．

　また，どうしても診断がつかない真の意味での不明熱が，いわゆる不明熱の10～30％にみられるといわれているが，医学の進歩により，いずれ原因の解明が可能となるのか？

［金子 堅一郎］

Memo

2. 頭痛

頭痛とは
- 頭痛は頭部に感じる痛みですが眼，耳，歯，首などの部位が原因で起こることもあります．

原因
- 頭痛以外に明らかな病気のない一次性頭痛か，原因となる病気（基礎疾患といいます）がある二次性頭痛に分けられます．
- 一次性頭痛で多くみられるのは片頭痛と緊張型頭痛です．
- 二次性頭痛で頻度が多いものは頭部のケガ，感染症（インフルエンザ，副鼻腔炎），起立性調節障害などです．

よくみられる症状
- 片頭痛：頭の片側，あるいは部分的に起こる拍動性（ズキンズキン）の痛み．
  ：目の前にキラキラする光が見える前兆や吐き気・嘔吐を伴うことがある．
  ：光・音・匂いに敏感になり，日常動作でも頭痛は増強する．
- 緊張型頭痛：圧迫感，または締めつけ感があり非拍動性．
  ：痛みは軽いが持続が長い．
- 二次性頭痛：発熱，嘔吐，ふらつき，動悸・ほてり・手の震え，全身のだるさ・朝起きられない・乗り物酔いなど基礎疾患の症状を伴う場合．

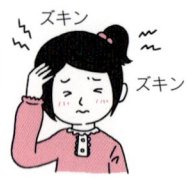 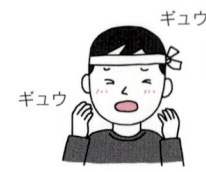

初期治療と注意すること
- 病院を受診する前に確認しておくこと

①いつからか　②どのような痛みか　③痛くなる部位は？　④時間帯は？
⑤どのくらい続くか　⑥頭痛以外の症状は？　⑦薬剤の使用は？
⑧生活習慣では？　→【頭痛ダイアリー】の活用

- 我慢するのがつらい頭痛には，鎮痛薬を頓服します．
- 頭痛の持続・反復で日常生活ができなくなる場合は，予防薬を投与します．周囲の人々の理解も必要です．
- 原因が特定できる二次性頭痛は，基礎疾患の治療を優先します．

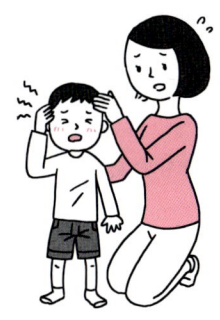

【頭痛ダイアリー】

日付	生理	頭痛の程度 午前/午後/夜	影響度	MEMO（頭痛のタイプ，はき気，前ぶれ，誘因など）
/（月）	痛薬			
/（火）	痛薬			
/（水）	痛薬			
/（木）	痛薬			
/（金）	痛薬			
/（土）	痛薬			
/（日）	痛薬			
/（月）	痛薬			
/（火）	痛薬			
/（水）	痛薬			
/（木）	痛薬			
/（金）	痛薬			
/（土）	痛薬			
/（日）	痛薬			

＊日本頭痛学会ホームページからダウンロード可能．
（坂井文彦 監修）

【頭痛ダイアリー（記入例）】

日付	生理	頭痛の程度 午前/午後/夜	影響度	MEMO（頭痛のタイプ，はき気，前ぶれ，誘因など）
9/18（水）	痛薬	++ / — / 予1	++	熱が38.2℃でカゼ薬を飲む
9/19（木）	痛薬	— / — / 予1	—	元気に1日過ごす
9/20（金）	痛薬	+++ / — / 予1	+++	眠った後，軽快
9/21（土）	痛薬	— / — / —	—	予防薬飲み忘れ
9/22（日）	痛薬	— / — / 予1	—	泣いてかんしゃくを起こす（午後）
9/23（月）	痛薬	— / — / 予1	—	朝から登校（1日中元気）
9/24（火）	痛薬	— / — / 予1	—	修学旅行・宿泊（1日中元気）
9/25（水）	痛薬	— / — / 予1	—	修学旅行の2日目
9/26（木）	痛薬	++ / — / 予1	—	午前中一杯眠る 午後登校可
9/27（金）	痛薬	+++ / ++ / 予1	+++	久しぶりに夕方まで頭痛が続いた
9/28（土）	痛薬	— / — / 予1	—	
9/29（日）	痛薬	— / — / 予1	—	

「午前中は調子が悪い」
「休日は軽快する」

＊予1＝予防薬1回

⚠ 緊急を要する頭痛は？

- これまで経験したことがない激しい頭痛
- 起床時に起こる強い頭痛
- 発熱を伴った強い頭痛
- 頭をぶつけた後の強い頭痛
- しだいに症状が悪化している頭痛
- 物がダブって見えたり，しびれ，ふらつき，言語・意識障害を伴う頭痛

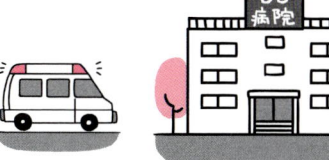

→ 急いで病院へ!!

解 説

　頭痛とは頭部に感じる深部痛，および眼，耳，歯など頭部以外の器官からの投射痛をいう．顔面，上項部も含んだ頭全体の有痛性，無痛性の不快感，頭重感，圧迫感，絞扼感なども含めて頭痛と考えられる．頭蓋内・外，眼球，副鼻腔，中耳，歯には痛覚受容体があり，これらの部位に加わった刺激が痛みとして感受されると三叉神経や頸髄神経から脳幹・視床を経て大脳感覚野に投射される．

原 因

　頭痛の原因はさまざまであるが，国際頭痛分類に準拠していくのが実用的である．分類は詳細にわたるが，実地レベルでは一次性頭痛(機能性頭痛)か二次性頭痛(症候性頭痛)を鑑別することが優先される(表1)．

　一次性頭痛で小児に多く認められるのは片頭痛と緊張型頭痛である．

　片頭痛ではこめかみにズキズキする拍動性の痛みがあり，嘔気・嘔吐を伴うことも多い．小児では頭痛の部位が不定の場合がある．典型例では閃輝暗点のような前兆に引き続いて頭痛が出現する．光・音・匂いに過敏になるが患児みずからその症状を訴えることは少なく，行動から推察するか意識的に問診で確認する必要がある．歩行や階段昇降などの日常動作により頭痛は増悪する．痛みは通常数時間で治まる．片頭痛の特殊型として小児周期性症候群がある．

　緊張型頭痛は圧迫感または締めつけ感として自覚される非拍動性の頭痛であり，痛みは軽度〜中等度である．片頭痛に比べて頭痛そのものは軽度であっても持続が長く，毎日出現するなど慢性化することにより不登校に至る場合もある．

　二次性頭痛で重要または頻度が多いものをあげる．頭部外傷，血管障害，非血管性頭蓋内疾患(脳腫瘍，低髄液圧，てんかんなど)，感染症(頭蓋内感染症，全身性感染症)，ホメオスターシスの障害(起立性調節障害)，顔面・頭蓋構成組織の障害(眼，耳・鼻・副鼻腔，歯・あごなど)，心因・精神疾患．

よくみられる症状

　頭痛に随伴する症状と鑑別すべき疾患の関係を示す．発熱(髄膜炎，脳膿瘍，脳炎)，嘔吐(脳腫瘍，水頭症，片頭痛)，鼻汁(副鼻腔炎)，動悸・ほてり・手の震え(甲状腺機能亢進症，高血圧)，全身倦怠・朝具合が悪い・乗り物酔い(起立性調節障害)，肩こり(片頭痛，緊張型頭痛いずれでも生じる)．

初期治療と注意すること

　頭痛の診療においては問診が重要である．頭痛に特化した問診票の活用も有用である．基本的な診察(血圧測定も含む)と必要最小限の検査を行い，まずは"生命にかかわる重大な頭痛"を見落とさないことが重要である．血液(貧血，甲状腺機能など)，頸椎エックス線，CT(頭部・副鼻腔)，頭部MRI・MRA，脳波，髄液検査，心理検査などを症例に応じて行う．原因が特定できる二次性頭痛の場合は原因疾患の治療を優先する．一次性頭痛の場合は生活習慣(睡眠覚醒リズム，習い事などのスケジュール，ゲーム・パソコン・携帯メールの使用頻度)の見直しを行う．

　頭痛ダイアリーの活用は，頭痛の起こりやすい状況(平日・休日，朝・昼・夕における症状の違い，月経との関連など)や薬剤の使用状況が確認できるため，医療者，患児・家族のいずれにとっても有用である．

　我慢するのがつらい頭痛に対してはアセトアミノフェン，イブプロフェンの頓用を行う．12歳

表1　子どもにみられる主な頭痛

一次性頭痛	片頭痛
	緊張型頭痛
二次性頭痛	外傷による頭痛
	血管障害による頭痛
	腫瘍による頭痛
	感染症による頭痛
	起立性調節障害による頭痛
	副鼻腔，歯などの疾患による頭痛
	心因性の頭痛

以上かつ体重40 kg以上の片頭痛例ではトリプタン製剤の使用が可能である．

早退・欠席・不登校など学校生活に支障が大きい場合は予防薬の投与も考慮する．表2にあげた薬剤が用いられるが，小児においては十分なエビデンスが存在しない．

頭痛は患児・保護者にとって"命にかかわる重大な病気ではないのか？"と不安になる症状であり，その不安が解消するだけで症状が軽快することも多い．しかし，頭痛により生活の質が低下する状況も少なくない．家族や周囲の人々（友人，学校の先生）の理解も欠かせない．

表2 頭痛に用いる薬剤

急性期治療薬	鎮痛薬（アセトアミノフェン，イブプロフェン） トリプタン製剤
予防的治療薬	抗ヒスタミン薬（塩酸シプロヘプタジン） 非カテコラミン系昇圧薬（メチル硫酸アメジニウム，塩酸ミドドリン） 漢方薬 Ca拮抗薬（塩酸ロメリジン） 抗てんかん薬（バルプロ酸ナトリウム） β遮断薬（塩酸プロプラノロール） 抗うつ薬（塩酸アミトリプチン）

［中澤 友幸］

小児周期性症候群とは

　片頭痛に移行することが多いものとして，国際頭痛分類第2版に加わった．以下の3つの病態があげられている．いずれも発作的に出現し，自然回復する．非発作時はまったく普通である．
- 周期性嘔吐：強い嘔気・嘔吐が持続的・周期的に起こる．
- 腹部片頭痛：日常生活に支障がある程度の腹痛発作で，嘔気・嘔吐，顔面蒼白を伴う．
- 小児良性発作性めまい：数分～数時間の回転性めまい．めまい発作時に片頭痛を伴うことがある．

［金子 堅一郎］

3. 意識障害

意識障害とは
- 意識障害は，さまざまな原因で脳の機能障害が起きていることを示す重要な症状です．
- 多くの場合，覚醒度が低下します．
- 発熱に伴う異常言動も，意識障害の一種と考えられます．

原　因
- 脳に原因があるもの以外にも，とても多くの疾患が意識障害の原因となります．

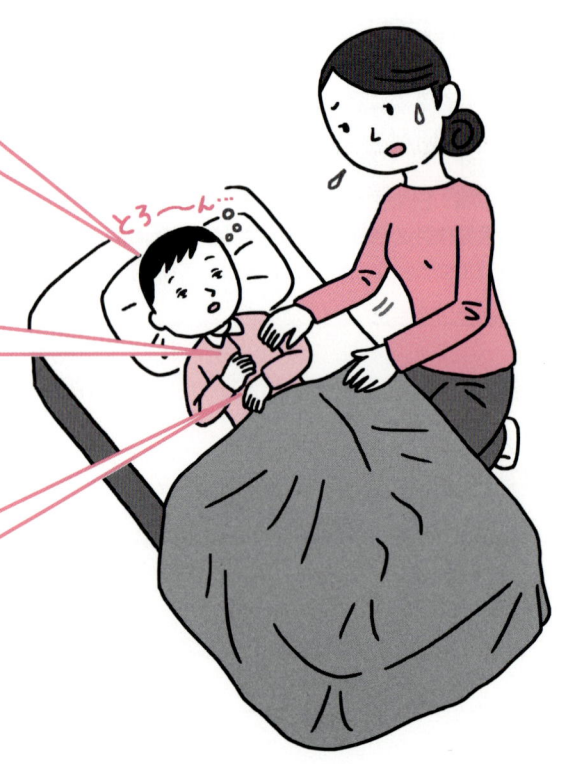

脳に原因があるもの
脳血管障害，頭部外傷，急性脳炎・脳症，髄膜炎，脳腫瘍，てんかん，虐待など

精神疾患
身体表現性障害（いわゆるヒステリーなど）

全身の疾患によるもの
代謝性疾患，内分泌疾患，低酸素性障害，高血圧性脳症，中毒（薬物・自然毒など），熱中症など

よくみられる症状

- 小児では下の表のような症状がみられます．数字が大きいほど（表の上の方ほど）重度の意識障害です．

表　乳幼児の意識レベル判定法

Ⅲ．刺激をしても覚醒しない状態
300　痛み刺激にまったく反応しない
200　痛み刺激で少し手足を動かしたり，顔をしかめる
100　痛み刺激に対し，払いのけるような動作をする
Ⅱ．刺激をすると覚醒する状態（刺激をやめると眠り込む）
30　呼びかけを繰り返すと，辛うじて開眼する
20　呼びかけると開眼して目を向ける
10　飲み物を見せると飲もうとする．あるいは乳首を見せれば欲しがって吸う
Ⅰ．刺激しないでも覚醒している状態
3　母親と視線が合わない
2　あやしても笑わないが，視線は合う
1　あやすと笑う．ただし不十分で，声を出して笑わない

- 眠る時間が長くなるとともに，強い刺激を与えてもはっきり覚醒させることが困難になります．
- 周りへの反応性が低下し，ぼんやりした状態が認められます．

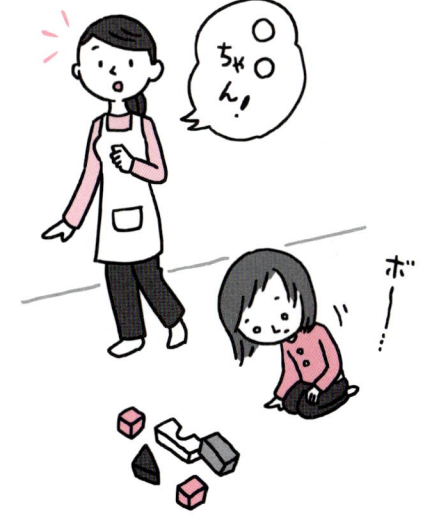

初期治療と注意すること

- 意識障害は予測がたいへん難しく，突然出現することも少なくありません．
- 呼びかけに対し反応が鈍い，ウトウトしてすぐに寝てしまうなど，意識障害を疑う症状が出現したら急いで医療機関を受診してください．

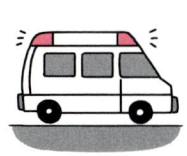
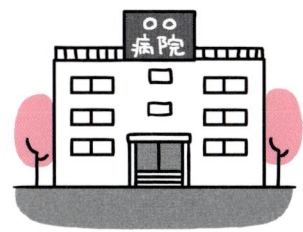

解　説

　意識障害は重要な中枢神経障害の兆候である．「意識」の定義は容易でなく意識障害の厳密な定義は困難であるが，実地臨床においては覚醒度に注目するのが実際的であろう．また，意識障害はその診断が重要なのではなく，その原因が何であり，それに対して何を行うべきかが大事である．意識障害の患児には生命の危険が切迫している場合もあり，手際よく評価して対応することが必要である．

原　因

　意識障害の原因となる疾患はきわめて多岐にわたり（表1），中枢神経疾患のみならず全身疾患もその原因となりえる．原因は病歴聴取によりある程度絞り込むことができるので，問診が重要である．表2に示した事項などを参考に，情報を集める必要がある．薬物・中毒は見落としがちになるため，意識障害の原因が判明しない場合などは繰り返し問診する必要がある．また，虐待は問診から疑うことができる場合が少なくない．身体所見や症状の時間経過などで不審な点を感じたら，虐待を念頭に置くべきである．

よくみられる症状

　一般に意識障害では，覚醒度が下がり眠る時間が長くなるとともに，強い覚醒刺激を与えてもはっきり覚醒させることが困難になる．また，周りへの反応性が低下し，ぼんやりした状態が長く認められる．発熱に伴う異常言動も軽度の意識障害であり，覚醒度の低下と意識内容の変容を伴っていると考えられる．

　わが国では，Japan Coma Scale が従来から広く用いられてきた（表3）が，小児では言語による判定が困難であるため，イラスト頁に示した乳幼児の意識レベル判定法が用いられる．これらの評価法では，点数が高いほど意識障害が重度である．

表1　意識障害をきたしうる主な疾患

1. 中枢神経系に原発性の病変が存在するもの
   1) 脳血管障害：脳梗塞，脳出血，クモ膜下出血，静脈洞血栓症など
   2) 頭部外傷：脳挫傷，硬膜外出血，硬膜下出血，びまん性軸索損傷，脳震盪など
   3) 感染症：急性脳炎・脳症，髄膜炎，脳膿瘍など
   4) 脳腫瘍・転移性腫瘍
   5) てんかん発作およびその後の意識障害
   6) 虐待：ゆさぶられっ子など
   7) 自己免疫性疾患：血管炎（SLE など），急性散在性脳脊髄炎など
   8) 頭蓋内圧亢進：水頭症
   9) その他：ナルコレプシーなど

2. 全身性疾患によるもの
   A. 代謝性または内分泌疾患
   　1) 糖代謝異常：低血糖，糖尿病性昏睡など
   　2) 水電解質異常：低 Na，高 Na，SIADH，低 Ca，高 Ca，低 Mg，水中毒，脱水症など
   　3) 酸塩基異常：代謝性アシドーシス，乳酸アシドーシスなど
   　4) 肝腎疾患：高アンモニア血症，肝性昏睡，尿毒症など
   　5) 内分泌疾患：急性副腎不全，甲状腺機能亢進症など
   　6) ミトコンドリア異常症
   B. 低酸素性障害
   　1) 循環障害：心不全，心筋梗塞，Adams-Stokes 症候群，不整脈，心筋炎
   　2) 呼吸障害：ARDS，肺水腫，肺炎，溺水など
   C. 高血圧性脳症
   D. 中毒
   　1) 薬物：睡眠薬，抗精神薬，抗てんかん薬，麻薬など
   　2) 重金属：鉛，砒素など
   　3) 有機物質：トルエン，エタノールなど
   　4) 自然毒：銀杏，毒キノコ，フグ毒など
   E. その他：熱中症，低体温

3. 精神疾患
   1) 身体表現性障害
   2) 詐病

表2　意識障害の問診で重要な事項

現病歴	時間的経過	意識障害の発症の様子や発症後の様子
	外傷・事故	頭部外傷の有無 溺水・窒息の有無
	前駆・随伴症状	発熱 けいれん 頭痛
	薬物・中毒	鎮静薬，抗てんかん薬，インスリンなど 銀杏，キノコ，アルコール，フグ，一酸化炭素など
家族歴		血族婚 意識障害・突然死の家族歴 けいれん性疾患
既往歴	意識障害の既往	
	最近数日間の外傷	
	最近数週間の感染	
	基礎疾患の有無	けいれん性疾患，内分泌疾患，代謝性疾患 循環器疾患，呼吸器疾患 肝疾患，腎疾患
	精神疾患	身体表現性障害，自殺企図

表3　Japan Coma Scale

Ⅲ．刺激をしても覚醒しない状態
- 300　痛み刺激にまったく反応しない
- 200　痛み刺激で少し手足を動かしたり，顔をしかめる
- 100　痛み刺激に対し，払いのけるような動作をする

Ⅱ．刺激をすると覚醒する状態（刺激をやめると眠り込む）
- 30　痛み刺激を加えつつ呼びかけを繰り返すと，辛うじて開眼する
- 20　大きな声または体をゆさぶることにより開眼する
- 10　普通の呼びかけで容易に開眼する

Ⅰ．刺激しないでも覚醒している状態
- 3　自分の名前，生年月日が言えない
- 2　見当識障害がある
- 1　意識清明とはいえない

一方，最近はGlasgow Coma Scaleおよびその乳幼児用評価法が徐々に普及しつつある（表4）．この場合は，点数が低いほど意識障害が重度である．

身体所見では，呼吸状態，皮膚色（チアノーゼ・黄疸・出血斑），頭部および頭部以外の外傷，呼吸パターンの異常，大泉門の膨隆などに注目する．神経学的所見では，脳神経系の指標として眼の評価，麻痺などの巣症状，姿勢，髄膜刺激症状が重要である．瞳孔が左右同大かつ対光反射正常の場合には，意識障害の原因が全身性疾患や代謝異常および中毒であることが多い．瞳孔が左右不同あるいは対光反射が消失している場合は，脳ヘルニアや脳幹部を圧迫する病変を疑う．

初期治療と注意すること

意識障害を認めたら，直ちに一次評価を行う．一次評価はいわゆる救急のABCDEであり，A（airway/気道）・B（breathing/呼吸）・C（circulation/循環）・D（dysfunction of CNS/中枢神経系障害）・E（environment/体温）の評価と管理を指す．まずA・B・Cで直ちに生命を脅かす病態の有無を評価し，ショックのような重大な問題は可能な限りすみやかに対応する．Dで意識障害の重症度を判定し，瞳孔をみて脳ヘルニアの切迫の可能性がないか評価する．また，表5に示すような危急状態や危急疾患の可能性がないかを判断する．軽度であっても意識障害を認めると判断した場合は，高次医療施設への搬送が必要である．

意識障害はその予測が一般に難しいため，家庭

表4　Glasgow Coma Scale

Glasgow Coma Scale [Q2]		Glasgow Coma Scale 乳児用改訂版 [Q3]	
活動	最良反応	活動	最良反応
E　開眼（Eye Opening）		**E　開眼（Eye Opening）**	
自発開眼	4	自発開眼	4
声かけで開眼	3	声かけで開眼	3
痛み刺激で開眼	2	痛み刺激で開眼	2
開眼せず	1	開眼せず	1
V　発語（Verbal Response）		**V　発語（Verbal Response）**	
見当識良好	5	機嫌よく喃語を喋る	5
混乱した会話	4	不機嫌	4
不適切な言葉	3	痛み刺激で泣く	3
言葉にならない音声	2	痛み刺激でうめき声	2
発声せず	1	声を出さない	1
M　運動（Motor Response）		**M　運動（Motor Response）**	
命令に従う	6	正常な自発運動	6
疼痛部位の認識可能	5	触れると逃避反応	5
痛み刺激で逃避反応	4	痛み刺激で逃避反応	4
異常な四肢の屈曲反応	3	異常な四肢の屈曲反応	3
異常な四肢の伸展反応	2	異常な四肢の伸展反応	2
動かさない	1	動かさない	1

記載例：E3＋V2＋M4＝9

表5 意識障害で受診しうる危急状態および危急疾患とその診断ポイント

ショック	・著明な頻脈，低血圧 ・末梢の脈拍の消失，中枢の脈拍の微弱化，脈圧の減少 ・四肢末梢の冷感と毛細血管再充満時間の著しい延長
呼吸不全	・頻呼吸，鼻翼呼吸，陥没呼吸 ・蒼白，チアノーゼ，頻拍あるいは徐脈 ・疲労，徐呼吸あるいは無呼吸
脳ヘルニア	呼吸パターンと瞳孔の所見に注目する． ・中心性ヘルニア 　初期はCheyne-Stokes呼吸と縮瞳を呈するが，対光反射は正常である． 　進展すると中枢性過換気となり，対光反射が消失する． 　末期では呼吸は浅表性か失調性となり，瞳孔は中間位か散大する． ・鉤ヘルニア 　初期は呼吸は正常で瞳孔が散大し，対光反射が緩徐になる． 　末期は過換気かCheyne-Stokes呼吸となり，瞳孔は散大する．
頭部外傷	・病歴から受傷機転を推定する． ・神経学的巣症状，特に頭蓋内圧亢進や脳ヘルニアを示唆する症状に注意． ・頭部エックス線写真やCT・MRIなどの画像所見が有用．
細菌性髄膜炎	・乳児期の発熱では常に念頭に置き，髄液検査と各種培養検査を行う． ・新生児や乳児期早期は低体温を呈することもある． ・乳児ではケルニッヒ徴候や項部硬直などの髄膜刺激症状は明らかでない． ・新生児・乳児では大泉門の膨隆に注意する．
急性脳炎・脳症	・発熱，けいれん，異常言動のいずれかを伴う意識障害では常に念頭に置く． ・CTや頭部MRIが有用だが，急性期には異常を認めないことがまれでない． ・劇症型では急激に脳浮腫が進行するため，神経学的所見に注意する． ・髄液検査が必須だが，異常を認めないことが多い．
虐待	・病歴に不自然な点があれば，虐待を疑って精査を進める． ・頭部CT・MRIで硬膜下血腫がある場合も虐待を疑う必要がある． ・児の栄養・衛生状態，体表の外傷やその治癒痕などに注意する． ・眼底検査が必須である．

で注意を払うことは容易でない．イラスト頁で示すように，呼びかけに対し反応が鈍い，ウトウトしてすぐに寝てしまうなど，どのような状態に注意すべきであるかを周知することが重要である．

また，意識障害を疑う症状が出現したら，医療機関を受診することを勧めるべきである．

［奥村 彰久］

4. けいれん

けいれんとは

- 「けいれん」と「ひきつけ」は同じで，子どもの4～10％にみられます．
- 多くは中枢神経系の異常興奮による発作性の症状です．
- けいれんは，全身あるいは一部の筋肉に起こる持続性や律動性の収縮やふるえです．
- けいれん発作の型には次のようなものがあります．
  - **強直けいれん**：手足が硬くなり，つっぱる．
    呼吸を止め，眼球は一点を凝視する．
  - **間代けいれん**：手や足やあごをガクガクさせ，まぶたを閉じたり開けたりする．
  - **強直間代けいれん**：はじめに強直けいれんが起こり，次に間代けいれんへ移行する．
  - **ミオクロニーけいれん**：手や足の筋肉の一部がピクピクする．
  - **脱力けいれん**：筋肉の緊張が低下（脱力）し，倒れる．
- 多くは意識の低下・消失を伴います．

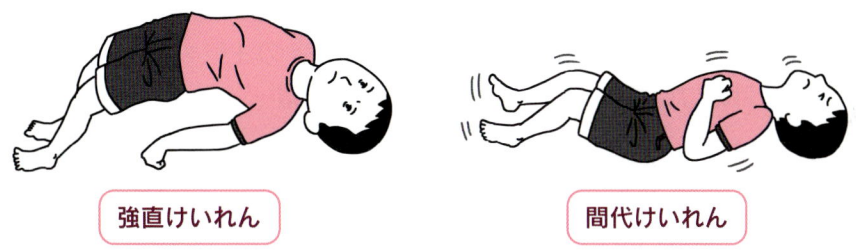

強直けいれん　　　　　　　間代けいれん

けいれんの原因と症状

- けいれんの原因は，次頁の図のように年齢によって異なります．

	新生児期	乳児期	幼児期	学童期
分娩時脳損傷	▬▬▬▬▬▬			
先天代謝異常	▬▬▬▬▬▬▬			
先天性脳形成異常	▬▬▬▬▬▬▬▬▬▬▬▬▬▬▬▬			
中枢神経感染症（脳炎・髄膜炎）	▬▬▬▬▬▬▬▬▬▬▬▬▬▬▬▬▬▬▬▬▬▬			
熱性けいれん		▬▬▬▬▬▬▬▬▬▬▬▬		
中毒（外因・内因性）		▬▬▬▬▬▬▬▬▬▬▬▬▬▬▬▬▬		
泣き入りひきつけ		▬▬▬▬▬▬▬▬		
脳変性疾患		▬▬▬▬▬▬▬▬▬▬▬▬▬▬▬▬		
小児欠伸てんかん			▬▬▬▬▬▬▬	
頭部外傷		▬▬▬▬▬▬▬▬▬▬▬		
脳腫瘍		▬▬▬▬▬▬▬▬▬▬▬		
脳血管障害		▬▬▬▬▬▬▬▬▬▬▬		
ヒステリー				▬▬▬

新生児のけいれん

- けいれん発作の型が特殊で，まばたき，呼吸を止める，眼球が動く，自転車をこぐような動きがみられます．
- 原因診断と治療を一緒に，①〜⑤の順で行います．
  - ① 低血糖 …………………… ブドウ糖の注射
  - ② 低カルシウム血症 ……………… カルシウム液の注射
  - ③ 低マグネシウム血症 …………… マグネシウム液の注射
  - ④ ビタミン B_6 欠乏症・依存症 …ビタミン B_6 の注射
  - ⑤ 上記以外のけいれん …………… 抗けいれん薬

乳幼児のけいれん

- けいれんを最も起こしやすい時期です．
- 熱性けいれんが大部分を占めます．
- 良性の治りやすいけいれんと悪性の治りにくいけいれんがあります．

  <良性のけいれん>
  - 熱性けいれん
  - 泣き入りひきつけ
  - 良性乳幼児けいれん
  - 身震い発作
  - てんかん（小児欠神てんかん，良性ローランドてんかん）

  <悪性のけいれん>
  - てんかん（ウエスト症候群，乳児重症ミオクロニーてんかん，ノックス・ガストー症候群）
  - 急性小児片麻痺
  - モヤモヤ病
  - ライ症候群

学童のけいれん

- 学童期のけいれんには，てんかん性と非てんかん性があります．
- 非てんかん性けいれんは中枢神経感染症，脳腫瘍などでみられます．

- 非てんかん性の心因性発作・ヒステリーの偽発作や失神発作は，てんかん発作との鑑別が大切です．
- てんかんには内側側頭葉てんかん，ガストー型小児後頭葉てんかん，若年ミオクロニーてんかんなどがあります．

初期治療と注意すること

- 「けいれん発作の持続が30分以上続くか，短い発作でも反復し，その間意識回復がないもの」をけいれん重積状態といいます．けいれんが10分以上続くときは救急対応が必要です．
- けいれん発作症状の鑑別のポイントを確認します．
  - ・発熱の有無　・けいれんの型　・どんなときに起こったか
  - ・持続時間　・意識状態　・発作後の状態
- 鑑別は発熱の有無，脳波，頭部MRI・CT検査，血液検査，髄液検査などで行われます．

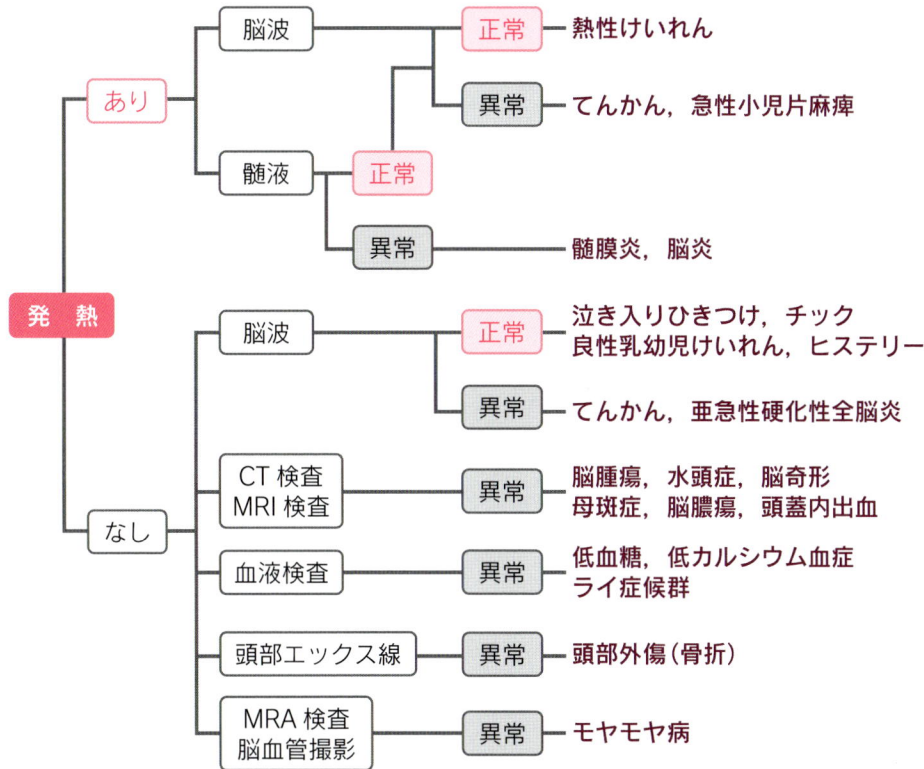

- 鑑別したけいれんの原因に対する治療をします．
- てんかんと診断された場合は抗てんかん薬を服用します（p.455「てんかん」の項目を参照）．
- 泣き入りひきつけ，チックなどこころの原因によるけいれんは原因を調べ，環境調整などを行います．

解説

けいれんとは，全身あるいは一部の筋肉の持続性ないし律動性の収縮や震えである．主に中枢神経細胞の異常放電による発作性の症状で，意識の混濁〜消失を伴うことが多い．異常放電を起こす脳機能障害の原因はさまざまで，けいれんは症状名の1つと考えてよい．小児がけいれんを経験する頻度は4〜10％と高率である．

原因とよくみられる症状

小児のけいれんの原因となる疾患はさまざまであるが，脱水・低血糖・低カルシウム血症などの代謝障害，脳炎・髄膜炎などの中枢神経感染症，頭蓋内出血，中毒などによる急性非反復性疾患と，てんかん，テタニーなど慢性反復性の疾患に分けられる．

けいれんと年齢との関係をみると，髄膜炎のようにほぼ全年齢にみられるものもあるが，多くは年齢により原因疾患が異なる．分娩時脳損傷，先天代謝異常症によるけいれんは新生児期から乳児期前半にみられ，熱性けいれん，泣き入りひきつけは乳児期後半から幼児期に出現する．てんかんの欠神発作，脳血管障害，ヒステリーなどは幼児期後半から学童期にみられるのが普通である．

新生児期

新生児のけいれんは，中枢神経障害による症候性のけいれんが多い．仮死〜低酸素性脳症，頭蓋内出血，低血糖症，低カルシウム血症，髄膜炎，中枢神経奇形などは頻度が高い（表1）．新生児けいれんの発作の特徴は，乳幼児にみられる強直・間代けいれんはまれで，けいれんの診断に苦慮するような微細発作がみられることである．微細発作には，眼球の偏位・回転運動，瞬目運動，吸啜運動，無呼吸，チアノーゼ，発作性啼泣，自転車をこいだり，泳ぐような運動などがある．これら

表1　新生児けいれんの原因

1. **分娩合併症**
   1) 仮死・低酸素性脳症
   2) 頭蓋内出血
      硬膜下出血，クモ膜下出血
2. **低出生体重児の脳室内出血**
3. **代謝性異常**
   1) 低血糖症
      a．一過性：糖尿病母親の児，SFD児，頭蓋内出血，髄膜炎，寒冷障害
      b．持続性：ロイシン過敏症，先天性ガラクトース血症，遺伝性フルクトース血症，islet cell tumor，糖原病ほか
   2) 低カルシウム血症
      a．早発型：仮死，頭蓋内出血，低出生体重児
      b．晩発型：母親の副甲状腺機能亢進症，新生児副甲状腺機能低下症，リン負荷（人工栄養）ほか
   3) 低マグネシウム血症
   4) ピリドキシン欠損症および依存症
   5) 低ナトリウム血症
      a．ADHの分泌亢進：仮死，頭蓋内出血，髄膜炎
      b．輸液過誤
   6) 高ナトリウム血症
   7) ある種のアミノ酸代謝異常
   8) 高ビリルビン血症：核黄疸
   9) 薬物禁断症候群
4. **感染**
   1) 髄膜炎および敗血症
   2) 先天性ウイルス感染：風疹，サイトメガロウイルス，単純性ヘルペスウイルス
   3) 先天性トキソプラズマ症
   4) その他
5. **中枢神経系奇形**

表2　乳幼児期にみられるけいれんの原因

1. 熱性けいれん 2. 良性乳児けいれん 3. 泣き入りひきつけ 4. てんかん 5. 感染症 　脳炎，髄膜炎，脳膿瘍，破傷風　など 6. 脳症 　急性脳症，ライ症候群，百日咳脳症　など 7. 神経皮膚症候群 　結節性硬化症，スタージ・ウェーバー症候群，レックリングハウゼン病　など 8. 代謝内分泌異常 　低カルシウム血症，低ナトリウム血症，高ナトリウム血症，低血糖，尿毒症，高アンモニア血症　など 9. 脱水，消化不良性中毒症 10. 心因 11. 偽発作 12. 被虐待	13. 心疾患 　心筋症，心室性頻拍，QT延長症候群　など 14. 頭部外傷 15. 脳奇形 　水頭症，孔脳症，脳梁欠損症，滑沢脳　など 16. 脳腫瘍 17. 脳血管疾患 　出血，血腫，梗塞，モヤモヤ病，脳動静脈奇形，交代性片麻痺　など 18. 先天代謝異常，変性疾患 　ミトコンドリアサイトパチー，ティ・サックス病，クラッベ病，フェニルケトン尿症，メープルシロップ尿症，高アンモニア血症，ビタミンB_6依存症，リー脳症，非ケトーシス型高グリシン血症，メチオニン吸収不全症　など 19. 窒息，溺水 20. 一酸化炭素中毒，水中毒 21. withdrawal 22. ビタミンK欠乏性頭蓋内出血

の微細発作は明瞭な多焦点性間代性発作，ミオクロニー発作に伴ってみられたり，単独でみられたりする．これらの発作型を示す理由は大脳皮質機構の未熟性，大脳半球間の神経線維の髄鞘化の未発達などによると考えられている．

新生児けいれんの発症時期と原因疾患をみると，
①生後48時間：仮死，分娩外傷，低血糖症
②生後4〜6日：低カルシウム血症
③生後7〜10日：感染症（髄膜炎，敗血症），遺伝性疾患，高ナトリウム血症
などの頻度が高い．

新生児のけいれんは，原因診断と治療を並行して行う．まず，低血糖症が疑われたらブドウ糖液を静注し，低カルシウム血症に対してはグルコン酸カルシウム液を徐脈に注意しながらゆっくり静注する．低カルシウム血症があってカルシウム剤が無効な場合は，低マグネシウム血症を疑い硫酸マグネシウムの投与を行うこともある．原因不明なけいれんに対して，ビタミンB_6欠損症〜依存症を考慮して，ピリドキシン（ビタミンB_6）の静注も試みる価値があろう．

上記以外のけいれんに対しては，抗けいれん薬を投与する．ジアゼパム，フェノバルビタールなどを用いることが多い．血液・髄液検査，頭部超音波検査・CT・MRI，脳波などにより，常に基礎疾患の解明に努めなければならない．

乳幼児期

乳幼児期はけいれんを最も起こしやすい時期であり，表2に示すように，けいれんの原因は多彩である．この原因としては，乳幼児期の中枢神経は，興奮性の神経線維が，抑制性より優位な状態にあるからと考えられている．

乳幼児期のけいれんで最も頻度が高いのは熱性けいれんであるが，これは「熱性けいれん」(p.451)の項目を，「てんかん」(p.455)についても別に項目を設けたので参照されたい．

1 良性乳児けいれん

乳幼児期の無熱性けいれんの中で，予後良好なものがあり，福山は「(良性)乳児けいれん」として提唱した．現在ではまだ確定した疾患ではないが，2歳以下の乳幼児にみられる大発作型の群発する無熱性けいれんであり，精神発達は正常で，脳波異常はみられず，家族歴・既往歴も異常なく，1回の発作は短いが群発する．発作間欠時の脳波は正常で，その後の発達やけいれん予後は良好である．

①軽症胃腸炎に伴う乳児けいれん

諸岡らが「軽症下痢に伴う良性けいれん」として提唱した，電解質異常や脱水症状のない軽症の下痢に伴って3歳以下の乳幼児にみられるけいれ

表3 学童期にみられるけいれんの原因

A. てんかん 　1. 全般強直・間代性発作 　2. 欠神発作 　3. ローランド発作 　4. 脱力発作 　5. 複雑部分発作 　6. 自律神経てんかん 　7. 反射性てんかん 　8. レンノックス症候群 　9. その他 B. 中枢神経感染症 　1. 髄膜炎 　2. 脳炎・脳症 　3. 亜急性硬化性全脳炎 C. 脳腫瘍 D. 頭部外傷 E. 脳血管疾患 　1. モヤモヤ病 　2. 脳動静脈奇形	F. 循環器疾患 　1. 失神・QT延長症候群 　2. 血栓，脳虚血 G. 腎疾患 H. 代謝性疾患 I. 内分泌疾患 J. 血液疾患 K. 心因性疾患 　1. ヒステリー 　2. チック 　3. 過呼吸症候群 　4. 失神 　5. 偽発作

んである．下痢の原因となる便のウイルス検査では，ロタウイルス，ノロウイルスなどが高率に検出される．発症は秋から冬に多く，全身性けいれんで群発することも多いが，予後は良好である．

近年は「軽症胃腸炎に伴う乳児けいれん」の名称が用いられ，広く認知されている．

② 良性乳児部分てんかん

渡辺は，乳児期に複雑部分発作を示し，二次的全般化発作に移行するが，予後は良好な部分てんかんを報告した．発作時ビデオ脳波同時記録で，複雑部分発作が確認されている．発症は乳児期で，従来，乳児期に発症する部分てんかんは予後不良と考えられていたが，良性乳児部分てんかんの発作は群発するが，発作回数は多くはない．

良性乳児けいれん，軽症胃腸炎に伴う乳児けいれん，良性乳児部分てんかんは，臨床発作症状は多少異なることもあるが，発作出現年齢，発作群発，精神発達や発作予後が良好，治療への反応などから，本質的には同一範疇に入るものと考えられる．

投薬は必ずしも必要でないが，けいれん発作の治療に用いられるジアゼパムは無効なことが多く，カルバマゼピンの比較的少量投与が有効である．投薬する場合も1年前後で中止が可能となる．

2 脳血管疾患

小児のけいれんでの脳血管疾患の主なものは，モヤモヤ病，脳梗塞，急性小児片麻痺，脳動静脈奇形，海綿状血管腫などがある．

モヤモヤ病はウイルス動脈輪の左右対称性の閉塞〜狭窄により副行路を生じ，MRA・脳血管撮影で脳底部にモヤモヤした血管の像がみられる，4歳前後の幼児と成人の日本人に多い病気である．症状は一過性脳虚血発作（脱力，しびれ，片麻痺），脳梗塞型（運動麻痺，けいれん），てんかん型（焦点運動発作，時に二次的に全般化する）などの症状があり，脳波では過呼吸後も3分以上徐波化が続き，MRA・脳血管撮影で確定診断される．

急性小児片麻痺は，上気道炎症状に続いて高熱，半身のけいれんや麻痺をきたす疾患群で，1〜2歳の幼児に多く，高率に後遺症として片麻痺，てんかん，知的障害を残す．

3 学童期

学童期のけいれんの原因となる疾患を表3に示す．学童期のけいれんは乳幼児期より少ないが，てんかん性のけいれんと，非てんかん性の中枢神経感染症，脳腫瘍，心因性のヒステリー発作，偽発作および脳血管疾患によるけいれんがある．特に

心因性疾患では，てんかんとの鑑別が重要となる．

1 中枢神経感染症

発熱を伴ったけいれん発作がみられたときは，まず脳炎，髄膜炎を考慮しなければならない．乳幼児期では症状が非特異的であるが，学童期では典型的な症状を伴うことが多い．眼底検査，CT検査にて腫瘍性の病変を否定してから，髄液検査を行う必要がある．インフルエンザ菌，結核菌などによる細菌性髄膜炎では早期発見，早期治療が後遺症を少なくし予後を改善するため重要である．

亜急性硬化性全脳炎は，学童期に学業などの知的退行とその後ミオクロニー発作で発症し，髄液では麻疹抗体の上昇，脳波上では特異的な全般性周期性の発作波の出現が特徴的である．

2 脳腫瘍

小児の脳腫瘍は天幕下が多く，脳腫瘍によるけいれんは全けいれん発作の0.02〜1%と少ない．しかし脳腫瘍の20〜30%にはけいれんがみられ，特に大脳半球の腫瘍では高頻度にけいれん発作を伴う．学童期になって初発のけいれん発作が出現したときは，頭部MRI・CT検査が不可欠である．

3 心因性発作，偽発作

原因は心因性の異常で，一定の器質的障害ではないため，症状が変化し，神経学的に説明困難な症状がみられたりする．発作の出現前に誘引があったり，けいれん発作でもケガをすることはなく，尿失禁を伴うこともない．発作後すみやかに正常の状態に戻り，脳波は正常である．脳波・ビデオ同時記録がてんかんとの鑑別に有用である．

初期治療と注意すること

けいれんを主訴とする患児においては，詳細な病歴の聴取が大切である．イラスト頁にけいれんの診断の検査を示す．最初に頻度の高い熱性けいれんとてんかんの鑑別を行うが，これには発熱の有無，脳波所見が参考になる．

MRI・CTは脳の占拠性病変，奇形，形成不全，出血，梗塞などの鑑別に有用である．

中枢神経感染の髄膜炎，脳炎，脳症などは腰椎穿刺による髄液所見から鑑別する．

血液生化学検査によっては低血糖，低カルシウム血症などの代謝異常のみでなく，アミノ酸，有機酸，糖質などの先天代謝異常症が明らかになる．

けいれんの治療原則はまずけいれんの原因を調べ，原因に対する治療を行うことである．けいれんの原因が不明だったり，判明していても根治療法がないときは，抗けいれん薬の投与を行う．熱性けいれんで用いられるジアゼパム坐剤のように頓用で使用されるものと，てんかんで用いられるように持続して使用される各種の抗てんかん薬がある．抗てんかん薬を長期間持続して服用するときは，定期的な血液検査，検尿を行い副作用の有無を調べるとともに，服薬している薬剤の血中濃度を測定して，薬の量が適当かどうか判断する必要がある．

チック，ヒステリー，泣き入りひきつけなど発症にこころの原因が関与していると思われるときは，投薬より母子関係，兄弟関係，友人関係などの調整が大切である．

［高橋 系一］

Memo

5. 食欲不振, 体重増加不良

食欲不振

- 食欲は体調や周囲の環境, 食事内容, 精神状態などさまざまな要因により影響されます.
- 食欲不振は健康な子どもでもみられることがあるため, 病的かどうかは慎重にみきわめる必要があります.
- 食欲がないと感じた場合には, 食事内容や食べた量を記録してみると, 実際の食事量が減ったかどうかを把握することができます.

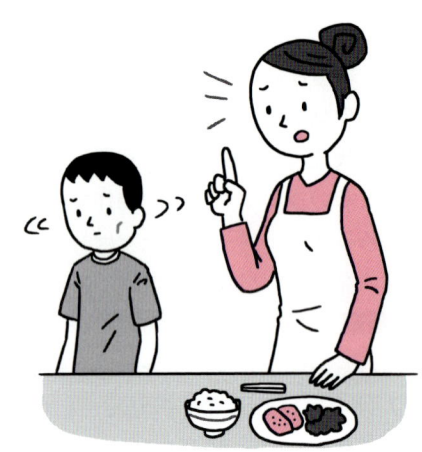

原因

- ほとんどの病気に伴ってみられる症状ですので, 原因や, ほかの随伴症状は多岐にわたります.
- 一方で, 健康な乳幼児でも, 遊び食べや偏食, 間食などにより食事摂取量が少なくなることがあります.
- 食欲不振が長期間にわたる場合は, 器質的な (臓器の) 病気のほかに, 年長児では心理的な要因やダイエット志向によることもあります.

病気
- 急性疾患 (かぜ, 虫歯など)
- 慢性疾患 (貧血など)

健康
- 体調変化
- 環境要因
- 心理要因 (ストレス・ダイエット志向など)
- 年齢 (遊び食べ・偏食)

体重が気になる……. やせたい…….

よくみられる症状

- 急性疾患によるものでは，原因に応じて発熱や咳，鼻汁，嘔吐・下痢，口内炎などがみられます．
- 慢性疾患によるものでは，だるさや体重減少，微熱などがみられることもありますが，無症状のこともあり，検査が必要になる場合があります．

初期治療と注意すること

- 「かぜ」（上気道炎や急性胃腸炎など）にかかっている間は，無理して食事を摂取する必要はありません．市販の経口補水液など，適度な糖分・塩分を含む水分を少量ずつ摂取してください．
- 乳幼児期の遊び食べや偏食では，活気や機嫌が良好で体重減少がみられなければ心配はないでしょう．
- 学童期以降の特に女児では神経性食思不振症に注意が必要です．体重減少や過食・拒食などを認めた際には，早めに医療機関を受診してください．
- どの年代においても体重・身長の変化はとても重要ですので，定期的に記録をとっておくようにしましょう．

体重増加不良

- 体重増加不良は，主に乳幼児にみられる症状で，その時期において期待される体重増加がみられない，あるいは体重減少があるといった状態を指します．
- 体重が，母子健康手帳の成長曲線で色のついた帯の部分を下回ったり，増加率が大幅に低下したりします．

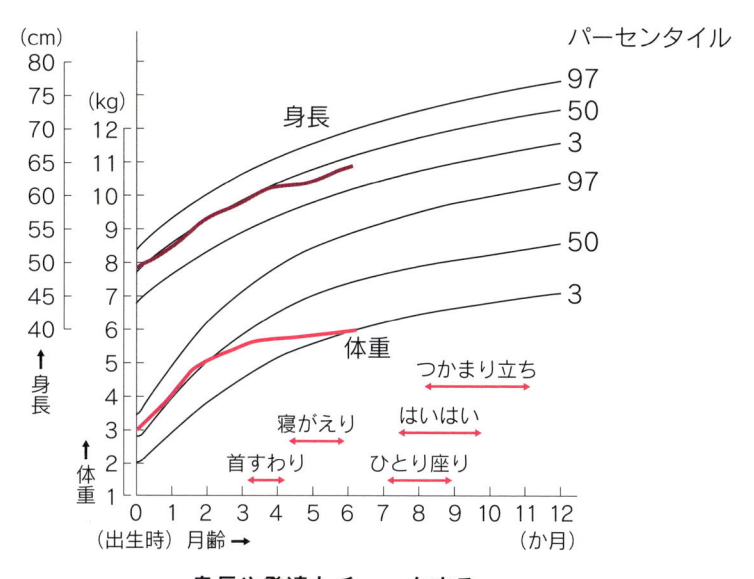

身長や発達もチェックする

原　因

- 年齢によって原因はさまざまですが，大まかに下記の3つに分けられます．
- **摂取エネルギーの不足**：母乳・ミルク・離乳食の不足，口・咽頭の構造や機能の異常で飲食が困難，神経性食思不振症など
- **エネルギーの吸収・利用障害**：牛乳アレルギーなどの吸収不全症候群，胆道閉鎖症，炎症性腸疾患，内分泌疾患（甲状腺ホルモンの異常・糖尿病など），代謝性疾患など
- **消費エネルギーの増大**：慢性の消耗性疾患（感染症，悪性腫瘍，膠原病など），過度な運動など

よくみられる症状

- 摂取エネルギー不足の場合は，初期には明らかな症状を認めません．
- 栄養の吸収障害では下痢などが，消費エネルギーの増大では発熱やだるさなどがみられることがあります．
- 体重増加以外の成長や発達に異常がないかどうかも重要です．

初期治療と注意すること

- 体重増加不良は，ゆっくりとした変化で気づかれないことも多いです．
- 身長・体重の経過や，随伴する症状などを成長曲線に記録しておきましょう．気になったり，健診で指摘されたら，早めに医療機関を受診してみましょう．
- 原因は多岐にわたり，治療も原因によって異なりますが，著しい体重増加不良は入院加療が必要です．

解説

食欲不振

　食欲不振は，多くの急性・慢性疾患において他症状に随伴してみられる一般的な症状であるが，健常児であってもしばしば認められる．特に乳幼児においては保護者の訴えであることが多く，実際にどの程度の摂取量であったかを把握することが必要で，病的かどうかの判断は慎重に行う．

原因・症状

　健常な乳幼児では遊び食べや偏食，間食による食事摂取量の低下などが問題になることがある．学童期に入ると，精神的要因（家庭・学校での悩みやダイエット志向など）による食欲不振の頻度が高くなる．

　上述のように，ほとんどの器質的疾患の随伴症状として認められるため，原因は多岐にわたり，その症状も疾患によりさまざまである．主な鑑別疾患を表1に示す．急性の発症である場合には，原因検索が比較的容易である．慢性の場合には非特異的な軽微な症状であったり，食欲不振以外はほとんど無症状であったりするため身長・体重の変化，本人の訴え以外の随伴症状，家庭・学校環境や心理的要因などについて注意深く問診を行うとともに，器質的疾患の鑑別を行っていく．

初期治療と注意すること

　乳幼児期の食事の悩みについては，保護者の訴えをしっかりと聞き，具体的な提案を示して経過をみることで不安が軽減される．たとえば，①遊び食べ：食事の際にテレビやおもちゃなどの刺激を取り除くこと，②偏食：無理に食べさせる必要はなく，親子ともに食事がストレスにならない程度に勧めること，③間食：時間と量をしっかりと守ること，④飲料：ジュースやイオン水を飲ませすぎないこと，などである．全身状態・活気が良好でほかに症状がなく，体重・身長の増加や発達に問題がなければ経過観察でよい場合が多い．

　注意を要する症状としては，不機嫌，不活発や体重減少などがあげられ，こうした症状を認めた際には早期に原因検索・治療介入を行う必要がある．

　学童期の食欲不振で，体重減少と徐脈を認めた場合には，神経性食思不振症についての鑑別が重要となる．

表1　食欲不振の鑑別疾患

急性	器質的疾患：急性感染症，口内炎，齲歯など
	精神的要因，環境的要因など
慢性	構造異常：小顎症，口唇口蓋裂など
	神経疾患：精神運動発達遅滞，重症心身障害など
	消化器疾患：吸収不全症候群，炎症性腸疾患，消化性潰瘍など
	循環器疾患：起立性調節障害，心不全など
	代謝疾患：先天代謝異常症など
	内分泌疾患：甲状腺機能低下症，副腎皮質機能低下症など
	感染症：慢性感染症
	悪性疾患：白血病，固形腫瘍など
	腎疾患：ネフローゼ症候群，腎炎など
	血液疾患：貧血など
	膠原病：SLE など
	精神的要因：神経性食思不振症
	その他：授乳過誤，ネグレクトなど

体重増加不良

　体重増加不良は，主として乳幼児を対象とした症状で，その年齢において期待される体重増加がみられない，あるいは体重減少がみられるといった状態を指す．明確な定義はないが，出生体重に問題のない満期産児において成長曲線で体重が3～5パーセンタイル以下を示す場合や，一定期間に成長曲線を2本以上横切る増加不良を呈した場合がそれにあたる．成長曲線により発症の時期や程度，身長の増加不良を伴っているかなどを判断することが可能であり，鑑別の重要な手掛かりとなる．

原因

　体重増加不良をきたす病態はさまざまであり，

また，複数の病態が同時に混在する場合もある．ほとんどの場合は，詳細な問診や成長曲線の作成，診察所見から原因を絞り込むことができる．原因検索を行ううえで，病態から表2のように，「摂取エネルギーの不足」，「エネルギーの吸収障害」，「消費エネルギーの増大」，「エネルギーの利用障害」に分けて考えると鑑別を行いやすい．

日常診療においては，健診などで指摘された乳児期の体重増加不良を経験する機会がしばしばある．この場合は母乳不足や栄養法の過誤によるものも多いが，しっかりと評価することが重要である．早期乳児期の1日エネルギー必要量は120 kcal/kg前後であり，年齢が上がるにつれて成人の値（40 kcal/kg前後）に近づいていく．厚生労働省による「日本人の食事摂取基準」における推定エネルギー必要量を表3に示す．摂取エネルギーが十分かどうかは，母乳の回数や時間，ミルクの量などで判断するが，母乳栄養児や離乳期の児においては，実際の授乳量や授乳の方法，離乳食の量や種類，食べさせ方や児の食事の際の様子などを観察するため，入院での経過観察も1つの方法となる．幼児期以降の摂取エネルギーについては，3日間程度の詳細な食事内容を保護者に記載してもらい（写真を撮ってもらってもよい）評価する．

学童期に入ると，慢性の器質的疾患や神経性食思不振症などの治療介入を要する病態が増えるため，問診・診察により原因を絞り込み，早めに精査を進めていく必要がある．

鑑別疾患，問診のポイントを表にまとめた（表2，表4）．各疾患の詳細については本書の該当項や成書を参照されたい．

表2 体重増加不良の病態別鑑別疾患

- **摂取エネルギーの不足**
  母乳・ミルク不足，不適切な食事（量，内容，食物アレルギーにおける過度な食事制限など），ネグレクト・母子関係の問題，神経性食思不振症，経口摂取困難（口腔内構造異常，嚥下障害，染色体異常）
- **エネルギーの吸収障害**
  （下痢）胃腸炎・腸炎後腸症，乳糖不耐症，食物アレルギー，吸収不全症候群，炎症性腸疾患，短腸症候群，膵外分泌不全，胆道閉鎖症・肝内胆汁うっ滞症
  （嘔吐）胃腸炎，胃食道逆流症，食道裂孔ヘルニア，Hirschsprung病
- **消費エネルギーの増大**
  甲状腺機能亢進症，先天性心疾患，慢性肺疾患，貧血，膠原病，悪性腫瘍，慢性感染症，免疫不全症，慢性腎不全
- **エネルギーの利用障害**
  先天代謝異常症，先天性・遺伝疾患（13，21トリソミーなど），内分泌疾患（副腎機能不全，糖尿病など）

表3 推定エネルギー必要量（kcal/日）

	男性			女性		
身体活動レベル	Ⅰ	Ⅱ	Ⅲ	Ⅰ	Ⅱ	Ⅲ
0〜5か月	—	550	—	—	500	—
6〜8か月	—	650	—	—	600	—
9〜11か月	—	700	—	—	650	—
1〜2歳	—	1,000	—	—	900	—
3〜5歳	—	1,300	—	—	1,250	—
6〜7歳	1,350	1,550	1,700	1,250	1,450	1,650
8〜9歳	1,600	1,800	2,050	1,500	1,700	1,900
10〜11歳	1,950	2,250	2,500	1,750	2,000	2,250
12〜14歳	2,200	2,500	2,750	2,000	2,250	2,500
15〜17歳	2,450	2,750	3,100	2,000	2,250	2,500

表4 問診のポイント

- **出生歴**：在胎週数・出生体重・身長・頭囲，周産期異常や母親の合併症の有無
- **栄　養**：栄養法（母乳・人工乳・混合栄養），離乳食の開始時期・量，食事内容，間食の有無，食事の際の様子，アレルギーの有無など
- **病　歴**：発症の時期や随伴症状（嘔吐，便性・便回数，身長増加不良，発達遅滞など）の有無
- **周囲の環境**：母親の様子（疲れやストレス），家族構成，父親や祖父母の支援体制，経済状況など
- **家族歴**：父母や同胞の身長・体重，遺伝性疾患・代謝性疾患の有無

よくみられる症状

　健診などで体重増加不良を指摘された乳児においては，活気があり明らかな症状を認めないことが多い．ミルクアレルギーや吸収不良症候群，炎症性腸疾患では，遷延する下痢を，神経疾患や先天性疾患などでは，発達の遅れを伴うことがある．るい瘦や衣服の汚れ，あざなどを認めた際には，ネグレクトや虐待の可能性もあり，慎重かつ迅速な対応が必要となる．

初期治療と注意すること

　病態ごとに治療は異なるため，詳細はこれらも該当項や成書を参照されたい．活気不良やるい瘦，脱水症状を認める児においては，補液や適切な経腸栄養などを用いたすみやかな治療介入が必要となる．完全母乳栄養児では，一般的な成長曲線に比べ緩やかな成長を描くとも報告されており，家族の気持ちをくんだうえで適切な介入を心がける．緊急入院の適応としては，重度な体重増加不良，外来での経過観察が困難な場合，虐待・ネグレクトが疑われる場合などがあげられる．

［箕輪　圭］

Memo

6. 腹痛

腹痛とは
- 腹部に感じる痛みのことです．
- 年齢によって痛みの訴え方が異なります．
  乳児，年少児はことばで上手に表現できません．

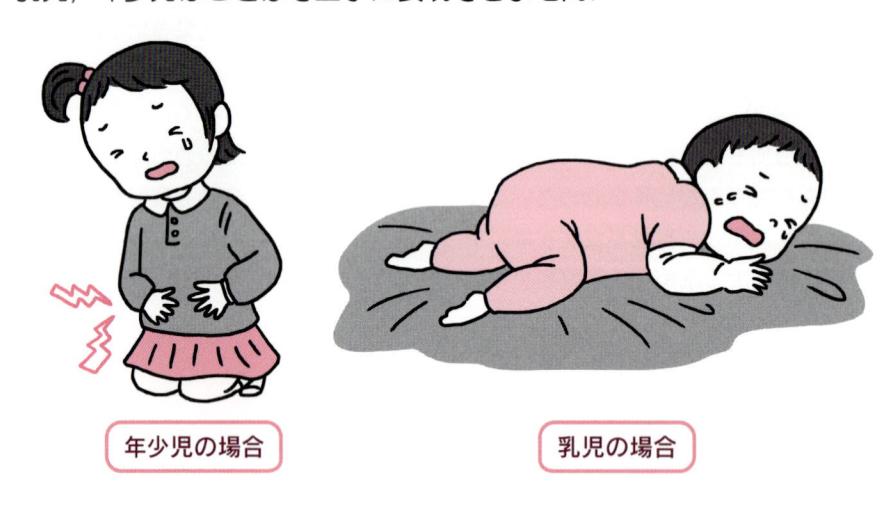

年少児の場合　　　乳児の場合

原因
- 消化器疾患が原因のことが多いですが，それ以外の場合もあります．
- 心因性の場合もあります．

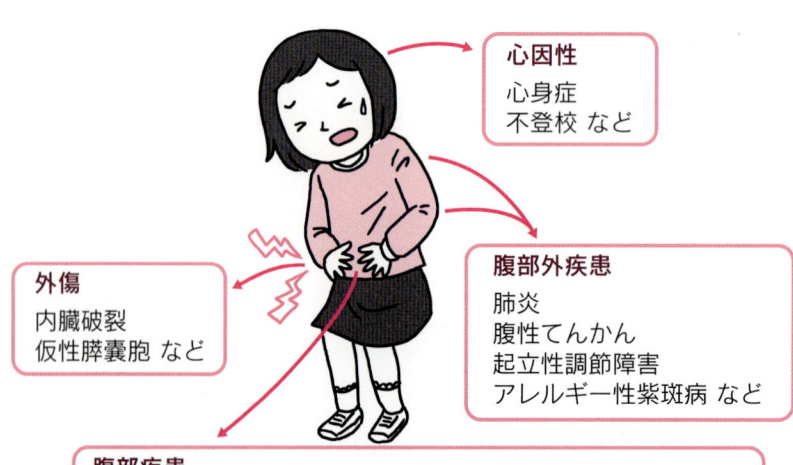

心因性
心身症
不登校 など

外傷
内臓破裂
仮性膵囊胞 など

腹部外疾患
肺炎
腹性てんかん
起立性調節障害
アレルギー性紫斑病 など

腹部疾患
＜消化器＞急性胃腸炎，便秘，消化性潰瘍，虫垂炎，腸閉塞，
　　　　　肝炎，総胆管拡張症，膵炎
＜腎尿路＞尿路感染症，結石
＜生殖器＞卵巣茎捻転，月経困難 など

よくみられる症状

- 痛みの出かたには急性，遷延性（長びく），反復性のものがあります．
- 痛みの部位にも特徴があります．
腹部全体，上腹部，左・右下腹部，臍周囲
- 痛み方は激しい，鈍い，一定した，間欠的などがあります．
- 痛みに伴う症状も重要です．
嘔吐，下痢，発熱，吐血や下血など

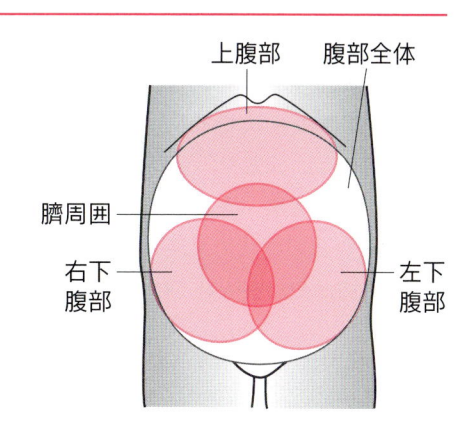

上腹部　腹部全体　臍周囲　右下腹部　左下腹部

初期治療と注意すること

- 原因によって治療はさまざまです（薬物療法，食事療法，精神療法）．
- 腹部外傷の有無は必ず確認します．
- 緊急に治療が必要な場合があります．

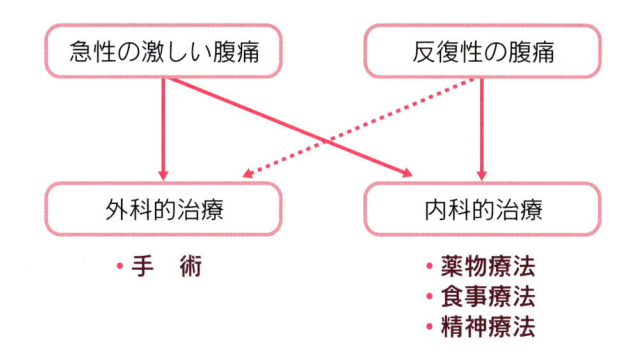

急性の激しい腹痛 → 外科的治療
反復性の腹痛 → 内科的治療

- 外科的治療
  - 手術
- 内科的治療
  - 薬物療法
  - 食事療法
  - 精神療法

⚠ 緊急に治療が必要な場合（急性腹症）

- 急に出現した激しい痛み
- 顔色が悪い，機嫌が悪い
- 活気がない，ボーッとしている
- 頻回の嘔吐（胆汁性），粘血便，吐血，下血などの症状があったら，

→ すみやかに受診しましょう！

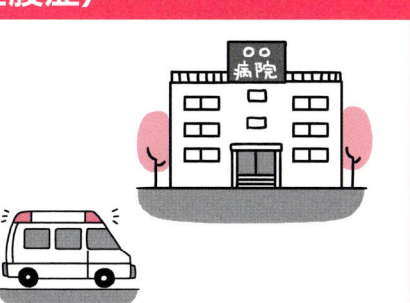

6. 腹　痛

解説

　腹痛は，外来でよく遭遇する症状の1つであるが，なかには緊急性を要する疾患が原因のこともあり，注意が必要な症状である．年齢によって腹痛の表現が異なり，乳児や年少児は上手にことばで表現できず，不機嫌，活気不良，顔色不良，哺乳不良，嘔吐などの症状で来院することが多い．保育者からの問診や診察所見，随伴症状の把握が大切である．

原　因

　腹部の疾患（消化管疾患，肝胆膵疾患，腎尿路疾患，生殖器疾患）が原因のことが多いが，腹部以外の疾患（心疾患，呼吸器疾患，代謝内分泌疾患，心因性など）が原因の場合もある（表1）．

　見落としてはならないものに急性腹症がある．急性腹症を疑うサイン，急性腹症の原因を表2に示す．また，腹部以外の疾患で緊急性を要する疾患（心筋炎，糖尿病性ケトアシドーシス，溶血性尿毒症症候群など）もあるため，注意が必要である（池田次郎：小さなBlack Box，小児の腹痛．レジデントノート 2011；12（16）：2800-2805）．

よくみられる症状

　イラスト頁にあげたように，問診により①腹痛の発症の仕方と経過，②腹痛の性状，③腹痛の部位，④随伴症状を確認する．さらに既往（腹部外傷の有無は重要，手術など）や妊娠の有無を把握する．また，診察するにあたっては，腹部以外の全身の診察も小児では特に大切である．バイタルサイン，顔色，口腔内所見，胸部聴診所見，鼠径部，外性器，下肢の紫斑の有無などをチェックする．

　スクリーニング検査としては，血液一般検査，胸腹部単純エックス線，尿検査，便検査を必要に応じて施行し，場合によっては追加検査として，超音波検査，CT・MRI，造影検査，内視鏡検査などを行う．小児の腹痛で見落としてはいけない腸重積や虫垂炎が腹部診察で明らかでない場合にも腹部超音波検査は有用であり，外来診察に導入されている．

　経過が慢性の場合は，心因性の場合も多いが，炎症性腸疾患などの器質的疾患の存在の有無が問

表1　腹痛をきたす原因疾患

腹部疾患	・消化管 　急性胃腸炎，便秘，消化性潰瘍，胃食道逆流症，血管性紫斑病，過敏性腸症候群，虫垂炎，憩室炎，腸回転異常症，腸重積，腸閉塞，炎症性腸疾患，鼠径ヘルニア ・肝，胆，膵臓 　肝炎，総胆管拡張症，胆石，胆囊炎，膵炎 ・腎尿路 　尿路感染症，尿路結石，水腎症 ・生殖器 　精巣捻転，卵巣茎捻転，月経困難，子宮外妊娠，性感染症 など
腹部外疾患	・心疾患 　心筋炎，心膜炎 ・呼吸器疾患 　肺炎，胸膜炎，喘息発作 ・代謝内分泌疾患 　糖尿病性ケトアシドーシス ・その他 　溶血性尿毒症症候群，食物アレルギー，乳糖不耐症，中毒 など
外　傷	仮性膵囊胞，胆道損傷，膀胱破裂 など
心因性	心身症，不登校 など

表2　急性腹症を疑うサイン，急性腹症の原因疾患

サイン		急激な発症，顔色不良，機嫌が悪い，活気不良，意識障害，頻回嘔吐（胆汁性），粘血便，吐血，下血
原因疾患	乳幼児	腸重積，腸回転異常症 消化性潰瘍（穿孔） 血管性紫斑病 虫垂炎，壊死性腸炎 鼠径ヘルニア嵌頓 外傷 など
	学童以上	消化性潰瘍（穿孔） 血管性紫斑病 虫垂炎，腹膜炎，憩室炎 子宮外妊娠，卵巣茎捻転，精巣捻転 外傷 など

表3　慢性腹痛において注意すべき症状（器質的疾患を示唆する症状，所見）

腹痛の性状	右上腹部痛，右下腹部痛 腹痛による夜間の覚醒
随伴症状	遷延性嘔吐，遷延性下痢 血便，吐血 夜間の下痢 発熱，口内炎，肛門病変 発疹，関節炎 便潜血反応陽性，貧血 体重減少，成長障害，思春期発来遅延
家族歴	炎症性腸疾患 消化性潰瘍（ヘリコバクターピロリ感染症） 胃がん，大腸がん，大腸ポリープ

題となるため，それを示唆する症状がないかどうか注意して診察にあたる．器質的疾患の存在を示唆する症状について表3にまとめる．

初期治療と注意すること

問診，診察所見より鑑別を進め，その後の検査や治療の計画を立てるが，年齢によって原因疾患や頻度も異なるため，年齢別の鑑別疾患を念頭に置き，診察にあたり鑑別を進める．

緊急に外科的治療が必要なものもあれば，薬物療法，食事療法が奏効するもの，精神療法が必要となるものまで，原因によって治療はさまざまである．

最後に腹痛を診察するうえで大切なポイントを表4に示す．

表4　腹痛を診察するうえで大切なポイント

- 急性腹症，緊急性を要する疾患を見落とさない．
- 腹部の疾患以外が原因の場合もある．
- 鑑別疾患を念頭に置き診察にあたる．
- 経過が慢性の場合は，器質的疾患の存在の有無を慎重に判断する．

［青柳　陽］

7. 嘔吐

嘔吐とは
- 小児のいろいろな病気で，しばしばみられる症候の1つです．
- 嘔吐の仕方や頻度，吐物の性状が診断や治療の参考となります．
- 生理的なものから緊急処置が必要なものまであります．
- 年齢の小さい子ほど急いで診てもらう必要が多い場合があります．

原因
- 年齢により，その原因が異なります．
  最も多いのは消化器疾患です．
- その他には感染症，中枢神経疾患，内分泌・代謝疾患に伴うものや，心因性などにみられます．

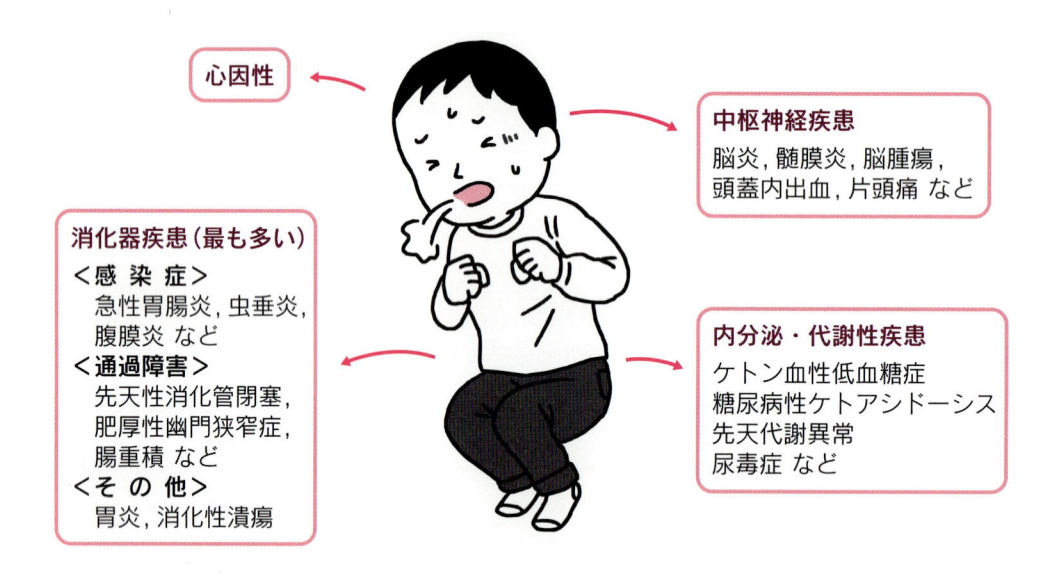

心因性

中枢神経疾患
脳炎，髄膜炎，脳腫瘍，頭蓋内出血，片頭痛 など

消化器疾患（最も多い）
<感染症>
　急性胃腸炎，虫垂炎，腹膜炎 など
<通過障害>
　先天性消化管閉塞，肥厚性幽門狭窄症，腸重積 など
<その他>
　胃炎，消化性潰瘍

内分泌・代謝性疾患
ケトン血性低血糖症
糖尿病性ケトアシドーシス
先天代謝異常
尿毒症 など

よくみられる症状
- 嘔吐の仕方は，噴水状のもの，吐き気がなく溢れるようなもの（無力性），何度も繰り返されるもの（反復性）などがあります．
- 吐物には飲食したものがそのまま出たり，黄色い液や血液，コーヒー残渣様のものなどがあります．
- 原因疾患によって，消化器症状以外に発熱，頭痛，けいれんなどを伴う場合があります．

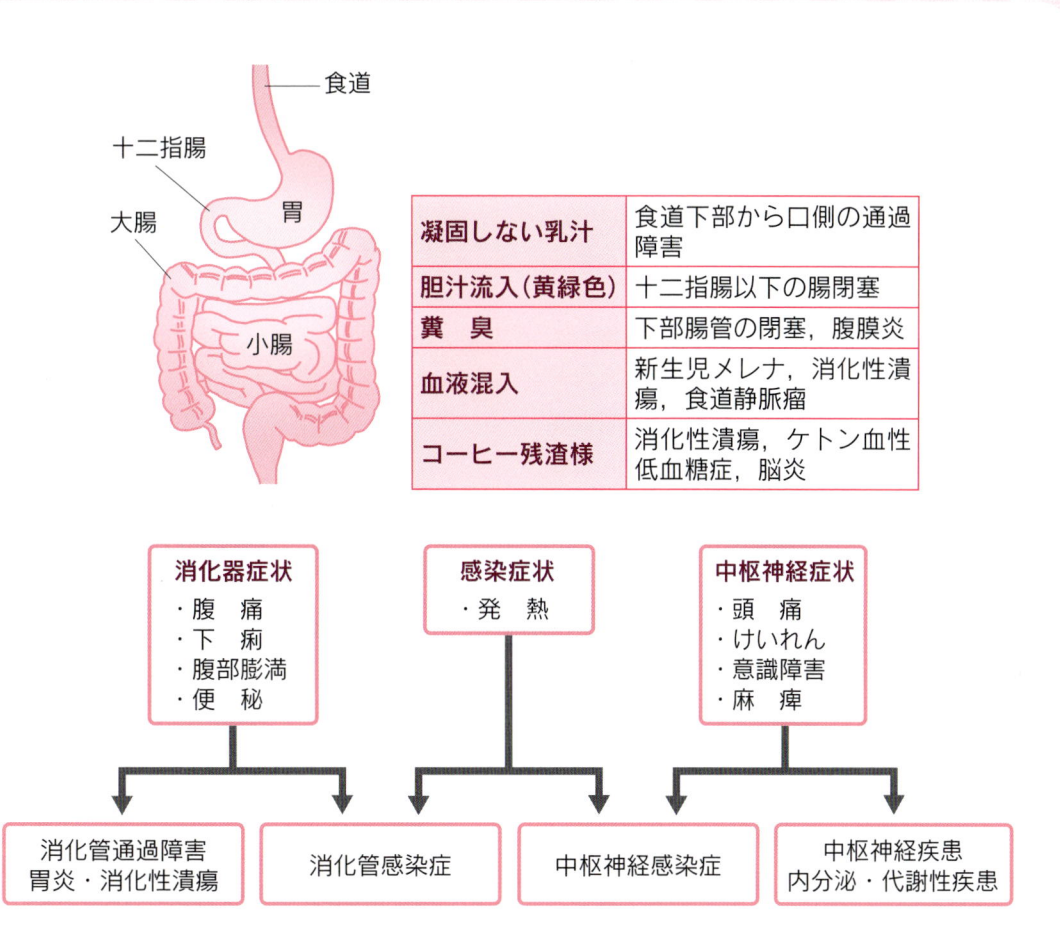

凝固しない乳汁	食道下部から口側の通過障害
胆汁流入(黄緑色)	十二指腸以下の腸閉塞
糞　臭	下部腸管の閉塞，腹膜炎
血液混入	新生児メレナ，消化性潰瘍，食道静脈瘤
コーヒー残渣様	消化性潰瘍，ケトン血性低血糖症，脳炎

消化器症状
・腹　痛
・下　痢
・腹部膨満
・便　秘

↓ ↓
消化管通過障害
胃炎・消化性潰瘍
消化管感染症

感染症状
・発　熱

↓ ↓
中枢神経感染症

中枢神経症状
・頭　痛
・けいれん
・意識障害
・麻　痺

↓
中枢神経疾患
内分泌・代謝性疾患

■ 初期治療と注意すること

- 吐物による誤嚥，窒息を防ぐために，顔を横に向けて寝かせましょう．
- 頻回の嘔吐や，下痢があると脱水症になりやすいため，経口補水液による脱水予防を行います．
- 砂糖40g(上白糖大さじ4と1/2)と食塩3g(小さじ1/2)を湯冷まし1,000mLによく溶かすと，家庭で経口補水液が作れます．果汁(レモンやグレープフルーツ)などを加えると飲みやすくなります．
- 薬物治療(吐き気止め)が有効なときがあります．毒物などによる嘔吐は止めてはいけません．
- 強い腹痛・頭痛を伴う場合は緊急性があります．
- 原因に対する治療が重要です．

・顔を横に向け，誤嚥・窒息の予防

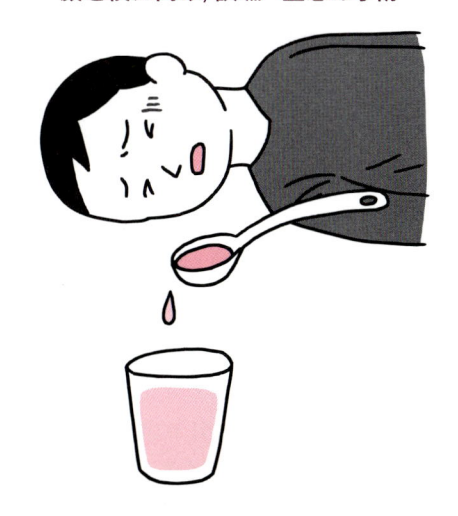

・脱水予防のために水分を少しずつ，何回も

7．嘔　吐　33

解説

小児の日常診療において，嘔吐はしばしばみられる症状の1つであり，生理的なものから緊急処置が必要なものまで，さまざまな疾患にみられる．特に乳児では嘔吐を認めることが多く，幼若なほど緊急対応を要する場合がある．

嘔吐の診断にあたっては，発症年齢，吐物の性状，経過，発熱などの随伴症状が初期診断の参考となる．診察所見，腹部エックス線検査，超音波検査などの検査所見とあわせて診断を行い，適切な治療を開始する．

原因

嘔吐の原因となる疾患は多岐にわたり，非常に多い．それらのうち消化器疾患が最も多く，感染症に関わるものとして，胃腸炎，虫垂炎，腹膜炎などがあり，通過障害など機能的なものとして，先天性消化管閉塞，食道噴門弛緩症，肥厚性幽門狭窄症，腸回転異常症，腸重積，ヒルシュスプルング病などがある．その他，脳炎，髄膜炎，脳腫瘍，頭蓋内出血，片頭痛などの中枢神経疾患やケトン血性低血糖症，先天代謝異常症，糖尿病性ケトアシドーシスなどの内分泌・代謝疾患でも嘔吐をきたすことが多い．新生児～乳児早期は，生理的にも嘔吐が認められ，年長児では心因性嘔吐の頻度が増えてくる．

よくみられる症状

嘔吐の原因診断や対応には，嘔吐の特徴を知る必要がある．まずは年齢を考慮して疾患の好発年齢から考える(表1～4)．さらに吐物の性状，食事との関連，頻度などを確認する．

肥厚性幽門狭窄症では，噴水状嘔吐であり，溢乳や食道噴門弛緩症では無力性嘔吐がみられ，いずれも授乳直後に起こる．反復性嘔吐の原因として，脂肪酸酸化障害やミトコンドリア異常などの代謝異常，周期性ACTH-ADH放出症候群やケトン血性低血糖症などの内分泌異常，片頭痛，自律神経発作，心因性嘔吐，腸回転異常症などがある．

吐物の性状から原因疾患を鑑別することも重要

表1　嘔吐の原因（新生児）

1) 初期嘔吐
2) 哺乳の拙劣および障害
3) 産科的異常
    ① 妊娠中毒症
    ② 新生児仮死
4) 頭蓋内疾患
    ① 頭蓋内出血
    ② 脳浮腫
    ③ 核黄疸
    ④ 水頭症
5) 消化管の通過障害
    ① 先天性消化管閉塞・狭窄（食道閉鎖・狭窄，気管食道瘻，噴門狭窄，十二指腸閉鎖・狭窄，小腸閉鎖・狭窄，腸回転異常，横隔膜ヘルニア，巨大結腸症，回腸閉鎖・狭窄，直腸閉鎖・狭窄，鎖肛）
    ② カラシアおよびアカラシア，胃食道逆流症
    ③ 胎便栓症候群，メコニウムイレウス
    ④ 新生児仮性腸閉塞
6) 呼吸障害
    ① 呼吸窮迫症候群
    ② 先天性喘鳴
7) 感染症
    ① 髄膜炎
    ② 敗血症
    ③ 気道感染症
    ④ 中耳炎
    ⑤ 腸管感染症
    ⑥ 腹膜炎
    ⑦ 尿路感染症
8) 内分泌・代謝異常
    ① 先天代謝異常（副腎性器症候群，ガラクトース血症，メープルシロップ尿症，高アンモニア血症，乳糖不耐症，など）
    ② 低血糖症
    ③ 低カルシウム血症
    ④ アシドーシス
    ⑤ 新生児メレナ

であり，泡沫状の粘稠な吐物は先天性食道閉鎖症，胆汁性の混入吐物はVater乳頭部より肛門側の腸閉塞など，糞臭のある吐物は下部消化管閉塞や腹膜炎など，血液混入吐物は新生児メレナ，消化性潰瘍，食道静脈瘤など，コーヒー残渣様吐物は，消化性潰瘍，脳炎などで認められる．

嘔吐以外の随伴症状は緊急性の有無からも重要であり，食欲不振，不機嫌，元気がないなどの所見は病的な嘔吐である場合が多い．腹痛（腸重積，急性胃腸炎，虫垂炎，腹膜炎，消化性潰瘍など），下痢（急性胃腸炎，消化管アレルギーなど），腹部膨満（先天性消化管閉塞，腸閉塞，空気嚥下症など），発熱（急性胃腸炎，虫垂炎，腹膜炎，脳炎，髄膜炎，敗血症，尿路感染症など），頭痛（脳腫瘍，

表2　嘔吐の原因（乳児期）

1) 哺乳の拙劣および障害
   ① 過食による溢乳
   ② 空気嚥下症
   ③ 授乳後の養護不良
2) 消化管の通過障害
   ① 肥厚性幽門狭窄症
   ② 胃食道逆流症
   ③ 腸重積症
   ④ 鼠径ヘルニア嵌頓
3) 感染症
   ① 急性胃腸炎（乳児下痢症，冬季嘔吐下痢症）
   ② 気道感染症
   ③ 百日咳
   ④ 中耳炎
   ⑤ 尿路感染症
   ⑥ 髄膜炎
   ⑦ 脳炎・脳症
4) 頭蓋内疾患
   ① 脳症
   ② 出血（遅発性ビタミンK欠乏症，外傷など）
5) 内分泌・代謝異常
   ① 先天代謝異常（副腎性器症候群，フェニルケトン尿症，高アンモニア血症）
   ② 低血糖症

表3　嘔吐の原因（幼児期）

1) 過飲過食
2) 消化器疾患
   ① 急性虫垂炎
   ② 腹膜炎
   ③ 食物アレルギー
3) 感染症
   ① 気道感染症
   ② 中耳炎
   ③ 急性胃腸炎
   ④ 細菌性食中毒
   ⑤ 髄膜炎
   ⑥ 脳炎
4) 頭蓋内疾患
   ① 脳腫瘍
   ② 脳症
   ③ 自律神経発作
5) 代謝異常
   ① ケトン血性低血糖症
   ② 脂肪酸酸化障害
   ③ ミトコンドリア異常
   ④ 周期性 ACTH-ADH 放出症候群
6) 乗り物酔い

表4　嘔吐の原因（学童期・思春期）

1) 過飲過食
2) 消化器疾患
   ① 消化性潰瘍
   ② 急性虫垂炎
   ③ 腹膜炎
   ④ 食物アレルギー
3) 感染症
   ① 気道感染症
   ② 急性胃腸炎
   ③ 細菌性食中毒
   ④ 髄膜炎
   ⑤ 脳炎
4) 糖尿病性ケトアシドーシス
5) 乗り物酔い
6) 心因性嘔吐
7) 起立性調節障害
8) 片頭痛

脳炎，髄膜炎，片頭痛など），けいれん・意識障害（脳炎，頭蓋内出血，低血糖，糖尿病性ケトアシドーシス，先天代謝異常など）など多くの症状が原因疾患に伴って出現する．

初期治療と注意すること

嘔吐の応急処置としては，吐物による誤嚥，窒息を防ぐために，顔を横に向け寝かせるなどの家庭でもできる基本的な対応のほか，口腔内，上気道の吸引や経鼻胃チューブによる持続胃吸引なども適宜施行する．

嘔吐時には，乳幼児では脱水，電解質異常を伴っている場合があるので，外来でみながらでもできる経口補水療法や，経静脈輸液療法が必要なことがある．経口補水療法は，市販の経口補水液（oral rehydration solution：ORS）を用いることによって，安価で，特殊な機器や技術は不要で，点滴挿入など患児の精神的負担もなく，家庭でも安全にすることができる．イラスト頁に記述したように家庭でも ORS が作成できるので，自宅で脱水予防が可能となる．さらに，味が気になる場合には，果汁（レモンやグレープフルーツ）などを加える

と飲みやすくなりカリウムの補給にもなる．

制・鎮吐薬は，中枢性，末梢性および中枢・末梢性に分類され，使用頻度の高いものとして，ドンペリドン（ナウゼリン®）があげられる．これはドパミン D2 受容体遮断による消化管運動の促進作用と嘔吐反射抑制作用などにより，胃運動促進作用，胃・十二指腸協調運動促進作用，下部食道括約筋圧上昇作用などが認められる．OD 錠や坐

剤があり，経口摂取が不良な場合には，より効果的であり，予防として使用することも可能である．

毒物などの誤飲による場合は，嘔吐が有害物質を体外に排除するための防御機構であるため，嘔吐を抑制することは危険である．誤嚥など気道病変に注意しながら，胃洗浄や輸液などによって胃内容の浄化と毒物の排除に努める．

嘔吐の初期対応後もしくは同時に，嘔吐の原因に対する治療を考慮しなければならない．特に腹痛が強い場合は消化管閉塞，腹膜炎，虫垂炎を考えて，外科的対応を行う．強い頭痛や神経症候を伴う場合は脳腫瘍や頭蓋内出血など，脳外科的疾患の対応を行う．意識障害を伴う場合は脳炎・脳症や糖尿病性ケトアシドーシス，先天代謝異常を，間欠的な腹痛・血便を伴うときは腸重積などの緊急性のある疾患の存在を見逃してはならない．

［藤井　徹］

8. 下痢

下痢とは
- いつもより便の回数が増えて，便が水っぽくなる状態をいいます．

原因
- 小児では大部分が感染による下痢症です．
- なかでも，ウイルス性の下痢症が多く，80～90％を占めます（ノロウイルス，ロタウイルス，サポウイルス，アデノウイルスなど）．

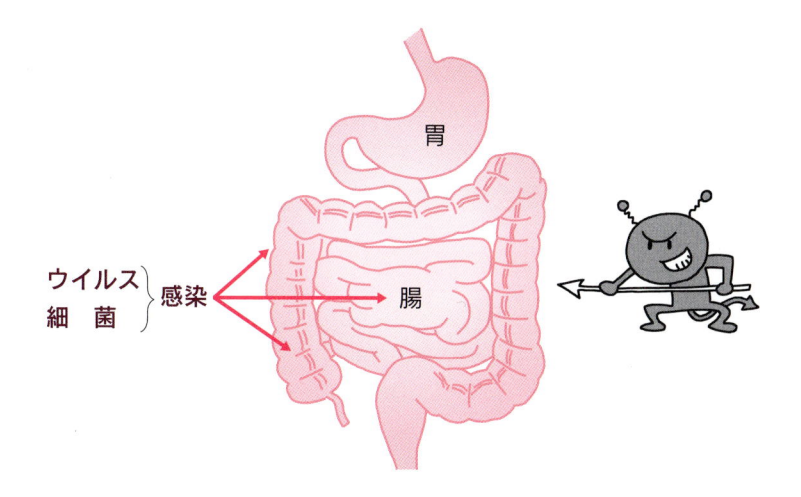

- 細菌性の下痢症は10～20％程度で，カンピロバクター・ジェジュニ，サルモネラ菌，病原性大腸菌などによります．
- その他，アレルギーや消化酵素の不足などによる慢性の下痢症があります．

よくみられる症状

ウイルス性下痢症
- 嘔吐から始まり，やや遅れて下痢が起こり，約1週間続きます．
- 下痢は1日数回～十数回にも及び，水様で量も多く，色は白色に近いか薄い黄色です．
- 腹痛はあまり強くありません．

ウイルス性下痢症の経過

症状＼日数	1	2	3	4	5	6	7	8
嘔　吐	■■■■■■							
下　痢	■■■■■■■■■■■■■■■							

細菌性下痢症

- 下痢便は，しばしば粘液や血液が混じります．
- 発熱，嘔吐，強い腹痛などを伴います．

初期治療と注意すること

- 脱水症の予防が一番重要です．
- 下痢を起こしていても経口補水液を口から与えるとよく吸収されますので，アクアライト®ORS（和光堂），OS-1®（大塚製薬），ソリタ®T2顆粒（陽進堂）などを少量ずつ（1回10〜50mL）を頻回に与えましょう（10〜20分おき）．
- 脱水にならないような予防投与量の目安は，以下のとおりです．

	1日投与量
乳　児	30〜50mL/kg
幼　児	300〜600mL
学童以上	500〜1,000mL

- 嘔吐してしまっても，1回量をさらに減らして，根気よく与え続けましょう．
- 嘔吐が反復する場合，吐き気止めの坐剤を使います．
  下痢止めの薬はなるべく使わずに，乳酸菌製剤を用いることが多いです．
- 脱水症が進むと，尿が減り，ぐったりしてきます．この場合は点滴が必要です．
- ウイルス性胃腸炎の場合，軽度でも時にけいれん発作を起こします．短時間の間に反復することが多いので，注意が必要です．
- 便でおしりが汚れることが多いため，おむつかぶれのケアも大事です．
- 小児の下痢は経口感染により起こる感染症が多く，周囲に広げないように注意しましょう．

解　説

　下痢とは，便の水分が過剰に多いものをいう．便の回数も増していることが多い．母乳栄養児では軟便を頻回に排泄するが，下痢ではない．また，個人差を考慮して，普段の便と比べて下痢か否かを判断する必要がある．

原　因

　小児の下痢の大部分は，ウイルスや細菌の腸管感染によって引き起こされる急性感染性胃腸炎である．原因ウイルスとしてはノロウイルス，ロタウイルス，サポウイルス，アデノウイルスなどがある．年齢や季節によっても異なるが，冬季の小児下痢症の80～90％はウイルス性胃腸炎と考えられている．ロタウイルス，アデノウイルスによる胃腸炎は，特に6か月～3歳の乳幼児に好発する．毎年ノロウイルスによる下痢症が幼稚園，小中学校で集団発生し問題になっている．

　ウイルス性胃腸炎は，冬季に流行して12～1月が発生のピークになる．吐物，便を介してヒトからヒトに伝染する．その他，ノロウイルスによって汚染された食品を摂取して起こる食中毒や，吐物や糞便が乾燥して細かな塵となって空気中に浮遊してヒトに伝搬する経路などがある．潜伏期は1日ないし2日である．

　小児の細菌性胃腸炎の原因菌として頻度が高く重要なものは，カンピロバクター・ジェジュニ，サルモネラ菌，病原性大腸菌である．カンピロバクターに対する培養技術の普及に伴い，その検出頻度は急速に増加してきている．

　その他，腸管外感染症に伴う下痢，抗菌薬を含む薬剤起因性の下痢，乳糖不耐症，食物アレルギー，過敏性腸症候群，炎症性腸疾患および免疫不全症など多くの病態で下痢を起こすが，頻度は高くない．

よくみられる症状

　ウイルス性胃腸炎の主な症状は，嘔吐，下痢，腹痛および発熱である．30～50％に咳や鼻汁といったかぜ症状を伴う．多くは突然の吐き気，嘔吐で発症し，嘔吐は1～2日続く．この嘔吐と同時かやや遅れて下痢が起こり，約1週間続く．下痢は1日数回～十数回にも及び，水様便で量も多く，色は白色に近いか薄い黄色のことが多い．多くは軽度～中等度の発熱が数日間認められる．ロタウイルスによる胃腸炎は，症状が強く長引きやすいので注意が必要である．

　脱水症が進むと，乏尿，口腔粘膜の乾燥，皮膚ツルゴールの低下，意識障害，けいれんなどが出現する．軽度のウイルス性胃腸炎で脱水や発熱を認めなくても，乳幼児の場合，時にけいれん発作を1日のうちに何回も反復することがあり注意が必要である．

診　断

　臨床診断はウイルス性胃腸炎・細菌性胃腸炎の症状の特徴で判断することが可能である．すなわち，一般にウイルス性胃腸炎の場合，嘔吐，吐き気を伴うことが多く，便に粘液の混入が少ない水様便であり，その量も多い．臭いは酸臭があり，腐敗臭は少なく，血便を呈することはまれである．発熱はあっても高熱のことは少ない．腹痛はないか，あっても排便時に認める程度である．

　一方，細菌性胃腸炎では，多くは大腸が傷害されるため，便は粘液が多く，膿，血液が混入する頻度も高い．高熱，強い腹痛，粘血便などを認めたときは細菌性胃腸炎を疑うべきである．

　確定診断には便中のウイルス抗原の証明あるいは細菌培養が必要である．ノロウイルス，ロタウイルス，アデノウイルス感染を診断する方法として，便中のウイルス抗原を証明する簡易キットがあり多用されている．

初期治療と注意すること

　下痢症の患児の管理や治療上，最も重要なことは，脱水の予防および治療である．一般に機嫌もよく，食欲もあれば軽症であるが，経口摂取ができない児，嘔吐や下痢の量および回数が多い児は脱水の予防に努める．ツルゴールの低下，乏尿，体重減少などすでに脱水症状を示す場合は，入院のうえ，輸液が必要である．

❶ 経口補水療法

脱水症の予防および軽症の脱水症に対する初期治療として，経口補水療法が有効である．感染性胃腸炎によって激しい下痢を起こしている症例においても，経口的にブドウ糖と電解質との混合液を与えるとよく吸収されることが証明されている．このため，アクアライト®ORS，OS-1®およびソリタ®T2顆粒などの経口補水液を少量ずつ（1回10～50mL）を頻回に与え（10～20分おき），脱水症の予防に努める．予防投与量の目安は，乳児は体重1kgあたり30～50mL/日，幼児は300～600mL/日，学童以上は500～1,000mL/日とするが，脱水の程度に応じて適宜増減する．

すでにある脱水症の治療に用いるときは，十分な利尿があるまで体重1kgあたり150～200mL/日を目標に与える．

❷ 経静脈輸液

重症脱水症では，経静脈輸液が第一選択である．まずソリタ®T1のような補液開始液を用い，100～150mL/時の急速輸液より開始し，排尿後に維持輸液に切り替える．

❸ 食事療法

近年の研究では，飢餓療法を行った群と初めから経口摂取をやめなかった群とでは，下痢の消失までの時間に差がないといわれている．むしろ体重減少が少ないなど，経口摂取をやめないほうが，いろいろな面で有利であるという．すなわち経口的に栄養摂取を続けることは，小腸微絨毛の萎縮を防ぎ，消化吸収能の維持あるいは回復に大変重要な役割を果たしていることがわかってきた．このためWHO，CDCおよび米国小児科学会など複数の機関からは，感染性胃腸炎患者の食事療法に関して，「適切な維持カロリーを含む年齢に合った通常の食餌の再開」を早期に行うことを推奨している．

母乳栄養児では，母乳を継続する．人工栄養児も人工乳を薄めずに与える．

おかゆ，うどん，トースト，つぶしたジャガイモ，豆腐，白身の魚，脂肪の少ない肉（鶏肉，ヒレ肉）など消化されやすい食品が薦められる．炭酸飲料，濃いジュース，香辛料は避ける．

❹ 薬物療法

頻回な嘔吐に対しては，ドンペリドン坐剤を（乳幼児で10mg，学童では30mgを1日2回程度）併用する．いわゆる止痢薬は，近年，有用性より副作用の報告が多くなり使用されない方向である．乳酸菌製剤は，有用性の報告は少ないが重い副作用がないため使いやすく，細菌性にも用いられる．

❺ 感染性

ウイルス性胃腸炎では，下痢便・嘔吐物の処理には使い捨て手袋や十分な手洗いが必要となる．ロタウイルスやノロウイルスにはアルコールは無効であり，漂白剤系統の製剤で洗浄する．症状が軽快した後も約1週間はウイルスが便中に排泄される可能性があるため，登園・登校後も手洗いの励行は重要である．

［佐藤 光美］

9. 下血（血便）

下血（血便）とは

- 鼻腔から肛門までの，気道および消化管のあらゆる部位の出血によって起こってきます．

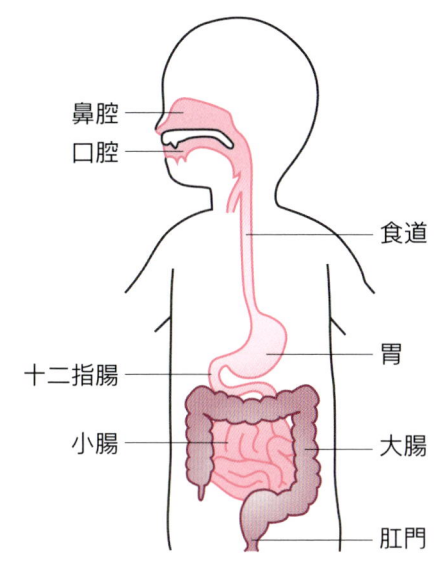

鼻腔
口腔
食道
十二指腸
胃
小腸
大腸
肛門

原　因

- 下血の原因には，患児の年齢によって特有の疾患が存在します．

	新生児	乳児	幼児	学童	思春期
新生児出血性素因					
壊死性腸炎					
腸軸捻転					
リンパ濾胞増殖症					
牛乳アレルギー					
肛門裂					
腸重積					
メッケル憩室					
アレルギー性紫斑病					
消化性潰瘍					
潰瘍性大腸炎					
クローン病					
痔核					
感染性腸炎，ポリープ，血液疾患	いずれの年齢でも生じる					

よくみられる症状

- 黒色（タール）便
    - →鼻・のどや上部消化管からの出血
- 鮮血色または黒赤色の血液が混入
    - →回腸や大腸からの出血
        - 粘血便：細菌性腸炎，潰瘍性大腸炎
        - イチゴジャム状の便：腸重積
- 形のある便の周囲に鮮血が線状に付着
    - →肛門や直腸下部からの出血
- 吐血を伴う→上部消化管出血
- 発熱，腹痛，下痢がある→細菌性腸炎
- 空腹時および夜間の腹痛を伴う→消化性潰瘍
- 腹痛，関節痛，紫斑がある→アレルギー性紫斑病
- 異常な泣き方，嘔吐がある→腸重積

便を観察しましょう！

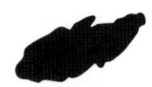

コールタール様（全体が黒っぽい）

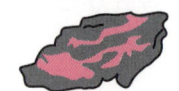

粘血便

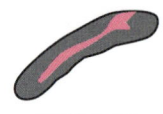

線状血便

初期治療と注意すること

- 下血を起こす病気には軽いものから，腸重積のように緊急を要するものまでさまざまな疾患が含まれます．様子をみすぎないように注意しましょう．
- 下血の性状，下血の量も診断には大事です．血便を持参したり，写真を撮って受診されるとよいでしょう．

解説

鼻腔から肛門までの，気道および消化管のあらゆる部位からの出血によっても起こり，便に点状の出血が混入する，あるいは便の表面に血液が付着している，など軽微なものから，多量の出血でショックをきたす場合までさまざまである．食物残渣やある種の抗菌薬（セフジニル）の服用でも，血液と紛らわしい色の便が出るので，血液かどうか肉眼で判断できないときは，免疫学的便潜血反応で確かめる必要がある．

原因

新生児期，乳児期，幼児期，学童期でそれぞれ血便をきたす原因疾患に大きな差がみられるため，発症年齢を考慮して鑑別を進めていく．

新生児期にビタミンKを投与するようになったため最近はまれであるが，新生児早期の下血では新生児出血性素因（新生児メレナ）が疑われる．また，新生児期には，腸軸捻転，壊死性腸炎など緊急手術が必要なもの，重症なものが多いので注意が必要である．

乳児期早期の母乳栄養児では母乳便に血液が点状に付着する，リンパ濾胞増殖症に伴う下血が比較的よく認められる．この場合，全身状態はよい．

生後6か月になると，腸重積が起こる年齢になる．小児科医にとって決して見落としてはいけない疾患である．食物アレルギーも発疹，下痢，嘔吐のほかに血便を示すことがある．

幼児期ではアレルギー性紫斑病が多くなる．また，まれではあるがメッケル憩室（炎）もある．

学童期になると消化性潰瘍や炎症性腸疾患など，成人にみられる疾患が徐々に現れてくる．

よくみられる症状

血便の性状によって，出血部位や原因疾患をある程度予測することができる．血液が便の周囲に付着しているだけか，便に混入しているのか，肛門から滴下しているのか，鮮血色か，黒赤色かなどの点を詳しく観察する．タール便が認められるときは，上部消化管，鼻咽腔，口腔の出血を考える．鮮血色ないし黒赤色の血液が混入しているときは，回腸または大腸の出血を考える．粘血便は潰瘍性大腸炎や細菌性腸炎，イチゴジャム状の便は腸重積が疑われる．硬い便に鮮血が線状に付着していれば，痔のような肛門または直腸下部の出血が考えられる．

Treitz靱帯より口側の上部消化管出血や出血傾向による血便では，吐血を伴うことがあり，出血の部位診断に役立つ．発熱や下痢は細菌性腸炎で，空腹時および夜間の腹痛は消化性潰瘍で認められる．腹痛，関節痛，紫斑があればアレルギー性紫斑病を疑う．腸重積では異常啼泣や嘔吐を認める．

初期治療と注意すること

高圧浣腸で整復できなかった腸重積や腸軸捻転では緊急手術が必要となる．

出血量が多い，タール便を認める，全身状態が悪い場合は，入院施設があり外科施設も整った医療機関での対応が必要である．

［佐藤 光美］

Memo

10. 便秘

便秘とは
- 排便回数が極端に少なく，便の水分も減少し，硬くなった状態のことです．
- 多くは排便に時間がかかり，痛みを伴います．

原　因
- 母乳・ミルクの飲む量が少ない
- 食物を少ししか食べない
- 繊維質が少ない食事が多い
- 腸に通過障害がある
- 排便を繰り返し我慢する

などで便秘になります．

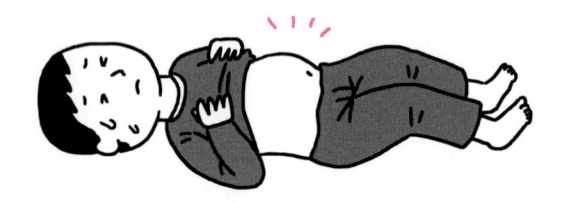

よくみられる症状
- 乳幼児では「お腹が張っている」，「機嫌が悪い」，「食欲が落ちた」などの症状を示します．
- 排便時に強くいきんだり，肛門痛や便に血がついたりすることがあります．
- 肛門から軟らかい下痢のような便が，じわじわと漏れ出てくることもあります．

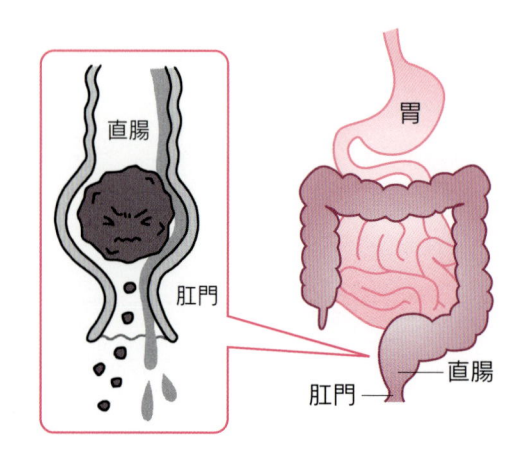

- 年長児では，食後に急に激しい腹痛が出現して大騒ぎすることがあります．

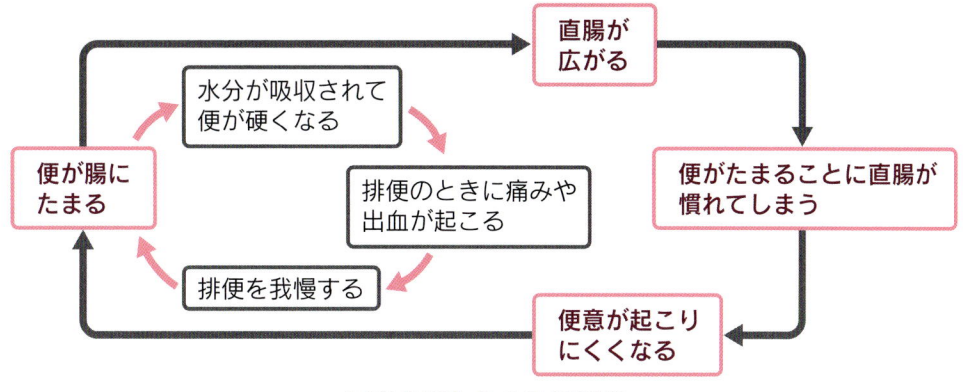

```
便が腸にたまる
  → 水分が吸収されて便が硬くなる
  → 排便のときに痛みや出血が起こる
  → 排便を我慢する
  → 直腸が広がる
  → 便がたまることに直腸が慣れてしまう
  → 便意が起こりにくくなる
  → （便が腸にたまる）
```

便秘を悪化させる悪循環

（小児慢性機能性便秘診療ガイドライン作成委員会「こどもの便秘—正しい知識で正しい治療を—」パンフレットより）

初期治療と注意すること

- 繊維質が多い食物をたくさん食べましょう．
- 水分も多く与えましょう．果物，果汁もよいです．
- 適度な運動も必要です．
- 排便の習慣をつけるようにしましょう．
  - 便意がなくても毎日決まった時間にトイレに行く．
  - 排便を我慢しないようにする．
- トイレを明るくして恐怖感をなくすようにしましょう．
- どうしてもよくならなければ，便を軟らかくしたり出しやすくする薬を使います．

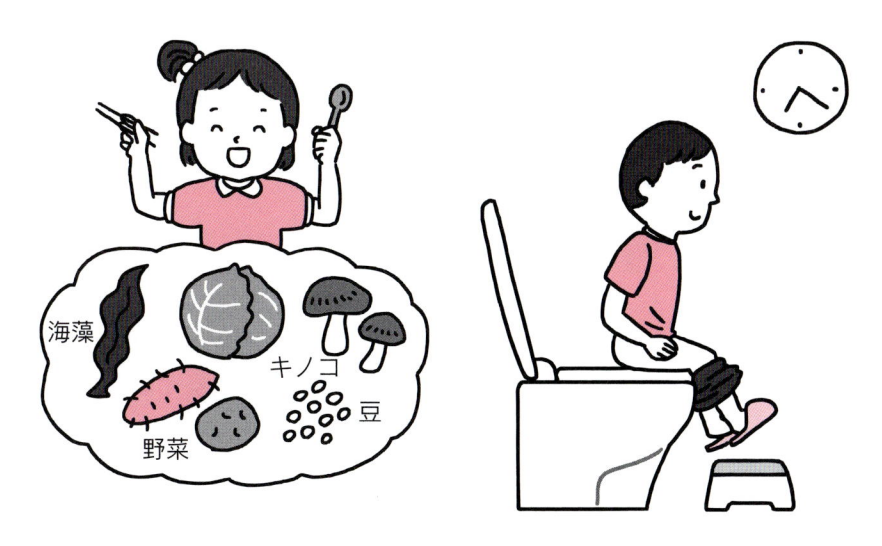

解説

便秘とは，排便回数が極端に少なく，糞便の水分量も減少した状態をいい，多くの場合，排便に努力を要し疼痛を伴う．しかし，時にごく少量の排便が1日数回みられるが，十分な量の排便がなく，腹痛などの原因となって治療が必要であることもある．逆に母乳栄養児などでは，軟便ではあるが4～5日に1度しか排便がないことも多いが，特に治療は要しない．

原因

小児の便秘症の原因は，次のように大きく4群に分けることができる．

1 食事性便秘

授乳量の不足や，食物摂取の絶対量が不足しているため便が少量で硬くなる．

2 消化管の通過障害による便秘

腸管の機能的あるいは器質的障害により，腸内容物が肛門に達せず便秘をきたすものなどが含まれる．

3 消化管の麻痺あるいは蠕動低下による便秘

脳・脊髄疾患などでは，排便に必要な神経反射の障害あるいは抑制が起こり便秘をきたす．その他，肺炎，心不全，低カリウム血症，甲状腺機能低下症，ボツリヌス中毒では，腸管運動が低下し頑固な便秘を呈する．

止痢薬の乱用や，一部の鎮咳薬の服用時に消化管運動が低下して便秘をきたすこともある．

4 基礎疾患を伴わない機能性便秘

習慣性便秘は，排便を我慢することを繰り返すことによって起こる便秘である．便塊によって直腸壁が慢性的に伸展されていると，直腸粘膜の伸展受容体の感受性が鈍くなり，便塊があっても便意を感じなくなる．便中の水分は，直腸壁からも徐々に吸収され，便はしだいに硬くなり，無理に排便しようとすると，肛門に痛みを感じ，時に亀裂を生ずる．これが排便を躊躇させ，さらに便秘を悪化させるという悪循環を形成する．

よくみられる症状

乳幼児では，腹部膨満，食欲不振，不機嫌などの症状を示し，嘔吐を伴うこともある．

年長児では，腹部不快感，反復性腹痛を訴える．腹痛は軽いものから，急性腹症と見誤るほど激烈なものまである．それまで元気で食欲もあった子どもが，食後に急に激しい腹痛を訴え転げ回っているときは，便秘のことが多い．浣腸にて排便があれば腹痛は消失する．

肛門の12時方向に粘膜ヒダの突出（skin tag）があるときは，硬く大きな便によって，反復して肛門が切れている可能性がある．

直腸に大きな便塊があると肛門括約筋のしまりが悪くなり，肛門から軟らかい，あたかも下痢便のような便がじわじわと漏れ出てくることがある．これを奇異性下痢と呼ぶ．この場合，絶えず肛門周囲に便が付着しているため，肛門周囲にひどい皮膚炎を起こす．

原因疾患の診断

出生直後より頑固な便秘をきたすものには，消化管の閉塞や狭窄，ヒルシュスプルング病などの外科的疾患が多い．

乳児期になると食事性のものが多くなる．母乳栄養の場合はどのくらい母乳が飲めているかわかりづらいが，授乳時間が5～10分で満腹になれば，一般に母乳はよく出ており，哺乳力も十分と考えられる．哺乳量，食事量を評価する上で成長曲線が大変参考になる．体重増加が順調であれば消化吸収能は正常であり，食事性の便秘は否定的である．

幼児期では，排便を嫌がるための習慣性便秘が多くなる．トイレットトレーニングの開始時期から便秘が起こることもよく経験される．重症心身障害児では，しばしば便秘を合併する．

理学的所見としては，肛門部の亀裂や皮膚病変など排便時に痛みを生ずるものの有無を調べる．直腸の指診で直腸膨大部に便塊を認めずに腹部膨満があるならヒルシュスプルング病が疑われ，肛門括約筋の弛緩があれば神経疾患が疑われる．

異常に扁平な殿部は仙骨無形成症が，脊椎に沿って毛巣瘻を認めたら潜在性二分脊椎がそれぞれ疑われる．

初期治療と注意すること

1 食事療法

乳児では，糖水，果汁などが有効である．乳児期以降であれば，便の量を増加させ腸管に機械的刺激を与える繊維や残渣の多い食品である野菜類，豆類，キノコ類，海藻，いも類を多く与える．

2 生活指導

患児が2歳半～3歳以降の場合は，排便訓練が可能であるので，朝食あるいは夕食後に5～10分間トイレに行かせ排便習慣をつける．

便が硬く排便時に痛みを伴うときには緩下薬を併用して痛みを取り除き，排便を嫌いにさせないことも必要である．

3 薬物療法

以上の治療によりよい結果が得られないときは，薬物療法を行う．

麦芽糖であるマルツエキスや非吸収性の糖質であるラクツロースは，大腸にて腸内細菌によって分解・発酵され，酸に変化して緩下作用を示す．作用は強くないが安全性が高く，乳幼児にも使いやすい．

塩類下剤の酸化マグネシウムは，浸透圧作用により腸管内に水分を引き込み，便を軟化させる．

大腸刺激性下剤であるピコスルファートナトリウム（ラキソベロン®）は，大腸の蠕動運動を刺激して排便を促す．小児に対しても使いやすい．

［佐藤 光美］

---

column：小児の慢性機能性便秘症の診断基準

近年は便秘の分類として慢性機能性便秘症が用いられる．小児期でもこれにあたる便秘の診断基準として，『小児慢性機能性便秘症診療ガイドライン』に下記のように記載されている．

国際的に使用されている慢性機能性便秘症の診断基準

4歳未満の小児

以下の項目の少なくとも2つが1か月以上あること
1. 1週間に2回以下の排便
2. トイレでの排便を習得したあと，少なくとも週に1回の便失禁
3. 過度の便の貯留の既往
4. 痛みを伴う，あるいは硬い便通の既往
5. 直腸に大きな便塊の存在
6. トイレが詰まるくらい大きな便の既往

随伴症状として，易刺激性，食欲低下，早期膨満感などがある．大きな便の排泄後，随伴症状はすぐに消失する．

乳児では，排便が週2回以下，あるいは硬くて痛みを伴う排便で，かつ診断基準の少なくとも1つがある場合，便秘だとみなされる．

4歳以上の小児

発達年齢が少なくとも4歳以上の小児では，以下の項目の少なくとも2つ以上があり，過敏性腸症候群の基準を満たさないこと
1. 1週間に2回以下のトイレでの排便
2. 少なくとも週に1回の便失禁
3. 便を我慢する姿勢や過度の自発的便の貯留の既往
4. 痛みを伴う，あるいは硬い便通の既往
5. 直腸に大きな便塊の存在
6. トイレが詰まるくらい大きな便の既往

診断前，少なくとも2か月にわたり，週1回以上基準を満たす

（日本小児栄養消化器肝臓学会・日本小児消化管機能研究会 編：小児慢性機能性便秘症診療ガイドライン．p.15, 診断と治療社，2013）

［金子 堅一郎］

11. 黄疸

黄疸とは

- 血液中のビリルビンという物質が異常に増加し，眼球結膜（しろめ）や皮膚が黄色くなっている状態です．
- ビリルビンには直接型と間接型の2種類があり，両方をあわせて総ビリルビンといいます．
- 黄疸と見まちがえるものに柑皮症があります．眼球結膜が黄色ではなく，黄疸と区別できます．

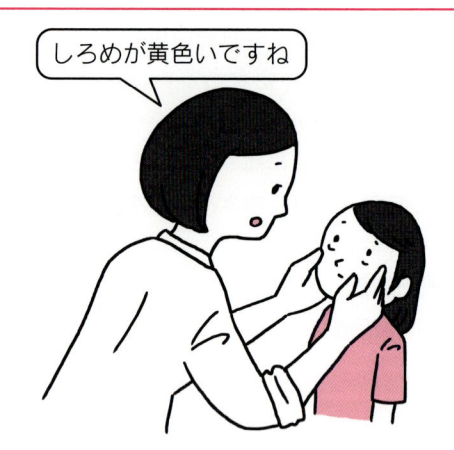

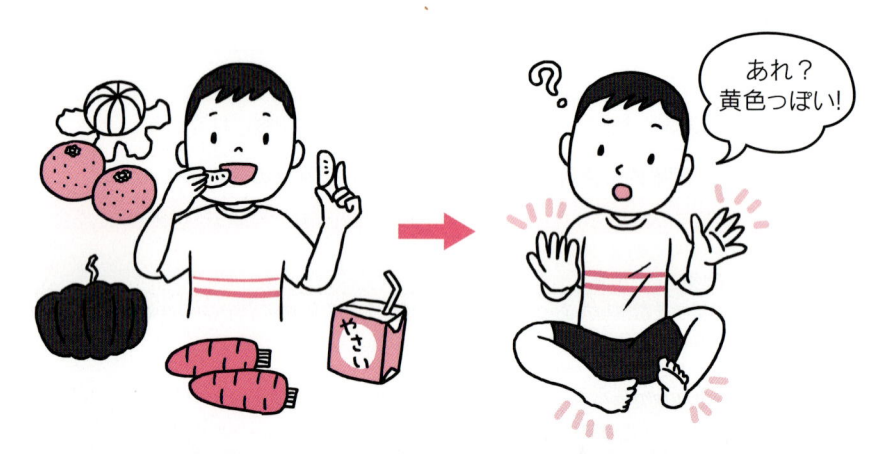

しろめが黄色いですね

あれ？黄色っぽい！

柑皮症：ミカン，ニンジン，カボチャなどの食物中に含まれるカロチンという成分が手のひらや足の裏に沈着し皮膚が黄染するものです．ほうれん草，オクラ，ブロッコリー，スイカ，トマトなど黄色以外の食物中にも多く含まれます．原因食物の過剰摂取を控えることで自然に脱色します．

原因

- 黄疸を起こす原因はさまざまであり，年齢によってもよく起こる病気が違います．
- 血液疾患，先天代謝異常症，肝胆道系疾患が代表的な原因となる病気です．

よくみられる症状

- 軽度の黄疸は気づかれないことがあります．健診や医師の診察で指摘されることもしばしばあります．
- 新生児期に多くみられる生理的黄疸や母乳性黄疸では，皮膚色は明るく澄んだ黄色をしています．
- 先天代謝異常症や肝胆道系疾患による黄疸では，よどんだ黄緑色の皮膚色となることがあります．
- 赤ちゃんの尿が茶褐色で濃い，便の色がクリーム色や白っぽいといった場合には注意が必要です．

初期治療と注意すること

- まず血液検査と尿検査を行います．
- スクリーニングとして腹部超音波検査で肝臓や胆管の形を調べます．
- 外来検査で診断が困難な場合は，治療も兼ねて入院をして精密検査を行います．
- 原因の病気によって内科的，外科的治療が必要なものや経過観察でよいものなど対応が違います．
- 母子健康手帳の便カラーカードで 1〜3 番の白っぽい便の場合は早めに受診しましょう．

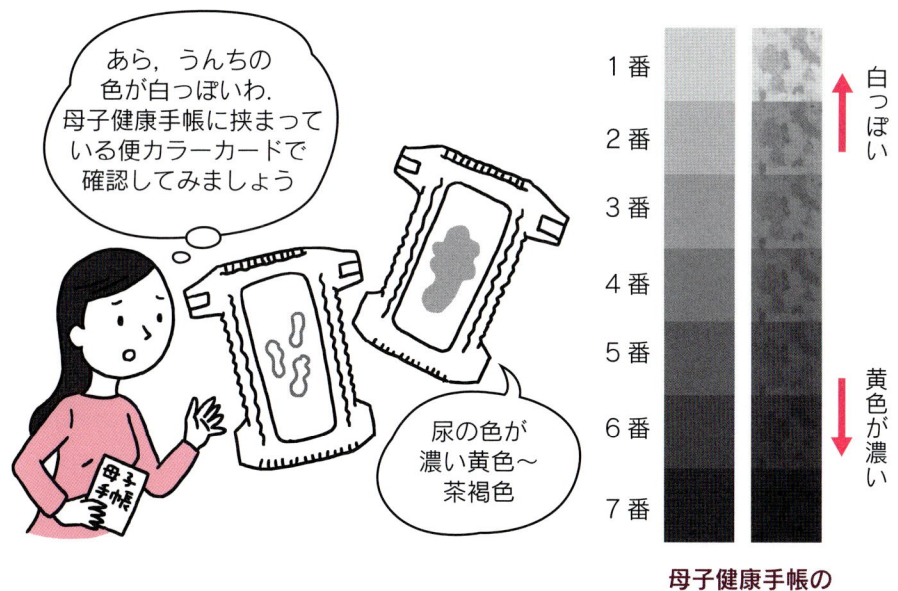

あら，うんちの色が白っぽいわ．母子健康手帳に挟まっている便カラーカードで確認してみましょう

尿の色が濃い黄色〜茶褐色

1番 2番 3番 4番 5番 6番 7番

白っぽい ↑
↓ 黄色が濃い

母子健康手帳の便カラーカード

解説

　黄疸とは血中ビリルビンの増加によって過剰なビリルビンが組織に蓄積し，皮膚，粘膜，眼球結膜などが黄染した状態である．

原因

　小児期に黄疸をきたす原因となる疾患を表1に示す．発症時年齢や出現の仕方には疾患特異性がある．それぞれの時期に代表的な疾患について述べる．

新生児期

　間接型ビリルビン血症が大部分を占め，その原因として出血・溶血によるビリルビンの産生過剰，ビリルビン抱合能の低下，腸肝循環の亢進などがある．生後24時間以内に出現する早期黄疸は，母子間の血液型不適合によることが多い．それ以降では，多血症や頭血腫などの閉鎖腔への出血，新生児仮死，低出生体重児，哺乳確立の遅延（腸肝循環の亢進）などが遷延性黄疸の原因となる．

乳児期

　乳児期早期に最も頻度の高いのは母乳性黄疸で，1か月健診受診児の20％前後に認められる．しかし，この中に直接型ビリルビン血症を示す胆道閉鎖症や新生児・乳児肝炎などの肝内胆汁うっ滞症が紛れ込んでくる．母子健康手帳には，胆道閉鎖症のスクリーニングを目的として便色カードが綴じ込まれており，健診の際には利用方法を説明し，疑った場合には医師自身で便色調を確認することも大切である．

幼児期以降

　直接型ビリルビン血症を示す疾患として，先天性胆道拡張症，薬物性肝障害，自己免疫性肝炎，原発性硬化性胆管炎，進行性家族性肝内胆汁うっ滞症，体質性黄疸（Dubin-Johnson 症候群，Rotor 症候群）などがある．学童期以降になると A 型肝炎，Wilson 病などの鑑別も必要となる．間接型ビリルビン血症では，先天性溶血性疾患，溶血性尿毒症症候群，Gilbert 症候群などを鑑別する．

よくみられる症状

　黄疸は眼球結膜から始まり，顔，体幹，四肢の順に広がっていく．年長児では血中総ビリルビン値が 2～3mg/dL，新生児では 4～6mg/dL 以上になると黄疸がはっきりしてくる．一般的な問診，視診，触診から黄疸の原因が明らかになる場合もある．

問診

　家族内における基礎疾患（先天性溶血性疾患，先天性代謝性疾患，肝胆道系疾患，体質性黄疸），手術・輸血歴（B 型・C 型肝炎など），薬剤・健康食品・サプリメント服用歴（薬物性肝障害），海外渡航歴（A 型，E 型肝炎など）の有無を聴取する．

視診

　前額突出，両眼離解，鞍鼻などは Alagille 症候群に特徴的な顔貌である．巨舌や臍ヘルニアはクレチン症に特徴的な身体所見である．外表奇形のチェックは Down 症候群などの染色体異常の発見につながる．出血斑が認められる場合は，劇症肝炎，敗血症，溶血性尿毒症症候群などに伴う凝固機能異常を念頭に置く．くも状血管腫，手掌紅斑，腹壁静脈怒張などを認めた場合には肝硬変を疑う．皮膚瘙痒症は，慢性胆汁うっ滞症にしばしば合併する症状である．

触診

　肝腫大は，急性肝炎，胆汁うっ滞および先天性代謝異常などにおいて観察される．腹部腫瘤は，先天性胆道拡張症にて触知されることがある．脾腫を伴う場合は，溶血性疾患，肝外門脈閉塞症，あるいは肝硬変などを疑う．

初期治療と注意すること

　スクリーニング検査として，高ビリルビン血症のタイプ（間接型もしくは直接型）を明らかにする．間接型ビリルビン優位の場合，溶血所見の有無（LDH，網赤血球，ハプトグロビン，赤血球浸透圧抵抗試験，Coombs 試験など）を確認する．生後早期の黄疸は原因が明らかでないことも多いが，高間接ビリルビン血症では原因の有無によらず，核黄疸を予防するために光線療法を開始する．光線療法で減黄しない症例や重症例では交換輸血が行われる．

　直接型ビリルビンが総ビリルビン値の 15％ 以

表1 小児期に黄疸をきたす疾患

間接型高ビリルビン血症

1) ビリルビン産生亢進
(1) 溶血性疾患
血液型不適合
- ABO 不適合
- Rh 不適合

赤血球形態異常
- 遺伝性球状赤血球症
- 遺伝性楕円赤血球症

赤血球酵素異常症
- G6P 欠損症
- PK 欠損症

ヘモグロビン異常症
自己免疫性溶血性貧血
薬剤（セフェム系抗菌剤，サルファ剤など）
機械的溶血
- 先天性心疾患術後

その他
- Wilson 病溶血発作
- 溶血性尿毒症症候群

(2) 非溶血性疾患
閉鎖性出血
- 頭血腫
- 帽状腱膜下血腫
- 頭蓋内出血

多血症
- 母児間，双胎間輸血症候群
- 臍帯結紮遅延

2) ビリルビン輸送障害
- 低アルブミン血症
- うっ血性心不全
- アシドーシス

3) ビリルビン抱合障害
- 生理的黄疸
- 母乳性黄疸
- 低血糖
- 染色体異常（Down 症候群など）
- 甲状腺機能低下症

遺伝性黄疸
- Crigler-Najjar 症候群
- Gilbert 症候群

4) 腸肝循環の亢進
- 哺乳不良
- 胎便排泄遅延
- Hirschsprung 病
- 肥厚性幽門狭窄症

5) その他
- 未熟児*
- 糖尿病母体児**
- 仮死

直接型高ビリルビン血症

1) 肝外胆汁うっ滞症
- 胆道閉鎖症
- 先天性胆道拡張症
- 膵・胆管合流異常症
- 原発性硬化性胆管炎
- 胆石症
- 胆嚢炎
- 川崎病

2) 肝内胆汁うっ滞症
感染症
- A, B, C 型肝炎ウイルス
- サイトメガロウイルス
- ヘルペスウイルス
- EB ウイルス
- コクサッキーウイルス
- エコーウイルス
- トキソプラズマ
- 細菌感染症
- 肝膿瘍

特発性
- 新生児（乳児）肝炎

肝内胆管減少なし
- 進行性家族性胆汁うっ滞症
- 良性反復性胆汁うっ滞症

肝内胆管減少あり
- Alagille 症候群（症候性）
- 小葉間胆管減少症（非症候性）

中毒
- 薬剤
- 中心静脈栄養

自己免疫性疾患
- 自己免疫性肝炎

代謝性疾患
アミノ酸代謝異常症
- チロシン血症
- 高メチオニン血症

脂肪酸代謝異常症
- Niemann-Pick 病
- Gaucher 病
- Wolman 病

糖代謝異常症
- ガラクトース血症
- フルクトース血症
- 糖原病（III, IV型）

胆汁酸代謝異常症
- Δ4-3-oxosteroid 5β-reductase 欠損症など

尿素サイクル異常症
- シトリン欠損による肝内胆汁うっ滞症（NICCD）

その他
- α1-アンチトリプシン欠損症
- 嚢胞線維症
- Zellweger 症候群

3) 遺伝性黄疸
- Dubin-Johnson 症候群
- Roter 症候群

4) その他
- 左心低形成，大動脈縮窄
- 下垂体機能不全
- 先天性肝線維症
- 染色体異常（Down 症候群など）
- 濃縮胆汁症候群

*：未熟児では肝でのグルクロン酸転移酵素活性能低値，哺乳不良，低アルブミン血症，低血糖など原因は多岐にわたる．
**：糖尿病母体の母乳中にはβグルクロニダーゼ含有量が多く腸肝循環が亢進しやすい．また多血傾向も症状を助長する．

（鈴木光幸，ほか：症候からみた小児の診断学　黄疸．小児科診療 2007；70 (supple.)：88-91）

上を占める場合を直接型高ビリルビン血症と呼び，臨床的には直接型ビリルビン値が1.5mg/dL以上のときに胆汁うっ滞症を疑う．

［鈴木 光幸］

12. 咳・喘鳴

咳・喘鳴とは

- 咳には"コンコン"，"ケンケン"と痰の絡まない乾いた咳（乾性）と，"ゴホゴホ"と痰の絡んだ湿った咳（湿性）があります．
- 喘鳴とは，"ヒューヒュー"，"ゼーゼー"という音で，息を吸うときに聞こえるものと，息を吐くときに聞こえるものがあります．

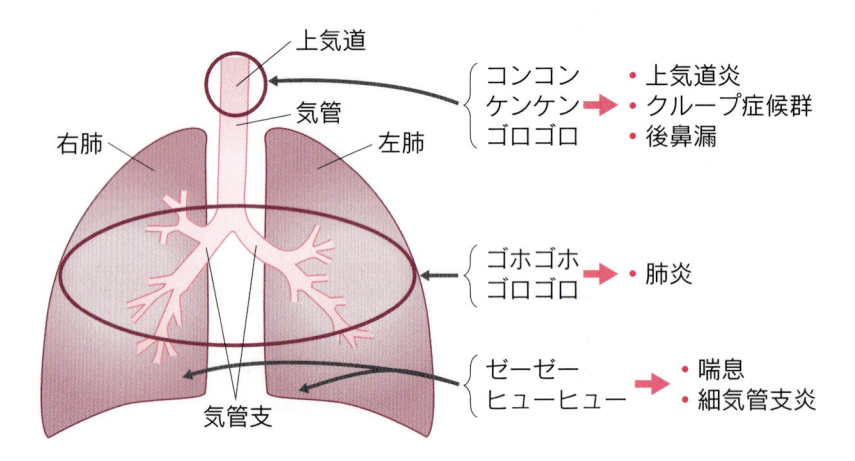

上気道　気管　右肺　左肺　気管支

コンコン／ケンケン／ゴロゴロ → ・上気道炎 ・クループ症候群 ・後鼻漏

ゴホゴホ／ゴロゴロ → ・肺炎

ゼーゼー／ヒューヒュー → ・喘息 ・細気管支炎

原因

- のど・気管支・肺での感染症が原因で起こることが多いです．
- 喘息・アレルギー発作や副鼻腔炎（ちくのう症）の場合もありますが，まれに先天性，心臓の病気，誤嚥・誤飲でも起こります．

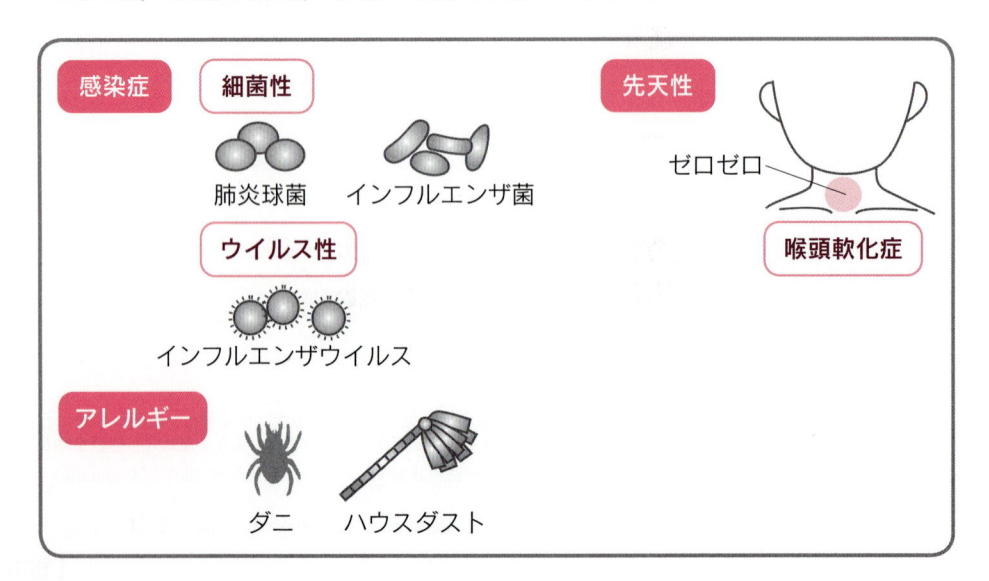

感染症

細菌性：肺炎球菌，インフルエンザ菌

ウイルス性：インフルエンザウイルス

アレルギー：ダニ，ハウスダスト

先天性：ゼロゼロ　喉頭軟化症

よくみられる症状

- "ケンケン"しているときはのどのかぜ，"コンコン"，"ゴロゴロ"しているときは気管支炎，肺炎の場合があります．
- "ゼーゼー"，"ヒューヒュー"しているときは，喘息・アレルギーの発作やウイルス感染症（細気管支炎）の場合があります．
- 乳幼児では咳き込んで吐いてしまうこともあります．

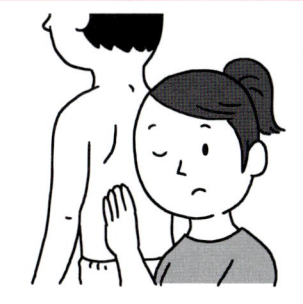

"ヒューヒュー"
⇒喘息，細気管支炎

"ゴロゴロ"
⇒肺炎，気管支炎

初期治療と注意すること

- 安静にして加湿をしてあげましょう．
- 少量・頻回の水分補給を心がけましょう．
- 鼻水がのどに落ちてゴロゴロすることもあるので，鼻も吸ってあげましょう．
- 少し座らせるようにすると楽になることがあります．

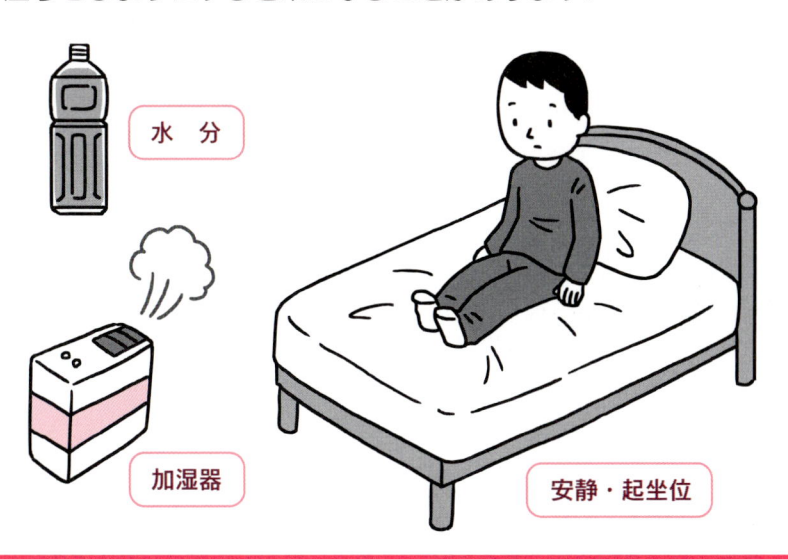

水分

加湿器

安静・起坐位

⚠ 救急で受診するタイミングは？

- 顔色が悪くなったり，咳がひどく"ゼーゼー"が聞こえる場合
- 咳き込んでミルクの飲みが悪くなった場合
- 高熱を伴ってぐったりしている場合や，呼吸がおかしいと感じた場合

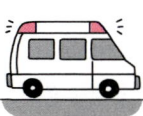

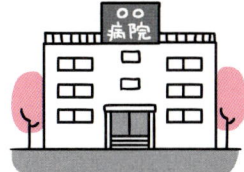

→ 急いで病院へ!!

解説

咳

咳は強制的・反射的に突然起こる気道からの空気の漏出と定義される．痰を喀出するのに行う生理的反応，気道異物を排除する防衛反応でもある．

原因

咳受容体の刺激に反応するものにより起こる．

物理的刺激として，異物，腫瘤・腫瘍，気道分泌物，気道外からの圧迫，気道平滑筋の収縮などが関与し，一般的に上気道に感受性が高く，気道の狭窄を防ぐ．つまり，乾性の咳になることが多い．

一方，化学的刺激として，病原体の産生する毒素，刺激性ガスの吸引，喫煙（受動喫煙も含む），感染症による気道炎症産物，アレルギーによる気道炎症産物がある．この場合には下気道病変が主体で，湿性の咳になることが多い．

その他，心因性で咳を起こすこともある．

よくみられる症状

急性の咳

1 上気道炎・気管支炎

多くは発熱および鼻汁の随伴症状を伴う．ウイルス性（ライノウイルス，RSウイルス，インフルエンザウイルスなど），細菌性（肺炎球菌，インフルエンザ菌など）気道感染が主な原因である．去痰薬，吸入療法，酸素投与などの対症療法が基本であるが，細菌感染が疑われた場合には抗菌薬を投与する．発熱が改善しても，咳嗽は遷延することが多いため，説明には注意が必要である．

2 クループ症候群

ウイルス（インフルエンザ，パラインフルエンザなど）が主な原因である．発熱を伴わないこともあり，犬吠様の咳嗽が主症状である．重症の場合には吸気性の喘鳴も聴取し，努力呼吸も出現する．治療はエピネフリンの吸入を症状に応じて反復する．また，ステロイド投与の有効性が確立されており，中等症以上の場合には投与が考慮される．現在，Hibワクチンの導入によりまれになった喉頭蓋炎との鑑別を要する．急激な進行，咳嗽を伴わない，流涎がある場合には注意が必要である．

3 気管支喘息

感染や吸入抗原に曝露されることにより発作を引き起こす．発熱はなく，喘鳴を伴うことが多い．β_2刺激薬の吸入でも効果が乏しい場合には，ステロイドの全身投与を行う．繰り返し発作を起こすとリモデリングが起こり，成人喘息へ移行することもあり，発作の予防が重要である．

遷延する咳（2週間以上続く）

1 百日咳

百日咳菌にて引き起こされる気道感染症である．予防接種を施行していても，罹患することがあるが，この場合は重症化はしないことが多い．軽微な感冒症状から始まり，乾性咳嗽が遷延する．発作性の咳嗽が特徴で，いったん始まると強い咳嗽が遷延し，咳き込み発作で嘔吐をきたすことがある．治療はマクロライド系抗菌薬を投与する．

2 アレルギー

咳喘息と称されることもあり，気道の過敏性に伴い咳嗽が遷延する．アレルギー検査を行い，必要に応じ抗アレルギー薬を投与することがある．

3 後鼻漏

鼻閉，鼻汁を伴うことが多い．副鼻腔炎，アレルギー性鼻炎に伴うことが多いため，原因の除去が優先される．夜間，鼻漏が気管へ流れ込み咳嗽を引き起こしたり，のどの奥でラ音を生じさせることもある．

4 心因性

学童，思春期に多くみられ，時期としては春先，9月など長期休みのあとに発症することが多い．犬吠様の大きな咳から，咳払いまで症状は多彩である．ほかの疾患を除外する必要はあるが，夜間や何かに集中した場合に咳嗽を認めないことは，診断の手がかりとなる．

鑑別のための問診

咳の性状（乾性・湿性），年齢，ワクチン歴，周囲の流行，本人・家族のアレルギー歴，随伴症状（発熱，鼻汁，喘鳴の有無など），症状の日内変動・出現時期などを確認する．

鑑別のための検査

ウイルス抗体検査，胸部エックス線（必要に応じ

呼気・吸気），副鼻腔エックス線，アレルギー検査などが行われる．

初期治療と注意すること

- 感染に伴う咳嗽の場合の初期治療は対症療法で，一般的に去痰薬が用いられる．
- 分泌物が多い場合には，排痰を抑制するような鎮咳薬は避けたほうがよい．
- 発作的に咳嗽を認めることも多いため，外的な刺激は避けたほうがよい．
- 後鼻漏の場合には，鼻汁を吸引することや鼻をかむ練習が有用である．
- 対症療法を行いながら，原因を特定，除去していくことが重要である．
- 新生児期の咳嗽や咳き込みが強くチアノーゼやwhoopingを認める場合には早期の受診が必要．
- 咳嗽とともに喘鳴を認めた場合には，呼吸窮迫となる可能性があり，早期の対応が必要．

喘　鳴

喘鳴は，気道径が縮小することによって生じた気流の乱れである．小児では気道が細く気管が脆弱であること，喀痰を排泄することが困難なため生じやすい．

原　因

上気道の狭窄に伴う喘鳴として，クループ症候群，先天性奇形（喉頭軟化症，血管輪），後鼻漏症がある．この場合には，吸気性の喘鳴が主になる．

下気道の喘鳴としては，アナフィラキシー，気道異物，細菌・ウイルス感染による（細）気管支炎，気管支喘息など，多様な疾患で認められる．一般に呼気性の喘鳴が主になる．

よくみられる症状

吸気性の場合には，クループ症候群，喉頭蓋炎などの喉頭に関連する異常が多い．

呼気性の喘鳴の場合は，気管支喘息，細気管支炎が主な疾患となる．

1 先天性喘鳴

長引く喘鳴の場合には気道に先天的な器質異常が隠れている場合があるので，CT，ファイバースコープを用いた検索が必要である．

2 アナフィラキシー

喉頭浮腫および気管支のれん縮によって喘鳴を引き起こす．急激な経過で気道閉塞を起こすことがあるので，迅速な対応が必要である．エピネフリンの筋肉注射，気道の確保，酸素投与，ステロイドの投与などが必要である．アナフィラキシーの既往がある児には，エピネフリンの自己注射を指導することも必要である．

3 細気管支炎

低年齢に多く，ウイルス感染に伴って発症し，間質の浮腫によって気道の狭窄を起こすため，β_2刺激薬の吸入には反応が乏しい場合が多い．治療は，去痰薬，吸入，酸素投与などが行われる．ステロイド投与や高濃度食塩水の吸入などのトライアルがあるが，いまだに一定の見解は得られていない．

4 気管支喘息

気管平滑筋のれん縮によって引き起こされる．アレルギーが関与するアトピー性と関与しない非アトピー性がある．β_2刺激薬の吸入への反応はよいことが多い．中等症以上の場合，気管支の炎症を改善させるためにステロイドを使用する．

細気管支炎と気管支喘息発作の鑑別は困難であるが，2歳未満の低年齢，周囲の感染症の流行，発熱，β_2刺激薬への反応が悪い場合には細気管支炎を，年長児，本人・家族のアレルギー歴，発熱なし，喘鳴の反復は気管支喘息をより疑わせる情報である．

初期治療と注意すること

基本的にはβ_2刺激薬を中心とした対症療法である．基礎疾患の原因究明に努め，治療することが最優先される．多呼吸，チアノーゼ，努力呼吸を認めている場合には，二次・三次医療での治療が必要となる．

原因診断のピットフォールとして，吸入に反応せず，循環不全も伴う喘鳴の場合には心不全が隠れている場合があるため，循環器疾患も常に念頭に置いた診察が必要である．

［松永　展明］

13. 呼吸困難（呼吸不全）

呼吸困難（呼吸不全）とは
- 呼吸をするのに努力が必要な状態のことです．

原因
- 呼吸器の病気が多いです．
- その他には脳や，心臓の病気，感染，異物誤飲，薬物中毒などがあります．
- 息を吸うときに苦しそうな場合には，緊急性がある重症のクループ症候群や喉頭蓋炎の可能性があります．
- その他の病気は見た目では判断がつかないことが多いので，受診が必要です．

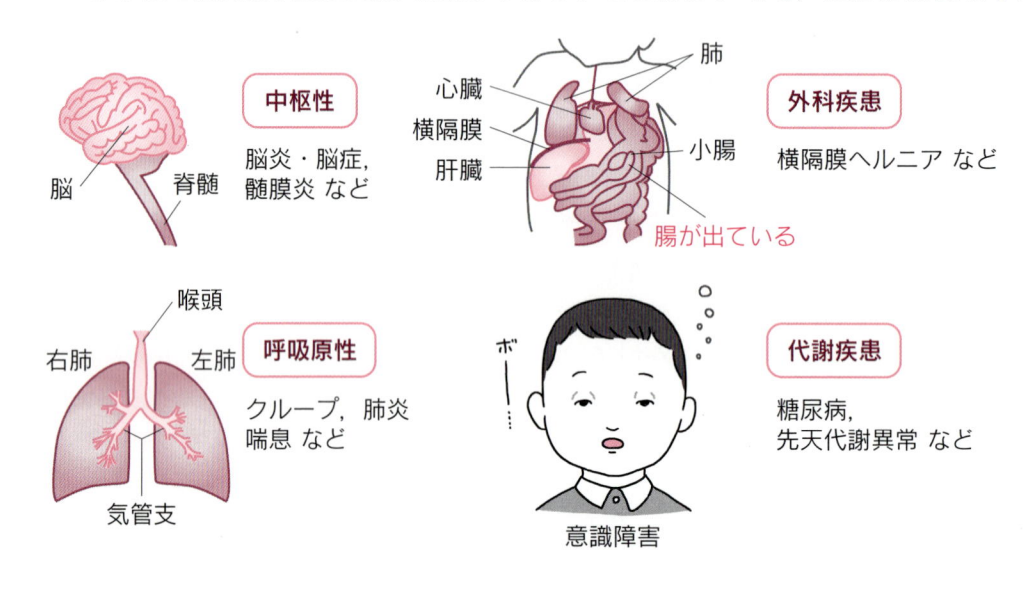

中枢性
脳，脊髄
脳炎・脳症，髄膜炎 など

外科疾患
心臓，肺，横隔膜，肝臓，小腸
横隔膜ヘルニア など
腸が出ている

呼吸原性
右肺，左肺，喉頭，気管支
クループ，肺炎，喘息 など

代謝疾患
意識障害
糖尿病，先天代謝異常 など

よくみられる症状
- 呼吸が速い（多呼吸）
- 小鼻を広げて呼吸をする（鼻翼呼吸）
- のどの下や肋骨の間が呼吸のときに陥没する（陥没呼吸）
- 顔色，唇が青くなる（チアノーゼ）
- "ウーッ，ウーッ"とうなるように呼吸をする（呻吟）
- 意識がもうろうとなることもある

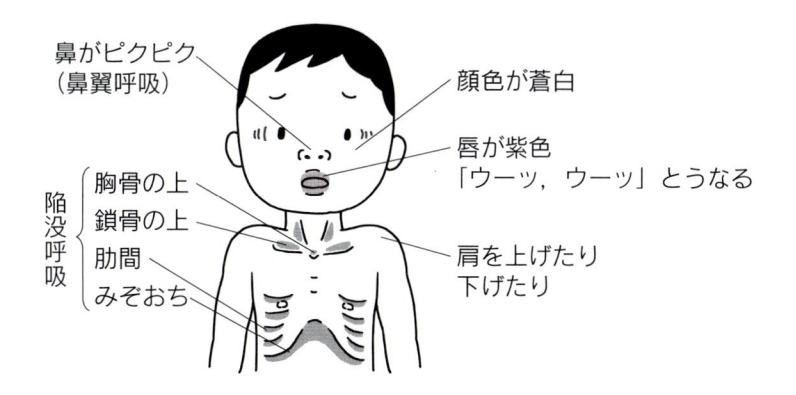

図中ラベル:
- 鼻がピクピク（鼻翼呼吸）
- 顔色が蒼白
- 唇が紫色 「ウーッ，ウーッ」となる
- 陥没呼吸：胸骨の上／鎖骨の上／肋間／みぞおち
- 肩を上げたり下げたり

■ 初期治療と注意すること

- できるだけ泣かさないように，安静にしてください．
- 子どもが一番楽にしている体勢にしましょう．
  あるいは肩に枕を入れて少しあごを上げてください．
- 呼吸困難の状態の場合は，緊急で受診してください．
- 顔色が悪くなった場合には救急車を呼びましょう．
- 病院では酸素を使用したり，重症な場合は人工呼吸器を用います．
- 入院して，原因に対する治療（輸液，抗菌薬，吸入など）が必要となります．

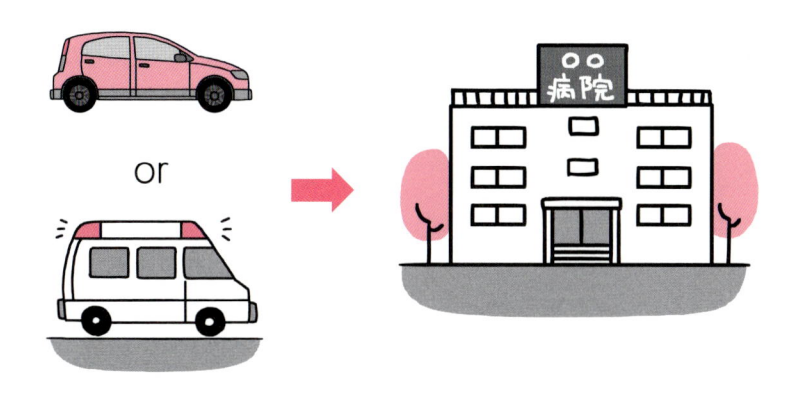

呼吸困難は急いで病院へ!!

解説

努力呼吸(多呼吸,鼻翼呼吸,陥没呼吸,呻吟)を要する呼吸の状態である.小児の場合,呼吸機能の予備能が低いため,この状態に陥った場合には迅速な対応が必要である.

原因

呼吸困難の原因としては,肺炎,細気管支炎,気管支喘息などの呼吸原性疾患,小顎症,舌根沈下,気管軟化症,喉頭軟化症,異物誤飲などの気道閉塞性疾患,先天性心疾患より進行した心不全や心筋炎などの循環器系疾患が主に認められる.一方で,脳炎・脳症や髄膜炎などの中枢性疾患,敗血症性ショックなどの感染性疾患,糖尿病性ケトアシドーシス,有機酸・脂肪酸・アミノ酸代謝異常などの代謝性疾患,貧血,メトヘモグロビン血症などの血液疾患,ヒステリー,過換気症候群,強迫神経症などの心因性疾患,横隔膜ヘルニア,肺囊胞症,肺分画症などの小児外科疾患,薬物中毒など広い分野で呼吸困難の症状は出現する.

よくみられる症状

呼吸困難の原因は多岐にわたるため,呼吸数だけではなく,心拍数,血圧などのほかのバイタルサインも把握する必要がある.小児の場合,これらは年齢による変化があるので注意が必要である.年齢別の基準値を表1に示す.

呼吸症状としては,多呼吸→鼻翼呼吸→陥没呼吸→呻吟の順に増悪して出現することが多い.

呼吸パターンとしては,中枢性疾患,尿毒症,心不全で認める Cheyne-Stokes 呼吸,糖尿病性ケトアシドーシスなどで認める Kussmaul 呼吸などが有名である.

全身症状としては,発熱,頻脈,低血圧,四肢冷感,末梢血管充填時間の延長,冷汗,不穏,意識障害など,さまざまな症状が現れ,原疾患に結びつくヒントになるため重要である.

鑑別のための網羅的検査を下記に示すが,随伴症状に合わせて選択するのが望ましい.

血算,生化学検査,血糖,アンモニア,血液ガス分析,血液培養,喀痰培養,胸部エックス線,胸部 CT,頭部 CT・MRI,髄液検査,心電図,心臓超音波,脳波など

下記に呼吸困難を呈する主な疾患について概要を述べる.

1 呼吸原性疾患(肺炎,細気管支炎,気管支喘息など)

肺炎などの呼吸器疾患が増悪し,広範囲の無気肺,膿胸,ARDS に進行することにより呼吸困難をきたす.原因として細菌感染では,肺炎球菌,インフルエンザ菌,黄色ブドウ球菌が多い.ウイルス感染では,インフルエンザウイルス,RS ウイルスが多い.病状が悪化した場合は,原疾患の治療を行いながら呼吸サポートを行う.酸素療法,吸入・去痰薬により排痰を促すことが中心となる.人工呼吸器が必要になる場合もある.

診断には胸部エックス線・CT 検査,喀痰の培養検査,ウイルス抗原迅速診断や血液抗体価検査などがある.

2 気道閉塞性疾患(小顎症,舌根沈下,気管軟化症,喉頭軟化症)

特に治療を要さないものから気管切開および人工呼吸器による PEEP が必要なものまで,症状はさまざまであり,それぞれの重症度に応じた治療を行う.気道感染罹患時に急激に悪化することがあるので注意が必要である.診断には胸部エックス線,CT 検査による構造の把握や場合によっては喉頭・気管ファイバーによる診断が有用である.

3 循環器系疾患(先天性心疾患,心筋炎)

原疾患の悪化による心不全症状が出る場合と,肺血流増加型心疾患や呼吸予備能がない状態で気

表1 年齢別基準値

年齢	心拍数(拍/分) 頻脈	心拍数(拍/分) 徐脈	呼吸数 (回数/分)	収縮期血圧 (mmHg)
0日〜1週	180<	<100	<50	<65
1週〜1月	180<	<100	<40	<75
1月〜1歳	180<	<90	<34	<100
2〜5歳	140<	NA	<22	<94
6〜12歳	130<	NA	<18	<105
13〜18歳	110<	NA	<14	<117

(NA = not applicable)

道感染に罹患し悪化する場合がある．基礎疾患の把握，四肢冷感などの循環器症状，嘔吐で発見される場合もあるので，注意深い問診，診察が有用である．少しでも疑った場合には胸部エックス線，心臓超音波を施行する．

4 中枢性疾患（脳炎・脳症・髄膜炎など）

呼吸様式の把握や意識の低下・変容，項部硬直などの神経学的所見に注意する．細菌性では肺炎球菌，髄膜炎菌，インフルエンザ菌などによる髄膜炎，ウイルス性ではインフルエンザ，ヘルペスが代表的だが，さまざまなウイルスで発症する脳炎がある．原因が推定された場合には，すみやかに原疾患の治療が必要である．頭部 CT・MRI，髄液検査が診断に有効である．

5 代謝性疾患（糖尿病性ケトアシドーシス，有機酸・脂肪酸・アミノ酸代謝異常など）

呼吸障害に意識障害を伴った場合には，代謝性疾患を除外する必要がある．また，先天性疾患もあるため，新生児期の呼吸障害の場合には鑑別に入れておく必要がある．

すみやかに治療を開始することで，神経学的な予後が変わる可能性がある．代謝異常を疑った場合には，血液ガス，血糖，アンモニア，ろ紙血による代謝スクリーニングなどの検査をする．

6 心因性疾患（ヒステリー，過換気症候群，強迫神経症など）

呼吸困難に比して重症感に乏しい．詳細な問診と血液ガス検査，脳波検査が診断のヒントになることがある．

7 小児外科疾患（横隔膜ヘルニア，肺囊胞症，肺分画症など）

先天性の疾患がほとんどであるが，一過性に進行するものや，感染を契機に発見されるものがあるため，注意が必要である．胸部エックス線・CT 検査にて診断は容易である．呼吸困難に至る場合には手術が必要な可能性が高いため，小児外科にすみやかに搬送することが望まれる．

初期治療と注意すること

呼吸困難症状をみた場合には，児の状態は切迫していることが多く，すみやかに二次医療，可能であれば三次医療機関での治療が必要となる．急変するリスクが非常に高いため，搬送の際も蘇生ができる準備を十分整える必要がある．原因を推測しながら，全身状態の安定化に努める必要がある．

［松永 展明］

Memo

14. 心不全，チアノーゼ

心不全

- 心臓が全身に血液を送り出すポンプの役割を果たせず，全身の臓器や細胞に必要な血液と酸素が送られなくなった状態です．

原因

- 小児の心不全の原因で最も多いのは，生まれつき心臓や血管に構造の異常がある先天性心臓病です．
- ほかに心臓を動かす筋肉の障害である心筋炎や心筋症，川崎病による心臓の合併症や不整脈，重症な貧血や感染症も原因となります．

よくみられる症状

- 以下の症状は心不全に特徴的な症状というわけではないため，かぜや喘息と間違わないようにすることが大切です．年齢が低いほど重症です．
    - 不機嫌，活気がない
    - 呼吸が速くハーハーしている，苦しそう
    - 呼吸のたびに，みぞおちやあばら骨の間がペコペコへこむ
    - ミルクがたくさん飲めない，時間がかかる
    - 体重の増えがよくない，とてもやせている
    - 泣いても動いてもいないのに脈が速い
    - 暑くないのに汗が多い
    - 手足が冷たい，皮膚の色が悪い
    - むくんでいる，尿が少ない
    - 年長児では，歩いたり動いたりすると息切れしてハーハーする，咳き込む

初期治療と注意すること

- 心不全は命に直接かかわります．専門的な検査や治療が必要ですので，すみやかに受診しましょう．
- 薬物治療は尿を出させる利尿薬，心臓のポンプ力を高める強心薬，血管を広げる血管拡張薬などです．
- 重症の場合は入院が必要です．心不全の原因となった心臓病がカテーテル治療や外科手術でよくなる場合は，赤ちゃんでも行います．

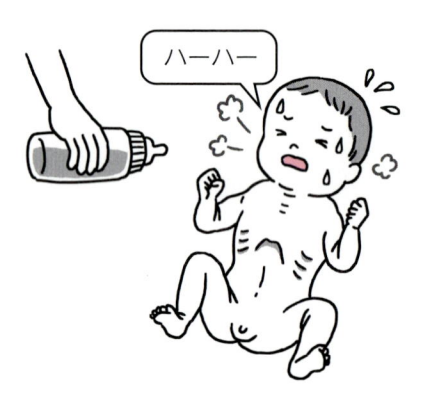

🌸 家庭での対応は
- お子さんをよく観察しましょう（そのほかの症状は？）．
- 安静や体温調節は心臓への負担を減らすために大切です．
- ミルクや食事は1回量を少なくして回数を増やします．
  ミルクは下痢をしない程度に少し濃いめにしてあげるとカロリーを増やせます．

🌸 チアノーゼ
- 何らかの原因で皮膚や粘膜が青紫色や暗紫色になる症状です．
- 動脈の血液の酸素濃度が低くなった場合と，酸素を運んでいる赤血球の中のヘモグロビンの数が減った場合にみられます．
- 貧血ではみられにくくなります．

原因
- 中心性チアノーゼと末梢性チアノーゼに分けられます．

中心性チアノーゼ
- 動脈の血液の酸素濃度が低い（低酸素血症）ことが原因で，全身にみられます．
- 必ず原因となる病気が存在し，ほとんどが重症で緊急の治療を要します．
  - ①空気の通路（気道）の障害や肺の障害
  - ②心臓病や重い心不全
- 血液の病気や中毒が原因となる場合もあります．
- けいれん発作を起こしているときにもみられます．

末梢性チアノーゼ
- 体の末梢部のみにみられます．末梢部の血流の減少とうっ滞が原因です．
- 末梢循環不全とも呼ばれます．
- 病気によるものと心配のないものとがあります．
- 中心性チアノーゼと違い，動脈血中の酸素濃度は正常です．
- チアノーゼ部位の皮膚は冷たくなっています．

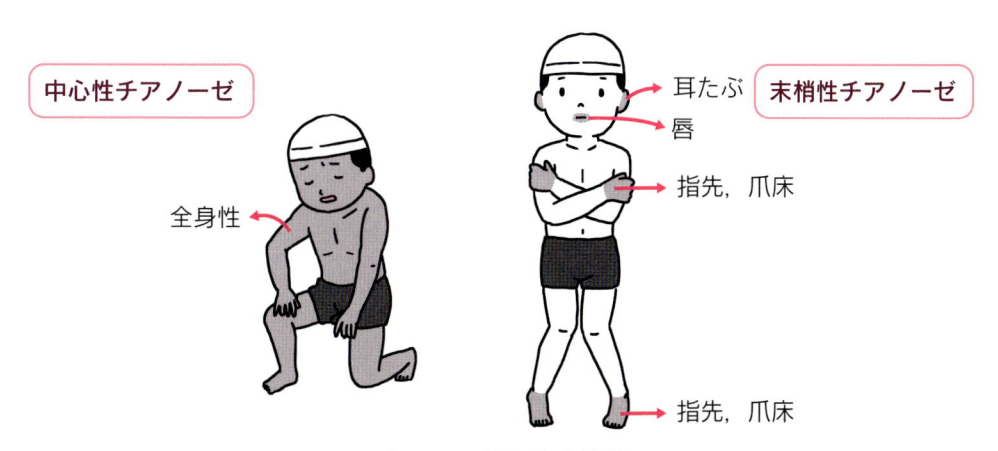

中心性チアノーゼ → 全身性

末梢性チアノーゼ → 耳たぶ，唇，指先，爪床

チアノーゼの出る部位

よくみられる症状

- チアノーゼは口唇や舌，頬，眼の結膜，耳たぶ，鼻先や指先，爪床などに目立ちます．
- 寒いときや長時間水泳時に，唇や爪が紫色になることがあります．これは心配のない末梢性チアノーゼであり，入浴などで温めると改善します．
- 長期間中心性チアノーゼが続くと，爪根部の皮膚が盛り上がり，爪がわん曲した形になります（ばち指）．

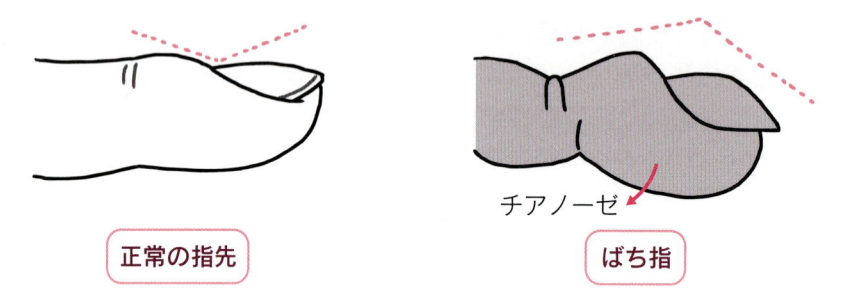

正常の指先　　　ばち指　　チアノーゼ

初期治療と注意すること

- 中心性チアノーゼは救急対応が必要です．特に赤ちゃんのチアノーゼは重症です．
- 末梢性チアノーゼは心配のないものが多く，病院受診も治療も不要のことが多いです．ただし，ショックや重症心不全の場合もありえるため，ほかの症状や全身状態をよく確認して判断します．

解　説

心不全

「心機能低下により組織の代謝に必要な血液量を心臓が拍出できない，もしくは拍出を保つのに前負荷の上昇を必要とする状態」と定義される．すなわち，さまざまな原因により，全身に血液を送り出すポンプとしての仕事が十分にできない状態となった結果，全身組織への血液，酸素の供給が不十分となった病態である．このためさまざまな部位で「うっ血」をきたし，種々の「代償機構」としての全身反応が生じる．これらを含めた全身性の病態が心不全である．

原　因

心不全の原因となる病態は次の4項目に分類される．

① 心血管系の構造異常に基づく容量負荷，圧負荷，血流通過障害
② 心筋収縮不全，心筋拡張不全に基づくポンプ機能の異常
③ 不整脈に伴う循環不全
④ 心臓以外の異常に基づく循環不全

各項目の原因疾患を表1に示した．血行動態上，通過・流入する血流量が増えたため容量負荷が生じると心臓に対して前負荷となり，血流の通過を妨げる狭窄病変や血管収縮により圧負荷が生じると心臓に対して後負荷となる．①の心血管系の構造異常に基づく心不全は，この容量負荷，圧負荷が原因であるが，小児心不全の原因は先天性心疾患が多いため①が最も多い．心室中隔欠損症などの左右短絡を有する先天性心疾患では，肺血流量増加に伴う還流血流量増加から容量負荷が生じ心不全をきたす．一方，肺動脈弁狭窄や大動脈弁狭窄などの狭窄性病変は，圧負荷により程度に応じて心不全をきたす．

これに対して心筋梗塞など虚血性心疾患が多い成人では②が多い．心筋の収縮力自体が低下している収縮不全と，拡張しにくい心臓となっている拡張不全がある．小児の②による心不全では，心筋炎や拡張型心筋症などの心筋疾患，川崎病性冠動脈病変や冠動脈奇形などの冠動脈疾患が中心となる．

頻脈性不整脈のみならず，完全房室ブロックや洞不全などの高度徐脈性不整脈も心拍数減少に伴う有効心拍出量低下から心不全をきたす．また，二次的に心筋障害を合併してくると，不整脈原性心筋症による②の心不全となる場合もある．

心臓以外の原因では，構造異常はないが呼吸器疾患に伴い二次的に心不全を呈してくる肺性心，肺動脈血管抵抗上昇による肺動脈性肺高血圧症に伴う心不全などがある．また，通常心拍出量が低下する心不全に対して，重症貧血や甲状腺機能亢進症のように心拍出量が増加する心不全（高心拍出性心不全）もある．

よくみられる症状

心不全症状・徴候は，低心拍出によるもの，肺

表1　心不全の原因

1. **心血管系の構造異常に基づく心不全**
   1) 容量負荷（前負荷）
      〈短絡性心血管疾患〉
      心室中隔欠損症，動脈管開存症，心房中隔欠損症，房室中隔欠損症（心内膜床欠損症），両大血管右室起始症，大動脈縮窄複合，肺静脈還流異常症，動静脈瘻などの左右短絡性先天性心疾患，体肺側副血管や心外短絡性疾患　など
      〈逆流性心血管疾患〉
      大動脈弁閉鎖不全，肺動脈弁閉鎖不全，僧房弁閉鎖不全，三尖弁閉鎖症，Ebstein病　など
   2) 圧負荷（後負荷）
      肺動脈弁閉鎖・狭窄症，大動脈弁狭窄症，大動脈縮窄症，高血圧症　など
   3) 血流通過障害
      三尖弁閉鎖症，僧房弁閉鎖症，総肺静脈還流異常症，三心房心　など
2. **ポンプ機能の異常に基づく心不全**
   1) 心筋収縮不全
      拡張型心筋症，心筋炎，心内膜線維弾性症，冠動脈疾患（川崎病性冠動脈病変，先天性冠動脈奇形など），筋ジストロフィー，代謝性心筋疾患，低酸素血症，低血糖，電解質異常，抗がん薬などによる薬物性心筋障害，開心術後　など
   2) 心筋拡張不全
      心タンポナーデ，収縮性心膜炎，拘束型心筋症
3. **不整脈に伴う循環不全**
   高度房室ブロック，洞不全などの徐脈性不整脈，発作性上室性頻拍，心房細動，心室頻拍などの頻脈性不整脈　など
4. **心臓以外の異常に基づく循環不全**
   肺性心，肺動脈性肺高血圧症，甲状腺機能亢進症，重症貧血，尿毒症，敗血症，多血症，脚気心　など

（高尾篤良，ほか編：臨床発達心臓病学 改訂3版，中外医学社，p.250および大塚親哉 監修：イラストによるお母さんへの病気の説明と小児の診療 改訂3版，南山堂，解説編p.43より改変）

表2 心不全症状・徴候と発生機序

	症状・徴候	発生機序
低心拍出によるもの	頻脈, 交互脈, 奔馬調律 多汗 皮膚蒼白, 網目状チアノーゼ 四肢冷感, 中心性発熱 (うつ熱) 乏尿 嗄声 体重増加不良 不穏, 不安感など精神症状	交感神経緊張亢進 交感神経緊張亢進 皮膚血流低下 体内血流再分布 腎血流低下 心大血管拡大による反回神経圧迫 代謝亢進, 栄養障害 脳血流低下
肺静脈うっ血によるもの	多呼吸 努力性呼吸, 陥没呼吸 咳嗽, 喘鳴 湿性ラ音, 血痰, 胸水, 起坐呼吸 チアノーゼ, 易疲労性	肺間質浮腫 肺コンプライアンス低下 気道粘膜の浮腫 肺胞浮腫 肺換気低下
体静脈うっ血によるもの	肝腫大, 黄疸 乏尿, 浮腫, 胸水 (呼吸困難) 腹水 (食欲低下) 頸静脈怒張, 大泉門膨隆 嘔吐, 下痢, 腹痛, 食欲低下 タンパク漏出性胃腸症 貧血, 低タンパク血症, 電解質異常	肝うっ血 体内水分貯留 頸静脈圧上昇 消化管粘膜のうっ血 消化管血流低下 体内水分貯留

(高尾篤良, ほか編:臨床発達心臓病学 改訂3版, 中外医学社, p.253 および大塚親哉 監修:イラストによるお母さんへの病気の説明と小児の診療 改訂3版, 南山堂, 解説編 p.44 より改変)

静脈うっ血によるもの, 体静脈うっ血によるものがある (表2). また, 種々の代償機構により生じる症状も含む. 特に交感神経系とレニン・アンジオテンシン・アルドステロン系 (RAA 系) などの神経体液性因子の関与が重要である. これらは急性心不全に対して代償作用を発揮するが, 慢性化に伴い心筋肥大や心筋線維化, 血管平滑筋増殖を促進する (心血管リモデリング). RAA 系の亢進は水と Na の再吸収を増加させ, 抗利尿ホルモン分泌亢進から水再吸収が亢進するため, うっ血は増悪する.

低心拍出によるものは交感神経緊張亢進に伴う頻脈, 奔馬調律や多汗, 皮膚蒼白や四肢冷感, 乏尿, 嗄声のほか, 体重増加不良は特に乳幼児で重要である.

肺静脈うっ血によるものは多呼吸, 陥没呼吸や努力性呼吸, 咳嗽・喘鳴や起坐呼吸, チアノーゼなど呼吸器症状が中心である. 呼吸器感染症や喘息との鑑別に注意を要する.

体静脈うっ血によるものは浮腫, 乏尿, 頸静脈怒張, 肝腫大や胸腹水, 大泉門膨隆などの静脈圧上昇・水分貯留徴候のほか, 嘔吐や下痢, 腹痛などの消化器症状もみられる.

左心不全 (肺静脈うっ血), 右心不全 (体静脈うっ血) のどちらが原発でも, 小児ではすぐに両心不全に進展する. また乳幼児の心不全症状は不機嫌, 活気の低下, 哺乳不良, 体重増加不良, 呼吸障害など非特異的である. 一方, 年長児では運動耐容能低下による歩行・労作時の息切れなどが目立ってくる. 小児の心不全は先天性心疾患が最も多いこと, 循環動態が不安定であること, 心血管系の予備能が低いことなどから新生児・乳児期に頻度が高く, 低年齢であるほど心不全も基礎疾患も重症である. 呼吸器感染症を機に心不全の急性増悪をみることがある. また, 水分貯留による短期間の急激な体重増加にも気をつける.

初期治療と注意すること

心不全の治療と基礎心血管疾患に対する治療, また急性心不全の治療と慢性心不全の治療に分けて考える. 一般的治療のほか内科的薬物治療を行うが, カテーテル治療や外科的治療が可能で有効であればこれを優先する.

一般的治療

安静は全身の酸素需要を減少させ, 心臓の仕事量・酸素消費量・負荷を軽減することなどから重要である. 安静が不十分な場合, 薬物による鎮静, 時には麻酔薬も必要である. また, 体温調節も心

仕事量軽減や代謝性アシドーシス予防にとって重要である．貧血は心不全の増悪因子であるため是正する．呼吸障害，喘鳴など肺うっ血による症状が目立つ場合，上半身を挙上する．

酸素投与は一般的には有効であるが，左右短絡型の先天性心疾患では，肺血管抵抗低下作用による肺血流量のさらなる増加，うっ血性心不全の増悪をきたすため行わない．また動脈管依存性の先天性心疾患は，酸素投与が動脈管閉鎖へ導くため禁忌である．重症心不全では気管内挿管・人工呼吸管理を行う．

哺乳不良や食欲不振では，1 回哺乳量や食事量を減らし回数を増やす．ミルクを濃くするのもよい．また経口摂取が不十分な場合は，経管栄養や経静脈栄養を検討する．重症の心不全や術後でない限り，極端な水分制限は行わない．

内科的薬物治療
1 急性心不全に対する治療

血行動態の改善を目標とする．強心薬のジゴキシン，ループ系利尿薬とサイアザイド系利尿薬に加え，ACE 阻害薬などの血管拡張薬も積極的に使用される．入院例では利尿薬静注，強心薬としてドパミンやドブタミン，イソプロテレノール，エピネフリンなどのカテコラミン製剤，血管拡張薬としてホスホジエステラーゼ (PDE) 阻害薬やニトロ製剤，ナトリウム利尿ペプチド製剤など，血圧や心拍出量，心収縮能，尿量などを評価し選択する．

2 慢性心不全に対する治療

うっ血の改善，心血管リモデリングの抑制，心筋保護，予後の改善を目標とする．利尿薬と ACE 阻害薬，ARB 製剤などの血管拡張薬が主流である．ジゴキシンなどの強心薬はやせ馬に鞭を打つことになるため使用が減ったこと，心不全には禁忌であった β 遮断薬が使用されるようになったことは心不全治療の大きな変革である．

チアノーゼ

皮膚や粘膜が青紫色，暗紫色を呈する症状である．基礎疾患や合併症により黒色，灰色（鉛色），紫（紅色），黄色などのさまざまな色調を呈する．

毛細血管中に還元型ヘモグロビン（非酸素化ヘモグロビン）が 5g/dL 以上，または動脈血で 3g/dL 以上存在すると認められる．チアノーゼ発現には動脈血酸素飽和度 (SaO$_2$) と全ヘモグロビン量が主に関与する．通常，SaO$_2$ が 85% 以下でチアノーゼがみられる．しかし，全ヘモグロビン量が増加している多血症の場合は，SaO$_2$ が 85% 以上でも還元ヘモグロビン量は増加しチアノーゼを呈する．一方，全ヘモグロビン量が低下している貧血では，SaO$_2$ が 85% 以下でもチアノーゼは生じにくい．特に生理的に貧血となりやすい乳幼児では，潜在的にチアノーゼを呈している可能性がある．

原因

チアノーゼはその成因から中心性チアノーゼと末梢性チアノーゼに分類され，原因はさまざまである（表 3）．

1 中心性チアノーゼ

低酸素血症 (SaO$_2$ の低下) により生じる．全身性チアノーゼを呈する原因となる病態は，すべて病的であり重症である．小児では呼吸性，心臓性が主な成因となる．

呼吸性は肺でのヘモグロビン酸素化障害が成因であり，呼吸器症状を伴うことが多い．100% 酸素投与で改善を示す．

心臓性は右左短絡を有する先天性心疾患において，静脈血が動脈血に混入することが成因である．呼吸性と異なり 100% 酸素投与では改善しない．大動脈縮窄症や大動脈弓離断症では，動脈管レベルの右左短絡であるため，胸部以下の下半身のみにチアノーゼがみられる (differential cyanosis)．またファロー四徴症 (TOF) に代表される低酸素発作では，急激な右室流出路狭窄の増悪をきたした結果，全身性チアノーゼの増強をみる．

中枢神経系疾患においては呼吸中枢が抑制されると呼吸運動が低下し生じる．また，メトヘモグロビン血症などのヘモグロビン異常症では，メトヘモグロビンが還元されないために全身性チアノーゼを呈する．その他，熱性けいれん，てんか

表3 チアノーゼの原因

中心性チアノーゼ	末梢性チアノーゼ
心臓性 1. 右左短絡型先天性心疾患 　ファロー四徴症，肺動脈閉鎖，三尖弁閉鎖症， 　完全大血管転位症，大動脈縮窄症，大動脈弓離断症 　左心低形成症候群，Eisenmenger 症候群 　肺動静脈瘻　など 2. 肺動脈性肺高血圧症 3. 重症心不全 **呼吸性** 1. 気道閉塞 　喉頭軟化症，気管狭窄，気管支軟化症，血管輪 　Pierre-Robin 症候群，後鼻腔閉鎖，気道異物 　気管支喘息，急性細気管支炎，クループ　など 2. 肺胞低換気 　肺低形成，呼吸窮迫症候群，胎便吸引症候群， 　新生児一過性多呼吸，肺炎，気胸，膿胸 　肺嚢胞線維症，横隔膜ヘルニア，肺気腫　など 3. 中枢神経性 　Prader-Willi 症候群，脳髄膜炎，脳出血 　脳圧亢進，筋ジストロフィーなど神経筋疾患 　薬物中毒，泣き入りひきつけ　など 4. その他 　横隔神経麻痺，高山病　など **ヘモグロビン異常症** 　メトヘモグロビン血症，多血症 　亜硝酸・一酸化炭素中毒　など	ショック 重症心不全による心拍出量減少 寒冷による血管収縮 静脈血流障害 　静脈塞栓 　血栓性静脈炎　など 動脈血流障害 　動脈塞栓 　バージャー病 　レイノー病　など

（大塚親哉 監修：イラストによるお母さんへの病気の説明と小児の診療 改訂3版，南山堂，解説編 p.46 より改変）

ん発作，不整脈による Adams-Stokes 発作なども鑑別を要する．

2 末梢性チアノーゼ

皮膚・末梢組織での血流減少，血液のうっ滞が成因である．SaO₂ は正常である．皮膚・末梢組織で消費された酸素化ヘモグロビンが，うっ滞によりそのまま還元ヘモグロビンとなり増加することによる．いわゆる末梢循環不全であり，中心性と異なり末梢性ではチアノーゼ部位は冷たい．寒冷環境や水泳時に四肢末端や口唇チアノーゼを認めるなど，通常多くは病的意義を有さないが，時にショックや重症心不全による末梢循環不全も起こりうる．

よくみられる症状

特に目立つ部位は，表在血管の豊富な口唇，舌や口腔粘膜，頬部，眼結膜，耳朶，鼻先，指先や爪床である．原因が呼吸性の場合は呼吸器症状など，基礎疾患に伴うほかの症状に注意する．

チアノーゼは観察者によって発見の程度に差が生じるため，経皮的動脈血酸素飽和度測定，動脈血ガス分析で確認する．病的意義のない末梢性チアノーゼは，温めるなど末梢循環改善により消失する．

6 か月以上の慢性的なチアノーゼにより，爪のばち状変化が生じる（ばち指）．これは心臓・肺以外の全身性疾患でも認める．治療によりチアノーゼが改善すると可逆性にばち指も改善する．

初期治療と注意すること

中心性チアノーゼは全例が救急対応・治療対象である．原因の究明と時には治療が並行して行われる．酸素投与で改善しない中心性チアノーゼは，動脈管依存性先天性心疾患である可能性があり，すぐに酸素投与を中止し精査を進める．

病的意義のない末梢性チアノーゼは治療不要であるが，チアノーゼ以外の症状，呼吸状態や全身状態の把握が重要である．

［稀代 雅彦］

15. 貧血

貧血とは

- 血液中の赤血球が減少したり，ヘモグロビン濃度が低下することをいいます．
- 一般的に血液のヘモグロビン値が 10〜11 g/dL 以下の場合をいいます．
- ヘモグロビンは，鉄を含み血液を赤くみせる色素で，赤血球に含まれており，酸素の輸送を行うものです．

原　因

- 次のような原因で起こります．
  - 骨髄中で赤血球がつくれない．
  - 赤血球の材料（主に鉄）が不足する．
  - 赤血球が壊れる．
  - 出血により赤血球が失われる．
- 年長児ではダイエットによる栄養障害や激しいスポーツによるものがよくみられるようになりました．

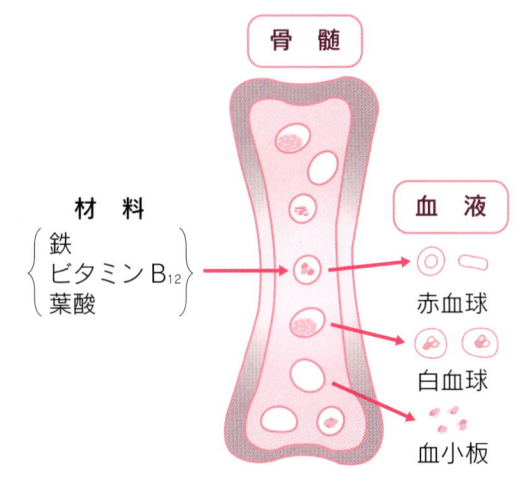

- 血液細胞は骨髄でつくられる．
- 赤血球は鉄，ビタミン B₁₂，葉酸などを材料としてつくられる．

よくみられる症状

- 顔色が悪い，元気がない，ゴロゴロして寝ていることが多いなどの症状がみられます．
- 貧血は徐々に慢性化していることが多く，進行するまで気づかれないことがあります．

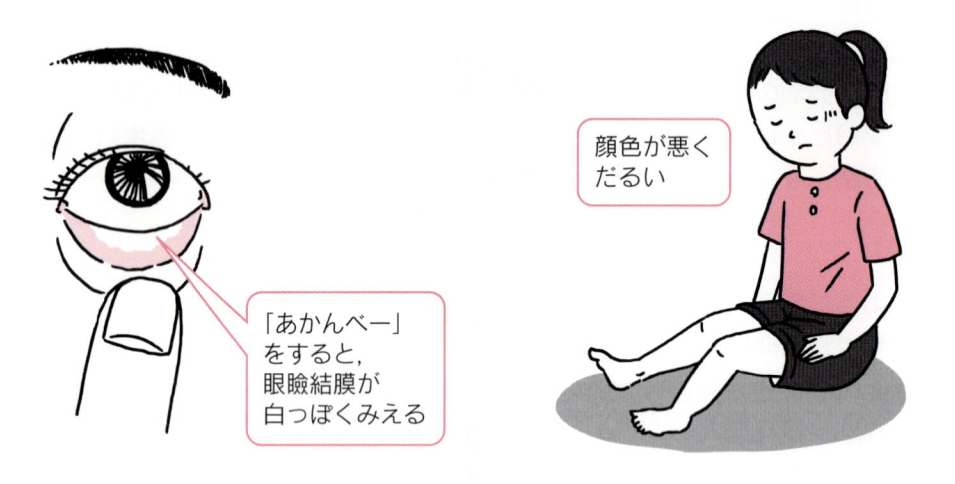

「あかんべー」をすると，眼瞼結膜が白っぽくみえる

顔色が悪くだるい

初期治療と注意すること

- 貧血のもとになっている原因に合わせた治療を行います．
- たとえば鉄欠乏性貧血の場合は鉄剤を投与します．
- 輸血を必要とすることもあります．

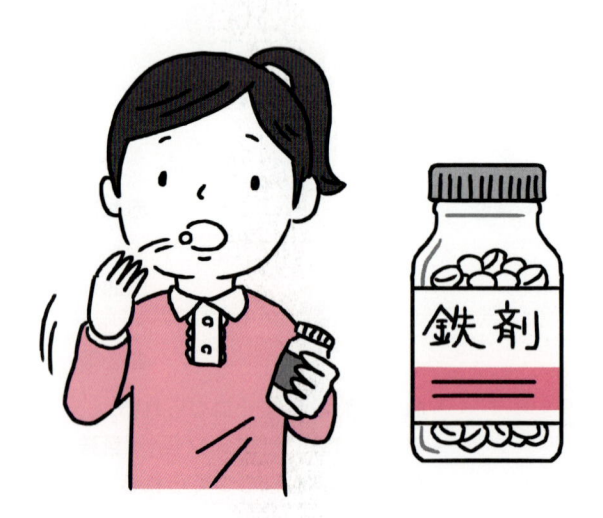

解 説

　貧血とは末梢血のヘモグロビン濃度（赤血球総容積の減少を含む）が正常より低下したことにより皮膚や粘膜が蒼白にみえる状態である．正常なヘモグロビンの濃度は年齢や性別により違うが，全般的に 10～11g/dL 以下を貧血とする場合が多い．表1にWHOの貧血判定基準を示す．

原　因

　赤血球は骨髄でつくられ，末梢血に放出されその機能を発揮する．したがって貧血の原因として①骨髄機能不全，②造血物質の欠乏または利用障害，③溶血性貧血，④出血による体外への喪失の4つがあげられる（表2）．

① 骨髄機能不全によるものとしては再生不良性貧血（先天性，後天性），赤芽球癆のほか，白血病やがんの浸潤（小児がんでは神経芽腫が最も多い）により貧血をきたすことがある．
② 造血物質の欠乏や利用障害によるものとしては，鉄欠乏性貧血が最も多い．鉄欠乏性貧血は成長の著しい乳児期と思春期に起こりやすい．特に低出生体重児は鉄の保有量が少ないうえに成長が急激なので，相対的に貧血になりやすい．また，思春期の女子も急速な身体の発育に伴う鉄需要の増加に月経による出血が加わり，貧血になりやすい．さらに，最近ではダイエットによる鉄摂取不足などにも注意が必要である．
③ 溶血性貧血としては赤血球膜や酵素の異常によるものや自己免疫性のものもある．
④ 出血としては消化性潰瘍，ポリープ，メッケル憩室症などによる慢性出血で鉄欠乏性貧血になることがある．

よくみられる症状

　顔色が悪い，元気がない，食欲不振，ゴロゴロして寝ていることが多いなどの症状がみられる．貧血が進行すると動悸や息切れを訴えるようになる．しかし，実際には貧血の進行が緩やかで慢性の経過をとることが多いため，家族も貧血が進行するまで気がつかないことが多い．体内で鉄は種々の代謝に関与しており，特に乳幼児期に鉄欠乏が続くと心身の発育に影響が出ることがあると考えられる．

表1　WHOの貧血判定基準

	血色素色 g/dL	ヘマトクリット%
6か月～6歳	≦11	≦33
7～14歳	12	36
成人男子	13	39
成人女子	12	36

表2　成因による小児貧血の分類

A．骨髄機能不全によるもの
　1．再生不良性貧血
　　先天性：Fanconi 貧血，dyskeratosis congenita，Schwachman 症候群
　　後天性：突発性，二次性（肝炎後，薬剤など）
　2．赤芽球癆
　　先天性：Blackfan-Diamond 症候群
　　後天性：一過性赤芽球減少症（TEC）
　3．骨髄浸潤
　　白血病，悪性腫瘍，骨髄線維症，大理石病
　4．無効造血
　　骨髄異形成症候群，congenital dyserythropoietic anemia
B．造血物質の欠乏または利用障害によるもの
　1．鉄欠乏性貧血
　2．巨赤芽球性貧血：葉酸，ビタミン B_{12} 欠乏
　3．鉄芽球性貧血
C．溶血性貧血
　1．赤血球自体の欠陥によるもの
　　a．赤血球膜の異常：遺伝性球状赤血球症，遺伝性楕円赤血球症
　　b．赤血球酵素異常症：グルコース-6-リン酸脱水素酵素，ピルビン酸キナーゼ欠乏症
　　c．血色素異常症：サラセミア，鎌状赤血球症，不安定ヘモグロビン症
　　d．発作性夜間血色素尿症
　2．赤血球以外の原因によるもの
　　a．免疫機序：自己免疫性溶血性貧血，血液型不適合溶血性貧血
　　b．微小血管内溶血：溶血性尿毒症症候群，行軍血色素尿症，播種性血管内凝固症候群
D．急性および慢性出血

（白木和夫 監修，前川喜平，ほか 編集：小児科学 第2版．医学書院，p.1118，2002）

初期治療と注意すること

　貧血の原因に対する治療を行うが，鉄欠乏性貧血以外の貧血は専門施設での検査と治療が必要であり，プライマリ・ケアレベルでの治療が可能な疾患は鉄欠乏性貧血くらいである．各疾患の治療については本書の疾患編（p.345）を参照されたい．

［石本 浩市］

16. 出血傾向

出血傾向とは
- ぶつけたりしなくても，皮膚や粘膜に出血しやすい状態をいいます．
- 消化管，頭蓋内，関節内にも出血することがあります．

原因
次のような原因があります．
- 何らかの原因で血小板が減少する．
- 血小板の数は正常でも，その機能に異常がある．
- 凝固因子（血液を凝固させる因子）が欠乏する．血友病は，先天的に一部の凝固因子（第Ⅷ, Ⅸ因子）が欠乏．
- ビタミンKが欠乏して凝固因子ができにくくなる．
- 血管壁がもろくなって出血しやすくなる．

フィブリン網　出血　血小板凝集　血小板
血管

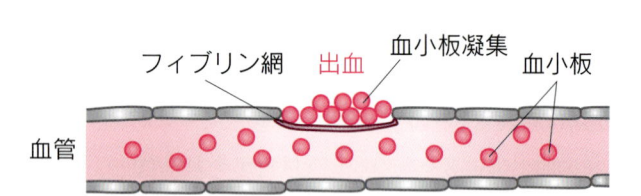

出血する（血管がやぶれる）と，まず血小板が集まって出血部位をふさぎ，その後，凝固因子が働いて網をかけるようにしてふさぐ．

よくみられる症状

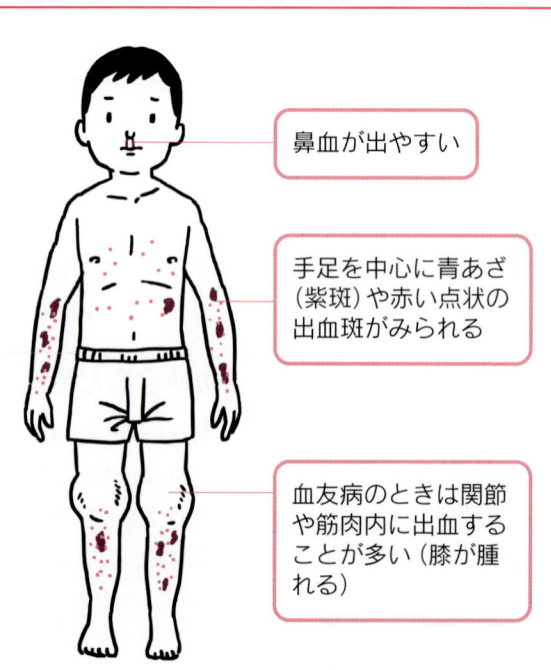

- 鼻血が出やすい
- 手足を中心に青あざ（紫斑）や赤い点状の出血斑がみられる
- 血友病のときは関節や筋肉内に出血することが多い（膝が腫れる）

初期治療と注意すること

- 血友病などの先天性凝固因子欠乏症では，欠乏している因子を注射で補います．
- ビタミンK欠乏症では，ビタミンKを投与します．
- 新生児～乳児早期ではビタミンK不足による頭蓋内出血を防ぐため，出生後すぐからビタミンK₂を飲ませます．
- 血小板減少が重度の場合は血小板輸血を行います．
- 頭蓋内出血を合併している場合は，脳外科的処置が必要となることがあります．

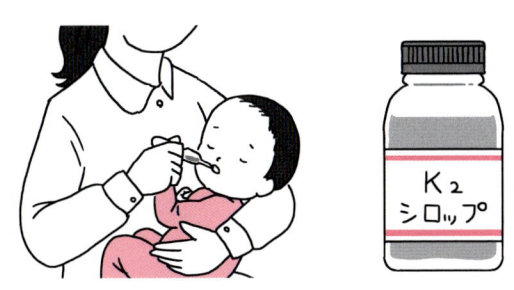

生後すぐから与えます

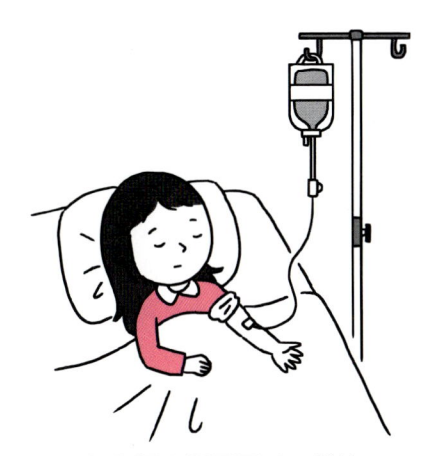

血小板や凝固因子の輸注

解　説

打撲などの特別な誘因もなく粘膜や皮膚に出血が起こりやすい状態をいう．頭蓋内，消化管や関節や筋肉などの軟部組織にも出血することがある．

■原因（イラスト頁参照）

止血のメカニズムは，まず血小板が，障害を受けて露出した血管内皮組織に粘着し，さらに活性化され凝縮する（一次止血）．続いて血液中の12種類ある凝固因子が順次活性化され，最終的に血小板を覆うようにフィブリン網を形成し，止血栓を強固なものにする（二次止血栓）．したがって何らかの原因で血小板が減少したり，その機能が悪いときに出血しやすくなる．また，凝固因子が欠乏しても出血傾向がみられるが，これには血友病A（第Ⅷ因子欠乏症）に代表される先天性凝固因子欠乏症と，後天的にみられるビタミンK欠乏症や播種性血管内凝固症候群（DIC）などがある．また，アレルギー性紫斑病のように血管壁の異常で壁が脆弱になり出血する疾患もある．

■よくみられる症状

診断の手順を図1に示した．原因により出血の仕方や部位が異なり，診断の参考になる．過去の出血歴や家族歴も診断のために重要である．血小板減少時には鼻出血や皮膚，粘膜の出血がみられる．皮膚出血としては小さい点状出血と紫斑と呼ばれる青あざが下肢を中心に多数みられ，血小板減少性紫斑病と呼ばれる．血友病などの先天性凝固因子欠乏症では筋肉や関節内に出血するのが特徴である．乳児ビタミンK欠乏症では，生後2週から3か月の間に頭蓋内や消化管に出血するのが特徴である．したがって出生直後と生後1か月にビタミンKの予防投与が行われている．頭蓋内出血をきたした場合は突然，嘔吐，けいれん，不機嫌，顔色不良などの症状を呈する．アレルギー性紫斑病では四肢末梢に針頭大の盛り上がった出血斑を認めるとともに，関節痛，腹痛，下肢のむくみがみられることがある．

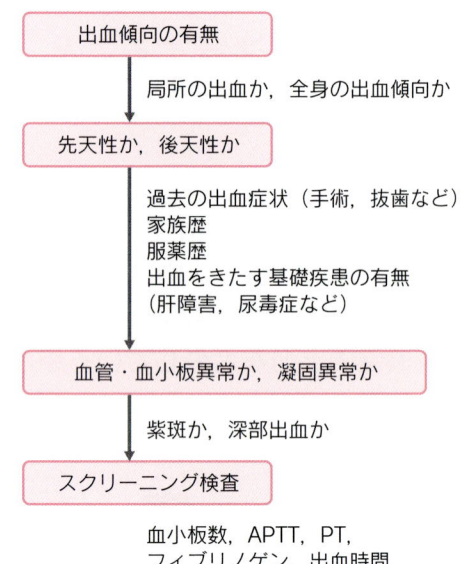

```
┌─────────────────┐
│  出血傾向の有無  │
└─────────────────┘
         │ 局所の出血か，全身の出血傾向か
┌─────────────────┐
│ 先天性か，後天性か │
└─────────────────┘
         │ 過去の出血症状（手術，抜歯など）
         │ 家族歴
         │ 服薬歴
         │ 出血をきたす基礎疾患の有無
         │ （肝障害，尿毒症など）
┌─────────────────────────┐
│ 血管・血小板異常か，凝固異常か │
└─────────────────────────┘
         │ 紫斑か，深部出血か
┌─────────────────┐
│  スクリーニング検査  │
└─────────────────┘
  血小板数，APTT，PT，
  フィブリノゲン，出血時間
```

図1　出血傾向の診断

（村田　満：出血性疾患への診断のアプローチ．第7章出血性，血栓性疾患．エッセンシャル血液病学，第5版，柴田　昭，ほか編，医歯薬出版，p.221-224，1999）

■初期治療と注意すること

血友病では出血早期の止血や，予防として定期的に凝固因子を補充できるよう，家庭内自己注射が可能となっている．ビタミンK欠乏による出血を疑った場合は，検査用の採血を行ったのち，直ちにビタミンK製剤の注射を行う．アレルギー性紫斑病は激しい腹痛や関節痛がない限り，安静のうえ経過観察する．この場合，腎炎を合併することがあるので定期的に検尿を行う．ほかの疾患は精密検査が必要であり，プライマリ・ケアレベルでは治療できないため，本書の疾患編「Ⅱ-7．血液・腫瘍性疾患」の該当項目を参照されたい．

　　　　　　　　　　　　　　　　　［石本　浩市］

17. 頸部腫瘤

頸部腫瘤とは

- 頸部のしこりや腫れをいいます．
- どの部位が，いつ頃から，どのように腫れているかでいろいろな病気が考えられます．
- 多くみられるのはリンパ節の腫れと甲状腺の腫れです．

🌸 リンパ節の腫脹

原因

- 病気としては，感染，腫瘍，川崎病，白血病などがよく知られています．
- 幼児期は，病気がないのに腫れていることがあります．

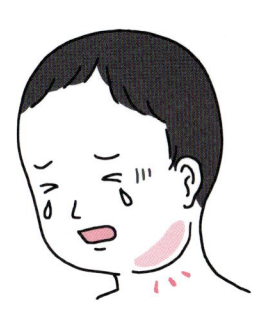

よくみられる症状

- リンパ節が次のような場合は，医師の診察を受けましょう．
  ① 直径2cm以上のもの．
  ② かなり硬くなっているもの．
  ③ 痛みがあったり，赤くなっているもの．
  ④ 圧痛・発赤はないが数が多くみられるもの．
- 全身のリンパ節の腫れを伴うものもあります．

赤く腫れて痛い
⇒ 化膿性リンパ節炎

初期治療と注意すること

- 細菌感染が疑われれば抗菌薬を投与します．
- 化膿したリンパ節は外科的に排膿する（膿を出す）ことがあります．
- 川崎病や腫瘍，白血病では，入院してそれぞれの治療をします．

🌟 緊急処置が必要なときは

- 頸部のリンパ節が極度に大きくなると，血管や気道を圧迫して顔・頭の血液の循環障害や呼吸困難を呈することがあります．

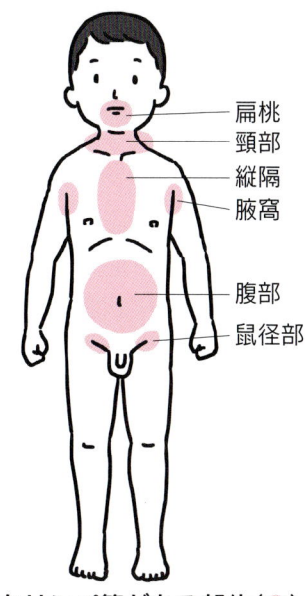

扁桃
頸部
縦隔
腋窩
腹部
鼠径部

主なリンパ節がある部位(●)

甲状腺の腫脹

- 甲状腺は"のど仏"の下にあって，蝶に似た形をしています．
- 甲状腺では，体の働きに大切な甲状腺ホルモンをつくっています．
- 甲状腺が腫れると，首の正面が腫れあがります．

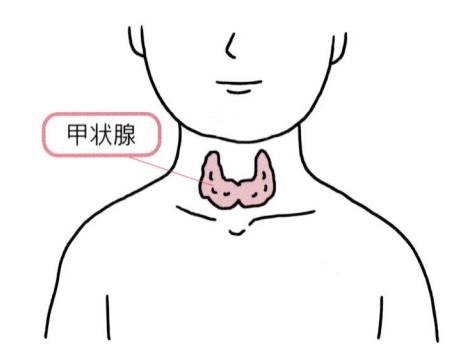

甲状腺

甲状腺の腫れる原因とよくみられる症状

- 急性甲状腺炎
  細菌感染による炎症で，発熱し痛みが強いです．
- 慢性甲状腺炎（橋本病）
  自己免疫性の病気で，甲状腺の働きが弱くなります．便秘，疲れやすい，貧血，背が伸びなくなるなどが症状です．
- 甲状腺機能亢進症（バセドウ病）
  甲状腺の働きが強くなりすぎて，ドキドキしたり指がふるえたりします．これも自己免疫性の病気です．
- 甲状腺がん
  触ると無痛性の硬いしこりがあります．

初期治療と注意すること

- 機能亢進症のときには抗甲状腺薬投与
  機能低下症のときには甲状腺ホルモン製剤投与 } など原疾患により異なります．
- 血中の甲状腺ホルモンや甲状腺刺激ホルモンを測定しながら，適当な薬の量を決めていきます．
- 甲状腺ホルモンが過剰になると，急激な症状が出ることがあり，注意が必要です．

解説

頸部の結節および腫れをきたす主な疾患を，部位別，病態別に表1に示す．

診察のポイントとしては，正中部か側頸部か，両側性か一側性か，先天性かどうか，経過は急性か慢性か，腫瘍の硬さはどうか，痛みを伴うか，ほかの全身症状を伴うかなどに注意する．

これらのうち，頻度の高いリンパ節腫と甲状腺腫，および小児に特有の先天性の原因によるものについて述べる．

リンパ節腫

頸部のリンパ節腫脹を主訴として小児科外来を受診することは多い．リンパ節はリンパ球や形質細胞産生のほか，異物を処理し，抗体を産生する機能を有している．そのため，さまざまな原因によりリンパ節腫脹が起こる．診察するときに問題となることは，悪性なのか，それとも良性なのかという点である．

原因

頸部を含め，全身のリンパ節腫脹の原因となる各種疾患を表2に示す．これらのうち，感染症によるリンパ節腫脹（反応性リンパ節腫脹を含む）が最も多い．鑑別のためには超音波診断が有用なことが多く，多用されている．

よくみられる症状

一般的には，軟らかく，圧痛，発赤を伴う場合は炎症からのリンパ節腫脹である可能性が大である．一方，異様に大きく，硬い感じのするリンパ節腫脹は腫瘍性変化である可能性が大きい．ほかの全身症状を的確に捉え，縮小傾向がないようなら精査が必要である．

初期治療と注意すること

原因となる疾患に対する治療が優先される．しかし，EBウイルス感染による伝染性単核球症や腫瘍性疾患で急激にリンパ節腫が増大すると，上大静脈症候群で顔面浮腫が出たり，気道を圧迫して呼吸困難をきたすことがあり，緊急処置を要する．

乳幼児の発熱に伴う頸部リンパ節腫脹で見逃してはならないものとしては，白血病を含む悪性疾患や川崎病がある．時に，ムンプスとの鑑別が臨床症状から困難な場合があり，血液もしくは尿中のアミラーゼを検査する必要がある．

表1 頸部の結節および腫れをきたす主な疾患

	炎症	腫瘍	先天性	その他
リンパ節	リンパ節炎 反応性リンパ節腫脹	悪性リンパ腫 転移性腫大		
甲状腺	急性甲状腺炎	甲状腺腫 甲状腺がん	異所性甲状腺 甲状腺ホルモン合成障害	自己免疫異常（バセドウ病，慢性甲状腺炎）
唾液腺	ムンプス 反復性耳下腺炎			唾液排泄障害（唾石症）
脈管系		血管腫 リンパ管腫		
皮膚		脂肪腫 皮様嚢腫		
筋肉		横紋筋肉腫	胸鎖乳突筋拘縮（斜頸）	
その他			甲状舌管嚢腫（正中嚢胞）* 鰓性嚢腫（側頸嚢胞）*	浮腫（腎炎，上大静脈症候群） 皮下気腫（喘息発作時）

＊：嚢腫内感染により腫大して初めて気づかれることもある．

表2　リンパ節腫脹をきたす疾患

I．感染症
　1）細　菌　性：化膿性リンパ節炎，結核性リンパ節炎，野兎病，鼠咬症，腸チフス，サルモネラ症，ブルセラ症，レプトスピラ症，梅毒など
　2）ウイルス性：伝染性単核症，サイトメガロウイルス感染症，アデノウイルス感染症，風疹，麻疹，水痘，ねこひっかき病など
　3）真　菌　性：ヒストプラズマ症，コクシジオイデス症
　4）リケッチア：ツツガムシ病
　5）原　　　虫：トキソプラズマ症
　6）予防注射後：各種ワクチン，トキソイド

II．腫瘍性疾患
　急性白血病
　悪性リンパ腫：非 Hodgkin リンパ腫，Hodgkin 病
　悪性細網症
　Histiocytosis X
　virus associated hemophagocytic syndrome (VAHS)
　転移性腫瘍：神経芽腫，Wilms 腫瘍など

III．膠原病など
　若年性関節リウマチ
　全身性エリテマトーデス
　川崎病
　サルコイドーシス
　亜急性壊死性リンパ節炎

IV．代謝性疾患
　Gaucher 病
　Niemann-Pick 病

V．免疫不全症
　慢性肉芽腫症
　Chédiak-Higashi 症候群
　AIDS

VI．その他
　貧　血：溶血性貧血，鎌状赤血球症
　薬剤性：フェニトインなど

甲状腺腫

　腫瘍が甲状腺であるかを的確に判断する．視診・触診でわかりにくい場合は，甲状腺用のプローブを用いた超音波検査が有用である．

原　因

　表1にあげた疾患で甲状腺腫が認められる．年長児にみられる慢性甲状腺炎とバセドウ病（甲状腺機能亢進症）が最も多い．

よくみられる症状

　七條の基準（表3）に従い大きさを判定する．一般に 2.5 度以上に，異常のみられる率が高くなる．
　性状では，びまん性で弾性軟（バセドウ病），表面が顆粒状で硬い（慢性甲状腺炎），異様に硬い結節状（がん），激しい疼痛がある（急性甲状腺炎）などをチェックする．

初期治療と注意すること

　甲状腺機能が低下している場合は，甲状腺ホルモン製剤の投与，機能亢進の場合は抗甲状腺薬の投与を通常は外来通院で行う．この場合，血中甲状腺ホルモンや甲状腺刺激ホルモンを測定しながら適切な投与量を決めていく．
　バセドウ病や甲状腺ホルモン療法中の過剰投与など，甲状腺ホルモンが急激に増量するとクリーゼ状態になり注意を要する．

甲状舌管嚢腫（正中嚢胞）

　甲状舌管の遺残物で，内腔をもつ嚢胞をつくったもの．正中舌骨下部に発生することが多く，頸部正中に腫瘤を認める．感染により自潰し，瘻を形成して発見されることが多い．
　治療は，舌骨中央部および舌筋の一部を含めて嚢腫，瘻管を完全に摘出する．

表3 甲状腺の大きさ（七條の基準）

坐位または立位において
1. 頭部を後方に曲げて甲状軟骨部を前方に突き出させ，甲状腺の触知を最も容易ならしめてもなおこれを触知しえないもの → 0度
2. 1.の位置において甲状腺を触れるもので，その形状を
   a) 視診しえないもの ･･････････････････････････ → 1度
   b) わずかに視診しうるもの ･･････････････････････ → 1.5度
   c) あきらかに視診しうるもの ････････････････････ → 2度
3. 頭部を正常位に保つとき甲状腺を
   a) わずかに視診しうるもの ･･････････････････････ → 2.5度
   b) 明確に視診しうるもの ････････････････････････ → 3度
4. 頭部を正常位に保つとき甲状腺腫が著明で腫瘤状に前方に突出しているもの ･････････････････････････････ → 4度
5. 甲状腺腫のはなはだしく大きいもの ･････････････ → 5度

鰓性囊腫（側頸囊胞）

　胎生期の鰓裂より発生するもので，鰓裂の融合が不完全であると囊胞をつくり，感染を起こして自潰すると瘻となる．

　第1鰓裂由来のものは顎下腺部に，第2鰓裂由来のものは頸部下方の胸鎖乳突筋部に皮膚開口をみる．

　発生頻度的には第2鰓裂に由来するものが多い．治療は外科的に囊腫を完全に摘出する．

［吉田 久邦］

18. 浮腫

浮腫とは

- むくみ（浮腫）とは組織間液という細胞の外にある液が増えることによって組織が腫れる状態をいいます．
- むくみは，全身性と局所性に分けられます．
- むくみを起こす病気はいろいろあり，むくみはそれらの病気を早期発見するための大事な信号です．

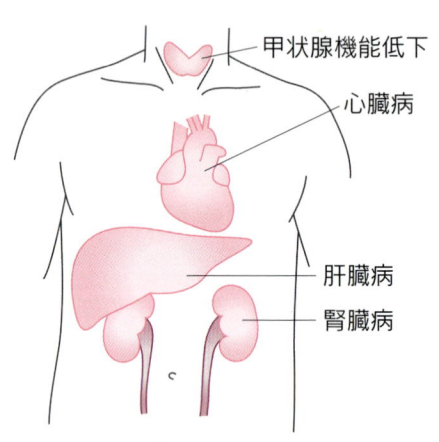

甲状腺機能低下
心臓病
肝臓病
腎臓病

全身性のむくみを起こす病気のあるところ

原　因

- 心臓・腎臓・肝臓・甲状腺の異常で全身性のむくみが，血管・リンパ系の循環障害，炎症などで局所性のむくみがみられます．
- 赤ちゃんはまぶたがむくみやすいので，顔を下にして寝たとき，咳が激しいとき，ひどく泣いた後などに顔がむくんでしまうことがあります．
- 乳児期には，先天性の心臓病で心臓の働きが悪くなり，むくみが現れます．
- 幼児期には，ネフローゼ症候群が重要な原因疾患です．強度のむくみが出ることがあります．多量のタンパク尿と低タンパク血症が特徴です．
- 学童期からの原因では急性糸球体腎炎が増えてきます．血尿，高血圧，乏尿などの症状がみられます．

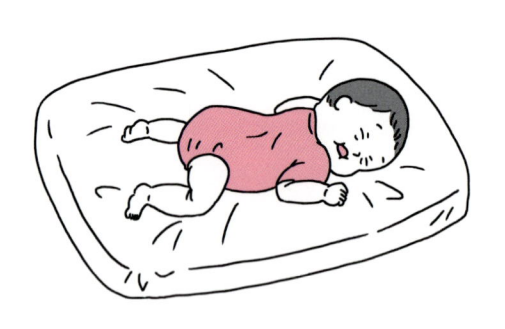

よくみられる症状

- 全身性のむくみは皮下組織の構造が緻密でない部分にまず現れます．
  まぶた，すね，足背，陰嚢などが最も出現しやすく，指で押すとくぼみ（指圧痕）ができます．
- 全身のむくみがひどい場合は，尿の量が減ったり，体重が増えたり，腹水や胸水がたまったりすることがあります．
- 局所性のむくみにはクインケ浮腫があります．
  突然，口唇や眼の周りにむくみが起こる状態で，アレルギーといわれていますが原因はわかっていません．
- 粘液水腫（甲状腺ホルモンが欠乏して生じる症状）の場合は，指圧痕はできません．むくみの原因が水分の貯留でなく，アルブミンとムコ多糖類の結合物が貯留しているからです．

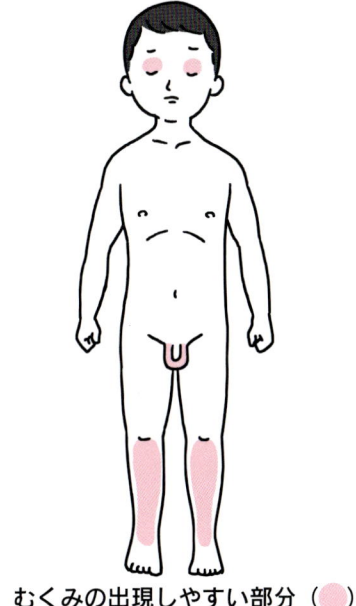

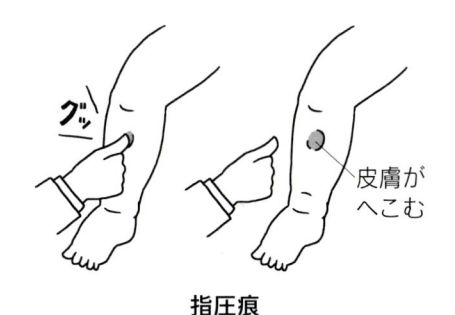

むくみの出現しやすい部分（●）

指圧痕

皮膚がへこむ

初期治療と注意すること

- 第一にむくみの原因となっている病気を確かめます．
  尿検査，血液検査，エックス線検査，超音波検査，そして心電図などで検索することです．
- 基本的には腎臓の病気，心臓の病気などの原因疾患の治療を行うことによって，むくみはなくなります．
  - たとえば，ネフローゼ症候群ではステロイドホルモン薬で治療します．心不全では強心薬や利尿薬を使います．粘液水腫では甲状腺ホルモン製剤を早期から投与します．
  - ただし，根本治療以外にむくみを悪化させないために，水分や塩分の摂取量には十分注意します．

解説

体液は，細胞内液と組織間液および血漿よりなる細胞外液から成り立っている．生体が正常な機能および恒常性を維持するためには，これらの体液のバランスが正しく保たれなければならない．このバランスが障害され組織間液が増加し，それが臨床的に腫脹として認められる状態を浮腫（むくみ）という．

原因およびよくみられる症状

浮腫は発生機序からみると①血管，間質およびリンパ管との間の体液分布を調整する局所性因子の異常，②腎を中心とする水・電解質バランスを調整する全身性因子の異常，または③その両者による異常によるものと考えられる．その結果，表1に示すように全身性浮腫と局所性浮腫に大別される．

浮腫以外の症状は原因疾患の症状が主体となる．全身性浮腫が出現するときには，尿量が減ったり不自然な体重増加が認められることが多い．

1 全身性浮腫

全身性浮腫の場合は，皮下細胞が緻密でない部分にまず現れる．最もよく気がつかれるのは上眼瞼の腫れである．その他，脛骨縁，足背，陰嚢などにも出現しやすく，指で押すと指圧痕ができる．ネフローゼ症候群，急性糸球体腎炎，心不全，肝硬変，甲状腺機能低下に伴う粘液水腫などにみられる．ただし粘液水腫の場合は，むくみを圧迫しても指圧痕はできない．それはアルブミンとムコ多糖類の結合物が間質に貯留した状態で，水分の貯留による浮腫とは異なるためである．

① ネフローゼ症候群

タンパク尿および低アルブミン血症，さらには高コレステロール血症を主症状とする．ネフローゼ症候群の浮腫は，低アルブミン血症により血漿膠質浸透圧が低下するために細胞外液が血漿から組織間質に移行し，水，ナトリウムの貯留が起こるために生じる．本症では著明な浮腫がまず出現し，高度の場合は腹腔，胸腔などに滲出液が生じ，腹水，胸水がみられることもある．

② 心不全

心臓性浮腫は，身体の下部（重力のかかる箇所）に著明に出現し，一般に尿タンパクは認められない．心臓性の浮腫の発現には2つの機序が考えられる．第一に心拍出量の低下に伴い腎血流量が減少し，その際，尿細管で水とナトリウムの再吸収の亢進が起こり，細胞外液量が増加するためである．第二にうっ血による静脈圧上昇が毛細血管圧の上昇をきたし，水を血管外に滲出させるためである．心機能低下によるうっ血症状には，全身性の浮腫のほかに著明な肝脾腫，腹水，胸水などを

表1 浮腫の分類と疾患

全身性浮腫	
分類	疾患
1）腎性浮腫	ネフローゼ症候群，急性糸球体腎炎，腎不全
2）心性浮腫	うっ血性心不全
3）肝性浮腫	肝硬変，門脈圧亢進症
4）内分泌性浮腫	甲状腺機能低下症（粘液水腫），クッシング症候群
5）栄養障害性浮腫	吸収不良症候群，タンパク漏出性胃腸症，悪液質
6）妊娠性浮腫	正常妊娠，妊娠高血圧症候群
7）薬剤性浮腫	非ステロイド性抗炎症薬，副腎皮質ステロイドなど
8）新生児浮腫	
9）特発性浮腫	

局所性浮腫	
分類	疾患
1）血管性浮腫	上大静脈・下大静脈症候群，静脈血栓症など
2）リンパ性浮腫	本態性リンパ性浮腫，リンパ管閉塞
3）炎症性浮腫	蜂窩織炎，刺咬症，熱傷
4）外傷性浮腫	打撲，捻挫，骨折
5）血管神経性浮腫	クインケ浮腫
6）遺伝性血管神経性浮腫	

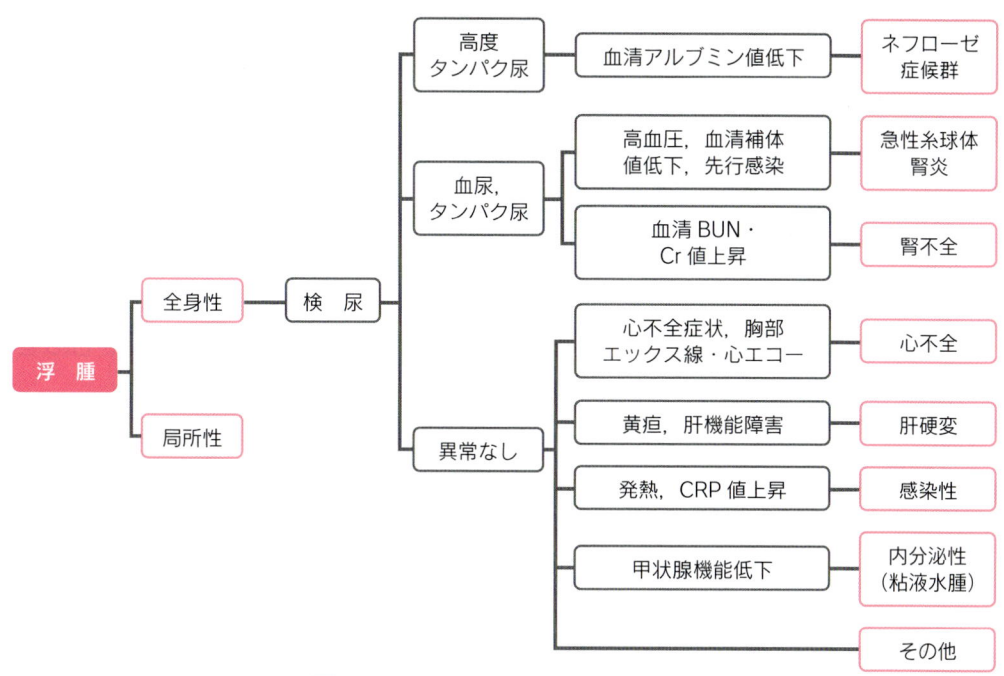

図1 浮腫の原因の判断へのアプローチ

```
                              ┌─ 高度        ─ 血清アルブミン値低下 ─ ネフローゼ症候群
                              │  タンパク尿
                              │
                              │  血尿,      ┌─ 高血圧, 血清補体     ─ 急性糸球体腎炎
                              │  タンパク尿 │  値低下, 先行感染
              ┌─ 全身性 ─ 検尿┤             │
              │               │             └─ 血清BUN・Cr値上昇   ─ 腎不全
              │               │
   浮腫 ──────┤               │             ┌─ 心不全症状, 胸部     ─ 心不全
              │               │             │  エックス線・心エコー
              │               │             │
              │               └─ 異常なし ──┤─ 黄疸, 肝機能障害    ─ 肝硬変
              │                             │
              │                             ├─ 発熱, CRP値上昇    ─ 感染性
              │                             │
              │                             ├─ 甲状腺機能低下     ─ 内分泌性(粘液水腫)
              │                             │
              └─ 局所性                     └─                    ─ その他
```

伴うことが多い.

2 局所性浮腫

血管性浮腫,リンパ性浮腫あるいは血管神経性浮腫などがあげられる.

血管神経性浮腫であるクインケ浮腫は突然,身体の一部（口唇や眼の周りなど）に局所的な浮腫が起こる状態でアレルギーが関与しているといわれているが,全身疾患がなく,原因なしで起こることがほとんどである.放置していても数時間くらいでよくなることがある.そのため突発性局所性浮腫ともいわれている.

初期治療と注意すること

原因疾患によって病態が異なるため,まず診断しその治療をすることが重要である.原因疾患を診断するために,図1に示すような種々の検査をしなければならない.

ネフローゼ症候群の治療にはステロイドホルモン薬を用いる.浮腫が高度で,乏尿が続くときには,アルブミン,プラスマネートの投与および利尿薬の投与によって一時的に利尿をつけることがある.

心不全の治療は,原則として心臓の負荷を軽減すること,低下した心筋の収縮力の改善を図ること,水,ナトリウムの貯留を防ぐことである.このため強心薬投与,利尿薬投与および水,塩分の摂取制限が行われる.

粘液水腫の治療は早期より甲状腺ホルモン製剤を使用することである.

［福田　豊］

19. 血尿, タンパク尿

血　尿

- 血尿とは, 何らかの原因によって血液, 特に赤血球が尿に混入したものをいいます.
- 尿を採尿コップにとって見ても血液の色はなく, 顕微鏡で見て初めてわかる程度のもの（顕微鏡的血尿）から, 血液の色や塊（凝血）の見えるもの（肉眼的血尿）まであります.
- 赤い色の尿であっても, 必ずしも血尿でない場合があります.

原　因

- 血尿の原因は腎泌尿路系の由来のものが大部分ですが, 全身性の出血性疾患の場合もあります.

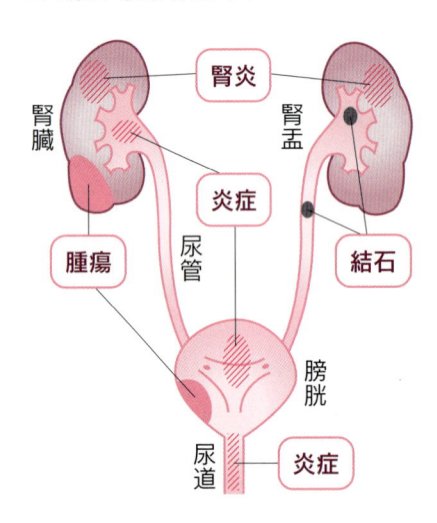

【ナットクラッカー現象】
腹部の大きな動脈の間を通る左腎静脈が, 挟みこまれて狭窄を起こし, 静脈系のうっ血が生じるため起こる血尿.

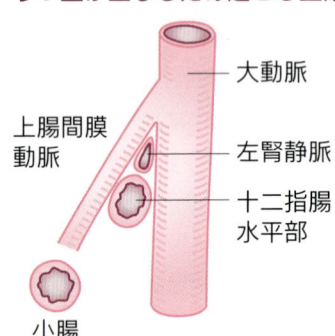

- 血尿の原因となる病気
    - 糸球体腎炎
    - 腎盂腎炎, 膀胱炎
    - 尿路結石
    - 腎尿路系の腫瘍
    - ナットクラッカー現象

    など多岐にわたっています.
- 糸球体腎炎による血尿か, あるいは尿路系の炎症, 結石, 腫瘍などによる血尿かは尿中の赤血球の形態を調べれば容易にわかります.

非糸球体性血尿　　糸球体性血尿

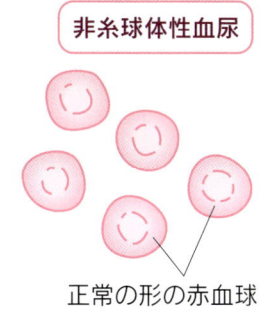

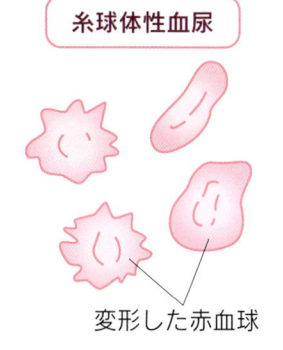

正常の形の赤血球　　変形した赤血球

よくみられる症状

- 原因疾患によって症状はさまざまです．
- 尿路系の炎症や結石は発熱や痛みが主体となります．
- 腎炎の場合は，ほとんどが無症状で学校検尿の顕微鏡的血尿で偶然みつかることが多いです．
- 腎炎が感冒を契機に肉眼的血尿を起こしたり，ナットクラッカー現象のように普段は尿の異常がないにもかかわらず突然，大血尿発作を繰り返し起こすものもあります．

タンパク尿

- 尿にタンパクが認められたものをタンパク尿といいます．
- 腎臓病の重要な症候の1つです．
- 正常な小児でも，少量の生理的タンパク尿が排泄されます．

原因

- 生理的タンパク尿と病的タンパク尿に分けられます．
- 小児期でのタンパク尿で最も頻度が高いのが起立性タンパク尿（生理的タンパク尿の1つ）です．
- 早朝安静第一尿でタンパク（－），来院時の尿でタンパク（＋）の場合は起立性タンパク尿が強く疑われます．
- 病的タンパク尿では腎前性，腎性，腎後性の3つに分けられます．
- 腎前性タンパク尿は血液内に大量のタンパクが流れ込み，腎臓から尿にもれ出てしまったものをいいます．
- 腎性タンパク尿は腎臓の糸球体と尿細管の障害によって生じたタンパク尿のことをいいます．
- 腎後性タンパク尿は主に尿路系の炎症，結石，腫瘍などによって引き起こされます．

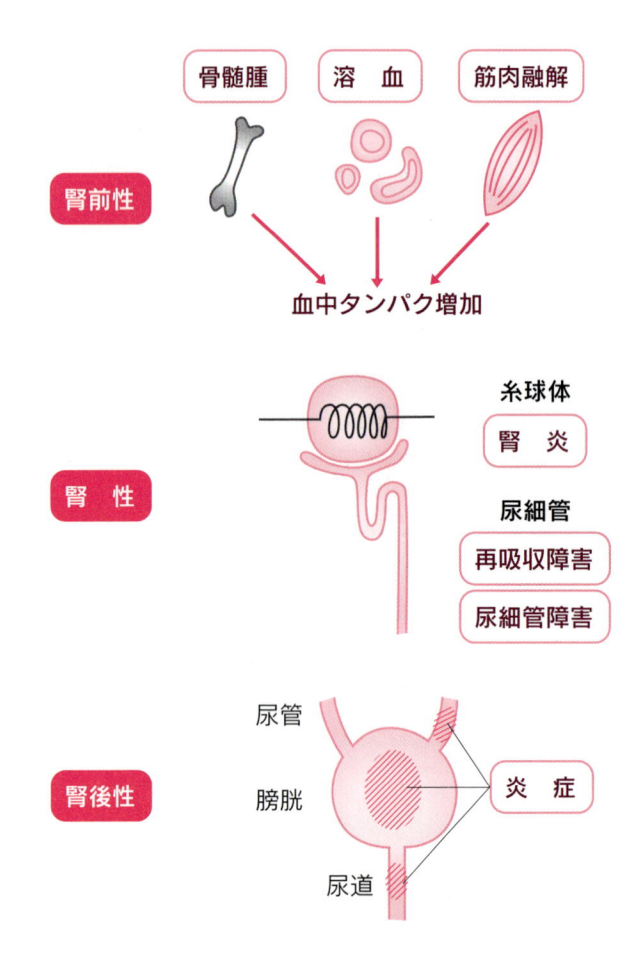

腎前性　骨髄腫　溶血　筋肉融解
→ 血中タンパク増加

腎性　糸球体：腎炎
尿細管：再吸収障害／尿細管障害

腎後性　尿管／膀胱／尿道　炎症

よくみられる症状
- ネフローゼ症候群では浮腫，尿量減少，体重増加が強くみられます．
- 腎炎は無症状のことが多く，血尿と同様，学校検尿でみつかることが多いです．
- 腎臓の機能が低下したときに浮腫や高血圧の症状が出ることがあります．

血尿・タンパク尿の初期治療と注意すること
- 原因疾患に則した治療を行います．感染症，結石，腫瘍はすぐに治療をします．
- ネフローゼ症候群はステロイドホルモン治療が主体です．
- 腎炎では程度によって異なりますが，無治療で経過観察する場合も多いです．
- 血尿，タンパク尿の両者を伴う腎炎は，腎生検で診断をつけたうえで治療を行います．

学校検尿
- 日本では，学校保健法の定期健康診断に検尿がとり入れられています．血尿，タンパク尿は無症状でも発見され，早期の治療・管理が受けられるようになっています．

解　説

血尿とは検鏡（400倍）で1視野3〜5個以上の赤血球を尿中に認めた場合をいう．尿が赤色だからといって必ずしも肉眼的血尿とは限らない．濃縮尿や薬物による着色（アセトアミノフェン，フェニトインなど），おむつに付着した尿酸結晶の場合があるので，尿沈渣による赤血球の確認が必要となる．ミオグロビン尿，ヘモグロビン尿では尿潜血反応は陽性となるが，尿沈渣では赤血球は観察されない．

タンパク尿とはタンパクが尿中に検出された場合をいうが，正常小児でも，1日100mg前後または4mg/dL以下の生理的タンパク尿が排泄される．1日150mgあるいは30mg/dL以上のタンパクが尿中に認められた場合は，明らかに異常と判定してよい．生理的タンパク尿とは起立性タンパク尿，運動性タンパク尿，熱性タンパク尿などである．特に起立性タンパク尿は学校検尿で指摘されることの多いタンパク尿で，立位または前弯位で出現し，安静臥床により消失することが特徴である．来院時尿でタンパク陽性，早朝尿でタンパク陰性の場合は，強く起立性タンパク尿が疑われる．しかし安静にして軽減してもタンパク尿が持続したり，血尿を伴う場合には腎疾患の存在を考えるべきである．

原　因

血尿の原因は腎泌尿器系に由来するものが多いが，全身性の出血性疾患の場合もある．血尿の原因疾患を表1に示した．腎泌尿器系のどこに由来するものかを知ることが基本である．

尿沈渣を位相差顕微鏡で観察することで赤血球の形態を知ることができる．この赤血球の形態から，糸球体性血尿と非糸球体性血尿を簡単に区別できる．糸球体由来の血尿では80％以上の赤血球が多彩に変形しているのに対して，非糸球体由来の血尿では80％以上の赤血球は正常の形態を呈する．ただし変形した赤血球および正常な赤血球がともに80％以下で混在した混合型の場合は，一般には糸球体性血尿の一部と考えられている．

タンパク尿の原因疾患は表2に示すように腎前性，腎性，腎後性の3つに分類される．腎前性タンパク尿とは糸球体から濾過された血中の多量の低分子タンパクが，尿細管からの再吸収能を超えたため尿中に出現したもので，多発性骨髄腫の際のBence Jonesタンパク，溶血の際のヘモグロビン，そして横紋筋融解の際のミオグロビンなどがあげられる．腎後性タンパク尿とは，下部尿路由来のタンパク尿で腫瘍や炎症の際の滲出液や分泌液などである．臨床的に最も重要なのが腎性タンパク尿で，糸球体性タンパク尿と尿細管性タンパク尿に分けられる．なかでも糸球体性タンパク尿は糸球体腎炎の重要な症候である．糸球体性タンパク尿は糸球体のスリット膜やポドサイトの障害の結果，アルブミン主体の高分子タンパクが尿中に出現する．一方，尿細管性タンパク尿とは，近位尿細管での再吸収障害や近位尿細管の障害により低分子タンパクが尿中に出現する．低分子タンパクの主体はβ₂ミクログロブリンなどである．男児でβ₂ミクログロブリンが10,000ng/mL以上である場合はDent病（特発性尿細管性タンパク尿症）が疑われる．

表1　血尿の原因疾患

糸球体性血尿
Ⅰ. **原発性糸球体腎炎**
　IgA腎症
　急性糸球体腎炎
　膜性増殖性糸球体腎炎
　巣状糸球体硬化症
Ⅱ. **続発性糸球体腎炎**
　ループス腎炎
　紫斑病性腎炎
　溶血性尿毒症症候群
Ⅲ. **遺伝性腎炎**
　アルポート症候群
　非薄基底膜症候群
　Fabry病

非糸球体性血尿
Ⅰ. **炎症**
　腎盂腎炎，膀胱炎，腎結核
Ⅱ. **結石**
　尿管結石・腎結石
Ⅲ. **微小結石による尿細管障害**
　高カルシウム尿症，高尿酸尿症
Ⅳ. **腫瘍**
　Wilms腫瘍，腎血管腫，白血病浸潤
Ⅴ. **血管病変**
　ナットクラッカー現象，腎梗塞
　腎動静脈血栓症，腎動静脈奇形
Ⅵ. **その他**
　囊胞腎，腎外傷，水腎症
　全身性の出血性疾患

表2　タンパク尿の原因疾患

生理的タンパク尿
・起立性タンパク尿 ・運動性タンパク尿 ・熱性タンパク尿

病的タンパク尿
Ⅰ．**腎前性タンパク尿** 　　多発性骨髄腫 　　溶血 　　横紋筋融解 Ⅱ．**腎性タンパク尿** 　1）糸球体性タンパク尿 　　ネフローゼ症候群 　　原発性糸球体腎炎 　　糖尿病性腎症 　　腎硬化症 　　ループス腎炎 　　アルポート症候群 　　アミロイド腎 　2）尿細管性タンパク尿 　　尿細管間質性腎炎 　　Dent病（特発性尿細管性タンパク尿症） 　　Fanconi症候群 　　尿細管アシドーシス Ⅲ．**腎後性タンパク尿** 　　尿路感染症 　　尿路結石による出血 　　膀胱腫瘍

よくみられる症状

　血尿の臨床症状は原因疾患によってさまざまである．たとえば腎盂腎炎では発熱と背部痛，膀胱炎や尿道炎では排尿痛，尿路結石では発作性の腹痛や背部痛，そして時として肉眼的血尿などがある．慢性糸球体腎炎では血尿以外，なんら症状のない場合も多い．IgA腎症，遷延性腎炎の急性増悪，紫斑病性腎炎などでは，感冒を契機に突然大血尿発作を起こしたりする．普段まったく血尿陰性尿にもかかわらず突然大血尿発作を繰り返すものにナットクラッカー現象がある．ナットクラッカー現象は腹部大動脈と上腸間膜動脈の間に走行する左腎静脈が両動脈の間に挟み込まれて狭窄され，静脈系のうっ血が生じるために出現する．

　タンパク尿の臨床症状も原因疾患に負うところである．ネフローゼ症候群では浮腫（時として腹水や胸水を伴う），尿量減少そして体重増加などがある．原発性糸球体腎炎では，急性糸球体腎炎，慢性糸球体腎炎，急速進行性糸球体腎炎あるいはこれらが進行した慢性腎不全などで，浮腫と高血圧性症状を，さらに貧血症状を合併することもある．軽症の腎炎ではタンパク尿のみあるいは血尿を伴うのみで，臨床症状がないことが多い．続発性腎疾患では糖尿病や膠原病など原疾患の症状が主体となる．

初期治療と注意すること

　原因疾患によって治療が異なる．家族性良性血尿やナットクラッカー現象などは経過観察のみでよいが，尿路感染症，結石あるいは腫瘍のように直ちに治療を要するものもある．さらに，全身疾患の一部の症状として血尿が認められる場合には，血尿そのものへの対処というより，全身性疾患の治療を先行する．

　早朝安静第一尿で尿タンパクが認められたり，あるいは持続性尿タンパクが認められる場合は糸球体疾患や尿細管疾患などを疑い検査を進める．軽度のタンパク尿のみで身体所見がなく，腎機能が正常な場合は外来で経過観察でよい．ネフローゼ症候群の診断基準を満たし，かつ微小変化群が疑われればステロイドホルモン治療を行うが，それ以外で1日尿タンパクが$1g/m^2$以上，血尿，腎機能低下あるいは補体低下がある場合は腎生検を行い，診断を確定させたうえで治療を行う．

学校検尿

　小児の血尿，タンパク尿は学校検尿で発見される例が大部分である．学校検尿は1974年（昭和49年）に学校保健法施行令・施行規則の一部が改正され開始された．その結果，無症状で慢性に経過する腎臓病の小児が発見されるようになり，治療や日常生活の管理指導が早期に受けられるようになった．学校検尿で，一次検尿での血尿陽性率は1～5％，タンパク尿陽性率は0.5～3％である．さらに慢性糸球体腎炎が発見される確率は，血尿・タンパク尿の両者が陽性例からは60％，血尿単独陽性例からは2％，そしてタンパク尿単独陽性例からは1％とされている．

　血尿単独例で診断に至らない症例は，無症候性血尿あるいは微小血尿として経過観察する．しかし経過中，タンパク尿や腎機能障害が出現したり，肉眼的血尿や高血圧が出現した場合には精査が必要なため専門医へ紹介する．

　タンパク尿で診断に至らない軽度のタンパク尿

陽性例では無症候性タンパク尿として経過観察する．タンパク尿が軽症でも持続する場合や低補体血症を呈する場合，腎機能障害や高血圧を呈する場合は血尿同様，専門医へ紹介する．

血尿・タンパク尿の両者が存在する場合は，慢性糸球体腎炎の確率が高いため腎生検を含めた検査が必要となる．

［福田　豊］

> **学校検尿の流れ** column
>
> 　わが国で世界に先駆けて行われている集団検尿のシステムで，小・中学生全員が対象である．自治体によっては高校生にも行われている．
> 　まず一次検尿として，早朝安静時尿の潜血，タンパク，糖を試験紙法にて検査する．これらのいずれかが（±）以上を異常と判定する．これらの異常があった場合，二次検尿として，一次と同様の試験紙法と尿沈渣を検査する．一次・二次の2回とも試験紙法で異常あるいは尿沈渣の異常の場合は三次検診の対象となる．
> 　三次検診では血圧測定，血液検査を行い，集団精検判定委員会・専門医判定委員会の審査あるいは学校医・主治医などにより，暫定診断・生活管理区分が判定される．さらに必要に応じて精密検査を行い，確定診断や学校生活管理指導表を決定し，患児・家族，養護教諭，校医，主治医間の対応を共有することができる．
>
> ［金子　堅一郎］

20. 脱水症

脱水症とは
- 体から水分が失われたり，水が飲めなかったりして，体内の水分が不足した状態のことです．
- 多くの場合，水分だけでなく，電解質（塩分やカリウムなどのミネラル）も失われます．

原因
- 下痢や嘔吐，あるいは発熱や発汗などで水分や電解質が足りなくなります．
- ロタウイルス・ノロウイルスによるウイルス性胃腸炎やインフルエンザ，熱中症などが引き金になることが多いです．
- 高熱で食欲不振が続くときや，気管支喘息発作，肺炎，気管支炎などで呼吸が苦しいときにも起こりえます．

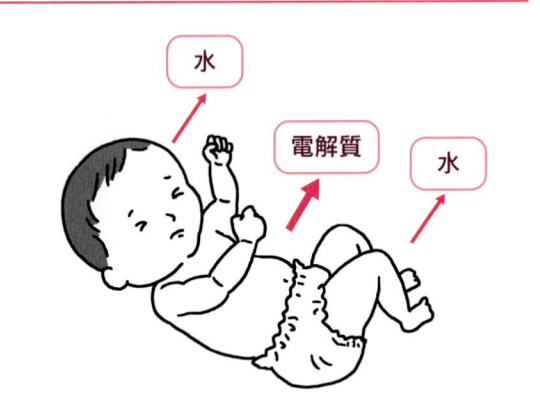

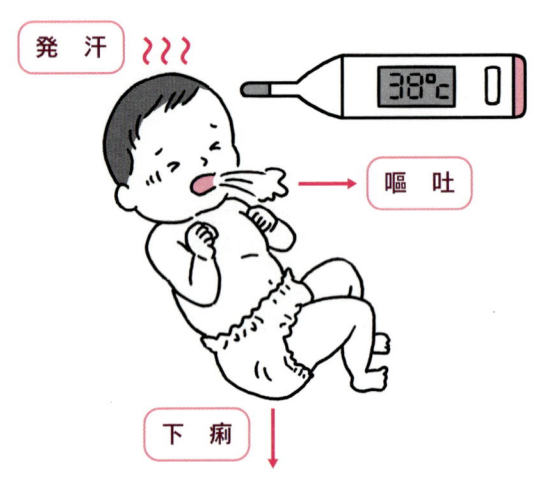

子どもが大人に比べ脱水症になりやすい理由
- 子どもの体重の約65〜70%は水分
  体が小さいので1日に入れ替わる水分量の割合が大
  →体内の水分減少の影響大（容易に脱水）
- 新生児・乳児では
  腎臓機能未熟→体の水分節約ができない
  自分で水分摂取不可
  →適切な水分補給がないと容易に脱水

水の量（%）
赤ちゃん 70%
大人 60%

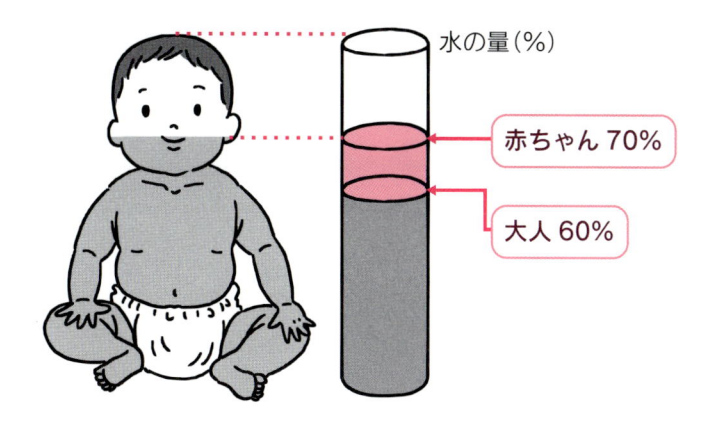

よくみられる症状

- まず元気がなくなり，皮膚や口唇が乾き，目がくぼみます．
- 重症になるとショック状態になり，血圧低下・頻脈といった循環障害をきたします．

初期治療と注意すること

- 口から，少量ずつ頻回に飲ませることが基本です．重症の場合，経静脈輸液（点滴）が必要になることがあります．
- 水分としては，ただの水ではなくイオン飲料やスポーツドリンクがよいでしょう．
- 急激に**体重が減ったり**，**尿量が減ったり**したときは，**危険信号**です！

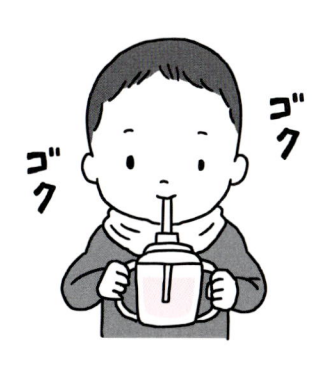

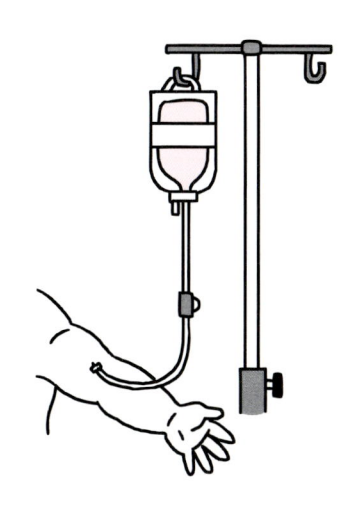

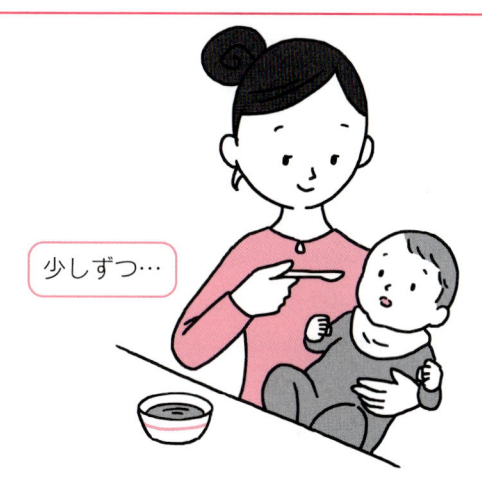

少しずつ…

ゴク ゴク

解説

脱水症とは「体の水分量が異常に減少した状態」と定義される．

原因

多くの脱水症では，水分と同時にナトリウムを中心とした電解質も失われているため，血清ナトリウム濃度に基づいて脱水症は以下の①～③の3つに分類される．

低張性脱水では水分は細胞内から細胞外へ移動し，循環血液量の減少が起こりやすく，尿量減少・体温下降・皮膚の乾燥などの循環不全症状が現れる．一方，高張性脱水のときには体内水分量がかなり減少するまで循環不全症状は現れず，細胞内脱水による神経症状（興奮・不穏・けいれんなど）が認められやすい．

①低張性脱水症

血清ナトリウム濃度130mEq/L以下．下痢や嘔吐でのナトリウム喪失に加え，水分補給がお茶やジュース，果汁など低張液によりなされることが多いために起こる．

②等張性脱水症（多くはこのタイプ）

血清ナトリウム濃度130～150mEq/L．ナトリウム・水が体液組成と同じ割合で失われる場合で，軽度の高張性脱水があっても細胞内外の水移動が起こり等張性となっていることが多い．

③高張性脱水症（5％程度）

血清ナトリウム濃度150mEq/L以上．著明な発汗・下痢などによる水分喪失や腎濃縮力障害（尿崩症），糖尿病の浸透圧利尿などで水のみが失われることが原因となる．

よくみられる症状

脱水症はその種類，程度により臨床症状が異なる．表1に脱水の程度とそのときの症状を示した．脱水症の程度を評価するためには，発症前後の体重を測定することが重要である．短期間（1週間以内）での急激な体重減少量は，失われた水分量と考えられ，脱水の程度が客観的に評価できるからである．

しかし，最近の体重が不明な場合，「毛細血管の再充血（capillary refilling）時間」の測定が有用である．これは爪床を蒼白になるまで圧迫し，そ

表1 脱水症の程度と臨床症状

臨床症状・所見	軽度	中等度	高度
体重減少			
乳児	＜5％	5～10％	＞10％
年長児	＜3％	3～9％	＞9％
皮膚			
緊張度	良好	低下	かなり低下
色調	青白い	浅黒い	斑点状
四肢体温	ややひんやり	ひんやり	冷たい
意識状態	正常	正常	嗜眠
粘膜	乾燥	かなり乾燥	からからに乾燥
啼泣時の涙	出る	出るが少ない	出ない
大泉門	平坦	少し陥凹	明らかに陥凹
循環状態			
血圧	正常	正常か低下	低下
脈拍	正常または軽度頻脈	頻脈	頻脈（触れにくい）
尿量	軽度低下	低下	無尿
検査所見			
pH	7.3～7.4	7.0～7.3	＜7.1
Base Excess	−5～0	−15～−5	＜−15
尿素窒素	正常	上昇	著明に上昇
尿比重	≒1.020	1.030＜	1.035＜

れを解除したときに，もとの充血した状態に回復するまでの時間を測り，1.5秒以内なら正常で，1.5〜3.0秒なら50〜100mL/kgの水分喪失（軽症から中等症の脱水），3秒以上かかるなら100mL/kg以上の水分喪失（中等症以上の脱水）である．

初期治療と注意すること

脱水症が軽症であれば，経口補液療法を試みる．ソリタ顆粒（2号・3号），乳幼児用の経口補液剤（アクアライト・ビーンスターク・OS-1など），市販のスポーツドリンク飲料など電解質や糖質を含んだものを用いる．急激な体重減少や尿量減少はあまり様子をみずに早めに受診させ，重症にならないよう治療に入る．

脱水症の際の補給すべき水分量は喪失水分量と維持水分量の和であるが，喪失水分量は脱水症の程度（軽症：乳幼児で50mL/kg，年長児で30mL/kg，中等症：乳幼児で100mL/kg，年長児で60mL/kg，重症：乳幼児で150mL/kg，年長児で90mL/kg）から判断できる．一方，維持水分量（mL/日）は体重が10kg未満の場合は「100×（体重）」，10〜20kgの場合は「1,000＋（体重－10）×50」，20kg以上の場合は「1,500＋（体重－20）×20」とする．しかし実際に投与する量はhalf correct，すなわち当初の24時間で「（喪失水分量の1/2）＋（維持水分量）」とする．

中等症以上の脱水症では経静脈輸液療法を行う．これは，急速初期輸液と維持輸液に分け以下の手順で行う．

①1日目の総輸液量

「（維持水分量）＋（喪失水分量の1/2）」の計算．

②急速初期輸液の溶液選択

低張性・等張性・高張性を問わず，細胞外液型溶液（特にNa濃度90mEq/Lのソリタ T1など）を用いる．

③急速初期輸液の速度決定

10〜20mL/kg/時（おおよそ乳児150mL/時，幼児250mL/時，学童500mL/時）の速度で点滴．ただし，高張性脱水ではソリタ T1で乳幼児100mL/時以下，学童150mL/時以下の速度にする．

④緩速均等維持輸液への移行

排尿があれば輸液溶液を均衡多電解質型溶液（ソリタ T3など）に替える．輸液量は①で計算した総輸液量から排尿までに要した初期輸液量を引いた量だけ投与する．この量を24時間から排尿までに要した時間を引いた時間で割ったものが速度となる（通常急速初期輸液の1/5〜1/4の速度）．高張性脱水では通常の75％の輸液量にする．

［染谷 朋之介］

21. 発達の遅れ

発達の遅れとは

- 同年齢の平均的発達よりも明らかに遅い場合をいいます．
- 発達には多くの領域があります．

発達の領域 ─┬─ 運動（粗大，微細，協調運動）
　　　　　　├─ 言語（発語，ことばの理解）
　　　　　　├─ 認知・適応機能（意思伝達，社会的・対人的技能など）
　　　　　　└─ 行動・情緒（感情や行動のコントロール）

- 発達の遅れの分類
  - 発達の領域全体が遅れる場合…精神運動発達遅延
  - 一部の領域のみが遅れる場合…自閉症スペクトラム障害，学習障害，注意欠如多動性障害など

原因

- 遺伝要因，環境要因などが相互に関与していると考えられています．育て方の問題で発症するのではありません．
- 原因が生じた時期によって出生前，周生期，出生後，不明に分類することができます．

出生前要因 ─┬─ 染色体・遺伝子異常
　　　　　　├─ 胎内感染
　　　　　　└─ 母親の環境因子（薬物・アルコール摂取など）

（月年齢）	ねんねの頃 （1～2か月）	首すわりの頃 （3～4か月）	寝返りの頃 （5～6か月）	お座りの頃 （6～7か月）
からだの発達	少し頭を上げて横を向く	目と手の協応 ひじで支える		横座り お座り ずりばい
こころの発達	見つめる 音や声に反応	反応微笑 クーイング ・あやしたり，くすぐったりすると，笑顔で応える． ・「アークー」とかわいい声を出す．	声を出して笑う リーチング ・欲しい物に手を伸ばす・取る．	人見知り バブリング ・歯や舌を自由に使い，「バブリング」を話しはじめる．

第Ⅰ章 症候

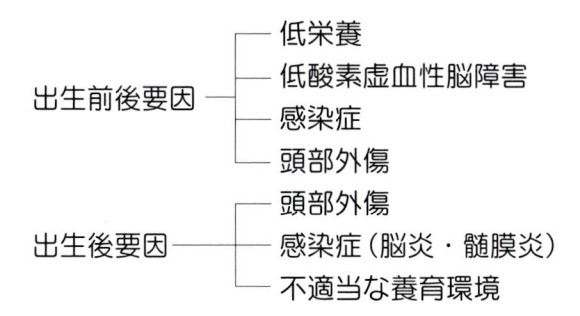

```
出生前後要因 ─┬─ 低栄養
              ├─ 低酸素虚血性脳障害
              ├─ 感染症
              └─ 頭部外傷

出生後要因 ─┬─ 頭部外傷
            ├─ 感染症（脳炎・髄膜炎）
            └─ 不適当な養育環境
```

よくみられる症状

- 症状は，年齢別に特徴があります．
- 乳児期は，運動発達の遅れ（首がすわらない，お座りが遅い，歩けないなど）や，外界からの刺激に対する反応の乏しさがみられます．
- 幼児期には，ことばの発達の遅れ（しゃべれない，指さししない，指示が通らないなど），日常生活習慣の遅れや対人交流の乏しさなどもみられます．
- 発達は個人差が大きいのですが，乳幼児早期の発達段階のだいたいの目安を以下の表に示します．

初期治療と注意すること

- 乳児健診，1歳6か月健診，3歳児健診は必ず受けましょう．気がかりがあればそのままにせず，保健師や小児科医に相談してみましょう．
- 発達の個人差は大きいので，周囲の子どもと比較してあまり心配しすぎると，お子さんにもその不安が伝わってしまいます．
- その子なりの発達をみつめながら，家でできる発達を促せるようなかかわりを，楽しく遊ぶ中でもてるとよいでしょう．
- 発達の遅れの程度や原因を問わず，早期からの介入によって，生活機能の改善を図ることはとても重要です．
- 原因となる病気や合併症などがある場合は，その治療を行う必要があります．

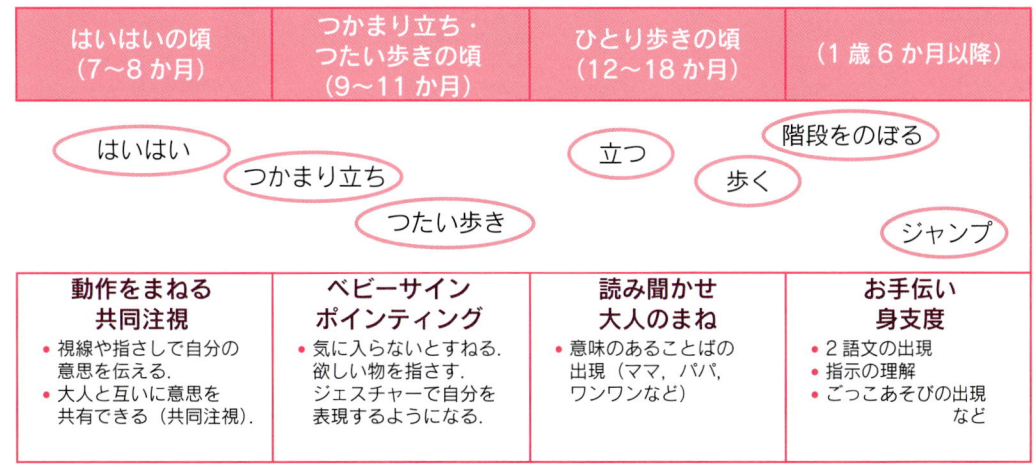

はいはいの頃 （7〜8か月）	つかまり立ち・ つたい歩きの頃 （9〜11か月）	ひとり歩きの頃 （12〜18か月）	（1歳6か月以降）
はいはい	つかまり立ち つたい歩き	立つ 歩く	階段をのぼる ジャンプ
動作をまねる 共同注視 ・視線や指さしで自分の意思を伝える． ・大人と互いに意思を共有できる（共同注視）．	**ベビーサイン ポインティング** ・気に入らないとすねる．欲しい物を指さす．ジェスチャーで自分を表現するようになる．	**読み聞かせ 大人のまね** ・意味のあることばの出現（ママ，パパ，ワンワンなど）	**お手伝い 身支度** ・2語文の出現 ・指示の理解 ・ごっこあそびの出現 　　　　　など

（田中恭子：子どもの発達の特徴．小児看護ベストプラクティス，p.34，中山書店，2012より作成）

21. 発達の遅れ

解説

　発達の遅れは，小児の機能獲得状況が暦年齢相当に達していない状況をいう．その原因には多くの病態や疾患がある．原因追究に際し，粗大・微細運動，受容性・表出性言語，認知に分けて発達評価を行うことが重要である．乳幼児の発達スクリーニングには，日本版デンバー式発達スクリーニング検査第2版が有用である．発達途上にあり，可塑性を有する乳幼児の脳においては，原因究明を行いつつも適切な育児環境を支援できるようアドバイスをしながら診療をすすめていく．

原因とよくみられる症状

　運動発達の遅れは，筋緊張の異常や筋力低下を示す児に現れ，首のすわりやお座りなどの粗大運動の遅れを健診で指摘され発見されることが多い．また，微細運動の遅れは，バランス反射やリーチングの遅れ，積み木を積めないなどで現れるが，前者の障害部位に加えて視覚認知，失行，失認などにかかわる求心系と大脳皮質（頭頂葉）の異常でも起こると推測されている．

　言語発達の遅れは，聴覚をはじめとする感覚器および求心路，大脳皮質（感覚失語：優位半球の後上側頭回，運動性失語：優位半球下前頭回，伝

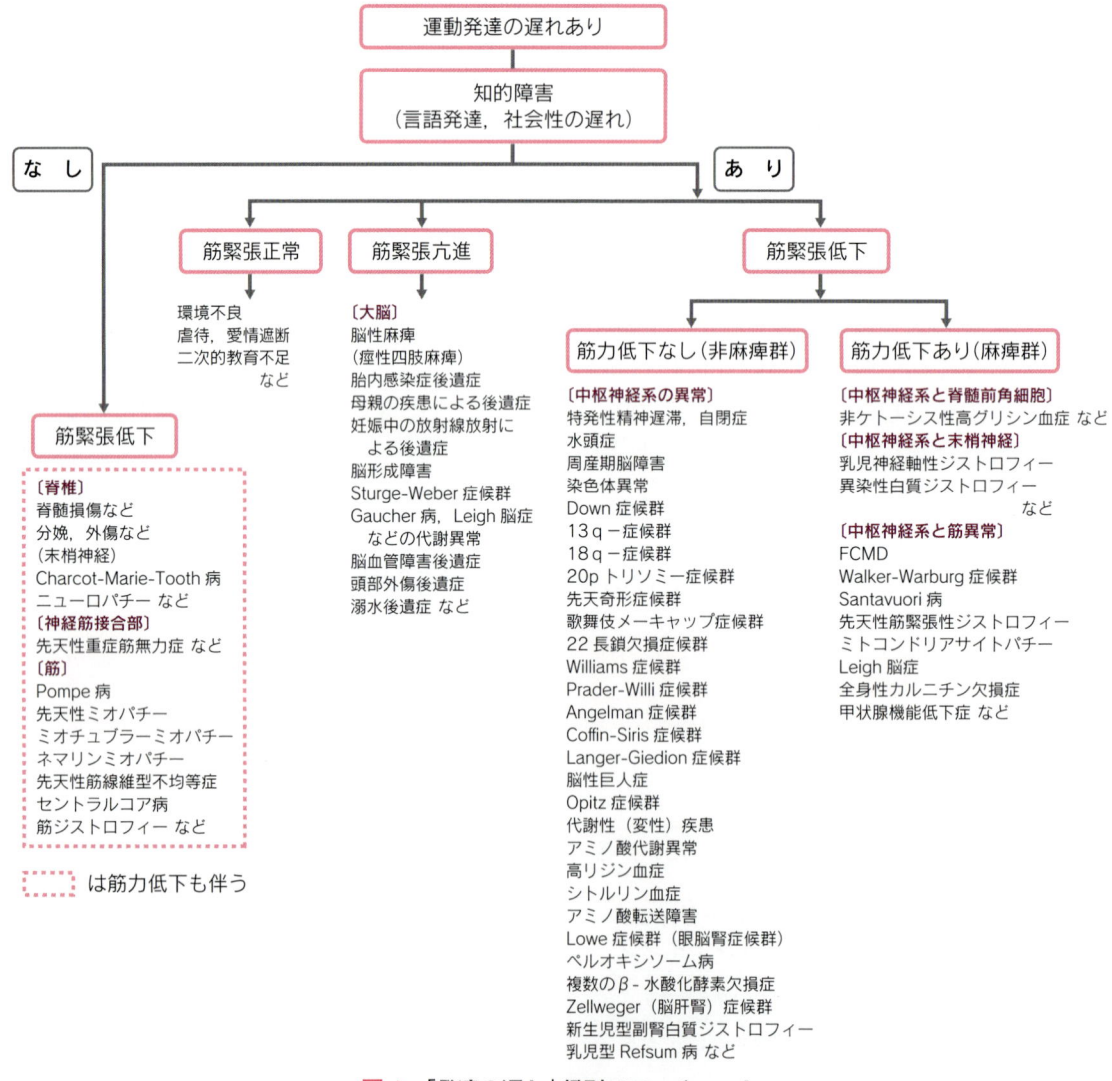

```
運動発達の遅れあり
        │
   知的障害
（言語発達，社会性の遅れ）
   ┌────┴────┐
  なし        あり
```

なし側：
- 筋緊張正常
  - 環境不良
  - 虐待，愛情遮断
  - 二次的教育不足　など
- 筋緊張亢進
  - 〔大脳〕
  - 脳性麻痺
  - （痙性四肢麻痺）
  - 胎内感染後遺症
  - 母親の疾患による後遺症
  - 妊娠中の放射線放射による後遺症
  - 脳形成障害
  - Sturge-Weber 症候群
  - Gaucher 病，Leigh 脳症などの代謝異常
  - 脳血管障害後遺症
  - 頭部外傷後遺症
  - 溺水後遺症　など
- 筋緊張低下
  - 〔脊椎〕
  - 脊髄損傷など
  - 分娩，外傷など
  - （末梢神経）
  - Charcot-Marie-Tooth 病
  - ニューロパチー　など
  - 〔神経筋接合部〕
  - 先天性重症筋無力症　など
  - 〔筋〕
  - Pompe 病
  - 先天性ミオパチー
  - ミオチュブラーミオパチー
  - ネマリンミオパチー
  - 先天性筋線維型不均等症
  - セントラルコア病
  - 筋ジストロフィー　など

（点線枠）は筋力低下も伴う

あり側：筋緊張低下

- 筋力低下なし（非麻痺群）
  - 〔中枢神経系の異常〕
  - 特発性精神遅滞，自閉症
  - 水頭症
  - 周産期脳障害
  - 染色体異常
  - Down 症候群
  - 13q−症候群
  - 18q−症候群
  - 20p トリソミー症候群
  - 先天奇形症候群
  - 歌舞伎メーキャップ症候群
  - 22 長鎖欠損症候群
  - Williams 症候群
  - Prader-Willi 症候群
  - Angelman 症候群
  - Coffin-Siris 症候群
  - Langer-Giedion 症候群
  - 脳性巨人症
  - Opitz 症候群
  - 代謝性（変性）疾患
  - アミノ酸代謝異常
  - 高リジン血症
  - シトルリン血症
  - アミノ酸転送障害
  - Lowe 症候群（眼脳腎症候群）
  - ペルオキシソーム病
  - 複数のβ-水酸化酵素欠損症
  - Zellweger（脳肝腎）症候群
  - 新生児型副腎白質ジストロフィー
  - 乳児型 Refsum 病　など

- 筋力低下あり（麻痺群）
  - 〔中枢神経系と脊髄前角細胞〕
  - 非ケトーシス性高グリシン血症　など
  - 〔中枢神経系と末梢神経〕
  - 乳児神経軸性ジストロフィー
  - 異染性白質ジストロフィー　など
  - 〔中枢神経系と筋異常〕
  - FCMD
  - Walker-Warburg 症候群
  - Santavuori 病
  - 先天性筋緊張性ジストロフィー
  - ミトコンドリアサイトパチー
  - Leigh 脳症
  - 全身性カルニチン欠損症
  - 甲状腺機能低下症　など

図1　「発達の遅れ」鑑別フローチャート

(Shevell M, et al：Neurology 2003；60（3）：367-380 より一部改変)

導性失語：優位半球弓状束）などの機能異常による．環境要因（2か国語使用の家庭，英語のビデオの長時間視聴など）でも遅れることがある．また構音に関わる口唇，舌，咽喉頭の動きが不良でも発語が遅れることになる．

社会性の遅れは，生活環境（虐待，ネグレクトを含む），知的発達，情緒の問題による可能性が高く，知的障害，自閉スペクトラム症，学習障害，その他の発達障害の児に認められる．具体的には，視線が合わない，あやしても笑わない，玩具に手を出さない，注意を共有できないなどの症状で現れる．

発達の遅れが疑われる場合の診療は，原因となる病態を考えながら行う．病歴では家族歴，遅れに気づいた時期，症状の変動の有無などを中心に聴取する．代謝性疾患では誘因による症状の変動・悪化を認めることがある．病歴を聞きながら，特異的顔ぼうの有無，脳神経所見，頭頸部所見（髪の色と性状，血管腫やその他の皮疹など），体の変形，奇形の有無，四肢の動きの左右差，周囲への関心の有無などを観察する．また，音や人を含む環境への反応などもみる．

発達の遅れが運動の遅れのみか，あるいは知的発達の遅れも示すか，また筋力低下があるか否かを観察しながら原因疾患を絞り込む（図1）．運動は正常，理解言語は良いが発語が遅れている場合は発達性表出性言語遅滞，言語発達が理解も発語も悪い場合には知的障害や自閉症スペクトラム障害を含む発達障害などが疑われる．大小の奇形があり，発達全体が遅れていれば，染色体異常，先天奇形症候群の可能性が高いが，奇形がなくても染色体異常症の場合もありうる．

初期治療と注意すること

代謝異常などは原疾患への治療（酵素やビタミンの補充，食事療法など）が優先されるが，一般的に発達の遅れに対しては，リハビリテーション（理学療法，作業療法，言語訓練，ソーシャルスキルトレーニングなど）が中心となる．

初診から数回の診察では，発達障害の程度を評価する．次いで，発達障害に合併する問題対応が

表1　発達の遅れに対する診療の流れ

1. 発達障害への対応
    1) 発達評価と説明
        (1) 発達状況の評価（診断）
        (2) 病因の探索
        (3) 児の状況・見通しの評価
    2) 対応の検討と実施
        (1) 発達援助のための対応
        (2) 合併する問題への対応
        (3) 予想される問題への予防策
        (4) 保護者の不安への対応
        (5) 利用可能な社会資源の紹介・仲介
2. 発達障害児の成育支援
    1) 児への支援
        (1) 児の健康管理
        (2) 児の人格形成支援
    2) 保護者の養育状況への支援
        (1) 育児不安への対応
        (2) 家族への精神的支援

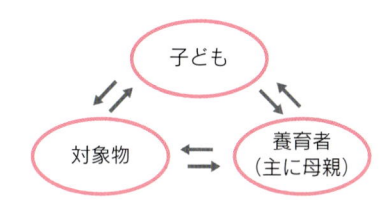

図2　発達における三項関係
テーマを共有しながらの他者とのかかわりにより，社会性・言語性の発達が促される

行われ，実際的な治療・療育・訓練となる．治療はある程度の期間を要し，並行して児の健全な成長・発達を保障するための成育支援が行われる．成育支援は，児への支援と親への養育支援からなる．このように「障害の評価と対応」と「成育支援」（表1）を並行しながら繰り返していくのが，発達の遅れの診療の実際となる．この場合，子どもの発達を促すには良好な三項関係（図2）を保つことが重要であることを養育者に説明する．

良好な三項関係とは，子どもの遊ぶ場面において，子ども⇔物（玩具，本など）の二項関係ではなく，そこにもう1人の大人が加わり共通の物（玩具や本など）に対する注意や興味を共有することである．「楽しいね」，「これどうなってると思う？」など1つの物を子どもと大人が共有することで，子どもの認知，社会性，情緒機能の発達が促される．

［田中　恭子］

22. 精神症状

精神症状とは
- 過度のストレスがきっかけとなり，精神状態の不調が体，行動，精神に現れた症状をいいます（発達の偏りに伴う症状も含みます）．
- 一般に子どもはことばでの表現が未熟なため，ストレスが大きいことのつらさを，身体症状や行動に表す傾向があるといわれています．

原因
- 遺伝，本人の素因，環境，つらいときにサポートできる体制があるかないかなど，要因はさまざまです．

よくみられる症状

身体
- こころの葛藤が身体症状に置き換わる…身体表現性障害，アレルギー疾患の増悪

行動
- 繰り返す瞬き，首振り，咳払い，鼻すすりなど…チック症，重い場合→トゥレット障害
- 手洗い，戸締まりの確認など同じ行為を繰り返す…強迫性障害
- 自分の髪の毛を抜いたり，体を切ったりする…自傷行為

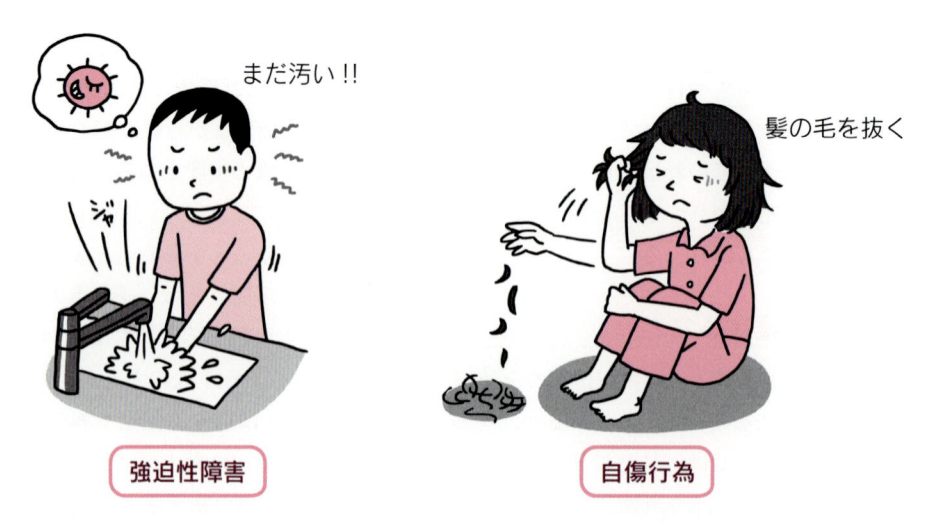

強迫性障害

自傷行為

- 外でまったく話さない…緘黙(かんもく)
- 拒食，過食…摂食障害
- 学校に行けない…不登校

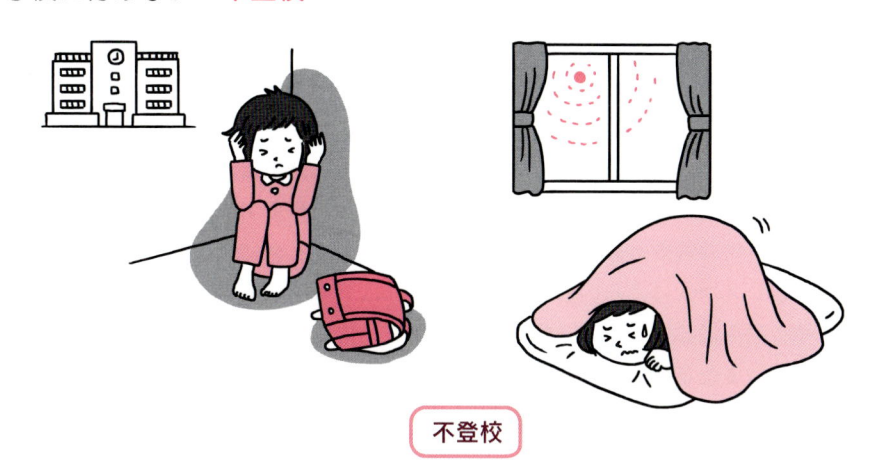

不登校

精神
- 自分が自分であるという感覚を失う…解離性障害
- 幻視や幻聴がある…統合失調症
- 災害や虐待による強いストレスが引き起こす不眠，そのストレスと関係のあることへの回避，追体験（フラッシュバック）…心的外傷後ストレス障害

発達の偏り
- 多動，不注意，衝動性…注意欠如多動性障害
- 言葉の遅れ，ひとりでいることを好む，強いこだわり…広汎性発達障害

初期治療と注意すること

本人の診察
- 本人の性格傾向を考えるうえで，発達・家族歴の聞き取りが非常に重要です．

環境調整
- 家族関係や学校でのストレスを，本人や周囲もしくは学校と連携し，詳しく探してみることで問題解決の糸口がみつかることがあります．

薬物療法
- 抗不安薬，抗うつ薬，抗精神病薬，中枢神経刺激薬などを使用することがあります（基本的には専門医が必要に応じて使用します）．

心理療法
- 経験のある専門医や臨床心理士のもとで行われます．

解説

　本項では，本人の許容を超えた過度のストレスが誘因となってもたらされた，精神状態の不調が身体，行動，精神に現れた症状を精神症状と定義する．また，脳機能異常としての病態理解が進んでいる自閉症やアスペルガー症候群を代表とする広汎性発達障害や注意欠如多動性障害を背景にもつ，いわゆる発達障害に伴う症状も含むこととする．

　小児期における精神症状の特徴として，言語化が未熟なために，ストレス増大による内的葛藤の高まりを身体症状や行動を通じて表現する傾向があることがあげられる．また年代により症状が異なるため，疾患の発症年齢などを念頭に置いておく必要がある．

原因

　小児期は一般に，ストレスへの耐性は年齢が幼いほど低い，本人がストレスに気づくことが難しい，ストレスに対処する能力が低い，自分で解決することが難しい，低年齢ほど生活を周囲に依存しているため環境からの影響を受けやすいなどの特徴がある．これらを踏まえつつ，原因として個人の生物学的要因，社会的要因，援助システムの有無を考慮すると病態の理解に役立つ．たとえば広汎性発達障害，注意欠如多動性障害，トゥレット障害などは脳機能異常や遺伝的素因などを指摘する報告が多い．また人間関係で緊張しやすく，神経質で，無理に良い子になろうとする過剰適応の傾向があり，失敗を気にしやすい行動特性は社会的要因に対する感受性が高いと考えられる．社会的要因では，家庭においては幼児期の母子関係が，学童期以降は家庭での兄弟姉妹関係が，学校では友人との関係が大きなストレスとなりうる．ストレス因子の程度が強く，期間が長いほど，また家庭や学校などでの援助システムがない場合ほど，発症に結びつきやすい．

よくみられる症状

■ 身体

　各種検査によって，異常所見のない頭痛，腹痛，胸痛，発熱，めまい，視力障害，聴力障害，頻尿，嘔吐，多飲，円形脱毛などの症状や気管支喘息，アトピー性皮膚炎などのアレルギー疾患や起立性調節障害，過敏性腸症候群，潰瘍性大腸炎，胃・十二指腸潰瘍などの疾患の一時的な増悪など．

■ 行動・精神

1 チック

　瞬き，首を振る，しかめ顔などがみられる運動チックと，鼻をすする，咳払い，奇声などがみられる音声チックに分けられる．頻度の高い症状であれば，一過性の経過をたどり，1年以内に消失する．持続期間が1年以上かつ運動チックと音声チックを有するものをトゥレット障害という．

2 強迫性障害

　手洗いやシャワー，戸締まりの確認を繰り返すなど，自分ではばかばかしく，やりたくないのにやめられないという行動を反復し，生活に大きな支障をきたす場合に強迫神経症と診断される．考えたくないのに繰り返し考える強迫観念と，やりたくないのに行動を繰り返す強迫行為がある．

3 自傷行為

　自分の頭髪や睫毛を抜く抜毛症やリストカットを呈する．抜毛症は本人が意識せずに毛を抜き，脱毛巣ができて，家族に発見される．何らかのストレスが先行していることが多い．爪噛みやチックの存在，発達障害が併存している可能性もある．リストカットはカミソリなどで手首，上腕，大腿，足などを傷つける行為で，開放感を求める場合，自己陶酔を求める場合，他者操作やアピールを求める場合などに分類される．解離性障害や境界性人格障害が背景にあることが多い．

4 緘黙

　言語発達は正常範囲で，ごく普通に話ができる能力があるにもかかわらず，ある特定の場面や人物の前では一貫して話すことができないという症状を場面緘黙という．不安障害や発達障害との併存が多いとの報告がある．集団の中で緊張感や不安が強くあり，無意識に緘黙状態をとることで，自らを守っていると考えられている．

5 摂食障害

　食べる行動に障害がみられる病気で，社会的背

景が関係すると考えられている．神経性食欲不振症は体重が増えることを恐れ，食事量が減り，体重が減少し，極端な場合，死に至ることもある．神経性過食症は拒食と過食を繰り返す病気で，食欲不振症よりも予後が悪いとされる．

6 不登校

学校における本人の役割，先生・友人との関係，学業成績，身体的問題，家庭内問題などから学校に行けない，行きたくても行けないという状態を示す．学校や家庭での心理的な問題による通学できない理由を探るとともに，本人の身体症状，発達障害や統合失調症，うつなどの疾患が背景にないかを考えていくことが重要となる．

7 多動，不注意，衝動性，こだわりなど発達障害が背景にある行動の問題

これらの行動は，小児であれば多少なりとも普通に認められるものである．年齢に比べ，明らかに頻度が高く，程度が強く，本人に不利益が生じることや，状況に依存せずにその行動が出現し，6か月以上持続して認められることがあれば診断される．

8 うつ

近年，大人と同じ抑うつ症状をもつ子どものうつ病が，認識されているよりもはるかに多く存在することが明らかになってきた．主症状として，①抑うつ気分，もしくはイライラした気分，②興味・喜びの喪失，副症状として③食欲障害，体重減少，④睡眠障害，⑤精神運動性焦燥または制止，⑥易疲労性・気力減退，⑦無価値感，罪責感，⑧思考力・集中力の減退，⑨自殺念慮，自殺企図がある．これらのうち5つ以上（少なくとも1つは主症状）が2週間以上存在し，日常生活の支障を生じている場合にうつ病性障害と診断される．

9 フラッシュバック

災害や虐待，いじめなど，生命が脅かされたり，人としての尊厳が損なわれるような原因によって生じうる心的外傷後ストレス障害（PTSD）の一症状である．原因にかかわる追体験のことをいう．

初期治療と注意すること

身体症状を呈する場合，検査を行い，器質的疾患を否定したうえで，症状に合わせて加療を行う．家族，本人からの話を十分に聞き，ストレスの軽減を目標に，家庭，学校での環境の調整を行っていく．明らかな所見がない場合は詐病である可能性も否定はできないが，その場合もなぜ症状があると偽らなければならないのかの原因を検索していく．

行動や精神の症状については，まず病的な症状かどうかがわからなければ専門医に紹介すること，発達障害は疑わなければわからないこともあり，発達検査などができる場合は積極的に行う必要がある．薬物療法や心理療法を行うことは難易度が高いため，児童精神の専門医に紹介することが賢明であろう．

［李　翼］

第 II 章

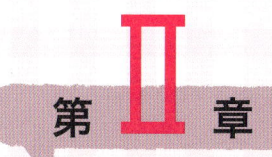

疾 患

1. 先天異常・新生児疾患
2. 消化器疾患
3. 呼吸器・胸部疾患
4. 循環器疾患
5. 感染症
6. 免疫・アレルギー疾患
7. 血液・腫瘍性疾患
8. 腎尿路系疾患
9. 代謝・内分泌疾患
10. 神経・筋疾患
11. 発達障害・行動異常
12. 小児保健

1. 先天異常・新生児疾患

1. 先天代謝異常，遺伝子病

先天代謝異常，遺伝子病とは

遺伝子病

- 病気の中には遺伝とは無関係にかかってしまうもの，遺伝的な要素に生活環境の要素が加わって発病するもの，環境によらず，遺伝によって発病するものがあります．
- 遺伝子病は，遺伝子の変化が原因となって生じる疾患です．
- 単一遺伝子疾患，多因子遺伝病などがあります．

先天代謝異常

- 代謝とは，食物に含まれる栄養素が体内に入って，体の構成成分になったり，体の働きに必要なエネルギーとして使われ，排泄されるまでの一連の化学変化のことです．
- 代謝をスムーズに進めるため酵素が働きます．酵素は体内に何千種類もあることが知られています．
- 先天代謝異常は酵素をつくる遺伝子の異常によって起こる遺伝子病の1つです．

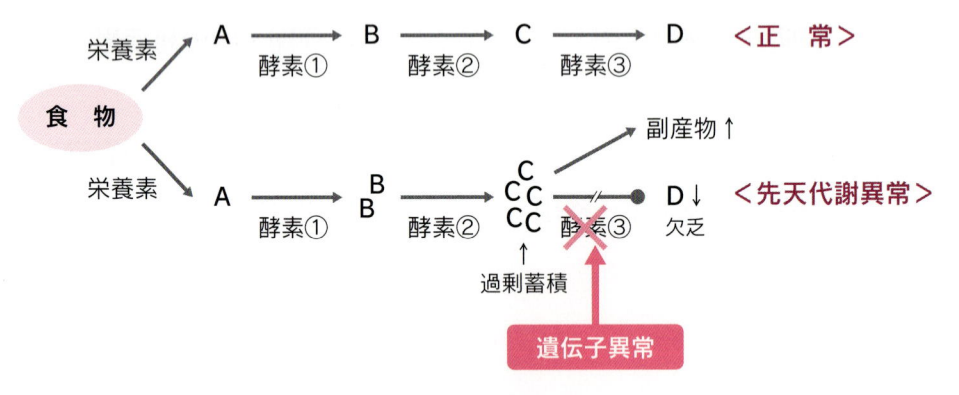

食物 → 栄養素 → A →(酵素①)→ B →(酵素②)→ C →(酵素③)→ D　＜正　常＞

食物 → 栄養素 → A →(酵素①)→ B →(酵素②)→ CCCC（過剰蓄積）→ 副産物↑ ／ ✗酵素③ → D↓ 欠乏　＜先天代謝異常＞
↑ 遺伝子異常

体内の代謝のしくみ

原　因

遺伝子病

- <u>単一遺伝子病（メンデル遺伝病）</u>は，1種類の遺伝子の異常により生じる疾患で，メンデル遺伝法則に従って遺伝します．

- 両親から受け継がれた常染色体の両方に遺伝子異常があり発症する劣性遺伝, 片方だけでも発症する優性遺伝や性染色体の異常遺伝子により発症するX連鎖性劣性遺伝などに分けられます.
- **多因子遺伝病**は複数の遺伝子と環境要因の相互作用により発症する疾患で, 先天性奇形や生活習慣病なども多因子遺伝病に分類されます.

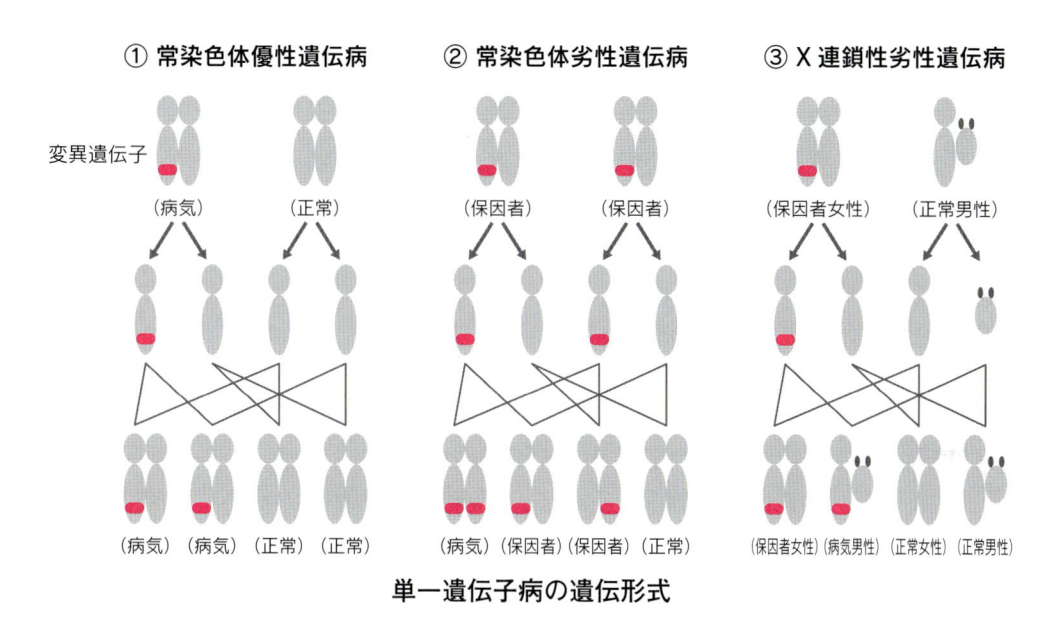

① 常染色体優性遺伝病　② 常染色体劣性遺伝病　③ X連鎖性劣性遺伝病

単一遺伝子病の遺伝形式

先天代謝異常

- 先天代謝異常は生まれつきの酵素異常により, 代謝の流れがせき止められ, 体内に異常な物質がたまったり, 必要な物質が欠乏することにより起こる病気です.
- 遺伝子の異常は親から遺伝されるものだけでなく, 突然変異により起こるものも多くみられます.
- 先天代謝異常をきたす疾患の分類として以下があげられます.
  - アミノ酸代謝異常(フェニルケトン尿症, メープルシロップ尿症, ホモシスチン尿症, 尿素サイクル異常症など)
  - 有機酸代謝異常(プロピオン酸血症, メチルマロン酸血症など)
  - 脂肪酸代謝異常
  - ミトコンドリア代謝異常
  - 糖代謝異常症(糖原病, ガラクトース・フルクトース代謝異常症など)
  - ライソゾーム病(ムコ多糖症など)
  - 金属代謝異常(ウィルソン病, メンケス病, ヘモクロマトーシス, 腸性肢端皮膚炎など)
  - その他

よくみられる症状

遺伝子病
- 遺伝子病の症状は多彩で発症の時期も生まれつきとは限りません．

先天代謝異常
- 臨床症状の出現時期は，新生児期に発症するものから成人期に発症するものまでさまざまです．
- 新生児期に発症する疾患でも胎児期の発育は正常です．
- 出生後，授乳が開始されてタンパク質などが多く入ってくると，呼吸障害，哺乳力低下，嘔吐，黄疸，けいれん，意識障害など，重症の症状で発症することに注意が必要です．
- 新生児期の突然死の原因となるものもあります．

先天代謝異常の初期治療と注意すること（ほかの遺伝子病は略）

- 先天代謝異常の治療として，有害な代謝物の除去・削減，エネルギー産生の確保，欠乏している代謝産物の補充，障害された臓器の置換，酵素の補充などが行われます．
- 急性期から回復し，安定期に移行したら，特殊ミルクなどでエネルギーを十分に摂取しながら，異常な物質が体内に蓄積するのを防ぎます．
- 早期に診断し治療を行えば，救命のみならず障害の発生を予防することができます．
- このため，生後間もなく新生児スクリーニング検査を受けることが大事です．スクリーニングの方法がさらに改善され，現在は多数の先天代謝異常の早期診断が可能となっています．

解説

　疾患の中には感染症のように遺伝に関係なく罹患するもの，2型糖尿病のように罹患しやすい形質が遺伝し，それに環境要因が加わって発症するもの，先天代謝異常のように環境によらず，遺伝によって発症するものがある．遺伝性疾患とは，遺伝子の変化が原因となって生じる疾患で，現在1万種類以上が知られている．一般的に，染色体異常，単一遺伝子病（メンデル遺伝病），多因子遺伝病，ミトコンドリア遺伝病，体細胞遺伝病の5種に分類される（染色体異常については，p.107に記載あり．以下記述は略す）．

　先天代謝異常は，遺伝子の異常によって代謝の中心となる酵素などの異常または欠損による疾患であり，代謝が進まないために前段階物質が体内に蓄積し，産生されるべき物質の欠損または不足，および代謝系の副経路亢進による副産物の増加がほかの代謝にも影響を及ぼし，さまざまな臨床症状をきたす疾患である．

原因

遺伝子病

① 単一遺伝子病（メンデル遺伝病）

　単一遺伝子病は，1種類の遺伝子の異常により生じる疾患でメンデルの遺伝法則に従って遺伝する．異常遺伝子が常染色体に存在するか性染色体に存在するか，異常遺伝子が相同染色体の両方（父親と母親の両由来）にあることで発症するか片方で発症するかによって，主に常染色体優性，常染色体劣性，X連鎖性劣性に分けられる．

② 多因子遺伝病

　複数の遺伝子と環境要因の相互作用により発症する疾患．口唇口蓋裂や先天性心疾患，2型糖尿病や虚血性心疾患などの生活習慣病も多因子遺伝病に分類される．

③ ミトコンドリア遺伝病

　ミトコンドリアは，細胞内のエネルギー産生に関与している細胞質内の小器官で，1細胞あたり10～1,000個存在している．ミトコンドリアは固有の環状二重鎖DNAを2～3個保有し，すべて卵子（母親）由来である．ミトコンドリア病の一部はミトコンドリアDNAの変異により発症し，母系遺伝するが，変異遺伝子の伝達や細胞内の割合などさまざまな因子が発症にかかわるため，発症率を推定するのは困難である．

④ 体細胞遺伝病

　体の一部の細胞の遺伝子に後天的な変化によって引き起こされる突然変異や染色体異常が原因で起こる疾患で，その代表的な例ががんである．

先天代謝異常

　先天代謝異常をきたす疾患は多岐にわたり，主な分類として，イラスト頁に記載した以外にもペルオキシソーム病，色素代謝異常，プリン・ピリミジン代謝異常，ビタミン代謝異常などがあげられる．新生児・乳児期に症状を呈する先天代謝異常は単一遺伝子による遺伝性疾患であり，そのほとんどは常染色体劣性遺伝である．したがって家族歴，特に原因不明の新生児死亡や脳障害を伴う同胞がいる場合は，診断のきっかけとなりうる．しかし，明らかな遺伝が認められずに発症している突然変異と考えられる例も多い．

よくみられる症状（先天代謝異常）

　臨床症状の出現時期は，遺伝子変異の影響によって，また異常を呈した代謝物の特性，環境要因によって異なる．新生児期に発症する疾患から成人期に発症する疾患までさまざまである．新生児期に発症する疾患でも胎児期では母体が子宮-胎盤系を介して前段階物質や代謝産物のバランスを保ち，異常代謝産物を取り除くために，一般的には子宮内における発育は正常である．出生後，授乳が開始されてタンパク質などが負荷されると，各疾患特有の症状が出現してくる．多くは，呼吸障害，哺乳力低下，嘔吐，黄疸，けいれん，意識障害など非特異的所見であり，臨床症状だけで診断することは難しい．新生児期に突然死，またはSIDSとして発症するものもある．その機序として，低血糖，アシドーシス，高アンモニア血症などによる循環不全，組織毒性が考えられている．

先天代謝異常の初期治療と注意すること
(遺伝子病については略)

先天代謝異常を見逃さないために最初に行うべき検査として，血液ガス分析，血糖，アンモニア，乳酸，肝機能などがあげられる．新生児～乳児期の突然死やSIDSに遭遇した際，先天代謝異常を鑑別するためにヘパリン血や血清，尿，ガスリーろ紙血，皮膚生検（ホルマリン固定を行わない）などを凍結保存しておくことも重要である．診断を確定することで次子についての遺伝相談や発症予防にも役立つ．

治療の原則は，有害な代謝物の除去・削減，エネルギー産生の確保，欠乏している代謝産物の補充，障害された臓器の置換，酵素の補充などである．急性期は，異化が急速に進行するため，早急な集中治療が必要となる．慢性期（安定期）は各疾患により，異化が進まないようにエネルギーを十分に摂取しながら，中毒性の前段階物質や副産物蓄積を避ける．このため，治療用特殊ミルク［社会福祉法人恩賜財団母子愛育会特殊ミルク事務局 (http://www.boshiaiikukai.jp/milk.html) に相談］で補うことなどで疾患をコントロールすることが可能である．しかし，感染症罹患時などの症状再発には十分な注意を要する．一方，先天代謝異常の個々の頻度は低いが早期診断・治療を行えば，救命のみならず，臓器障害の発生を未然に防ぐことができる．近年，タンデムマスによる新しい新生児スクリーニングが拡大しつつある．現行のスクリーニングと同じろ紙血液を用い，アミノ酸とアシルカルニチンを分析することにより，ガスリー法によるアミノ酸代謝異常症3疾患に加えて，約20疾患以上のアミノ酸代謝異常・有機酸代謝異常・脂肪酸代謝異常の疾患を診断することが可能となった（図1）．カルニチンは体内に蓄積する有機酸や脂肪酸と結合し，アシルカルニチンとして排泄するので，それを測定することにより代謝異常を診断できる．詳細については厚生労働科学研究「新しい新生児マススクリーニング タンデムマスQ&A 2012」(http://www.med.u-fukui.ac.jp/shouni/Msmsscreening/qa2012.pdf) を参照されたい．

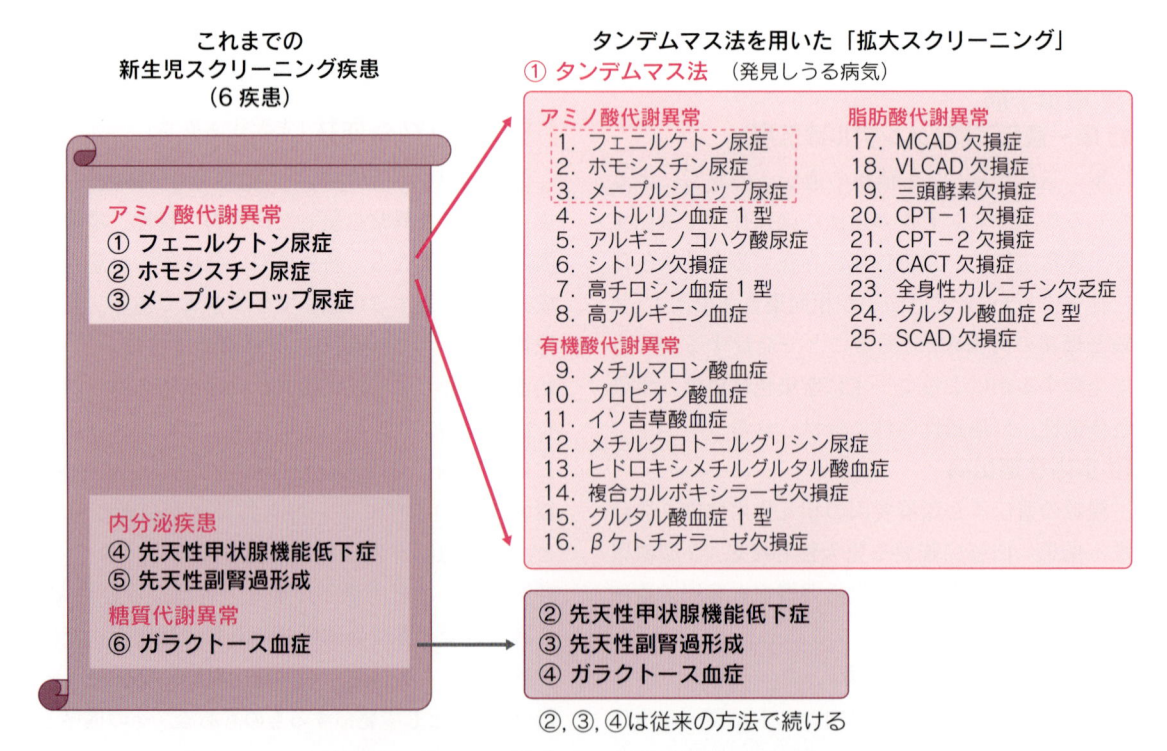

図1 新しい新生児スクリーニングの対象疾患
(厚生労働科学研究（平成24年3月）：新しい新生児マススクリーニング「タンデムマスQ&A 2012」，p.11)

[東海林 宏道]

1. 先天異常・新生児疾患

2. 染色体異常，先天奇形

染色体異常，先天奇形とは

- 染色体異常とは染色体の数や構造の異常によって起こります．
出生新生児の1％にみられ，症状を伴うものと伴わないものが半々です．
- 先天奇形とは生まれつきの特異な体つきのことです．
機能的な異常を伴うものもありますが，正常のものもあります．

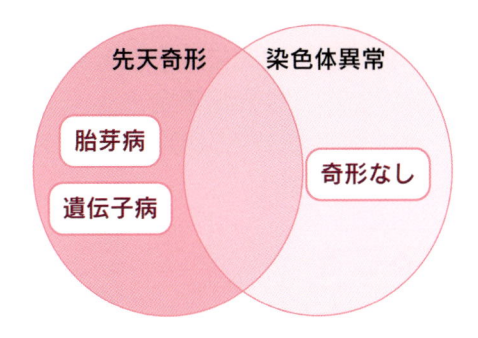

原因

- 染色体異常の起こる原因はいくつかあります．
- 染色体の数が過剰になるような大きな異常の場合，多くは，母の卵母細胞が卵子になるときの異常です．
- ですから母の年齢が高くなるとその頻度が増えます．
- 先天奇形の原因はその作用した時期により分類され，遺伝子病，染色体異常（配偶子病），胎芽病，胎児病に分けられます．

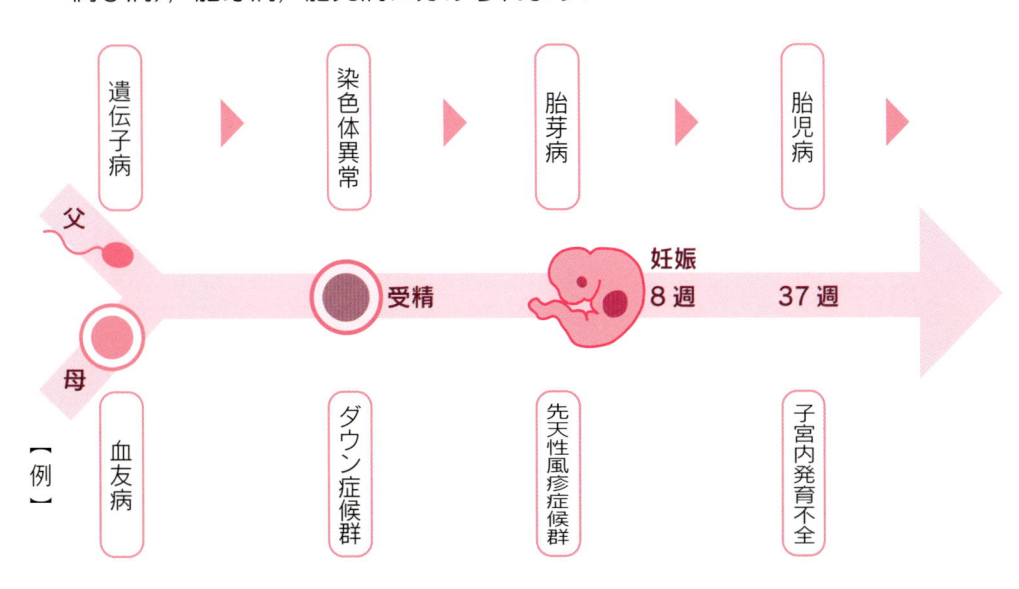

遺伝子病 ▶ 染色体異常 ▶ 胎芽病 ▶ 胎児病

父／母 → 受精 → 妊娠8週 → 37週

【例】 血友病／ダウン症候群／先天性風疹症候群／子宮内発育不全

よくみられる症状

- 体の形の異常（奇形），発育障害，精神遅滞が一般的な症状です．
- 奇形には先天性心疾患のような生命や生活に影響するような大奇形から，耳介低位や皮膚の小突起など小奇形までさまざまです．
- 染色体異常には次にあげる疾患がよく知られています．
  - 常染色体異常
    ダウン症候群（21トリソミー）：全出生の1/1,000と多い．成長障害，発達遅滞が必発
    18トリソミー，13トリソミー：18番，13番染色体が3本と過剰，予後が悪い
  - 性染色体異常
    クラインフェルター症候群：男児にみられX染色体過剰，細長い体型，性発育不全
    ターナー症候群：出生女児の1/2,500の頻度，X染色体が1本不足，低身長が著明

初期治療と注意すること

- 初めから家族が気づくこともあれば，健診などで発見される場合もあります．
- なるべく両親そろって説明を聞いて，染色体や遺伝子の検査の承諾を考えます．
- 染色体検査は，白血球などの細胞の核から取り出して調べます．
- 使用すると奇形発症と関連のある薬剤があります．妊娠中に受診して薬を処方されるときは注意しましょう．

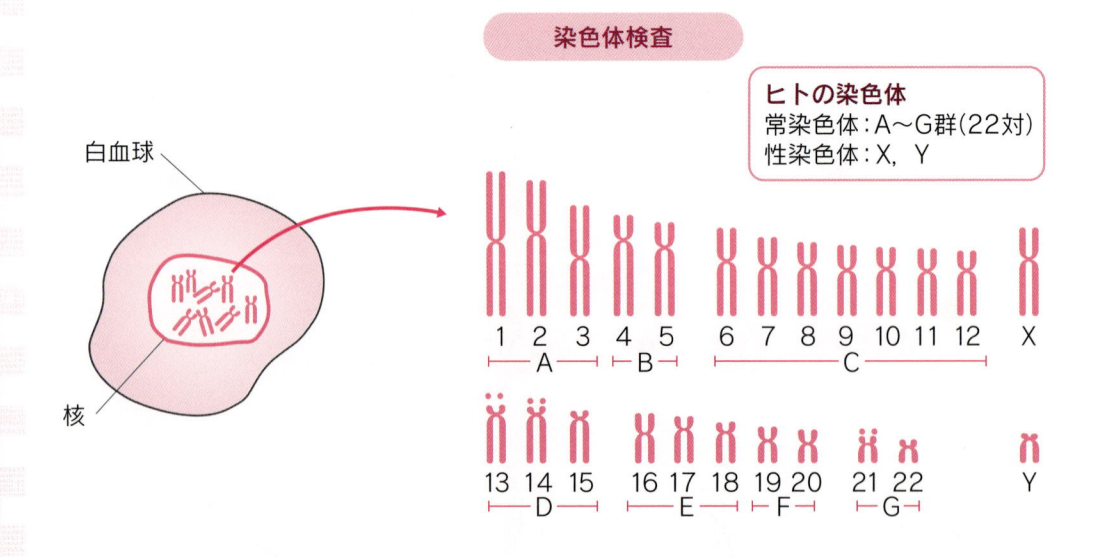

染色体検査

ヒトの染色体
常染色体：A〜G群（22対）
性染色体：X，Y

解説

　染色体異常と先天奇形はイラスト頁に示したように，かなりの部分でオーバーラップする．染色体異常とは染色体検査によって検出された異常構造のことで，たとえば均衡型転座（遺伝子の総量に過不足のないもの）では表現型は正常のことが多い．また，先天奇形には染色体検査では検出できないレベルの遺伝子異常の場合や，環境因子によるものもある．

原因（図1の検査方法参照）

　染色体異常によるものも含めた先天奇形は原因の作用した時期によって分類ができる．

　遺伝子病は，いわゆるメンデル遺伝により両親のどちらかあるいは両方から遺伝するもので，正確な診断は患者の末梢血からDNAを抽出し，目的領域をPCRで増幅後，ダイレクトシークエンスにより異常な塩基配列を検出する．

　配偶子病はいわゆる染色体異常といわれるもので，精子および卵子の形成，そして受精卵の分割期においてみられる細胞分裂時に起こる染色体の異常である．染色体検査で診断する．通常まず行うのがGバンド検査である．これは分裂中期の細胞の染色体をギムザ染色を用いて解析するもので，解像度は約10～50Mb（10～50×10^6塩基対）である．1個の遺伝子の平均の長さが約2kb，遺伝子間の染色体上の距離が平均140kbとして遺伝子100～300個単位の異常でないと検出できないことになる．FISH（Fluorescence in situ Hybridization）法は，特定の領域のプローブ（蛍光標識したDNA）を用いてその領域と相補的な配列（AGCTTAならTCGAAT）を検出するもので，プローブによりその検出限界は高くできるが，染色体全体を検査するものではなく，あくまで補助的な検査法である．ただ，結果がGバンドより早く判明するので13, 18, 21などのトリソミーの検索に用いられることが多い．

　最近になり実用化されたマイクロアレイを用いた方法を説明する．これは数千から数万個のDNAプローブをスライドグラスの上に小さなスポットとしてあらかじめ貼り付けたもので，そこに蛍光色素で標識したサンプルをハイブリダイズさせる．スキャナで各スポットの蛍光シグナルを読み取る．通常は2コピー（父由来と母由来）分の蛍光シグナルがみられる中に0コピー，1コピー，3コピーなどの変異が検出される．数kbまでの解像度が得られており，1個の遺伝子のレベルでの欠失，重複などが検出できる．短所としては，均衡型の構造異常は検出できない，また，染色体の構成は確認できないなどがあげられている．この検査法は通常の染色体で異常は認められないが，染色体異常の可能性を強く疑う場合においては有力な診断法と考えられ，欧米では原因不明の先天多発奇形，精神遅滞の診断の第一選択となってきている．最近になり実用化され話題になっている母体血中のcell free DNAを用いた出生前診断について記す．母体血液中に胎児の細胞が存在することは以前より知られており，1mL中に1個程度の胎児細胞の混入があるといわれていた．最近になり細胞成分から計算されるより多くの胎児DNAが，1mL中に数10コピー程度存

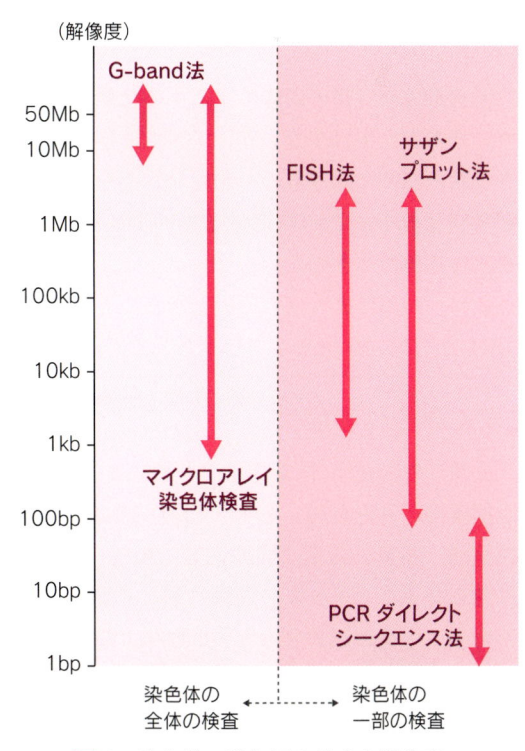

図1　染色体・遺伝子の検査と解像度

在することが知られるようになった(cell free fetal DNA). これを用いて胎児にのみ存在する成分(たとえば男児のSRY遺伝子)を検出する試みがなされ, 成果をあげていた. ただ母親のDNAと胎児のDNAの区別はできないため, 共通する成分の分析は不可能であった. 詳細は他書を参照されたいが, PCR反応とシークエンス反応を同時進行で行う次世代シークエンサーの登場によりDNA塩基配列を解析するスピードが飛躍的に高まった. たとえば児が21トリソミーだとして, 母体血中に母のDNAの1/1,000の量の胎児DNAが混入しているとすると, 21番染色体の成分はほかの染色体成分に比べて1/1,000だけ多くなる. 次世代シークエンサーを用いて大量のDNAを短時間に分析し, この差が検出できるようになった. 21トリソミーの場合は感度99.1%で特異度99.9%, 18トリソミーの場合は感度100%で特異度99.6%, 13トリソミーの場合は感度91.7%で特異度99.1%とされている.

　受精時は正常であったが, 胎児の器官形成期(受胎後8週まで)に, 感染, 薬剤, 放射線などの影響を受けて発症するのが胎芽病である. 代表的なものは先天性風疹症候群であり, 近年風疹の再流行に伴い増加している.

　器官形成期以後の影響によるものは胎児病であり, 奇形の発生は少ないが, TORCH症候群のような胎内感染に伴うものや胎児発育不全や早産なども含まれる. この時期は胎児のDNAに将来, 子宮外に出たときのためのプログラミングが刷り込まれ, 一部は成人病の原因となることが判明しており, ここ10年来のトピックスである.

よくみられる症状

　症状は外表奇形(眼球異常, 小頭あるいは大頭, 眼間離開, 耳介低位, 鞍鼻, 口唇口蓋裂, 小顎, 翼状頸, 多指, 合指, 関節拘縮, 脱臼, 骨異常, 外性器異常など)および内臓奇形(心奇形, 消化管奇形, 中枢神経異常など)である. これら奇形を有する先天異常ではしばしば成長障害や発達遅滞を伴う. 詳細は各々の疾患・症候群の記述を参

表1　奇形発症と関連のある主な薬剤

薬　剤	奇　形
アルコール	胎児アルコール症候群
アミノグリコシド	聴力障害
アミノプテリン	多発奇形
抗甲状腺剤	甲状腺腫
抗てんかん薬	中枢神経系奇形と骨奇形, 口唇裂・口蓋裂, 先天性心疾患
副腎皮質ホルモン	口蓋裂
ジアゼパム	口唇裂・口蓋裂
ホルモン剤	男性における女性化, 女性におけるクリトリス肥大
テトラサイクリン	歯芽染色, 骨格発育の抑制
サリドマイド	アザラシ肢奇形, 聴力障害
ワーファリン	鼻骨低形成, 骨格異常

(Beisher NA & Mackay EV：Obstetrics and the Newborn：An illustrated text book. 1986 より一部抜粋)

照されたい.

初期治療と注意すること

　奇形をみつけた時点で, まず緊急性の有無の判断が優先される. 特に外科手術の適応となる場合には迅速な診断が必要である. 緊急性がないと判断されたならば, 次は両親への説明と検査の選択である. なるべく両親同席のうえで説明することが望ましく, ほかの医療スタッフも同席し, 説明記録もしっかり残すことが大切である. どの程度の奇形で染色体検査を施行すべきかは一概にはいえないが, 13, 18, 21 トリソミーに関しては疑ったら施行すべきと考える.

　染色体検査のみならず, 先天異常の診断に, 遺伝子診断が多用されるようになった. これらによって, 早期診断が可能となった反面, 遺伝要因の追究や予後の早期判明など患者家族の心的障害の増強はいなめない. 適切なカウンセリングシステムなどの対応が急務である.

　胎芽病の1つである薬剤性の奇形発症も妊娠中あるいは妊娠年齢の女性では十分注意を要する. 通常よく用いられる薬剤で奇形発症と関連する主なものを表1にあげた.

［寒竹 正人］

1. 先天異常・新生児疾患

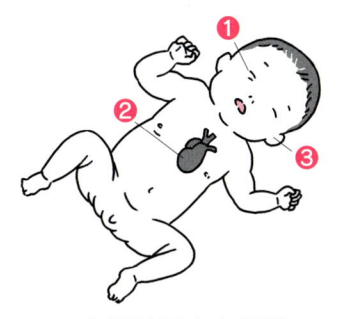

3. 母親の病気と出生児

母親の病気が胎児に及ぼす影響

- 母親の病気の原因が胎児に影響する➡ウイルスなどの感染（母子感染）＝いわゆるTORCH症候群，自己免疫疾患など．
  - TORCH症候群とは，胎児に異常の出る可能性のある感染症の頭文字をとってまとめたものです．
    T：トキソプラズマ
    O：others（梅毒，リステリアなど）
    R：風疹
    C：サイトメガロウイルス
    H：ヘルペスウイルス
- 母親の病気が胎児の環境を変化させ胎児に影響する➡糖尿病，心疾患など．
- 母親の病気の治療に用いた薬剤や嗜好品が胎児に影響する➡抗てんかん薬，ホルモン製剤，アルコール，タバコなど．

主な母子感染

風疹

先天性風疹症候群の3大症状
1. 白内障
2. 心奇形（動脈管開存症など）
3. 難聴

先天性風疹症候群

サイトメガロウイルス（CMV）

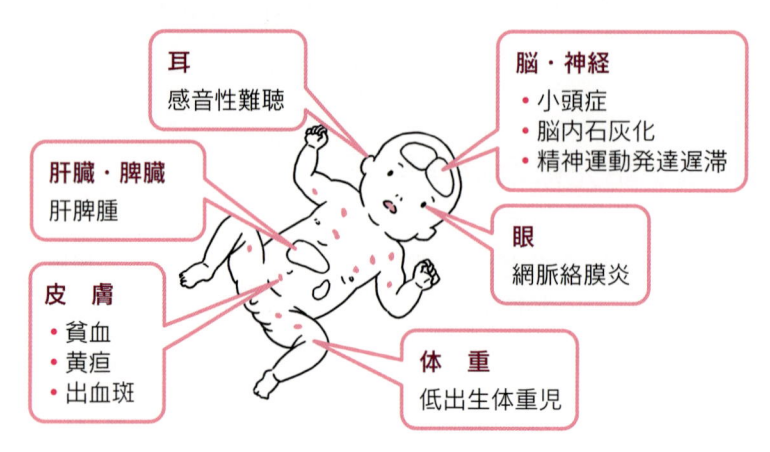

耳
・感音性難聴

肝臓・脾臓
・肝脾腫

皮膚
・貧血
・黄疸
・出血斑

脳・神経
・小頭症
・脳内石灰化
・精神運動発達遅滞

眼
・網脈絡膜炎

体重
・低出生体重児

先天性 CMV 感染症

HBV（B型肝炎ウイルス）

- B型肝炎を起こします．
- HBVキャリアのほとんどはHBe抗原陽性の母親からの感染です．
- 1986年1月からHBIGとHBワクチンによる感染防止が行われ，HBVキャリアは激減しました．

HCV（C型肝炎ウイルス）

- 母子感染は存在しますがキャリアの発生は少ないと考えられています．

HTLV-1

- ATL（成人T細胞白血病）などを起こします．
- 主要な感染経路は母子感染ですが，子宮内感染は少なく（3％），母乳によるものが多いとされています．母乳を中止し人工乳で哺育することで母子感染を防ぐことができます．

自己抗体移行により胎児に異常を起こしうる母親の病気

- 全身性エリテマトーデス
- バセドウ病（甲状腺機能亢進症）
- 橋本病（慢性甲状腺炎）
- 重症筋無力症
- 血小板減少性紫斑病

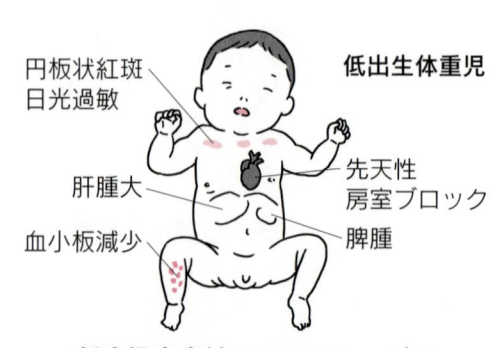

円板状紅斑
日光過敏
肝腫大
血小板減少
低出生体重児
先天性房室ブロック
脾腫

新生児全身性エリテマトーデス

胎児の環境変化

母親が糖尿病の出生児
- 糖尿病の母親からの出生児では，呼吸窮迫症候群，低血糖症，高ビリルビン血症，巨大児（軽症），低出生体重児（重症）が知られています．
- 妊娠糖尿病の場合は，あまり心配する必要はありませんが，重症の糖尿病の場合は，厳重な内科的な管理が必要です．

母親が心疾患の出生児
- 心疾患の母親からの出生児では，流産，死産，低出生体重児，心奇形の頻度が正常妊娠より多いなどの影響があります．約80％は正常児を出生しています．
- 心臓弁膜症などで用いる抗凝固薬の使用も，胎児に与える影響に注意が必要です．

母親の治療薬の影響

母親がてんかんの出生児
- 抗てんかん薬を服用している母親からの出生児では，正常妊娠に比べて，奇形（口蓋裂，先天性心疾患，小頭症）や知能障害の発生頻度が高くなりますが，大多数は正常児で出生しています．母乳への抗てんかん薬の移行は少なく，母乳栄養は可能と思われます．

嗜好品の影響

アルコール
- 慢性アルコール中毒の母親より，高率に特徴のある顔つきや成長・発達の異常がある児が出生します．これを胎児性アルコール症候群（FAS）といいます．
- 米国では出生児1,000人に1人の頻度で今なお増加しており，社会問題となっています．わが国では出生児10,000人に1人程度です．
- 妊娠を考えたら禁酒することで予防はできます．

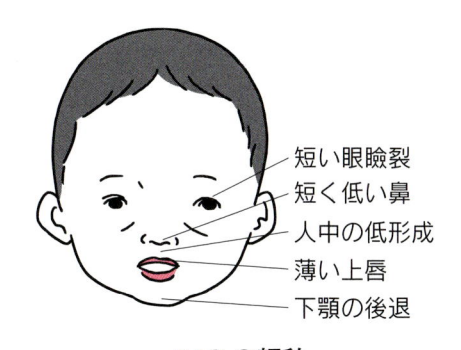

FASの顔貌
- 短い眼瞼裂
- 短く低い鼻
- 人中の低形成
- 薄い上唇
- 下顎の後退

タバコ
- 妊娠中の喫煙は子宮内胎児死亡や低出生体重児を有意に増加させます．多指・合指，内反足，小下顎，直腸肛門奇形などの奇形が増加します．
- 妊娠の受動喫煙が児の神経発達を遅らせるとの報告もあります．
- 妊娠したら直ちにタバコをやめることが必要です．

解説

母親の疾患が胎児に及ぼす影響には，
① 母親の疾患の原因自体が胎児に移行し影響を及ぼす（垂直感染，自己免疫疾患など）．
② 母親の疾患により胎児環境が変化し胎児に異常が生ずる（糖尿病，心疾患など）．
③ 母親の疾患の治療に用いられた薬剤が胎児に影響する（抗てんかん薬，ホルモン製剤など）．
この3つの場合がある．母親の疾患による胎児病には，表1にあげた疾患がある．

表1 母親の疾患による胎児病

1. 胎児感染症
   梅毒，結核，トキソプラズマ症，リステリア症，巨細胞封入体症，風疹，ヘルペスウイルス感染症，肝炎，HIV
2. 胎児発育障害
   妊娠高血圧症候群，母親の栄養失調症，母親の心疾患，その他の慢性疾患
3. 母親の内分泌疾患による異常
   糖尿病，甲状腺疾患，副甲状腺疾患
4. 血液疾患
   血液型不適合，血小板減少症，貧血
5. 筋神経疾患
   重症筋無力症
6. 母親に投与された薬物・毒物による胎児の異常
   サリドマイド，ホルモン製剤，抗てんかん薬，抗菌薬，重金属，放射線

垂直（母子）感染

経胎盤感染

経胎盤感染のうち，トキソプラズマ（*Toxoplasma*），風疹ウイルス（Rubella），サイトメガロウイルス（Cytomegalo），単純ヘルペスウイルス（Herpes simplex）による先天性感染症は，胎内発育遅延，中枢神経系の異常，肝脾腫，発疹などの皮膚症状，眼底変化，骨変化，発達遅滞と，いずれの場合も類似した症状を呈するところから，TORCH症候群（表2）とひとまとめにされている．梅毒も類似した臨床像をとることから，「T」の中に含むことがあるが，「O」には others として水痘やその他のウイルスやリステリアなどが含まれる．出生後に児のIgM値を測定し，20mg/dL以上の場合は経胎盤感染症の確率が高い．

1 風疹

妊娠早期に罹患した場合ほど奇形発生の頻度が高く，妊娠16週以後の感染では奇形発生の報告はほとんどない．妊娠初期の風疹抗体価のチェックは大切であり，風疹発症者と接触した場合や自身が発疹性疾患に罹患した場合は抗体価を再チェックし，その上昇の有無をみることが大切である．抗体価のチェックがなされていなかった場合には，IgM風疹抗体価を調べ，その値が上昇

表2 TORCH症候群

		風疹	サイトメガロ	単純ヘルペス	トキソプラズマ	梅毒
先天奇形	小頭症	−	++	+	+	−
	水頭症	+	+	+	++	−
	脳内石灰化	−	++	+	++	−
	難聴	++	+	−	−	−
	白内障	++	−	+	+	−
	網膜脈絡炎	+	+	+	++	+
	心疾患	++	−	−	−	−
その他	肝脾腫	+	+	+	+	++
	黄疸	+	++	+	+	++
	出血斑	+	+	+	+	++
	髄膜脳炎	+	+	++	+	+
診断		ウイルス分離 IgM抗体価 PCR	ウイルス分離 IgM抗体価 PCR	ウイルス分離 IgM抗体価 PCR	IgM抗体価 PCR	STS TPHA FTA-ABS
治療		なし	抗ウイルス薬	抗ウイルス薬	抗原虫薬	抗菌薬

PCR：polymerase chain reaction
STS：serologic test for syphilis
TPHA：treponema pallidum hemagglutination assay
FTA-ABS：fluorescent treponemal antibody absorption

している場合には初感染の可能性が高い．そのような場合でも妊娠16週以後の感染であれば先天性風疹症候群の発生頻度は低いので，安易に人工中絶をすることは勧められない．胎児にウイルス感染が起こると，胎児自身が種々の異常を呈する．

2 サイトメガロウイルス（CMV）

サイトメガロウイルスの胎内感染は0.5〜1%であり，症状が現れるのはそのうち10%である．妊婦の初感染か潜伏感染の再活性化のときに，胎児に感染を起こすと考えられている．臨床像は，多彩な症状を呈する．

3 トキソプラズマ

日本人妊婦の85%以上がトキソプラズマ抗体を有しているため，先天性トキソプラズマ症の症例はわが国ではきわめてまれである．しかし，先天性トキソプラズマ症がまったくないわけではなく，ネコやイヌを飼っているなどトキソプラズマ感染のリスクの高い妊婦には，それなりの注意が必要である．新生児期には症状がなく2〜7か月後，遅くは成人になってから網脈絡膜炎，けいれん，脳内石灰化などを呈する不顕性感染もあり注意を要する．

4 単純ヘルペスウイルス（Ⅰ，Ⅱ型）

単純ヘルペスウイルスの胎内感染による児の奇形は非常にまれである．産道感染である新生児ヘルペスについては，帝王切開分娩という対策があるにもかかわらず近年増加しており，注意が必要である．

5 梅　毒

妊娠16〜20週以降の梅毒スピロヘータによる経胎盤感染により，流産，死産および重篤な障害を児にきたす．妊娠中に正しく診断できず，治療のタイミングを失すると先天梅毒児が出生する．妊娠中の母親の治療が十分ならば新生児に対して治療は必要ないが，生後6か月になっても，梅毒血清反応が陰転しないようなら抗菌薬を内服させる．

出生時の感染が持続する母子感染

1 HBV

HBVキャリアのほとんどすべては母子感染を含む乳幼児期の感染である．また母子感染でキャリア化するのは，HBe抗原陽性の母親からの感染である．1986年1月からHBIGとHBワクチンによる感染防止が行われるようになりHBVキャリアは激減した．HBs抗原陽性でHBe抗体陽性の母親からの母子感染ではキャリア化することはきわめてまれであるが，急性肝炎時には劇症肝炎を起こすことがあるため，HBe抗原陽性妊婦の児と同様の予防措置が必要である．

2 HCV

HCV抗体の陽性率をみると成人に比べ小児は明らかに低く，母子感染は存在するがキャリア発生は少ないと考えられる．

3 HTLV-1

成人T細胞白血病（ATL）およびHAM（HTLV-1 associated myelopathy）と呼ばれる慢性進行性脊髄麻痺などを起こすレトロウイルスである．ATL，HAMは確立した治療法がないため予防が重要となる．感染経路としては，血液，性行為，母乳，産道・経胎盤によるものがある．子宮内感染についてはその頻度は3%以下であり，生後の母乳による経路が重要である．HTLV-1キャリアの母親の母乳を禁止することが母子感染を防ぐ有効な手段であるが，母乳の利益などを十分説明したうえで最終的な判断は保護者に任せ，禁乳を強制すべきではない．

4 HIV

感染経路については，①子宮内感染，②経産道感染（この経路での感染が最も多いと考えられている），③経母乳感染の3つの経路がある．現在，それぞれの経路に対して母子感染予防の措置がとられている．②に対して，わが国では計画的な帝王切開が積極的に行われている．③の経路については，わが国では母乳を禁止し人工乳による哺育を行っている．

早期発症重症型では難治性の肺炎，反復する発熱，発育不良，神経症状，肝脾腫，慢性下痢，カリニ肺炎，播種性CMV感染症，カンジダ症などが多く認められる．一方，緩徐進行型の症状は軽く，リンパ節腫脹，耳下腺炎が多い．免疫不全に伴う症状は軽く，神経症状はまれである．

表3 母親の自己免疫疾患と児の症状，経過・対応

	新生児全身性エリテマトーデス	新生児一過性甲状腺機能亢進症	新生児一過性甲状腺機能低下症	新生児一過性重症筋無力症	新生児自己免疫性血小板減少性紫斑病
母親の病気	SLE MCTD など	甲状腺機能亢進症	慢性甲状腺炎で甲状腺機能低下を認める	重症筋無力症	自己免疫性血小板減少性紫斑病
移行する自己抗体	抗核抗体 抗DNA抗体 抗SS-A抗体など	long acting thyroid stimulator (LATS)など	TSH結合抑制免疫グロブリン(TBII)	抗アセチルコリンレセプター抗体	抗血小板抗体
症状	先天性房室ブロック，円板状紅斑，日光過敏症，白血球減少，血小板減少，肝脾腫など	生後7〜10日以内に発症．頻脈，多呼吸，肝腫大，心不全	低体温，筋緊張低下，哺乳力不良，黄疸，便秘など	筋緊張低下の症状．重症例では呼吸不全となる	紫斑，出血傾向，重症では小腸，腎，頭蓋内に出血することがある
経過・対応	先天性房室ブロックを除き，一過性で症状は消失する．先天性房室ブロックではペースメーカーを必要とするものもある	症状が軽いものでは特に治療は不必要	母親より移行した自己抗体は3〜17か月で消失し，症状もこれとともに消失する	初期の薬物療法が重要	血小板減少は1〜3か月で消失する

自己抗体の移行と胎児の病気

近年，免疫学の進歩に伴い，さまざまな疾患において自己抗体がその病因となっていることが確認されている．これらの疾患では，母親から新生児に一時的に症状が伝わることが以前より観察されている．それらの症状に一役かっているのが母親から経胎盤的に移行するIgG抗体である．移行量は胎生17〜20週で正常成人値の5.4%であるが37〜40週では86%となり，この値は母親の血中（正常成人値の79%）より高値になる．この中に自己抗体が含まれ，新生児がその抗体に相応する抗原をもつ場合に症状が出現する．したがって，その症状も母親からの移行抗体の消失とともに一過性に終わる．表3には母親の自己免疫疾患と児の症状，経過・対応を示した．

母親の糖尿病

妊娠糖尿病（GDM）の頻度は約10%といわれている．糖尿病の母親からの出生児では，呼吸窮迫症候群，低血糖症，高ビリルビン血症などの合併症が知られている．軽症糖尿病のGDMなどでは巨大児が，重症のものでは低出生体重児をみることが多い．妊娠初期の器官形成期に胎児が高血糖環境にあったときに先天異常の発生があり，その発生率は正常妊娠の2〜4倍高率といわれている．

母親の心疾患

母親に心疾患がある場合，潜在的に低酸素状態になっていることがある．特に母親がチアノーゼ性心疾患を有する場合，児に大きな影響を及ぼし先天奇形，低出生体重児，新生児仮死の頻度は高くなる．また，母親の心疾患治療薬の一部で胎児への影響が報告されており，注意を要する．

母親のてんかん

母親がてんかんをもっている場合，その治療のために用いられる抗てんかん薬の児への影響が知られている．影響としては先天異常（口蓋裂，先天性心疾患，小頭症），仮死，胎児発育遅延がある．中でも胎児ヒダントイン症候群がよく知られている．またフェノバルビタール，フェニトインでは，重篤な新生児出血の報告があり，生後へパプラスチンテストのチェックが必要である．母乳に関しては，抗てんかん薬の移行は少なく，母乳栄養は慎重に続けることを検討すべきである．

胎児性アルコール症候群（FAS）

慢性アルコール中毒の母親より出生した児の30〜40%がFASに，胎児性アルコール効果（FAE）を含めると80〜90%の出生児に異常が出現するという．わが国では10,000人の出生に対

し1人程度と推定されている．成因はエタノールによる直接作用と血管を収縮させることにより起こる低酸素，低栄養による間接的な影響が考えられている．その特徴は成長障害，中枢神経系の障害と特異的な顔貌である．診断は診断基準（表4）の3項目すべてを満たすものをFAS，3項目そろわないもので母親の飲酒を確認できるものをFAEと呼ぶ．予防は妊娠を考えたら禁酒することでできるが，やめるにあたっては精神的，身体的支援が必要である．

表4 FASの診断基準

1) 出生前，出生後の発育不全
   （体重・身長・頭囲<10パーセンタイル）
2) 中枢神経異常
   過敏：乳児期，多動：乳児期以降
   発達障害，筋緊張低下，精神発達遅滞（軽～中等度）
3) 特徴的顔貌（3つのうち2つ以上）
   a. 小頭症（頭囲<3パーセンタイル）
   b. 小眼球，または眼瞼裂狭小
   c. 人中の低形成，薄い上口唇縁と上顎の低形成または欠損

タバコの胎児への影響

妊娠中の喫煙は，子宮内胎児死亡や低出生体重児の出産を有意に増加させることが数多く報告されている．最近では行動異常や学習障害などの中枢神経系の異常や顔面，頭蓋の異常との関係も検討されはじめている．わが国でも20歳代の女性の喫煙率の増加や妊婦の受動喫煙（日本の成人男性の喫煙率は60％台で欧米のほぼ2倍）の問題があり，喫煙の胎児に対する影響が心配されてきた．タバコによる胎児への障害は，血管収縮による低酸素症や虚血と考えられている．その催奇形性についてはFASのような特徴はなく，多指，内反足，小下顎，直腸肛門奇形などが非喫煙妊婦に比べ多い．予防については妊娠したら周囲を含め直ちに禁煙することである．

［志賀 清悟］

1. 先天異常・新生児疾患

4. 新生児の特徴とその異常

新生児とは

- 子宮内での母親との共存生活から子宮外での独立生活ができるようになる移行期の赤ちゃんのことです．
- 統計上の国際的定義は，出生から28日未満をいいます．
- 新生児らしい変化が大きいのは生後1週間以内です．

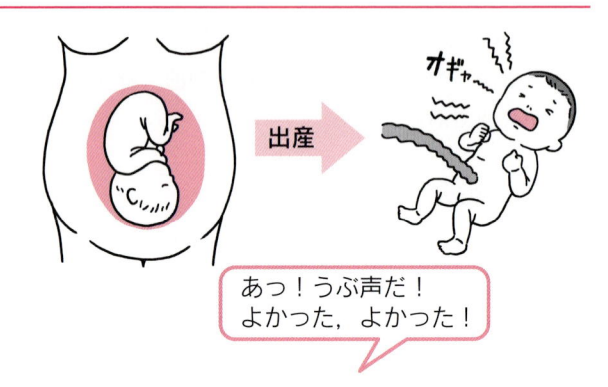

あっ！うぶ声だ！よかった，よかった！

新生児の特徴

- 臍帯が途切れ，母親との血液の交流がなくなります．
- うぶ声は出生児の肺呼吸が始まったしるしです．
- 生後初めての尿は12時間以内に，便は24時間以内に出ます．
- 原始的な反射による動きがみられます（モロー反射など）．
- 体の熱は失われやすく，容易に体温が下がります．
- 哺乳と一緒に空気をたくさん飲み込みます．
  胃内の空気はゲップで出ます．腸内の空気は長くたまります．
- 生後数日は体重が減少します．その後の1か月で約1kg増えます．
- 血液が固まる働きは低下しています．
- 多かれ少なかれ黄疸が出ます．

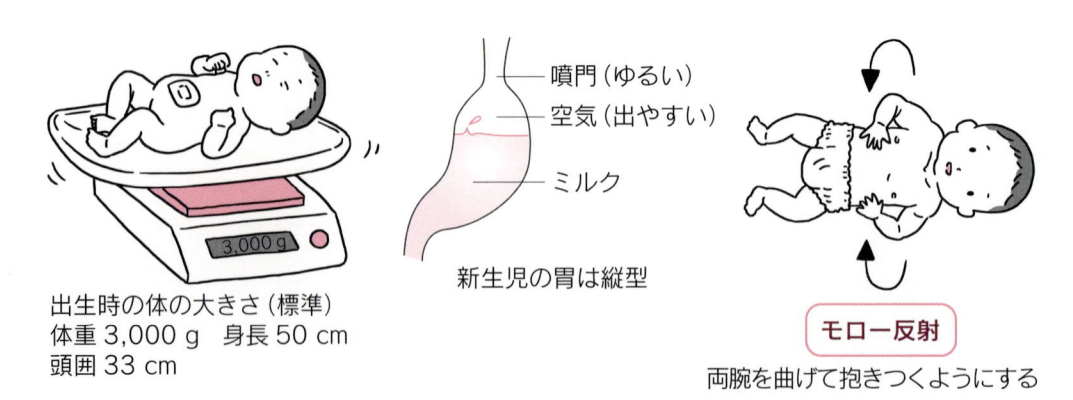

出生時の体の大きさ（標準）
体重 3,000 g　身長 50 cm
頭囲 33 cm

噴門（ゆるい）
空気（出やすい）
ミルク

新生児の胃は縦型

モロー反射
両腕を曲げて抱きつくようにする

新生児によくみられる症状や病気

- 鼻づまりや鼻が鳴る．哺乳時にゼロゼロする．
- 呼吸が速くなったり遅くなったりする．
- 頭の一部に出っぱりやブヨブヨした盛り上がりがある．（産瘤，頭血腫）
- 眼が内側による（仮性内斜視）．涙や目ヤニが多い．
- 歯ぐきに白い粒がある．
- 舌の先の方まで舌小帯がついている．
- 乳房がふくれる．乳汁が出る．腟から出血する．
- 臍がジクジクする．飛び出してきた．
- 陰嚢がふくらんでいる．
- 肛門の周りが赤くむける．
- 顔に赤いブツブツ，頭や眉に黄色いガビガビができる．
- 赤アザや青アザがある．

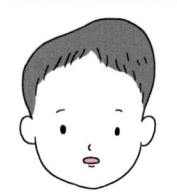

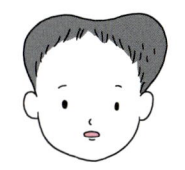

産瘤

頭血腫

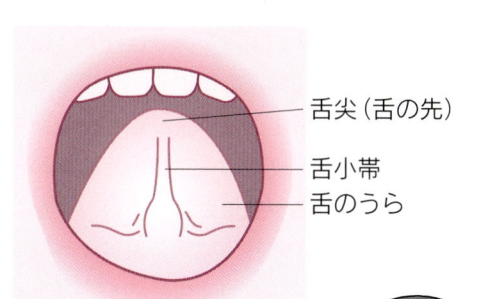

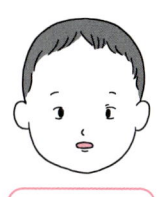

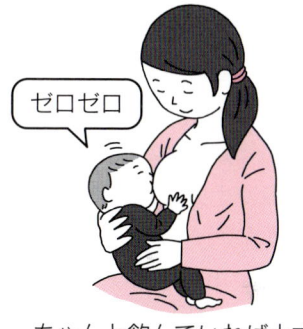

舌尖（舌の先）
舌小帯
舌のうら

仮性内斜視

黄色いガビガビ（脂漏）
赤いブツブツ

ゼロゼロ

ちゃんと飲んでいれば大丈夫

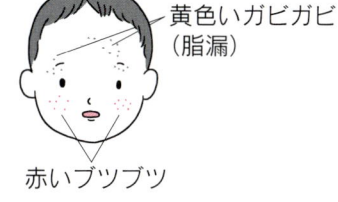

新生児にみられる注意する症状や病気

- 皮膚がまっ黄色で白目も黄色い ➡ 強い黄疸
- 血液を吐いたり血便を出す ➡ 新生児メレナ
- 片側の腕や手を動かさない ➡ 腕神経麻痺，鎖骨骨折
- 便の色が白っぽい ➡ 胆道閉鎖，新生児肝炎
- 何となくおかしい（飲まない！泣かない！動かない！）➡ 感染症

解説

　新生児とは，子宮外の独立生活に対する生理的適応が終了し，妊娠・分娩の影響が消失するまでの児を呼ぶ．したがって本来は日数で示されるものではないが，衛生統計上の国際的定義は，出生から生後28日未満までとしている．機能的な意味では，生後の大きな変化に対する適応は約1週間以内になされるため，この時期が真の新生児期といえる．

形態的特徴

　出生時の体格は胎内での発育の集大成であり，その後の発育の出発点となる．現在，通常の在胎期間（約40週）を経た日本人の出生時体格は，体重3,000g，身長50cm，頭囲33cmがほぼ標準である．在胎期間に比し体格が小さい場合，母親側からの影響（慢性疾患や胎盤機能不全など）か児自身の問題（先天異常など）かであるが，生後の発育はこれらにより異なる．出生後，母親からの水分・栄養は途絶えるが，排泄や不感蒸泄はあるため哺乳量が十分量に達するまで体重は減少する（初期体重減少）．この減少で生後2～4日に最低体重となる．出生体重の10%以内は生理的減少であるが，これ以上の減少は病的要素がありうる．生後1週で体重はほぼ回復し，その後1か月までは通常30g/日以上の増加率で増える．

機能的特徴

　臍帯を介しての母親との血液交流が断絶することによる出生児の最も重要な変化は，肺呼吸の確立と循環動態の変化である．
　在胎20週を過ぎると胎児に呼吸様運動が明らかになり，この運動は肺成熟を促す因子として注目されている．しかし，肺でガス交換を行う肺呼吸は出生後の第一呼吸から始まる．開始された呼吸の呼気が第一啼泣をつくるので，うぶ声は生きて生まれた徴候とされるようになった．
　腎機能は胎生の早期から発達し，尿は胎内でも産生・排出され，羊水の構成成分となる．生後の初回尿排泄は通常12時間以内にみられ，遅くとも24時間以内に排尿がなければ原因を考える必要がある．
　便は通常では胎内で排出されることはなく，生後24時間以内，遅くとも48時間以内に初回の便が排出される．生後の授乳が進むまでは胎便（腸管粘膜上皮や分泌物にビリルビンを含み黒緑色）である．
　新生児の運動は不随意の反射運動がほとんどである．これらの反射は原始反射と呼ばれ，生後3～4か月までには消失する．この時期に原始反射が認められない場合や，生後4か月を過ぎても存在する場合は神経系の異常が考えられる．原始反射のうちモロー反射は最もよく知られている．外部からの刺激で，両上肢（下肢）を屈曲させ手指を広げ，上（下）肢を何かに抱きつくように動かす反応である．
　新生児の熱産生は，小児・成人にみられるような筋の運動やふるえによるものではなく，皮下の褐色脂肪組織での化学反応による．産生された熱で体温を保つが，新生児は体重に比し体表面積が大きいこと，皮膚・皮下の未熟性のため絶縁効果が小さいことから熱が喪失されやすい．すなわち環境温度の低下により容易に低体温になる．冬の暖房や夏の冷房は，体温の変化に気をつけながら温度の調節を行い，室内の換気にも注意する．
　新生児は哺乳と同時に大量の空気を飲み込み，授乳後ゲップとしてこの空気を排出する．この時期の胃は縦型に位置し，しかも噴門がゆるいためゲップを出しやすい構造になっている．一方，胃を固定する靱帯はゆるく，容易に胃の長軸捻転が起こり，空気が噴門から出にくくなり腸へ移動し，腹部膨満を起こす．哺乳をさせた後は，必ずゲップをさせることが重要で，ゲップが不十分であるとなる，よく吐くなどの症状が出る．
　肝で生成される血液凝固因子のうちビタミンK依存性の第II，VII，IX，X因子は，生後のビタミンK欠乏（供給不足と腸内細菌による産生が不可のため）により低下する．現在，生後早期からビタミンK_2の内服投与が行われている．
　肝でのグルクロン酸転移酵素活性の未熟などによる生理的黄疸は多かれ少なかれ出現し，生後

3～4日に最も著明となり徐々に消退する．母乳栄養のときは黄疸がなかなか消えにくい場合があるので母親へ知らせておく必要がある．

心配のない症状・疾患と対応

1 鼻閉音，哺乳時の喘鳴
鼻腔，咽・喉頭がまだ狭く軟らかい時期であるため，通常よく認められる．鼻閉音，喘鳴が断続的・一時的なものはいずれ消失するが，常時認める場合は原因を調べる．

2 呼吸リズムの不整
周期性呼吸をしている場合にみられ1～2か月でなくなる．無呼吸相が長い（10秒以上）ときは注意が必要である．

3 産瘤・頭血腫
頭蓋骨縫合を越え浮腫状に触れる産瘤は1か月以内に消失．骨縫合を越えず液状に触れる頭血腫は，大きい場合，黄疸を増強させることがあるが数か月以内に吸収され，穿刺吸引する必要はない．

4 仮性内斜視，鼻涙管狭小
両眼間の皮膚の幅が広いため眼球が内側に寄ってみえる．鼻涙管が生理的に狭いため流涙や眼脂は多いが，数か月以内に自然治癒することが多い．

5 歯肉上皮真珠
歯肉の上皮細胞が集まり真珠様に白くみえるが自然に脱落する．

6 舌小帯付着
舌小帯は舌尖近くまで付着しているが，いずれ後退する．哺乳や発音に支障はなく様子をみる．

7 新生児妊娠反応
胎児期に移行していた胎盤ホルモンの消失によって，一時的な乳房腫大，乳汁分泌（奇乳）や女児の性器出血（新生児月経）がみられることがあるが自然消失する．

8 臍肉芽腫，臍ヘルニア
臍帯脱落後，黄色の分泌物や少量の出血があるときは，臍肉芽腫の有無を確認する．小さい肉芽腫はステロイド・抗菌薬含有軟膏を2～3回/日塗布，1週間以内に縮小する．臍ヘルニアは大きくても放置，6～9か月以内に軽快する．

9 陰嚢水腫，精索水腫
膨脹した陰嚢が透光され，触診でも硬い腫瘍を触れない．穿刺排液せずに自然消退する．

10 肛門周囲炎
生後1か月頃までは肛門周囲に赤むけ（びらん）ができる．こまめに殿部のケアを行い，皮膚の保護に努める．

11 新生児脂漏性皮膚炎・にきび
生後3週間～4か月まで顔・頭部の皮脂腺分泌が思春期と同様に活発となり，脂漏のかさぶたや発赤疹ができる．皮膚を清潔に保つこと，こすりすぎないことなどを指導する．

12 母斑（血管腫，蒙古斑）
苺状血管腫と顔の中央部に生じるサーモンパッチは幼児期にほとんど自然消失する．蒙古斑は殿部のものは10歳頃までに消失するが，異所性は成人になっても残存することがある．

精査や治療を要する場合

①強度の黄疸
②消化管の出血
③上腕・前腕・手指の麻痺
④灰白色，クリーム色の便
⑤何となくおかしい（not doing well）！
　→飲まない，泣かない，動かない

［志賀 清悟］

1. 先天異常・新生児疾患

5. 低出生体重児の疾患

低出生体重児とは
- 出生体重が2,500g未満で出生した児のことです．
- 体のいろいろな器官が未熟なことにより，特徴的な病気が起こります．

低出生体重児の分類

体重による分類
低出生体重児：2,500g未満で生まれた赤ちゃん
極低出生体重児：1,500g未満で生まれた赤ちゃん
超低出生体重児：1,000g未満で生まれた赤ちゃん

出生週数による分類
早産児：在胎37週未満で生まれた赤ちゃん
超早産児：在胎28週未満で生まれた赤ちゃん

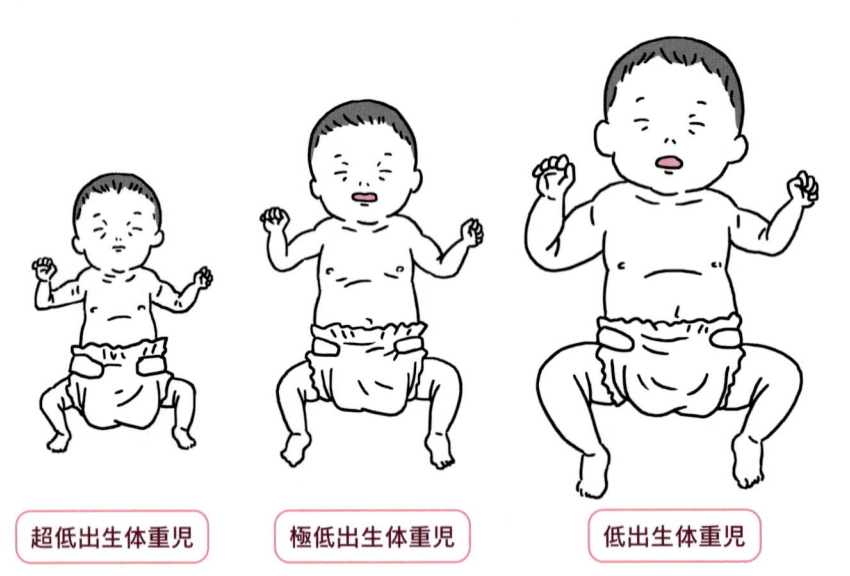

超低出生体重児　極低出生体重児　低出生体重児

原因
- 出生週数が早いためによる場合の原因
  母親：子宮筋腫，頸管無力症，妊娠高血圧症，感染など

- 胎児の成長障害による場合の原因
  母親：妊娠高血圧症，栄養不全，合併症妊娠など
  胎盤因子：前置胎盤，梗塞などの胎盤機能不全
  胎児因子：染色体異常・遺伝子病，胎児感染症など

どんなことが起こるか？（よくみられる症状）

- 肺がふくらみにくいため，肺でのガス交換がうまくできない（呼吸窮迫症候群）．
- 呼吸中枢の発達が不十分で，呼吸を止めてしまう（無呼吸発作）．
- 心拍数は成人の約2倍であり，心筋の収縮力が弱い．
- 体内での熱産生が少ないうえに，熱喪失が多いので，低体温になりやすい．
- 血管壁が未熟で破れやすく，出血しやすい（脳室内出血）．
- 感染に対する抵抗力が弱いため，感染しやすく，重症になりやすい（敗血症，髄膜炎，肺炎）．
- 乳を吸うことも飲み込むこともできない．
- 肝臓の働きが不十分なため，黄疸になりやすい（重症黄疸）．
- 造血機能が未熟なため，貧血になりやすい．
- 低血糖を起こしやすい．

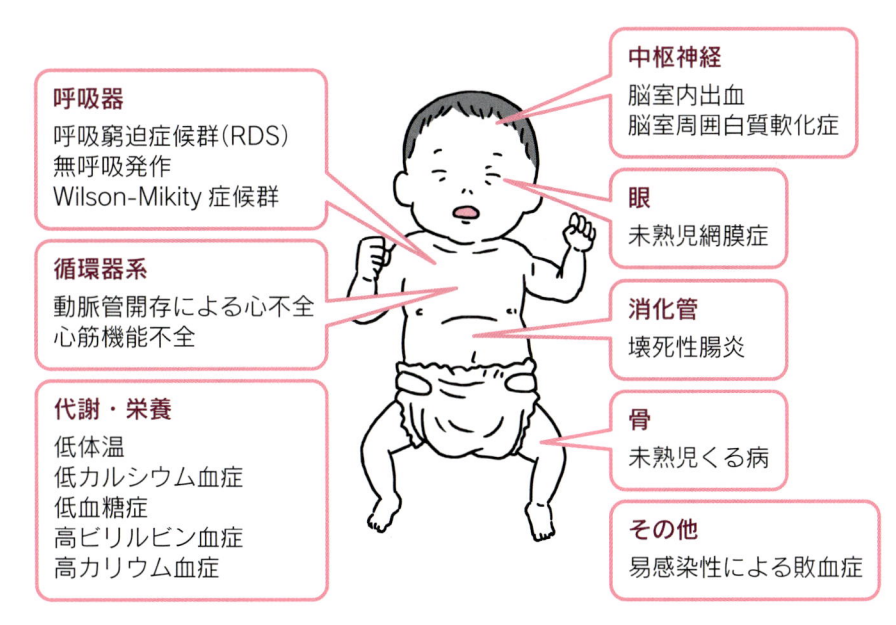

呼吸器
呼吸窮迫症候群（RDS）
無呼吸発作
Wilson-Mikity 症候群

循環器系
動脈管開存による心不全
心筋機能不全

代謝・栄養
低体温
低カルシウム血症
低血糖症
高ビリルビン血症
高カリウム血症

中枢神経
脳室内出血
脳室周囲白質軟化症

眼
未熟児網膜症

消化管
壊死性腸炎

骨
未熟児くる病

その他
易感染性による敗血症

低出生体重児に起因する疾患

初期治療と注意すること

- NICU という赤ちゃん専用の集中治療室に入院します．
- 体温を保つため保育器に収容します．
- 呼吸，心拍数をみるためモニターを 24 時間体制で監視します．
- 出生後から刻々と状態が変化していくため，採血・尿検査，頭や心臓のエコー検査，胸・腹部のエックス線検査を定期的に行うことになります．
- 状態に合わせて人工呼吸器や点滴，薬の内服などを行います．

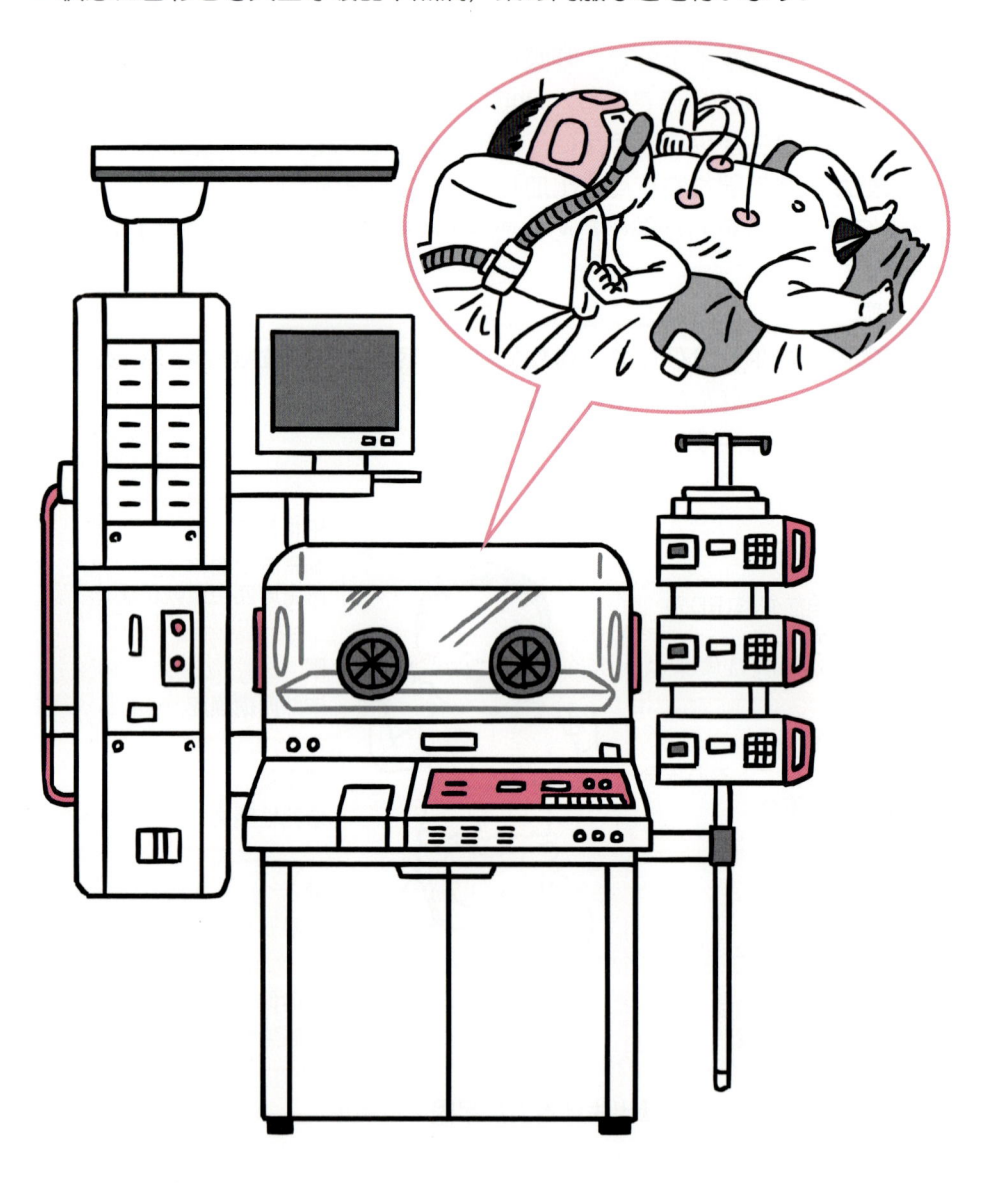

保育器

解説

出生時の体重により，2,500g未満を低出生体児，1,500g未満を極低出生体児，1,000g未満を超低出生体児という．低出生体重児の病態は，機能的・形態的な未熟性に基づいて発症する．

現在わが国では出生数が減少しているものの，低出生体重児の出生数は増加しており，全体の出生数に占める低出生体重児の割合は9％を超えている．その背景には，周産期医療の発達に伴い，流早産に対する治療介入や不妊治療による多胎が関係している可能性がある．

一方，新生児医療の進歩に伴い低出生体重児の予後は改善し，1,500〜1,000gでは数％の死亡率となっている．しかし，500g以下の児では死亡率が40％以上と依然として高い（周産期母子医療センターネットワークデータベース）．

原因

切迫早産などにより出生週数が早いために低出生体重児となる場合と，子宮内での胎児の体重増加が得られず低出生体重児となる場合がある．各々の原因はイラスト頁に記載した．

よくみられる症状

低出生体重児の疾患は，出生体重，出生週数，IUGRの有無などにより身体的・生理的病態に差異を認めるため，ここでは代表的疾患について解説する．

呼吸器系
1 呼吸窮迫症候群（respiratory distress syndrome：RDS）

肺胞の2型細胞から分泌される肺サーファクタントの欠乏により肺胞の表面張力作用が強くなり，肺胞の虚脱，肺内シャントによる低酸素血症，呼吸性アシドーシスを生じる．頻度は1,000g未満が50％，1,000〜1,500gが32％，1,500〜2,500gが7％である．

臨床症状は多呼吸，呻吟，鼻翼呼吸，陥没呼吸，チアノーゼが認められる．症状は出生後数時間より認めるが，重症例では出生直後から認める．臨床症状，胸部エックス線所見より診断されるが，参考所見として出生直後の胃液を用いたマイクロバブルテストがある．治療の第一選択は人工サーファクタントの気管内投与である．RDSと診断後はすみやかに補充する．予防としては，母体に対するステロイド投与が報告されている．

2 慢性肺疾患（chronic lung desease：CLD）

極低出生体重児の17〜54％に発症し，呼吸器感染の重篤化や，退院後も在宅酸素療法が必要となるなど，児や家族に負担を強いる疾患の1つである．CLDは「先天性奇形を除く肺の異常により酸素投与を必要とするような呼吸窮迫症状が新生児期に始まり日齢28を超えて続くもの」と定義され，年々，増加傾向にある．

慢性肺疾患の発症要因は，未熟な肺構造，人工呼吸管理や酸素投与による損傷，サーファクタント欠乏，未熟な抗酸化作用，動脈管開存症など多岐にわたる．最近では，子宮内感染，特に絨毛膜羊膜炎などの周産期感染症との関連が指摘されている．発症予防策として非侵襲的呼吸管理や水分制限，栄養改善などのほかに，吸入ステロイド，カフェイン，ビタミンAや一酸化窒素などの薬物治療も行われている．

循環器系
1 動脈管開存症

生後，肺呼吸が開始されると，動脈管は必要のない器官となるため72時間以内にしだいに閉鎖する．しかし，胎児の未熟性が増すほど動脈管閉鎖は遅延する．閉鎖しないと，未成熟な心筋から構成される左心室が容易に心不全となり，ほかの全身臓器の未熟性と相まって全身症状を発症する．

症状としては，心雑音，心尖拍動，脈圧の増大であるが，動脈管のシャント血流が増加するとともに，肺血流が増加し肺浮腫・肺うっ血となり，呼吸不全となる．呼吸器設定の上昇や酸素供給量の増加を必要とするため，慢性肺疾患や未熟児網膜症の悪化要因ともなりうる．また，シャントに伴う血流低下により，脳や腎臓の血流も低下し予後にも影響する．

内科的治療としてはプロスタグランジン合成阻害薬が投与される．プロスタグランジンE_1は動

脈管に対して強力な拡張作用を及ぼすため，プロスタグランジン合成阻害薬によってこのプロスタグランジンを抑制して動脈管を閉鎖させる．未熟児では動脈管が未発達なため反応性に乏しいことがある．内科的治療に反応がないときや，合併症のため投薬に危険性を伴うときは外科的治療としてクリッピングによる閉鎖術が行われる．

中枢神経系

1 脳室内出血(intraventricular hemorrhage：IVH)

脳室内出血は早産児に多く，脳室上衣下出血から波及し脳室内に出血を生じるものである．重症例では脳室周囲の脳実質にも出血や梗塞性変化を生じることや，水頭症などを合併することもあり，予後に影響する重要な因子である．

多くは生後72時間以内に発症し，けいれん，無呼吸，貧血，アシドーシス，血圧低下を呈し，急速に進行する．診断は頭部エコーが最もわかりやすい．

脳室内出血の病態として，虚血，低酸素，アシドーシスなどの血管因子と呼吸管理，輸血，動脈管に関係した血流の変化などの血行動態因子が絡み合って発症すると考えられている．

2 脳室周囲白質軟化症(periventricular leukomalacia：PVL)

脳室と大脳皮質の間の白質にできる虚血性変化であり，早産児の5〜10％に合併するとされている．脳血管は脳表から皮質に向かう血管と，脳室から皮質に向かう血管に分かれて発達するが，早産児では脳室周囲に無血管領域が生じ，脳血流が低下するとその部位に虚血性変化を生じやすくなる．

新生児期に特異的な症状はなく，遷延する無呼吸発作を認めることがある．症状として顕性化するのは生後6か月以降のことが多い．好発部位は側脳室後角であるため麻痺を生じることが多く，下肢の痙性麻痺となりやすい．錐体路を障害するため病変部が広がれば体幹や上肢にも麻痺が波及する．

診断は頭部エコーが有用であり経時的な観察が必要である．また，頭部MRIは急性期の検査として不向きであるが，1〜1歳6か月頃のMRI所見からPVLを確定診断することもできる．

PVLは不可逆性の病変であるため，治療は確立されておらず，障害がある場合はリハビリテーションによる神経機能の改善を促す．一般的にPVLでは精神発達の遅れは軽度である．PVLの予防としては出生前，出生後管理が重要である．出生前は胎児徐脈，子宮内感染のコントロールが中心となる．出生後は呼吸状態，循環動態を安定させ，低血圧や脳血流を低下させないように努める．

消化器系

1 壊死性腸炎(necrotizing enterocolitis：NEC)

早産・低出生体重児では消化管の運動・消化・吸収の機能が未熟であり，生後早期から経腸栄養を確立させることは困難である．そのため，腸管の未熟性や循環障害，感染，経腸栄養の過負荷などにより腸管の急性炎症性壊死が生じ，NECを発症する．発生頻度は報告により違いがあるが，海外では極低出生体重児の10％に発症するとされ，日本では数％とされている．NECの50％以上で外科的治療が必要になり，死亡率は25〜30％と高い．

初期の症状は腹部膨満，胃内のミルク残量の増加，血便，腸管蠕動音低下などであるが，潜在性に進行し突然の循環不全で発症し救命困難な状況になることもある．発症時期は生後1〜2週間である．腹部エックス線像の特徴は腸管壁内ガスの存在である．病態が進行すれば門脈内ガスも認めるようになる．腹腔内遊離ガスを認める場合には消化管穿孔が疑われ緊急手術の適応となる．

病初期の治療としては経腸栄養の中止，輸液管理，胃持続吸引による腸内の減圧，広域抗菌薬の投与が行われる．循環不全に対しては輸液負荷やドーパミン，無呼吸発作や腹部膨満による呼吸不全に対しては人工換気を行うこともある．腹腔内遊離ガスがあれば外科治療の適応になるが，内科治療にもかかわらず症状の悪化や腸管の固定した拡張像，腹膜炎の所見の存在も外科治療の適応になる．合併症は，広範囲に腸管を切除することによる短腸症候群や長期間の経腸栄養中止に伴う腸管不全合併肝障害などがある．

母乳はNECのリスクを低下させる効果が報告

され，早産児では生後早期からごく少量の母乳投与を行うこともある．最近ではプロバイオティクスによる予防についても報告されている．

代謝・内分泌・電解質
1 低血糖症

低出生体重児では体内のグリコーゲン貯蔵量が少なく，容易に低血糖となる．症状としては活気低下，無呼吸，易刺激性からけいれんまでとさまざまである．出生後の血糖は生後2〜4時間で最低値となるため，出生後からの経時的な血糖測定が重要である．低血糖の定義は生後72時間以内では25〜60mg/dL以下と文献により違いはあるが，実際の臨床では母親の薬剤投与や合併症，児の因子を考慮したうえで45mg/dL以下で治療介入することが多い．

2 高カリウム血症

高カリウム血症は極低出生体重児によくみられ，腎不全がないにもかかわらず生後24〜48時間くらいに血中のカリウムが上昇する非乏尿性高カリウム血症を認めることがある．

3 高ビリルビン血症

黄疸は新生児によく認め，適応過程の1つである．赤血球のヘモグロビンから産生された間接ビリルビンは肝臓でグルクロン酸抱合を受け，直接ビリルビンとなり排出される．低出生体重児では肝臓における酵素活性の未熟性があり，血中ビリルビン値が高くなりやすい．また，経腸栄養の開始が遅くなるために，ビリルビンの腸管への排泄が滞ることも一因である．高ビリルビン血症は核黄疸の原因となるためすみやかな治療が必要となる．低出生体重児では血液脳関門が未熟であることや，低アルブミン血症，アシドーシスを伴いやすく核黄疸のリスクが高い．

眼
1 未熟児網膜症

早産・低出生体重児では網膜が子宮内とは異なる環境で発達するため，網膜の血管が異常増殖を生じ，結果として網膜出血や増殖性変化を引き起こし網膜剥離に至る．発生頻度は未熟性に相関し，在胎週数が短いほど頻度は増加する．増悪因子は高濃度酸素投与がよく知られているが，ほかにも敗血症，無呼吸発作，貧血，水分の過剰投与などさまざまな因子が複雑に関係している．治療はレーザー凝固術が第一選択となるが，網膜剥離を発症した重症例では硝子体手術が行われることがある．2000年に出生した超低出生体重児の全国調査では，3歳時の未熟児網膜症による両眼失明率は0.6%である．

骨
1 未熟児くる病

カルシウム，リンは経胎盤的に胎児に移行し，胎児の骨形成に利用されているが，早産児では十分に供給されるはずのカルシウム，リンが早期に途絶することや，出生後の急速な発育によりカルシウム，リン，ビタミンDが不足し未熟児くる病を発症する．血液検査でアルカリホスファターゼの定期的な測定や手関節のエックス線検査で評価される．母乳栄養児ではカルシウム，リンの不足，特に相対的にリン不足がある．早産児ではくる病予防として早期からカルシウム，リンの補充が必要となるため，母乳にミネラルとタンパクを強化したパウダーを添加している．

初期治療と注意すること

低出生体重児は体表面積が大きく容易に低体温となることや，不感蒸泄が多いことなどから保育器に収容する．呼吸障害や無呼吸発作を有することが多く，呼吸・心拍・酸素飽和度の持続的なモニター管理が必要となる．このことを念頭に置いて予定帝王切開などで分娩が予測されるときや，緊急時の入院に対処するため，常に保育器とモニターは準備しておく必要がある．経腸栄養が進まない間は輸液を行うが，電解質異常も生じやすいため定期的な血液検査を必要とする．

［菅沼 広樹］

2. 消化器疾患

1. 口内炎, 鵞口瘡

口内炎, 鵞口瘡とは

- さまざまな原因によって起こる口の中の粘膜や舌, 歯肉にできる炎症を「口内炎」と総称します.
- 「鵞口瘡(がこうそう)」とは, 主に乳児にみられる舌や頬粘膜に白斑ができる口内炎の一種です.

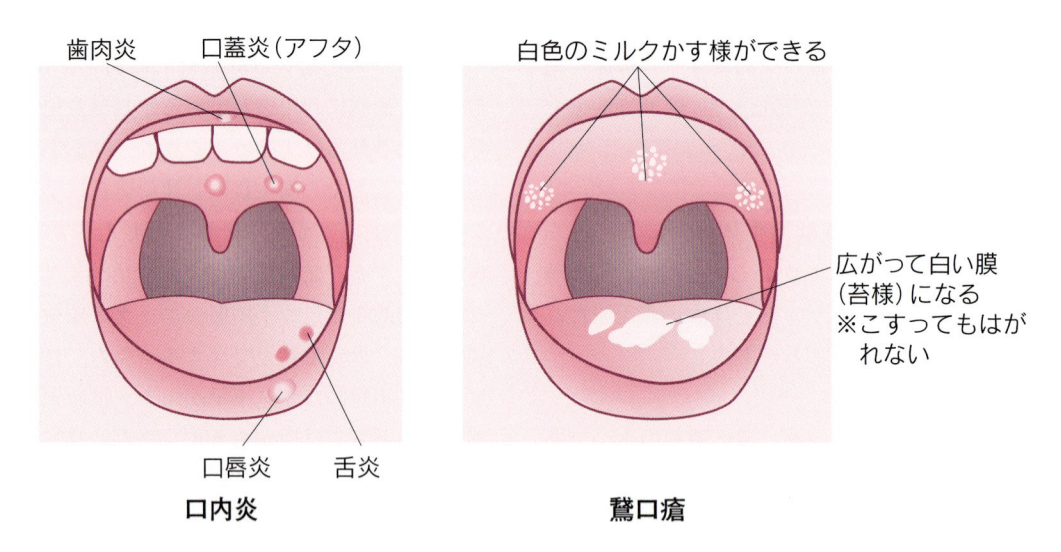

口内炎
- 歯肉炎
- 口蓋炎（アフタ）
- 口唇炎
- 舌炎

鵞口瘡
- 白色のミルクかす様ができる
- 広がって白い膜（苔様）になる ※こすってもはがれない

原因

- **感染症**：夏かぜ（手足口病, ヘルパンギーナ）, ヘルペス性歯肉口内炎, 溶連菌や真菌（カンジダ）感染などで, 真菌によるものが「鵞口瘡」です.
- **物理的刺激**：口の中を噛んだ, やけどなどからでもできます.
- **アフタ**（痛みを伴う小潰瘍のこと）**性口内炎**：学童～成人でよくみられ, 原因不明ですが, しばしば再発します.
- **全身疾患に伴うもの**：まれですがベーチェット病やクローン病などもあります.

よくみられる症状

- 粘膜に局所的なブツブツ（水疱・丘疹）や傷（潰瘍）がみられます.
- 原因によりさまざまですが, 一般的には痛みを伴うことが多く, 乳幼児ではよだれが増えたり, 食欲が低下します.
- 鵞口瘡では, おしりにカンジダ性おむつかぶれを伴うことがあります.

口唇や周囲にも
水疱，血疹

歯肉が赤く腫れる
出血しやすい

口唇炎

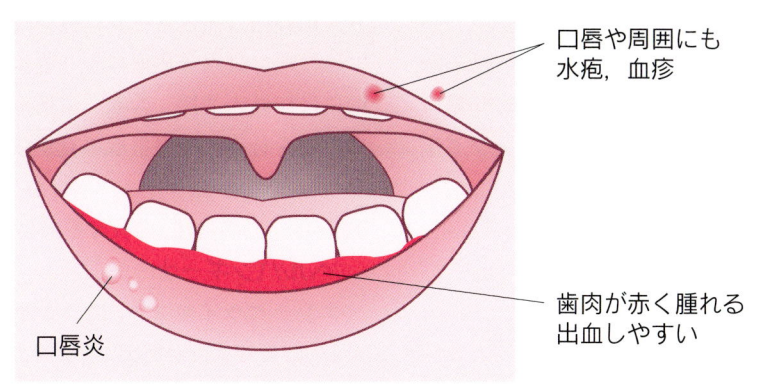

ヘルペス性歯肉口内炎

初期治療と注意すること

- 口の中を清潔に保つことを心がけます（ただし，無理な歯みがきは症状を悪化させることがあります）．
- 痛みを和らげる塗り薬や貼り薬があります（乳幼児ではうまく付けられないことが多いです）．
- 塩味や酸味のきいた刺激の強いものは避け，症状が重いときはイオン水やゼリーなどをとるようにします．
- 症状の程度によりますが，鵞口瘡では抗真菌薬を，ヘルペス性歯肉口内炎では抗ウイルス薬を，溶連菌では抗菌薬を内服することがあります．
- 乳幼児で症状が強く，飲水も困難な場合はすみやかに医療機関を受診しましょう．

解説

さまざまな原因によって起こる口腔粘膜の水疱，潰瘍，びらんを「口内炎」と総称する．「鵞口瘡」とは，主に乳児にみられる口腔内カンジダ症のことを指す．

原因

原因は以下のように大別できる（表1）．

- 感染症：ヘルペス性歯肉口内炎，ヘルパンギーナ，手足口病，A群溶連菌感染症，鵞口瘡など．
- 物理的刺激：咬傷，熱傷など．乳児期に特有な，乳歯による舌小帯の損傷であるリガ・フェーデ病も知られるが一般的ではない．
- 特発性：アフタ性口内炎．
- 全身疾患に伴うもの：ベーチェット病，クローン病など．
- ほかに，薬剤性として抗腫瘍薬，免疫抑制薬などで起こる広範な潰瘍性口内炎が治療の副作用として重要視されている．

症状・治療

小児にみられる口内炎を伴う代表的疾患について以下に述べる．

1 ヘルペス性歯肉口内炎

単純ヘルペスウイルス（主にHSV-1型）の初感染による疾患（口唇ヘルペスはHSVの反復感染症）で，乳幼児に好発する．発熱を伴い，口腔粘膜，舌，口蓋に発赤，潰瘍，小水疱を生じ，水疱が破れてびらんを形成する．顎下リンパ節の有痛性腫脹や歯肉の発赤・腫脹・出血もみられ，口臭が強く流涎が増加する．高熱は5日間前後でおさまり，口腔内の痛みもそれに伴い改善する．

急性期には水分摂取により脱水を防止し，局所的には口腔内清掃，含嗽，潰瘍部位への外用薬塗布などを行う．経口摂取不良が強いなど重症の場合は，補液や抗ウイルス薬（ACV 5 mg/kg/回×3回/日，点滴静注）の投与を考慮する．

2 ヘルパンギーナ

エンテロウイルス（主にコクサッキーウイルスA群）による感染が原因で，5月の下旬頃から流行が始まり，8月頃にピークを迎える．発熱を伴い，口蓋弓に2～3 mm大の小水疱や潰瘍を形成する．典型的には，突然の高熱で始まり，口腔内病変の進行に伴い咽頭痛や流涎，食欲不振などを認める．

一般的には軽症で，水分摂取などの対症療法で，数日の経過で軽快することが多い．

3 手足口病

エンテロウイルス（主にコクサッキーウイルスA16, エンテロウイルス71）による感染が原因で，ヘルパンギーナ同様5月の下旬頃から流行が始まり，8月頃にピークを迎えて以後減少するが，時に年末までみられることがある．口腔内所見では，口蓋全体や舌など各所に小水疱・丘疹が散在し，一部にヘルパンギーナ様にできることもある．これらに加え，手掌・手背・足底・足背・指趾間に丘疹・水疱を形成し，時に膝・下腿・殿部まで広がることもある．これらの発疹は水痘との鑑別を要することがあるが，膿疱やびらん，痂皮形成は起こらない．倦怠感や食欲不振，発熱などと同時か，1～2日後に皮疹が現れる．

一般的には軽症で，対症療法で軽快するが，時

表1　口内炎の原因

	疾患・特徴など
感染症	ヘルペス性歯肉口内炎：歯肉腫脹，流涎，発熱
	ヘルパンギーナ：発熱，周囲の流行あり
	手足口病：特徴的皮疹，周囲の流行あり
	溶連菌感染症：滲出性扁桃炎，発熱，皮疹など，迅速検査可
	鵞口瘡：主に乳児期，ほかの症状を認めないことが多い
物理的刺激	咬傷，熱傷：発症時期が比較的明確
特発性	アフタ性口内炎：しばしば反復
全身疾患に伴うもの	ベーチェット病，クローン病など：難治・反復性の際に考慮

に髄膜炎や脳炎を合併することがあるため，高熱に加え頭痛・嘔吐を伴う際には注意を要する．夏期に多発する無菌性髄膜炎の原因となる．皮疹が目立つため，登園・登校が制限されることがあるが，気道からのウイルス排泄が1週間未満であるのに対し，糞便からのウイルス排泄は発症から数週間持続するため，これを待たずに児の全身状態により解除を検討するのが望ましい．

4 A群溶連菌感染症

口内炎の併発はさほど多くはないが，小児の細菌性咽頭・扁桃炎の主要な原因で，咽頭痛で発症し，倦怠感，発熱，頭痛などを伴う．咽頭は発赤，腫脹し，扁桃にはしばしば白色調の滲出物を伴う．咽頭培養により診断するが，迅速抗原検査が簡便で特異度・感度ともに良好である．

リウマチ熱の予防や臨床症状の改善を目的として，診断された児には抗菌薬の投与を行う．ペニシリン系が第一選択で，一般にはAMPC 30～50mg/kg/日×10日間の投与をされることが多い．『小児呼吸器感染症診療ガイドライン』ではセフェム系抗菌薬の5日間投与の記載もあるが，耐性菌などの問題を考慮すると，反復例やコンプライアンスが不良の症例などに限るのが望ましいと考える．

5 鵞口瘡

Candida albicans の口腔内感染で，乳児に好発する．初期には舌や頬粘膜などの口腔粘膜に粟粒大の白色小斑が現れ，しだいに癒合して舌苔形成などをきたす．白斑はミルクかす様であるが，擦っても剝離はしない．通常，痛みはなく，哺乳障害を認めることは少ない．

口腔清掃（乳児用歯みがきや，ミルク後に湯冷まし・麦茶などを少量飲ませるなど）で経過観察するが，症状が遷延したり反復したりする際には，免疫能の低下も考慮する必要がある．特に幼児以降～学童期の発症には基礎疾患の存在に注意を要する．症状が強いときには，抗真菌薬の塗布（アムホテリシンBシロップ：0.5～1mL/回×2～4回/日，5日間程度）を行うこともある．

6 アフタ性口内炎

舌，口唇，頬粘膜に好発し，1～数個の小潰瘍を生じる．通常1～2週間で治癒するが，しばしば再発する．

口内炎全般において，基本的には対症療法が中心であり，固形物や刺激物（塩分や酸味の強いもの）を避け，症状の強いときは適度な塩分・糖分を含んだ水分を十分に摂取し，脱水症状に注意して経過を観察する．痛みが強いときには，ステロイド軟膏（ケナログ®，デキサルチン®）や貼付薬（アフタッチ®），キシロカインゼリーなどの使用が有効なこともあるが，乳幼児期には使用困難なことも多い．

7 全身疾患に伴う口内炎

ベーチェット病では，再発性のアフタ性口内炎が初発症状となることが多く，皮疹や外陰部潰瘍，眼症状といったその他の症状についての問診や診察・検査が必要となる．また，クローン病の腸管外病変として，口腔内アフタがみられることがある．下痢や血便などの症状をきたさない症例もあり，成長障害や貧血が診断の手掛かりになることもある．難治・反復性のアフタ性口内炎の場合にはこれらも鑑別として考慮する．

［箕輪　圭］

2. 急性胃腸炎

急性胃腸炎とは

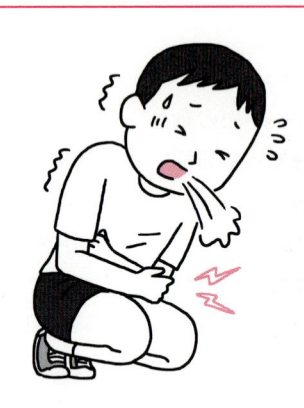

- 胃や腸に病原体が侵入し，炎症を起こして発症します．感染性胃腸炎とも呼びます．
- 発熱や嘔吐，下痢，腹痛などの症状がみられます．
- 食べ物が原因で起こったものを食中毒といいます．

原　因

- **ウイルス**：全体の約90％を占め，秋から冬に流行します．
  ロタウイルス（白色便性下痢症），ノロウイルス，アデノウイルスなどによります．
- **細　菌**：夏に多くみられます．
  日本ではカンピロバクター，サルモネラ，病原性大腸菌によるものが主体です．
  ブドウ球菌で起こるものには菌の毒素によるものがあります．
- **寄生虫**：日本では非常にまれです．
  赤痢アメーバなど
- 外国から帰国した人では，渡航国でみられる病原体に注意が必要です（コレラ，赤痢など）．

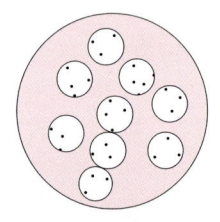

ウイルス性（電子顕微鏡）

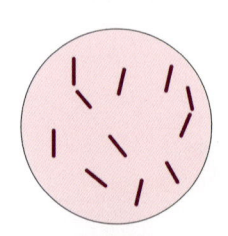

細菌性（顕微鏡）

よくみられる症状

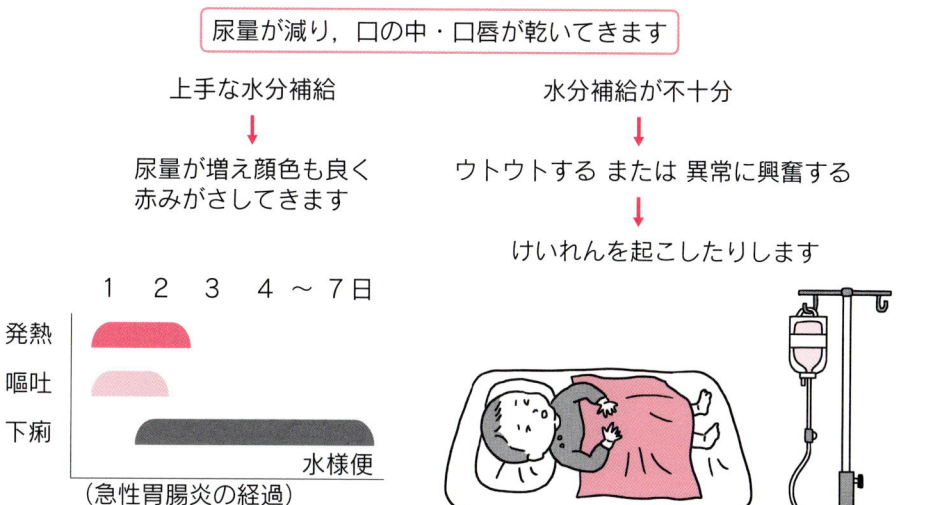

尿量が減り，口の中・口唇が乾いてきます

上手な水分補給 → 尿量が増え顔色も良く赤みがさしてきます

水分補給が不十分 → ウトウトする または 異常に興奮する → けいれんを起こしたりします

（急性胃腸炎の経過）
1　2　3　4～7日
発熱
嘔吐
下痢　水様便

- 突然の嘔吐，下痢，腹痛が共通の症状です．
- **ウイルス性**：黄色っぽい水分の多い下痢が1日10数回みられ，特にロタウイルスによる下痢症は白色で，酸っぱいようなにおいが特徴です．
- **細菌性**：ウイルス性に比べ腹痛が強く，発熱や血便も多くみられます．
- 原因によらず症状が強いと**脱水症**がみられます．
- ウイルス性胃腸炎では，軽症であっても時に無熱性けいれんを起こすことがあります．

初期治療と注意すること

- 一般的に
  安静・水分補給：吐き気の強いときは湯冷まし，お茶，イオン飲料を少量，頻回にとります．
  食　事：母乳はそのまま，ミルクは少しうすめて与えます．おもゆ，おかゆ，軟らかくゆでた野菜などの消化がよく，水分の多いものから食べさせます．
  果汁，乳製品，糖分や脂肪分の多いものは避けます．
- 便の状態や食欲が改善したら，過剰な制限はせず，徐々に病前の食事に戻します．
- 細菌性では，便の検査をしながら抗菌薬を使用することがあります．
- 乳幼児は脱水症になりやすいので要注意です．
- ロタウイルス胃腸炎では，まれに消化器以外の重い合併症を起こすことがあります．
- ロタウイルス感染の予防に経口接種のワクチンを受けることができます（乳児早期まで）．

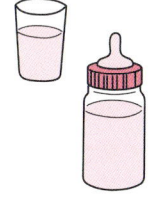

解説

　小児の急性胃腸炎は，主にウイルスや細菌の侵入により消化管粘膜に炎症を起こし発熱，嘔吐，下痢，腹痛などの症状をきたす疾患の総称である．病原体の直接的な経口感染か食物に付着した病原体が産生する毒素を経口摂取することで感染が成立する．特に乳幼児は脱水症に陥りやすく，また下痢も遷延する傾向があるため注意が必要である．本症の多くが下痢を主症状とするため，便の性状に注意しながら診断を進めていくことが重要である．

原因

　急性胃腸炎の原因は，患児のおかれた環境や季節により異なる．すなわち保育所や幼稚園，入院病棟などの集団においては糞便を介してのウイルス性胃腸炎が流行しやすい．冬期にみられるのは80～90％がウイルス性であり，逆に夏期は細菌によるものが多くなる．その時期に流行しているものを知ることは診断上，有意である．国立感染症研究所感染症情報センターのホームページでは，サーベイランス情報が随時公開されているため，大変有用である(http://www.nih.go.jp/niid/ja/from-idsc.html)．

　ウイルス性胃腸炎の原因は通年性ではアデノウイルス，エンテロウイルス（エコーウイルス，コクサッキーウイルスなど）が従来より知られているが，近年ではとりわけ冬期のロタウイルスとノロウイルスがその代表格となっており，毎年多数の乳幼児が罹患している．

　細菌ではわが国ではカンピロバクターによるものが多く，その他にサルモネラ，病原性大腸菌，エルシニア，腸炎ビブリオなどが原因となる．

　まれであるが，赤痢アメーバ，クリプトスポリジウム，ジアルジアなどの寄生虫が起因するものもあり，特に抵抗力の弱い小児では重症化する場合もある．

　頻度ではロタウイルスをはじめとするウイルス性の急性胃腸炎が圧倒的に多く，全体の約90％を占めている．

　なお近年では海外渡航の増加に伴い，子どもを含めて，コレラ，チフス，赤痢などに渡航国で感染して帰国後発症するものが散見されるようになった．

よくみられる症状

　病原体の種類，量，宿主の状態によりさまざまであるが，突然の発熱，嘔吐，下痢，腹痛が共通の症状といえる．通常，発熱が先行し，嘔吐，下痢などの消化器症状が遅れて出現することが多い．食中毒や急性腹症などとの鑑別のため，入念な診察に加え，問診（食事内容，家族や周辺での発生，便性，腸管外症状の有無，ペット飼育，海外渡航歴など）は特に重要である．

　一般に下痢のみの場合は，全身状態は侵されないことが多いが，頻回嘔吐や発熱を伴う場合は脱水症状として口腔内の乾燥や尿量減少があり，重症になると周囲への関心が乏しく，顔面も蒼白となり，体重も減少する．さらにその状態で放置されると，けいれん，意識障害などの神経症状や頻脈，チアノーゼなどの循環障害をきたす．また，起因菌により腎不全（エルシニア）や溶血性尿毒症症候群，急性脳症（病原性大腸菌）などの重症合併症を起こすこともある．

　わが国における乳幼児期の急性胃腸炎の原因で大半を占めるロタウイルスでは，発熱，嘔吐に1～2日遅れて白色水様便が出現し，1週間程度続くことが多い．したがって脱水症を併発しやすく，発症早期からの対応が必要である．また，ウイルス性胃腸炎では，嘔吐・下痢が軽度であり，高度の脱水症を認めていなくても，時に無熱性けいれんを起こすことがある．この場合，強直・間代けいれんで，何らかの刺激を受けると短い間隔で反復する特徴がある．このため，けいれん再発予防の対応が必要であるが，熱性けいれん予防に用いるジアゼパムは無効であり，ほかの作用機序を有する抗けいれん薬（カルバマゼピンなど）を投与する．けいれん予後はよく，後遺症を認めず，多くはその後の再発はない．さらに，ロタウイルス胃腸炎では，まれに消化管外の重大な合併症があり，脳炎・脳症や尿路結石に引き続く腎不全など

が注目されている．

細菌性では高熱に加え，下痢に血液や膿が混入することが多く，独特の腐敗臭を認める場合がある．また，サルモネラや赤痢ではテネスムス（しぶりはら/裏急後重）を伴う強い腹痛を訴える．細菌性腸炎はウイルス性と比較すると血便を呈することが多く，重症感も強いのが特徴であり，この場合，積極的に便の細菌培養を行うべきである．

特に生後3か月未満の乳児が急性胃腸炎に罹患すると，難治性下痢症に移行し，治療に難渋することも少なくないため注意が必要となる．

また乳幼児では，下痢が先行して腸重積を発症することもあるため，急に患児が不機嫌になった場合には本症も念頭に置き診察する（p.139「腸重積」の項目を参照）．

初期治療と注意すること

本症では，脱水の有無や程度に特に留意し，一般的には薬物療法より水分補給や食事療法，安静などの保存療法が中心となる．

ウイルス性胃腸炎では，嘔吐のある時期にはミルクの1回量を減らして少量頻回哺乳とし，母乳はそのまま，人工乳は2/3〜1/2程度に薄めて与える．それでも嘔吐してしまう場合は，ミルクをやめて湯冷ましやお茶（麦茶やほうじ茶），イオン飲料などに変更し脱水を予防する．制吐薬（ナウゼリンなど）は対症療法として有用であるが，脱水状態で頻用すると，錐体外路症状が副作用として発現することがあるので注意が必要である．

嘔吐がおさまり下痢のみになれば，下痢は病原体を排除する生体の防御反応でしばらく続くことや，冷たいもの，果汁（柑橘系），脂肪分・糖分の多い食品を避けること，安静を保ち，下痢で失われた水分や栄養分を経口で補っていれば心配のないことなどをよく説明し，不安を取り除くことも必要である．便性および食欲が改善したら，食物摂取は，過剰な制限はせず，徐々に病前の食事内容に戻す．

離乳期の乳児においては，下痢のため離乳食を一切やめてしまい，ミルクのみにしている親も多いが，そのために二次性乳糖不耐症になり下痢が長引く例もみられるので，消化のよい重湯，おかゆ，うどん，豆腐，野菜スープなどを与え，過剰なミルクを避け，不足した水分はイオン飲料などで補うように指導する．

なお，ミルクを飲んでいる乳児で下痢が遷延する場合は，乳糖分解酵素薬（ガランターゼ，ミルラクト）の投与や乳糖除去乳への変更も考慮する．

生菌製剤（ビオフェルミン，ラックビーNなど）は即効性こそないが，下痢による腸内細菌叢の乱れを修正することで症状を改善させる．本症では繁用される薬剤である．止痢剤（アドソルビン，ロペミンなど）は病初期には用いず，遷延した場合に必要に応じて使用する．なお，細菌性の場合は使用してはならない．

強い脱水症状を認める症例は入院させ，点滴，電解質補正などを行う．入院中は手洗いを徹底させ，院内感染を防ぐことはいうまでもない．その他，胃腸炎症状に続く腸重積，腎不全などの合併症にも留意する．

細菌性胃腸炎に対する抗菌薬投与は，多くは自然治癒傾向が強く，また排菌を長引かせるなどの理由で基本的には不要である．しかし，乳児や免疫能低下児，重症例，腸管外症状を呈するようなケースでは使用を考慮する．ただし，乳幼児の急性胃腸炎は前述のように，多くはウイルス感染であり，不必要な抗菌薬投与はかえって下痢を増悪させることにもなるので，症例を選んで慎重に投与すべきである．

なお，最近わが国でもロタウイルス感染に対する経口接種の生ワクチン使用が認可された（乳児早期の使用に限定される）．ロタウイルス感染を完全に阻止することは不可能でも，重症化や合併症の発症を防ぐことは期待される．

［五十嵐　淳］

> 2. 消化器疾患

3. 虫垂炎

虫垂炎とは
- 虫垂に起こった炎症のことをいいます.
- 子どもの虫垂炎は, 病状の進行が速く穿孔（虫垂が破損）する確率が高いです.
- 年少児ほどこの傾向が強く, しかも診断は困難です.

原因
- 内腔の閉塞（①糞石, ②リンパ腺腫大, ③異物）
- 細菌による炎症

などがあります.

よくみられる症状
- はじめに上腹部や臍周囲の痛みがあります.
  しだいに右下腹部に限局した痛みとなります.
- しばしば嘔吐, 発熱を伴います.
- まっすぐに立つと腹痛が増強します（前かがみの姿勢をとる）.
- 右下腹部に限局した痛みから腹部全体に痛みが広がる → 穿孔性腹膜炎の疑い.

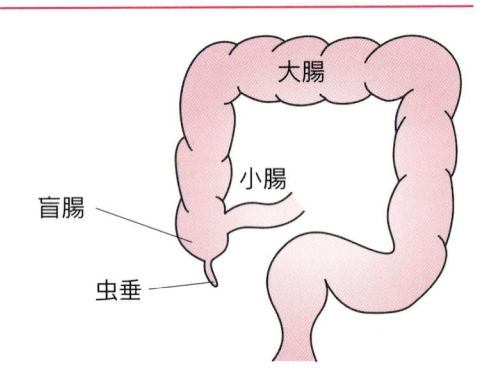

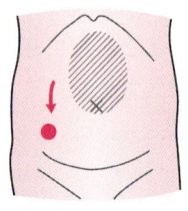

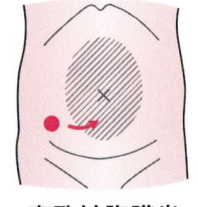

初期治療と注意すること
- 虫垂炎を疑ったら, 血液検査（白血球数↑, CRP値↑), 腹部エックス線（腸管ガス分布, 糞石）の検査をします.
- 超音波検査は有用で, まず行う検査です（虫垂腫大, 糞石, 腹水, 膿瘍形成）. さらにCT検査が必要なこともあります.
- カタル性虫垂炎では内科的治療が可能です.
- 進行した虫垂炎では手術となります. 腹腔鏡下手術が一般的になっています.
- 早期に治療を行えばよく治りますが, 穿孔して腹膜炎を起こすことがあり, 早期診断が大事です.

解説

虫垂炎は虫垂に起こった進行性の炎症であり，小児の急性腹症の中で最も一般的な疾患である．年長児に多く，5歳以下はまれであるが，全年齢層に起こりうる．小児虫垂炎は病状の進行が速く穿孔しやすい．年少ほど穿孔率が高く，8歳以下の穿孔率は約30％である．

原因

虫垂根部の閉塞により，末梢内腔に分泌物が貯留して内圧が上昇し，粘膜面の循環障害や細菌感染が生じて炎症が波及することが原因である．虫垂根部の閉塞因子は，糞石，異物，リンパ濾胞腫大，屈曲などがあげられる．起因菌としては大腸菌，クレブシエラ，嫌気性菌のバクテロイデスなどが多い．

一般的には肉眼的・病理所見として，①カタル性，②蜂巣炎性，③壊疽性の3型に分類される．蜂巣炎性と壊疽性は不可逆的変化であり手術適応となる．臨床的には非穿孔性と穿孔性，限局性腹膜炎と汎発性腹膜炎などに分類され，腹腔鏡下待機的虫垂切除を考慮する指標にもなる．

よくみられる症状

腹痛・嘔吐・発熱が主な症状で，ほかには便通異常（便秘あるいは下痢）などがある．

腹痛は典型的なものでは心窩部や臍周囲から始まり，経過とともに右下腹部に限局してくる．嘔吐は腹痛と前後して現れ，初期は胃内容物であるが，病状が進行して腹膜炎，麻痺性イレウスになると胆汁様，糞便状となる．発熱は38℃前後であるが，穿孔性腹膜炎の状態になると高熱になることが多い．下痢を伴っている場合は，腹腔内膿瘍の併発を考慮する．

初期治療と注意すること

診断

まず家族や本人から経過を詳しく聴取することが大切である．

前述の症状とともに腹部の局所所見が大切である．触診は左下腹部から心窩部，右上腹部，右下腹部へと進める．右下腹部に圧痛点（McBurney圧痛点：臍と右上前腸骨棘を結ぶ線上で右1/3の点）を認める．圧痛点において圧迫を離した際に痛みが増強する反跳痛（Blumberg徴候）や，腹膜が板状に触れる筋性防御（defense musculaire）は腹膜への炎症の波及，腹膜炎の併発を意味しており，手術適応の重要な目安となる．

その他，直腸診は骨盤内への炎症の波及，膿瘍形成の診断の補助となる．爪先立ちから踵を落とさせて腹痛の有無をみる踵おろし検査（heel-drop jarring test）も虫垂炎の補助診断として使われる．

血液所見では，白血球数やCRP値の上昇を認める．CRP値は発症初期には上昇しないので注意を要する．

腹部エックス線撮影では小腸ガスの偏位，糞石，腰椎側弯，右腸腰筋陰影の不鮮明化，イレウス像などを認める．

超音波検査は，外来で簡便にできる検査としてまず行うべきものである．虫垂の腫大や壁構造の不明瞭化，糞石，膿瘍形成やダグラス窩の腹水貯留などを認める．

CT検査（図1）は超音波検査で明らかな虫垂を描出できないときや，ほかの疾患との鑑別に有用である．

鑑別診断

腸間膜リンパ節炎や急性胃腸炎などでは，虫垂炎との鑑別がきわめて困難な場合もある．メッケル憩室炎や卵巣嚢腫茎捻転なども鑑別診断にあげられる．超音波検査やCT検査にて正診率は向上している．

治療

虫垂炎の治療は原則として手術療法（虫垂切除術）である．しかし，他疾患との鑑別が困難な場合やカタル性虫垂炎では，まず保存的療法として絶食，輸液管理を行い，経過を観察する．手術が必要となる虫垂炎は一両日中に鑑別できることが多い．

手術は開腹手術と腹腔鏡手術があるが，最近は整容性・低侵襲性から腹腔鏡下虫垂切除術が行われている（図2）．術後疼痛が少なく，在院日数も

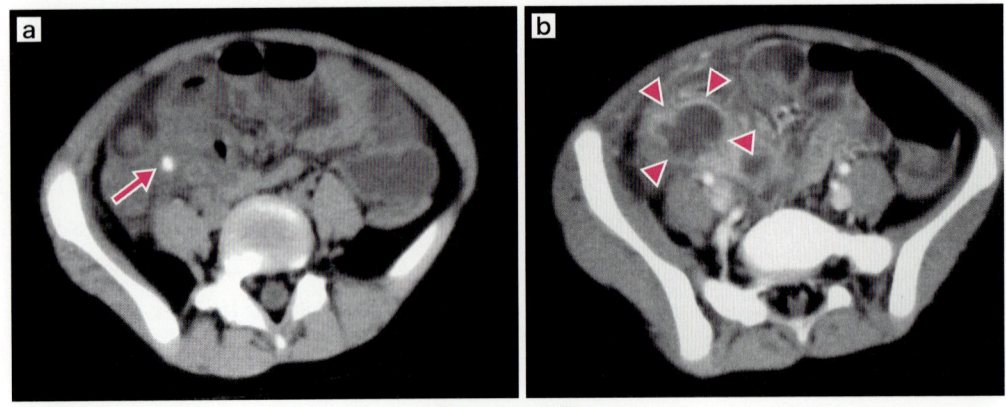

図1 CT所見
a：単純CTにて糞石（→）を認める．
b：造影CTにて壁の造影効果を伴う膿瘍形成（▶）を認める．

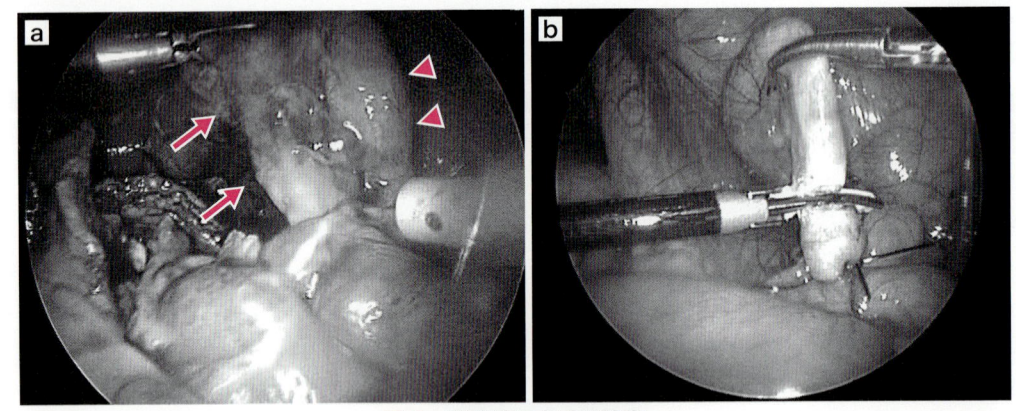

図2 腹腔鏡下虫垂切除術
a：腫大した虫垂（▶）と虫垂間膜（→）．
b：腸間膜を処理したあと，超音波凝固装置を用いて虫垂を切除する．

短縮できる．

腫瘤形成性虫垂炎では，初期治療として抗菌薬投与やドレナージのみを行い，後日，待機的に腹腔鏡下虫垂切除術を行う方法もある．

術後合併症には，早期では創感染，腹腔内遺残膿瘍が，遠隔期では癒着性イレウスがあるが，そのほとんどは穿孔性虫垂炎の術後症例である．

［岡崎 任晴］

2. 消化器疾患

4. 腸重積，腸閉塞

腸重積，腸閉塞とは

- 腸重積とは生後4か月〜1歳半に多く，腸が腸に入り込んでしまう病気です．
- 腸閉塞（イレウス）とは，さまざまな原因によって腸の通過障害が起こる病気で，腸重積もこれに含まれます．
- いずれも腸の血流が障害されるため一刻も早く診断し，治療を始めなければなりません．

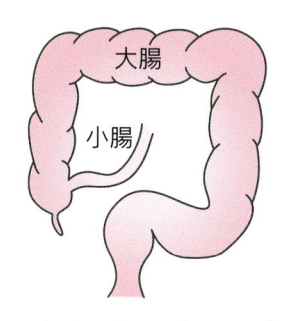

多くは大腸で起こるがまれに小腸でも起こる

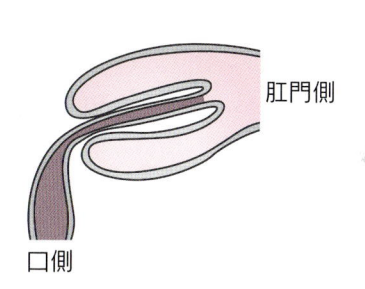

腸重積の起こり方

原　因

腸重積

- ほとんどが原因不明です．
- 腸の腫瘍や奇形などが原因となる場合があります．
- まれですが，ウイルス性胃腸炎に合併して起こることがあります．

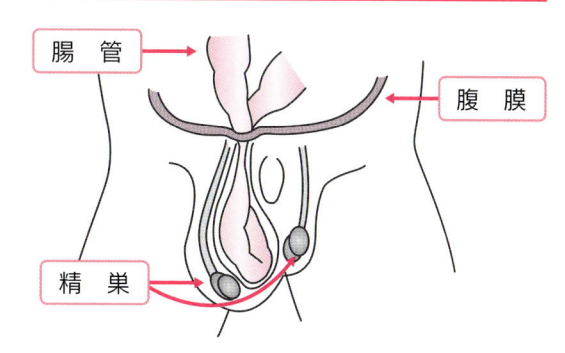

鼠径ヘルニアでも腸閉塞は起こります
（嵌頓ヘルニア）

腸閉塞

- 腸が詰っていたり狭くなっていたりするもの（機械的閉塞）と，腸がうまく動かないために起こるもの（機能的閉塞）があります．
- 新生児期には先天性の奇形によるものがあります．
- 乳児期以降には炎症性のものや腹部の手術後に現れるものもあります．

よくみられる症状

- 腸重積では急に火がついたように泣いたり，おさまったりを繰り返し，しだいに嘔吐や血便（イチゴゼリー様）がみられます．

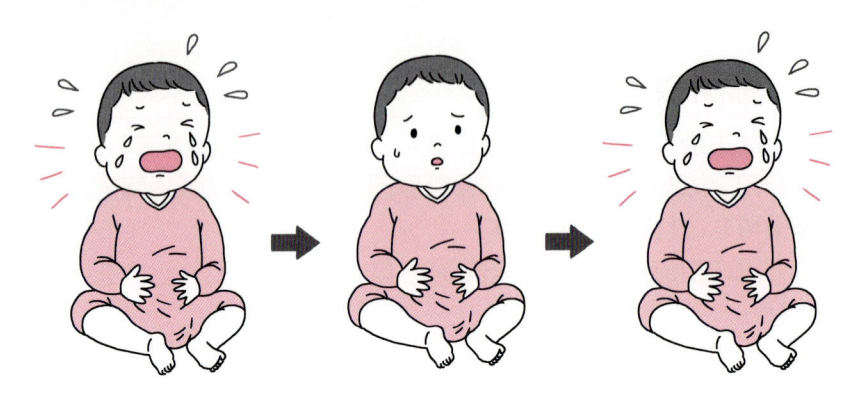

- 腸閉塞は原因や部位，程度によって症状はさまざまですが，繰り返す嘔吐や腹痛，お腹のふくれが代表的なものです．

初期治療と注意すること

- 腸重積は，特徴的症状を見逃さないよう，いつも注意が必要です．

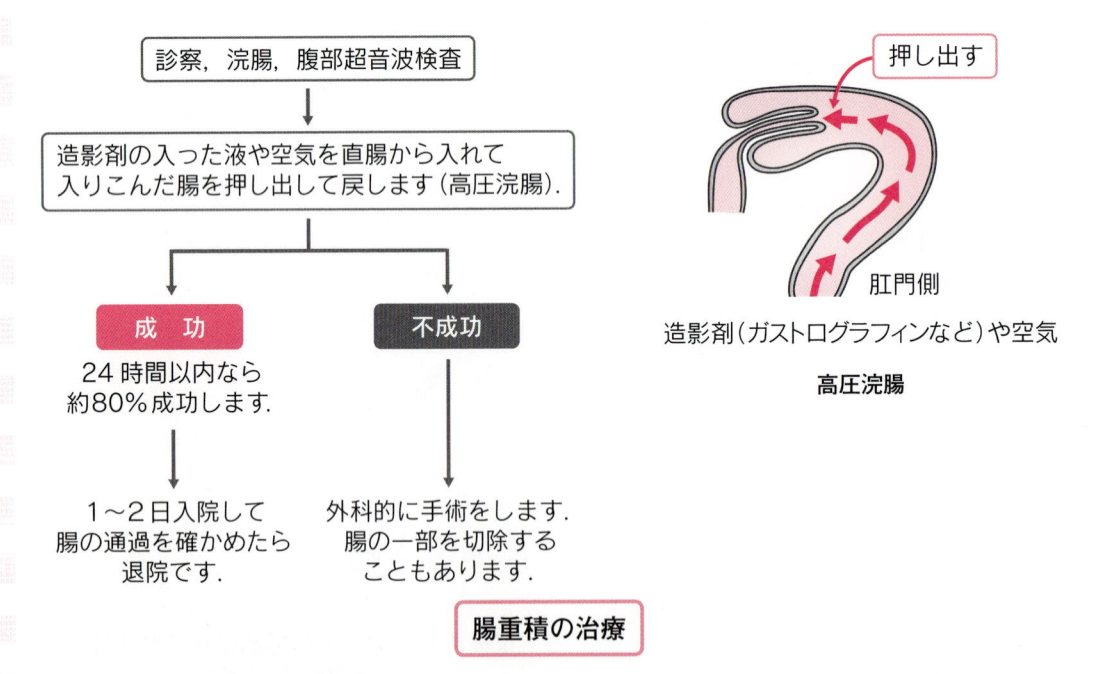

診察，浣腸，腹部超音波検査
↓
造影剤の入った液や空気を直腸から入れて入りこんだ腸を押し出して戻します（高圧浣腸）．

成功
24時間以内なら約80％成功します．
↓
1～2日入院して腸の通過を確かめたら退院です．

不成功
外科的に手術をします．腸の一部を切除することもあります．

腸重積の治療

押し出す
肛門側
造影剤（ガストログラフィンなど）や空気

高圧浣腸

- 腸閉塞で血行障害を伴う場合は緊急手術が必要になります．

解説

腸重積

　腸管の一部が隣接する腸管内に嵌入し，これにより腸の閉塞状態と循環障害が起こるものである．

原因

　器質的原因を有するものは本症の約5％とされ，2歳以上の年長児に多い．その主要な原因はメッケル憩室，腸壁リンパ濾胞過形成，腸管重複症，腸管原発性悪性リンパ腫，Henoch-Schönlein紫斑病，良性腫瘍（ポリープ，血管腫，リンパ管腫）などである．

　一方，本症の多くを占めるいわゆる特発性といわれるものは，生後8か月をピークに4か月〜1歳半に好発しその原因は不明である．しかし本症の約半数に感冒症状，下痢などを認めることから，アデノウイルスなどの先行感染による回腸Peyer板の肥厚が誘因として示唆されている．また，ロタウイルス胃腸炎に併発されることもあり，非常にまれではあるが，ロタウイルスの生ワクチン接種時の注意事項にされている．

よくみられる症状

　本症の主症状は腹痛，嘔吐，血便であるが，全例が3症状を呈するわけではない．

　比較的栄養状態のよい乳児が，腹痛のため突然火がついたように泣きだし，数分するとおさまるが10〜30分程度でまた泣き出すという間欠的啼泣が特徴である．これは初期には腸管が重積したり戻ったりしているためと考えられる．完全な重積に至ると腹痛，啼泣は持続的となり患児はしだいに顔色が悪くなりぐったりしてくる．

　嘔吐は70〜80％にみられ，はじめは重症感がなく感冒による嘔吐と間違えられるようなものもあるが，イレウスに進行すると吐物に胆汁が混入するようになり，さらに腹部も膨満し全身状態が悪化する．

　血便は鮮血と粘液を混じ，イチゴゼリー様と表現されるが，その程度や出現時間は循環障害の状態により異なるため，血便がみられないことで本症を否定できない．逆に血便は有力な診断根拠になるため，本症を疑う場合には浣腸をして血便の有無を確かめることが重要である．

　診断は上記の臨床症状に加え，腹部の腫瘤触診と画像診断が必須である．腹部の腫瘤は多くは右季肋部から心窩部に触知し，ソーセージ様と表現され圧痛が著明である．しかし時間が経過して腹部が膨満したり，患児が腹痛で腹部を硬くするため腫瘤を触知しにくい．また，右下腹部が重積部の挙上のため空虚になるDance徴候も認める．

　画像診断では，超音波検査により，target sign（横断面）とpseudokidney sign（縦断面）が，また注腸造影でカニ爪状陰影欠損が観察されればいずれも診断が確定される．

初期治療と注意すること

　確定診断後，まず高圧浣腸による整復を行う．患児の状態により血管確保，脱水補正の目的で輸液を開始する．整復による穿孔の危険性は，発症から36時間以上経過した例，および生後6か月未満の乳児で高いとされるが，循環障害の程度は各々異なるので，症例ごとに判断すべきである．

　整復の実際は，ガストログラフィンを6倍に希釈し通常の注腸と同様に行うが，イリゲーターを1m以上高くしないようにする．バリウムの方が画像は鮮明であるが，穿孔時の腹膜炎合併を考慮し，現在では使用しない．ガストログラフィンが先進部に達したら，圧をかけたまま（およそ3分間）透視下に整復を観察する．造影剤が進まなくなったら数分待ち，それ以上進まないようなら，イリゲーターをいったん下げ造影剤を抜いてから再度注入し数回反復（3回までが望ましい）する．結腸の陰影欠損の消失と回盲部から少なくとも50cm以上口側への造影剤逆流を確認して整復を終了する．造影剤を抜いて回盲部を確認し，腸壁リンパ濾胞過形成や腫瘤の有無をみることも忘れてはならない．整復が終われば入院し，通過障害がないことを確認すべきである．近年では，造影剤として空気を用いる方法や生理食塩水による超音波検査下整復なども行われている．

表1　小児の腸閉塞の分類と原疾患

	新生児期	乳幼児期以降
機械的閉塞	先天性消化管閉鎖・狭窄 （胃，十二指腸，小腸，大腸） 腸回転異常症 輪状膵 鎖肛 胎便栓症候群	肥厚性幽門狭窄症 胃軸捻転症 腸回転異常症 腸重積 腸捻転症 嵌頓ヘルニア 術後癒着性イレウス
機能的閉塞	ヒルシュスプルング病 新生児仮性腸閉塞 敗血症 壊死性腸炎	虫垂炎 メッケル憩室炎 Henoch-Schönlein 紫斑病 薬剤

　高圧浣腸による整復が成功しなかった場合や重症例は，外科的手術を要する．手術の説明を行う際には，腸管の壊死があれば腸切除が必要であること，また特に年長児の場合には，器質的原因の可能性が高いことなどを説明すべきである．

腸閉塞

　腸管の通過がさまざまな原因により障害された状態で，特に進行性の血行障害を伴う場合は緊急手術が必要となる．

原　因

　腸管およびその周辺臓器の器質的疾患が原因となる機械的閉塞（先天性消化管奇形，腸重積，嵌頓ヘルニアなど）と腸管の運動機能障害に起因する機能的閉塞（ヒルシュスプルング病および類縁疾患が代表）に大別される（表1）．
　新生児期と乳児期以降では発生原因が異なるので，診断においては患児の年齢を考慮することが肝要である．

よくみられる症状

　原因や閉塞部位・程度などにより異なるが，腹部膨満，嘔吐，腹痛が主な症状である．嘔吐は胃腸炎によるものとは違い頻回に繰り返し，胆汁性となることも特徴である．経口摂取困難から高度の脱水症状を呈することも多い．また血便や下血は腸管の血行障害を示唆する所見として重要である．

初期治療と注意すること

　腸閉塞において重要なことは，閉塞状態にある腸管が血行障害をきたしているか否かによって治療方針が異なる点である．一般に機械的閉塞では外科的治療を要することが多く，進行性の血行障害を起こしている場合は緊急手術の適応となる．一方，機能的閉塞では血行障害を伴わないことが多く，絶飲食のもと脱水・電解質補正の輸液，チューブ留置による減圧などの保存療法を原疾患の治療と並行して行う．また近年，高圧酸素療法も新たな保存的治療法として有効性が注目されている．

［五十嵐　淳］

Memo

2. 消化器疾患

5. 巨大結腸症

巨大結腸症（ヒルシュスプルング病）とは
- 腸管の壁にある神経細胞の先天的な欠如によって起こる病気です．

原因
- 腸管に神経節細胞がない（無神経節腸管）ために，その部分の腸管の蠕動運動が起こりません．
- 無神経節腸管は広がらないため狭くなり，その口側の正常腸管は内容物が肛門側に通過しないため拡張してしまいます．
- 無神経節腸管の長さは種々あります．
無神経節腸管の部位によって，下の図のように5つの形に分けられます．

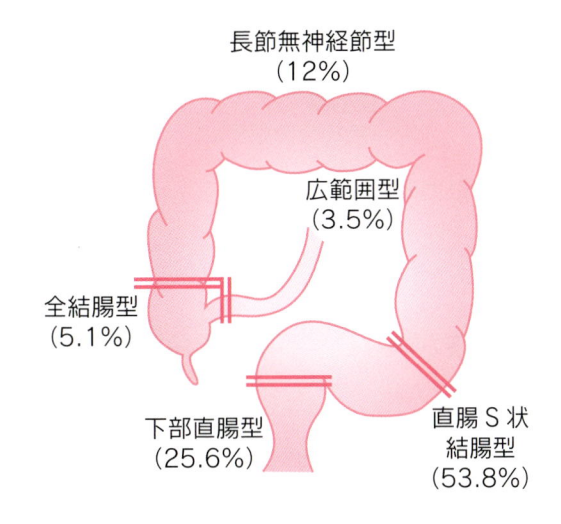

長節無神経節型（12％）
広範囲型（3.5％）
全結腸型（5.1％）
下部直腸型（25.6％）
直腸S状結腸型（53.8％）

よくみられる症状
- 胎便が生後24時間でみられないことが多いです．
- 便秘，腹部膨満，嘔吐がみられます．
- 新生児では合併した腸炎が急激に重症化することがあり，注意が必要です．

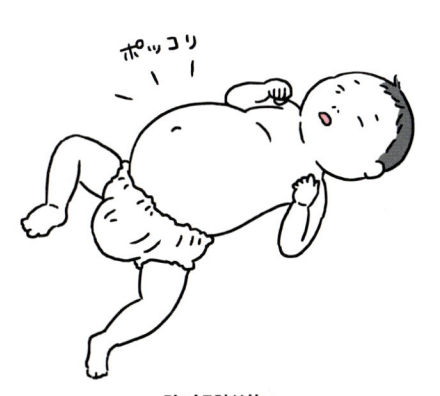

ポッコリ

腹部膨満！

初期治療と注意すること

- 腹部エックス線検査では，拡張した腸管ガスが多くみられます．
- 診断には注腸造影検査が有用です．狭小部から拡張部へ移行する口径差が特徴です．
- さらに，直腸肛門内圧検査（正常の直腸肛門反射はみられない）や直腸粘膜生検（神経節細胞が欠如しているかをみる）が行われます．
- 浣腸や洗腸，肛門ブジーで腸内の空気や便を出させて，排便コントロールを行います．
- 脱水や腸炎があれば，点滴や洗腸などが必要です．
- 診断が確定すれば外科治療（手術）が行われます．
- 術後も便秘や腸炎を生じることがあります．

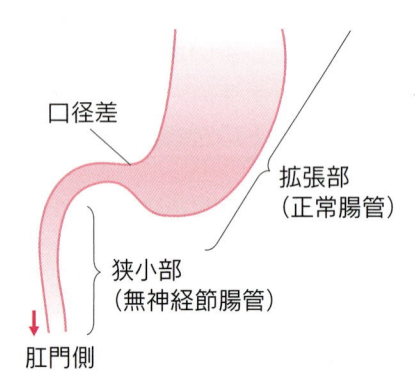

口径差
拡張部（正常腸管）
狭小部（無神経節腸管）
肛門側

予 後

- 病型や術式により予後が異なり，手術後も長期間の観察が必要です．

解説

巨大結腸症は，1888 年に Hirschsprung が最初に報告したことから，Hirschsprung 病（以下，H 病）といわれ，小児で機能的腸閉塞症状を呈する代表的疾患である．H 病の病態は，肛門側腸管の腸管壁内神経節細胞の先天的欠如に起因する，正常な腸蠕動運動の消失である．

発生頻度は，出生 5,000 人に 1 人である．男女比は 4：1 で男児に多い．しかし，無神経節腸管が長くなるにつれて，女児の割合が多くなり，1：1 に近づく．また，無神経節腸管の範囲が長くなるほど合併奇形の頻度は増加する．H 病の約 10% にダウン症候群が認められる．先天性腸閉鎖症，鎖肛の合併が各々約 1%，3% と報告されている．その他，18 トリソミー，Waardenburg 症候群，Recklinghausen 病などがある．

原因

病因は，直腸遠位端から口側に連続して及ぶ腸管壁内神経節細胞の先天的欠如である．

正常腸管には，粘膜下層には Meissner 神経叢が，筋層の内輪筋と外縦筋との間には Auerbach 神経叢が存在する．H 病無神経節腸管では，両神経叢は欠如し，代わりに粘膜下層および筋層間に外来神経線維の増生が認められる．

いくつかの遺伝子の異常が H 病に関与していることが判明しており，代表的なものとして RET 遺伝子や Endothelin-B 受容体遺伝子の異常が報告されている．

無神経節腸管の範囲により，次の 5 型に分類されている．

1 下部直腸型
（short segment aganglionosis）
無神経節腸管が下部直腸に限局しているもの．H 病の約 25.6% を占める．このうち caliber change のみられないものを ultra-short segment aganglionosis と呼ぶ場合がある．

2 直腸 S 状結腸型
（rectosigmoid aganglionosis）
無神経節腸管が S 状結腸以下のもの．H 病の約 53.8% を占め，最も頻度が高い．

3 長節無神経節型
（long segment aganglionosis）
無神経節腸管が S 状結腸より口側に及ぶが，全結腸には至らないもの．約 12%．

4 全結腸型（entire colon aganglionosis）
無神経節腸管が全結腸に及ぶもの．約 5.1%．

5 広範囲型（extensive aganglionosis）
無神経節腸管が回腸末端部を越えて口側腸管に及ぶもの．約 3.5%．

よくみられる症状

胎便排泄遅延，生後まもなくの嘔吐，腹部膨満，便秘などの新生時期の腸閉塞症状を呈することが多い．今日ではまれであるが，幼児期，学童期に発見される例もある．

1 胎便排泄遅延
通常成熟児の 95% では胎便排泄は生後 24 時間以内に認められる．H 病の 90% に胎便排泄遅延が認められる．

2 腹部膨満
排便，排ガスが不十分で，腹部全体が膨満する．

3 嘔吐
腸閉塞症状に伴う胆汁性嘔吐を認める．特に新生児例では哺乳も不十分なため，脱水，電解質異常に陥りやすい．

4 便秘
一般的には自排便をみることはまれである．しかしながら，entire colon，extensive colon aganglionosis の型では長い無神経節腸管であるにもかかわらず，水様泥状の排便を認めることがあるので注意を要する．

5 腸炎
新生児例では，急激に合併する腸炎が重症化し，敗血症さらにはエンドトキシンショックへ移行する場合がある．long segment 以上の型で発症のリスクが高まる．

初期治療と注意すること

診断
理学的所見としては，著明な腹満があり，直腸

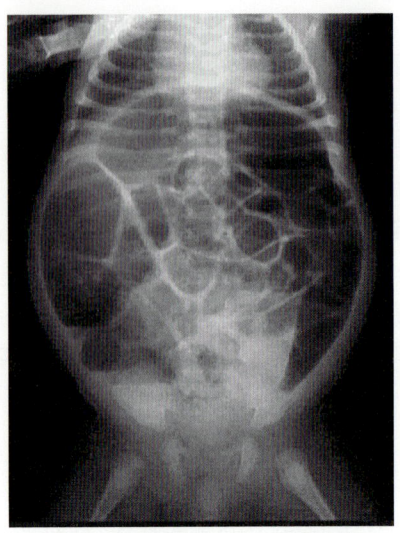

図1 腹部単純エックス線撮影
腹部全体に著しく拡張した腸管ガス像を認め，骨盤内ガス像がない．

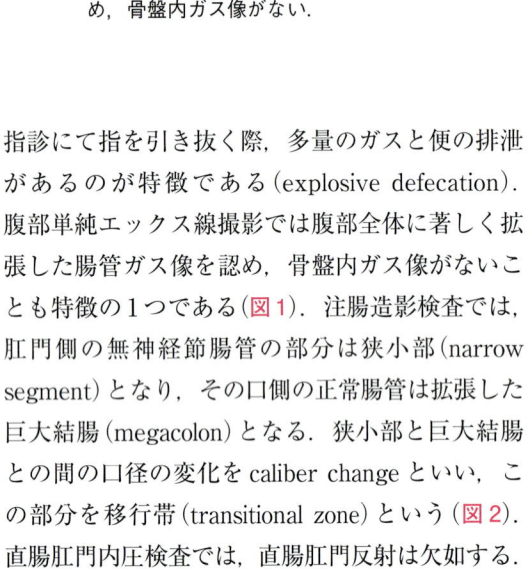

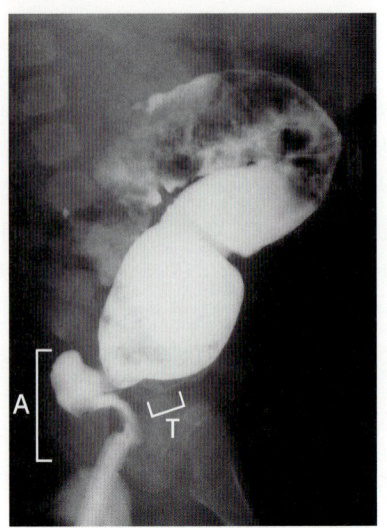

図2 注腸造影検査
肛門側の無神経節腸管の部分（A）に続いて口径の変化（caliber change）を認め（T），この部分を移行帯という．

指診にて指を引き抜く際，多量のガスと便の排泄があるのが特徴である（explosive defecation）．腹部単純エックス線撮影では腹部全体に著しく拡張した腸管ガス像を認め，骨盤内ガス像がないことも特徴の1つである（図1）．注腸造影検査では，肛門側の無神経節腸管の部分は狭小部（narrow segment）となり，その口側の正常腸管は拡張した巨大結腸（megacolon）となる．狭小部と巨大結腸との間の口径の変化を caliber change といい，この部分を移行帯（transitional zone）という（図2）．直腸肛門内圧検査では，直腸肛門反射は欠如する．直腸粘膜生検は確定診断には不可欠な検査で，Meissner, Auerbach 両神経叢の神経節細胞の欠如と，アセチルコリンエステラーゼ活性の亢進した著しい外来神経線維の増生を認める．

治療

H病の診断が確定すれば外科治療が必須となる．まず，洗腸や浣腸，肛門ブジーで保存的に排便コントロールを行うことが重要である．コントロールが可能な場合は，腸炎の発生に注意しつつ根治手術まで保存的治療を行い，新生児期から生後3〜4か月（体重5〜6kg）を目安に一期的根治手術を行う．手術は腹腔鏡下手術が標準術式となってきている．一期的根治手術が困難な症例では人工肛門を造設し，状態に応じて二期的に根治手術を行う．

［岡崎 任晴］

Memo

2. 消化器疾患

6. 肥厚性幽門狭窄症

肥厚性幽門狭窄症とは

- 胃の出口（幽門）の筋肉が過剰に収縮し，ゆるまない（弛緩不全）状態となり，幽門の筋肉が肥厚します．
- その結果として胃から腸への通過障害をきたす病気です．
- 発症は生後2週間～2か月までが多く，3か月以後はまれです．
- 日本人の発症率は0.1％以下で，男児に多いとされています．

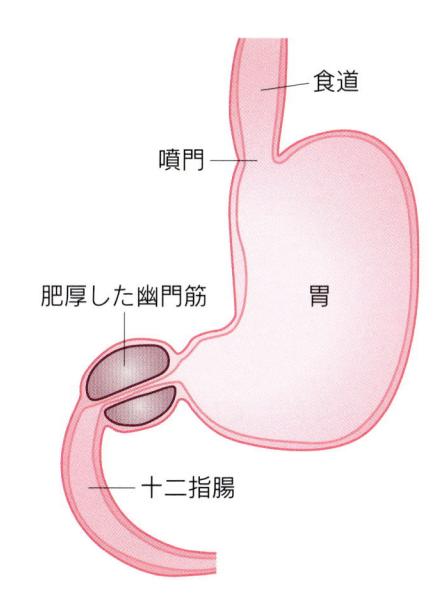

原　因

- 幽門筋の過剰収縮と弛緩不全の起こる原因はまだよくわかっていません．
- 幽門筋に分布している神経組織の異常や，幽門筋を弛緩させる作用のある一酸化窒素（NO）の合成低下などが推測されています．

よくみられる症状

- 生後早期から嘔吐が始まります．
  最初は溢乳程度ですが，しだいに口から噴水状に嘔吐するようになります．
- 吐物に胆汁が混じることはありません．
- 嘔吐の回数は徐々に増加し，体重増加不良から体重減少，脱水症へと進行します．

- この頃には上腹部に肥厚した幽門筋が腫瘤として触れることがあります．
- 頻回の嘔吐にもかかわらず，嘔吐直後でもミルクを欲しがりよく哺乳するという特徴があります．

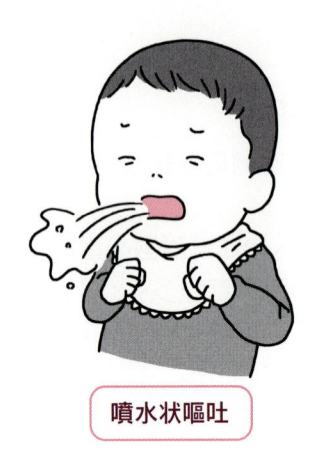

噴水状嘔吐

初期治療と注意すること

- 噴水状の嘔吐が増え，体重が増えていないようなら，様子をみずに受診しましょう．
- 腹部エコーで肥厚した幽門筋をみつけることで，診断できるようになりました．
- 初期治療では脱水や，ずっと吐いていたために起こった電解質異常に対しての輸液治療が大切です．
- 脱水や全身状態が改善したのちに肥厚性幽門狭窄症自体の治療を行います．
- 治療には，幽門筋切開術の外科治療と，硫酸アトロピンで幽門をゆるませる内科治療とがあります．

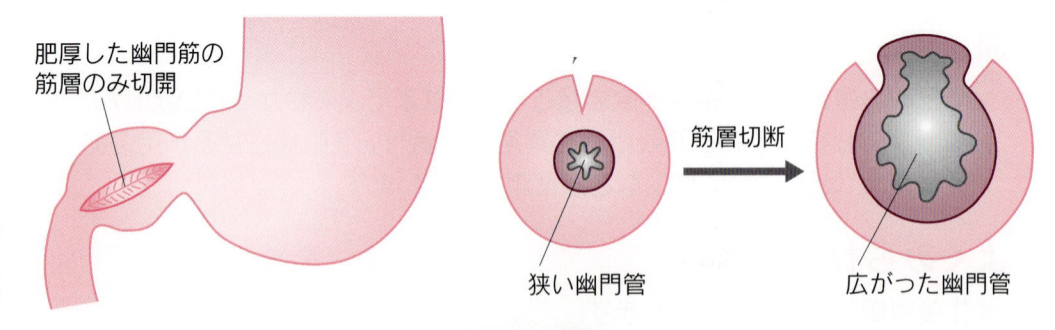

肥厚した幽門筋の筋層のみ切開

筋層切断

狭い幽門管　　広がった幽門管

幽門筋切開術

- 外科治療では一般的には術後早期より哺乳を開始でき，数日で退院できることが多いです．
- どちらの治療法でも予後は良好で，再発することはまれです．

解説

　肥厚性幽門狭窄症とは，幽門筋のれん縮・弛緩不全により幽門筋の肥厚が生じ，その結果として幽門の内腔が狭くなり，胃内容物の通過障害を呈する疾患である．出生時より認められることはほとんどなく，生後2週間から2か月までが発症の好発時期で，生後3か月以後はまれである．本症は出生時には幽門筋層の肥厚はみられず，先天性疾患ではない．しかし，発症率には人種差があり，欧米で0.2〜0.9％，日本人では0.1％以下であり，男女比では4〜5：1で男児に多く，第1子に多いなど発症素因を有する．

　診断には画像診断が必須で，超音波検査が非侵襲的で有用である．超音波検査での診断基準は，報告者によって多少異なるが，幽門管長14〜17mm以上，幽門筋厚3〜4mm以上とするのが一般的である．以前の画像診断では上部消化管造影検査が主流であったが，超音波検査の有用性や造影検査の侵襲性から現在ではあまり行われていない．血液検査所見では，頻回嘔吐による低Cl性代謝性アルカローシスや低K血症などの電解質異常，脱水所見などを呈することが特徴である．

原　因

　肥厚性幽門狭窄症の基本病態は幽門筋のれん縮と弛緩不全であるが，れん縮が起こる病因についてはまだ不明な点が多い．本疾患に罹患した乳児の幽門輪状筋でのnNOS（神経由来一酸化窒素合成酵素）が減少していること，動物実験ではnNOSノックアウトマウスの幽門筋が肥厚しやすいこと，幽門筋内のCajal細胞が減少していることなどが報告されている．これらの研究結果から，本疾患では幽門筋の神経線維の分布低下または幽門筋内コリン作動性神経系の未熟性により，同部の脱神経が生じていると考えられる．すなわちnNOSの低下により幽門筋のれん縮・弛緩不全が起き，その結果として幽門筋が肥厚し，幽門管の狭窄，通過障害を呈すると推測されている．

よくみられる症状

　生後2〜3週から始まる嘔吐で，最初は溢乳程度であるが，しだいに頻回の噴水状嘔吐となる．吐物に胆汁が混じることのない，非胆汁性の噴水状嘔吐が特徴である．頻回に持続する嘔吐と同時に排便回数が減少してくる．放置すれば，さらに体重増加不良から体重減少，脱水症へと進行していく．

　通常の感冒による嘔吐と異なる点として，脱水が進行しない限り哺乳力は保たれ，嘔吐直後でもミルクを欲しがりよく哺乳するが，その後再び嘔吐してしまう．

　幽門の通過障害により二次性の胃食道逆流症を呈することがあるが，多くは本疾患の治療により軽快する．しかし，まれに胃食道逆流症が残存することもあるため，治療後の嘔吐症状を診た場合には，通過障害の残存か再燃なのかを鑑別する必要がある．

初期治療と注意すること

　本疾患では，嘔吐，体重減少，脱水と症状の進行を認めるため，自宅で嘔吐だけの対応にとどめず，すみやかに病院を受診し治療を開始する必要がある．しかし，診断時は脱水状態となっていることが多く，初期治療では脱水と電解質の補正が重要である．低Cl性代謝性アルカローシスの病態であるため，初期輸液は生理食塩水：5％ブドウ糖＝2：1または1：1の割合で開始する．脱水と電解質異常を補正し，全身状態が改善したのちに本疾患の治療を行う．

　本疾患の治療には，幽門筋切開術による外科治療と硫酸アトロピンによる保存的内科治療がある．外科治療は，粘膜外幽門筋切開術（Ramstedt法，イラスト頁参照）が施行される．全身麻酔下で右上腹部横切開が一般的であるが，最近では手術痕を考慮して臍輪切開や腹腔鏡下幽門筋切開術を施行する施設が増えてきている．一般的には術後早期より哺乳を開始でき，数日で退院できる．まれな合併症として穿孔や創部感染などがある．内科治療では，手術を回避できる可能性があるが，2〜4週間の長期にわたる静注が必要であること，その後にも外科的治療が必要となる場合もあることなどのデメリットもある．わが国での内科治療は，現在のところ手術に対する優位性は確立しておらず，欧米でもまだほとんどが外科治療を第一選択にしているようである．

［工藤　孝広］

2. 消化器疾患

7. 胃・十二指腸潰瘍

胃・十二指腸潰瘍とは

- 胃や十二指腸の粘膜が傷つけられ，粘膜下層以下にまで及ぶ深い傷になってしまった状態をいいます．
- 粘膜だけの浅い傷を"びらん"といいます．
- 実際には，急性胃炎，びらん性・出血性胃炎などと同時にみられることが多いです．
- 胃・十二指腸潰瘍など消化性潰瘍は下記のように分類されます． 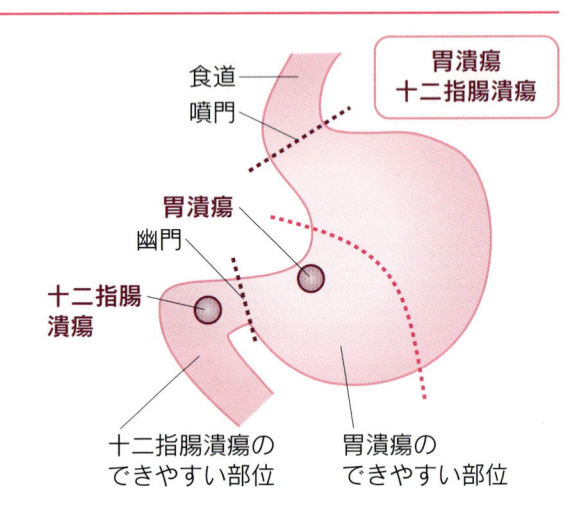
  - 潰瘍のステージ分類：発生からの進行時期を示します．
    ①活動期（Active stage：A）：潰瘍ができたばかりの時期
    ②治癒期（Healing stage：H）：徐々に治っていく時期
    ③瘢痕期（Scarring stage：S）：治りかけの時期
  - 潰瘍の深さによる分類：下のイラストに図示します．

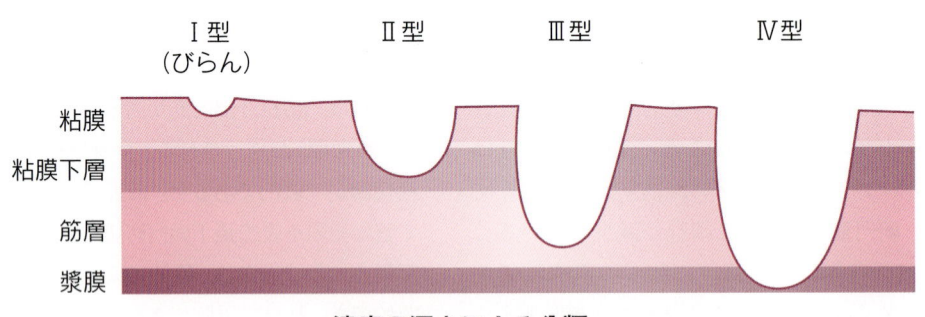

潰瘍の深さによる分類

原　因

- 粘膜への攻撃因子（胃酸や消化酵素）と，粘膜の防御機構のバランスがくずれることにより発生します．
- 防御機構の低下を引き起こす因子としては，ヘリコバクター・ピロリ菌感染，非ステロイド性抗炎症薬（NSAIDs）使用や身体的・心理的ストレスなどが考えられます．

- また，脂肪分や刺激の強い成分の多い食事やストレスなどは胃酸過多となり，攻撃因子の増大につながります．
- 一般的に，胃潰瘍は胃粘膜の防御機構が弱まることで起こり，十二指腸潰瘍は胃酸の分泌が多くなることで抵抗力が弱い十二指腸の粘膜が傷つけられて発生します．
- 近年の小児のヘリコバクター・ピロリ菌の保有率は 5〜10％ と報告されています．

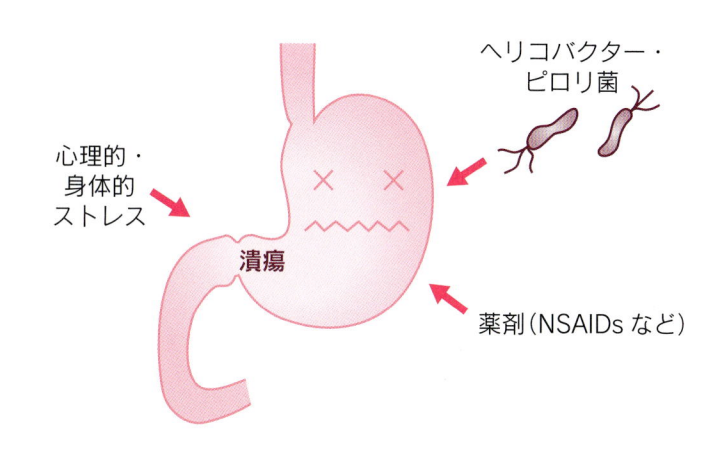

よくみられる症状

- 最も多い症状は上腹部痛で，胃潰瘍では食後に，十二指腸潰瘍では空腹時にみられます．
- 潰瘍からの出血があると，コーヒー残渣様の吐血またはタール便の症状がみられることがあります．
- 胸やけ，吐き気，嘔吐，食欲不振などがみられることもあります．
- 年齢別に多い症状は，
  新生児・乳児：下血・吐血
  幼児期：反復する嘔吐・腹痛
  学童期以降：上腹部に限局した持続する疼痛

初期治療と注意すること

- 胃酸の分泌を抑制する薬剤で粘膜を保護します．
- ヘリコバクター・ピロリ菌に感染している場合には，除菌療法を行います．
- 食事など摂取するものについては，胃粘膜を保護する目的で刺激の少ないものがよいとされています（脂質の多いもの，辛いもの，冷えたもの，コーヒーなどは避けましょう）．
- 心理的・身体的ストレスの有無を探り出し，その解決・軽減を図りましょう．

解　説

　胃・十二指腸潰瘍とは，胃や十二指腸の粘膜が傷害され，粘膜から筋層，漿膜までの組織の一部が欠損してしまう疾患である．潰瘍の中で，粘膜だけの浅い欠損を"びらん"と呼ぶ．

　胃・十二指腸潰瘍は，そのステージ，深さにより下記のように分類される．

◆ 潰瘍のステージ分類（図1）

①活動期（Active stage：A）：潰瘍ができたばかりの時期である．A1では潰瘍周堤の浮腫が強く潰瘍底がみえ，A2では周堤の浮腫が改善し潰瘍底は白苔に覆われる．

②治癒期（Healing stage：H）：徐々に治っていく時期である．H1では周堤の浮腫が改善し，H2では白苔も小さくなる．

③瘢痕期（Scarring stage：S）：治りかけの時期である．S1では白苔が消失し発赤した瘢痕がみられ，S2では発赤が消失し白っぽい瘢痕となる．

◆ 潰瘍の深さによる分類（イラスト頁参照）

　胃・十二指腸壁は粘膜，粘膜下層，筋層，漿膜の順で層になっており，潰瘍がどの層にまで達しているかによって，Ⅰ～Ⅳ度の4段階に分類される．Ⅰ度は粘膜欠損のみで（びらん），Ⅱ度は粘膜下層まで，Ⅲ度は筋層まで，Ⅳ度は漿膜まで達している場合である．

原　因

　胃や十二指腸の粘膜は，本来胃酸や消化酵素を含む胃液にさらされているため，胃液によって粘膜が傷害されないようにするための防御機構が備わっている．

　胃・十二指腸潰瘍は，胃液や消化酵素などの攻撃因子が増加することや，種々の粘膜負荷により粘膜上皮が脆弱となり防御機構が破綻することなどにより，粘膜が傷害され潰瘍が形成されることにより生じる．潰瘍を惹起する原因は，ヘリコバクター・ピロリ菌の感染，心理的・身体的ストレス，薬剤（非ステロイド性抗炎症薬：NSAIDs），二次性などがあげられる．また，小児では年齢によって原因が異なり，新生児は生まれるときのストレスや低酸素などの影響が，乳幼児ではステロイド薬や感染症などによる身体的なストレスにより発生し，学童期は心因性のストレスによる十二指腸潰瘍が多いとされる．

　ヘリコバクター・ピロリ菌は胃粘膜に生息する細菌であり，十二指腸潰瘍患者の90％以上，胃潰瘍患者の70～80％がこれに感染していることから，現在ではヘリコバクター・ピロリ菌に感染することが胃・十二指腸潰瘍の最大の原因であると考えられている．しかし，実際に潰瘍ができるのは，感染者の2～3％程度である．近年の小児のヘリコバクター・ピロリ菌の保有率は5～10％と報告されている．

　また，胃や腸の機能は自律神経によって調節されているため，強い身体的ストレスや心理的ストレスを受けると自律神経に障害をきたし，粘膜の血流が悪くなり粘膜が傷つき潰瘍が発生する．

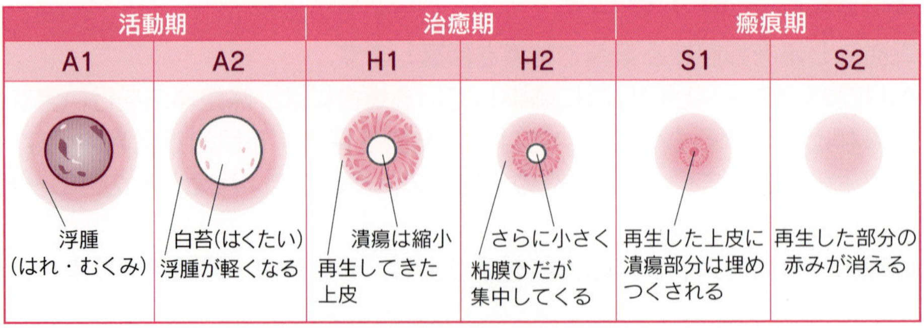

活動期		治癒期		瘢痕期	
A1	A2	H1	H2	S1	S2
浮腫（はれ・むくみ）	白苔（はくたい）浮腫が軽くなる	潰瘍は縮小再生してきた上皮	さらに小さく粘膜ひだが集中してくる	再生した上皮に潰瘍部分は埋めつくされる	再生した部分の赤みが消える

図1　潰瘍のステージ分類
（http://www.takeda.co.jp/patients/disease/seikatu/pylori/を参考に作成）

よくみられる症状

自覚症状で最も多くみられるのは上腹部痛である．胃潰瘍では食後の上腹部痛が，十二指腸潰瘍では空腹時の上腹部痛が多くみられ，夜間にもしばしば起こる．潰瘍からの出血があると，吐血（胃酸と混じるためコーヒー残渣様が多い）または下血（タール便が多い）として症状がみられる．出血症状が現れた場合は，緊急の場合があるため，救急外来の受診が望ましい．その他，胸やけ，嘔気，嘔吐，食欲不振，膨満感などがみられる．重症では多量の消化管出血による出血性貧血を認めたり，穿孔による腹膜炎を併発することがある．

年齢別の症状としては，新生児・乳児期～幼児期では下血や吐血が多い．幼児期では繰り返す嘔吐や腹痛が，学童期以降では上腹部に限局した持続する疼痛を訴えることが多い．

初期治療と注意すること

緊急性のある場合を除き，近年は外来レベルで内視鏡検査（組織診断やピロリ菌培養を含め）で診断し，内科的治療が可能である．

薬物治療はヒスタミン H_2 受容体拮抗薬（H_2 ブロッカー）やプロトンポンプ阻害薬（PPI）などの投与により，胃酸の分泌を抑制し粘膜を保護する．現在は胃酸抑制薬により，胃・十二指腸潰瘍患者の90％以上が8週以内に治癒できることが報告されている．

ヘリコバクター・ピロリ菌が感染している場合には，その除菌療法により胃・十二指腸潰瘍の再発率がきわめて低く抑えられることが報告された．NSAIDsの服用による胃・十二指腸潰瘍の治療は，服用を中止するか，中止できない場合にはNSAIDsの投与によって減少しているプロスタグランジン誘導体を投与する．

食事など摂取するものについては，胃粘膜を保護する目的で刺激の少ないものがよい．脂質の多いもの，辛いもの，冷えたもの，コーヒーなどを避け，よく噛んで食べることもよい．また，食間に牛乳を摂取すると，牛乳の酸に対する緩衝作用により粘膜の胃酸による直接刺激を緩和する．

心理的ストレスがある場合には，少しでもストレスが軽減できるよう解決策を検討する．場合によっては隔離目的の入院なども考慮する．

重症感染症などの身体的ストレスが潰瘍発生の誘引になると考えられる場合は，胃酸分泌抑制薬の投与を併用し，身体的ストレスの軽減を図る．

［工藤 孝広］

2. 消化器疾患
8. 胆道閉鎖症・拡張症

胆道閉鎖症・拡張症とは
- 食べ物の消化・吸収に必要な胆汁は肝臓でつくられ，胆管という管を通って十二指腸に流れます．
- 胆道閉鎖症は，胆管がつまっているために腸に胆汁が流れていかない病気です．
- 胆道拡張症は，胆管の一部が袋状に拡張している病気です．

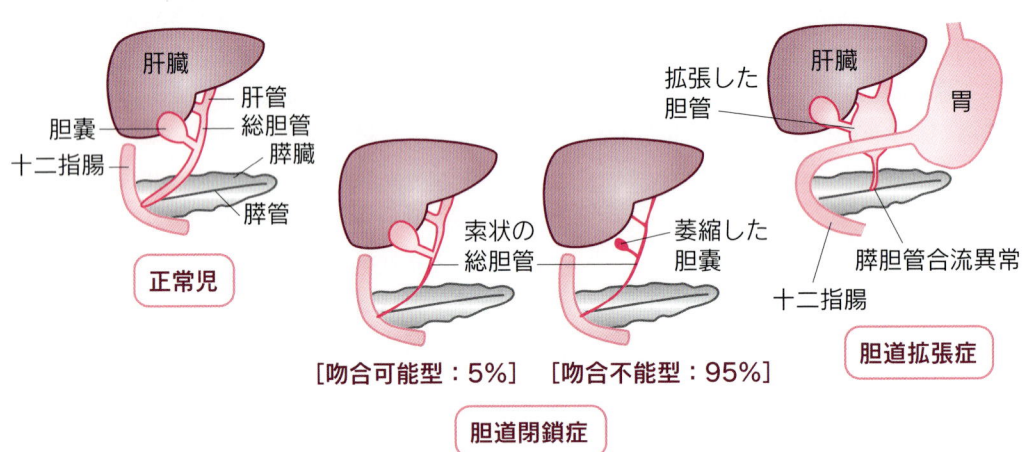

[正常児] 肝臓／肝管／総胆管／膵臓／胆嚢／十二指腸／膵管

[吻合可能型：5％] 索状の総胆管
[吻合不能型：95％] 萎縮した胆嚢
胆道閉鎖症

[胆道拡張症] 拡張した胆管／肝臓／胃／膵胆管合流異常／十二指腸

原　因
- 両方とも原因はまだよくわかっていません．
- 胆道閉鎖症では妊娠中の母親のウイルス感染や膵管胆管系の発生異常などが関係しているという説があります．
- 胆道拡張症では高頻度に合併する膵胆管合流異常との関連が考えられています．
- 発症頻度は，胆道閉鎖症では 10,000〜12,000 人に 1 人で，女児にやや多く発症します．
- 胆道拡張症は欧米に比べて日本人など東洋人に多く，男女比は，1：3 と女性に多く発症します．

よくみられる症状
- 胆道閉鎖症では黄疸，灰白色便，黄色〜茶褐色の尿が特徴的です．灰白色便に気づけるように，最近の母子健康手帳には便の色の写真が掲載されています．
- 胆道拡張症では黄疸，腹痛，腹部の腫瘤がみられますが，3 つがすべてそろうとは限りません．

- 胆道閉鎖症の症状は必ずしも生後すぐにはみられません．1か月健診の頃には症状が出そろいます．
- 胆道拡張症で症状が出てくるのは幼児期ですが，乳児期からのものや大人になって出てくることもあります．

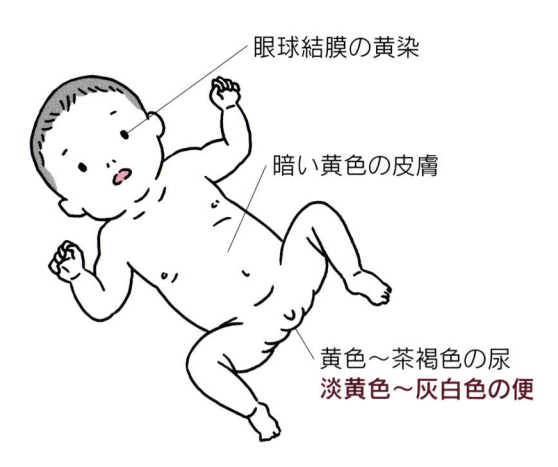

眼球結膜の黄染
暗い黄色の皮膚
黄色〜茶褐色の尿
淡黄色〜灰白色の便

胆道閉鎖症の症状

初期治療と注意すること

- 生後2週間たっても黄疸がある場合，1回でも白っぽい便や濃い黄色い尿をみたら，そのおむつを持って受診しましょう．
- 疑わしい症状があるときは，まず血液検査で黄疸の確認や肝臓の障害，胆管の異常などを調べます．
- さらに，腹部の超音波検査などで，胆嚢や胆管を確認します．可能性があればさらに詳しい検査を行います．
- 胆道閉鎖症では，胆汁が流れないことで肝機能障害が進行するため早期の手術が必要です．
- 胆道閉鎖症で，手術をしても胆汁が流れず，黄疸が続く場合は肝移植が必要となります．
- 胆道拡張症では肝臓や膵臓に炎症が起きやすく，広がった胆管にはがんが発生しやすいといわれています．発見されしだい手術することが原則です．一般的に術後経過は良好です．

解説

胆道閉鎖症

胆道閉鎖症は出生前あるいは生後まもなく胆管の閉塞が生じて，腸管への胆汁排泄障害をきたす疾患である．放置すれば胆汁うっ滞から肝不全に陥り死に至る．発生時期が一定ではなく，病因論に関してもさまざまな説が提唱されてきている．

原因

原因としては，一度形成された肝外胆管が何らかの炎症によって破壊されるとの説が有力である．ウイルス感染，胆汁酸代謝異常，血行障害，膵胆管合流異常，免疫異常，肝内胆管のremodeling障害などの仮説が提唱されているが，解明には至っていない．

近年，生後早期にマクロライド系抗菌薬を使用したところ，後天性の胆道閉鎖症を発症した報告もある．

本症の発生頻度は10,000〜12,000人に1人とされ，男女比は0.6：1の割合で女児に多い．人種差はない．合併奇形の頻度は高くはないが，多脾症候群からみた本症の合併率は約50％といわれ，病因の関連が示唆されている．

よくみられる症状

黄疸・灰白色便・肝腫大が主な症状であるが，必ずしも生まれてすぐには症状は認められない．尿は濃褐色調（ビリルビン尿）を帯びてくる．1か月健診の頃には大部分の患児で症状が出現しているので，黄疸のある児の診察は，母乳性黄疸と安易に診断することなく，慎重であるべきである．閉塞性黄疸の影響でビタミンKの吸収が障害され，凝固障害による頭蓋内出血や吐・下血で発症する可能性がある．

初期治療と注意すること

前述の症状で本症を強く疑う．単一の検査で確定診断することは困難であり，腹部超音波検査，胆道シンチグラフィー，十二指腸液検査などにより総合的に判断する．これらの検査で本症が否定できなければ，試験開腹あるいは腹腔鏡下による直接胆道造影が必要になる．

日齢とともに胆汁うっ滞が進行し，肝実質の荒廃も進行するので，早期に手術を行うべきである．

本症の95％は吻合不能型であり，肝門部腸吻合術（葛西法）を施行する．残る5％の吻合可能型に対しては，肝管空腸吻合を行うが，肝管がきわめて細い場合には葛西法の適応となる．

術後は胆汁排泄量の増加と胆管炎予防が治療の主体となる．利胆薬（ウルソデオキシコール酸，ステロイドなど）と抗菌薬の投与を行う．

手術後も黄疸の改善が得られない例や，長期的に肝機能障害が進行する例では肝移植の適応となる．

胆道拡張症

総胆管を含む胆管が囊腫状あるいは紡錘状に限局性に拡張する疾患である．先天性総胆管拡張症，総胆管囊腫などの呼称が同義語的に用いられている．胆道閉鎖症と異なり，適切な外科治療により予後は良好である．

原因

原因はいまだ不明である．高率に膵胆管合流異常を合併することから，合流異常により膵液と胆汁との逆流防止機構が障害され胆管内で混合され，活性化したタンパク分解酵素が胆管上皮に障害を与えることが発症機序の1つとして考えられている．

欧米人に比べて，日本人などの東洋人に多く，1：3で女性に多い．

よくみられる症状

症状が出現する時期の多くは幼児期だが，乳児期早期から成人までさまざまである．主な症状の頻度は，腹痛（82％），嘔気・嘔吐（66％），黄疸（44％），腹部腫瘤（29％），発熱（29％），白色便（26％）などである．従来の三主徴としての黄疸・腹痛・腹部腫瘤がそろうのは20〜30％程度にすぎない．

初期治療と注意すること

　診断には拡張した胆管と膵胆管合流異常の確認が必要である．非侵襲的な超音波検査やMRCPが診断に有用である．一般血液検査では肝機能障害や黄疸，膵酵素の上昇を認める．

　本症と診断したら手術適応となる．放置しておくと症状を繰り返すだけでなく，年を経るにつれて胆道がんの合併率が上昇する．

　肝機能障害や黄疸，膵酵素の上昇を認める例では，まず絶食にして補液や膵酵素阻害薬の投与を行う．痛みや黄疸が高度な場合には胆道ドレナージによる減圧を行い，症状の改善と検査所見の正常化を図る．

　手術は，肝外拡張胆管を切除して胆汁と膵液の流出路を分離する手術（分流手術：肝外拡張胆管切除・肝管空腸吻合術）を行う．

　適切な手術が施行されれば術後経過は良好であるが，晩期合併症として肝内結石，胆管炎，膵石などがあり，フォローを要する．

［岡崎 任晴］

2. 消化器疾患

9. 肝炎

肝炎とは

- A，B，C型肝炎ウイルスなどのウイルス感染によって，肝細胞が障害を受けている状態です．
- 一過性感染による急性肝炎と持続性感染による慢性肝炎があります．
- 薬の副作用によって起こる薬剤性肝炎もあります．

原因

A型肝炎
- A型肝炎ウイルスの感染により起こります．
- 汚染された水や食品（カキなどの貝類）を介して経口感染します．

B型肝炎
- 主に血液を介してB型肝炎ウイルスが感染して起こります．
- 母子垂直感染，性交，麻薬の注射などで感染します．
- 小児では父や祖父母からの水平感染もあります．
- 離乳食を口移しで食べさせたことによる水平感染も報告されています．

C型肝炎
- 主に血液を介してC型肝炎ウイルスが感染して起こります．

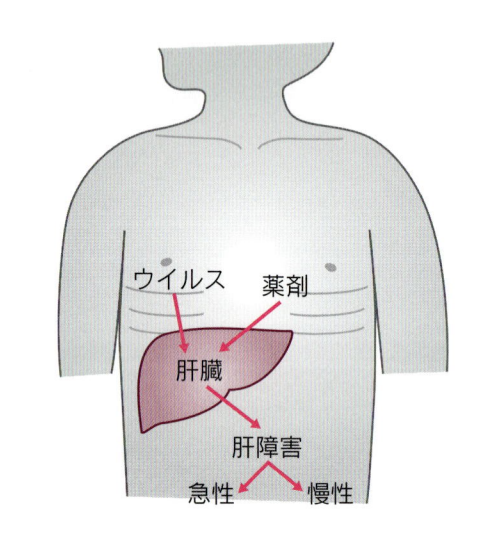

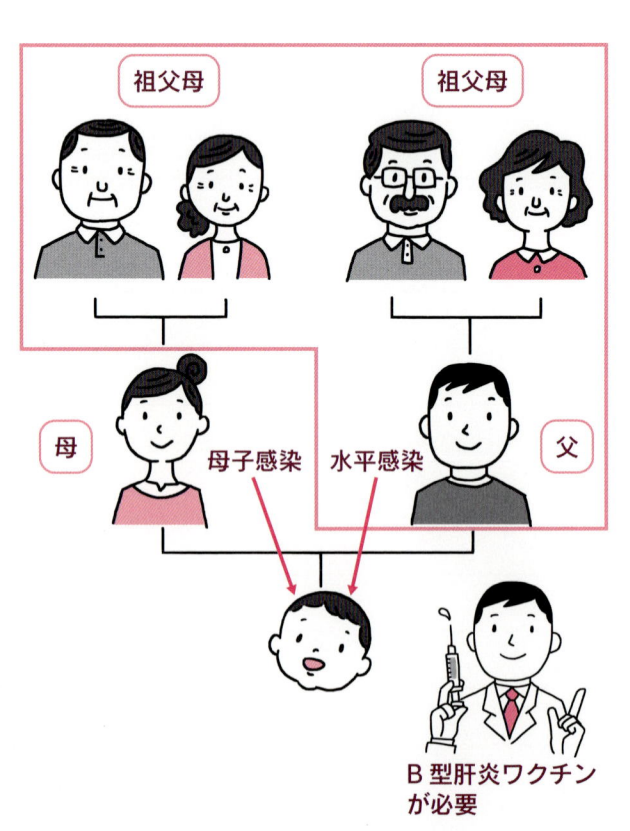

- 輸血時のC型肝炎ウイルス抗体検査の普及によって，現在の感染経路は母子垂直感染がほとんどを占めます．

よくみられる症状

- A型肝炎：発熱，食欲不振，全身倦怠感などの全身症状のほか，黄疸や消化器症状（嘔吐，下痢など）を伴い，急性肝炎として発症します．
- B型肝炎：乳幼児では発症しない保因者となるか，慢性化することが多く，学童以上の初感染では，多くは無症状のうちに一過性に経過するか，急性肝炎として発症することもあります．
- B，C型肝炎：ウイルスの母子垂直感染では通常は無症状のままで，血液検査にて発見，診断されます．

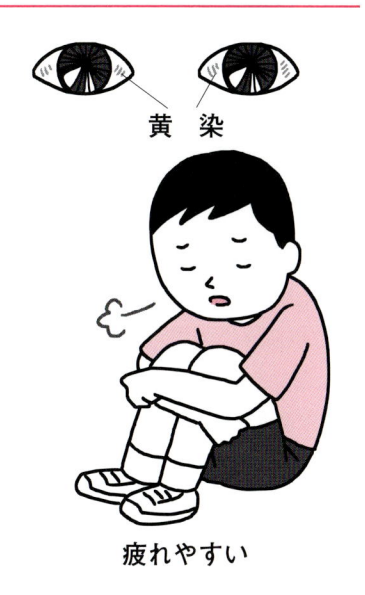

黄染

疲れやすい

初期治療と注意すること

急性肝炎
- 全身倦怠感や黄疸があるときは安静が第一です．
- 高タンパク，低脂肪の食事療法が必要です．
- 食欲不振の強いときは入院して点滴輸液をします．
- 通常2～3か月の経過で治癒します．

慢性肝炎
- B型肝炎
  - 家族内にB型肝炎の患者がいる場合には，予防接種を行うことが推奨されます．
  - 肝炎が慢性化した場合には，将来的に肝硬変あるいは肝がんを発症することがあるので，成人になっても長期的な診療が必要です．
- C型肝炎
  - 進行は遅いですが，肝硬変や肝がんを発症することがあります．
  - インターフェロンの皮下注射と抗ウイルス薬の内服の併用治療が有効です．

解説

肝炎ウイルスの感染や投与された薬剤によって，急性あるいは慢性に肝細胞障害が存在する状態を肝炎という．

原因

A型およびE型肝炎は経口（水平）感染により感染し，通常は一過性感染のみで慢性化することはない．

B型肝炎では，HBVがキャリア化する症例と急性肝炎発症後に治癒する症例とに分かれる．母親がHBe抗原陽性の場合，児の70～90%がキャリアとなる．1～5歳の急性肝炎では25～50%，それ以降では2～6%が慢性肝炎に移行する．

C型肝炎の輸血感染は第3世代HCV抗体スクリーニングにより激減した．現在，小児におけるC型肝炎新規患者のほとんどは母子感染例である．

D型肝炎ウイルスはHBVと共存し自己増殖するため，B型肝炎患者のみが感染する．

その他，サイトメガロウイルス，ヘルペスウイルス，EBウイルスなどによる急性肝炎や，慢性活動性EBウイルス感染症に伴う遷延性肝炎などがある．

薬剤性肝炎（薬物性肝障害）の起因薬剤は抗菌薬，抗てんかん薬，解熱・鎮痛薬などが多い．

よくみられる症状

急性肝炎

急性肝炎の初期症状は，全身倦怠感，食欲不振および発熱などの感冒様の全身症状である．一般的に小児では成人に比して症状が軽く，また自覚的症状を認めないため，採血（トランスアミナーゼ高値）が診断の契機となる無症候性肝機能障害も少なくない．黄疸は進行してから出現することが多い．A型肝炎では発熱などの全身症状（80～90%）のほか，悪心・嘔吐，腹痛（30～50%），下痢（15%）などの消化器症状を伴う．

慢性肝炎

慢性肝炎は急性肝炎に比べてさらに無症状のことが多い．血液検査で偶然に肝機能異常を指摘され発見されることもある．B，C型肝炎ウイルスに感染した母親からの出生児は，そのほとんどが生後からHBワクチン接種や母子感染の有無を確認するための外来通院をしていることから，あらかじめ感染が判明している場合が多い．

初期治療と注意すること

急性肝炎

急性肝炎は本来self-limitingな疾患であり，治療は対症療法として行う．肝炎ウイルスの違いによる差はない．黄疸は，急性肝不全（肝細胞の変性・壊死あるいは機能障害により，肝臓での合成能，代謝能，および浄化能が低下した状態）の兆候であり，入院安静を原則とする．

薬物性肝障害では，原因と考えられる薬剤を中止して，再投与を控える．副腎皮質ステロイド薬が有効な場合もある．原因によって異なるが，通常は可逆的な障害である．

慢性肝炎とその予防

B型慢性肝炎の治療目標は「将来の肝硬変および発がんの予防」，C型慢性肝炎では「感染症に対する治療」が基本となる．HBs抗原陽性の母親から出生した児は，健康保険にてHBワクチンの接種が可能である．また，父子感染をはじめとした水平感染も問題となっており，未感染者に対するHBワクチンの積極的な接種も重要である．

1 B型慢性肝炎の管理・治療指針とその予防策

HBs抗体陽性化によるウイルス持続感染の終焉はまれで，小児期には年率1%未満である．成人では，慢性活動性肝炎の状態が10年以上続けば10～20%が肝硬変，5～10%が肝がんへ進展するとされる．HBe抗原消失，HBe抗体陽転化（seroconversion：SC）すれば，HBV-DNA量とトランスアミナーゼ値が低下し，肝硬変および肝がんへの進展が回避される．学童期以降になると，一過性の肝炎増悪を伴い自然SCを認める症例もある．自然SCが期待できず，6か月以上トランスアミナーゼの高値が続く症例には，専門施設に紹介し肝生検を行い病勢の評価を行う．線維化や活動性の高い症例には，HBe抗原のSCを目標としペグインターフェロン治療を選択する．近年，HBe抗原消失後もトランスアミナーゼ高値，

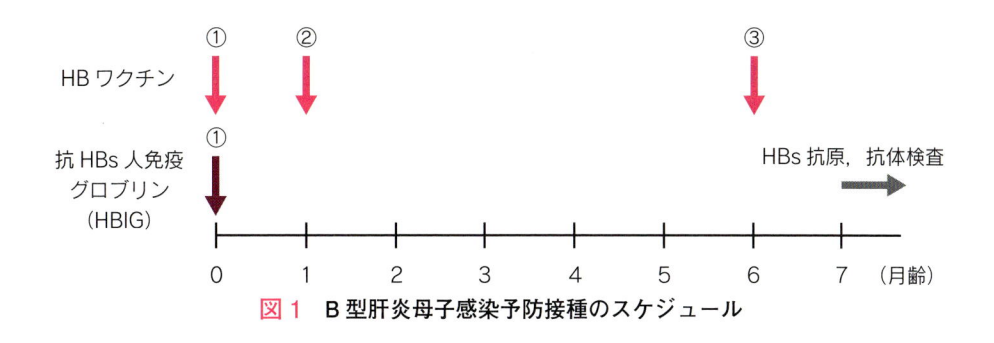

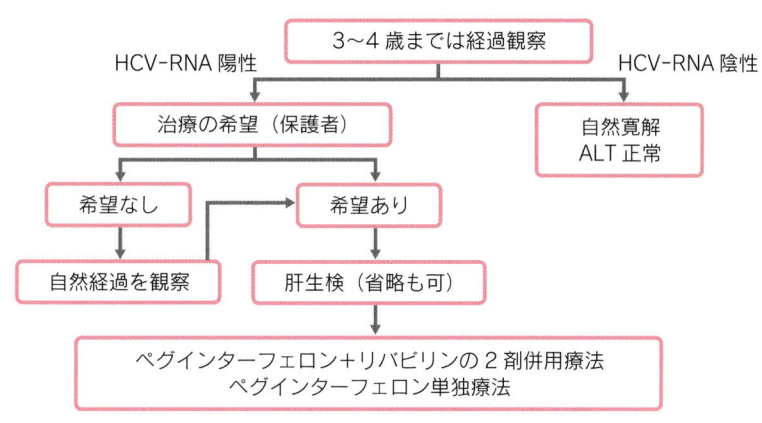

図1 B型肝炎母子感染予防接種のスケジュール

図2 C型慢性肝炎の管理・治療指針

中～高濃度のHBV-DNA量を保ち，活動性の組織所見を認める例も明らかになっている．最終的に慢性化した小児の25%は肝硬変や肝がんになるとされ，定期的な受診が必要である．

①母子感染予防対策

これまでの予防接種スケジュールは，生後2か月から開始されていたため，里帰り分娩や指導の不徹底から接種を完遂できない例が後を絶たず，2013（平成25）年10月にHBV母子感染予防の基本スケジュールの改定が行われた（図1）．ワクチンとHBs人免疫グロブリン（HBIG）の投与によりHBs抗原陽性の母親より出生したおよそ95%の児で，母子感染を予防できる．

②家族内・外の感染予防対策

父子，夫婦間感染の予防にはHBワクチン3回接種（0, 1, 6か月）を行う．HBV高度侵淫地域からの渡航者や居住者が増加している社会情勢を鑑み，わが国でもuniversal vaccinationを検討中である．

2 C型慢性肝炎の管理・治療指針

母子感染例では約30%の症例で3～4歳頃までに自然治癒（HCV-RNAの陰性化）するため，この時期までは経過観察を行う．経過はゆるやかで，HCV初感染から肝硬変進行までは平均20年，肝細胞がん発生までは平均30年とされているが，全例が高齢になれば肝硬変や肝細胞がんになるわけではない．小児ではHCV感染後の病勢の進行はさらに遅いと考えられている．劇症肝炎への進展はまれである．

小児C型慢性肝炎の初回治療は，ペグインターフェロンとリバビリンの2剤併用療法（高ウイルス量）あるいはペグインターフェロン単独療法（低ウイルス量）を基本とする．成人と同等かそれ以上の治療効果が期待できる．ただし，幼児では熱性けいれんの誘発因子，思春期では成長障害をきたす可能性があり，B型肝炎と同様に治療を行う場合は専門施設に紹介することが望ましい（図2）．

［鈴木 光幸］

2. 消化器疾患

10. 膵炎

膵炎とは

- 膵臓は血糖を調整するホルモン（インスリン）や消化酵素を分泌する臓器です．
- 膵炎とはさまざまな原因により，膵臓の消化酵素によって膵臓自体が消化され，炎症が生じた状態です．

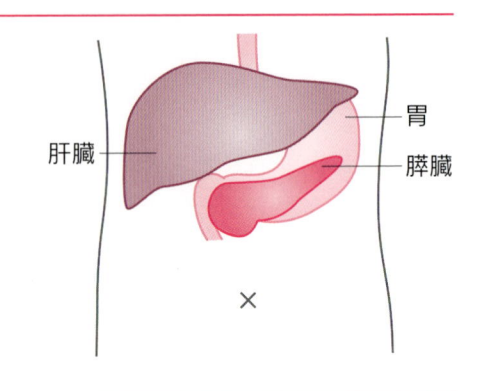

肝臓／胃／膵臓

原　因

- 小児では下記に示すような原因で発症します．
  ① **先天性**：生まれつきの膵臓の構造異常（奇形），膵管と胆管の合流異常
  ② **薬剤性**：抗がん薬，抗てんかん薬，ホルモン製剤，免疫抑制薬など
  ③ **外　傷**：上腹部を強く打ったとき（三輪車や自転車によるものが多い）
  ④ **感　染**：細菌やウイルス感染によるもの
  ⑤ **その他**：全身疾患に伴う膵炎，家族性・遺伝性膵炎など
  ※成人での原因のほとんどは，大量の飲酒や胆石症です．

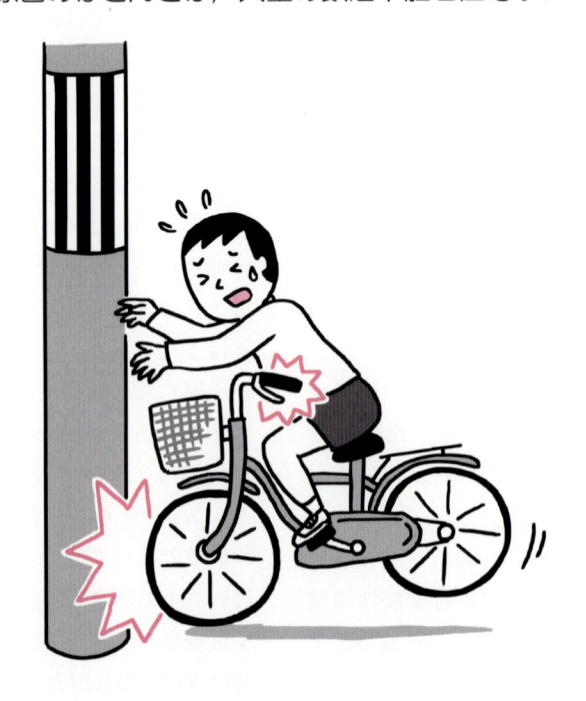

よくみられる症状

- 炎症の程度によりますが，強い上腹部痛，嘔吐・吐き気，発熱などで発症することが一般的です．
- 先天性の構造異常による膵炎では，弱い腹痛だけなど軽症の場合も多く，血液検査や画像検査（腹部超音波やCT検査など）をしなければわからないこともあります．
- まれに膵炎が重症化すると，急激に全身状態が悪化し，生命に危険が及ぶこともあります．

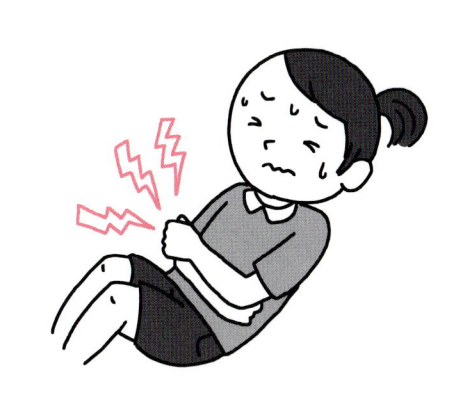

初期治療と注意すること

- 膵臓の負担を軽くするために，食事をやめて，点滴で水分や電解質の補給を行います．
- 重症化を防ぐため膵臓の炎症を抑える薬を使います．
- お腹の痛みが強いときには，痛み止めを使用します．
- 膵臓の奇形や膵胆管合流異常では，膵炎が治まってから外科的治療が必要になることがあります．

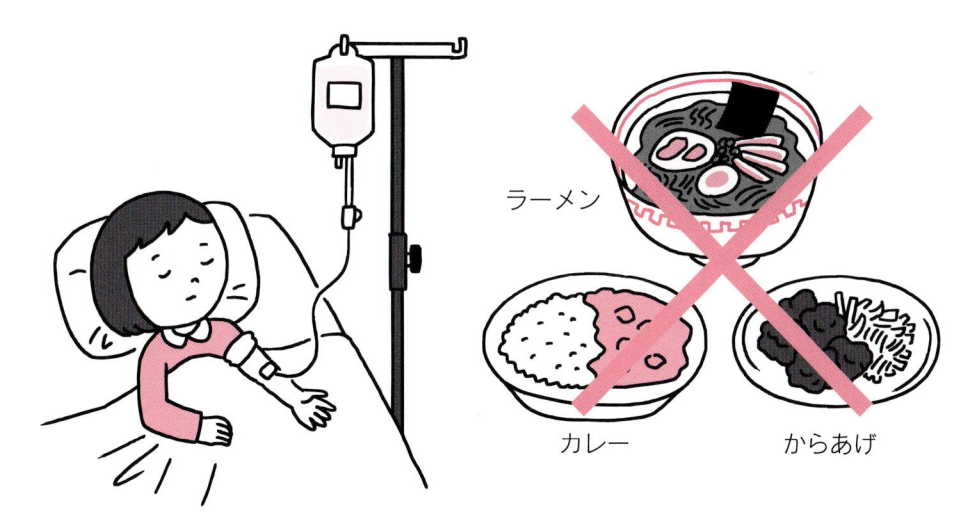

解説

急性膵炎の本態は，何らかの原因によって膵酵素が膵内間質組織内に逸脱し活性化されることにより生じる膵組織や毛細血管の障害，すなわち膵臓の自己消化である．

原因

成人における急性膵炎の原因として大多数を占めるのは，過度の飲酒と胆石である．一方，小児における原因としては，薬剤性，感染症，外傷，胆道拡張症や膵胆管合流異常などの解剖学的異常に起因するものなど多岐にわたる（表1）．

よくみられる症状

初発症状として，腹痛，嘔吐・嘔気，発熱が多く，なかでも1歳以上の小児においては85～90％の症例が腹痛を主訴としている．上腹部の急性腹痛発作と圧痛は，急性膵炎の診断基準の1項目となっている（表2）．また，発症要因として比較的頻度の高い胆道拡張症などの膵胆道系の異常では，黄疸や灰白色便などが初期症状となる場合もある．小児期の薬剤性膵炎は，ほかの原因（膵胆道系異常，外傷，感染など）による膵炎と比して重症化することが多く，意識障害やショックなどの症状で発症することもある．乳幼児では不機嫌および不活発などで発症することも少なくない．軽症例や幼少児では腹痛がはっきりしない症例も存在するため，注意を要する（表3）．

初期治療と注意すること

初期治療の基本は，絶食をはじめとした膵臓の安静（膵外分泌刺激の回避）であり，それと同時に体液・電解質の補正，抗酵素療法，疼痛の軽減，感染の予防と治療を行っていく．また，適切な時期に飲水や食事を開始することも治療を継続していくうえで重要なポイントとなる．

1 輸液管理

急性膵炎では炎症に伴い膵臓周囲へ水分が漏出するため，細胞外液補充液を用いて十分量の初期輸液を行う必要がある．

2 抗酵素療法

タンパク分解酵素阻害薬は組織障害性を有する活性化膵酵素を抑制するだけではなく，播種性血管内凝固症候群（DIC）の発症を抑えたり，多臓器不全（MOF）への進展を防止する作用を有し，急性膵炎の重症化を防ぐ意味からも重要と考えられる．

3 疼痛の軽減

急性膵炎の疼痛は激しく持続的であり，そのコ

表1　小児期急性膵炎の原因

1) 膵胆道疾患
　総胆管拡張症，膵胆管合流異常症，胆石，胆嚢炎，膵癒合不全，腫瘍，蛔虫迷入
2) 感染
　ムンプス，麻疹，コクサッキー，エコー，ロタ，インフルエンザ，EB，肝炎ウイルス，マイコプラズマ，サルモネラ，グラム陰性菌
3) 薬剤
　L-アスパラギナーゼ，ステロイド，バルプロ酸，アザチオプリン，6-MP，5-ASA，Ara-C，メサラジン，サリチル酸，インドメタシン，テトラサイクリン，クロロサイアザイド，INH，抗凝固薬，ホウ酸塩，アルコール
4) 腹部外傷
　交通外傷，被虐待児症候群，外科手術後，内視鏡的逆行性膵胆管造影（ERCP）後
5) 全身疾患
　Reye症候群，全身性エリテマトーデス（SLE），結節性多発動脈炎，若年性特発性関節炎（JIA），敗血症，多臓器不全，臓器移植後，溶血性尿毒症症候群，アレルギー性紫斑病，川崎病，炎症性腸疾患，特発性偽性腸閉塞，消化性潰瘍，神経性食思不振症，食物アレルギー，嚢胞性線維症
6) 代謝性疾患
　高リポタンパク血症（Ⅰ，Ⅳ，Ⅴ），高Ca血症，糖尿病
7) 栄養
　低栄養，ビタミン欠乏（A，D），高カロリー輸液
8) その他
　遺伝性，特発性

表2　急性膵炎の診断基準

1. 上腹部に急性腹痛発作と圧痛がある
2. 血中または尿中に膵酵素の上昇がある
3. 超音波，CTまたはMRIで膵に急性膵炎に伴う異常所見がある

上記3項目中2項目以上を満たし，ほかの膵疾患および急性腹症を除外したものを急性膵炎と診断する．ただし，慢性膵炎の急性憎悪は急性膵炎に含める．
注：膵酵素は膵特異性の高いもの（膵アミラーゼ，リパーゼなど）を測定することが望ましい．

（厚生労働省難治性膵疾患に関する調査研究班：急性膵炎の診断基準．2008年より）

表3 年齢別にみた急性膵炎の初発症状

	1〜5 (N = 75)	6〜10 (N = 51)	11〜17 (N = 42)	合計 (N = 168)
腹痛	64 (85.3)	41 (80.4)	39 (92.9)	144 (85.7)
嘔吐・嘔気	40 (53.3)	20 (39.2)	6 (14.3)	66 (39.3)
発熱	24 (32.0)	22 (43.1)	10 (23.8)	56 (33.3)
黄疸	11 (14.3)	2 (3.9)	0	13 (7.7)
背部痛	0	1 (2.0)	5 (11.9)	6 (3.6)
灰白色便	5 (6.7)	1 (2.0)	0	6 (3.6)
下痢	0	1 (2.0)	2 (4.8)	3 (1.8)
意識障害	1 (1.3)	1 (2.0)	1 (2.4)	3 (1.8)
その他	7 (9.4)	2 (4.0)	2 (4.8)	11 (6.5)

( ) は％を示す.

(鈴木光幸, ほか：「小児の診かた」消化器疾患 急性膵炎を疑う臨床所見を教えてください. 小児内科 2011；43：716-719)

ントロールが重要である．適切な鎮痛薬の使用は疼痛を効果的に軽減する一方で，診療や治療の妨げにはならない．

4 感染予防

軽症例では感染性合併症の発生率・死亡率はいずれも低いため，予防的抗菌薬投与は原則的に必要ない．ただし，胆管炎合併例では抗菌薬の使用を考慮する．重症例では，それにより感染性膵合併症の減少や生命予後の改善が期待できる．

5 経口摂取開始時期

腹痛のコントロールと血中膵酵素を指標にして経口摂取開始を決定する．血中膵酵素値が低下傾向にあり，全身状態良好でかつ腹痛が消失していれば飲水を開始する．血中アミラーゼ値や血中リパーゼ値が正常上限のおおよそ2倍以下となれば，脂肪制限食を開始し，経過をみながら徐々にカロリー，脂肪量を増量する．

［鈴木 光幸］

Memo

> 3. 呼吸器・胸部疾患

1. 先天性喘鳴

先天性喘鳴とは

- 生まれたときから息を吸うときに"ゼーゼー"という音が聞こえる場合の総称です．
- 時には生後 2〜3 週間（まれには生後 3〜4 か月）ほどたってから目立ってくることもあります．
- 呼吸をする際に聞こえる"ゼーゼー"という音を医学用語で喘鳴（ぜんめい）といいます．

原因

- 鼻腔から咽頭，喉頭，気管までの間の空気の通り道（気道）に，閉じているところや狭くなっているところがあると，息を吸うときに喘鳴が出ます．
- 多くの原因がありますが，一番多いのは喉頭軟化症と呼ばれる病気です．喉頭のまわりの気道が弱いため，息を吸う力に負けて狭くなり喘鳴が聞こえます．

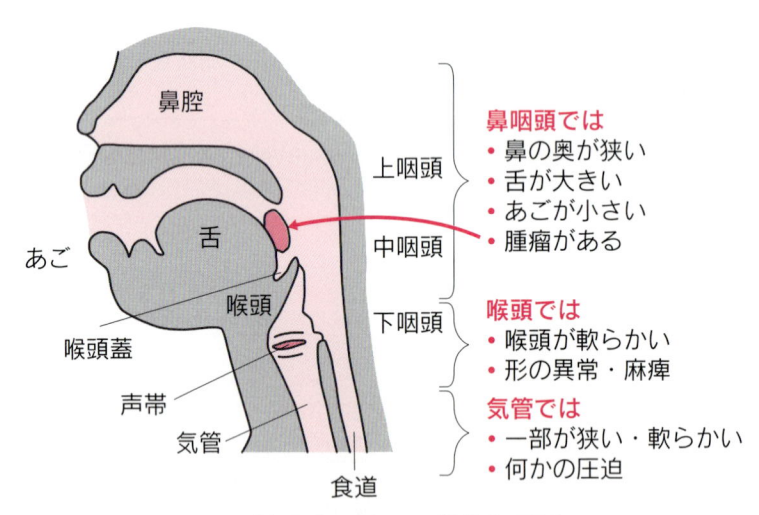

鼻咽頭では
- 鼻の奥が狭い
- 舌が大きい
- あごが小さい
- 腫瘍がある

喉頭では
- 喉頭が軟らかい
- 形の異常・麻痺

気管では
- 一部が狭い・軟らかい
- 何かの圧迫

先天性喘鳴の起こる部位と原因

よくみられる症状

- 哺乳時や激しく泣いたときなど，強く息を吸うときに"ゼーゼー"あるいは"キューキュー"と表現するような音が聞こえます．
- 仰向けのときに強く，うつ伏せや横向きに寝かせたとき，縦抱きにしたときには目立ちません．
- 程度の強いときには，首の付け根や胸と腹の境目の部分が呼吸に合わせてペコペコとへこみます．

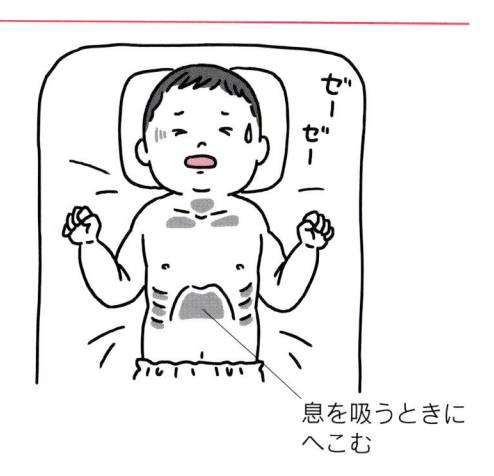

息を吸うときにへこむ

初期治療と注意すること

- 新生児では激しく泣いたときにだけ軽度の喘鳴（"キューキュー"）が聞かれることもありますが，これは正常でいずれ聞こえなくなります．
- 診断のためには首や胸のエックス線，MRI，CTや喉頭ファイバースコープという細い管を鼻からのどの奥まで入れて気道を観察する検査などを行います．
- 喉頭軟化症と診断された場合でも，ほとんどの場合，治療は必要ありません．体の成長に伴い2歳くらいまでに聞こえなくなります．
- 喘鳴の程度が強い場合には，喘鳴の出にくい姿勢を取るようにします．
- 哺乳時に喘鳴が強いときには，飲ませる姿勢を工夫したり，一度に飲ませる量を少なくして回数を増やすことも有効です．
- しばしば嘔吐する，咳き込む，なかなか哺乳ができず体重が増えないなどの症状があるときには，治療が必要となります．

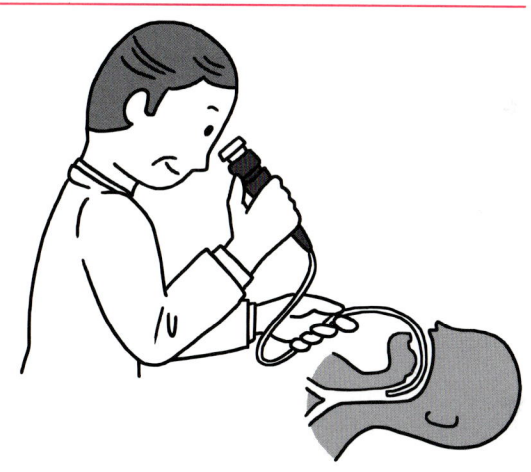

喉頭ファイバースコープ

解説

新生児期から出現する吸気性喘鳴の総称である．多くは出生直後あるいは生後3～4週間頃までの間に出現するが，時には生後3～4か月たってから出現することもある．症状は仰臥位や啼泣などにより増悪する．

原因

先天性喘鳴をきたす疾患には表1のように種々のものがあり，成長に伴い軽快・消失する場合もあるが，時に致死的で手術療法などの治療を必要とする場合もある．最も頻度が高いのは喉頭軟化症で先天性喘鳴の原因の約3/4を占める．次に頻度が高いのは声帯麻痺で，これら2つの疾患で原因のほとんどを占める．その他では声門下狭窄や気管狭窄などの頻度が高い．また，新生児においては正常でも激しい啼泣時にのみ軽度の喘鳴を認めることはまれではない．

よくみられる症状

1 喉頭軟化症

喉頭周囲の組織が脆弱である，嚥下機能が未成熟であるなどのために，吸気時に披裂部や喉頭蓋が内側に吸い込まれることにより喘鳴をきたすものである．一般に呼吸困難の程度は軽く哺乳障害や体重増加不良をきたすことはまれである．喘鳴は哺乳時，仰臥位のとき，激しい啼泣時に増強する．鼻翼呼吸，陥没呼吸，チアノーゼなどを伴うこともある．また胃食道逆流を合併して症状が増悪することもある．ほかの症候を併発していなければ2歳くらいまでに自然消失する．

2 声帯麻痺

片側性あるいは両側性に認められ，声帯の外転が不十分なために気道の狭窄を生じる．片側性の場合は，分娩外傷や先天性心疾患などに伴って出現することが多く，経過とともに軽快することがある．両側性の場合は多くが原因不明であるが，中枢神経系の異常（頭蓋内圧の上昇）に伴って出現することもある．片側性に比べ重篤で気管切開を必要とする場合が多い．合併症として，喘鳴のほかに嗄声，誤飲，嚥下性肺炎などを認めることがある．

初期治療と注意すること

先天性喘鳴と考えた場合には，まずその原因を追究することが重要である．一般に喘鳴は吸気時にのみ認められるが，吸気と呼気の両方で喘鳴を認める場合には声門下狭窄や気管狭窄，血管輪などの緊急を要する疾患を疑う．表2に先天性喘鳴の診断に必要な検査を示した．前述のように気道だけでなく胸腔内まで検索が必要となることもある．喉頭ファイバースコープ検査はきわめて有用な検査であるが，耳鼻科医との連携が必要である．多くの場合，ここまでの検索でほぼ診断をつけることが可能である．

気管軟化症，気管狭窄などは近年では3D-CTなどによる検索が実施できる施設も増えてきているが，気管ファイバースコープ検査を行うことのできる施設は限られており，高次医療機関への転送を考慮する．また，複数の病態を合併していることもあり，哺乳障害が著しいとき，体重増加不良が認められるとき，チアノーゼを伴うなど重症度が高いと考えられる場合には，早い段階から積極的に器質的疾患の除外を行うことが必要である．喉頭軟化症と診断していても1歳を過ぎても

表1 先天性喘鳴をきたす疾患

鼻咽頭	後鼻腔狭窄・閉鎖 小顎症（Pierre-Robin症候群，Treacher-Collins症候群），巨舌症，舌根部囊腫，異所性甲状腺
喉頭	喉頭軟化症，声帯麻痺，喉頭囊胞，声門下狭窄，声門下血管腫
気管	気管狭窄，気管軟化症，気管支狭窄
胸腔内	血管輪，縦隔腫瘍，リンパ管腫

表2 先天性喘鳴の診断に必要な検査

- 胸部エックス線（2方向）
- 頸部エックス線（2方向）
- 喉頭ファイバースコープ検査
- 超音波検査
- 食道造影検査
- CT，MRI
- 気管ファイバースコープ検査

症状の軽快をみない場合には，改めて器質的疾患の除外を行う慎重さも必要である．

　喉頭軟化症はほとんどの場合，2歳くらいまでに軽快・消失する．ほかの器質的疾患のスクリーニングを行って問題がなく症状も軽い場合には，家族に十分な説明を行ったうえで特別の処置を行うことなく経過を観察する．喘鳴に対して家族の不安が強い場合には，喘鳴をきたしにくい体位などを工夫して日常生活を行うことを指導する．うつ伏せ寝は乳児突然死症候群のリスクとなるため側臥位で寝かせたり，縦抱きなど安全に配慮しながら指導する．哺乳困難を伴うときは，小量頻回授乳やうつ伏せでの哺乳を試みる．症状が強く，呼吸障害を認めるときはエアウェイの装着，体重増加不良の場合は経管栄養の併用を必要とする場合もある．

　RSウイルスなどによる気道感染症は呼吸困難が増強することがあり，早めの外来受診を指導しておくとともに，できるだけ早めに接種可能なワクチンを終了させておくことが望ましい．

［大山　昇一］

Memo

3. 呼吸器・胸部疾患

2. かぜ，扁桃炎

かぜ，扁桃炎とは
- かぜは上気道（鼻，のど）に炎症を生じた状態の総称で，かぜ症候群，感冒とも呼ばれます．
- 扁桃炎はのどの左右にある，いわゆるへんとうせん（正式には口蓋扁桃といいます）に炎症を生じた状態です．
- 実際には，かぜと扁桃炎があわせて起こっていることも少なくありません．

原　因
- かぜは，ほとんどがウイルスにより起こります．かぜを起こすウイルスは 200 種類以上あるといわれています．
- 乳児期の前半は，生活環境や母親由来の免疫があるためかぜをひくことは少ないです．
- 乳児後半〜幼児期には，かぜの原因ウイルスが非常に多いため，繰り返しかぜをひくようになります．
- 扁桃炎の原因も多くはアデノウイルスなどのウイルスによると考えられています．細菌としてはA群溶連菌が重要です．
- アデノウイルスとA群溶連菌は迅速診断キットで短時間での診断が可能です．

年　齢	かぜの回数（年間平均）
1〜2歳	4回
3〜4歳	6〜7回
5〜6歳	2回
7〜12歳	1〜2回

よくみられる症状
- かぜの症状は気道症状が主で，全身症状などを伴うこともあります．

気道症状	全身症状	その他の症状
くしゃみ，鼻水，鼻閉	だるい	関節・筋肉痛
咳（痰）	食欲低下	嘔吐・下痢
のどの痛み	頭痛・発熱	

- 扁桃炎では，のどの痛みが強く，嚥下困難を生じることもあります．発熱は高頻度にみられます．扁桃は赤く腫れて，白いもの（白苔）が付着していることもあります．あごの下や頸部のリンパ節が腫れることもあります．

- 溶連菌による扁桃炎では舌が赤くぶつぶつ（イチゴ舌）になったり，唇が赤くなり，頬が赤らみ，体に細かな赤い発疹が出ることがあります．
- アデノウイルスによる扁桃炎は，高熱が4～5日間続くこともあります．

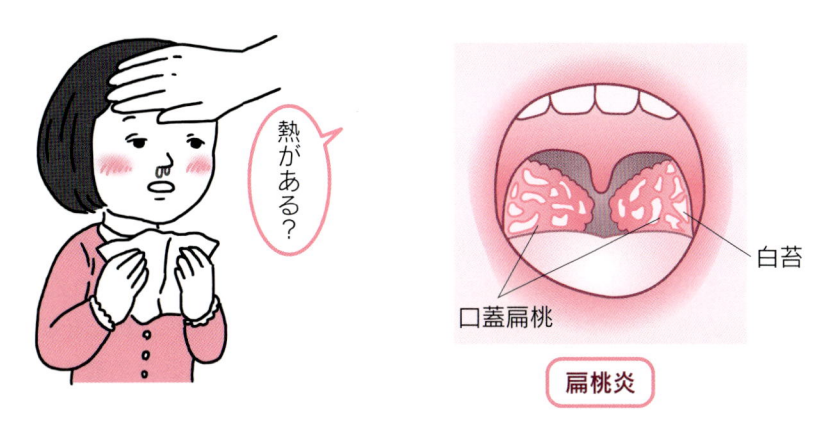

初期治療と注意すること

- 休養を十分にとり，水分摂取をこまめにしましょう．
- 食欲のない間は，炭水化物を中心に少量ずつ食事をとりましょう．
- かぜの症状に応じて咳止め，去痰薬を使用します．服用ができるなら漢方薬を用いることもあります．
- 元気があれば解熱薬は必ずしも必要ではありません．成人用の解熱薬は子どもには使わないでください．
- かぜの場合，多くは1～3日で解熱し，1週間程度でほかの症状も治ります．
- 子ども，特に乳幼児のかぜでは，しばしば細菌感染が加わり重症化します．
- 気管支炎，肺炎，中耳炎などを生じた場合には抗菌薬が必要になります．A群溶連菌感染と診断されたときは，抗菌薬を指示どおり飲みましょう．
- 急速に症状が悪化し食事がほとんどとれないとき，けいれんを起こしたとき，ボーッとしているとき，3～4日以上発熱が続くときは診察を受けてください．

解　説

　かぜの統一された定義はないが，一般には，急性鼻咽頭炎症状を呈する症候群を指す．しかし，喉頭炎や気管・気管支炎，さらにはインフルエンザをも含めて呼ぶ場合もある．
　扁桃炎は，一般には口蓋扁桃の急性炎症を主症状とする状態に用いられる．

原　因

　かぜ症候群の原因は90％以上がウイルス感染で，ライノ・コロナ・アデノ・エンテロ（エコー，コクサッキー）・RS・インフルエンザ・パラインフルエンザ・ヒトメタニューモウイルスなどが主なもので，200種類以上の原因ウイルスが存在する．ウイルスのほかに，A群溶連菌，肺炎マイコプラズマ，肺炎クラミジアなども原因となる．
　かぜ症候群は年間を通じてみられるが，流行するウイルスの種類は，季節により差がある．インフルエンザ・パラインフルエンザ・RS・ライノウイルスは，秋から春までの寒い時期に多く，アデノウイルスは通年性にみられるが，エコー・コクサッキーウイルスとともにいわゆる夏かぜの原因でもある．
　扁桃炎は，ウイルスではアデノウイルスによるものが多く，伝染性単核球症を起こすEBウイルスも頻度は少ないが重要である．その他，前述のかぜを惹起するウイルスも原因となる．細菌ではA群溶連菌が最も重要である（p.257「A群溶連菌感染症」の項目を参照）．

よくみられる症状

　かぜは，上気道症状で始まり，小児では発熱を伴うことが多い．全身倦怠感，食欲の低下も起こり，頭痛，筋肉痛を伴う場合もある．乳幼児では不機嫌になり，嘔吐，下痢を伴うこともしばしばある．
　前述のように，かぜ症候群の原因となるウイルスは非常に多いため，小児期は繰り返しかぜをひく．健常小児が年間に平均何回かぜをひくかに関する調査はいくつかあり，イラスト頁の表に示したものでは，乳児期4回，幼稚園に入った頃の3〜4歳が6〜7回と最も多く，5〜6歳で2回と減少し，7〜12歳では1〜2回と成人と同程度となるという．また，2歳以下では平均年8回，思春期でも年3〜4回はかぜをひくとの調査もある．保育園などの集団生活や兄姉の有無により，かぜをひく回数は異なってくる．幼児の場合，保育園に通園を開始する前は，ほとんどかぜをひかなかった子が，通園開始後，立て続けにかぜをひいたり，中耳炎になったりすることはしばしば経験する．「かぜをひきやすい子」との表現はしばしば用いられるが，年齢や生活状況を考慮して判断する必要がある．1歳以上の年齢では年間10回を超える場合には，かぜをひきやすいといってよいと思われる．
　「かぜをひきやすい」要因としては，栄養状態が悪い・食べ物に偏りがある（免疫能の低下につながる），不適当な保育環境（厚着の習慣，身体の不潔，不適切な集団保育，喫煙者の存在）などの環境因子と，体質が関連すると考えられる．体質要因としては，乳児一過性低ガンマグロブリン血症，IgGサブクラス欠乏症ないし欠損症，IgA欠損症のような免疫不全や，先天性心疾患，アレルギー素因（気道過敏性），耳鼻科的器質的疾患（副鼻腔炎，アデノイド増殖症），Down症候群など染色体異常症の存在などがあげられる．
　A群溶連菌による扁桃炎は頭痛，悪寒を伴い，比較的急な発症をすることが多く，咳嗽は通常伴わない．咽頭痛のため嚥下困難を訴えることもある．アデノウイルスによる扁桃炎は高熱が4〜5日持続することがしばしばみられるが，発熱のわりには全身状態は保たれることが多く，A群溶連菌，アデノウイルス感染には迅速検査キットによる診断が有用である．EBウイルスによる扁桃炎は該当項目（p.234「EBウイルス感染症」）を参照されたい．

初期治療と注意すること

　かぜのほとんどがウイルス感染であることから，症状を緩和する薬物による対症療法が主体になる．従来，抗ヒスタミン薬が投与されることが

多かったが，かぜの鼻汁に抗ヒスタミン薬が有効であるエビデンスに乏しいこと，けいれんを誘発する問題があること，インペアードパフォーマンスの点などからその投与は慎重にすべきである．休養を十分にとり，水分の補給をすることも基本的な事項である．通常，1～3日で解熱し，ほかの症状も含めて1週間程度で治癒する．ただし，冬期では，鼻汁や軽い咳嗽が完全に消失するまでにはもう少し時間を要する場合もある．

　小児，特に乳幼児では，かぜに引き続き，細菌性二次感染が起こりやすい．気管支炎，肺炎，急性中耳炎（反復して起こす場合が多い），急性副鼻腔炎などの感染がしばしばみられる．発熱が3～4日以上続き，全身状態が悪化していく場合には，細菌感染の合併を考慮して，再診や検査が必要である．また，百日咳が疑われる場合，肺炎マイコプラズマあるいは肺炎クラミジア感染が考えられる場合には，抗菌薬の投与を考慮しつつ診療する．

　かぜ症候群では，嘔吐や下痢を伴うこともあり，この場合には脱水が起こる危険性がある．水分（小児用イオン飲料など）の補充を，少量頻回に行う必要がある（経口補液）．発症初期の急激な体温の上昇に伴い，熱性けいれんを起こすこともしばしばみられる．

　ほかの重篤な疾患の初期の状態が，かぜ症候群に類似することがあり注意を要する．麻疹などの発疹を伴う流行性疾患では発疹に，百日咳では特有の咳嗽に，川崎病では発疹・頸部リンパ節腫脹・口唇の発赤などの症状の出現に注意する．意識状態の悪化や，これに加えてけいれんが生じてくる場合には，髄膜炎，脳炎など重篤な中枢神経疾患への進展を考える．

　扁桃炎に対しては，咽頭所見，迅速検査からA群溶連菌感染が考えられる場合は抗菌薬の投与は必須となるが，A群溶連菌以外の細菌による扁桃炎はまれであると報告されており，抗菌薬の投与は必要ないことになる．また溶連菌感染ではしばしば腹痛，嘔吐など感染性胃腸炎と非常に類似する腹部症状を呈することがある．

　頻度は少ないが，扁桃炎所見が高度で，口蓋垂の偏位や扁桃周囲の腫脹があり，高熱，咽頭痛が強い，嚥下が困難な場合には扁桃周囲膿瘍を，頭を後ろにそらせて呼吸困難も呈する場合には咽後膿瘍の存在を考慮し，CTによる画像診断が有用となる．

〔小口　学〕

3. 喉頭炎（クループ）

喉頭炎（クループ）とは

- 喉頭を中心とする部位の急性の炎症により気道が狭くなり，呼吸が苦しくなる病気です．
- 喉頭とは，のど（咽頭）の奥から気管のはじまるまでの部分を指します．呼吸をするときの空気の通り道として重要ですが，生理的に狭い部分の1つです．
- 喉頭の主な働きは，食物が気管に入らないようにすること（喉頭蓋），声を出すこと（声帯）です．
- 喉頭炎は，生後3か月～6，7歳の子どもにみられ，寒い季節に多く発症します．
- 重症の場合には，窒息する危険性があります．

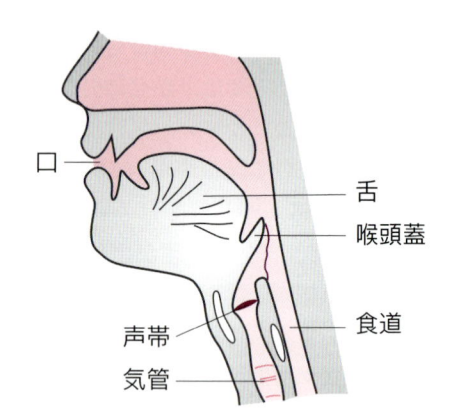

原因

- 喉頭炎を起こす原因はウイルスが主なものですが，アレルギーが関係する場合もあります．
- 非常にまれですが，細菌性（ほとんどがインフルエンザ菌b型＝ヒブによる）の場合は喉頭蓋炎を起こし重症になります．
- ヒブワクチンの導入により，喉頭蓋炎は予防が可能となりました．

よくみられる症状

- 喉頭を中心とする気道が炎症により腫れて狭くなり，空気が十分に吸い込めなくなり，声帯の腫れのためにかすれた声（嗄声）になります．
- かぜ様の症状に引き続き，犬のケンケンする鳴き声（あるいはオットセイの鳴き声）のような特有な咳が出るようになります．
- のどを痛がります．呼吸が速くなり，息苦しさを訴えます．息を吸うときに，ゼーゼー，ヒューヒューすることもあります．
- 夜や明け方になり急に症状が現れることが多いです．発熱を伴うこともしばしばあります．

■ 初期治療と注意すること

- 加湿をします．家庭では，加湿器を用いたり，室内に洗濯物を干して加湿します．
- 安静にして，顔色や呼吸の状態を繰り返し観察することが重要です．寝かせるときは，肩枕をすると呼吸が楽になります．
- 薬物治療としては，喉頭の腫れを引かせる薬液の吸入をします．ステロイド薬を使用することもあります．細菌感染が考えられる場合には，抗菌薬を投与します．

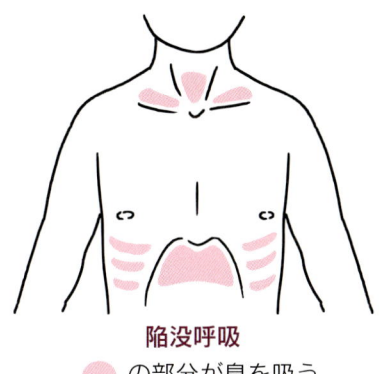

陥没呼吸
● の部分が息を吸うときにへこむ

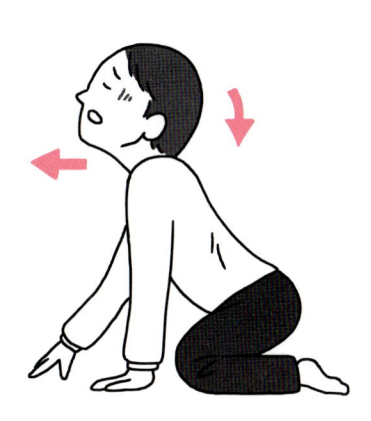

・起坐呼吸
・下顎呼吸

⚠ 緊急を要する症状として注意すべき点

- 息を吸うときに，のどの付け根や胸をへこませる呼吸（陥没呼吸）をする
- 脈拍が，非常に速くなる
- 顔色や唇の色が，紫がかった色になる（チアノーゼ）
- 水が飲み込めなくなり，口を開け，舌を出した状態でよだれが出る
- 起き上がってあごを前に，頭を後ろにし，口を開けてあえぐような呼吸をする（起坐呼吸，下顎呼吸）

→ このような症状がみられる場合，入院して気道確保，酸素投与をする必要があります．

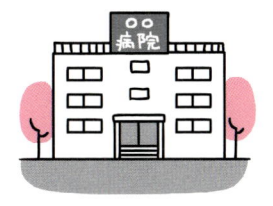

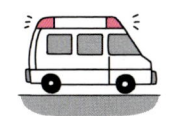

解説

クループとは，喉頭を中心とする部位の急性の炎症により吸気性呼吸困難を呈する病態の総称で，犬吠様咳嗽，嗄声，吸気性喘鳴を伴う．かつては，ジフテリアによる喉頭炎を真性クループ，その他の原因によるものを仮性クループと呼んでいたが，三種混合ワクチンの接種によりジフテリアはほとんどなくなった．最近は，クループ症候群，感染性クループの呼称を使うことが多い．

生後3か月～6,7歳の小児が好発年齢で，1歳代が最も多く，かぜの流行する寒い季節の発症が多い．また，クループ症状を反復する症例もしばしばみられる．

小児の喉頭は，成人に比べ，絶対的にも相対的にも小さく，また，喉頭蓋が軟らかい．声帯直下の部位は，10歳以下の小児期では上気道における最も狭い部位である．このため，喉頭の炎症は，容易に上気道の狭小化，閉塞をもたらす．

原因

クループの原因は，ウイルスによるものが主であり（60～75％），そのうちの大多数をパラインフルエンザウイルス（1～3型）が占める．その他の原因ウイルスとしては，インフルエンザウイルスA・B型，アデノウイルス，RSウイルス，麻疹ウイルスによるものがある．まれに，肺炎マイコプラズマも原因となる．わが国では少ないが，細菌性では，ジフテリア，百日咳菌，溶連菌，ブドウ球菌，肺炎球菌があげられ，インフルエンザ菌b型は重症な喉頭蓋炎を起こす．ヒブワクチンの導入により，インフルエンザ菌b型による侵襲性感染症は予防が可能となった．ワクチン接種歴があれば喉頭蓋炎の可能性は低いと考えられる．その他，アレルギーが関与する場合や，れん縮性クループがある．

よくみられる症状

かぜ様の症状に引き続き，犬吠様咳嗽，嗄声（時に声が出せなくなる），吸気性の呼吸困難，吸気時の高調性喘鳴がみられる．呼吸症状は，夜間になると悪化し，日中は改善傾向となるが，夜になると再度悪化する状態を数日間繰り返す．発熱を伴うことも多い．症状が重くなると，多呼吸，陥没呼吸が目立つようになり，時にチアノーゼを呈する．通常3～4日（時に1週間程度）で改善する．クループは反復して起こる場合も多い．

病型による原因・症状の特徴

1 急性喉頭気管気管支炎

この病型がクループの中では最も多い．ほとんどがウイルス感染による．かぜ症状に引き続き，上述の一般的な症状が出現する．興奮や号泣により呼吸状態はさらに悪化する．発症後，24～48時間は急速な呼吸状態の悪化が起こる可能性があり，十分な観察が必要である．

2 急性喉頭蓋炎

頻度は少ないが，インフルエンザ菌b型による喉頭蓋およびその周囲の急速な炎症により，急激に呼吸状態が悪化する危険性のある病態である．1～8歳にみられる．強い咽頭痛を訴え，高熱を伴い，数時間で重篤な吸気性呼吸困難に進展する．クループに特有の嗄声はむしろまれである．イラスト頁の「緊急を要する症状として注意すべき点」に示した状態は，喉頭蓋炎に特徴的といってもよい状態である．サクランボのような赤さの腫脹した喉頭蓋が確認できれば診断が確定するが，不用意に観察しようとすると，急速に悪化する危険性があり，ICUや手術室などの呼吸管理が可能な状況下で行う必要がある．したがって急性喉頭蓋炎が疑われるときは，のどの視診よりも喉頭部位のエックス線撮影を先に行うほうが安全である．気管内挿管（まれに緊急の気管切開が必要）による呼吸管理を数日間行い，インフルエンザ菌に対して強力な抗菌薬を投与する．

3 急性感染性喉頭炎

ウイルスによるものがほとんどで，呼吸困難は軽度である．

4 急性れん縮性クループ（spasmodic croup）

1～3歳に多く，かぜ症状の前駆はあまり目立たず，夜間，突然クループ症状が出現する．発熱はない．ウイルス感染が関与する場合もあるが，アレルギーや精神的な要因の関与が考えられてい

る．喉頭所見は，蒼白で浮腫を伴った状態である．日中になると症状は改善するものの夜になると再度同様の症状が繰り返す状態が，2～3日続き，軽快する．

5 喉頭ジフテリア

わが国では非常にまれとなった．小児から成人まで罹患しうる．進行は緩徐で，偽膜性咽頭炎の所見をみる．

初期治療と注意すること

特有の臨床症状（犬吠様咳嗽，嗄声，吸気性呼吸困難）により臨床診断は容易である．喉頭部の正面，側面のエックス線撮影は有用である．急性喉頭蓋炎か否かの判断が最も重要であり，喉頭蓋炎では側面像で，腫脹した喉頭蓋が，親指を横から見たような形（thumb sign）に観察される．

加湿は古くから行われている治療法で，冷たいミストの吸入が勧められている．エピネフリン（5,000倍ボスミン）の吸入は有効であるが，効果の持続が短時間であるため，症状の程度に応じて反復して行う．また，近年になってステロイド投与の有効性が示されている（デキサメサゾン0.15mg/kg/単回投与など）．ほとんどのクループはウイルス性であり，抗菌薬は一般には不要であるが，急性喉頭蓋炎や細菌感染の合併が強く疑われる場合には投与する．呼吸困難の程度が軽い場合には，通院加療が可能であるが，室内の加湿を十分に行う．肩枕の使用は呼吸を楽にする．

緊急を要する症状

前述のごとく，緊急を要する症状として示した状態は，急性喉頭蓋炎にも特徴的であり，このような徴候がみられる場合には，入院とし，気管内挿管などの呼吸管理を準備する．

［小口　学］

> 3. 呼吸器・胸部疾患

4. 中耳炎，副鼻腔炎，扁桃肥大

中耳炎，副鼻腔炎，扁桃肥大とは

- 中耳は鼓膜から奥の部屋で，耳小骨と空気で満たされています．耳管で中耳と鼻の奥がつながっています．
- 子どもに多い中耳炎は，急性中耳炎と滲出性中耳炎です．
- 副鼻腔は鼻腔周囲の骨で囲まれた空洞で，副鼻腔と鼻腔は交通しています．副鼻腔に膿がたまったのが副鼻腔炎です．
- 副鼻腔炎（蓄膿症）の多くは，鼻炎に引き続いて起こります．
- 扁桃は，幼児期に細菌やウイルスの侵入を防御するリンパ組織です．子どもの扁桃はある程度大きくなりますが，免疫機能が発達する中学生頃に成人サイズになります．
- 扁桃肥大は，のどの両側の口蓋扁桃が大きい状態をいいます．

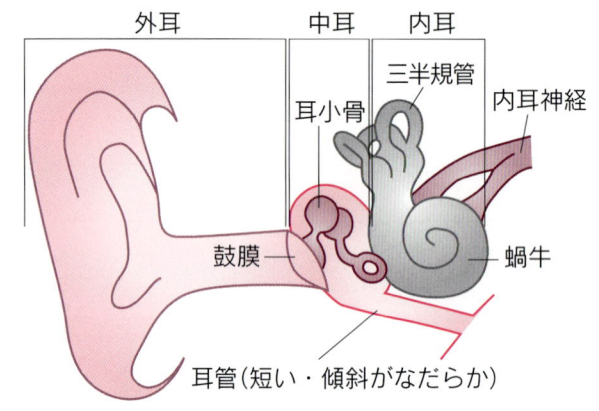

小児の耳の解剖と特徴

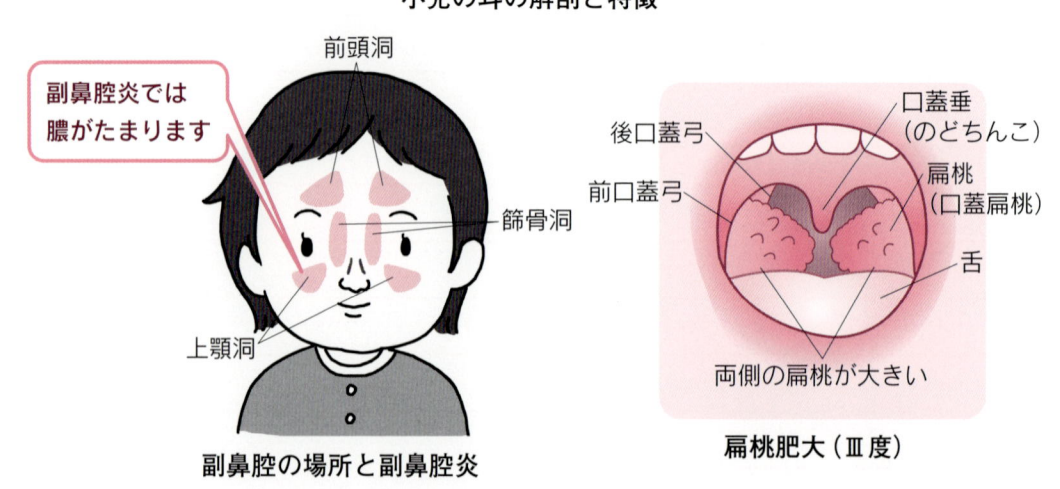

副鼻腔の場所と副鼻腔炎

扁桃肥大（Ⅲ度）

原　因

- 急性中耳炎は，かぜで鼻に入った細菌やウイルスの炎症が中耳に及んで起こります．子どもの耳管は短く太く水平で，病原体が入りやすいです．耳の外から病原体が入るわけではありません．
- 滲出性中耳炎は中耳粘膜から出た液体が貯留した状態です．子どものまだ未熟な耳管，大きなアデノイド（鼻奥の扁桃の仲間），頻回な鼻炎，急性中耳炎などが原因です．
- 副鼻腔炎は，かぜで細菌やウイルスが鼻に感染し副鼻腔まで及ぶと起こります．アレルギー性鼻炎で慢性的に副鼻腔と鼻腔の交通が悪くなることでも起こります．
- 扁桃肥大は生まれつきのものです．

よくみられる症状

- 急性中耳炎では耳痛，高熱，耳だれがみられます．自然に鼓膜が裂けて耳だれが出ると解熱し，耳痛がおさまります．
- 滲出性中耳炎では難聴がみられます．熱や痛みはありません．
- 副鼻腔炎では長引く鼻づまり，鼻水，痰，咳などがみられます．
- 扁桃肥大では飲み込みにくかったり，いびきをかいたり，まれに無呼吸（睡眠時無呼吸症候群）がみられます．

初期治療と注意すること

- 中耳炎と副鼻腔炎では自然治癒もあります．必要時は抗菌薬などで治療します．耳だれは外に出てきたものだけを拭きましょう．
- 夜や休日に耳痛や高熱が出たら，耳の後ろを冷やしたり手持ちの解熱鎮痛薬を使用し，症状が改善したら翌日受診しましょう．改善しない場合は救急を受診しましょう．
- 副鼻腔炎は滲出性中耳炎などの原因にもなり，耳鼻科への通院が必要です．正しい鼻のかみ方や自宅での鼻汁吸引も大切です．
- 扁桃肥大は無症状では経過観察です．摂食障害，強いいびき，無呼吸がある場合は受診しましょう．扁桃が大きいからといって扁桃炎にかかりやすいわけではありません．

解説

中耳炎

中耳炎には数種類のタイプがあるが，小児に多いのは急性中耳炎と滲出性中耳炎である．急性中耳炎は小児期に最も頻繁に遭遇する市中感染で，鼻咽腔の上気道急性炎症が経耳管的に波及して発症する．近年，集団保育児の増加・低年齢化，原因菌の耐性菌化などにより，反復性の難治性急性中耳炎が増加している．反復性中耳炎は，「過去6か月以内に3回以上，12か月以内に4回以上の急性中耳炎の罹患」と定義される．滲出性中耳炎は，中耳滲出液が徐々に中耳腔に貯留した状態である．

副鼻腔炎

副鼻腔炎の多くは鼻炎に引き続き生じるため，鼻副鼻腔炎とも呼ばれる．感冒で小児科にかかり熱は下がったが"鼻かぜ"が治らない，といって耳鼻咽喉科を受診する子どもに多い．急性または慢性副鼻腔炎を起こし，時にアレルギー性鼻炎を合併している．小児の鼻腔は成人に比べ狭小であり，鼻道は外的刺激により容易に閉塞されやすい．また副鼻腔の自然口が成人に比べ相対的に大きいため，副鼻腔内に炎症が生じやすい．小児の特性を熟知したうえで，発達や年齢に応じた診療が求められる．

扁桃肥大

咽頭にはワルダイエル扁桃輪と呼ばれるリンパ組織が環状に存在し，咽頭扁桃（アデノイド），耳管扁桃，口蓋扁桃，咽頭側索，舌扁桃，孤立リンパ節などからなる．幼児の扁桃が大きい傾向にあるのは，細菌やウイルスの侵入を防御するという生理的な目的をもつためである．免疫機能が確立する中学生頃になると，扁桃は萎縮・退縮する．"扁桃肥大"は，通常は口蓋扁桃の肥大を指すことが多い．本項では口蓋扁桃肥大について述べる．

原因

中耳炎

急性中耳炎の3大起炎菌はインフルエンザ菌，肺炎球菌，モラクセラ・カタラーリスである．薬剤耐性菌であるβ-lactamase producing ampicillin-resistant $H. influenzae$（BLNAR）とpenicillin-resistant $S. pneumoniae$（PRSP）が問題となっている．滲出性中耳炎は，未熟な耳管，アデノイド増殖症，アレルギー性鼻炎，副鼻腔炎，急性中耳炎の治癒の遷延などが原因となる．

副鼻腔炎

副鼻腔炎の多くはウイルス感染による感冒を契機に，急性鼻炎に引き続いて生じる．ウイルス感染により鼻粘膜が障害され，主に肺炎球菌やインフルエンザ菌の感染を起こすと，細菌の病原性による症状が出現する．

扁桃肥大

出生後，さまざまな外来抗原の刺激による免疫応答によって，肥大をきたすと考えられている．扁桃肥大に関与する因子として，個々の免疫能や素因・遺伝，炎症，内分泌，環境，薬物などの影響が考えられる．

よくみられる症状

中耳炎

急性中耳炎の一般的な症状は，発熱，耳痛である．乳児では耳痛を訴えられないため，機嫌の悪さや睡眠障害が合図となる．上気道炎が先行することが多い．抗菌薬の発達とともに重篤な合併症は減少したが，急性乳様突起炎，顔面神経麻痺，内耳炎，髄膜炎，硬膜外・下膿瘍，静脈洞血栓症などを示すこともあり注意が必要である．

滲出性中耳炎は鼓膜に穿孔は認めず，中耳腔に貯留液をもたらした結果，難聴の原因となる．急性炎症症状，すなわち耳痛や発熱のない中耳炎である．本人に難聴の自覚症状がなく，学校検診などで発見されることが多い．乳幼児の罹患率は非常に高い反面，自然治癒率も高い．しかし難聴による言語発達の遅れや集団行動に支障が生じることもあり，早期発見が重要である．

副鼻腔炎

急性副鼻腔炎は，発症から4週間以内の鼻副鼻腔の感染症で，鼻閉，鼻漏，後鼻漏，咳嗽といった呼吸器症状を呈し，時に頭痛，頬部痛，顔面圧迫感を伴う．慢性副鼻腔炎は，副鼻腔炎が遷延化し粘膿性の鼻汁や後鼻漏が3か月以上持続した状態である．

扁桃肥大

扁桃肥大では，物理的な閉塞症状が問題となる．いびき，睡眠時無呼吸，構音障害（こもった声），摂食・嚥下障害，成長障害（原因として，哺乳・摂食障害，睡眠依存ホルモンである成長ホルモン分泌障害の関与）などがあげられる．睡眠時無呼吸症候群が存在すると，胸郭変形，日中傾眠，注意力散漫，夜尿などが出現することがあり注意を要する．表1に小児（満1歳以上）の閉塞性睡眠時無呼吸症候群の診断基準を示した．

初期治療と注意すること

中耳炎

急性中耳炎では「小児急性中耳炎診療ガイドライン」に基づいて，鼓膜所見を正確に判定し，重症度に応じた治療を選択することが求められる．多くの急性中耳炎は抗菌薬非投与でも軽快するため，軽症例では3日間は抗菌薬を投与せず経過観察を推奨している．推奨される抗菌薬は，起炎菌，重症度に応じて，経口薬として AMPC，CVA/AMPC，CDTR-PI，注射剤として ABPC，CTRX が推奨され，投与期間は5日間としている．重症度に応じて鼓膜切開を選択する．

滲出性中耳炎では，アデノイド，アレルギー性鼻炎，副鼻腔炎などの影響を及ぼす疾患の治療を並行する．反復性中耳炎や滲出性中耳炎では，鼓膜換気チューブ留置を行うことがある．

副鼻腔炎

急性副鼻腔炎では"喘息様気管支炎"などとの診断で，適切な治療が選択されていないことも多い．慢性化，難治化させないためにも，急性期に適切な診断・治療を行うことが重要である．副鼻腔炎は自然治癒することが多く，保存的治療を優先して行うことが多い．しかし，症状が重度で抗菌薬投与を要する急性鼻副鼻腔炎の場合は，ペニシリン系抗菌薬の高容量投与が第一選択とされる．効果が不十分な場合は，セフェム系抗菌薬を選択する．慢性副鼻腔炎へはマクロライド少量長期投与を行う．耳鼻咽喉科外来での鼻処置や鼻ネブライザー療法などの局所治療のために，定期通院が必要である．また症状を軽減させ通院期間と投薬を減らすためには，自宅での鼻腔洗浄や鼻汁吸引の指導も重要である．

扁桃肥大

扁桃肥大では，まずは経過観察が優先される．扁桃肥大の程度評価は，口腔内の視診により可能で，Mackenzie（マッケンジー）の分類に従う．Mackenzie I度：扁桃が後口蓋弓をわずかに越える，II度：I度とIII度の中間，III度：左右の扁桃が正中（中央）でほぼ接する状態，と評価する．III度肥大でも症状がなければ経過観察となる．しかし前述のような症状が存在すると，積極的な手術（口蓋扁桃摘出術）適応となる場合も多い．また，口腔内の視診ではそれほどの肥大ではないにもかかわらず，舌根部の口蓋扁桃下極の肥大によって無呼吸を生じている例もある．したがって，耳鼻咽喉科での上気道形態の専門的な評価や，睡眠検査が求められる．3歳未満児への手術では，低年齢・高リスクな周術期管理や，また上気道粘膜免疫の発達において重要な時期であることなどのため，慎重に適応を考慮する．

［井下 綾子］

表1 小児閉塞性睡眠時無呼吸症候群の診断基準

A+B+C+D+E を満たす
A. 保護者が睡眠中のいびき，努力性の閉塞性呼吸障害あるいは両者を報告する．
B. 保護者が次のうち少なくとも1つをみたと報告する．
   i. 呼気時の胸郭の奇異性運動
   ii. 体動による覚醒
   iii. 発汗
   iv. 睡眠中の頸部過伸展
   v. 日中の過度の眠気，多動または攻撃的行動
   vi. 成長の遅延
   vii. 起床時の頭痛
   viii. 続発性の夜尿
C. 睡眠ポリグラフ検査で1時間あたり1回以上の呼吸イベント（2呼吸周期以上持続する無呼吸や低呼吸）が認められる．
D. 睡眠ポリグラフ検査で以下が認められる．
   i. 少なくとも以下の1つを認める．
      a. 頻回の呼吸努力関連覚醒
      b. 無呼吸に伴う動脈血酸素飽和度の低下
      c. 睡眠中の高炭酸ガス血症
      d. 著しい食道内圧の陰圧増大変動
   ii. 睡眠中の高炭酸ガス血症，動脈血酸素飽和度の低下，または両者にいびき，陥没呼吸，または以下のうち少なくとも1つ以上が随伴する．
      a. 頻回な覚醒
      b. 著しい食道内圧の陰圧増大変動
E. ほかの睡眠障害，身体疾患，神経疾患，薬物などの服用で説明されないこと．

(The International Classification of Sleep Disorders, 2nd ed, Westchester, American Academy of Sleep Medicine, 2005 より著者訳)

5. 気管支炎，細気管支炎

気管支炎，細気管支炎とは

気管支炎
- 気管支炎とは，気管〜気管支とその周辺の組織に炎症が起こった状態です．
- 湿った，胸の奥のほうから出るような強い咳が出ます．痰も出るようになります．
- 乳幼児では，気管支内をきれいにする作用が弱いため，かかりやすい病気の1つです．

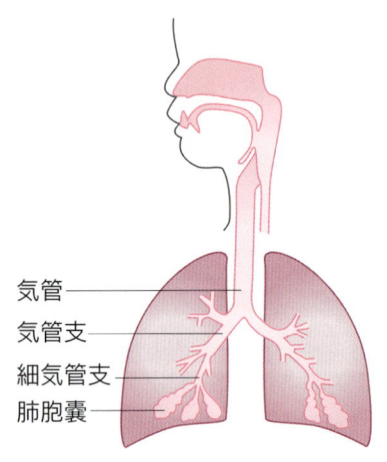

細気管支炎
- 細気管支炎とは，非常に細い部分の気管支（細気管支と呼びます）の炎症が主体の病気です．
- 冬期に多く，乳幼児が主にかかります．
- 喘息の発作に似た状態になります．

気管
気管支
細気管支
肺胞嚢

原因
- 気管支炎はほとんどの場合，ウイルスの感染が最初の原因です．肺炎マイコプラズマによるものもあります．
- ウイルス感染によりダメージを受けた気管支に，二次的に細菌の感染が加わることがしばしばみられます（混合感染）．
- アレルギー反応によるものや，まれですが薬物や刺激物などによる化学的刺激により生じることもあります．
- 細気管支炎の原因もウイルスですが，特にRSウイルスが重要です．

よくみられる症状
- 咳，痰が出る，発熱が主な症状です．
- 聴診器で呼吸の音を聞くと，息が荒くなった音や，気管支に痰がからまった音がします．細気管支炎では，プチプチした音や，ゼーゼーした呼吸が聞かれます．
- 病状が進行すると，横になると苦しくなったり，肋骨が浮き出るような呼吸（陥没呼吸）もみられます．

- 気管支炎では肺のエックス線写真に大きな異常はみられません．細気管支炎では，肺が膨張した像がみられ，空気の入らなくなった部分がある場合もあります．

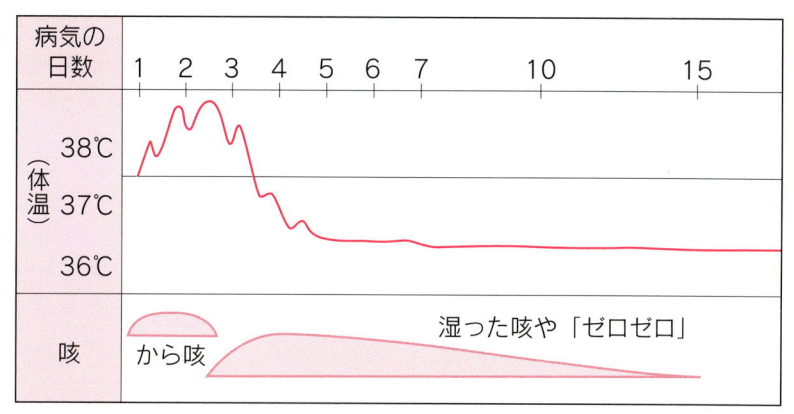

気管支炎の経過

初期治療と注意すること

- 水分を十分に取らせ，痰を軟らかくして出しやすくします．
- 咳をして痰を出すようにします．体の向きを変えながら背中をたたいて（タッピング）痰を出すのを補助します．
- 気管支を広げる薬，痰を出しやすくする薬を与えます．細菌感染が考えられるときには，抗菌薬を投与します．
- 乳児の細気管支炎では，呼吸が苦しくなり，哺乳が低下することも多く，このようなときは入院治療を必要とします．

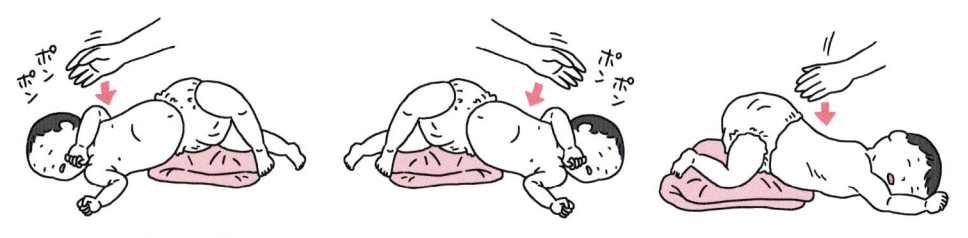

左・右横臥位やうつぶせ位で頭を胸より下にしてタッピング

⚠ 特に注意を要する状況！

- 生後6か月以内の乳児（特に3か月以内）
- 高熱が5日以上続く（下がりかけたが，また高熱が出た）
- 咳が長く続く
- 呼吸が苦しそうで，呼吸が速い．息を吸うときに，肋骨が浮き出るようになる（陥没呼吸）
- 元気がなく，顔色が悪い（青白い）
- 哺乳がつらそうになる．飲めない

解説

　気管支炎は，気管，気管支およびその周囲の組織に炎症性病変がみられる下気道炎である．多くの場合，上気道炎症状が先行する．発熱，湿性の強い咳嗽がみられる．咳嗽時に胸痛や腹痛を訴えることもある．全年齢層で起こるが，乳幼児期に多い．

　細気管支炎は，細気管支（気管支が6回以上分岐した以後の直径1mm以下の細い気管支で，軟骨を欠く）を中心にした炎症性病変により，末梢気道の閉塞・狭窄が起こり，無気肺，肺気腫といった閉塞性の病変が生じた状態である．冬期に多く，1歳未満の乳児に好発し，特に3か月未満では重症化することが多い．

　気管支炎に喘鳴を伴った状態は，喘息性（様）気管支炎と呼ぶことも多い．

原因

　気管支炎の原因の多くはウイルスで，パラインフルエンザウイルス，RSウイルスが主であり，インフルエンザ，アデノ，麻疹ウイルスも原因となる．近年，RSウイルスに似た病像を呈するヒトメタニューモウイルスも注目されている．肺炎マイコプラズマは，年長児では異型肺炎の病像をとるが，乳幼児では気管支炎を惹起する原因の1つである．ウイルス感染に続発して，細菌性二次感染が生じ（混合感染），遷延，重症化することも多い．起因菌としては，インフルエンザ桿菌，肺炎球菌が重要で，その他にブドウ球菌，モラクセラ・カタラーリス，百日咳菌でも起こる．気道に刺激を与える薬物あるいは気体の吸入や，吸入抗原によるアレルギー反応が関与する場合もある．

　気管支炎は，全年齢層に生じうるが，乳幼児期が好発年齢である．この時期は気管が相対的に広く短く，ウイルス，細菌などの病原体の下気道への侵入が容易であり，さらに咳嗽反射が弱く，線毛上皮の機能が未熟であるため気道浄化作用が不十分であるという特徴が気管支炎の起きやすい理由となっている．

　細気管支炎の原因は，RSウイルスが最も重要で，冬期に流行し，その他に，パラインフルエンザ，アデノ，インフルエンザ，ライノ，ヒトメタニューモなどのウイルスによるものもある．これらのウイルス感染により，細気管支周囲に炎症・浮腫が惹起され，分泌物の増加も加わり，容易に気道の狭窄，閉塞が起こる．不完全な閉塞によりair trappingが生じ，肺気腫の状態が起こり，部分的には無気肺が混在する状況となる．

よくみられる症状

　気管支炎の初期は，かぜ様の発熱，軽い咳嗽で，3～4日すると湿性の強い咳嗽が目立ってくる．発熱は通常3～4日で解熱に向かうが，細菌性二次感染が加わると，さらに遷延することもある．湿性咳嗽は，ダメージを受けた気道粘膜の修復がなされるまで1～3週続き，徐々に改善する．気道分泌物による閉塞で無気肺を生じることもある（特に乳幼児）．

　細気管支炎は，鼻汁，軽い咳嗽で発症し，発熱もみられる．2～3日すると前述の病態が進行し，努力性呼吸（陥没呼吸，鼻翼呼吸），喘鳴（主に呼気性），多呼吸がみられるようになり，哺乳が障害される．さらに悪化するとチアノーゼが生じ，不穏になったり，意識レベルが低下することもある．3か月未満，あるいは慢性肺疾患や，先天性心疾患，神経筋疾患を基礎に有する場合には特に重症化しやすく，無呼吸を生じることがある．

診察所見・診断

　気管支炎では，聴診上，初期は粗な呼吸音が聞かれ，湿性咳嗽が強くなる頃には，ラ音や低調性の喘鳴が聴取されるようになる．一般に経過，診察所見で診断しうる．胸部エックス線写真では，肺紋理の増強を認める程度までの変化の場合を気管支炎とし，浸潤像があれば肺炎とする．

　細気管支炎も臨床経過，診察所見で診断しうる．聴診では，呼吸音の減弱や，湿性ラ音，呼気性喘鳴が聴取され，呼気の延長，陥没呼吸，多呼吸がみられる．気管支喘息の初回発作との鑑別が難しい場合もある．原因ウイルスとして最も重要なRSウイルスには鼻汁中抗原を迅速に検出するキットがあり，病因診断に非常に有用である．胸部エックス線写真では，全肺野における含気量の

増加（透亮性の亢進）が基本的にみられ，部分的な無気肺像が混在することが多い．

初期治療と注意すること

　気管支炎の原因は，多くの場合ウイルスであり，その治療は，気道の浄化が重要なポイントとなる．咳嗽は気道から異物を痰とともに排出するための生理的な防御機転であり，無理やり咳を止めることは得策ではないことを保育者に理解していただく．気道の浄化には，気管支拡張薬の使用（内服，貼付薬），去痰薬の内服，吸入療法，理学的排痰（タッピングと体位ドレナージ）を行う．抗菌薬は，細菌感染が疑われる場合に使用する．

　細気管支炎の原因もウイルスであり，対症療法が主体となる．外来での治療は気管支炎に準じるが，乳児期前半の場合は呼吸状態が容易に悪化し，哺乳困難を伴うことがしばしばある．そのため入院して輸液，酸素投与，気管支拡張薬投与などを必要とすることが多い．最近，RSウイルスに対するモノクローナル抗体製剤による予防が可能となり，RSウイルス感染により重症化が危惧されるハイリスク症例を対象に投与が行われるようになった．

　細菌性二次感染を生じたり，肺炎への進展を思わせる症状として，発熱の遷延（5日以上），一度解熱したが再度高熱となる，全身状態の悪化，呼吸状態の悪化に注意をする．このような場合には，胸部エックス線撮影，血液検査を行う必要がある．

　乳児期前半（特に3か月未満）の場合には，哺乳が十分できない状態になると，急速に全身状態が悪化することが多い．また，細気管支炎では，発症から2～3日を過ぎると，呼吸状態が急速に悪化したり，無呼吸発作が出現することもあり，十分な注意が必要である．

　副鼻腔炎の存在が，下気道感染の反復や，気管支喘息の悪化に関与することが知られており（副鼻腔気管支炎症候群），膿性鼻汁が持続する症例では，耳鼻科的な治療によって，下気道の疾患が改善する場合がある．

［小口　学］

Memo

3. 呼吸器・胸部疾患

6. 肺炎，膿胸

肺　炎

- 肺のガス交換に直接かかわる気腔（肺胞）に炎症を起こすものを肺炎と呼んでいます．
- 肺胞のまわりの部位を肺の間質と呼び，その炎症は間質性肺炎といいます．

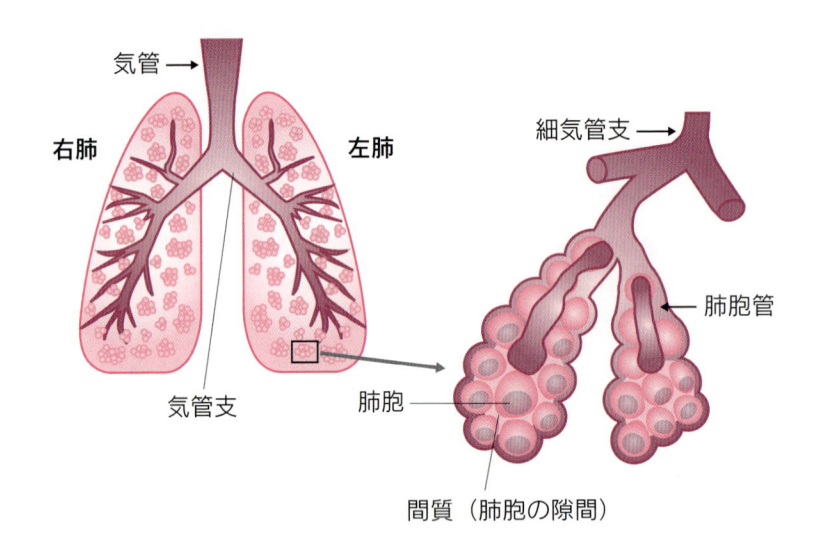

気管／右肺／左肺／細気管支／気管支／肺胞／肺胞管／間質（肺胞の隙間）

原　因

- 最も多いのは細菌・ウイルスなどによる感染症です．ほかに免疫アレルギー反応や化学的物質によるものもあります．
- 原因確定には細菌培養検査や血液抗体検査などが行われます．結果が出るまでに時間がかかるのが欠点です．
- 実際には症状・経過や血液検査などでおおよその判断が行われます．

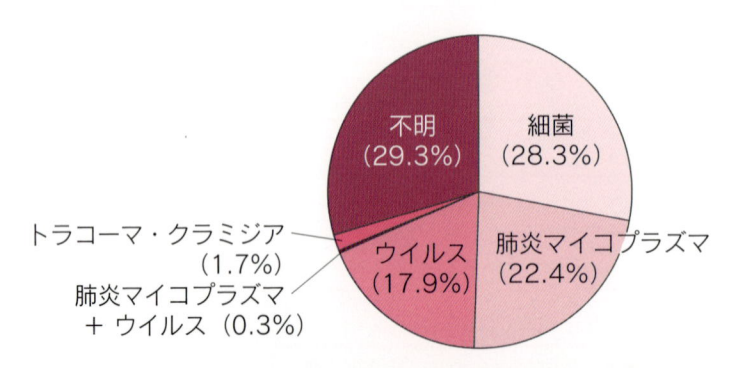

不明（29.3％）／細菌（28.3％）／肺炎マイコプラズマ（22.4％）／ウイルス（17.9％）／トラコーマ・クラミジア（1.7％）／肺炎マイコプラズマ＋ウイルス（0.3％）

小児市中肺炎の原因微生物（全年齢）

（中村　明：日児誌 2003；107：1067）

よくみられる症状

- 症状は発熱，咳，鼻汁，喘鳴です．
- 初期にかぜと診断されても，数日の経過で肺炎になることが多いです．
- 胸の聴診で疑われますが，エックス線検査で初めて判明することがあります．
- 幼少期は抵抗力が弱く，肺炎が起こりやすい傾向にあります．
- 病原体により流行時期があり，身近な流行情報は重要です．

初期治療と注意すること

- 安静にして，水分摂取を心がけます．
- 細菌やマイコプラズマに対しては抗菌薬が有効です．薬効が十分に発揮されるよう確実に内服しましょう．
- 軽症であれば外来治療も可能です．内服できない場合や，内服の効果が十分でない場合，全身の状態がよくない場合，幼少などの場合は入院で治療します．
- 乳幼児に肺炎を起こす重要な細菌のインフルエンザ桿菌・肺炎球菌にはワクチンを接種する方法があります．髄膜炎や敗血症などの重篤な合併症に予防効果があります．
- RSウイルスに対する薬（ヒトモノクローナル抗体）は，小さく生まれた子や心臓や肺の病気がある子など，重篤化が予想される場合に感染予防として投与します．

膿胸

- 肺と肺を包む胸膜の間に液体が貯留し（胸水），その性状が膿性であるものです．

原因

- 細菌性肺炎や外傷により起こります．
- 膿胸を起こす細菌には肺炎球菌，黄色ブドウ球菌，溶連菌などがあります．まれに結核菌によることもあります．

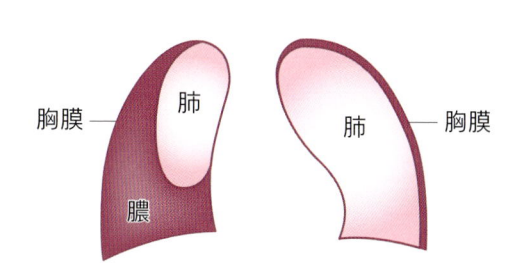

よくみられる症状

- 発熱，咳嗽，胸痛などがあります．
- 大量の胸水がたまると呼吸が苦しくなります．

初期治療と注意すること

- 入院して，強い抗菌薬治療が必要です．
- 胸水の排出（胸腔穿刺や持続ドレナージなど）を行うことがあります．

解　説

肺　炎

肺炎は小児の一般診療において比較的多くみられ，初めての入院加療であるケースも少なくない．本人・家族の不安を考慮し，外来・入院治療それぞれの見通しを説明することは重要である．

原　因

原因の多くは感染症で，病原体としてウイルスではインフルエンザ，パラインフルエンザ，ライノ，アデノ，ヒトメタニューモ（hMP），RS，麻疹，サイトメガロ，ヒト単純ヘルペスウイルスなどがある．細菌では肺炎球菌，ブドウ球菌，連鎖球菌，インフルエンザ桿菌，百日咳菌などがあり，その他，肺炎マイコプラズマ，肺炎クラミジア，トラコーマ・クラミジア，オウム病クラミジアがあげられる．気道の構造異常，肺循環不全，免疫・アレルギー，物理的傷害などに起因するものもある．たとえば，誤嚥性（重症心身障害児，口唇口蓋裂，気道食道瘻など），免疫不全（IgG2欠損症，無γグロブリン血症，免疫抑制剤・ステロイド療法中など），先天性心疾患（左→右シャント），気管支異物，アレルギー（好酸球性肺炎）や膠原病・血管炎（Churg-Strauss症候群など）である．また，近年では，抗菌薬耐性菌や病院内に特有の原因菌による院内肺炎，人工呼吸器関連肺炎なども鑑別疾患として考慮すべきである．

よくみられる症状および検査所見

肺炎の重症度の判定基準が，日本小児呼吸器学会と日本小児感染症学会の共同作成である『小児呼吸器感染症診療ガイドライン』に示されている（表1）．

肺炎の症状のみから原因を特定することは難しく，各種検査などで判断する必要がある．

1 胸部エックス線像

ウイルスやクラミジアでは気管支周囲の変化が強く，気管支周囲の浸潤陰影，特に肺門を中心とした浸潤像を呈し，肺血管陰影が不明瞭となり，時に顆粒陰影をきたす．細菌では肺葉や肺区域全体の陰影がみられ，エアブロンコグラム（気管透亮像）を認める．肺炎マイコプラズマは，肺区域一致性陰影や気管支周囲浸潤陰影，びまん性斑状陰影など多彩である．幼少では肺門中心の浸潤像，学童以降では間質性陰影や浸潤像を呈し無気肺を合併していることも少なくない．誤嚥性肺炎では肺区域に一致した不均一陰影や，気管支周囲陰影や下肺野を中心に広範囲の陰影がみられることがある．好酸球性肺炎では両側下肺野末梢側にびまん性の粒状陰影を認め，短期間で位置や大きさが変化しやすい．

2 胸部CT検査

反復性肺炎や誤嚥性肺炎などが疑われる場合に有用である．

3 培養検査

喀痰採取が難しい小児において，後鼻腔培養は臨床的意義が高い．重篤なときは血液培養も重要である．肺炎球菌やインフルエンザ桿菌は，小児では鼻腔常在菌として存在することもあり慎重に判断する．

4 免疫血清学的診断（PA法，EIA法など）

肺炎マイコプラズマ，クラミジア抗体などで行

表1　小児市中肺炎
　　　―身体所見・検査所見による重症度判定―

	軽 症	中等症	重 症
全身状態	良好		不良
チアノーゼ	なし		あり
呼吸数[*1]	正常		多呼吸
努力呼吸（呻吟，鼻翼呼吸，陥没呼吸）	なし		あり
胸部X線での陰影	一側肺の1/3以下		一側肺の2/3以上
胸　水	なし		あり
SpO2	>96%		<90%[*2]
循環不全	なし		あり[*2]
人工呼吸管理	不要		必要[*2]
判定基準	上記すべてを満たす	軽症でも重症でもない場合	[*2]：いずれか一つを満たす

[*1]：年齢別呼吸数（回/分）：新生児＜60　乳児＜50　幼児＜40　学童＜30

（小児呼吸器感染症診療ガイドライン作成委員会：小児呼吸器感染症診療ガイドライン2011．p.36，協和企画，2011）

表2 小児市中肺炎 初期抗菌治療(GL2011)

	重症度	2か月～5歳*	6歳以上
外来	軽症	AMPC po or SBTPC po or 広域セフェム po (CDTR-PI, CFPN-PI, CFTM-PI) 耐性菌感染が疑われる場合 ①AMPC 増量 po or CVA/AMPC po or 広域セフェム 増量 po ②TBPM-PI po or TFLX po	マクロライド po or テトラサイクリン po
入院	中等症	ABPC iv or SBT/ABPC iv or PIPC iv or 広域セフェム iv (CTRX, CTX)	①ABPC iv or SBT/ABPC iv or PIPC iv or 広域セフェム iv ②マクロライド po/div or テトラサイクリン po/div →①または②単独あるいは①②併用
ICU	重症	カルバペネム div or タゾバクタム・ピペラシリン (TAZ/PIPC) iv/div (レジオネラ疑→マクロライド併用)	

＊：マイコプラズマ，肺炎クラミジア感染が考えられるとき，マクロライド系薬を併用

(小児呼吸器感染症診療ガイドライン2011より作成)

う．ペア抗体価の4倍以上上昇で確診，単一血清 PA320倍以上で疑診となる．乳児では抗体陰性が多いことに注意する．

5 遺伝子診断法（LAMP法）

肺炎マイコプラズマの特異的DNAを直接検出し，発症初期に検出可能で，感度・特異度に優れている．

6 迅速診断（イムノクロマト法）

ベッドサイドで迅速に判定できるので外来診療でも治療上有益なことが多い．インフルエンザ，RS，アデノ，ヒトメタニューモなどのウイルス，肺炎マイコプラズマ，肺炎球菌（尿中）が対象．

初期治療と注意すること

小児市中肺炎の初期治療はempiric therapyの概念で行う．初期抗菌薬治療が無効の場合および原因菌が特定できた場合は，鑑別診断を検討したうえで抗菌薬を変更する．効果判定は48～72時間内に行う．

1 小児市中肺炎の初期抗菌薬療法（表2）
2 肺炎マイコプラズマに対する治療

まずマクロライド系抗菌薬を投与する．
→治療後48時間以上，発熱持続する場合，マクロライド耐性と考え
　→トスフロキサシン（＜8歳），
　　ミノサイクリン（≧8歳）に変更する．
高サイトカイン血症になり重症化するケースでは
→ステロイド投与を併用する．

3 誤嚥性肺炎に対する治療

PC系＋CLDM，マクロライド少量長期療法などが行われる．

膿 胸

肺に膿性胸水が貯留するもので，ほとんどが細菌性肺炎に合併する．最近ではまれになった．

原 因

肺炎球菌，黄色ブドウ球菌，溶血性連鎖球菌，嫌気性菌，結核などが原因菌となる．

よくみられる症状

細菌性肺炎の症状が急速に悪化し，胸痛を訴え，聴診上呼吸音減弱や胸膜摩擦音が聴取され，打診上濁音を認める場合に疑う．患側を下にした仰臥位側面エックス線像で判断しやすい．

初期治療と注意すること

嫌気性菌も想定した抗菌薬治療が必要（ABPC/SBT＋CLDMなど）．胸腔穿刺，持続ドレナージは貯留液により呼吸機能が障害されている場合や抗菌治療で効果が不十分なときに（72時間を目安に）行う．ただし，原因菌不明な場合，胸腔試験穿刺で少量の胸水を採取し，調べることがある．

［栗屋 敬之］

3. 呼吸器・胸部疾患

7. 気管内異物

気管内異物とは

- 誤って食べ物やおもちゃなどを飲み込み，気管内に入ってしまったことをいいます．
- 2歳以下が2/3を占め，男児に多いとされています．

原因

- 3歳以下では主にピーナッツなどの豆類が多く，お菓子やアメ，果物や野菜など食べ物が原因となります．
- 4歳以降では歯の詰め物や，おもちゃの部品など食べ物以外のものが増えてきます．

よくみられる症状

- 大きい異物では，気道を塞いで窒息状態となり声が出ません．
  毎年，50人ちかくが窒息のため命を落としています．
- 小さい異物では，突然激しく咳き込み，息が苦しそうになり，泣き声もか細くなります．
- 咳が続き，のどや胸からヒューヒュー，ゼーゼーといった音が聞こえます．
- いったんよくなっても，あとから咳やゼーゼーがひどくなることもあります．

初期治療と注意すること

- のどに異物が詰まって声が出せない場合（咳や声が出るときには行いません）

  1歳未満の乳児
  - ①片手で体を支え，手のひらで後頭部をしっかり支えます．胸を突き上げるように，胸骨を圧迫します．
  - 数回行ったら，②片手で体を支え，手のひらであごをしっかり支えます．もう一方の手のひらの付け根で背中をたたきます．
  - ①と②を繰り返します．

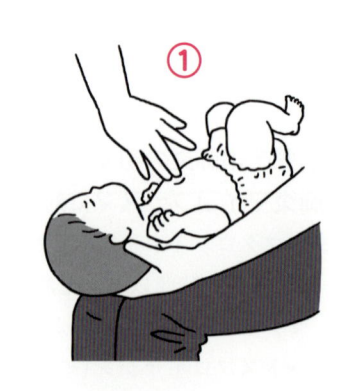

1歳以上の幼児
- 胸部突き上げ法（ハイムリック法）を行います．
- 背後から両腕をまわして，子どものみぞおちの下で片方の手を握りこぶしにします．その手で腹部を上の方へ圧迫します．
■ 窒息状態でなければ，泣かせたり咳を起こさせないようにそっと抱いて救急受診します．

🌸 家庭で注意することは

■ 3歳を過ぎるまではピーナッツは与えないでください．
■ 小さなおもちゃなどを子どもの周りに置かないでください．
■ トイレットペーパーの芯を通る大きさの物は危険です．
■ 子どもがのどに詰まらせそうな物を口に入れていたら，泣かさないで吐き出させるか，口からそっと取り出しましょう．
■ 口に入れたままで寝かせたり，歩かせたりするのは危険です．
■ 食べているときに笑わせたり，驚かせるのもやめましょう．

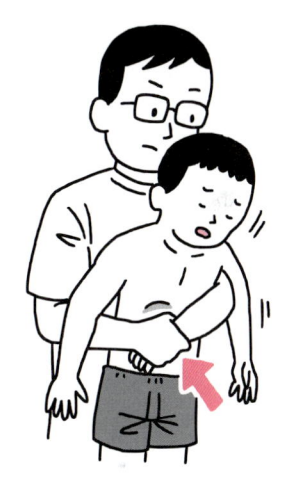

胸部突き上げ法
（ハイムリック法）

⚠ 意識がなく，胸とお腹の動きがないときは？

- 119番してからすぐに心肺蘇生を始めます．
- 胸骨圧迫は両乳首の間を胸の1/3の深さまで強く押し込み，1分間に100回以上のペースで行います．
- 胸骨圧迫を30回行ったら，あごを上げ，頭を後ろに曲げて，2回，息を吹き込み人工呼吸を行います．
- これらを泣き出すか救急隊が到着するまで続けてください．

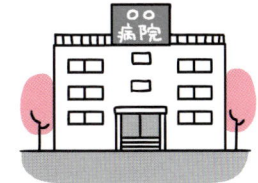

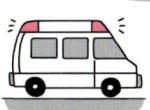

7. 気管内異物

解　説

子どもが誤って玩具や食物などを喉頭，気管，気管支に吸引することによる．

好発年齢は1～3歳，特に1歳児に多く，男児が女児より多い．

原　因

身の回りの物すべてが異物となりうる．乳幼児ではピーナッツなどの豆類，おもちゃの部品，年長児では玩具，文具の部品などが多い．

よくみられる症状

気道内（喉頭，気管，気管支）に異物を誤飲した場合，初期症状として突然，顔を真っ赤にして激しく咳き込み，喘鳴，呼吸困難が現れる．その後は咳，喘鳴が軽減し，無症状に経過する場合もある．異物の嵌入部位は，右側に好発する成人とは異なり，小児では明らかな左右差はないとされている．乳児で寝かせたまま母乳・ミルクを飲ませているときに起こる乳汁の誤嚥は，肺の右上葉が多い．

喉頭異物の場合，嗄声，クループ様の咳，失声をきたすことが多く，喘鳴を伴う呼吸困難やチアノーゼも起こりうる．気管，気管支異物の場合，咳や嗄声，呼吸困難が起こり，放置されれば肺炎，肺化膿症に進展することがある．最も重症な場合，特に喉頭，気管異物では窒息を引き起こすことがある．

家族から発症時の状況を詳しく聞き，小さな物を食べていたり口に入れていたか，異物となりうる物で遊んでいたか，急激にむせ込んで咳嗽発作

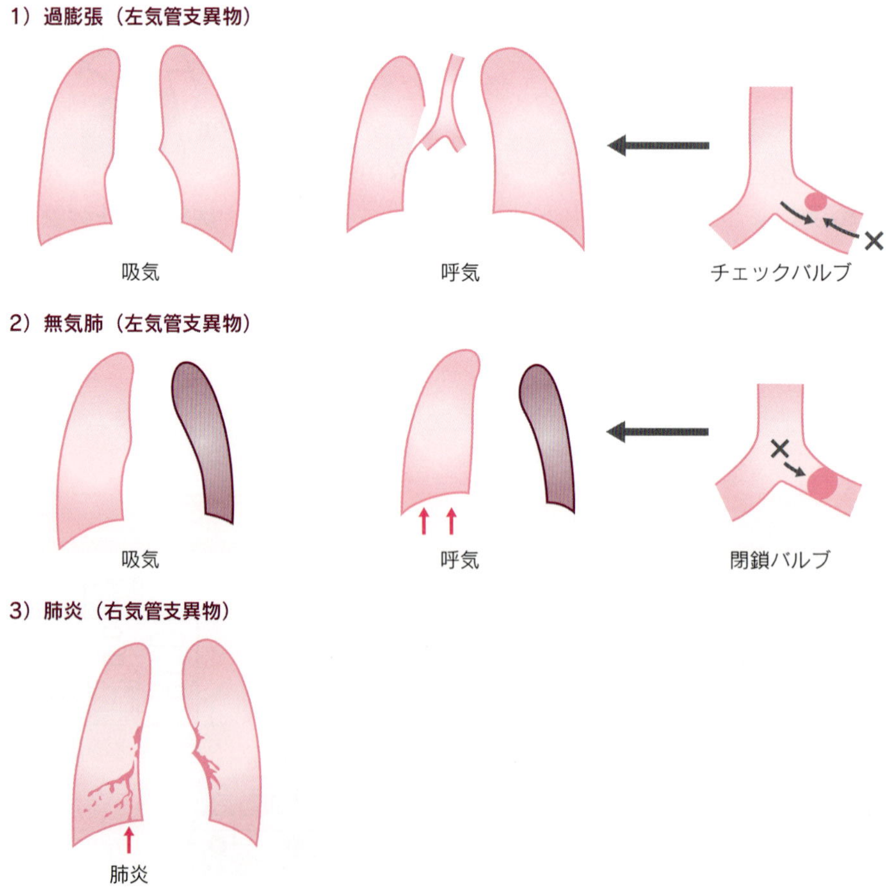

1）過膨張（左気管支異物）

吸気　　　呼気　　　チェックバルブ

2）無気肺（左気管支異物）

吸気　　　呼気　　　閉鎖バルブ

3）肺炎（右気管支異物）

肺炎

図1　異物のエックス線所見

や呼吸困難が出現したかを聞く．胸部では，陥没呼吸の有無，胸郭運動の左右差をみる．聴診上呼吸音の部分的な減弱側に異物が存在する可能性が高い．2方向の胸部エックス線を撮影し，無気肺，チェックバルブによる肺気腫の所見を調べる（図1）．吸気時と呼気時のエックス線が撮影できれば，呼気時の過膨張側が患側である．CTは異物の嵌入部位を同定するのに有用である．MRIでは脂肪成分の多いピーナッツを直接描出できる．病歴で気管内異物が疑われ，理学所見や画像検査でなお明らかでない場合は，異物摘出術をかねて気管支鏡検査が適応となる．

症状としての嗄声・咳・喘鳴・呼吸困難は気管支喘息発作が急に起きた場合や，乳幼児ではクループや急性細気管支炎との鑑別を要する．特に異物誤飲のエピソードが不明での発症には注意を要する．事実，症状が持続して，鑑別疾患の治療をしていても改善せず，胸部CT検査や気管支鏡で初めて気道異物と診断された報告が散見される．

初期治療と注意すること

気管内異物（誤飲）が家庭で生じたとき，窒息状態でなければ，泣かせたり咳を起こさせないようにそっと抱いて来院させる．啼泣や咳で異物が喉頭付近に嵌入し，呼吸困難が強まることがあるためである．また発症後，一時症状が軽快したり無症状になることもあるが，同様に静かにさせて来院させる．これらは気道内を異物が移動して起こる状態が考えられる．

窒息状態，またはそれに近い状態で来院したときのみ，以下の処置を行い，異物を排除するか下気道に落下させる．乳幼児では，イラスト頁のように胸腔内圧を増し異物を喀出させるため胸を4～5回押す．さらに児の頭部を体より低くし，背中を4～5回たたく処置を繰り返す．年長児では，Heimlich法により，腹部に当てた手で瞬間的に上腹部を圧迫し異物の排除を図る．イスの上などで尻もちをつかせて喉頭部の異物を左右いずれかの気管支に落下させ，気道を確保のうえ気管支鏡での摘出を行う方法もある．窒息状態以外のときは，これらの処置は禁忌である．

家庭での普段からの注意として，乳幼児には遊んだり歩きながら食べさせることは避ける．特にピーナッツや丸い小さなアメ類などは注意する．また，口の中に何か入っているときに驚かせたり叩いたりすることも非常に危険である．3歳児の開口最大幅は約40mmであり，それ以下の大きさの物は子どもの手の届かない場所に置くように指導する．

なお，参考として，日本小児呼吸器学会ホームページで「小児の気道異物事故予防ならびに対応パンフレット」（http://jspp1969.umin.jp/ind_img/cc03.pdf）を見ることができる．

［大日方　薫］

3. 呼吸器・胸部疾患

8. 気胸，皮下気腫

気 胸

- 肺に穴があき，胸腔内に空気が入り込み，肺は虚脱して縮んだ状態です．
- 破れたところが弁になって空気がどんどんたまると，胸腔がふくらみ心臓を圧迫することがあります（緊張性気胸）．

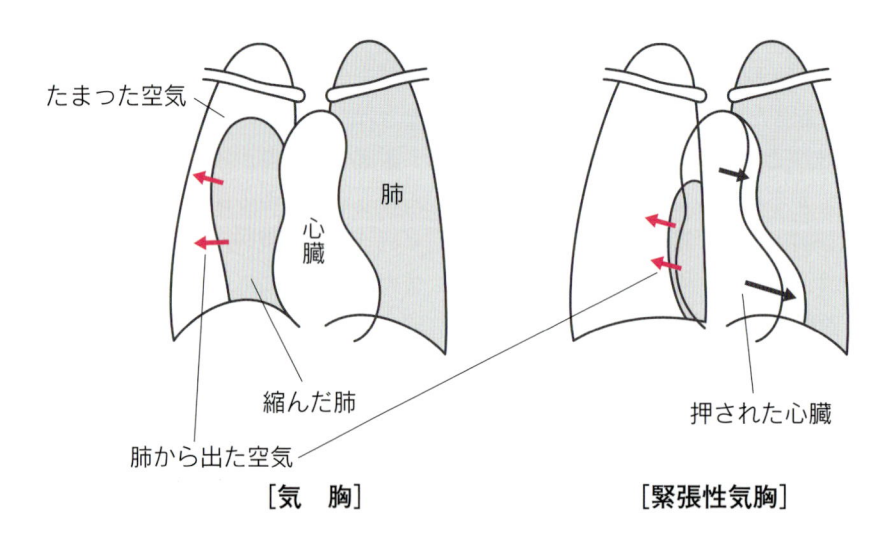

たまった空気　肺　心臓　縮んだ肺　肺から出た空気　押された心臓

[気　胸]　　　[緊張性気胸]

原　因
- 新生児では未熟性から起こるもの，若年者では自然に起こるもの（自然気胸），また胸部の外傷によって起こるものがあります．
- 自然気胸は気管の異常（気腫性囊胞）や，喘息などがある場合に起こることがあります．

よくみられる症状
- 胸の痛み，息苦しさ，乾いた咳などです．
- 突然の強い息苦しさや，皮膚や唇が青黒くなる場合は重症です．

初期治療と注意すること
- 虚脱した肺を早く膨張させることと，空気が漏れている部分を閉じて再発を予防することが治療の基本です．

- 気胸の量が少なく，肺が軽度の虚脱の場合：安静や酸素吸入
- 緊張性気胸や気胸の量が多い場合：脱気（針を刺して空気を抜く方法）
- 2週間たっても治らない場合 ─┐
- 気腫性嚢胞があって再発するおそれがある場合 ─┴─ 手術治療

皮下気腫

- 肺から漏れた空気が気管支や血管の間を通って，肺と心臓の間（縦隔）に入り，さらに頸部の筋膜に沿って皮下に漏れ出ることです．

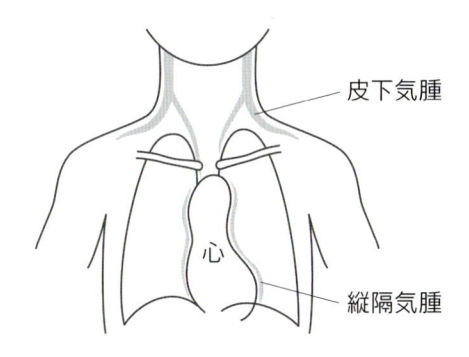

皮下気腫
縦隔気腫

原因

- 喘息などで肺に空気が多くたまったり（肺気腫），肺の圧力が上がったため，肺から空気が漏れ出ることで起こります．

よくみられる症状

- 頸部，前胸部，顔の皮膚がふくれて，触ると雪を握ったような感触があります．

初期治療と注意すること

- 安静，咳止め薬により約1週間で自然に治ります．

解説

気胸

気胸とは肺の一部が破れて出た空気が胸腔内に貯留し，肺が虚脱した状態である．

原因

新生児では，胎便吸引症候群などの場合に気道内に過剰な圧力が加わって気胸をきたす．一方，やせて胸郭前後径の狭い年長児では，いわゆる自然気胸が多い．

ブラやブレブと呼ばれる気腫性肺嚢胞があると，破れやすく再発しやすい．気管支喘息，重症肺炎，胸腔穿刺，外傷などに伴って発症することもある．

よくみられる症状

新生児では特徴的なものはなく，多呼吸，呻吟，チアノーゼなどで気づかれる．人工呼吸管理を行っているときは，突然の低酸素血症に注意する．年長児では突然の胸痛，呼吸苦を訴える．重症の場合は血圧低下，脈圧の狭小化がみられるが，軽症の場合は無症状のこともある．胸部視診では患側胸郭の膨隆，呼吸運動の減少，打診では鼓音，聴診では患側呼吸音の減弱を認める．

胸部エックス線所見は，患側の胸腔内に空気が入るため，末梢部に肺紋理のない透過性が亢進した部分を認める．一方，虚脱した肺は透過性が減弱しており，両部分の間に肺門を中心とした毛髪線がみられる．肺の虚脱が高度な場合は，肺門部に小さな塊として肺が認められる．肺虚脱の程度を図1に示す．緊張性気胸の場合はそれらの所見に加えて，縦隔の対側への偏位がみられる．肺尖部などに破れたブラやブレブが不規則な凹凸，線状陰影として認められることがある．

初期治療と注意すること

1 安　静

軽症，非進行性であり，基礎疾患がなければ，特に治療せずに約1週間で改善する．100％酸素を吸入することで，吸収が促進される．

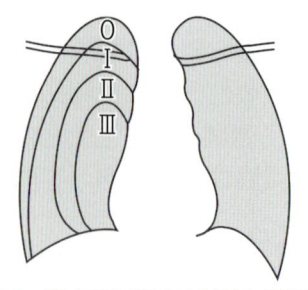

図1　肺虚脱の程度（本間の分類）
0：入院時すでに肺が完全に再拡張しているもの
Ⅰ：肺尖部が鎖骨上にある
Ⅱ：肺尖部が鎖骨下にあるが，肺容積が1側全体の50％以上
Ⅲ：肺容積が1側全体の50％以下の強い虚脱

2 脱気療法

肺虚脱の程度が中等度〜高度，緊張性気胸合併時，再膨張不良の場合に適応となる．胸腔穿刺・胸腔ドレナージにより脱気する．

3 手術療法

気腫性肺嚢胞を有する例や治療抵抗例，再発例では適応となる．初発でも両側性気胸，出血を伴う場合，再発率の高いMarfan症候群では手術適応となる．気腫性嚢胞は胸腔鏡下で行われることが主流となっている．気腫性嚢胞が不明の場合には開胸下で行う．

皮下気腫

気管支喘息，気胸合併時，陽圧人工換気中に肺胞から空気が漏出して縦隔にたまった場合を縦隔気腫，頸部の皮下にたまった場合を皮下気腫という．

原因

縦隔の内圧が高くなると，頸部筋膜に沿って皮下気腫が認められるようになる．

よくみられる症状

皮下気腫は頸部・前胸部や顔にみられるが，皮膚の腫脹部を押すと雪を握ったときのような握雪感を認める．

初期治療と注意すること

皮下気腫は自然吸収を待つのみでよい．縦隔気腫が高度になった場合には緊張性となり心臓を圧迫するため，穿刺や外科的療法が必要となる場合がある．

［大日方　薫］

4. 循環器疾患

1. 先天性心疾患

先天性心疾患とは

- 正常心臓の場合，全身から心臓に戻る酸素の少ない血液は，大静脈→右心房→右心室→肺動脈と流れ，肺で酸素の多い血液になります．その後，肺静脈→左心房→左心室→大動脈と流れ，全身に血液を送り出します．
- 先天性心疾患とは，何らかの原因で生まれつきみられる心臓の病気です．
- 出生数 1,000 人に対して 7～9 人の割合で発生します（およそ 100 人に 1 人）．
- 心臓内の部屋を区切る壁に穴が開いているもの，血管の異常，弁の異常などがあります．

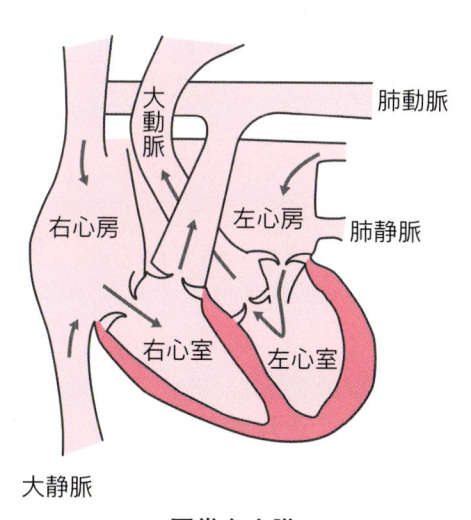

正常な心臓

原　因

- 原因は不明なことが多く，あったとしても 1 つではありません．
- 心臓がほぼ完成する妊娠 10 週頃までの間に，ウイルス，薬剤，放射線などの心臓の形成に悪影響を及ぼす原因が働いて発生することがあります．
- 染色体異常も原因となります．
- 先天性心疾患の大部分は遺伝しません．

よくみられる症状

- 重症なものは生後1か月以内でも症状が出ます．
- 心不全症状とチアノーゼ症状に大きく分けられます．
- 心不全症状は，陥没呼吸，発汗過多，体重増加不良などです．
- チアノーゼとは，顔や指が赤黒くなること（低酸素状態）で，泣いたりミルクを飲むと増強します．
- 心房中隔欠損は無症状で，心雑音も聴こえにくく，小・中学生の学校心臓検診で発見されることがあります．
- 妊娠中の胎児超音波検査で発見されることもあります．

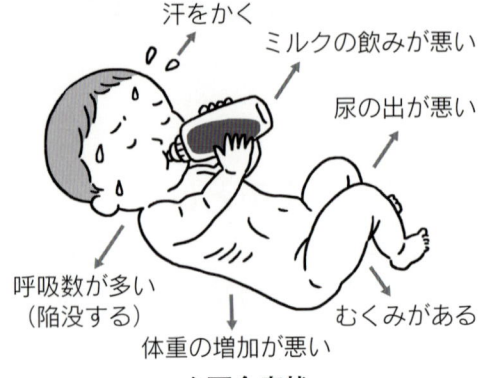

心不全症状
汗をかく／ミルクの飲みが悪い／尿の出が悪い／むくみがある／体重の増加が悪い／呼吸数が多い（陥没する）

初期治療と注意すること

- 生後すぐ手術をしなければならないものから，しなくてもよいものまでさまざまな心疾患があります．
- 軽い異常でも，専門医による定期検診が必要です．
- 口唇の色がいつもより悪かったり，息苦しそうなときは，早く専門医にかかります．
- かぜが肺炎になりやすかったり，喘息が心疾患を悪化させることもあります．
- 小・中学校，高校の学校での管理は主治医と相談して決めます（学校生活管理指導表）．
- 抜歯前に抗菌薬投与が必要な場合もあります．

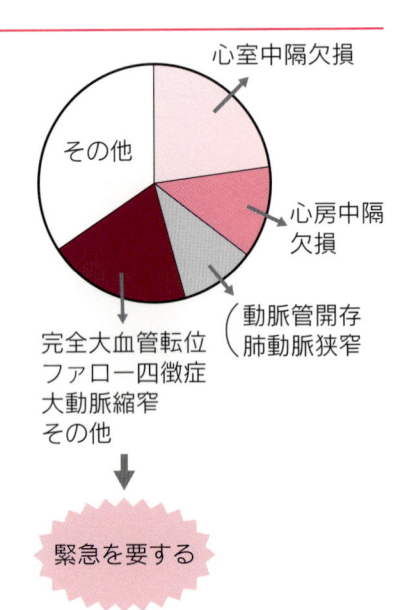

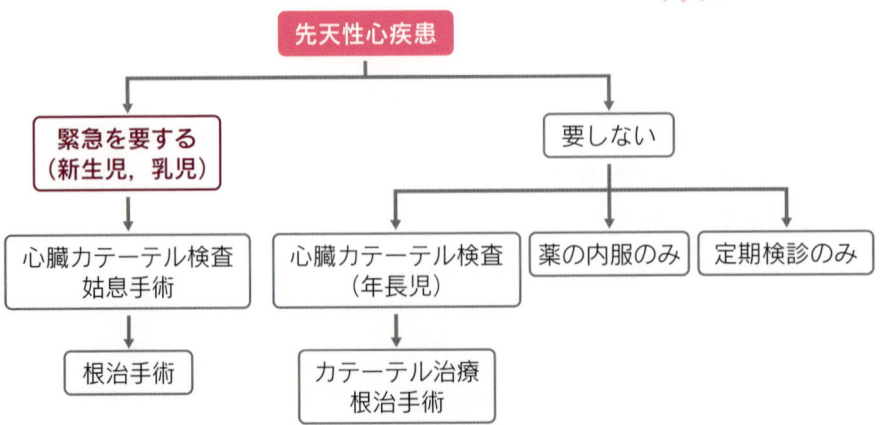

心室中隔欠損／心房中隔欠損／動脈管開存 肺動脈狭窄／完全大血管転位 ファロー四徴症 大動脈縮窄 その他／その他
→ 緊急を要する

先天性心疾患
- 緊急を要する（新生児，乳児） → 心臓カテーテル検査 姑息手術 → 根治手術
- 要しない
  - 心臓カテーテル検査（年長児） → カテーテル治療 根治手術
  - 薬の内服のみ
  - 定期検診のみ

解説

　何らかの原因で先天的に発生した心臓病で，そのほとんどは心奇形である．心奇形は出生 1,000 人に対し約 7～9 人の割合で発生する（およそ 100 人に 1 人）．症状によりチアノーゼ群と非チアノーゼ群とに分類するのが一般的である（表1）．

　小児期にみられる最も頻度の高いものは心室中隔欠損（日本人の場合，先天性心疾患の約 50%）である．しかし，成人期に発見される心奇形では心房中隔欠損が多くなる．心房中隔欠損は小児期では症状に乏しく，心雑音も小さく発見されにくいためである．

　形態的に分類すると，室間を隔てる中隔の欠損（心房中隔欠損，心室中隔欠損など），血管の異常（動脈管開存，肺動脈狭窄，大動脈縮窄など），弁の異常（肺動脈弁狭窄，三尖弁閉鎖など）がある．さらには両大血管右室起始，大血管転位，総肺静脈還流異常，左心低形成，単心房単心室などの重症複雑心奇形も存在する．

原因

　原因については不明な点が多いが，環境因子と遺伝的因子などが考えられている．環境因子では，心臓が胎内で完成するのが妊娠約 10 週なので，その間に何らかの催奇形因子が働いた場合に発生するとされている．この場合の催奇形因子とは，ウイルス，薬剤，放射線などをいう．

　染色体異常もその原因として重要である．21 トリソミー（心室中隔欠損，心房中隔欠損，動脈管開存が多いが，房室中隔欠損やファロー四徴症もあり），ターナー症候群（大動脈弁狭窄，大動脈縮窄が多い）はその代表である．家族内発生では，母親が先天性心疾患であった場合，子どもの先天性心疾患の発生頻度は 10～15 倍高いとされている．日常の診療でも親子もしくは同胞に，同様の先天性心疾患の存在を時折経験する．

　近年では遺伝子工学の発達により，心疾患を発生させる責任遺伝子の同定が盛んに行われている．従来，円錐部顔貌症候群と呼ばれていた疾患は，22 番染色体の長腕 11.2 部位に欠損が証明され，CATCH22 と命名され，DiGeorge 症候群や velo-cardio-facial syndrome と同疾患であることが証明されている．その他，Williams 症候群や Marfan 症候群ではそれぞれ，elastin, fibrillin などの責任遺伝子が証明されている．

よくみられる症状

　先天性心疾患の症状は，心不全症状と低酸素症状（チアノーゼ）とに分類できる．肺血流量の多い疾患（心室中隔欠損，動脈管開存，総肺静脈還流異常など）は心不全を呈する．すなわち，生後まもなく，もしくは生後 2～3 か月より，哺乳力低下・体重増加不良などの心臓でのエネルギー消費に伴う症状，四肢冷感・尿量低下などの低心拍出量症状，咳嗽・喘鳴・陥没呼吸などの肺うっ血症状，あるいは浮腫などの静脈うっ血症状などがみられる．

　一方，肺血流の少ない疾患（ファロー四徴症，肺動脈閉鎖，三尖弁閉鎖など）では，出生時ないし生後 2～3 か月頃よりチアノーゼが出現する．チアノーゼは症例や重症度により差があり，軽症では啼泣時にのみ出現するものから，重症では出生直後から全身チアノーゼを認めるものもある．

表1　先天性心疾患の症状別分類

肺血流	チアノーゼ群	非チアノーゼ群
増加	総肺静脈還流異常 両大血管右室起始 総動脈幹残遺 左心低形成症候群	心室中隔欠損 心房中隔欠損 動脈管開存 房室中隔欠損
正常 （増加・減少 どちらもありうる）	完全大血管転位 三尖弁閉鎖	大動脈狭窄 大動脈縮窄
減少	純型肺動脈閉鎖 極型ファロー四徴症	肺動脈狭窄 Ebstein 奇形

年長児になれば太鼓バチ状指および労作時呼吸困難が出現する．肺動脈閉鎖や大動脈弓離断などの動脈管依存性心疾患は，新生児期に動脈管が閉鎖することにより急激に症状が悪化し，放置すれば全身チアノーゼ，呼吸困難を呈し，低酸素血症および代謝性アシドーシスで死亡する．年長児では心雑音，心電図異常あるいは胸部エックス線での異常心陰影などで指摘され，精査の結果，先天性心疾患と診断されることもしばしばある．

初期治療と注意すること

治療の前にまず診断

先天性心疾患の診断は，新生児期，乳児期では必ずしも容易ではない．先天性心疾患を疑うには心雑音があれば容易であるが，心雑音のない先天性心疾患があること，心雑音がないときにこそ重症である心疾患が存在することを念頭に置く．近年では，妊娠中の胎児超音波検査で発見されることもある．

小児循環器医の診断ツールとしては，胸部エックス線，心電図，心エコーの基本的3検査および最終的には心臓カテーテル・アンギオ検査がある．しかし，それ以前に大切なことは，理学的所見をしっかりとるということである．すなわち胸部聴診，腹部および四肢の視診・触診が第一に重要である．胸部聴診としては，心音の異常（2音の亢進＝肺高血圧，2音の固定性分裂＝心房中隔欠損はないかなど），心雑音の評価（部位，性状，大きさ），不整脈の有無に注意する．腹部では肝腫大の評価，四肢ではチアノーゼ有無の観察と同時に末梢動脈の触知（大動脈縮窄の場合に触れない）などは，まず，どのような心疾患があるか推測させることになる．

全身性チアノーゼのある新生児が生まれた場合の注意点

数分間の酸素投与でチアノーゼが改善しない場合は，心雑音の有無にかかわらずチアノーゼ性先天性心疾患を疑い専門病院への搬送を検討する．その後も酸素を使い続けた場合，動脈管依存性心疾患であれば，前述のように動脈管が収縮ショックをきたし命を落とす危険がある．

BAS（バルーン心房中隔裂開術）に関して

完全大血管転位のように心房間交通の少ない例では，重症の低酸素血症を呈するため緊急にBASが必要であり，専門病院へ搬送する．その他，三尖弁閉鎖，純型肺動脈閉鎖，左心低形成などもBASが必要なことがある．

呼吸困難かつ全身性チアノーゼの新生児，胸部エックス線写真で肺が真っ白なケース

当初の診断は呼吸窮迫症候群と呼吸器疾患であったが，心エコーにて総肺静脈還流異常との最終診断になるケースがある．この場合も先天性心疾患をまず疑うことが重要で，専門医による心エコー診断が早急に必要となる．この疾患は心臓カテーテル検査を行わずに，心エコーのみで診断，その後，早急に根治手術になる場合も多い．

（心奇形ではないが）先天性完全房室ブロックの場合

大部分の症例では胎児超音波検査や，胎児心音で出生前診断されることが多いが，母親が膠原病（SLEやシェーグレン症候群など）のことが多い．この場合周産期管理は専門病院で行うべきであり，極端な徐脈のため胎児心不全になっているときは，出生後直ちにペースメーカー移植が必要である．産科-小児循環器-胸部外科のコラボレーションが重要である．

治療の概要

先天性心疾患の治療は，内科的治療と外科的治療とに分けられる．内科的治療には薬物療法とカテーテル治療などがある．カテーテル治療としては，前述のBASや肺動脈弁狭窄に対するバルーン血管拡張術が古くから施行されているが，近年は心房中隔欠損や動脈管開存に対するAmplatzer閉鎖栓がトピックスである．外科手術には，姑息手術（根治手術までの待機手術）と根治手術がある．カテーテル治療を選ぶか，手術を選ぶか，もしくはその両者（ハイブリッド治療）かは，小児循環器医と外科医，さらには両親と話し合い，最善の方法を決定する．

予後および家庭での注意点

軽い心臓病の場合は，年1回の定期検診でよい

ものが多い．しかし，小欠損・狭窄・弁閉鎖不全がある場合，抜歯の際に感染性心内膜炎を予防する（p.206「心筋炎・心膜炎，感染性心内膜炎」の項目を参照）．

　小学生以上は，両親と相談しながら学校生活管理指導表の作成，すなわち学校生活はどこまでやっていいかを，本人のライフスタイルを考慮しながら検討していく．特に先天性心疾患で管理しなければならない子どもたちの学校突然死は，絶対にあってはならない．また中・高校生の年代では，必要な内服薬を自己管理することにより怠薬の可能性もあるので気をつける．

　最近の外科手術の進歩により，先天性心疾患の生存率は著しく延びた．しかし左心低形成や無脾症候群における複雑心奇形のように，手術が行われても生存率が高くない疾患も存在する．日本でも小児心臓移植がもっと行われるようになれば，それらの疾患の予後もよくなると思われる．また，根治手術が受けられた場合でも長期的合併症に対する経過観察は必要である．

　心疾患患児が成人になったら（キャリーオーバー），高血圧，糖尿病，動脈硬化などの生活習慣病の合併や，不整脈などの新たな病態が生じる可能性を考えておく必要があり，日頃から禁煙指導や運動・食生活など，小児期から必要な指導をしていく．また女性の妊娠，出産など，特に抗凝固薬を内服している症例は，産科と連絡を取りながらフォローする．

［大久保 又一］

2. 不整脈・発作性頻拍症

❀ 不整脈

- 脈が抜けたり，急に速くなったり，心臓の調律（リズム）が不規則になる状態です．
- 脈の乱れがなく，心電図でしかわからない不整脈もあります．
- 注意が必要な不整脈や危険な不整脈があります．

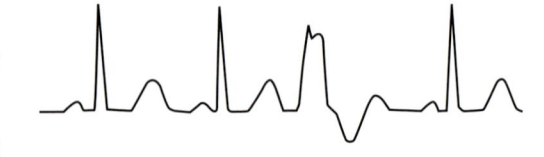

原因
- 多くの場合は明らかな原因は不明で，健常児でもしばしば発見されます．
- 先天性心臓病，心臓手術，リウマチ性弁膜症，心筋疾患などが原因となることがあります．
- 遺伝性の不整脈もあります．

よくみられる症状
- 軽い不整脈では，ほとんど無症状ですが，まれに胸が痛くなったり，息苦しさを感じることがあります．
- 不整脈が起こっているときに，気分が悪くなったり，嘔吐したりすることもあります．
- 危険な不整脈では，気を失ったり，けいれんを起こすことがあります．

初期治療と注意すること
- 初期治療の前に，まずその不整脈を心電図検査で捉えることが必要です．
- 不整脈のパターンや原因疾患により治療や管理が異なります．
- 心臓病がなく，運動負荷で軽くなったり消えたりする不整脈の場合は，治療や運動制限の必要はありません．
- 運動負荷により重くなる場合は，運動制限が必要です．また，不整脈を抑える薬が必要となる場合があります．
- 危険な不整脈では，厳重な運動制限，薬物治療や人工ペースメーカー，植え込み型除細動器による治療が必要となります．

発作性頻拍症

- 脈が異常に速くなる不整脈の一種で，小児では毎分200〜300くらいになることがあります．

原因

- 原因の発生する場所が心房のものと，心室のものとがあり，それぞれ発作性上室性頻拍症，発作性心室性頻拍症と呼ばれます．

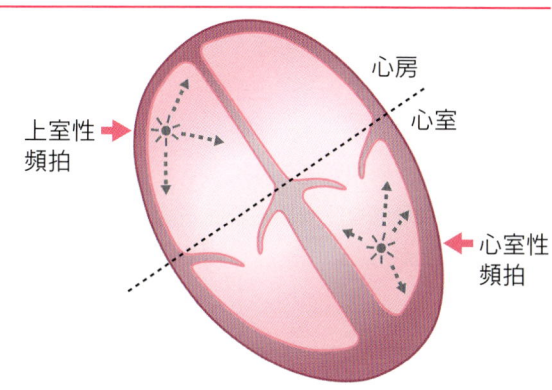

よくみられる症状

- 無症状のこともあります．
- 乳児では機嫌が悪い，顔色が悪い，ミルクを飲まない，吐くなど，ほかの病気と区別しにくい症状ですが，胸に手を当てると速く，激しい動悸を触れます．
- 年長児では胸痛，動悸などを訴えます．
- 重症の場合には，失神，けいれんを起こすこともあります．

初期治療と注意すること

- **上室性の場合**：自然に止まることもあります．「鼻をつまんで息をこらえる」，「冷たい水を飲む」，「冷たい水に顔をつける」という方法をまず試みます．これらで止まらなければ受診し，不整脈を止める薬が使われます．
- **心室性の場合**：危険なことがあり，多くは入院しての治療が必要になります．
- 不整脈の重症度や種類は時とともに変わることがあります．症状がなくても専門医の定期的な検診を受け，その時々の状況に見合った指示を受ける必要があります．

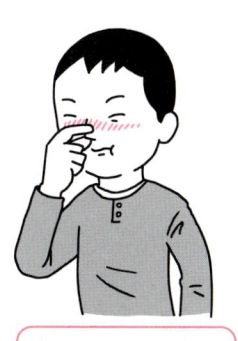

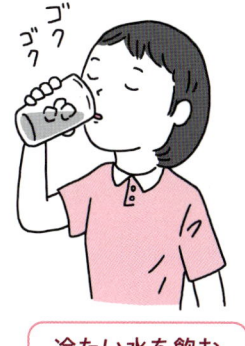

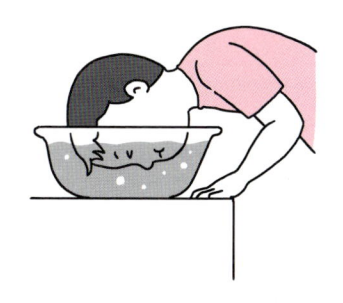

| 鼻をつまんで息をこらえる | 冷たい水を飲む | 冷たい水に顔をつける |

発作性頻拍を止める容易な方法

解説

　不整脈とは心臓の調律（リズム）が不規則になる状態をいう．聴診，触診により診断可能な場合もあるが，理学的所見では異常がなく心電図所見でしか診断できない不整脈もある．

　発作性頻拍症は不整脈の一種で，突然何かが誘引となり頻拍発作をきたし，動悸などの症状をきたす．上室性と心室性があり，心室性は特に注意が必要である．

　なお，周期的に，脈拍が吸気時に速くなり，呼気時に遅くなる生理的な呼吸性不整脈が幼児・学童でみられることがある．

原因

　健常児にもしばしば発見される．遺伝が原因のことがある．また，先天性心疾患，心臓手術，リウマチ性疾患，心筋疾患（心筋炎，心筋症）などが原因となることもある．

　不整脈発生の病態として
①異所性巣点（focus）からの異常な刺激発生
②刺激伝導系の異常
③副伝導路の存在
などがあげられる．

よくみられる症状

　よくみられる症状は不整脈の種類により異なる．代表的な不整脈とその症状をあげる．

1 期外収縮

　正常の周期よりも早期に異所性巣点からの刺激が発生することによって起こる．異所性巣点の場所により，上室性と心室性に分けられる．いずれも自覚症状は呈さないことがほとんどである．

2 房室ブロック

　刺激伝導系の主に房室結節の伝導障害により起こり，障害の程度により1～3度に分けられる．1度房室ブロックはPQ時間が延長するもので，症状は呈さないことがほとんどである．2度房室ブロックはPQ時間がしだいに延長した後にQRS波が脱落するWenckebach型と，PQ時間の延長なく突然QRS波が脱落するMobitz II型がある．前者はまれに欠脈を訴えることもあるが，ほとんど無症状である．後者は3度房室ブロックへ移行しやすいため注意が必要である．3度房室ブロックは完全房室ブロックとも呼ばれ，P波とQRS波は無関係にそれぞれ別のリズムで出現する．心拍数は60bpm以下の徐脈になることが多く，40bpm以下になると失神，チアノーゼやけいれんを起こしやすくなる（Adams-Stokes発作）．

3 WPW症候群と発作性上室性頻拍（PSVT）

　PQ時間の短縮とδ波が特徴的に現れる．心房と心室の間に副伝導路（Kent束）が存在することが原因である．通常は無症状であるが，発作性上室性頻拍（PSVT）を起こしやすい．

　PSVTは生後0～4か月と5～8歳頃に多く発見され，一般的には比較的良性の不整脈である．死亡することはまれだが乳児では重症化しやすく，突然，不機嫌で哺乳力低下，嘔気，嘔吐，顔面蒼白となり，12時間以上持続すると心拡大，肝腫大などの心不全症状が出現し，治療がなされないと死亡することがある．年長児では動悸，易疲労感などがみられる．典型的な動悸発作は突然に始まり突然に停止する．開始や停止の瞬間を自覚できるほど突然であることと，動悸の感じ方が通常の洞頻脈と異なっていることなどから非発作時にも問診から推測しうる．

4 発作性心室性頻拍症（VT）

　上室性に比べ比較的まれであるが，より危険な不整脈で，それ自体が治療を要する基礎疾患に伴って発生することが多い．自覚症状がないこともあるが，多くはめまい，動悸，胸痛，息切れ，失神などの症状を伴い，時に突然死の原因となる．

5 QT延長症候群

　QTcが0.45秒以上に延長する．VT（Torsades de Pointes）の危険性が高く，動悸，立ちくらみ，失神発作，けいれん発作などを認め，突然死の原因となる．症状は原因遺伝子に応じて，さまざまな刺激によって誘発される．精神的興奮，驚愕，激しい運動などが誘因になることもある．

6 Brugada症候群

　心筋梗塞，狭心症，心不全などの所見が認められないにもかかわらず，心室細動（Vf）を生じる

疾患で，夜間に心室細動の発作を起こすことが多いとされている．多くの場合は一過性の心室細動を生じるだけで元々の正常な脈拍に戻り，一時的な症状で終わる．しかし，まれに心室細動により失神し，死に至る場合がある．

7 洞不全症候群

洞結節の機能不全のため極端な徐脈と頻脈を繰り返し，失神発作や突然死の原因となる．

初期治療と注意すること

小児期にみられる不整脈は，多くの場合はほとんど良性（軽症）であるが，前述のようにまれに重症例がある．一般に運動負荷により軽快または消失する期外収縮，房室ブロックは運動制限や治療の必要はなく，自然治癒する場合も少なくない．発作性上室性頻拍の既往のないWPW症候群も運動制限は必要ない．ただし，運動負荷で悪化する不整脈では基礎疾患の検索と運動制限が必要となる．

発作性上室性頻拍症の初期治療としては息をこらえる，冷たい水を飲む，冷たい水に顔をつけるという方法をまず試し，これで止まらない場合は病院を受診し不整脈を止める薬物治療が必要となる．

その他の不整脈が原因で失神やけいれん発作などを認めた場合は，緊急で治療が必要な状態であることが多い．そのため早急に病院への受診をする必要があるが，現在ではAED（自動体外式除細動器）などの普及により院外でも応急処置が可能な場合がある．

どの不整脈でも注意点として，それぞれがどのような症状が起こりうるかを理解し，適切な応急処置ができるように検討しておくことが大切である．

下の表1に，注意が必要であったり危険な不整脈をあげておく．

表1 注意が必要あるいは危険な不整脈

注意が必要な不整脈	危険な不整脈
連発する心室性期外収縮 発作性上室性頻拍症 運動負荷で悪化する不整脈 心臓病や心臓手術後の不整脈	発作性心室性頻拍症 遺伝性QT延長症候群 完全房室ブロック Brugada症候群 洞不全症候群

［大槻 将弘］

3. 心筋炎・心膜炎，感染性心内膜炎

4. 循環器疾患

❀ 心筋炎・心膜炎

- 心臓の筋肉や外側を覆う膜に炎症が起こり，心臓の機能が障害される病気です．

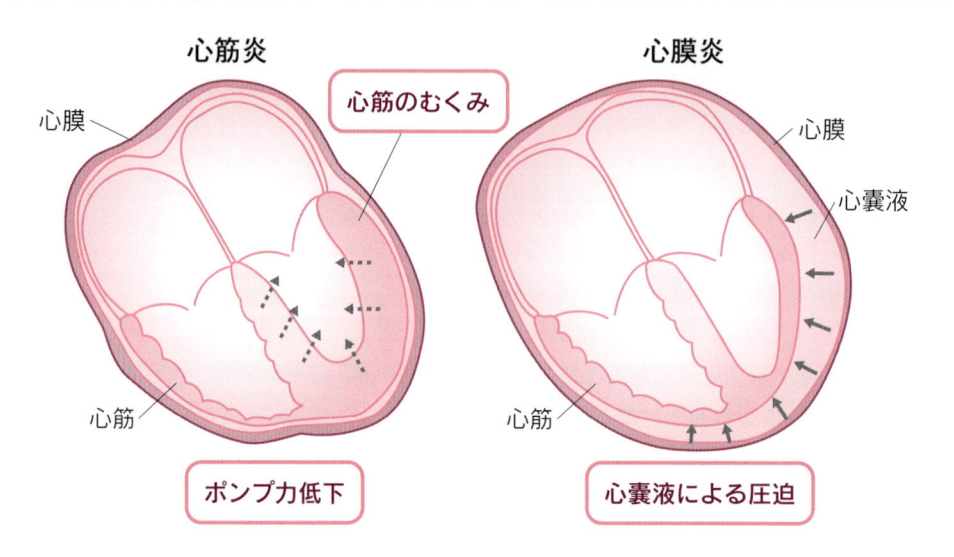

心筋炎
- 心膜
- 心筋のむくみ
- 心筋
- ポンプ力低下

心膜炎
- 心膜
- 心嚢液
- 心筋
- 心嚢液による圧迫

原因
- ウイルス感染症が最も多いといわれています．そのほか，代謝や免疫の異常が原因のこともあります．

よくみられる症状
- 熱や咳，頭痛，だるさなどのかぜ症状や哺乳力低下，嘔吐などの胃腸炎症状で始まります．
- その後，顔や手足のむくみ，尿の減少，呼吸の苦しさなどが現れます．
- 心膜炎では前胸部痛を訴えます．

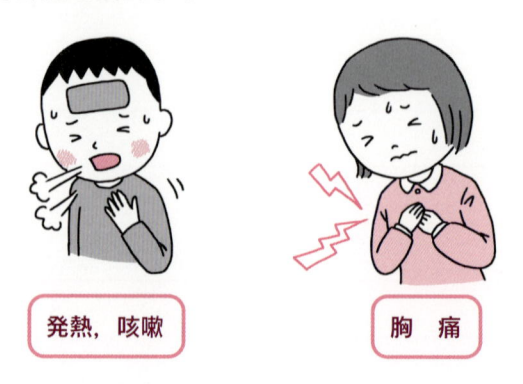

発熱，咳嗽

胸痛

初期治療と注意すること

- 最初は心臓の病気であることが，なかなかわからないことがあります．
かぜや胃腸炎と思われても，具合がどんどん悪くなっていく場合には心臓のチェックが必要です．
- 入院して安静を保ち，集中治療を受ける必要があります．
- 多くの場合，回復が期待できますが，急速に進行して，まれに死亡することもあります．

感染性心内膜炎

- 心臓や血管の壁や弁などに細菌のかたまりが付着して，炎症を起こす病気です．

いぼ状の細菌のかたまり

弁

原　因

- 多くは先天性の心臓病のお子さんで，体のどこかの細菌感染症に引き続いて起こります．
- 先行する病気や外傷がなくても，抜歯のような歯科処置でも細菌が血液中に入り込んで起きることがあるので注意が必要です．

予　防

- この病気は予防が重要です．心臓病をもつお子さんは以下のことを気をつけましょう．
- 虫歯や歯周病にならないように日頃から歯磨きなどの口腔ケアを大事にしましょう．
- 抜歯や抜髄などの歯科処置の際には，予防的に抗菌薬の内服や注射を行うことがあります．
- ピアスやタトゥー（刺青）が原因で感染性心内膜炎にかかることもあるので，避けましょう．

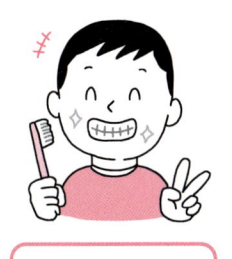

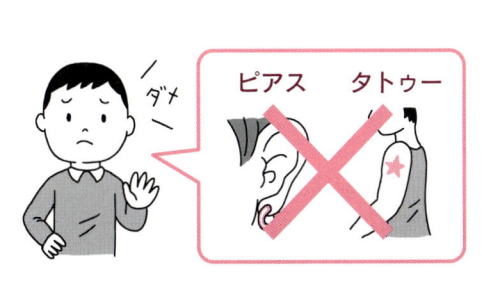

ハミガキは大事

ダメ　ピアス　タトゥー

3. 心筋炎・心膜炎，感染性心内膜炎

解説

心筋炎

心筋炎は感染などによる心筋の炎症により心臓のポンプ機能の低下をきたし，低心拍出状態とうっ血性心不全を呈する疾患である．無症状の例が少なくないことや原因不明の突然死と診断されてしまう例もあり，成人・小児ともに発症率や死亡率は不明である．剖検例の検討から，心筋炎は若年者における突然死の20％近くを占める重要な原因であることが示唆されている．さらに乳幼児突然死症候群においても16％の例で心筋への炎症細胞浸潤が認められており，心筋炎は小児期の突然死の重要な原因となっていると考えられる．

原因

多くはウイルスや細菌などの感染によって発症する．心筋親和性の強いものとしてピコルナウイルスがあり，特にコクサッキーB群ウイルスが最も高頻度とされる．そのほか，エコーやコクサッキーA群，インフルエンザB型，単純ヘルペスやサイトメガロなどのヘルペス属も心筋炎の主要な原因とされているが，心筋ウイルスゲノム解析法にてアデノウイルスやパルボウイルスB19も高率に検出されたとの報告がある．これら感染症以外にも薬物，放射線，熱などの物理刺激，あるいは代謝障害や免疫異常も原因となりうる．

よくみられる症状

新生児期から学童期まで全年齢層で発生するが，多くは発熱，頭痛，筋肉痛，全身倦怠感などの感冒様症状や，食思不振，悪心，嘔吐，下痢などの消化器症状が先行する．この時点では心筋炎の診断は容易ではない．その後，数時間から数日の経過で心症状が出現する．心症状には，①心不全徴候，②心膜刺激による胸痛・背部痛，③心ブロックや不整脈に随伴する症状がある．脈の異常（頻脈，徐脈，不整），低血圧，心音減弱，奔馬調律，湿性ラ音，頸静脈怒張などがしばしば認められる所見である．

血液検査ではCRPの上昇やAST，LDH，CK-MBなどの心筋逸脱酵素の上昇を認める．なかでも全血を用いた心筋トロポニンT迅速測定が簡便で有用である．胸部エックス線写真では，時に心拡大や肺うっ血像を認める．心電図検査は初回変化が軽微でも経過とともに異常所見が明瞭になるため，繰り返し行うことが重要である．頻度としてはST-T異常と心伝導障害が多い．致死的不整脈が出現することがあるので，入院後は心電図モニターが必須である．心エコー検査では心嚢液貯留に加えて，一過性の壁肥厚と壁運動低下，心腔の狭小化を認める．

初期治療と注意すること

心筋炎は炎症期が1〜2週間持続した後に回復期に入る．多くは炎症に伴う可逆的な心筋機能低下であり，急性期にまったく収縮しなかった左室壁が回復期にはほぼ正常化することもまれではない．心筋炎に対する介入の第一は，自然軽快までの血行動態維持である．心不全に対して，カテコラミン，ホスホジエステラーゼⅢ阻害薬，hANPなどを用いて急性期を乗り切る．ジギタリスは強心効果よりも催不整脈作用が強いので使用を避ける．房室ブロック，心室頻拍，心室細動などの不整脈を合併したら，それぞれ体外式ペースメーカーや直流除細動にて対応する．ステロイドパルス療法の試みや大量免疫グロブリン療法の有効性も注目されている．

心膜炎

心膜炎は心膜の炎症により心嚢液貯留および心室の拡張障害を生じる疾患であり，感染，膠原病，先天性心疾患の術後などに合併する．感染性の場合，周辺臓器（肺炎，膿胸など）と心筋（感染性心内膜炎，敗血症）からの炎症の波及で，免疫疾患の場合は心筋からの波及が多くみられる．小児の場合，心嚢液貯留で心膜炎に気づかれることが多い．

原因

ウイルス性が最多で，コクサッキー，エコー，

アデノウイルスなど心筋炎の原因ウイルスが心膜炎を引き起こす．細菌性では黄色ブドウ球菌が最多でインフルエンザ桿菌（Hib）が続くが，抗菌薬やワクチンが普及した現在ではまれである．

よくみられる症状

心膜炎の四徴は，①前胸部痛，②心音減弱，③心膜摩擦音，④心嚢液貯留である．前胸部痛は80％で認められ，呼吸，咳嗽，体動で増悪，立位で楽になる．心膜摩擦音は上体前屈で捉えやすく，高調性で心周期と無関係に聴取する．発熱はほとんどの症例で認められ，頻脈，多呼吸とともに重要な所見である．発熱の程度に見合わない頻脈は，差し迫った心タンポナーデを示す所見であり注意を要する．心タンポナーデを合併すると全身浮腫，肝腫大，乏尿，血圧低下などを呈する．

血液検査では炎症所見の評価と，心機能評価としてhANP，BNP，CK，CK-MB定量の測定が必要である．

胸部エックス線写真上は大量の心膜液貯留で心陰影の拡大を認めることが多い．心電図は広範な誘導におけるSTの下に凸な上昇が特徴的である．しかし，多くの場合，心膜液貯留に伴いQRSは低電位となり，心タンポナーデをきたすと心臓では周囲の組織からの抑圧がとれ電気的交互脈がみられるようになる．急性心膜炎の最も重大な合併症は心タンポナーデであり，心エコー検査では心嚢液の貯留量だけでなく，貯留速度も重要である．

初期治療と注意すること

一般的には，2～4週間の経過をたどり自然治癒することが多い．急性期は厳密な水分管理と心機能の評価を必要とする．胸痛が強い場合はアスピリン，非ステロイド性抗炎症薬を投与する．細菌性心膜炎の場合，数日で極期に達することが多く，心タンポナーデに対する心嚢穿刺など迅速な治療が必要である．

感染性心内膜炎

感染性心内膜炎は，先天性心疾患などの基礎疾患を有する患児が菌血症を生じた際に，心内膜，弁（人工弁・導管なども含む）などに菌が付着して発症する．したがって，感染性心内膜炎では，菌血症を予防することが最も大切である．ここでは本症の予防についてのみ述べる．

虫歯や歯肉に感染があると咀嚼により菌血症を起こすため，普段から虫歯予防や口腔ケアを心がけることが大切である．また，ピアスやタトゥー（刺青）を契機に心内膜炎に罹患した報告があり，これらも避けるべきである．

一方，2007年に改定された米国心臓協会（AHA）の予防投与のガイドラインでは，感染性心内膜炎のほとんどは，歯科処置のときの抗菌薬の予防投与の有効性に対して十分な科学的根拠がないと指摘し，特定のハイリスク群にのみ抗菌薬の予防投与が推奨された．しかし，これを受けて2009年に改定されたわが国のガイドラインでは，感染性心内膜炎に罹患しやすい基礎疾患を有するすべてに対して抗菌薬の予防投与を推奨している．これは，わが国では，抗菌薬の予防投与を通じて，感染性心内膜炎に対する注意を喚起するという副次的な意味があるからとされている．予防をする必要がないとされているものには，①心房中隔欠損症（二次口型），②心室中隔欠損症・動脈管開存症・心房中隔欠損症の根治術後6か月以上経過した残存短絡がないもの，③冠動脈バイパス術後，④逆流のない僧帽弁逸脱，⑤生理的あるいは機能的心雑音，⑥弁機能不全を伴わない川崎病の既往，⑦弁機能不全を伴わないリウマチ熱の既往，がある．

予防的な抗菌薬投与が必要とされる処置は，抜歯，スケーリングなどの観血的歯科処置，開心術，扁桃・アデノイド摘出術とされている．予防投与を行う場合は，処置1時間前に，経口ではアモキシシリン（50mg/kg，1回投与）が胃腸からの吸収が良好であるため用いられている．

［織田 久之］

4. 起立性調節障害

起立性調節障害とは
- 立ちくらみ，めまいなどの低血圧症状を主とする自律神経失調症の1つです．
- 小学校高学年頃より出現し，思春期に多く，頻度は同世代の5〜10％と，多くみられるものです．
- 不登校の原因の1つにもなります．

原因
- 発育，成長が旺盛な年長児では体の発育に対して，心臓・血管の成長が不十分であるために，自律神経失調症状を呈します．
- 精神的なストレスが原因になっていることもあります．

よくみられる症状
- 症状は身体，精神にわたり多様に現れます．
  - **循環調節障害の症状**
    朝起きられない，立ちくらみ・めまい，長く立ったり入浴すると気分が悪くなる，失神発作，動悸・息切れ．
  - **自律神経不安定症状**
    反復する頭痛・腹痛，食欲不振，全身倦怠感，乗り物酔い．
- 循環調節障害は午前中に著しいものの，夕方から夜は元気になり，朝起きられない"怠け者"と誤解される可能性があります．

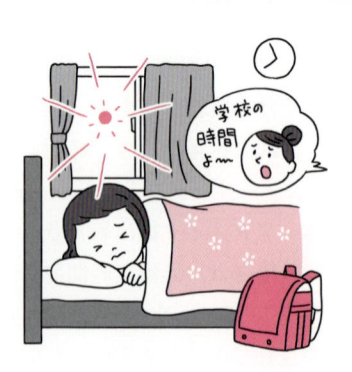

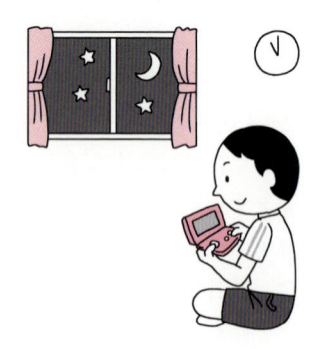

- 症状による診断に加えて，寝た状態と立った状態で血圧と心拍数を測る起立試験が有力な診断方法です．

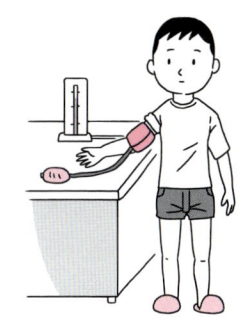

起立試験

初期治療と注意すること

- 本人とその周囲の大人がこの疾患をよく理解することが大切です．
- それぞれの子どもについて，体とこころの両方からアプローチする心身医学的な診療が必要です．
- 周囲の無理解と，"怠け者"や"根性なし"などのレッテルは，患児のこころを深く傷つけ，自尊感情の低下を招きます．
- 環境調整として，規則正しい生活を送る，日中なるべく外出して体を動かすなどが有効な場合もあります．
- それらが有効でない場合は，血圧を上げる薬や，自律神経を安定させる薬を使用します．

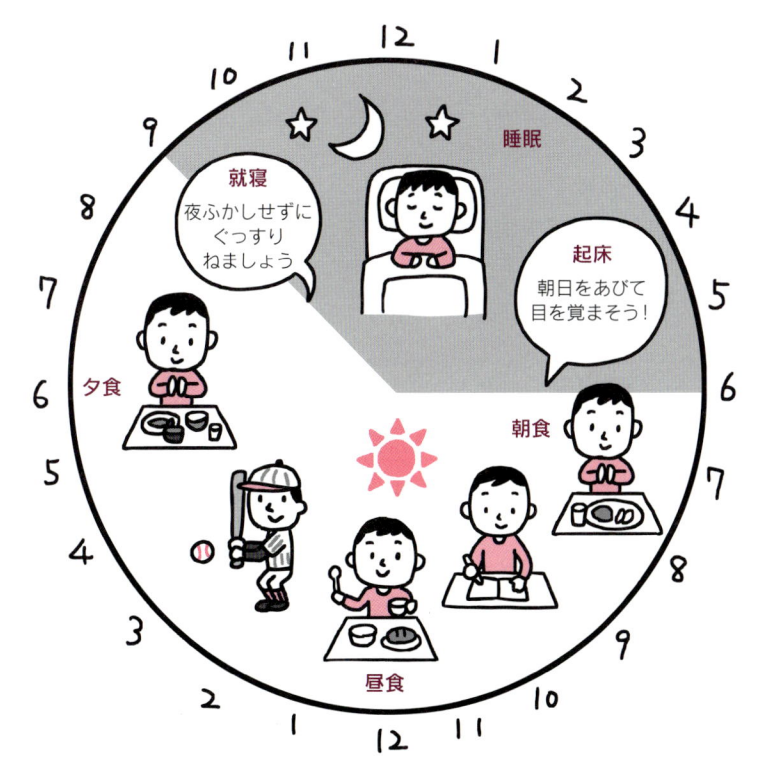

規則正しい生活リズムを守ろう

解説

起立性調節障害（orthostatic dysregulation：以下OD）は自律神経失調症の1つであり，主として起立に伴う循環調節障害に起因するめまい，立ちくらみ，動悸などの低血圧症状が中心となる．その他に腹痛，頭痛，乗り物酔いなどの自律神経系の不定愁訴が出現する症候群である．

原因

本症の原因は，下肢静脈の調節障害，特に起立に伴う血液の貯留が末梢に起こり，その結果，静脈還流量の減少をきたし，心拍出量が低下して一過性の脳虚血が生じた結果起こる．本来，脳には脳循環自動調節機構が働いており，多少の動脈血圧の変動では脳循環は変化しない．しかし本症ではこの機構にも失調があるとされている．

心・血管の自動調節機能とは，①頸動脈洞，大動脈弓の圧受容体およびアドレナリン分泌を伴う交感神経緊張による末梢血管の収縮，②交感神経緊張に伴う心拍数増加，③呼吸運動に伴うリズミカルな胸腔内圧の変化による右心系への静脈還流増加，④骨格筋の緊張増加および収縮による静脈還流の増加，⑤交感神経系を介した静脈緊張により静脈に貯留していた血液を循環系へ送り出す，などである．

よくみられる症状

本症の診断基準を表1に示す．本症に特異的な起立に伴う循環調節障害に起因する大症状と，自律神経不安定症状を伴う小症状に大別される．したがって，同様の症状を呈する器質的疾患が多くありうることを念頭に置き，鑑別診断することが必要となる．また本症の身体的重症度の判定ガイドラインが日本小児心身医学会から発行されており，薬物治療の選択の目安とする．

具体的症状

① **朝に起きられない**：起きようと思っても身体を起こせず，目は覚めても身体がだるくて動けない．
② **立ちくらみ**：急に立ち上がったときに発症しやすい．特に午前中に多く，風呂から上がるときにも起こりやすい．
③ **全身倦怠感**：身体が重くてだるい．特に午前中に強く，午後から程度が軽くなり，夜にはほとんど感じなくなる．
④ **食欲不振**：午前中は食欲がない，特に朝起きた後は気分が悪くて食べられない．
⑤ **立っていると気分が悪くなる**：起立した状態を続けると，気分が悪くなり立っていられなくなる，あるいは倒れそうになる．重度の場合は失神になる．
⑥ **失神発作**：気を失って倒れてしまう．その場合，前兆を自覚する場合もあれば，前兆もなくいきなり気を失う場合もある．

表1 起立性調節障害の診断基準

〈大症状〉
A．立ちくらみあるいはめまいを起こしやすい
B．立っていると気持ちが悪くなる．ひどくなると倒れる
C．入浴時あるいは嫌なことを見聞きすると気持ちが悪くなる
D．少し動くと動悸あるいは息切れがする
E．朝なかなか起きられず，午前中調子が悪い

〈小症状〉
a．顔色が青白い
b．食欲不振
c．臍仙痛（強い腹痛）をときどき訴える
d．倦怠あるいは疲れやすい
e．頭痛をしばしば訴える
f．乗り物に酔いやすい
g．起立試験で脈圧狭小16mmHg以上
h．起立試験で収縮期血圧低下21mmHg以上
i．起立試験で脈拍数増加21/分以上
j．起立試験で立位心電図のⅡ誘導のT波の0.2mV以上の減高，その他の変化

〈判定〉
本症は上述の症状のうち，
①大症状1つと小症状3つ
②大症状2つと小症状1つ
③大症状が3つ以上
のいずれかの条件を満たし，しかも器質的疾患が除外されたとき起立性調節障害とする

⑦ **動悸**：特に午前中に起こりやすく，立ち上がったときや階段を上ったりする際に多くみられる．
⑧ **頭痛**：ODの小児の頭痛は，OD自体による頭痛，片頭痛，緊張性頭痛の3つが混在していることがあり，見分けが難しい．OD自体による頭痛は朝，起き上がってから出現し，午前中に多く，午後から楽になる．
⑨ **夜になかなか寝つけない**：ODでは夜は目がさえて寝つけない．またODによる自律神経機能異常から，夜間に副交感神経の活動が増えないためでもある．
⑩ **イライラ感・集中力低下**：午前中は集中力や思考力が低下することが多く，考えがまとまらずイライラする．

初期治療と注意すること

一般的事項

患児およびその家族に対しては，本症についてなるべく詳しく十分に説明し，無用な心配を取り除くべきである．重症のODの子どもは，強い症状に対する不安，周囲から仮病扱いされることへのいら立ち，親子関係における葛藤，学校生活におけるトラブル，学校不信など，さまざまな心理的背景を抱えている．このような子どもの心理を理解したうえで，ODとはどのような病気なのか，メカニズムも含めて本人にも十分に説明する必要がある．

一方，保護者に対しては，OD症状を単なる仮病とみなさないように説得する．勉強の集中力は低下し，朝は起きられないのに夜は元気になるため，周囲の大人はどうしても怠け癖とみなしがちになるが，そのことが患児の自尊感情の障害をきたす．疾患に対して正しい認識をもつことが重要となる．

日常生活の注意点

軽症例では，非薬物療法から開始する．

運動療法では，心拍数が120回/分を超えない程度の運動から開始する．

起立時はいきなり立ち上がらず，30秒程度かけてゆっくり起立する．

早寝早起きなどの規則正しい生活リズムを心がけるようにするが，実行困難な場合が多く，その場合は声掛け程度にする．

薬物療法

非薬物療法で改善しない場合，あるいは起立保持が困難で日常生活に支障をきたしている重症例では薬物療法を併用する．薬物療法を行うにあたっては，日本小児心身医学会から発表された本症の診断・治療ガイドラインの新起立試験法によるサブタイプ判定と身体的重症度判定を行ったうえで適応を検討することが望ましい．起立直後低血圧を示す症例では，塩酸ミドドリン，メチル硫酸アメジニウム，またはメシル酸ジヒドロエルゴタミンを，体位性頻脈症候群では塩酸ミドドリンやプロプラノロールを用いる．

［高橋　健］

5. 感染症

1. 麻疹

麻疹とは

- "はしか"のことです．
- 38℃以上の高熱が続き，重症感のある病気です．途中から全身の皮膚に発疹が出ます．
- 1歳前後の乳幼児がかかりやすい伝染病です．

原因

- 麻疹ウイルスがのどや鼻から入り，感染することで起こります．
- 伝染力が非常に強いウイルスです．
- 感染をしても10日間は発病しません（潜伏期）．

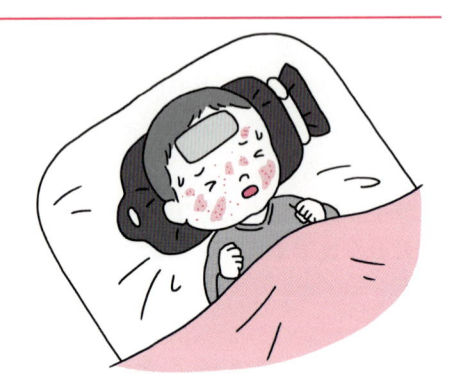

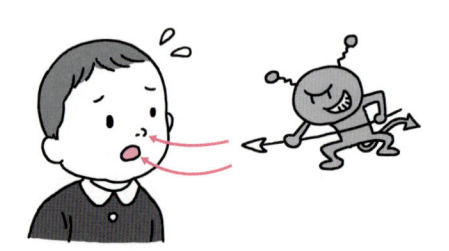

飛沫感染

よくみられる症状

- 発熱や咳が出て4日目頃にいったん下がりかけた熱が再び高熱となり，全身に発疹（くっつき合う紅斑）が出ます．この時期に咳はさらに強くなります．
- 体に発疹が出る前に，口の粘膜に白い斑点が出ます（コプリック斑）．
- 熱は二峰性で出はじめから約1週間続きます．

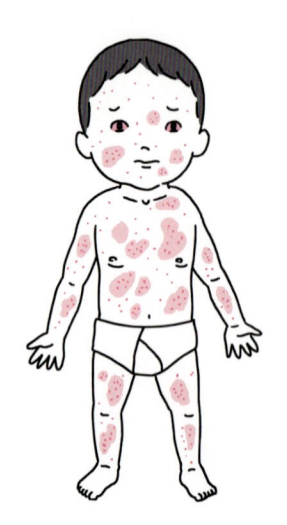

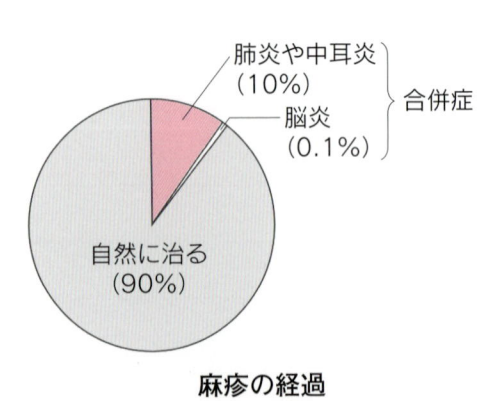

合併症
- 肺炎や中耳炎（10％）
- 脳炎（0.1％）

自然に治る（90％）

麻疹の経過

- 紅斑は1週間ほどでしだいに暗褐色のしみになり消えていきます．
- 結膜炎も高頻度にみられます．
- ときどき中耳炎や肺炎が起こり，まれに脳炎の合併があります．

初期治療と注意すること

- 高熱時には，安静に寝かせてください．
- 部屋を快適な室温に保ちましょう．
- 冷却剤の貼付や氷枕などで冷やしてあげましょう．
- 食事は制限せず，経口補水液などで十分に水分を補給し，子どもの好きなもの（たとえばアイスクリーム，プリン，果汁）を与えましょう．

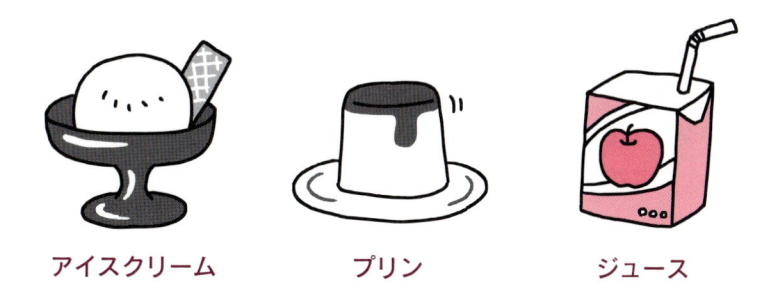

アイスクリーム　　プリン　　ジュース

- 熱さまし，咳止め，必要に応じて抗菌薬や点眼薬などを使います．
- 熱が下がって3〜4日したら，医師の許可を受けて登園や登校してもよいでしょう．
- それまではほかの人にうつさないように心がけましょう．
- 麻しん風しん混合（MR）ワクチンを1歳代（誕生日をすぎたらなるべく早く）と小学校入学前の1年以内の2回，必ず接種しましょう．

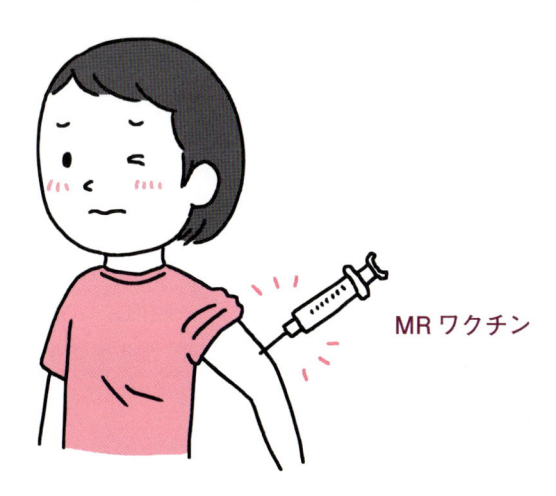

MRワクチン

解説

38℃以上の発熱，咳嗽，鼻汁，結膜炎などの上気道感染症状，カタル症状および発疹を主徴とする急性ウイルス性感染症である．"はしか"ともいう．感染症法第5類で全数把握疾患に指定されており，診断した医師はすべて保健所への届け出が必要である．

原因

麻疹ウイルス（パラミクソウイルス科モルビリウイルス属のRNAウイルス）が経気道的に飛沫，接触，空気感染して発症する．非常に感染力が強く，感受性のある人（免疫抗体をもたない人）が感染すると90%以上が発症する．患者は1歳にピークがあり，約50%が2歳以下である．

よくみられる症状

1 カタル期（3～4日）

潜伏期8～12日ののち，38～39℃の発熱が2～4日間続き，上気道炎症状（咳嗽，鼻汁），結膜炎症状（結膜充血，眼脂）および乳幼児では消化器症状（下痢，腹痛）が出現し，不機嫌となる．発疹出現1～2日前から下顎の臼歯に面した頬粘膜に，やや隆起し紅暈に囲まれた約1mm径の白色小斑点（コプリック斑）が出現し，診断的価値が高い．しかしながら，発疹出現後2日目までに消失する．感染力はこの時期に最も強い．

2 発疹期（4～5日）

発熱が1℃くらい解熱したのち，半日ほどで再び39～40℃の高熱（二峰性発熱）とともに境界鮮明な鮮紅色斑丘疹が耳後部，頸部，前額部から出現し，翌日には顔面，体幹，四肢に広がる．発疹はしだいに癒合し，指圧により退色するが，一部に健康皮膚面を残す．カタル症状はさらに強くなる．

3 回復期

発疹出現後3～4日で解熱し，発疹は暗褐色に変化して色素沈着を残す．わずかの糠様落屑があり，カタル症状も軽快する．合併症がなければ，7～10日後には回復する．

非定型例

1. 重症出血性麻疹（中枢神経系症状を伴う．DICの合併が考えられる．まれである）
2. 麻疹の内攻（気管支肺炎に循環障害が加わり，発疹が急に消退．まれである）
3. 修飾麻疹（麻しんワクチン接種後などにみられる軽症麻疹）

合併症

1. 呼吸器感染症

肺炎は約10%にみられる．細菌性（肺炎球菌，インフルエンザ菌，溶連菌，黄色ブドウ球菌が多い），ウイルス性，巨細胞性（細胞性免疫不全状態時．予後不良）がある．クループ症候群（喉頭炎および喉頭気管支炎）は合併症として多い．

2. 中耳炎

約10%．

3. 中枢神経系

脳炎は0.05～0.1%にみられる．発疹出現後1週間前後で意識障害，けいれんで発症する．約60%は回復するが，20～40%で精神発達遅滞，けいれん，麻痺などの後遺症を残し，致死率は約15%である．

亜急性硬化性全脳炎（SSPE）は，麻疹ウイルスに感染した4～10年後に知的障害や運動障害が徐々に進行し，錐体外路症状を呈する予後不良な疾患である．ワクチン未接種児約10万例に1例，接種児約100万例に1例起こるとされる．

4. その他

心筋炎の報告もある．

確定診断

直接的には，ウイルス分離あるいはPCR（ポリメラーゼ連鎖反応）による遺伝子診断であるが，一般的には発疹出現後3～4日でIgM EIA抗体（陽性基準値1.2）が陽性になることが診断基準になっている．

初期治療と注意すること

特異的治療はなく，対症療法が中心となる．解熱薬（アセトアミノフェン），鎮咳薬，去痰薬の投与，細菌の二次感染に対する抗菌薬の投与を行う．発症早期に脱水症があれば適切な補液を行

い，全身状態の改善を図る．持続する高熱，強い咳嗽や脱水症，意識混濁などの徴候を認め，入院治療が必要になる例が20％ほど認められる．

自宅では，安静・臥床を守らせ，患者が快適に感じる室温と湿度を保つ．38℃以上の高熱があり悪寒がなければ，前額部，側胸部などに冷却剤の貼付や氷枕で体を冷やす．食欲不振があっても脱水症の予防は重要なので，患者の好む経口補水液，ジュース，アイスクリームなどを与える．

また，解熱してもすぐに登園・登校させず，感染力が低下する解熱後3日（できれば咳嗽なども軽減するまで）を経過するまで出席を停止させる．

予 防

麻しん風しん混合（MR）ワクチンを，1歳代および小学校入学前の1年以内の2回接種する．2回接種するのは，1歳前の接種，あるいは1歳代の1回接種のみでは母親からの移行抗体が持続している場合があり，十分な抗体が産生されない可能性があるからである．2回接種すれば，95％以上の免疫獲得率がある．ワクチンの副反応として接種後5～14日で20％程度に37.5℃以上の発熱，10％程度に発疹がみられるが，いずれも軽度である．また，妊娠可能な女性には，あらかじめ接種前1か月間および接種後2か月間避妊させる必要がある．

また，ワクチン未接種者が明らかな麻疹患者と接触した場合，72時間以内であれば麻しんワクチンあるいはMRワクチンを接種することで発症の抑止または重症化の予防が期待できる．

現在でも麻疹は重篤な疾患であり，死亡例は0～4歳児（特に0～1歳児）が多いため，1回目の定期接種は，1歳の誕生日をすぎたらなるべく早く行うべきである．最近は2回の定期接種が浸透してきたため，海外からもち込まれた麻疹ウイルスは1回しか接種していない大学生以上の成人の間で流行することがある．

なお，全国の発生動向については，国立感染症研究所のホームページ（http://www.nih.go.jp/niid/ja/from-idsc.html）を参照するとよい．

［鈴木 正之］

2. 風疹

風疹とは
- "三日はしか" ともいわれます．
- "はしか" よりも軽い病気です．
- 全身の皮膚に発疹が出ます．
- 小学生がかかりやすい伝染病です．

原因
- 風疹ウイルスがのどや鼻から入って起こります（飛沫感染）．
- 潜伏期は約2週間です．
- 感染しても，小児では4人に1人は発病しません．

よくみられる症状
- 発熱はあっても軽度で，約3日で下がります．
- 首の後ろのリンパ節が腫れます．触るとちょっと痛いです．
- 全身の皮膚にはしかに似た細かい発疹が出ますが，3日ほどで消えます．軽いかゆみを伴うことがあります．
- まれに血小板減少性紫斑病，脳炎，肝炎などが起こります．
- 思春期の女性や成人では，関節痛や関節炎が起こることがあります．

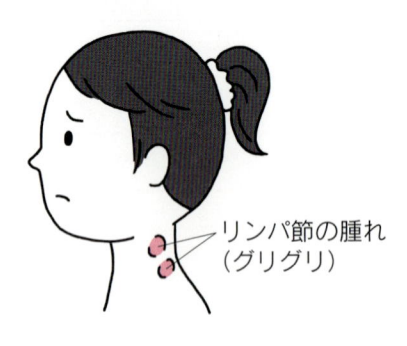

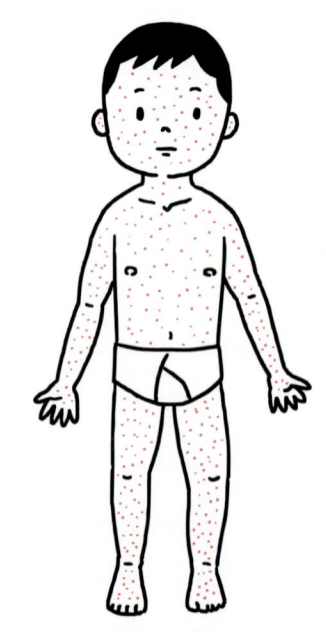

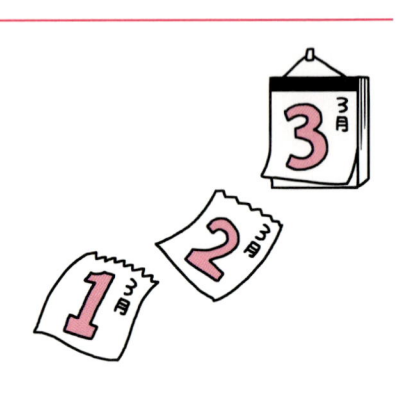

リンパ節の腫れ（グリグリ）

先天性風疹症候群とは

- 風疹に免疫のない妊娠初期の妊婦が感染して起こる，赤ちゃんの先天異常のことです．
- 先天異常の発症する確率は，下のグラフのようですが，妊娠20週を過ぎると起こらなくなります．

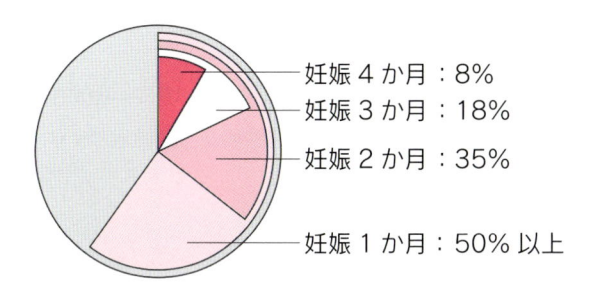

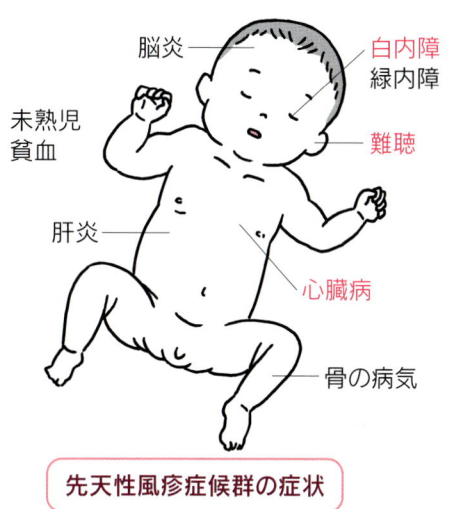

妊娠4か月：8%
妊娠3か月：18%
妊娠2か月：35%
妊娠1か月：50%以上

脳炎
白内障
緑内障
未熟児
貧血
難聴
肝炎
心臓病
骨の病気

先天性風疹症候群の症状

初期治療と注意すること

- 治療は特に必要ありません．
- 発疹のかゆみにはかゆみ止め，関節炎には鎮痛薬を使います．
- 発疹が消えたら，医師の許可を得て登校してもよいです．
- 麻しん風しん混合（MR）ワクチンを1歳代（誕生日をすぎたらなるべく早く）と小学校入学前の1年以内の2回，必ず接種しましょう．
- 妊娠前半の人にはうつさないようにしましょう．

解説

淡紅色の発疹，頸部リンパ節腫脹および軽度の発熱（約50%）を主徴とする急性ウイルス性感染症である．発疹は麻疹と似ており，3日ほどで消失することより"三日はしか"ともいう．感染症法第5類で全数把握疾患に指定されており，診断した医師はすべて保健所への届け出が必要である．

原因

風疹ウイルス（トガウイルス科ルビウイルス属のRNAウイルス）が経気道的に飛沫感染して発症する．ヒトが自然界における唯一の宿主である．学童に多いが，最近はワクチン未接種の成人に発症することが多い．小児では，不顕性感染は約25%にみられる．

よくみられる症状

潜伏期間は14～21日，通常16～18日である．

1 発 疹

年少児では，発疹が唯一の症状であることが多い．淡紅色の斑状丘疹で顔面，耳後部より出現し全身に広がるが，癒合したり色素沈着する傾向は少ない．発疹は約3日間続き，軽度のかゆみを伴うことがあるため，A群β溶連菌感染症と混同されることがある．発疹出現前，約20%に軟口蓋にrose spotsを認める．

2 発 熱

年長児や成人では，上気道感染症状（咳嗽，咽頭痛，全身倦怠感など）および微熱が出現し，発疹とともに2～3日認められるが高熱となることもある．約半数は無熱である．

3 リンパ節腫脹

発疹出現の約1週間前から，耳介後部，後頭部，後頸部に圧痛を伴って出現し，数週間持続する．かなり大きくなることもある．発疹のないリンパ節腫脹のみが症状のこともあり，風疹流行期には注意を要する．

4 関節痛（関節炎）

思春期の女性や成人で約70%に認める．手指などの小関節に多く，数日～2週間続く．予後はよい．

合併症

1 血小板減少性紫斑病

発疹出現後2～14日に，3,000例に1例の頻度で起こる．多くは急性型で，寛解することが多い．まれに風しんワクチンの接種によっても起こることがある．

2 脳 炎

成人に多く，発疹が消退する頃に，6,000例に1例の頻度で起こる．髄膜脳炎型（最も多い），髄膜炎型，脊髄炎型があり，重症であり，死亡率は約20%である．

3 その他

肝炎，溶血性貧血，進行性風疹全脳炎などがあるがまれである．

先天性風疹症候群

風疹に感受性のある妊娠初期の妊婦が風疹に感染して，出生児に起こる先天異常を先天性風疹症候群という．発疹出現前1週間の母親のウイルス血症により，胎芽または胎児に慢性持続感染して起こる．妊娠月別の発生頻度は，妊娠1か月で50%以上，2か月で35%，3か月で18%，4か月で8%，妊娠20週以降では異常がないことが多いと報告されている．成人でも15%ほどの不顕性感染があるので，妊婦が無症状でも発生する可能性がある．また，妊婦が風疹に罹患しても，胎児まで感染が及ぶのは約1/3であり，本症候群の症状が出現するのはさらにその1/3である．

症状は，①永久的障害（白内障，先天性心疾患，感音性難聴），②新生児期の一過性症状（低出生体重児，血小板減少性紫斑病，肝炎，骨病変，溶血性貧血，髄膜脳炎など），③遅発性障害（脳障害など）に大別される．妊娠2か月までは①の3つの症状をもつことが多く，3か月以降では難聴および網膜症のみの障害が多い．

2012年夏から約1年間，主としてワクチン未接種の成人に風疹の流行があったが，2012年には4例，2013年には30例近い本症候群が報告された．

確定診断

直接的には，ウイルス分離あるいはPCR（ポリメラーゼ連鎖反応）による遺伝子診断であるが，

表1　年齢別によるワクチン接種の有無

	1回も接種していない，かつ風しんにかかったことがない場合，どちらも不明な場合，抗体価が十分でない場合は任意で接種				風しんワクチンまたはMRワクチンを規程の回数接種していない場合は任意で接種	
女性	風しんワクチン接種制度がなかった世代	集団接種世代（中学生の時に1回接種）	個別接種世代（中学生の時に1回接種）	個別接種世代（1歳～7歳6か月に1回接種）	2回接種世代[注]（1歳～7歳6か月に1回，中1または高3で追加接種）	2回接種世代
男性	風しんワクチン接種制度がなかった世代					
生年月日	1962/4/1以前	1962/4/2～1979/4/1	1979/4/2～1987/10/1	1987/10/2～1990/4/1	1990/4/2～2000/4/1	2000/4/2以降

注：1～6歳までにMMRワクチンを1回接種している人もいる．

（多屋馨子：小児科 2012；53（9）：1151-1163の表2より作成）

一般的にはIgM EIA抗体（陽性）あるいはHA抗体価（ペア血清で陽性化ないし4倍以上の増加）を確認する．

初期治療と注意すること

多くは臨床症状が軽微であり，特異的治療もないので対症療法が中心となる．発疹のかゆみには抗ヒスタミン薬の内服，関節炎には鎮痛薬の投与を行う．

自宅での特別な看護は不要であるが，発疹が消失するまで登園，登校は停止させる．もし妊婦が近くにいればすぐ隔離し，感染させないよう注意する．

先天性風疹症候群の治療は，心疾患や白内障は手術し，難聴は永続的なため聴覚障害児教育を行う．

予防

麻しん風しん混合（MR）ワクチンを，1歳代および小学校入学前の1年以内の2回接種する．世代により，ワクチンを未接種あるいは1回接種のみの人がいるので，表1を参照して，先天性風疹症候群の予防のために2回接種を行うべきである．特に，①妊婦の夫，子ども，同居家族，②妊娠を希望する女性や妊娠する可能性の高い女性（ただし，接種前1か月間および接種後2か月間は避妊させる必要がある），③妊娠中の検査で有意の風疹抗体の保持がなかった女性には産褥早期の接種が勧められている．

なお，全国の発生動向については，国立感染症研究所のホームページ（http://www.nih.go.jp/niid/ja/from-idsc.html）を参照するとよい．

［鈴木 正之］

3. 突発性発疹

突発性発疹とは
- 赤ちゃんが生まれて最初に熱を出す病気として知られています．
- 3〜5日間続く高熱が下がった後に体に発疹が出るウイルス感染症です．
- 生後6か月〜2歳前までにかかることが多いです．

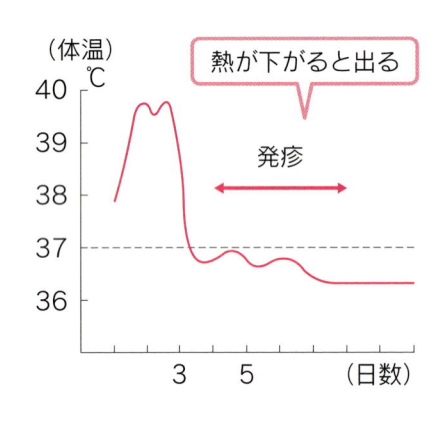

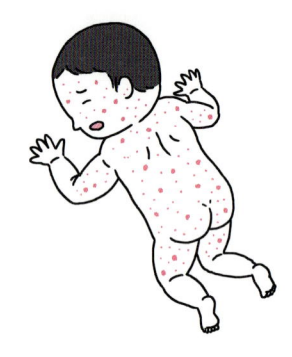

熱が下がると出る
発疹

顔や体に大小の不規則な赤い発疹

原因
- 主な原因はヒトヘルペスウイルス6型（HHV-6）です．
- ほかにヒトヘルペスウイルス7型やエンテロウイルスなども原因となるので，一生に何度かかかることがあります．
- ヒトヘルペスウイルスは感染後にずっと体の中に潜んでいるため（潜伏感染），周りの大人から唾液などを介して赤ちゃんに感染するといわれています．

よくみられる症状
- ほとんどの場合，高熱（40℃を超えることもしばしば）のわりに機嫌がよく活発です．
- 時に不機嫌で食欲不振となることもあります．
- 発疹は体幹から始まり，顔などに広がります．
- 通常かゆみはなく，1〜4日間で消えてしまいます．
- 多くは下痢・軟便を伴います．
- のどの診察で永山斑という赤い斑点がみられることがあります．
- 熱性けいれんを起こす可能性もある病気です．

永山斑

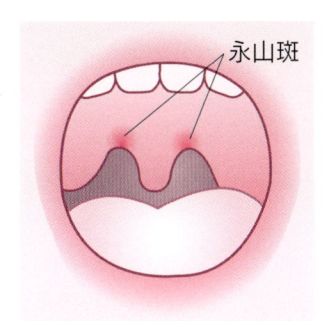

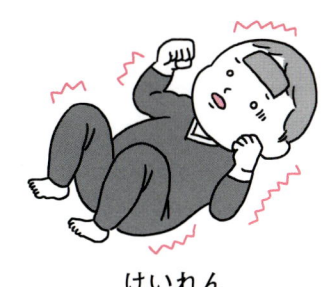

けいれん

初期治療と注意すること

- 通常，特別な治療は必要なく，自然に治ります．
- 発熱に対しては，クーリング（薄着にして，わきや股・首の後横などを氷のうなどで冷やす）をしっかり行います．

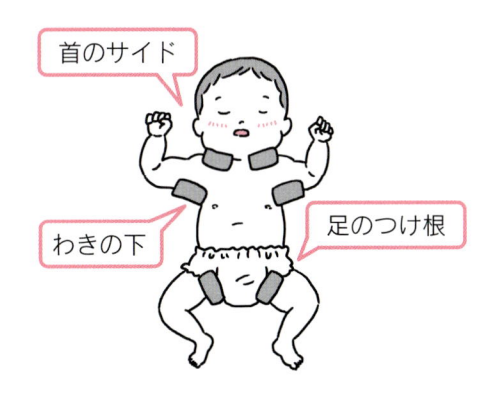

クーリング

首のサイド
わきの下
足のつけ根

- 必要に応じて解熱薬を使用することもあります．
- 熱性けいれんを起こしたり，呼びかけへの反応が鈍いときなどはすぐに医療機関を受診しましょう（救急車を呼ぶことも検討）．
- まれですが，熱が下がり発疹が出ているときにけいれんを起こしたり，具合が悪くなることがあるので注意しましょう．
- ほかの人へ伝染することはほとんどなく，症状が改善すれば集団生活は可能となります．

解説

「exanthema subitum（突然の発疹）」という名前の通り，突然の高熱（40℃以上となることもよくある）が3～5日間続き（時に1週間に及ぶこともある），急激に解熱した後に発疹が出現するウイルス性疾患である．

好発年齢は生後6か月～1歳代である．季節性はない．生まれて初めての発熱が本症であることが多い．

別名として「roseola（バラ疹）」や，古典的な小児期の発疹性疾患として麻疹や風疹，伝染性紅斑に並び「sixth disease」と表現されることもある．

原因

主な原因はヒトヘルペスウイルス6型（HHV-6）である．これはAIDSやリンパ球増殖性疾患の患者の末梢血リンパ球から分離された6番目のヒトヘルペスウイルスである．HHV-6はさらにHHV-6AとHHV-6Bに分類されるが，このうちHHV-6Aの病原性は不明であり，HHV-6Bの初感染により突発性発疹を生じるとされている．臨床経過としては血中におけるウイルス増殖期に発熱がみられ，免疫反応の結果によるウイルス消退に伴い発疹が出現すると考えられている．

次に多い原因としてヒトヘルペスウイルス7型（HHV-7）があげられる．HHV-7の感染好発時期はHHV-6よりやや遅れ，2歳前後～4歳頃といわれている．また，発熱の程度や期間，発疹の程度はHHV-6による突発性発疹に比して軽症なことが多い．わが国のHHV-6とHHV-7の抗体調査によると，乳幼児期にほとんどの小児が抗体陽性となっており，不顕性感染は約20～30％といわれている（人種や地域によって報告頻度は異なる）．

これらのウイルスは感染後宿主に潜伏感染しているため，周囲の成人から唾液などを介して，移行免疫が消退した乳児に感染し，約10～14日間の潜伏期間を経て発症すると考えられている．発症は孤発例がほとんどであり，伝染性は認められない．しかし同世代の小児間における水平感染もまれに報告されている．

その他にエンテロウイルスやアデノウイルス，パラインフルエンザウイルスなども突発性発疹様の経過をとることがある．したがって，突発性発疹エピソードを複数回認めることがある．

よくみられる症状

通常は，高熱のわりに機嫌がよく良性の経過をたどるが，時に不機嫌で食欲不振となり輸液が考慮されたり，発熱が遷延する場合や大泉門膨隆が明らかなときは髄膜炎との鑑別も含めた精査を要することがある．下痢・軟便の併発は多くみられ，リンパ節や眼瞼腫脹を認めることもある．咳嗽・鼻汁などの上気道症状を伴うことは少ない．病初期の咽頭所見として口蓋垂の根元両側にみられる粟粒大の淡紅色隆起（永山斑）は本疾患に特異的な所見といわれ，発疹出現前の診断ポイントとなる．しかし，全例に明らかなものではなく，高熱だけの発症初期には診断が困難なことが多々ある．発疹は解熱直前から出現することもあり，体幹や頸部から始まり顔面に拡大する．四肢に及ぶこともあるが，末梢部には出ないことが多い．通常，細かい淡紅色斑状丘疹で瘙痒感は伴わず，1～4日間で色素沈着せず消退する．

合併症として，熱性けいれんを起こすことが比較的多いとされている．けいれん時間が長い，群発，左右差があるといった複合型熱性けいれんの形をとることも多く，予後のうえではてんかん発症も含めフォローが重要となる．また，けいれん重積や解熱後に再度けいれん群発を認める症例では，脳炎・脳症の合併が考えられるため注意が必要である．まれではあるが，脳炎・脳症のほかにも肝炎，ウイルス関連血球貪食症候群，心筋炎の合併の報告もあり，こういった患児では予後が不良なことが多い．

HHV-6は突発性発疹発症後も潜伏感染しているが，近年では免疫不全患者や臓器移植後患者におけるHHV-6再活性によるさまざまな合併症が重視されている．また重症薬疹の1つとして，薬剤アレルギーによってHHV-6の再活性化が誘発され，重篤な臓器障害をきたす薬剤性過敏症症候群

(drug-induced hypersensitivity syndrome：DIHS）といった病態も問題となっている．

初期治療と注意すること

必要に応じて解熱薬処方や経口補液を行うなど対症療法が中心となる．乳児期で，しかも初めての発熱であることが多いため，家族に対しては発熱への一般的な対応や予想される経過，熱性けいれんを起こした際の対処法などを指導することが重要となる．また一方で，初めての熱性けいれん例では本症の既往をたずね，未罹患であれば今回が本症である可能性が高く，解熱後の発疹出現が予想されることを説明しておくことも必要である．

特別な隔離基準はなく，症状が改善すれば集団生活は可能となる．

診断は特徴的な臨床経過から可能であるため必ずしも検査の必要はないが，他疾患との鑑別のため精査を行うことがある．その際，一般血液検査では炎症反応の上昇など特異的な所見はみられない．HHV-6，7感染症のウイルス学的診断としては，血液からのウイルス分離，リアルタイムPCR法による血漿中ウイルスDNAの検出，間接蛍光抗体（IFA）法による特異抗体の検出などがあるが，現時点ではいずれも保険未収載検査である．

突発性発疹に対するワクチンはなく，特異的予防方法はない．

上述したように，ほとんどは予後良好な経過をたどる疾患である一方で，まれではあるが重篤な合併症を引き起こす可能性があることを忘れずに診療することが重要である．

［鎌田 彩子］

5. 感染症

4. 水痘・帯状疱疹

水痘・帯状疱疹とは
- 水痘（みずぼうそう）は全身にみずぶくれ（水疱）ができる伝染性の病気です．
- 帯状疱疹は水痘にかかった後にそのウイルスが体の中に潜み，年長児や成人になって再び水疱をつくる病気です．
- 水痘は生後 6 か月頃から 5 歳までにかかることが多いです．

原因
- 両方とも同一の水痘帯状疱疹ウイルスにより起こります．
- 水痘は通常は一生に 1 回しか発病しませんが，このウイルスにかかった後しばらくして免疫力が低下したときなどに帯状疱疹として発病することがあります．

よくみられる症状

水痘
- 感染してから発病するまでの潜伏期間は約 2 週間です．
- 全身（髪の毛の生えているところにも）に虫刺され様の発疹が次々にたくさん出ます．しだいに水疱となり最後にかさぶたになります．

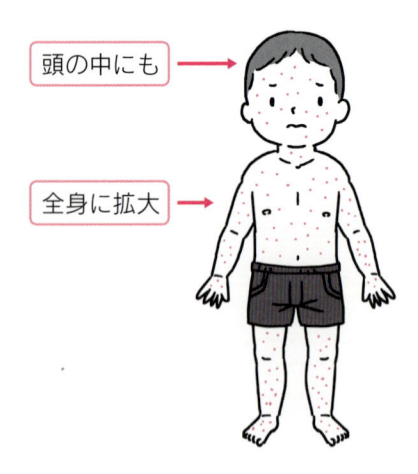

頭の中にも →
全身に拡大 →

- かゆみが強く，かきむしると痕が残ったり，細菌が感染することがあります．
- 熱は発疹の出る 1 日前から 2〜3 日間出ることもあります．

帯状疱疹

- 胸，背中，頭部の片側に小さな水疱が「帯状」に集まるのが特徴です．
- ピリピリとしたり，強い痛みを伴うことがありますが，子どもでは大人より軽いようです．

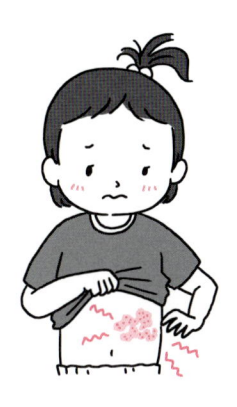

初期治療と注意すること

- 通常，特別な治療をしなくても1〜2週間で自然に治りますが，発病初期であればこのウイルスに対する抗ウイルス薬が使用できます．
- 発疹に対する塗り薬もありますが，かきむしらないよう爪は短く切っておきましょう．
- お風呂はかさぶたになるまで控えたほうがよいですが，お尻などが汚れている場合，その部位だけシャワーでケアしてあげましょう．
- 感染力が強いのですべての発疹がかさぶたになるまで集団生活はできません．
- 免疫力の弱い場合や皮膚の病気（アトピー性皮膚炎など）がある人では重症となることがあります．
- 水痘にはワクチンがあり，乳児期に2回接種が勧められています．
- 帯状疱疹に対しても同じ抗ウイルス薬が用いられます．
- 帯状疱疹は発疹の場所や範囲によっては，接触により周囲の人がまれに水痘にかかることもあります．

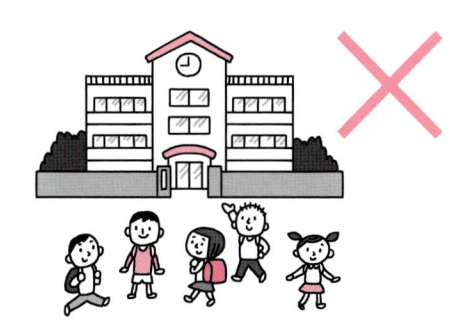

水疱がすべてかさぶたになるまではお友達とは遊べません

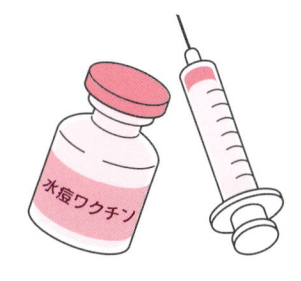

かかる前に予防接種を！

解　説

　水痘は全身に紅斑，丘疹，水疱，膿疱などを形成したのち痂皮化する皮疹を認める小児期の代表的な伝染性発疹性疾患である．感染力は非常に強く不顕性感染もまれなため，家族内に未罹患者やワクチン未接種者のいる場合の感染率は90％に上るといわれている．水痘ワクチン接種率の低いわが国では，毎年100万人程度の発生数と推定されているが，2014（平成26）年10月より定期接種化されたことにより今後患者数の減少が予想される．発症のピークは幼児期にあるが，母親に罹患歴がない場合，新生児期に発症することもあり，特に分娩4日前〜分娩2日後に妊婦が水痘を発症した際は，出生した新生児は重症化し死亡することもある．また成人発症者も重症化リスクが高い．

　帯状疱疹は水痘罹患後に脊髄後根神経節に潜伏感染したウイルスが宿主の免疫力低下時（過労，加齢，悪性腫瘍，免疫抑制薬使用下など）に再活性化され発症する疾患である．高齢者に多いが，基礎疾患のない健康小児の発症もある．乳児期など低年齢で水痘に罹患すると，早期に帯状疱疹を発症する可能性が高くなるといわれている．

原　因

　どちらの原因も水痘帯状疱疹ウイルス（VZV）である．水痘は気道分泌物や水疱内容から，接触感染，飛沫感染，空気感染によって広がり，潜伏期間は2週間程度（10〜21日）である．水痘は通常，一度罹患すると水痘として再発症することはないとされているが，免疫抑制状態下や1度目のエピソードが比較的軽症だった児における再罹患の報告もみられる．

よくみられる症状

　典型的な水痘の皮疹は紅斑から始まり，水疱を形成し，その後膿疱となり最終的に痂皮化し治癒する．最初の発疹の出現から短時間のうちに，体幹から顔面，四肢にかけて拡大する．頭部など有毛部や口腔内など粘膜部にも認められる．病初期から中期には紅斑，丘疹，水疱，膿疱，痂皮などさまざまな段階の皮疹が同一時点で混在するのが水痘の特徴である．新たな皮疹が出現するのは約3〜4日間で，すべてが痂皮化し回復するまで7〜10日間程度かかる．無治療であれば皮疹は平均300個程度，重症例では500〜1,000個に及ぶこともある．発疹の出現する1〜2日前から発熱することがあり，この際に熱性けいれんを合併する場合がある．発熱は2〜3日間続くことが多く，発熱や重症度と皮疹数は比例するとされている．皮疹は瘙痒感を伴い，発疹をかきむしることによって痕が残ったり，細菌感染を起こすことがある．A群溶連菌や黄色ブドウ球菌感染などによる二次感染症では，蜂窩織炎や化膿性リンパ節炎を発症することがあり，まれではあるが劇症型A群溶連菌感染症の合併例では予後不良のことが多い．ほかに合併症として，肺炎，肝炎，血小板減少性紫斑病などの報告がある．中枢神経系の合併症としては，急性小脳失調症や髄膜炎／脳炎，顔面神経麻痺などがあげられる．小脳失調症は比較的頻度が高いが，予後は良好である．Reye症候群の合併も報告されたが，アスピリン投与が禁止されてから頻度は激減している．水痘生ワクチンの既接種者が発症した場合では軽症に経過することが多い．

　帯状疱疹では身体の片側のデルマトームに一致して「帯状」に紅斑と水疱が集簇するのが特徴である．水痘と同様，紅斑，丘疹，水疱，膿疱，痂皮と変化する．治癒まで1〜2週間程度要する．皮疹にはピリピリとする痛みを伴うことが多いが，小児は大人より比較的軽症であり，高齢者によくみられる帯状疱疹後神経痛を訴えることはまれである．合併症として，耳介の帯状疱疹に顔面神経麻痺と聴神経症状を伴うRamsay-Hunt症候群がある．

　免疫不全患者におけるVZV感染は重症化し致死的な経過をたどることがある．

初期治療と注意すること

　水痘は自然治癒する疾患ではあるが，感染力が強く患者の状態によっては重症化することがある

ため，発症早期（2～3日以内）であれば抗ウイルス薬であるアシクロビル（ACV）かアシクロビルのプロドラッグであるバラシクロビル（VACV）を投与することにより発熱期間，皮疹数，瘙痒感の軽減が得られる．家族内感染例や皮膚疾患の合併例，年長児，ステロイド投与例などがリスクファクターと考えられる．皮疹に対しては鎮痒作用・消炎作用のため石炭酸亜鉛華リニメントやカラミンローションなどを処方することがある．塗布すると刺激感を訴えることがあること，かき壊し潰れた部位や粘膜部には使用しないよう注意しておく必要がある．かゆみに対して抗ヒスタミン薬が投与されることもある．爪は短く切り手指を清潔にしておくこと，手袋をつけたり，クーリングを行うなどかかないような環境整備も重要である．解熱薬には前述の理由でアセトアミノフェンを用いる．細菌二次感染を合併した際は抗菌薬（外用，内服）を用いることがある．集団生活はすべての皮疹が痂皮化すれば可能となる．

　感染予防としては水痘生ワクチンを用いる．ただし，水痘生ワクチン1回接種後数年以内に，軽症ではあるが水痘を発症する例（breakthrough水痘）が10～20％程度みられる．一方でワクチン1回接種では抗体上昇が不十分な群（15％程度）が2回接種により十分な抗体産生が誘導されることなどから，日本小児科学会の推奨するスケジュールでは2回接種（13歳未満では3か月以上，13歳以上では4週間以上の接種間隔）が勧められている．

　VZV曝露後3日以内であればワクチン接種，または接触後8～9日後から5日間，あるいは予測される発症日の7日前から7日間のACV内服（保険適用外）をすることにより発症防止および症状の軽減化が期待され，院内感染予防としても実施されることがある．このような場合，予防投与終了後2か月程度してVZV抗体価を測定し，必要に応じて水痘ワクチン接種を行うことが勧められる．

　帯状疱疹に対しても症状，皮疹の部位・範囲により抗ウイルス薬が用いられる．帯状疱疹患者との接触により水痘を発症することがあるため，家族内感染対策（病変部位が限定されているときは被覆する．部位が広範囲であったり口腔内に病変があるときは空気感染対策）は必要であり，集団生活も病状により伝染の恐れがないと認められるまで禁止されることがある．近年，世界各国で高齢者の帯状疱疹予防用のVZVワクチンが認可されている．国内でも水痘ワクチンを予防に用いる試みがなされている．

［鎌田　彩子］

5. 単純ヘルペスウイルス感染症

単純ヘルペスウイルス感染症とは
- 一般的には皮膚や粘膜にみずぶくれ（水疱）ができる病気です．
- 水疱やよだれなどからうつりますが，一度かかるとウイルスは体の中に潜み再発することがあります．

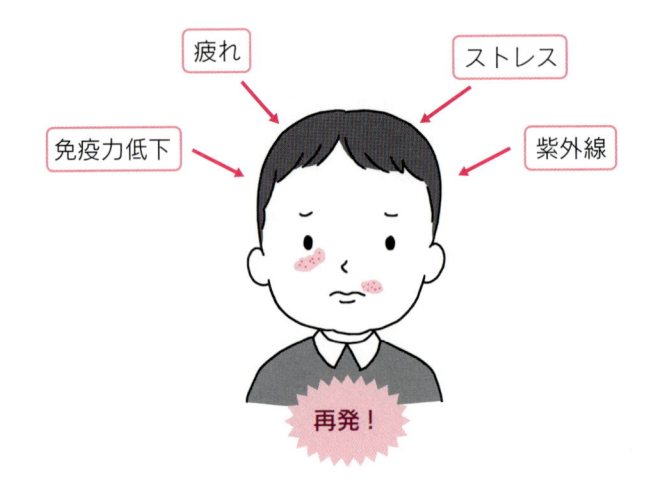

疲れ　ストレス　免疫力低下　紫外線

再発！

原因
- 単純ヘルペスウイルス1型と2型の感染により起こります．
- 主に1型は顔に，2型は外陰部に病気を起こします．

よくみられる症状
- 水疱は口のまわりや口の中，くちびる，目，外陰部に多く，時に激しい痛みを伴います．
- 水疱はしだいに乾燥し，かさぶたとなり約1週間で治ります．

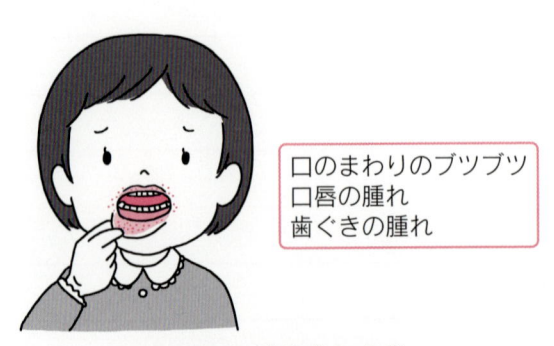

口のまわりのブツブツ
口唇の腫れ
歯ぐきの腫れ

ヘルペス性歯肉口内炎

ヘルペス性歯肉口内炎
- 生後6か月～3歳くらいに初めてかかったときに起こります．
- 発熱や口内炎ができて，歯ぐきが腫れることがあります．
- 口が痛いせいで食欲が低下したりよだれが多くなったりします．
- 治るまで2週間ほどかかることがあります．

カポジ水痘様発疹症
- もともと皮膚炎があるところに感染すると水痘（みずぼうそう）のように広がることがあります．

新生児ヘルペス
- 出産前にお母さんがヘルペスにかかると，産道から赤ちゃんにうつり重い経過をたどることがあります．
- 新生児では発熱や元気のなさで発症し，水疱がないことがあります．
- 母親にヘルペスの症状が明らかでないことも多く，診断が難しいときがあります．

ヘルペス脳炎
- 脳にウイルスがいくと，発熱やけいれんなどを起こす重い病気となります．皮膚の水疱はあまりみられません．

初期治療と注意すること

- 症状に応じてこのウイルスに対する抗ウイルス薬を用います．
- 口当たりのよい食べ物や水分をとらせましょう．
- けいれんを起こしたり，呼びかけへの反応が鈍いときなどはすぐに医療機関を受診しましょう！（救急車を呼ぶことも検討）

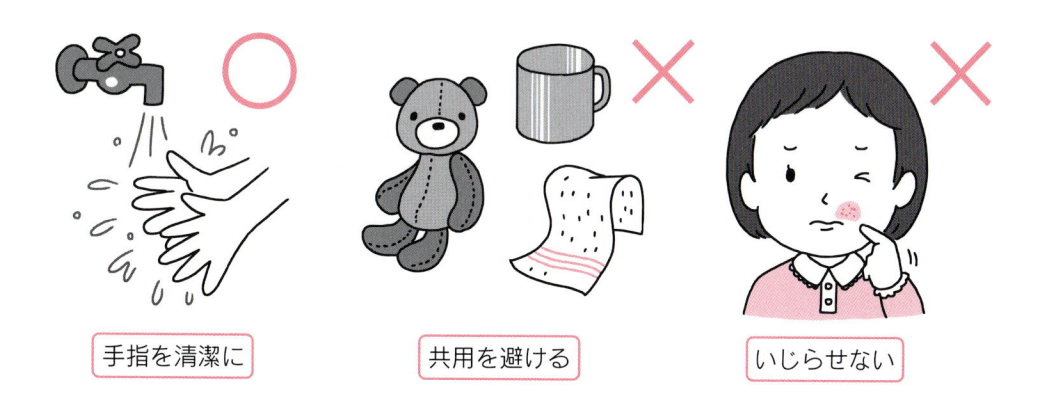

手指を清潔に	共用を避ける	いじらせない

- 水疱を触らないようにして手指を清潔に保つことも大事です．
- タオルやコップ，おもちゃの共用は避けましょう．
- ステロイドの塗り薬は水疱を悪化させることもあるので注意しましょう．

解説

年齢や免疫状態によって多彩な臨床症状を呈するが，一般的には皮膚や口・眼・外陰部などの粘膜に水疱をつくる再発性感染症である．感染経路は接触，飛沫感染のほかに性行為による感染があり，初感染後に神経節に潜伏感染したウイルスが宿主の免疫力低下時などに再活性化されることがある．病型として単純疱疹，歯肉口内炎，カポジ水痘様発疹症などがあるが，重篤なものとして新生児ヘルペス，ヘルペス脳炎などにも注意する必要がある．

原因

単純ヘルペスウイルス(HSV)1型と2型である．皮膚粘膜症状については主にHSV-1型は顔面から上半身に，HSV-2型は外性器と下半身に発現する．わが国では新生児ヘルペスの1型：2型比は2：1，ヘルペス脳炎はほとんどがHSV-1型によるものとされている．

よくみられる症状

初感染後，HSV-1型は三叉神経節に，HSV-2型は仙骨神経節に潜伏感染し，免疫低下状態，ストレス，過労，紫外線曝露などに誘発され再活性化する．新生児期以外のHSV感染の潜伏期間は約2日～2週間である．水疱は口囲，口腔粘膜，口唇，眼瞼，結膜，角膜，外陰部に多く，潰瘍となることもあり，時にかゆみや激しい痛みを伴う．なかでも口唇ヘルペスは反復しやすい．角膜炎の場合は流涙，羞明を認め角膜潰瘍をきたし，視機能に影響することがある．また皮膚・粘膜病変に接触することで指の末節部分や爪囲に有痛性の小水疱を認めることがある(ヘルペス性ひょう疽)．性器ヘルペスは性器や会陰部に小水疱や潰瘍を認める疾患だが，思春期以前の性器ヘルペスをみたときは性的虐待の可能性も疑う必要がある．

一般に水疱はしだいに乾燥し痂皮をつけ，約1週間で治癒する．二次性の細菌感染を伴うこともある．以下に特異的病型について概説する．

1 ヘルペス性歯肉口内炎

生後6か月～3歳頃の小児では主にHSV-1型が初感染すると不顕性感染のことも多いが，一部の症例では発熱やアフタ性口内炎，歯肉の発赤腫脹，頸部や顎下部のリンパ節腫脹がみられることがある．病初期に咽頭後壁に白黄色の小水疱を認めることもある．歯肉や口唇は刺激により出血しやすい．また口腔内の疼痛のため経口摂取不良となったり唾液が多くなることがある．多形滲出性紅斑やStevens-Johnson症候群の合併もあるので注意する必要がある．治癒するまで2週間程度かかる．

2 カポジ水痘様発疹症

皮膚炎(主にアトピー性皮膚炎が多い)のある児などにHSVの経皮感染があると，水痘様の小水疱を伴う紅斑が顔面から全身にかけて現れることがある．水疱の経過が均一であることと，皮疹の分布が比較的限局的なことから水痘と鑑別できる．多くはHSV-1型による．もともと処方されていたステロイド外用薬の使用により増悪し，受診される例も経験する．また発熱を認めることもあり，黄色ブドウ球菌などによる細菌の混合感染をきたすと皮疹が混在し加療に注意を要する．

3 新生児ヘルペス

新生児ではほぼ顕性感染となり，重篤な経過をたどることが多い．発熱や哺乳力低下・活気低下など非特異的症状で発症し，特徴的な水疱は認めないこともある．病型は全身型，中枢神経型，表在型に分類される．児の発症時に母親に病変を認めるとは限らず，また母親のヘルペス感染既往がはっきりしないことも多く診断が困難なこともある．再発例より初感染の母親からの感染率が高いとされている．ヘルペス感染妊婦では，感染時期によっては児への産道感染予防のため帝王切開が選択されることもある．

4 ヘルペス脳炎

HSVが神経行性に中枢神経系，主に側頭葉・大脳辺縁系に侵入することにより発症する．小児では初感染に伴うことが多いが再感染時に発症する可能性もある．発熱や全身倦怠感など非特異的症状が続いた後にけいれんや意識障害，髄膜刺激

徴候，神経局在症状などを認める．皮疹はみられないことも多く，原因不明の感染症で中枢神経症状を認める症例ではヘルペス脳炎を疑って診療する必要がある．ウイルス性脳炎の中でも予後が悪く，無治療では70～80％の致命率である．さらに治療例でも10％が死亡し，生存例においても重度の後遺症を残すことが多いとされている．わが国では年間300～400例の発症と推定される．

初期治療と注意すること

症状に応じてアシクロビル（ACV）の外用，内服，点滴静注をする．口腔内病変が目立ち，経口摂取不良となる症例では輸液を考慮する．自宅ではなるべく刺激の少ない飲食物をとらせる．また，病変部を触りかき壊すことで増悪したり，細菌二次感染を起こすことがあるため，爪は短く切り手指を清潔にしておくことも重要である．患児の病変部を触ったり，分泌物が器具についた際はアルコール消毒を心がける．皮疹はこすらず，そっと洗ってタオルで水気をふき取り，タオルやコップ，おもちゃの共用は避けるよう指導する．激しい接触をする運動部などで集団感染することもあり，選手の露出皮膚や粘膜に病変がないかチェックしたり，マットなど接触する器具の消毒が必要となることがある．口唇ヘルペスなど局所症状のみであればマスクなどをして登校（登園）可能だが，発熱や流涎が多いとき，全身性の水疱がある場合は欠席が望ましい．体力低下時などに再発する場合もあり，説明しておく必要がある．

［鎌田 彩子］

6. EB ウイルス感染症
（伝染性単核球症）

■ EB ウイルス感染症（伝染性単核球症）とは

- EB ウイルスとはエプスタイン・バーウイルス（EBV）のことで，ヒトに感染します．
- 多くは 3 歳頃までに，知らないうちにかかっています（不顕性感染）．
- 4 歳頃以降に初めて感染すると，高熱や首のリンパ節腫大，のどの痛みなどの症状をきたします．これを EB ウイルス感染症といいます（顕性感染）．
- 血液中の白血球の中でも単核球が増えることから，伝染性単核球症とも呼ばれます．

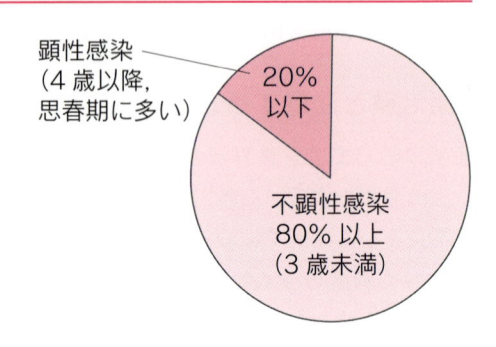

顕性感染（4 歳以降，思春期に多い）20% 以下
不顕性感染 80% 以上（3 歳未満）

■ 原因

- ヘルペスウイルス属のひとつの EB ウイルスの感染が原因で起こります．
- 唾液を介した直接感染，飛沫感染でうつります．

■ よくみられる症状

- **発　熱**：高い熱が 1 週間以上続くことがあります．
- **リンパ節腫大**：首，腋，股のリンパ節が腫れます．押してもあまり痛くありません（痛みが強い場合や発赤や熱感がある場合は，別の感染を考えることがあります）．
- **のどの痛み**：扁桃が赤く大きく腫れて，白い膜様のもの（白苔と呼びます）が付くのがみられます．のどの痛みが強く，物を飲み込みづらくなります．

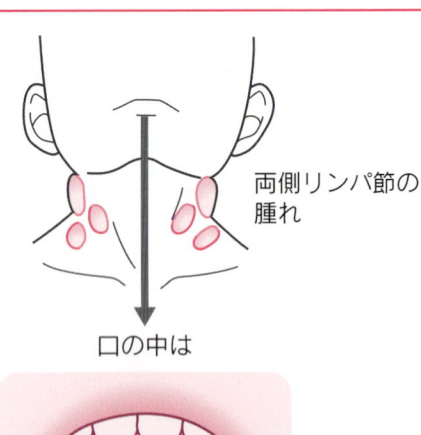

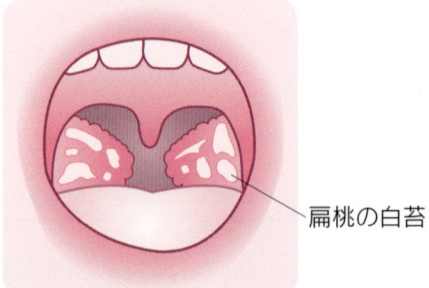

両側リンパ節の腫れ

口の中は

扁桃の白苔

- **肝臓・脾臓**　　　　　　　　　に認められます．血液検査で肝臓の酵素が増えて
- まれですが　　　　　　　　　れんなどの神経合併症や溶血性貧血，血小板減少

初期治療と注

- 特別な治療は　　　　　　　　　　す．
- 一部の抗菌薬　　　　　　　　　　　　　　こすことがあります．
- 高熱，のどの　　　　　　　　　ど対症療法で経過をみます．
- 安静を保つこ　　　　　　　　　　す．
- 両側の首のリ　　　　　　　　　　と，顔がむくんだり息がつまったりすることが
- 脾臓が腫れて　　　　　　　　　　　とがあるので，激しい運動は中止します．

6. EBウイルス感染症（伝染性単核球症）

解説

発熱，滲出性扁桃炎，リンパ節腫脹，肝脾腫，異型リンパ球増多をきたす急性ウイルス性疾患である．末梢血中に単核球が増加することから，伝染性単核球症と呼ばれる．

伝染性単核球症は，EBウイルス（EBV）感染症以外（たとえばサイトメガロウイルスなど）でも発症するが，EBVによるものが代表的であることから，ここではEBV感染症について記述する．なお，非常にまれに続発する慢性活動性EBウイルス感染症は特殊な病型であり，成書に譲る．

表1 伝染性単核球症の症状と発現頻度

症　状	頻　度
発　熱	86〜96%
リンパ節腫脹	91〜98%
咽頭・扁桃炎	62〜97%
肝腫大	50〜91%
脾腫大	30〜62%
発　疹	25〜51%
眼瞼浮腫	12〜24%
口蓋出血斑	0〜20%

＊頻度は複数の文献における報告頻度の範囲．
（脇口　宏：EBウイルスと伝染性単核球症．ヘルペスウイルス感染症，臨床医薬研究協会，p.251-258，中外医学社，1996による）

原因

ヒトヘルペスウイルスγ亜科に属するEBウイルス（Epstein-Barr virus）の初感染による．

EBウイルスは感染者の唾液腺などで増殖し，唾液中に排泄される．ウイルスの排泄は感染後何か月も続き，生涯にわたって間欠的にウイルスを排泄することになる．また，不顕性感染者でもウイルスの排泄がみられる．

このウイルスの伝播は唾液を介した直接感染，飛沫感染による．潜伏期間は30〜50日と長く，季節的流行はない．多くは3歳頃までに不顕性感染として初感染しているが，それ以降に初感染を起こすと顕性感染となる．伝染性単核球症は一般的に思春期に多い．

よくみられる症状

伝染性単核球症における臨床症状の発現頻度を表1に示す．

1 発　熱
高熱が1〜2週間持続することが多い．

2 リンパ節腫脹
両側頸部のリンパ節腫脹は，拇指頭大から鶉卵大くらいの腫脹で，2〜3個腫脹することが多い．発赤や融合傾向はまれで，圧痛はないか軽度のことが多い．非常に大きくなると頭部・顔面からの静脈還流を阻害して顔面の浮腫をきたすことがある．腋窩や鼠径部のリンパ節腫大をきたすこともある．

3 咽頭・扁桃炎
滲出性咽頭扁桃炎となり，時に偽膜（白苔）を形成する．咽頭痛，嚥下痛が強く，摂食や飲水が困難になることがある．まれに，気道閉塞をきたす恐れがあるまで両側扁桃腫大が著明になることがある．

4 肝脾腫
肝腫大と肝機能障害は，多くの症例にみられるが，黄疸を伴うことはまれである．脾腫も大部分の症例に合併し，まれに脾破裂を合併することがある．

5 発　疹
多くは，丘疹状の発赤疹が，3, 4〜10病日に出現し数日で消退する．

6 眼瞼浮腫
経過中に両側上眼瞼のみの腫脹が認められることがあり，診察時の臨床診断の助けとなる．

診断

上記の症状に加えて，単球増多，異型リンパ球増多を認めれば，ほぼ伝染性単核球症と診断できる．小児伝染性単核球症の診断基準を表2に示す．

初期治療と注意すること

特異的な治療はなく，対症療法が主となる．急性期は安静とし，伝染性単核球症が完治し脾腫が触れなくなるまでは，腹部打撲の危険性のあるスポーツは中止する．肝機能障害が強い症例に対しては，肝庇護薬の投与を行うこともある．本症に

表2　小児の伝染性単核球症の診断基準

1. 臨床症状：少なくとも3項目以上の陽性
①発熱
②咽頭・扁桃炎
③頸部リンパ節腫脹（≧1 cm）
④脾腫（触知）
⑤肝腫（4歳未満：≧1.5 cm）
2. 血液検査
①リンパ球≧50％ or ≧5,000/μL
②異型リンパ球≧10％ or ≧1,000/μL
3. EBV抗体検査（急性EBV感染）：急性期EBNA抗体陰性で以下の1項目以上陽性
①VCA-IgM抗体陽性，後に陰性化
②VCA-IgG抗体がペア血清で4倍以上の上昇
③EA抗体の一過性の上昇
④VCA-IgG抗体陽性で，EBNA抗体が後に陽性化
⑤EBNA-IgM抗体陽性/EBNA-IgG抗体陰性

（脇口　宏：19. 感染症．ウイルス感染症．ヘルペスウイルス感染症．EBV感染症．小児科学 第2版，白木和夫，前川喜平監修，p.540，医学書院，2002）

対しては抗菌薬は無効であり，混合感染や二次感染がない限り抗菌薬投与は不要である．また，使用する場合も，アンピシリンなどペニシリン系抗菌薬は，発疹を誘発するといわれており使用しない．

　副腎皮質ステロイドは，短期的な咽頭痛軽減効果を除き明らかなエビデンスはない．EBV感染活動性を抑制する免疫反応を減弱させる可能性が危惧されており，通常は推奨されない．気道閉塞の恐れのある扁桃肥大，高度の脾腫大，心筋炎，溶血性貧血，ウイルス関連血球貪食症候群（VAHS）など合併症を伴う場合に使用が考慮される．

　抗ウイルス薬であるアシクロビルがEBV感染に対して有効であったとの報告がある一方で，ウイルス量が一時的に減少するものの臨床症状・経過には影響しないとの無作為化比較試験も散見されており，その臨床的有効性は証明されていない．同様に，ガンシクロビルやホスカルネットなどの有効例も報告されているが，いずれも重症型の慢性活動性EBV感染症などに用いられているのみである．

　一般的に予後良好で，1～2か月の経過で自然治癒するが，多彩な合併症があり注意を要する．中枢神経疾患の合併としては，無菌性髄膜炎，脳炎，急性片麻痺，Guillain-Barré症候群，視神経炎，脳神経麻痺，末梢神経炎，横断性脊髄炎，急性小脳失調などがある．まれな合併症として脾破裂，溶血性貧血，血球貪食症候群などの血液疾患，心筋炎についても注意する．

［久田　研］

7. 伝染性紅斑

伝染性紅斑とは
- "リンゴ病"ともいい，顔や手足に発疹（紅斑）が出ます．
- 幼児～小学生がかかりやすい伝染病です．

原因
- ヒトパルボウイルス B19 がのどや鼻から入って起こります（飛沫感染）．

よくみられる症状
- 両頬がリンゴのように赤くなります．
- 上・下肢がレース模様に赤くなります．
- 約1週間で消失しますが，再び発疹が出ることもあります．
- 発疹が出る1週間前頃に感冒症状が出ることがあります（この頃に感染力が最も強い）．

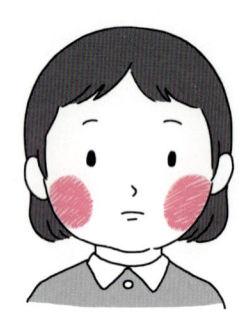

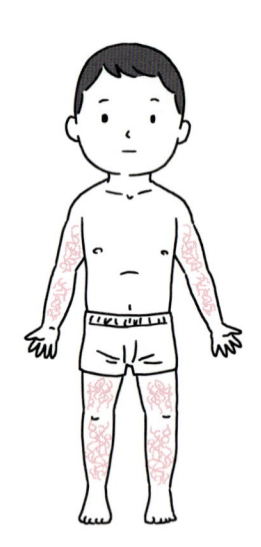

初期治療と注意すること
- 治療の必要は特にありません．発疹のかゆみがあれば，かゆみ止めを使います．
- 発疹出現後は感染力はほとんどありませんが，医師の許可を得てから，登園・登校してください．
- 妊娠中の感染では，胎児水腫が生じたり，流産することがあるものの，高率ではなく，先天奇形もほとんどないので，妊娠中絶はしなくてよいです．
- 血液の病気をもっている人が感染すると，急に貧血が強くなることがあります．

解説

顔面の蝶形紅斑と四肢伸側を中心に融合傾向を有する斑状紅斑（レース状紅斑）を主徴とする急性ウイルス性感染症である．両頬がリンゴのように赤くなることより"リンゴ病"ともいう．予後良好な疾患である．

原因

ヒトパルボウイルスB19（パルボウイルス科パルボウイルス亜科エリスロウイルス属のDNAウイルス）が，経気道的に飛沫または接触感染して発症する．感染6日後にウイルス血症を起こし，9日後にピークとなり，この頃に他者への感染力が強くなる（この時期，まだ発症はしていない）．12日後にはウイルス血症は消失し，この時期に発症する．このウイルス感染の特徴は，①骨髄中の赤芽球系細胞に感染し，これを破壊する，②高度なウイルス血症を起こす，③生体反応により伝染性紅斑以外にも多彩な臨床像を起こすことである．

幼児（4〜5歳），学童（6〜12歳）に好発するが，乳児や成人も罹患することがある．

よくみられる症状

発疹が出現するまでの潜伏期間は10〜20日で，この間，ヒトパルボウイルスB19は赤芽球系細胞で盛んに増殖している．成人では約50％が不顕性感染といわれている．

1 前駆症状

発疹に先だって，微熱，全身倦怠感，咳嗽，鼻汁，咽頭痛などが現れることがあり，感冒としか診断できない．感染力は，この時期に最も強い．発疹出現時は解熱しているが，発疹出現後も発熱した場合はほかの疾患の合併に注意する必要がある．

2 発 疹

ウイルス血症がほぼ消失，すなわち他者への感染力が低下してから主として顔面および四肢伸側に皮疹が出現する．

顔面では，両頬部に対称性に認め，軽く隆起して熱感を伴う境界鮮明な紅斑である．鼻部や口囲は侵されないため，いわゆる蝶形紅斑様となる．ほぼ全例に出現する．一般に1週間ほどで消失するが，一度消失した後も日光，精神的なストレスおよび機械的刺激により再燃することがある．

四肢では，顔面の発疹とほぼ同時，あるいは1〜2日遅れて上腕伸側，前腕および大腿伸側に爪甲大の紅斑が出現し，しだいに融合して斑状丘疹となる．数日〜1週間後に紅斑の中心から退色するため，レース状紅斑となる．出現初期に特に年長児や成人では，約半数がかゆみを訴える．

紅斑は体幹にも広がることがあるが，レース模様になることはまれである．また，発疹は原則として水疱を形成することはない．

成人では典型例は少なく，体幹および四肢の多発性小紅斑，小丘疹，網状紅斑がみられる．

ヒトパルボウイルスB19により起こる合併症

発疹の出現する伝染性紅斑に伴う症状として起こることもあるが，単独に起こることもある．

1 関節痛，関節炎

小児では10％以下，成人の女性では60％，成人の男性では30％に起こる．手指の痛み，腫脹，こわばりを認め，通常2〜4週間ほどで自然に消退する．関節リウマチやSLEとの鑑別が必要となることがある．

2 紫斑病

血小板減少を伴うもの（発疹がなければ，臨床的には特発性血小板減少性紫斑病と診断される）と伴わないもの（血管性紫斑病の原因の1つにあげられている）がある．

3 無形成発作

ヒトパルボウイルスB19は赤芽球系細胞の核で複製されてアポトーシスを起こすため，一時的に赤血球の造血機能が低下する．健常人では赤血球寿命が120日あるので影響はないが，基礎疾患として遺伝性球状赤血球症，自己免疫性溶血性貧血，白血病などのある場合では，急激に重症な貧血を生じる．無形成発作は約2週間で終了するので，早期に発見し，赤血球輸血など適切な治療をすれば予後は悪くない．

また，健常人でも感染により血球貪食症候群や

DIC を起こしたという報告もある．

4 胎児への感染

受精2週以降の全妊娠期間中に妊婦が感染すると，30〜40％に経胎盤的に胎児に感染する．胎児は免疫力が不十分であり，赤血球寿命も45〜70日と短いため高度の貧血が生じる．これにより，胎児臓器の低酸素血症や心不全が起こり，非免疫性胎児水腫が胎児感染の約2〜10％で起こり，約10％で流産や死産が生じる．胎児水腫になっても約30％は自然寛解する．また，生存児の先天奇形は報告されていない．なお，現在わが国の妊婦のB19ウイルス抗体保有率は約50％といわれている．妊娠20週以降の母体感染であれば，それ以前の場合に比して，児の生命予後は良好と考えられている．

確定診断

ウイルス分離やPCR（ポリメラーゼ連鎖反応）による遺伝子診断が確実である．しかし，一般的には，妊婦では保険適用がある血清診断法にてIgM EIA抗体を検出するか，HI（hemagglutination inhibition）法にて急性期と回復期のIgGを2回測定し，4倍以上の抗体価の上昇を確かめる方法が，検査が容易であり多用されている．

初期治療と注意すること

通常は，全身状態は良好なので経過観察のみでよい．発疹のかゆみがあれば，抗ヒスタミン薬の内服や塗布を行う．近くに妊婦や血液疾患の人がいれば，念のため伝染性紅斑の患者を近づけないほうがよい．新生児でも重症感染症の報告があり注意しておいたほうがよい．

妊婦感染がわかっても，胎内感染による胎児水腫や流産は高率ではなく，風疹感染と異なり先天奇形を生じることもほとんどないので，中絶は勧められない．

なお，発疹出現後は感染力はほとんどないので，原則として登園，登校は停止する必要はないとされている．しかし，上述の注意を要する人の存在の確認は必要であろう．

なお，ヒトパルボウイルスB19に対するワクチンは，まだない状況である．

［鈴木 正之］

5. 感染症

8. 流行性耳下腺炎，反復性・化膿性耳下腺炎

流行性耳下腺炎

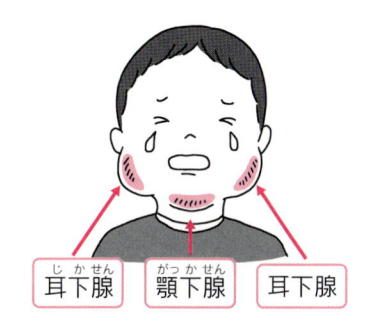

- ムンプスウイルスにより耳下腺や顎下腺が炎症を起こし，顔がおたふくのように腫れるので "おたふくかぜ" とも呼ばれる伝染性疾患です．
- 幼児・学童が多くかかります．

耳下腺　顎下腺　耳下腺

原因

- ムンプスウイルスが，のどや鼻から入って感染（飛沫感染）します．
- 気道の粘膜で増殖したあと，全身にまわって，耳下腺や顎下腺に病変を起こします．
- 感染から発病までの潜伏期間は 2～3 週間です．
- 人にうつしやすい時期は，耳下腺が腫れる 1～2 日前から腫脹後 5 日目までです．
- 感染しても症状が出ない不顕性感染が 30～40％ にみられます．この場合でもウイルスの排泄はあるため，人にうつす可能性があります．

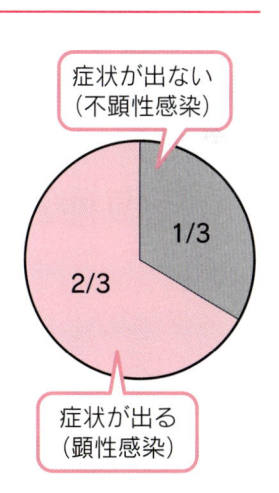

症状が出ない（不顕性感染） 1/3
症状が出る（顕性感染） 2/3

よくみられる症状

- 耳の下の唾液腺（耳下腺）が腫れて，痛みます．片側だけ腫れることもあります．
- 下顎の唾液腺（顎下腺）も腫れることがあります．
- 発熱は約半数に 2～3 日の間みられます．
- 口を開けると痛がります．
- 頭痛や腹痛，吐き気がみられることがあります．

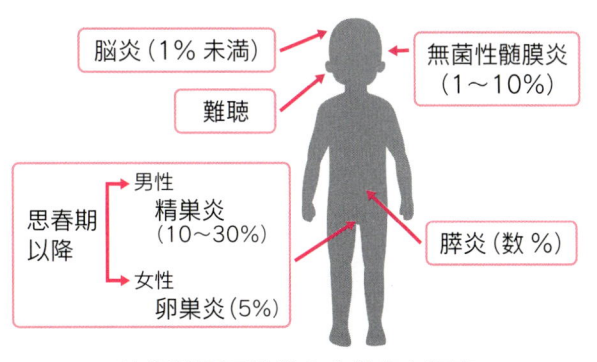

脳炎（1％ 未満）
難聴
無菌性髄膜炎（1～10％）
思春期以降　男性 精巣炎（10～30％）／女性 卵巣炎（5％）
膵炎（数 ％）

流行性耳下腺炎の合併症と頻度

初期治療と注意すること

- ムンプスウイルスに効く薬はありません．

- 安静を保ち，発熱や痛みに対する対症療法を行います．
- 耳の下を痛がるときは冷やしてあげると和らぎます．
- 軟らかい食事にすることや水分補給に注意しましょう．
- 酸味（すっぱいもの）の強いものは控えましょう．
- 片方の耳の聴こえが悪くなることがあります．時々チェックしましょう．
- 発熱，頭痛，嘔吐があるときは髄膜炎が疑われます．すぐに診察してもらいましょう！

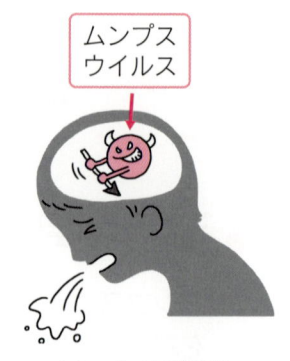

ムンプスウイルス

ムンプス髄膜炎

予防・予後

- 約1週間で自然に治ります．
- ワクチンが唯一の確実な予防法です．現在，2回接種が推奨されています．
- 発症後5日を経過し，全身状態が良好になるまで登園・登校は停止です．

反復性耳下腺炎

- 繰り返し起こるおたふくかぜ様の耳下腺炎です．
- ほかの人にうつすことはありません．
- 原因は，生まれつき耳下腺の構造に異常があり，そこにアレルギー反応やウイルス・細菌感染などが加わって起こると考えられます．
- 耳下腺は片方だけが腫れることが多いです．
- 発熱，痛みはおたふくかぜより軽いです．
- 細菌感染が考えられるときは，抗菌薬を使います．
- 唾液の分泌を促す酸味のものを食べるとよいです．
- 中学生までに80〜90％は自然に起こらなくなります．

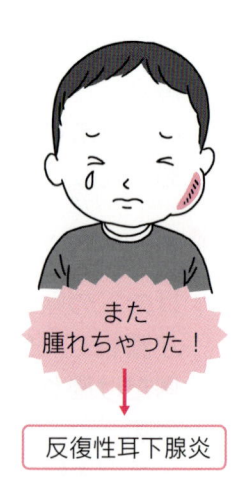

また腫れちゃった！

反復性耳下腺炎

化膿性耳下腺炎

- 新生児や乳児が多くかかり，ほかの人にはうつりません．
- 細菌が口の中から耳下腺に侵入して起きる耳下腺炎です．
- 発熱，耳下腺の腫れと痛みがあり，腫れた皮膚に赤味を伴います．
- ほとんどは片方だけが腫れます．
- 治療には適切な抗菌薬を使います．
- 症状と経過によっては入院が必要なこともあります．

解説

流行性耳下腺炎

　耳下腺を主とした唾液腺の腫脹および圧痛，発熱を主徴とする，伝染する急性ウイルス性全身感染症である．ムンプスウイルスは唾液など気道分泌物の飛沫や接触により感染する．感染後に所属リンパ節で増殖し，ウイルス血症を起こし全身の組織，臓器にも病変を起こすことがある．

原因

　パラミクソウイルス科ルブラウイルス属に属するムンプスウイルスの感染による．このウイルスは100〜600 nmの多形性の球状を呈する一本鎖RNAウイルスで，自然宿主はヒトのみである．

よくみられる症状

　2〜3週間（平均14〜18日間）の潜伏期間のあと，両側あるいは片側の耳下腺の腫脹，疼痛，発熱を主症状として発症する．前駆症状として発熱，頭痛，食欲低下，耳下腺部の違和感を認めることがあるが，幼若児では前駆症状を欠くことが多い．耳下腺腫脹は両側性のことが多く全体の75％を占め，残り25％が片側性である．腫脹はびまん性で柔らかく，圧痛があるが化膿することはなく，表在皮膚は発赤しない．約1週間で腫脹は軽快する．耳下腺炎に伴う顎下腺の腫脹は50％にみられるといわれるが，顎下腺のみの腫脹も10〜30％にみられる．

合併症

1 髄膜炎・脳炎
　髄液細胞数増多は約50％にみられるといわれるが，無菌性髄膜炎の発症の頻度は1〜10％で，予後は脳炎（1％未満）を伴わない限り良好である．

2 精巣炎・卵巣炎
　年長児や成人が罹患した場合に頻度が高い．思春期以降の男性の10〜30％に精巣炎が合併するが，多くは一側性であり不妊をきたす例はまれである．思春期以降の女性の卵巣炎の合併は5％に認められる．

3 膵炎
　合併頻度は数％とされている．糖尿病発症との因果関係については確定していない．

4 聴力障害
　多くは片側性の神経性難聴を呈し，高度の聴力障害を残すことが多い．

初期治療と注意すること

診断

①臨床症状
　流行状況下での典型的な耳下腺の腫脹．

②血清学的診断
　ムンプスウイルス特異免疫抗体が上昇する．酵素免疫測定法（EIA法）が感度，迅速性，簡便さなどから最も有用な方法である．

③ウイルス分離
　咽頭ぬぐい液，尿，髄液などからウイルスを分離する．

④遺伝子学的診断
　RT-PCR法によるムンプスウイルスRNAの検出．ワクチン株か野生株かの鑑別も可能である．

⑤補助診断
　非特異的であるが，血清・尿アミラーゼの上昇．

治療

　流行性耳下腺炎の特異的治療法はない．対症療法が主体である．全身の安静と，発熱，疼痛には解熱鎮痛薬の投与を行う．また，髄膜炎があれば入院加療を行う．酸味の強い食品は，唾液分泌を亢進させ痛みを増強させるので避ける．

　近年，注目されている片側の難聴の合併に注意するよう家族に説明し，時々確かめるように話しておく．

予防

　ワクチンが予防の唯一の方法である．ワクチンの抗体陽転率は90〜95％といわれている．今後，ワクチン接種率の向上とともに，ワクチンの有効性を高めるために2回接種が推奨される．

　2012年4月に学校保健法が改正され，「耳下腺，顎下腺または舌下腺の腫脹が発現した後5日を経過しかつ全身状態良好になるまで」出席停止に変更された．しかし，まだ保育施設によっては耳下

8. 流行性耳下腺炎，反復性・化膿性耳下腺炎

腺の腫脹がひくまでとしているところがあると思われる．

反復性耳下腺炎

5〜10歳の小児に多くみられ，耳下腺腫脹の原因としてムンプスに次いで頻度が高い疾患である．ほとんどの場合，思春期頃までに自然治癒が期待される．

原因

耳下腺の先天異常，唾液腺管機能不全，ウイルス感染，アレルギー反応などが発症要因と考えられているが，不明な点も多い．病理学的には，唾液管末端拡張症と呼ばれ耳下腺末梢導管末端に囊状拡張がみられる．

よくみられる症状

耳下腺の反復性腫脹が特徴で，典型的には腫脹は片側性であるが，まれに両側あるいは交互に腫れる場合もある．圧痛は軽度で発赤はなく，発熱はあっても37℃台のことが多い．数日で改善する．

初期治療と注意すること

細菌感染の合併がなければ，血清アミラーゼ値は正常である．耳鼻科専門医にて唾液腺造影を行い，腺全体にびまん性に点状陰影を認めれば診断が確定するが，多くは臨床診断が可能であり，検査を要することは少ない．

急性期の症状を軽減するには，腫脹部位をマッサージして唾液の分泌を促す．導管開口部より膿汁を排泄する症例では，細菌感染を合併しているので感受性のある抗菌薬を投与する．

予防には口腔内を清潔にし，唾液分泌を促すため酸味のものを多くとる．耳下腺マッサージなども効果が期待される．予後は良好で，15歳までに80〜90％が自然治癒するといわれる．

化膿性耳下腺炎

新生児，乳児および消耗性疾患に罹患した年長児でまれにみられる耳下腺の化膿性炎症である．

原因

原因は起因菌となる細菌が唾液腺導管から逆行性に感染し発症する．黄色ブドウ球菌，溶連菌，肺炎球菌などが多く，新生児では大腸菌，緑膿菌が原因のこともある．

よくみられる症状

片側性に耳下腺が腫脹し疼痛，開口障害，腫脹部の皮膚の発赤がみられる．耳下腺部を圧迫すると，導管開口部から排膿を認める．

初期治療と注意すること

適切な抗菌薬の投与が必要である．膿瘍を形成することがあれば，膿瘍穿刺あるいは切開排膿が必要である．症状や経過によっては入院加療となる．

［津田 正晴］

9. インフルエンザ

5. 感染症

インフルエンザとは

- インフルエンザウイルスによる冬季に流行する感染症です．

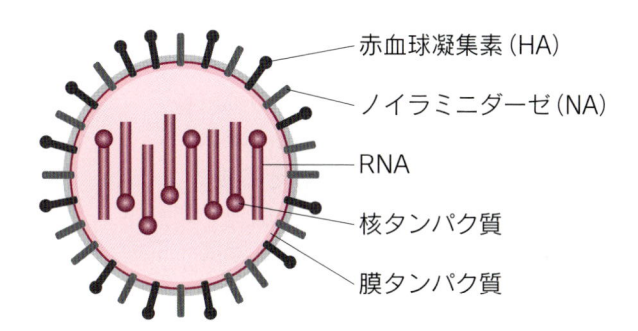

赤血球凝集素（HA）
ノイラミニダーゼ（NA）
RNA
核タンパク質
膜タンパク質

A型インフルエンザでは
　HA：1〜16の亜型
　NA：1〜9の亜型
があります（ヒトで問題なのはH1・H2・H3，N1・N2）

インフルエンザウイルスの構造

原　因

- インフルエンザウイルスはA型，B型，C型に分かれますが，A型，B型が重要です．
- インフルエンザウイルスは毎年少しずつ変化する（抗原連続変異）ため，同じタイプのインフルエンザに何回もかかったり，ワクチンの効果が低くなってしまいます．
- インフルエンザウイルスが大きく変化する（抗原不連続変異）と，世界的な大流行（パンデミック）が起きます．
- インフルエンザウイルスは咳や鼻水に含まれたウイルスを吸い込む，またはウイルスの付着した物を触った手で口・鼻・目をいじることにより感染します．

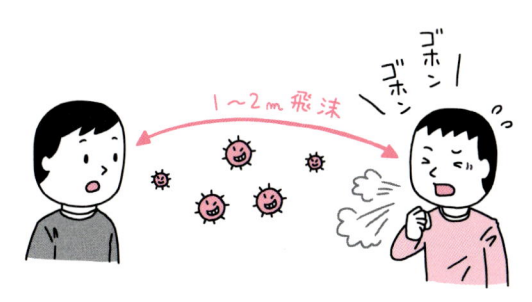

1〜2m飛沫
ゴホンゴホン

インフルエンザは飛沫感染します

245

9. インフルエンザ

よくみられる症状

- 感染してから平均2日(1～4日)後，高熱を伴う全身症状が急激に起こり，少し遅れて気道症状が出現します．
- 発熱は2～5日間続き，年少児ではいったん解熱した後に再度発熱(二峰性)することがあります．

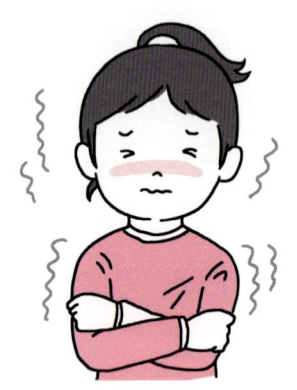

① 突然の悪寒戦慄を伴う高熱
② 体の痛み
③ 全身の倦怠感
④ 頭痛，眼痛
　↓その後
⑤ 咳，鼻汁，咽頭痛
⑥ 嘔吐・腹痛・下痢

インフルエンザの諸症状

- 肺炎，熱性けいれん，インフルエンザ関連脳症など心配な合併症があります．

初期治療と注意すること

- 周囲の流行状況，臨床症状，迅速検査の結果などにより診断します．
- 感染していても発症早期には迅速検査が陰性になることがあります．
- 発症してから48時間以内は抗インフルエンザ薬の効果があります．
- 発症から数日(特に48時間以内)は異常行動(突然走りだす・飛び降りるなど)に注意しましょう．
- 意識がおかしい，けいれんを起こす，意味不明な異常な言動・行動が続く場合は，必ず医療機関に連絡，受診してください!!
- 発症から5日以上経過して，かつ解熱してから2日(幼児では3日)経過するまでは通園，通学は禁じられています．
- 可能な限り毎年ワクチンを接種しておきましょう．

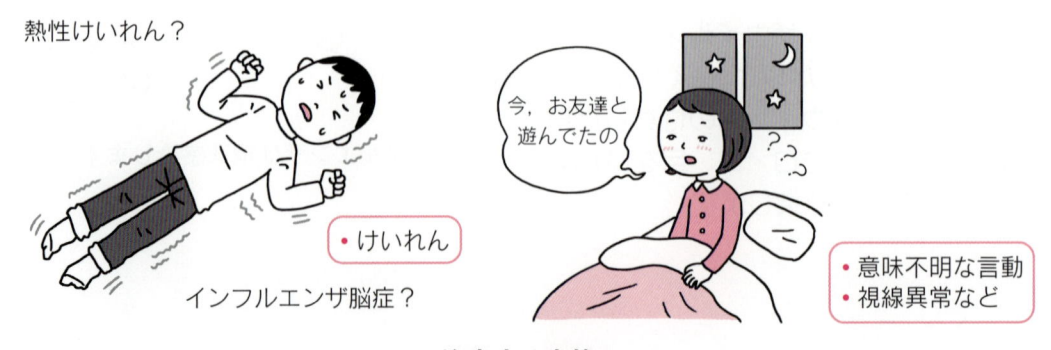

熱性けいれん？
・けいれん
インフルエンザ脳症？

今，お友達と遊んでたの
・意味不明な言動
・視線異常など

注意する症状!!

解説

原因

インフルエンザウイルスは大別するとA型，B型，C型に分かれる．C型は小児に呼吸器感染症を示すが，典型的なインフルエンザ様の症状を示すことはない．インフルエンザウイルスの表面には赤血球凝集素（HA）とノイラミニダーゼ（NA）という糖タンパクが存在し，HAとNAの組み合わせによって病原性が変化する．B型ではHA，NAともに1種類しか確認されていないが，A型ではHAは16種類，NAは9種類存在するため，理論上は144の組み合わせが存在する．このうちヒトで問題になるのはHAが3種類（H1・H2・H3），NAが2種類（N1・N2）である．

インフルエンザウイルスは突然変異を起こし，HA，NAの抗原が連続性を保ちながら毎年少しずつ変化（抗原連続変異）するため，同じタイプのインフルエンザウイルス〔たとえばA香港（H3N2）型〕に何回も罹患することになる．一方，抗原が不連続に変異すると大幅に抗原性が変化（抗原不連続変異）し，世界的な大流行（パンデミック）が起きる．人類は20世紀以降，1918年「スペインかぜ（H1N1）」，1957年「アジアかぜ（H2N2）」，1968年「香港かぜ（H3N2）」などのインフルエンザウイルスによるパンデミックを経験しているが，近年では2009年にインフルエンザA（H1N1）pdm09によるパンデミックが認められた．基本的にヒトにしか感染しないB型インフルエンザウイルス，C型インフルエンザウイルスでは抗原不連続変異は起こりにくく，ヒト以外の哺乳類や鳥類にも感染するA型で起こる．

インフルエンザはヒトからヒトへ咳や鼻水に含まれたウイルスが飛沫となり，気道の粘膜に付着，侵入することによって感染が成立するが，インフルエンザウイルスで汚染されたものに接触しても感染が成立する．感染してから発症するまで平均2日間（1〜4日）であり，発症後24〜48時間でウイルス排泄のピークを迎え，その後，時間とともにウイルス排泄は減少傾向となる．発症24時間前からほかの者に感染させる可能性があることに注意する．

よくみられる症状

典型的には悪寒戦慄を伴う高熱，頭痛，筋肉痛，関節痛，全身倦怠感などの全身症状が急激に出現し，その後，咳嗽，鼻汁，鼻閉，咽頭痛などの呼吸器症状が出現する．また，しばしば眼痛を訴えたり，腹痛・悪心・嘔吐・下痢などの消化器症状を伴う．発熱期間は2〜5日であるが，年少児では時に二峰性となる1週間以上の発熱を認めることがある．

健康な小児では典型的な経過を示すことが多いが，もともとリスクを有する者（表1）や，時として健康小児においても重症化したり合併症を併発することがある．

重症化せずに，合併症（表2）を認めなければ3〜7日以内に軽快する．

表1 重症化するリスク因子

- 喘息などの慢性の呼吸器疾患
- 血行動態異常のある心疾患
- 免疫異常
- HIV感染
- 鎌状赤血球などの異常ヘモグロビン症
- 長期のアスピリン治療が必要なもの（若年性リウマチ，川崎病など）
- 慢性腎不全
- 糖尿病などの慢性代謝異常症
- 乳幼児（＜60か月）
- 高齢者
- インフルエンザ流行期間中に妊娠する可能性のある女性

（Red Book, Committee on Infectious Diseases of the American Academy of Pediatricsを一部改変）

表2 インフルエンザの合併症

1. 呼吸器合併症
   - 中耳炎
   - 気管支炎
   - 細気管支炎
   - 肺炎
2. 中枢神経系合併症
   - 熱性けいれん
   - 脳炎
   - インフルエンザ関連脳症（インフルエンザ脳症）
3. その他
   - 急性筋炎
   - 急性心筋炎
   - ライ症候群
   - 細菌の混合感染

初期治療と注意すること

　周囲の流行状況，臨床症状，迅速検査の結果を総合的に判断して診断，治療を開始する．迅速検査は発症6〜12時間までの病初期や発症5日以降，鼻汁が少ない，ワクチン接種者，咽頭検体などでは検出感度が低くなることに注意する．

　インフルエンザ感染が考えられる場合，重症で合併症を有するものや症状が進行性に悪化するものでは，迅速検査が陰性であっても抗ウイルス療法を開始する．また，リスクを有さない健常児であっても，症状の経過や程度，発症からの時間，社会的な背景などを考慮し，有熱期間を短縮させることにメリットがあると判断されれば抗ウイルス療法を考慮する．

　2007年，オセルタミビル（タミフル®）を使用した小児において異常行動が問題となり，現在10歳以上の未成年者に対して，オセルタミビルは原則として投与を差し控えることになっている．しかし，オセルタミビル投与にかかわらず，インフルエンザ発症早期の異常行動は報告されているため，発症後数日（特に48時間）は保護者の監視が必要であることを説明する．

　2012年4月に学校保健安全法施行規則の内容が改正され，インフルエンザの出席停止期間が「解熱した後2日を経過するまで」から「発症した後5日を経過し，かつ，解熱した後2日（幼児では3日）を経過するまで」に改定されており，上記および患児の状態を加味して出席の時期を判断する．

［小松 充孝］

> 5. 感染症

10. 夏の流行性疾患
（プール熱，ヘルパンギーナ，手足口病）

　プール熱（アデノウイルス感染症），ヘルパンギーナ，手足口病はいずれも夏の季節に発生する頻度が高い伝染性のウイルス性疾患です．保育施設や家族内でよく感染します．

❀ プール熱

- 咽頭結膜熱の別名です．殺菌が不十分なプールの水からウイルスが感染することがあることからプール熱と呼ばれました．
- 必ずしもプールに入っていなくても感染します．

原因
- アデノウイルスのいくつかの型によって起こります．
- 抗原検出キットによる迅速診断が可能です．

よくみられる症状
- 発熱，咽頭炎，結膜炎が主な症状です．
- 発熱は高熱のことが多く，4日前後続きます．
- のどの痛みや目の症状は約1週間で改善します．

初期治療と注意すること
- 治療は対症療法です．安静，十分な水分補給，目薬をつけます．
- 接触感染もあるため手洗いは十分に行います．結膜炎がある間は家族とのタオルの共有は避けます．
- 熱が下がり，のどの痛みと結膜炎が治って2日以上たてば登園・登校が可能です．

❀ ヘルパンギーナ

- 発熱と口腔粘膜の水疱性発疹が特徴です．
- 乳幼児に多く発生します．

原因
- エンテロウイルス群の中のいくつかのウイルスが原因となります．

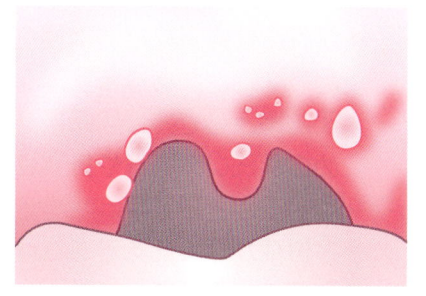

ヘルパンギーナの口腔所見

よくみられる症状
- 発熱は2日前後で下がります．
- のどの奥の水疱が破れると痛みを伴います．

初期治療と注意すること
- のどにしみないような食事や水分を少量ずつ与えます．
- 熱が下がり，食事も十分にできて元気であれば登園・登校が可能です．

🌸 手足口病

- 主に口の中と手のひら，足の甲や裏に水疱性の発疹が出現します．

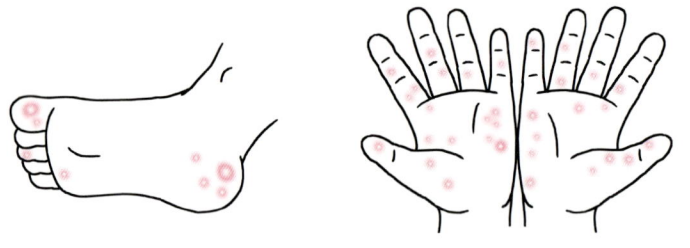

手足口病の手足の発疹

原因
- コクサッキーウイルスA16とエンテロウイルス71などが主な感染ウイルスです．腸管内にもウイルスがいます．

よくみられる症状
- 保育施設などで集団発生することがあります．
- 発熱はないか，軽度（時には高熱）で，1～2日で下がります．
- 膝，肘，殿部（おしり）などに発疹ができることもあります．

初期治療と注意すること
- 発疹は1週間程度で消失します．
- まれに髄膜炎などの神経合併症を起こすことがあります．
- 予防策として，接触感染を防ぐための手洗いの徹底や排泄物の適切な処理が重要です．
- 合併症がなく元気であれば登園・登校に支障はありません．

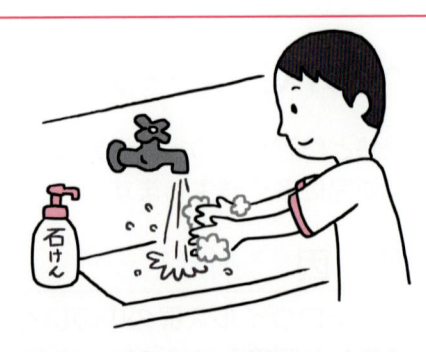

手洗い：石けん，流水でよく洗う

解説

プール熱

咽頭結膜熱とも呼ばれ，咽頭炎，結膜炎を併発するアデノウイルス感染症の別称である．塩素殺菌が十分でないプールの水から感染することがあることから，プール熱の別名がついた．

原因

アデノウイルス2, 3, 4, 7型（特に3型）によって起こる．抗原検出キットによる迅速診断が可能である．通常，飛沫感染，あるいは手指を介した接触感染であり，結膜あるいは上気道からの感染である．

よくみられる症状

発熱，咽頭発赤・白苔付着，結膜充血，眼脂が主症状．頭痛，リンパ節腫脹，鼻炎症状，乳児では嘔吐・下痢といった消化器症状を示すことがある．5～7日の潜伏期を経て急激に咽頭痛，目の痛み，39℃以上の高熱をきたす．眼病変は濾胞性結膜炎であり片側から発症し，2～3日で両側性になることが多い．

初期治療と注意すること

根治療法は存在しないので対症療法を行う．血液検査を実施すると，アデノウイルス感染症では時に炎症反応が高値（白血球増加，CRP高値）なため，細菌感染症との鑑別が困難なことがある．抗菌薬が無効な点がポイントである．初期にアデノウイルス感染症と判明した際は，通常の発熱性疾患より熱が長引くことを前もって話しておくと保護者の不安は軽減できる．水分が取れずぐったりするような状況では早めの受診を勧める．家庭では十分な水分補給と休息を心がける．結膜炎症状がある期間は家族とのタオルの共有は避けるように指導する．熱が下がり，咽頭痛，結膜炎がなくなったあと，2日経過すれば登園・登校が可能である．

ヘルパンギーナ

発熱と口腔粘膜（口蓋垂付近）に現れる水疱性発疹を特徴とし，夏期に流行する小児の急性ウイルス性咽頭炎である．

原因

エンテロウイルス（コクサッキーA群ウイルス，コクサッキーB群ウイルス，エコーウイルス）のいずれかが原因となる．流行するウイルスは年々異なるがコクサッキーA群が大部分である．感染経路は接触感染を含む糞口感染と飛沫感染であり，急性期に最もウイルスが排泄され感染力が強い．

よくみられる症状

1歳児に好発し，4歳以下が90％を占める．潜伏期間は2～4日で，突然に発熱が出現する．大多数の症例で発熱とほぼ同時に特有の口腔所見が出現する．口蓋咽頭部に1～2mmの紅斑状の小丘疹が5個程度出現し，短時間で水疱となり表面が破れて潰瘍化する．1～4日で解熱し，7日以内には口腔所見も完治する．

初期治療と注意すること

流行期には特有な口腔所見から診断可能である．口腔内の痛みが強いと水分・食事摂取が困難になる場合がある．しみないような形態・温度・味つけのものを選ぶよう保護者に伝える．極端に水分・食事摂取が不足すると脱水症状をきたし，輸液療法が必要になる場合がある．熱が下がり，食事も十分にできて元気であれば登園・登校に支障はない．

手足口病

口腔粘膜および四肢末端に現れる水疱性の発疹を主症状とし，幼児を中心に夏期に流行する急性ウイルス性感染症である．

原　因

エンテロウイルス（主にコクサッキー A16 とエンテロ 71）の感染により発症する．数年に1度，全国的な流行を認める．感染経路としては経口・飛沫・接触のいずれも重要である．

よくみられる症状

保育施設や家庭内で1歳をピークに，多くは3歳以下の乳幼児が発症するが，学童や成人にも感染することがある．3〜4日の潜伏期をおいて皮疹・粘膜疹が出現する．発疹の出現部位が手掌・手背，足底・足背，口腔内に多いため手足口病と呼ばれるが，必ずしもすべての部位に出現するとは限らない．発疹は粟粒大から米粒大，小豆大までの大きさの水疱ないし丘疹で，ほかにも指の腹側，手，肘，膝，殿部などにも出現することがある．口腔内には頬部粘膜，舌，口蓋，歯肉などに小水疱が多発する．まもなく破れてアフタとなり，疼痛を伴うこともある．発熱は必発ではない．

初期治療と注意すること

大部分は軽症に経過するが，発熱や口腔内の痛みに対症療法を行う．口腔の痛みが強い場合，口腔内ステロイド薬や局所麻酔作用を有するゼリー剤が用いられることがある．まれに髄膜炎，小脳失調，脳炎などの神経合併症を起こすことがあり，3日以上の発熱や強い頭痛・嘔吐を伴う場合は注意を要する．

特にエンテロウイルス 71 が流行する年に神経合併症が多いとされ，ごくまれに死亡例の報告がみられる．合併症がなく元気であれば登園・登校に支障はない．

表1　3疾患の比較

	プール熱	ヘルパンギーナ	手足口病
ウイルス	アデノウイルス（2，3，4，7型）	コクサッキーウイルスA群・B群	コクサッキーウイルスA16 エンテロウイルス71
発　熱	4日前後	1〜4日	1〜2日 （発熱を認めないこともある）
口腔所見	咽頭・扁桃発赤 扁桃表面に白色滲出物	口蓋垂付近の水疱	舌，口蓋，歯肉に小水疱
発　疹	なし	なし	手掌，足背，膝などに水疱ないし丘疹

［中澤 友幸］

5. 感染症

11. ブドウ球菌感染症

ブドウ球菌感染症とは

- ブドウ球菌は自然界に広く存在し，ヒトでも常在菌の1つになっています．
- 顕微鏡下でブドウの房状にみえることから命名されました．
- ブドウ球菌にもさまざまな種類がありますが，実際は，皮膚感染の頻度の高い黄色ブドウ球菌が重要です．
- ブドウ球菌感染症は，これらのブドウ球菌が起こす病気の総称です．

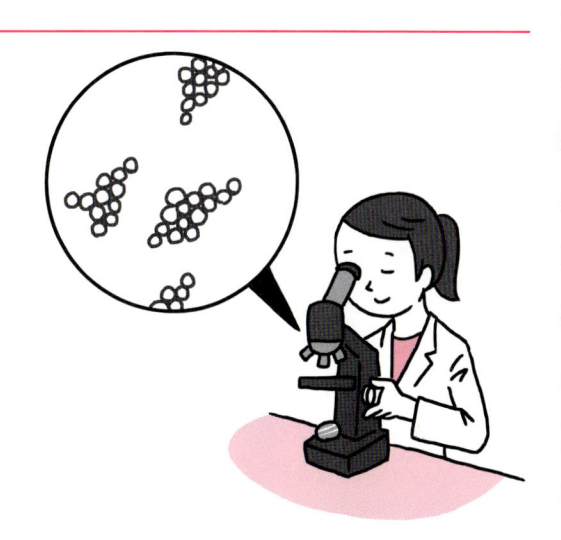

原因

- ブドウ球菌が感染を起こすことが原因です．
- この菌をもっている人の健康状態や環境の変化によって，いろいろな感染が引き起こされます．
- 菌の種類や毒素の有無，感染する部位などにより，その臨床症状や病名はさまざまです．
- 皮膚感染症が多くみられますが，呼吸器感染症（肺炎，膿胸など），関節炎・骨髄炎，トキシックショック症候群（TSS），新生児TSS様発疹症など，軽症から重症までさまざまな病態を引き起こします．

よくみられる症状

ブドウ球菌のうちヒトに病気を起こす多くは黄色ブドウ球菌です（その代表的なものを下に示します）．

水疱性伝染性膿痂疹（とびひ）

- 夏季に多くみられ，乳幼児に好発します．
- 虫さされやケガなどの部位から始まって広がっていきます．

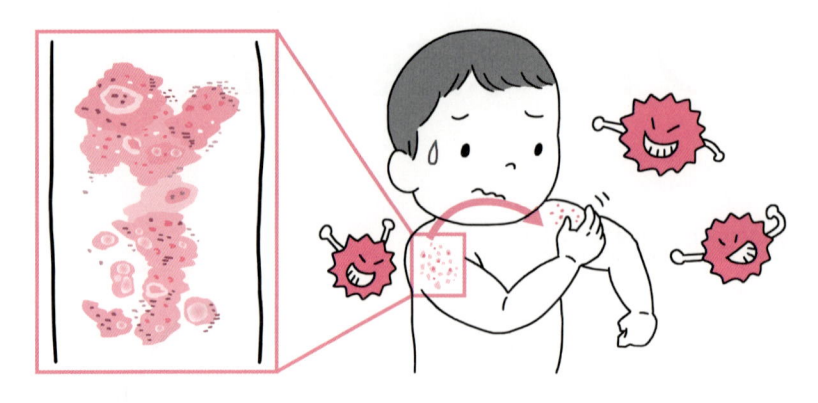

ひっかくと飛んでいくよ

- 菌が感染した皮膚の部位に，菌が出す酵素が悪さをします．
- 水疱ができたのち，表皮が破れていくのが特徴的です．黄色いジュクジュクした膿がつくところもあります．
- 水疱中の菌が，飛んで次々と広がっていくので「とびひ」と呼ばれます．
- 10日ほどで痕を残さず治ります．

ブドウ球菌性熱傷様皮膚症候群（SSSS）

- とびひと同じ毒素が原因ですが，血中に毒素が入ることにより起こります．
- 3歳以下の乳幼児に好発し，とびひより重症です．
- 皮膚がやけどをしたように赤くなったり，水疱ができます．
一部に，摩擦により表皮がはがれてニコルスキー現象がみられます．

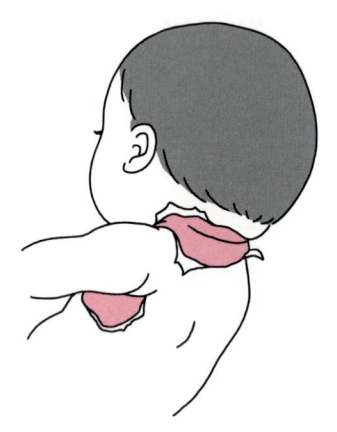

SSSSのニコルスキー現象
皮膚が赤くなって首の後ろや脇などのこすれる部分では表皮がむけてしまう

初期治療と注意すること

- 診断は主に臨床症状と，微生物検査によって確認します．
- 治療は，皮膚の清潔を保ち，状況に応じて効果のある抗菌薬の外用・内服が必要です．
- 乳児や範囲が広いSSSSでは，入院して抗菌薬の注射や点滴を要することもあります．
- 症状が急激に進行して重症になる場合もあるので，早めの受診がよいでしょう．
- 化膿した手などで黄色ブドウ球菌がついた食物を食べると，菌の毒素による食中毒が起こることがあるので注意が必要です．

解説

ブドウ球菌は，グラム陽性球菌で不規則な房状に配列しており，ブドウの房に似ていることからこう呼ばれる．自然界に広く分布しており，ヒトでは皮膚，鼻腔，腸管，臍，外陰部に常在菌としても存在している．ブドウ球菌は30菌種以上に分類され，この中でヒトに病原性をもつものとしてはコアグラーゼを有する黄色ブドウ球菌が最も重要である．コアグラーゼをもたない coagulase negative staphylococcus（CNS）である S.epidermidis と S.saprophyticus，S.haemolyticus なども感染を起こす．

ブドウ球菌感染症は，ブドウ球菌を起因菌とする感染症の総称である．なかでも黄色ブドウ球菌は，皮膚軟部組織感染症において頻度の高い起因菌であり，膿痂疹，せつ，よう，蜂窩織炎などの皮膚感染症を起こす．加えて頻度は低いが，関節炎や骨髄炎といった深部感染症の起因菌でもある．低出生体重児，免疫不全者，手術後やデバイス挿入患者においては，肺炎，敗血症などの重症な医療関連感染症の起因菌ともなるため十分な注意が必要である．

CNSの病原性は黄色ブドウ球菌に比べると低い．しかし，ヒトの皮膚細菌叢の大部分を占める S.epidermidis は，易感染者，低出生体重児，カテーテル留置，人工心臓弁，シャント患者など特殊な環境において起因菌となる．特に中心静脈カテーテルや脳室腹腔内シャントなどデバイスが挿入されている場合には注意が必要である．

S.saprophyticus は，若い女性の尿路感染症の起因菌として知っておく必要がある．

以下，臨床的に重要な**黄色ブドウ球菌**感染症について述べる．

原因

黄色ブドウ球菌（S.aureus）の感染により発症する．

また，黄色ブドウ球菌は，エンテロトキシン，TSST-1（toxic shock syndrome toxin-1），表皮剥離毒素（ET-A/B）などの毒素を産生する．エンテロトキシンは食中毒の原因となり，TSST-1は発熱・皮膚の広汎性紅斑，多臓器不全，低血圧を主症状としたトキシックショック症候群と，新生児特有の発疹症である新生児TSS様発疹症（NTED）を，また，ET-A/Bは夏から秋にかけて多くみられる水疱性伝染性膿痂疹，ブドウ球菌性熱傷様皮膚症候群（SSSS）の原因となる．

よくみられる症状

一般の外来でみられるのは皮膚感染症である．

1 伝染性膿痂疹（impetigo contagiosa）

黄色ブドウ球菌から産生される表皮剥離毒素（ET）により，菌の感染した局所で表皮の浅層部に水疱を生じる疾患である．夏季に多くみられ，1〜6歳の乳幼児に好発する．水疱は容易に破れてびらん面をつくり，水疱中のブドウ球菌が周囲に散布され次々に新しい病変を形成する．発熱などの全身症状はない．近年，MRSAの分離頻度が増えており，抗菌薬の適正使用の観点からも培養検査の提出，薬剤感受性結果に基づく抗菌薬の選択が必要である．10日ほどの経過で皮膚の瘢痕を残さず治癒する．

2 ブドウ球菌性熱傷様皮膚症候群（SSSS）

3歳以下の乳幼児に好発する．伝染性膿痂疹と同じ毒素が原因であるが，伝染性膿痂疹が皮膚の局所感染および局所での毒素の反応が中心であるのに対して，この疾患は産生されたETが血中に入ることにより起きる．微熱，眼および口周囲の発赤，2〜3日後に口の周りに放射状の亀裂が出現，引き続き腋窩，陰股部に紅斑が現れる．極期には摩擦により表皮が熱傷様に剥離するNikolsky現象がみられる．新生児に起きたものをリッター病（新生児剥離性皮膚炎）と呼び，幼児例に比べ一般に重篤な症状を呈する．通常，菌血症の合併はまれで，10日間程度の経過で瘢痕を残さずに治癒する．MRSAによるSSSSも増加してきており注意が必要である．

初期治療と注意すること

皮膚感染症の治療は，効果のある抗菌薬を投与

することである．したがって，伝染性膿痂疹などの皮膚疾患であっても病変部位の培養を提出することが大切である．伝染性膿痂疹や SSSS においては皮膚のびらんをきたすため，皮膚の洗浄により清潔を保つ．疾患および病変部位の程度に応じて，抗菌薬の内服や静注，外用薬が使用される．SSSS の治療は，新生児や乳児では，脱水や皮膚の二次感染に注意が必要であり，入院管理が必要な場合も多い．黄色ブドウ球菌に効果のある抗菌薬の投与，脱水傾向があれば補液を行う．

黄色ブドウ球菌に対する標準的治療は内服であればセファレキシンなどが，静注製剤であればセファゾリンが主に用いられる．しかし，MRSA に対してはバンコマイシンの点滴静注が第一選択薬であり，内服は地域により感受性が異なるため，ST 合剤などに感受性を示すことが多いが，薬剤感受性結果に基づき選択する．重症な皮膚軟部組織感染症に対してはクリンダマイシンが併用されることもある．また，感染巣のコントロールも大切である．

一方，黄色ブドウ球菌は，抗菌薬に多剤耐性化した MRSA が病院の環境菌として存在し，易感染者やデバイス挿入患者において医療関連感染症を引き起こす．しかし，近年では，一般社会においても MRSA の検出頻度が増えている．この MRSA は市中獲得型 MRSA（CA-MRSA）と呼ばれ，病院環境における MRSA と由来が異なり，βラクタム系抗菌薬以外には感受性を有することが多い．海外を中心に Panton-Valentine ロイコシジン毒素（PVL）を有した CA-MRSA が増え，皮膚軟部組織感染症や重症感染症が一般健康人でも認められている．幸い，わが国では PVL 保有 CA-MRSA の分離頻度は少ないが，今後の動向に注意が必要である．しかしながら，皮膚感染症において MRSA の分離頻度はわが国でも増加しており，感染巣からの培養の提出，薬剤感受性結果に基づく抗菌薬選択（重症度によっては empiric に）がさらに重要となってきている．

［久田　研］

> 5. 感染症

12. A群溶連菌感染症

▌A群溶連菌感染症とは

- A群β溶血性連鎖球菌によって起こる伝染病で，一般的に溶連菌感染症といいます．
- 菌の成分や毒素など菌体側の因子，感染を受けるヒト側の因子，感染経路などによりいろいろな症状を起こします．
- 溶連菌自体によって起きる急性の感染症のほかに，免疫反応によって時間がたってから発症する続発症を起こすことがあります．

▌原　因

- A群β溶血性連鎖球菌（*Streptococcus pyogenes* ＝化膿性レンサ球菌）が感染・侵入することが原因です．

▌よくみられる症状

溶連菌感染症は多彩な症状を示しますが，代表的なものは，以下のものです．

急性咽頭扁桃炎

- 高熱とのどの痛みで発症します．
- のどは真っ赤に腫れ，時に小さい出血斑や，扁桃の黄白色の斑点がみられます．
- 舌の表面が苺のようにブツブツになることがあります（苺舌）．
- 1～3歳の幼児では，微熱や不機嫌などの症状で，かぜと区別するのは難しいです．

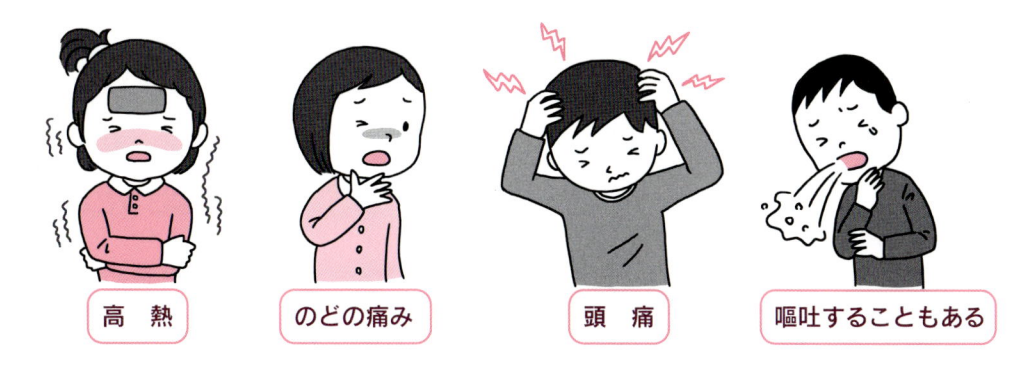

| 高　熱 | のどの痛み | 頭　痛 | 嘔吐することもある |

猩紅熱

- 急性咽頭炎に引き続き起こります．
- 発熱後12～24時間すると，全身に細かい赤い発疹がびっしり出現します．まるで日焼けのようにみえることもあります．

- 発疹はかゆみを伴うことが多いです．
- 顔では額と頬が紅潮し，口のまわりだけ白っぽくみえる（口囲蒼白）のも特徴です．
  苺舌もみられます．
- 1週間後に皮膚の落屑（皮膚がパラパラむける）が始まり，2〜3週で全身がむけて，治っていきます．

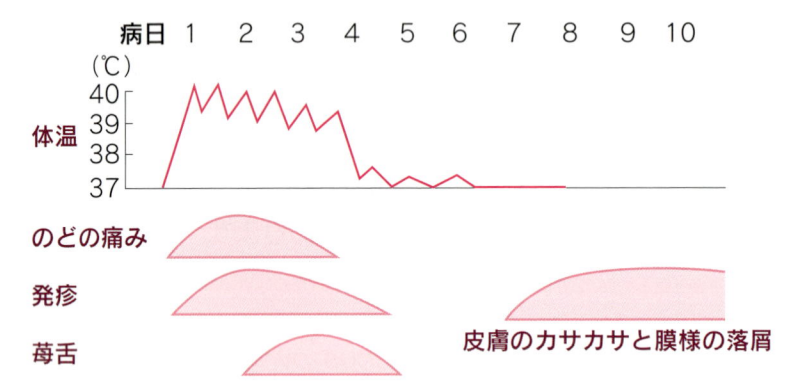

```
病日  1  2  3  4  5  6  7  8  9  10
体温（℃）
  のどの痛み
  発疹
  苺舌
        皮膚のカサカサと膜様の落屑
```

🌸 皮膚の感染症

- **膿痂疹**：小さい膿疱（うみのたまった発疹）ができます（とびひにもなります）．
- **丹毒**：顔など体の限局した部分が赤く腫れ，熱が出ます．

🌸 続発症

- A群β溶連菌感染から約2〜3週間してから発症します．
- **急性糸球体腎炎**：血尿，尿量減少，むくみなど
- **リウマチ熱**：発熱，関節の痛み，心臓の病気など

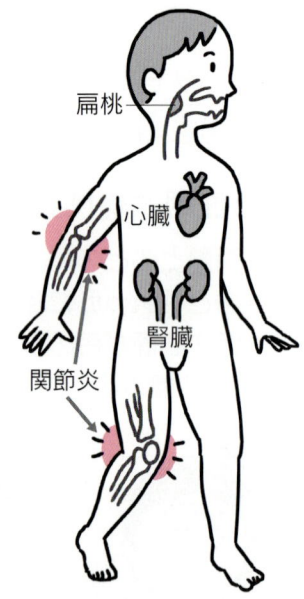

続発症の起こるところ（扁桃・心臓・腎臓・関節炎）

初期治療と注意すること

- 診断は，外来受診のその場ですぐわかる咽頭での迅速検査がよく行われています．
- 治療は，続発症であるリウマチ熱を起こさないためにも，有効な抗菌薬をしっかりと10日間内服することが大切です．
- 急性咽頭炎あるいは皮膚感染症は，抗菌薬の内服開始後24時間たつとほかの人に感染しなくなります．保育施設や学校への登園・登校あるいは外出は，それまでは控えてください．
- 感染後は続発症としての体のむくみや関節症状，尿量や血尿の有無に注意してください．
- 発症2週間以降で尿の検査をしておくとよいでしょう．

解説

連鎖球菌は連鎖状に増殖するグラム陽性球菌で細胞壁由来の多糖体抗原（C多糖体）の特異性によって，Lancefield A-V群（I，Jは除く）に分類される．ここで述べる菌はA群に分類され，血液寒天培地でβ溶血（完全溶血）を起こすため，A群β溶血性連鎖球菌と呼ばれる．臨床の場で，一般的に溶連菌感染症と称するのはこの菌の感染によって起こる病態を指している．飛沫もしくは接触により伝播し，家庭や学校などの集団での感染が多く，兄弟間での感染率は50％との報告がある．溶連菌感染症には，菌それ自体によって起きる急性化膿性疾患としての病態と，糸球体腎炎やリウマチ熱のように，急性炎症が終了してから発症する免疫学的機序を介した続発症の病態とがある．

原因

A群β溶血性連鎖球菌（*Streptococcus pyogenes*）の感染により発症する．しかし，健康保菌者も15～30％存在するが，健康保菌者からの感染はまれである．

よくみられる症状

一般的な感染症は急性咽頭扁桃炎である．中耳炎，扁桃周囲膿瘍，咽後膿瘍などに進展することもある．また，丹毒，膿痂疹，肛門周囲蜂窩織炎など，その症状は多岐にわたる．さらに，水痘後に合併する劇症型溶血性連鎖球菌感染症は重篤な病態である．

1 急性咽頭扁桃炎

症状は，乳幼児期とそれ以降の小児で大きく異なる．

①乳幼児期（3歳以下）

いわゆるかぜ症候群の症状であって，高熱はまれで，咽頭の著明な発赤などの本菌の特異的症状はみられない．咽頭からの細菌培養をしなければ一般のウイルス性上気道炎との鑑別は困難である．

②年長児型（4歳以上）

発熱や咽頭痛などで急激に発症し，しばしば腹痛や嘔吐を伴う．咽頭は著明に発赤し，扁桃は滲出性炎症による滲出物で覆われる．やがてこれが黄白色の斑点状になり扁桃は著明に腫大する．舌ははじめ白苔に覆われるが，その後，舌乳頭が深紅色に肥大し，いわゆる苺舌という状態になる．

2 猩紅熱

溶連菌性咽頭炎に全身の発疹を伴ったものが猩紅熱である．上気道症状のあと，突然，悪寒を伴って発熱し，強い咽頭痛，頭痛，吐気を訴える．翌日には，頸，腋窩，大腿内側，上肢内側などに細かい赤い湿疹が出現する．発疹は短時間で全身に広がり，時には一面赤くなる．皮膚は少しザラザラしたような感じがあり，圧迫すると発赤は薄くなる．発疹はかゆみがあり，掻くと出血傾向が認められる．顔も一面赤くなるが口周囲には出現しない（口囲蒼白）．発疹が出てから2～3日後に苺舌が出現する．発疹は4～5日で消退し，その後，落屑がみられるが，手足の指先では膜様の落屑がみられることがある．

3 皮膚感染症

皮膚の表層部の感染症として膿痂疹があるが，本症はブドウ球菌性のものよりも膿疱が小さい．

丹毒は近年あまりみられないが，皮膚の表層に限局した蜂巣炎であり，比較的広範囲に皮膚表面が発赤する．顔や四肢などにみられる．

4 続発症

A群溶連菌感染から約2～3週間後に発症し，糸球体腎炎（溶連菌感染後急性糸球体腎炎）が代表的である．腎炎の臨床症状が出ないこともあり，溶連菌感染後2週以降で検尿を行っておく．リウマチ熱は近年その頻度が激減しているが，まれに発見されているので注意を要する．これらの発症機構については不明な点が多いが，免疫的機構により起こると考えられている．糸球体腎炎はM1, 6, 12，リウマチ熱はM1, 3, 5, 6, 18, 24型の血清型の菌の感染後が多いとされる．

劇症型溶血性連鎖球菌感染症

軟部組織の深部にまで壊死に伴う敗血症性ショックを引き起こす重篤な疾患であり，死亡率が高い．A群溶連菌の毒素により過剰に産生されたサイトカインが病態に関与する．小児では，

水痘後の発症リスクが高い．水痘罹患後の発生率は10万人中5.2人で，非合併の発生率0.09人の58倍となっている．水痘罹患後の免疫異常と皮膚の防衛機構破綻により合併しやすいと考えられており，水痘罹患後2週間は注意深い観察が必要であろう．

初期治療と注意すること

診断は，臨床症状と特有な咽頭・扁桃所見により可能であることが多い．微生物検査は咽頭培養での本菌の分離が基本であるが，A群のC多糖体抗原を検出する迅速抗原検査は10分程度で結果が得られるため，外来でよく用いられている．ただし，3歳未満では，続発症がまれであるため積極的な迅速抗原検査は不要である．健康保菌者もいることを念頭に置き，症状と合わせて検査を実施する．

治療は，溶連菌そのものによる化膿性疾患の治療と，続発症（溶連菌感染後のリウマチ熱）の予防の2つの意味合いがある．通常は，ペニシリン系抗菌薬を経口で10日間投与する．βラクタム系にアレルギーがある場合は，マクロライド系抗菌薬を考慮するが，薬剤感受性試験に基づき選択すべきである．一般的に急性期の症状が消失すると退薬する可能性があり，治療において大切なことは，アドヒアランスを向上させることである．アドヒアランスの側面からは，一部のセフェム系抗菌薬5日間投与が，ペニシリン系抗菌薬10日間投与と同等の治療効果，除菌効果があることが示されている．ただし，続発症予防に対するエビデンスはなく，広域抗菌薬であることのデメリットと内服する児のアドヒアランス，背景などを総合的に判断して考慮する必要がある．なお，適切な抗菌薬投与により24時間で他人へ伝播する恐れはなくなるため，登園・登校は，それ以降の本人の全身状態によって判断する．

一般的な溶連菌性の急性咽頭扁桃炎は予後良好であるが，水痘後の発症が多い劇症型溶血性レンサ球菌感染症は致死率が高く，早期診断と治療が必要である．ペニシリンに加えクリンダマイシンの静注が併用されるとともに，感染巣のコントロールが大切となる．

［久田　研］

Memo

5. 感染症

13. 百日咳

百日咳とは
- 百日咳菌による伝染性の病気で，乳児から大人まで感染します．

原因
- 百日咳菌の飛沫感染により起こります．
- 細菌が体の中に入った後，毒素を出して主に肺を攻撃します．

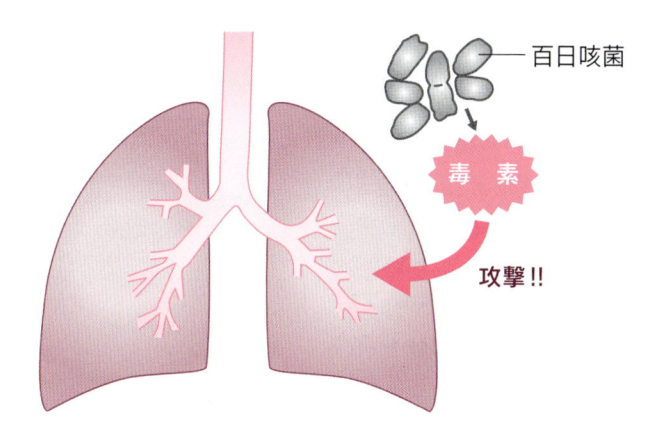

よくみられる症状
- コンコンと乾いた咳が夜間に多く，長期間続きます．
- 乳幼児は症状が重くなります．咳き込んで吐くことも多いです．
- 咳き込んでいるときに顔が真っ赤になったり，息が吸えなくなって顔色が青くなったりすることもあります．

初期治療と注意すること
- 受診して百日咳と診断されたら抗菌薬治療が必要です．
- 抗菌薬を5日間服用するまでは登園・登校は中止します．
- 十分な水分をとり安静にして，気道の刺激（タバコの煙，お線香など）を少なくしましょう．
- 予防接種があります．乳児期にワクチン接種を終わらせておきましょう．

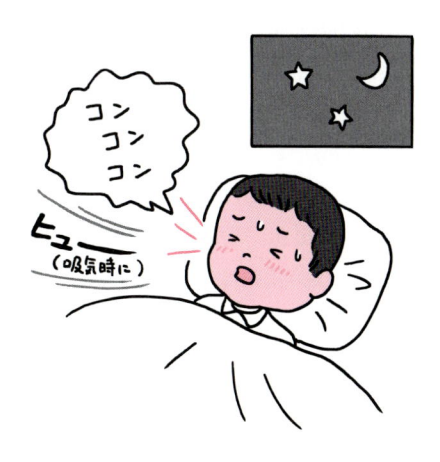

解説

百日咳菌（*Bordetella pertussis*）およびパラ百日咳菌（*Bordetella parapertussis*）により引き起こされる気道感染症である．ヒトのみに飛沫感染し，伝染力は強い．乳幼児から成人まで幅広く感染する．特に乳児発症例は重篤な合併症をきたすことが多く，注意が必要である．成人の症状は発熱もなく軽症なことが多いため，通常の社会生活を送っていることがあり，乳幼児への感染伝播の原因となることがある．乳幼児期に予防接種が行われているが，終生免疫ではないため抗体価が低下すると感染する可能性がある．

原因

グラム陰性の小球桿菌である百日咳菌，パラ百日咳菌が上気道へ感染し，百日咳毒素（pertussis toxin：PT）を産生する．これらが直接的および生物活性物質を惹起することにより，気管の上皮・粘膜を損傷し症状を引き起こす．まれではあるが，百日咳毒素産生に伴う脳症や白血球異常増加による過粘調症候群を引き起こし，死亡する例もある．

よくみられる症状

約1週間の潜伏期を経て，軽度の感冒であるカタル期が約1〜2週間続く．咳は夜間を中心に徐々に増悪し，乾性，間欠性，刺激性の咳嗽（スタッカート，whoop，レプリーゼ）を伴う痙咳期へと進展する．気道症状以外にも，激しい咳のために顔面浮腫，点状出血，眼球結膜出血が出現することも多い．また，乳児は非典型的な症状（無呼吸発作，チアノーゼ，けいれん）を呈し，低酸素血症による中枢神経合併として百日咳脳症などの重症な合併症を引き起こす場合がある．咳は2〜3週間後に徐々に軽快するが，発作性の咳が2〜3か月続く．この時期を回復期といい，長期に咳が遷延することから"百日咳"と呼ばれる．

検査所見として，リンパ球優位の白血球増加があり，時に数万の数値を示すが，炎症反応は軽度である．診断は，百日咳菌の分離・同定（培養，PCR法，LAMP法）がゴールドスタンダードである．しかし，培養検査は感度が高いとはいえず，ワクチン接種者では10%未満といわれている．近年では分子生物的な検査が可能になり，診断精度が向上してきている．一方，抗体検査には百日咳抗体価（東浜株・山口株），百日咳毒素（PT）抗体，線維状赤血球凝集素価（FHA）抗体がある．百日咳抗体価はワクチン接種およびその種類に左右されることもあり，慎重な判断が必要である．症状と組み合わせることにより診断が可能なこともある（表1）．

表1 百日咳診断基準2011

【臨床症状】
14日以上の咳があり，かつ下記症状を1つ以上を伴う
(CDC 1997 WHO 2000)
1. 発作性の咳き込み
2. 吸気性笛声（whoop）
3. 咳き込み後の嘔吐

【実験室診断】
発症から4週間以内：培養，LAMP法＋ペア血清による血清診断
4週間以降：LAMP法＋ペア血清による血清診断

1. 百日咳菌分離
2. 遺伝子診断：PCR法またはLAMP法
   現時点ではLAMP法は全国数か所の百日咳レファレンスセンター（国立感染症研究所および地方衛生研究所）など限られた施設でしかできない
3. 血清診断
   (1) 凝集素価
     1) DTPワクチン未接種児・者：
        流行株（山口株），ワクチン株（東浜株）いずれか40倍以上
     2) DTPワクチン接種児・者または不明：
        単血清では評価できない．
        ペア血清での流行株，ワクチン株いずれか4倍以上の有意上昇を確認する必要がある
   (2) EIA法：PT（百日咳毒素）-IgG
     1) DTPワクチン未接種児・者：
        10 EU/mL以上（Ball-ELISA）
     2) DTPワクチン接種児・者または不明
        ペア血清：確立された基準はないが，2倍以上を原則とする
        単血清（参考）：94 EU/mL以上（Baughman AL 2004）100 EU/mL以上（de Melker HE. 2000）

【臨床診断】
臨床症状は該当するが，実験室診断はいずれも該当しないとき

【確定診断】
(1) 臨床症状は該当し，実験室診断の1〜3のいずれかが該当するとき
(2) 臨床症状は該当し，実験室診断された患者との接触があったとき

(小児呼吸器感染症診療ガイドライン作成委員会：小児呼吸器感染症診療ガイドライン2011．p.81，協和企画，2011)

初期治療と注意すること

家庭では空間の清潔を保ち，咳の出る刺激になるようなもの（タバコの煙・線香など）は避けるようにする．また，十分な加湿を行い気道粘膜を保護する．乳児は特に重症化するため，百日咳を強く疑う症状（発作性の咳き込み，吸気時のwhooping，咳き込み後の嘔吐）を認める場合には，早期の治療介入が必要なことがあるので十分な説明をしておく．

治療は対症療法および抗菌薬の投与が基本である．痙咳期の吸引は刺激により発作を起こすことがあるため極力控える．水分摂取不良に加え不感蒸泄も増加するため，十分な補液が必要となることがある．抗菌薬療法はマクロライド系抗菌薬を約2週間投与する．開始後5日で菌は消失するといわれ，隔離期間の1つの目安となっている．重症例では，抗PT抗体を期待して免疫グロブリンの投与が試みられている．

予防には百日咳ワクチンがある．乳児期に接種することにより感染防御および重症化を防ぐことができる．近年，感受性者が増加していることから，弱者を守るコクーンストラテジーの一環として，米国では成人へ接種が始まっている．わが国では成人用の百日咳ワクチンは入手できないため，乳幼児期に定期接種されていたDTPワクチンを少量接種する試みがある．

［松永 展明］

百日咳にみられる特徴的咳嗽　column

典型的な百日咳の咳は発症2〜4週の痙咳期にみられる．乾性の咳が，特に夜間に多く，間欠的な咳き込みとなる．
- スタッカート：咳が連続して止まらない．
- whooping：咳嗽発作の終わりに聞かれるヒューという吸気音．
- レプリーゼ：咳嗽発作が運動，興奮，飲食などの刺激で反復して出現する．

［金子 堅一郎］

Memo

5. 感染症

14. 破傷風

破傷風とは

- 破傷風菌は，世界中の土壌や動物，ヒトの腸管の常在菌であるため，排泄物に汚染された環境に存在します．
- 破傷風は破傷風菌がつくる神経毒素によって発症します．

原　因

- 土で汚れた釘などによる深い傷や交通事故などの外傷から破傷風菌が感染することで起こります．

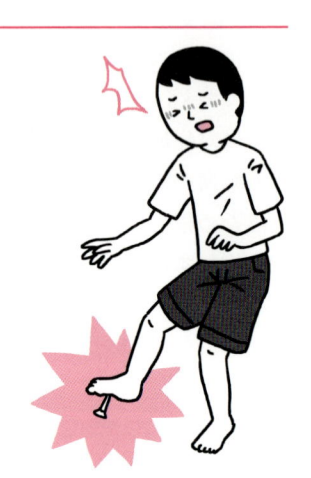

よくみられる症状

- 感染後1〜7日かけて徐々に発症し，初期症状として開口障害（トリスムス）が起こります．
- 筋肉が硬く動かせない（痙性麻痺）が顔の筋肉に拡大すると，ひきつり笑いをしているような特徴的な表情をします（痙笑）．
- さらに病状が進行すると，後弓反張と呼ばれる特徴的な姿勢が音や光の刺激により誘発されます．

初期治療と注意すること

- 発症予防には，破傷風ワクチン（トキソイド）が有効です．
- どんなケガでも汚れた傷は，きれいに洗浄しましょう．
- 破傷風菌の感染が考えられるようなケガをしたら，予防接種歴を確認し，最後の予防接種から時間がたっているときは，病院に相談しましょう．
- 破傷風トキソイド未接種の場合でも，受傷後直ちに接種することにより予防効果があります．
- 破傷風が疑われた時点で，確実に診断されることを待たずに抗破傷風毒素ガンマグロブリン製剤が投与されます．

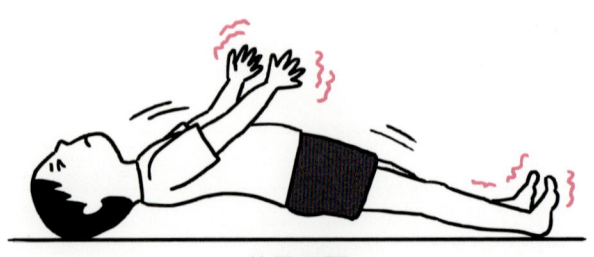

後弓反張

解説

広く世界中の土壌に存在する破傷風菌（*Clostridium tetani*）が産生する外毒素によって引き起こされる神経・筋疾患．開口障害（トリスムス），筋肉の痙縮（スパズム）といった症状を特徴とする．5類感染症に分類され，全数把握の疾患であるため，診断後7日以内に保健所へ届け出る必要がある．

原因

破傷風菌は芽胞形成性，嫌気性，グラム陽性桿菌であり，動物，ヒトの腸管の常在菌でもあるため，排泄物に汚染された環境に偏在する．潜伏期は3～21日で，通常8日である．

よくみられる症状

破傷風の症状は運動神経系，または自律神経系の活動亢進によって生じるものの大きく2つに分けられる．侵される部位により，全身性破傷風，局所性破傷風，頭部破傷風に病型分類される．全身性破傷風の経過は4期に分けられる．

- 第1期（前駆期）：全身の違和感，あごの疲労感などが1～数日間持続する．
- 第2期：咀嚼筋けいれんによる開口障害（牙関緊急；lockjaw, trismus）が初期症状として特徴的であり，50～75％でみられる．次いで咀嚼障害，嚥下困難，頸部筋強直が起こり，さらに顔面頬部の筋強直のため特有の表情である痙笑（ひきつり笑い；risus sardonicus）を呈する．
- 第3期：全身の筋肉に強直性けいれんを起こしうる時期である．背部筋肉を侵すと弓状に反り返るため，後弓反張（opisthotonus）と呼ばれる特徴的な姿勢が，軽微な音・光刺激によって誘発される．破傷風毒素は知覚神経や大脳皮質を侵さないので，患者の意識は障害されない．知覚神経は正常なので，筋けいれんによる激烈な痛みに苦しむ．
- 第4期（回復期）：全身性けいれん発作が治まり，筋強直や開口障害が残存するも，嚥下や尿閉もしだいに改善してくる．筋けいれんの回復までには，3～4週間を要する．

新生児破傷風は母親に免疫がないため移行防御免疫が不足し，発症に至る全身性破傷風であり，生後4週までに発症する破傷風と定義される．発展途上国における出産時の臍帯切断時に不衛生な器具で処理することに起因し，破傷風トキソイドワクチンの普及が遅れていることもあって，2000～2003年の年間死亡は25万7,000人にも及んでいる．

臨床検査で特徴的なものはないため，破傷風の診断は臨床症状および抗破傷風毒素ガンマグロブリン製剤（TIG）の反応によって下される．

初期治療と注意すること

破傷風菌増殖抑止のため，受傷部位の外科的処置，ペニシリンやエリスロマイシン，テトラサイクリンを投与する．

組織に結合した後には毒素を中和することはできないため，破傷風が疑われた時点で，確定診断を待たずに抗破傷風毒素ガンマグロブリン製剤の投与を開始する．破傷風トキソイドは未接種の場合でも，受傷後直ちに接種することにより発症予防効果がある．また，破傷風の予防接種は基礎免疫，追加免疫を完了できれば，破傷風発症防御レベル（0.01 IU/mL）以上の抗体価を維持できる．この抗体価は多くの人で最低10年間抗体を持続し，追加免疫でさらに長く延びる．

受傷時の破傷風対策では，明らかな汚染された部位を洗浄し，傷の汚れと深さに応じて受診が必要となってくる．破傷風トキソイドとTIGの投与を考慮する必要がある．受傷した時点で破傷風免疫が不十分ならば，ワクチン接種を1回行い，年齢に応じたスケジュールに従って予防接種を完結するべきである．詳細はインターネットのサイト（http://www.cdc.gov/vaccines/pubs/pinkbook/tetanus.html#wound）を参照されたい．

先進国においては高齢者の破傷風患者が多く，破傷風防御抗体による免疫が賦与されていない場合，庭いじりなどで汚染された土壌から感染する機会が多いと推測される．

［新妻 隆広］

15. サルモネラ腸炎, カンピロバクター腸炎

サルモネラ腸炎

- 日本における食中毒では代表的なもので, 統計上1位あるいは2位を占めます.
- 汚染食品を介して, 集団食中毒を起こすことがあります.
- 汚染食品で特に気をつけるべきものは, 鶏卵, 食肉です.
- 動物由来感染症でもあり, 犬, 猫, 鶏や, ネズミ, カメなどのペットの腸管内に存在しているサルモネラ菌からヒトに感染することがあります.

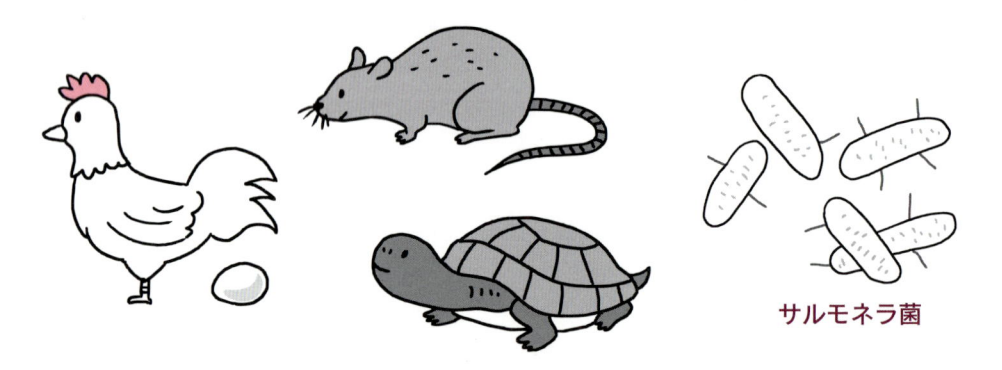

サルモネラ菌

原因
- 腸チフスを起こすのとは違うサルモネラ菌の経口感染が原因となります.
- 食中毒を起こすサルモネラの約半数を, サルモネラ・エンテリティディスが占めています.

よくみられる症状
- 急性胃腸炎症状としての発熱, 嘔吐, 下痢, 腹痛がみられます.
- 汚染食摂食後6〜72時間(平均24時間)で発症します.

初期治療と注意すること
- 嘔吐が軽度の場合は, 少量ずつ水分を与えていくようにします. しかし嘔吐・下痢のため脱水があるときは, 点滴によって水分を補う必要があります.
- 抗菌薬は投与すると菌が排泄する期間を長引かせることがあるため, 一般的には用いません.
- ただし, 乳幼児, 高齢者, 免疫力が弱い人は血液中まで菌が入り込む場合があるので, 抗菌薬投与が必要になります.

🌸 家庭での対応

- 加熱により菌は死滅するので，卵などはよく調理して，半なまにならないよう注意します．
- オムツを替えるときなどは，よく手を洗うようにしましょう．

🍀 カンピロバクター腸炎

- カンピロバクターは食中毒で注意が必要な原因菌であり，年間400〜600件報告されていますが，実際にはその4〜5倍あると推定されています．
- ノロウイルスやサルモネラの感染に比べると，カンピロバクターの汚染食品を介した食中毒の集団発生は少ないです．

原因

- カンピロバクターの経口感染が原因となります．
- 種々のカンピロバクターのうち起因菌となるのは，大半がカンピロバクター・ジェジュニです．
- 汚染食品の代表は鶏肉で，発症者で特定された原因食品の80％を占めます．

よくみられる症状

- 腹痛，下痢といった消化器症状と発熱が主な症状です．

初期治療と注意すること

- 自然治癒する傾向が強いため，通常，抗菌薬を投与する必要はありません．
- サルモネラ腸炎と同様の急性胃腸炎の治療をします．

🌸 家庭での対応

- 加熱により菌は死滅しますので，鶏肉，卵などはよく加熱調理して，半なまにならないよう注意します．
- オムツを替えるときなどは，よく手を洗ってください．

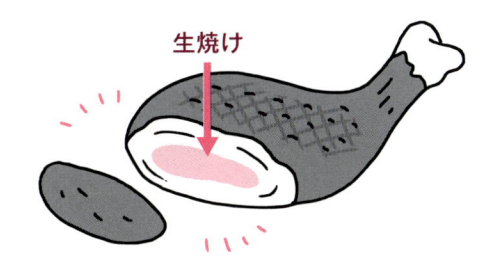

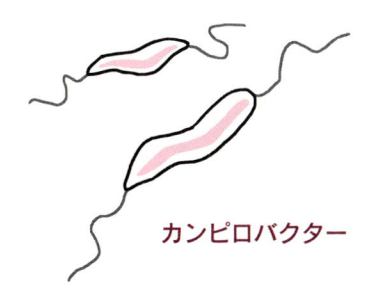

生焼け

カンピロバクター

解説

サルモネラ腸炎

わが国では細菌性食中毒を起こす代表的な原因菌であり，汚染食品を介して，集団食中毒を起こすことがある．注意すべき汚染食物は，鶏卵，食肉だが，比較的乾燥に強く，自然環境中にも長期間生存できるので感染力が強い．このため，卵，肉以外での本菌による食中毒事例も散見される．また，動物由来感染症でもあり，犬，猫，鶏や，ネズミ，カメなどのペットの腸管内に存在しているサルモネラ菌からヒトに感染することがあるので，食品のみならず，ペットを介した感染にも注意が必要である．

原因

全身症状の強い腸炎の原因となる腸チフスとは異なり，胃腸炎症状が主体となる非チフス性サルモネラ症を引き起こすサルモネラ菌が原因となる．食中毒を起こすサルモネラの約半数を，*S. Enteritidis* が占めている．

よくみられる症状

非チフス性サルモネラ症では，主に急性胃腸炎症状としての発熱，嘔吐，下痢，腹痛がみられる．汚染食摂食後6～72時間（平均24時間）で発症する．下痢は中等度のことが多く，時に血便を伴う．血管侵襲性のある細菌であり，サルモネラ下痢症小児の1～5％で菌血症を呈するとされている．このため，骨，中枢神経系，心血管系などの腸管外局所感染症を引き起こす．腸管外局所感染症の頻度は健常小児では2.5％であるが，免疫力が低下するような基礎疾患のある患児では36％に上る．

初期治療と注意すること

少量ずつ水分を与えることにより，嘔吐を回避しながら補水していく．嘔吐・下痢のため脱水があるときは，点滴による補水を行う．乳幼児，高齢者，免疫不全の患者では菌血症を起こすリスクが高く，抗菌薬投与が必要である．胃腸炎症状は通常，抗菌薬の投与なしでも，1週間程度で改善する．免疫異常のない患者での抗菌薬投与は，排菌期間を長引かせることも知られている．

重症例などにおける抗菌薬は，第3世代セファロスポリンであるセフトリアキソンやセフォタキシムが選択される．細胞内移行のよいフルオロキノロンは小児では推奨されないが，代替薬のない場合は考慮される．その他は，アミノペニシリン，ST合剤，クロラムフェニコール，アジスロマイシン，ホスホマイシンも有効である．抗菌薬による治療期間は胃腸炎なら5日程度，菌血症では10～14日間，骨髄炎・髄膜炎なら4～6週間が投与目安であり，臨床経過と見合わせて投与を行っていく．

家庭での対応

食中毒では汚染された食品により感染が拡大していくため，加熱により菌を死滅させる．卵などはよく加熱調理することが食中毒予防に重要である．また，いったんサルモネラ腸炎に罹患すると，症状が改善したあとにも無症候性に排菌することが多く，数か月～1年近く下痢症状なく排菌することが知られている．無症候性排菌乳幼児のオムツを替えるときなどはよく手を洗っておかないと，二次感染を引き起こす危険がある．汚染食品を介さずに家族内感染をきたした例もあり（Niizuma T, et al：Pediatr Int, 2002；44：391-393），手洗いなどの接触感染対策は重要である．さらに食品以外ではペットを介した感染もよく知られており，特に飼育しやすいミドリガメは，腸管内にサルモネラ菌を保菌していることが多いので，乳幼児に感染させないよう飼育には気をつけ，世話した後の手洗いを必ず行う．

カンピロバクター腸炎

カンピロバクターもまたわが国では細菌性食中毒の代表的な原因菌であり，年間400～600件報告され，年間推定患者は2,500人前後と予測されている．しかし，汚染食品を介しての食中毒は，ノロウイルスやサルモネラ感染に比べて集団発生

が少ない．ニワトリ，ウシ，ブタ，ヤギ，ヒツジなどの家畜・野生動物がカンピロバクターを保有しており，汚染された貝やペットも感染源となりうる．

原因

カンピロバクターは17菌種6亜種3生物型（2005年現在）に分類されているが，ヒトの下痢症から分離される菌種は *Campylobacter jejuni* がその95～99%を占め，その他 *C. coli* なども下痢症に関与している．酸素濃度3～10%程度の微好気的条件下でしか発育できないため，通常の大気条件下では急速に死滅し，乾燥状態にきわめて弱く，サルモネラほど感染力は強くないことがうかがわれる．15℃以下の水中であれば数週間～数か月生存し，温度が低いほど生存期間が長い．

よくみられる症状

カンピロバクター感染の潜伏期間は2～5日で，約500～800菌体の感染で腹痛・下痢，発熱といった主症状を呈する．発熱は消化器症状の出現より先行することがある．1週間程度で消化器症状は軽快するが，5～10%は2週間以上症状が持続する．症状からほかの感染性胃腸炎と鑑別することは困難である．先進国では血便の頻度が高く，発展途上国では水様下痢の頻度が高い．腹痛もみられるが，嘔吐は比較的少ない．血便，腹痛，発熱は，赤痢やサルモネラ感染に比較して激しい傾向を示す．また，菌血症も呈するが，0.1～1%とサルモネラ感染に比較して頻度が低い．

初期治療と注意すること

自然軽快する傾向が強く，腹痛や脱水に対する対症療法が原則であり，通常1～2週間で治癒する．このため一般的には抗菌薬を投与する必要はない．抗菌薬不使用にて症状が軽快しても，2～7週間は排菌が認められる．抗菌薬投与の適応例は，菌血症や髄膜炎など重症例，易感染性の基礎疾患を有する症例などである．抗菌薬を使用する場合は，マクロライド系抗菌薬である，エリスロマイシンが第一選択であり，5～7日間使用する．クラリスロマイシンやロキタマイシンもカンピロバクターが適応菌種になっている．ニューキノロン系抗菌薬は，年々耐性化率が上昇してきている．菌血症例には，ゲンタマイシン，イミペネムの使用を推奨する報告がある．

カンピロバクターに対する分泌型IgA抗体は感染後，消化管に分泌されるが，免疫を有する母親の母乳中にも分泌される．そのため，初乳には豊富に含まれているので，乳幼児はカンピロバクター腸炎に罹患しにくい．

家庭での対応

加熱により菌は死滅するため，鶏肉などは十分に加熱調理して，生の鶏肉を扱った後の手指衛生を励行する．生の鶏肉が接触したまな板や台所用品を洗剤で十分洗浄する．犬・猫の糞便，特に下痢をしているペットに接触した後は手洗いを励行すべきである．無症候性の保菌者は，手洗いを含めた衛生管理ができていれば業務は可能である．

［新妻 隆広］

5. 感染症

16. 病原性大腸菌性腸炎
（特に腸管出血性大腸菌）

病原性大腸菌性腸炎とは

- 腸炎を引き起こす大腸菌の感染により起こった，急性胃腸炎や下痢症のことをいいます．
- なかでも大腸菌 O157 のような，毒素を産生する大腸菌により腸管出血性大腸菌感染症を引き起こします．

原因

- 種々の下痢原性大腸菌の経口感染が原因となります．
- 下痢原性大腸菌は次の 5 種類に分類されています．
  - ①腸管病原性大腸菌
  - ②腸管侵入性大腸菌
  - ③毒素原性大腸菌
  - ④腸管凝集性大腸菌
  - ⑤**腸管出血性大腸菌**
  （志賀毒素産生菌を含む）

よくみられる症状

- 感染から発症までの期間は，おおよそ 3〜4 日とされており，消化器症状は無症状のものから水様性下痢，典型的な血便をきたすものまでさまざまです．
- 病初期は頻回の下痢と腹痛であり，下痢の回数は重症では 1 日 10 回以上で，腹痛もしだいに増強してきます．
- 血便がみられる場合は便成分が少なく血液そのものが排便され，便器から離れられなくなるくらい，つらい腹痛をきたすことがあります．
- 腸管出血性大腸菌によるものでは，溶血性尿毒症症候群や脳症を発症することがあります．

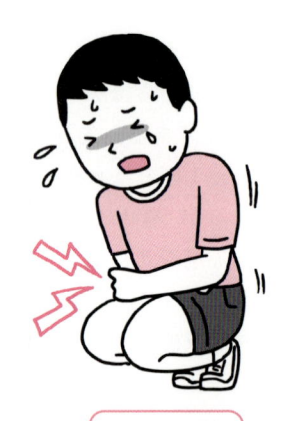

ひどい腹痛

初期治療と注意すること

- 治療の基本は，脱水と腹痛の改善です．
- 大腸菌感染症であるため，抗菌薬の投与が検討されていますが，いまだに賛否両論で結論は出ていません．
- この感染症における重要な注意点は，溶血性尿毒症症候群や脳症の早期発見と早期治療です．
- 感染症の法律によって，症状がある場合は医師によって伝染性がないと判断されるまで，登園・登校は停止とされています．

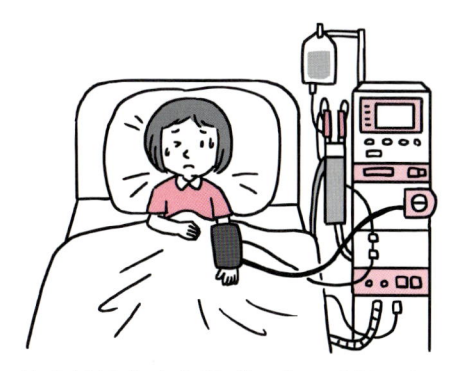

溶血性尿毒症症候群→人工透析が必要

家庭での対応

- 注意すべき食品は，ハンバーグなどの手でこねて，外側の肉が中に入り込んで成型される加工品です．
- 内部に混ぜ込まれた大腸菌を死滅させるため，中まで焼けて肉汁が透き通るまで，十分に加熱調理をしましょう．
- 殺菌処理がされていない牛乳やリンゴジュースは飲まないようにしましょう．

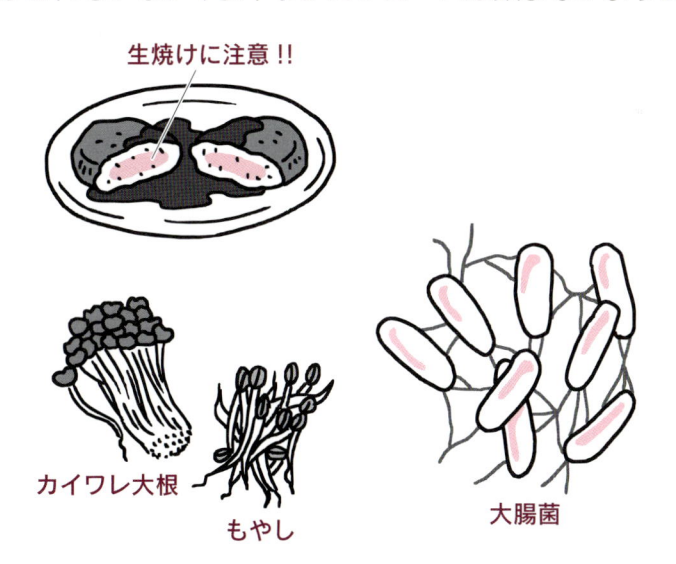

生焼けに注意!!

カイワレ大根
もやし
大腸菌

解説

　下痢原性大腸菌が，ヒトの腸管に感染して急性胃腸炎や下痢症を引き起こす．そのうち，志賀毒素産生性大腸菌(STEC)による感染症を腸管出血性大腸菌感染症と呼んでいる．腸管出血性大腸菌感染症は3類感染症に指定されているため，診断された場合は直ちに保健所に届け出る必要がある．また学校保健安全法により，有症状の場合は医師によって伝染性がないと認められるまで出席停止と規定されている．下痢・腹痛・血便に続き，溶血性尿毒症症候群(HUS)や脳症を合併することがある．1982年，米国で発症したハンバーガーによる食中毒で，原因がSTEC O157：H7であることが初めて報告された．わが国では1990年，埼玉県浦和市(現さいたま市)の幼稚園における井戸水を原因としたSTEC O157：H7による集団感染事例で，HUSを発症して2名の園児が亡くなったことから注目されるようになった．

原因

　下痢原性大腸菌は，①腸管病原性大腸菌(EPEC)，②腸管侵入性大腸菌(EIEC)，③毒素原性大腸菌(ETEC)，④腸管凝集性大腸菌(EAEC)，⑤腸管出血性大腸菌(EHEC)といった5種類に分類される．EHECには志賀毒素を産生するO157が含まれる．

よくみられる症状

　腸管出血性大腸菌の潜伏期間は2～8日(最長で14日)，おおよそ3～4日間であり，消化器症状は無症状から水様性下痢や典型的な鮮血便をきたすものまでさまざまである．発熱は軽度で多くは37℃台であるが，一部の患者では38℃の発熱を一過性に認める．病初期は頻回の下痢と腹痛であり，下痢の回数は重症では1日10回以上で腹痛も激しくなる．約半数の患者で便性はやがて鮮血便になり，典型例になると強い間欠的な腹痛となり，血便は便成分が少なく血液そのものである鮮血便"all blood no stool"に変化していく．しぶり腹のため便器からは離れられなくなり，右下腹部の限局する激しい腹痛のため，虫垂炎や腸重積症と鑑別を要することがある．

　HUSの発症時期は通常，腸炎発症2週間以内であり，5～10病日頃が多い．HUSの診断は3主徴をもって行い，①溶血性貧血(破砕赤血球を伴う貧血でヘモグロビン10g/dL以下)，②血小板減少症(血小板数10万/μL以下)，③急性腎機能障害と，日本小児腎臓病学会『腸管出血性大腸菌感染に伴う溶血性尿毒症症候群(HUS)の診断・治療のガイドライン』でも記述されている．このうち腎不全は血清クレアチニンで判断することが一般的であるが，小児期のその値は成人値より低く，さらに年齢によっても変動がある．表1に小児の血清クレアチニンの正常値を示しておくので参照されたい．脳症はHUSと相前後して発症することが多く，予兆として頭痛，傾眠，不穏，多弁，幻覚などの中枢神経症状がみられた場合は，数時間から12時間くらいの間にけいれん，昏睡に至る可能性がある．

初期治療と注意すること

　基本的な治療は，脱水に対する輸液，腹痛などの症状への対症療法となる．大腸菌感染症であるため，抗菌薬の投与の是非が問われており，結論が出ていない．大規模な検討で抗菌薬療法の有効性は証明されず，投与により合併症誘導を高める危険性があるとの指摘もある．現状では治療効果が認められていないため，米国では腸管出血性大腸菌O157：H7感染症に対して，抗菌薬投与なしで治療される傾向がある．他方，下痢症状早期(1～3病日)にホスホマイシンやカナマイシンなどを投与する群では，それ以降に投与した群に比較してSTEC増殖が阻止され，HUSの発症率が低いとの報告もあり，『腸管出血性大腸菌感染に伴う溶血性尿毒症症候群(HUS)の診断・治療のガイドライン』でも投与可能であることが記載されている．STECは腸管上皮細胞内には侵入しないので，腸管内薬物濃度上昇のため経口投与を行う．投与後2日で菌はほぼ消失するため，3日間の経口投与で効果は十分期待できる．そのため使用期間は3～5日間程度で，長期間投与の必要は

ないとされている．いずれにしても今後検証が必要と考えられる．

一方，乳酸菌製剤が STEC の増殖を抑えることが実験的に知られているが，臨床的治療効果は示されていない．下痢そのものは菌を排除しようとする生理的反応であり，止痢薬の使用で HUS の合併の報告もあり，原則として，止痢薬ならびに鎮痙薬は使用しない．

家庭での対応

牛挽肉を食べる場合，特に注意すべきはハンバーグであり，中まで焼けて肉汁が透き通るまで加熱調理が必要となる．殺菌処理がされていない牛乳やリンゴジュースは飲まないよう注意を喚起する．また，腸管出血性大腸菌は水系感染がありうるため，カイワレ大根やもやしなどの水耕栽培されるものにも注意が必要である．

下痢を発症した乳幼児の再登園は，治癒と判断されてからとなる．臨床的には下痢が治り，かつ抗菌薬投与が終了してから少なくとも 48 時間をあけた 2 回連続の便培養検査で STEC が検出されなくなってから再登園可能とする．保菌者の場合は，直近の 1 回の培養陰性で治癒と判断する．手洗いが衛生管理上重要であるが，対策を徹底できないと感染拡大を抑えることは困難である．STEC O157：H7 を含めて，水系感染症では，症状が改善してから 2 週間が過ぎるまで，他人への感染を防ぐためにプールに入らないよう指導を徹底させることも重要となってくる．

表 1　年齢別血清クレアチニン濃度 97.5％ 値（mg/dL）（測定；酵素法）

年　齢	3〜5か月	6〜8か月	9〜11か月	1	2〜3	4	5	6	7
血清 Crn	0.26	0.31	0.34	0.32	0.37	0.40	0.45	0.48	0.49

年齢（歳）	8	9	10	11	12	13	14	15	16
男	0.53	0.51	0.57	0.58	0.61	0.80	0.96	0.93	0.96
女					0.66	0.69	0.71	0.72	0.74

Crn：クレアチニン

（Uemura O, et al：Clin Exp Nephrol, 2011；15：694-699）

［新妻 隆広］

5. 感染症

17. 敗血症

敗血症とは

- 感染症により全身性炎症反応が引き起こされ，いろいろな臓器（脳，肺，肝臓，腎臓など）が傷害される状態です．
- 従来の考え方とは異なり，必ずしも血液中に細菌の証明はいりません．

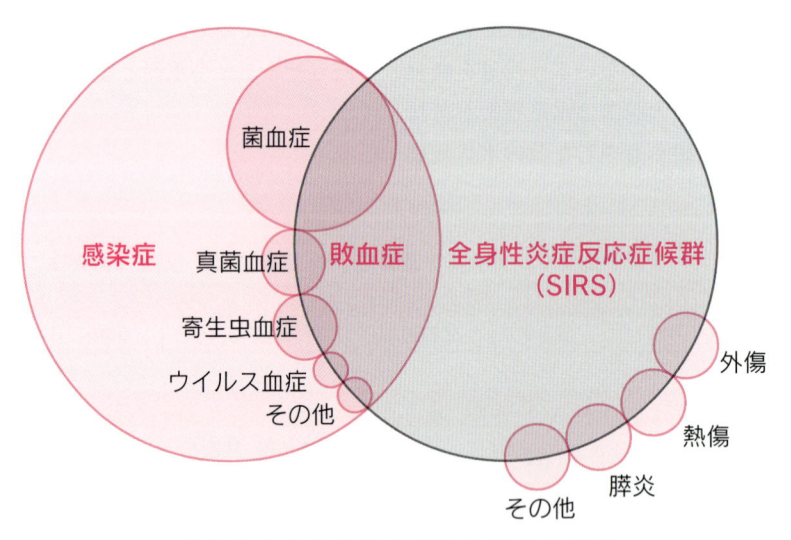

敗血症と全身性炎症反応症候群の関係

- SIRSは，①高体温か低体温，②頻脈か徐脈，③多呼吸などの症状に，④著しい白血球数の増多か減少がみられる場合に考えられます．

原因

- 菌血症は血液中に細菌が存在することを意味するものですが，敗血症は細菌だけでなく真菌，ウイルスも原因微生物となります．

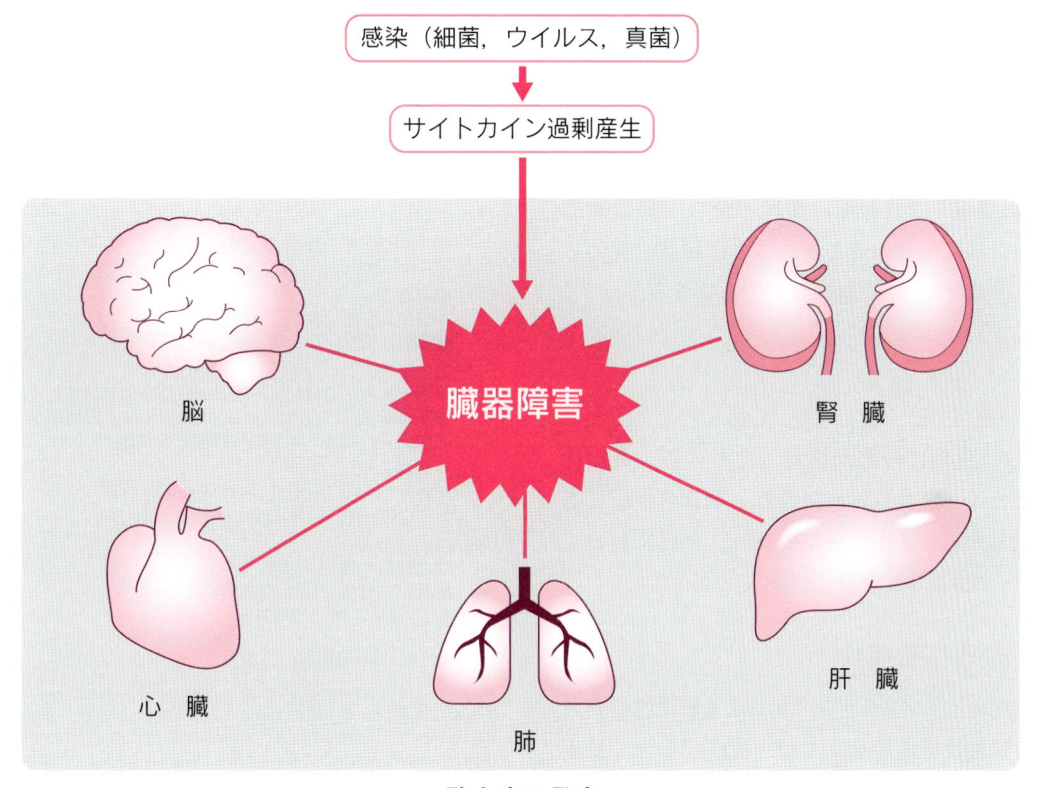

感染（細菌，ウイルス，真菌）
↓
サイトカイン過剰産生
↓
臓器障害（脳，腎臓，心臓，肺，肝臓）

敗血症の発症

よくみられる症状

- 発熱，悪寒戦慄，発疹，倦怠感などがあり，ぐったりした感じが強くなります．
- 重症では循環不全などを合併した臓器の障害症状が出現します．
- 敗血症性ショックを起こすこともあります．

初期治療と注意すること

- 顔面が青白く，活気がなく，不機嫌な徴候があれば，様子をみることなくすぐに，救急外来を受診してください．
- 緊急入院して，集中治療が行われます．

解説

敗血症は従来,菌血症に基づく全身炎症性の病態と理解されていた.しかし先行抗菌薬投与から菌が検出されない場合も多かったと思われる.また,ウイルスや真菌による敗血症も考慮されるようになった.新しい診断基準では感染症に起因した全身性炎症反応症候群(SIRS)が敗血症とされ,必ずしも菌血症の証明は必要ではなくなった."重症敗血症"は敗血症に循環不全など臓器機能障害を合併したものであり,さらに輸液に反応しない血圧低下に陥った状態は"敗血症性ショック"と定義されている(表1).

原因

SIRSは生体に侵襲が加わったときに,炎症性サイトカインが多量に放出され,全身の炎症反応が亢進した病態を指す概念であり,小児においてもSIRSの診断基準案が示されている(表2).

よくみられる症状

肺炎球菌とインフルエンザ菌による細菌性髄膜炎などの侵襲性細菌感染症では,菌血症を経て発症するため,菌血症の早期診断が重要とされてきた.

潜在性菌血症は発熱が主症状の菌血症であり,明らかな局所感染症状や全身状態の悪化はないものである.好発年齢は3か月～3歳であり,5～15%に急性喉頭蓋炎・肺炎・髄膜炎・関節炎・骨髄炎などが続発するとされた.わが国では2013年に,Hibワクチン,小児肺炎球菌ワクチンが定期接種となった.Hib・肺炎球菌による侵襲性感染症は両ワクチンの普及とともに著明に減少している.このような疫学的変化により,今後はワクチンに含まれない菌株やウイルス感染症など,非細菌性感染症による敗血症が主体になると考えられる.

初期治療と注意すること

顔色不良,活気低下,不機嫌などtoxic appearanceがあれば敗血症が疑われるため,sepsis workupを直ちに開始する.治療は入院・集中治療となるので本項では省略する.

[大日方 薫]

表1 敗血症の定義(SIRS:全身性炎症反応症候群)

- **全身性炎症反応症候群(SIRS):以下の2項目を認める**
  体温　　>38℃または<36℃
  心拍数　>90/分
  呼吸数　>20/分またはPaCO$_2$<32mmHg
  WBC　　>12,000/mLまたは<4,000/mL
  または未熟顆粒球>10%
- **敗血症**
  SIRS+感染症(菌血症の有無は問わない)
- **重症敗血症**
  敗血症+血圧低下・循環不全・臓器機能障害
- **敗血症性ショック**
  重症敗血症+輸液に反応しない血圧低下

表2 小児SIRSの診断基準

(1) 中心体温
　　>38.5℃または<36℃
　　直腸温　膀胱温　口腔温　中心静脈温で計測
(2) 頻脈　または　徐脈(1歳以下のみ)
　　頻脈:年齢の2SD以上 or 30分以上の脈拍持続上昇
　　徐脈:年齢の10th%以下 or 30分以上の持続低下
　　※外部刺激　薬剤　迷走神経刺激などの影響を除く
(3) 呼吸数変化
　　年齢平均の2SD以上(急性経過において)
　　※人工呼吸管理下　神経筋疾患　全身麻酔は除く
(4) 白血球数変化
　　白血球数の増加・減少
　　幼若白血球の10%以上増加
　　※化学療法による白血球減少は除く
(1) or (4)は必須項目,2項目以上をSIRSとする

(Goldstein B, et al:International pediatric sepsis consensus conference:Definitions for sepsis and organ dysfunction in pediatrics. Pediatr Crit Care Med 2005;6:2-8より一部改変)

5. 感染症

18. 髄膜炎（無菌性・化膿性）

髄膜炎とは

- 脳や脊髄を包んでいる髄膜に，ウイルスや細菌が感染して炎症を起こす疾患です．
- まれに感染ではない原因によることがあります．

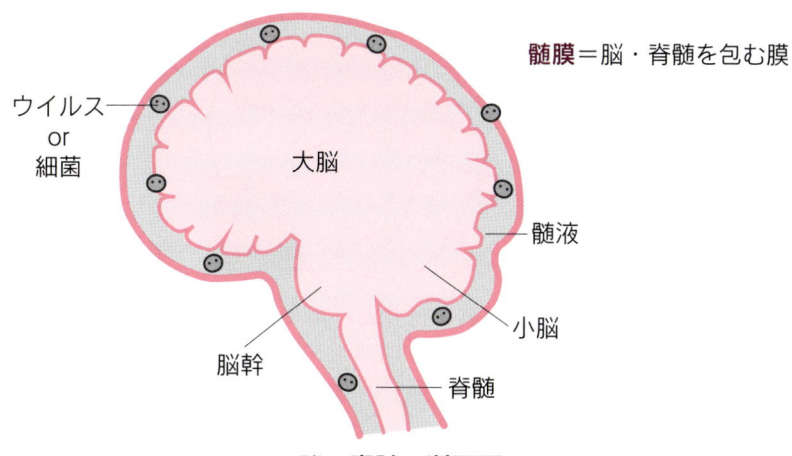

脳・脊髄の断面図

原因

- 無菌性は主にウイルスが原因（ウイルス性髄膜炎）で，化膿性は細菌が原因（細菌性髄膜炎）です．
- ウイルス性髄膜炎には流行性があり，春から夏にかけて多発するエンテロウイルス（俗に夏かぜウイルスと総称）やおたふくかぜが原因となります．
- 細菌性髄膜炎は，生後3か月未満ではB群溶連菌（GBS）や，大腸菌，6か月以降では肺炎球菌や，インフルエンザ菌b型（Hib）が多数を占めます．

よくみられる症状

- 発熱，頭痛，嘔吐の3つが代表的症状です．
- 首を動かすと痛い，首が硬い（項部硬直），膝を伸ばすと膝の裏が痛いときなどは髄膜炎を強く疑います．
- 乳児では発熱のみや不機嫌，飲みが悪い，何となく元気がないなど，一般的なかぜと区別がつきづらい場合もあります．大泉門が盛り上がることもあります．
- けいれんや意識障害を伴うときは髄膜脳炎が疑われます．

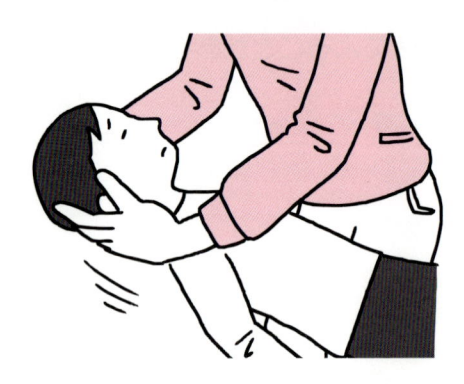

項部硬直：首を持ち上げると硬い

初期治療と注意すること

- 腰椎穿刺といって，背中に細い針を刺して採取した髄液の検査で髄膜炎かどうか，また原因がウイルスか細菌かを確かめます．
- ウイルス性髄膜炎であれば数日の安静や対症治療で軽快します．
- 細菌性髄膜炎の場合は，できるだけ早期の診断と一時でも早い治療が必須です．
- 細菌性の重症例では死亡したり，後遺症を残すこともあります．
- 肺炎球菌ワクチン，Hib（ヒブ）ワクチンは細菌性髄膜炎の予防に有効なので，できるだけ早めの接種が望まれます．

髄膜炎の比較

	無菌性（ウイルス性）	化膿性（細菌性）
原因	エンテロウイルス，ムンプスウイルス（おたふくかぜ）	細菌（B群溶連菌，大腸菌，インフルエンザ菌b型，肺炎球菌など）
治療	安静，対症療法	抗菌薬，ステロイド薬
予後	おおむね良好	死亡，後遺症の可能性あり

解説

脳・脊髄の表面を覆うクモ膜や軟膜に炎症を起こし，発熱や頭蓋内圧亢進による症状を呈する．意識障害やけいれんを伴うときは脳実質まで炎症が波及した髄膜脳炎の可能性がある．ウイルス，細菌，結核菌，マイコプラズマ，真菌，薬剤，膠原病などが髄膜炎をきたしうるが，本項では，小児科の日常診療で経験することが多いことから無菌性としてウイルス性髄膜炎，化膿性として細菌性髄膜炎について述べる．

ウイルス性髄膜炎

原因

ウイルス性髄膜炎には流行性があり，春から夏にかけて多発する傾向や地域や全国規模で大流行となる場合がある．起因ウイルスとしては，エンテロウイルス，ムンプスウイルス，ヘルペス属ウイルスがあげられる．エンテロウイルス（コクサッキーウイルス，エコーウイルスなど）が全体の90%を占める．年齢別には3か月未満の乳児ではエンテロウイルスが多く，1〜10歳ではエンテロウイルスやムンプスウイルスが多い．

よくみられる症状

発熱，頭痛，嘔吐を三主徴とする．年長児では典型的症状を示すことが多いが，乳幼児では発熱のみや発熱に加えて不機嫌，哺乳力低下，何となく元気がないなどの非特異的症状を示す場合が多い．発熱は通常，2〜3日以上持続するが，新生児や乳児早期においては発熱当日でも髄膜炎を否定することはできない．診察所見では，項部硬直やケルニッヒ徴候などの髄膜刺激症状を示すが，乳幼児においてはこれらの所見を呈さないことが多い．乳児では大泉門膨隆がしばしば認められる．後述する細菌性髄膜炎に比べると重症感は乏しく，けいれんや意識障害を伴わないのが原則である．

初期治療と注意すること

血液検査では，白血球数や血清CRP値の上昇はないか，あっても軽度である．診断には髄液検査が必須である．髄液の外観は水様透明であるが，髄液圧は亢進し，細胞数が多いと日光微塵を認める．髄液細胞数は単核球優位の増多（数百〜数千/μL）を示すが，病初期においては多核球優位の増多を示すことがある．髄液糖は正常，タンパクは正常か軽度増加を示す．ウイルス同定のためには髄液，咽頭ぬぐい液，便などからウイルス分離を試みる．エンテロウイルス全般に共通のPCR法も有用である．腰椎穿刺による排液で脳圧亢進状態が改善し，頭痛や嘔吐の軽減が期待できる．ヘルペス属ウイルス以外のウイルスによる髄膜炎の場合，安静のみで軽快する．発熱や頭痛に対しては対症的に解熱鎮痛薬を使用，経口摂取が不十分であれば輸液を行う．ヘルペス属ウイルスの感染が疑われる場合，抗ヘルペスウイルス薬の使用を考慮する．原則として抗菌薬の投与は不要であるが，髄液検査の前から抗菌薬が投与されていて細菌性髄膜炎が否定できない場合や，新生児・乳児例においては細菌培養陰性が確認されるまで抗菌薬の投与を行う．

一般にウイルス性髄膜炎の予後は良好で，後遺症を残さず治癒する．新生児・乳児例においては発達予後に影響するとの報告もあり，必要に応じて頭部CT・MRIや脳波検査などを施行しながら，慎重に経過観察を行う．ムンプスウイルスの場合，片側の難聴を合併することがあり，注意していないと見逃すことになるので，疑わしい場合は聴力検査を行う．

細菌性髄膜炎

原因

年齢によって起因菌の頻度が異なる．生後3か月未満ではB群溶連菌（GBS），大腸菌，6か月以降では肺炎球菌，インフルエンザ菌b型（Hib）が多数を占める．頻度は少ないが，リステリア菌や髄膜炎菌にも注意が必要である．

よくみられる症状

ウイルス性髄膜炎と比較して，重症感が強く，しばしばけいれんや意識障害などの脳実質障害の症状を伴うのが特徴である．ウイルス性髄膜炎同様，発熱，頭痛，嘔吐などを認め，髄膜刺激症状は年長児では確認される場合もあるが，新生児や乳児においてははっきり出現しない．時に顔色不良，チアノーゼなど循環不全症状を示し，重症例ではショック状態で受診することがある．

初期治療と注意すること

いかに早期に発見し，早期の治療を行うかが重要である．血液検査では白血球数や血清 CRP 値の著明な上昇を認め，抗利尿ホルモンの過剰分泌による低ナトリウム血症を示すことがある．重症例では播種性血管内凝固症候群（DIC）を合併する．感染経路として菌が上気道から侵入し，血行性に髄膜へ播種することが多いため，血液培養を施行する．腰椎穿刺は診断上，必須であるが，脳圧亢進症状が著明な場合，脳圧降下薬を投与し，必要最小限の髄液採取にとどめるなどの配慮のもとで施行する．通常，髄液の外観は混濁し，多核球優位の細胞増加，糖の低下（同時に採取した血糖値の 40％以下），タンパク増加を示す．細菌同定には塗抹・培養検査が必須であるが，ラテックス凝集法を用いた迅速診断キットを用いれば，より早期の診断が可能である．

治療開始の時点で起因菌が判明している場合は，菌種ごとに最適な抗菌薬を投与する．第三世代セフェム系またはカルバペネム系抗菌薬投与が中心となる．すでに抗菌薬が投与されているなどの理由で菌が明らかでない場合，年齢や免疫状態を考慮して治療を開始し，臨床経過や培養結果，薬剤感受性をみながら変更する．初期治療が有効であれば，2 日後の髄液検査では菌は消失している．通常 2〜3 週間の抗菌薬治療が必要である．デキサメタゾン併用は死亡率・後遺症発生の減少につながるとされている．

数％は急性期に死亡し，生存例でも 10〜30％に神経学的後遺症（難聴，運動障害，知能障害，てんかん）が発生する．乳児早期からの肺炎球菌ワクチン，Hib ワクチン接種による発症予防が期待される．

［中澤 友幸］

5. 感染症

19. 結 核

◼ 結核とは

- 結核菌による感染症です．
- 小児では家族内感染が多いです．
- 肺結核と肺以外の部位の肺外結核に分類されますが，肺結核が多いです．

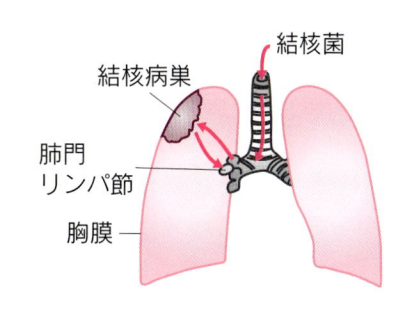

◼ 原 因

- 結核感染者の咳やくしゃみ，空気中に漂う結核菌を吸い込むことで感染します．

◼ よくみられる症状と診断

- 長く続く咳や痰は，結核が疑われます．
- 診断には，血液検査，胸のエックス線検査・CT，ツベルクリン反応，結核菌の検出が必要です．
- 3歳以下では髄液検査が必要なことがあります（結核性髄膜炎）．

◼ 初期治療と注意すること

- 子どもの結核は近年では急激に減っていますが，ゼロではありません．
- 乳幼児では重症になることがあり，乳児期にBCGを接種します．
- 発症を予防するための生活上の注意点は，①栄養のバランス，②十分な睡眠，③直射日光は避ける，④過激な運動はしない，です．
- 抗結核薬で治療します．
  - イソニアジドの予防内服
  - イソニアジド・リファンピシン・ストレプトマイシン・ピラジナミドの併用療法

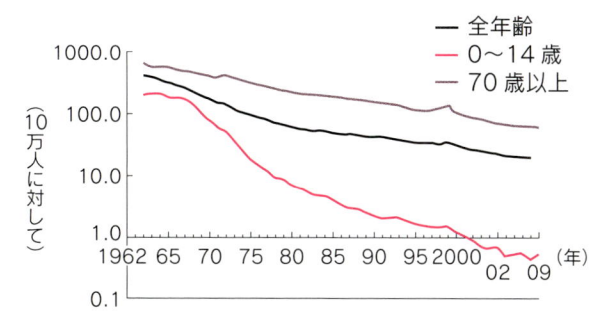

年齢層別にみた結核罹患率の推移（全結核，1962〜2009年）

（森 亨：「第7回BCG接種研修会2012」より改変）

解　説

　結核は結核菌を病原体とする感染症である．世界的には，結核は依然として"最大の感染症"とされ，特に最近では，エイズ患者の結核死が問題となっている．

　わが国では，結核の患者数は戦後順調に減少してきた．2010年の結核罹患率は人口10万対18.2で新登録結核患者数は23,261人，そのうち0〜14歳の小児は89人（0.3〜0.4%）であった．先進諸外国の2009年の結核罹患率（人口10万対）は米国4.1，スウェーデン5.6，フランス6.1，オランダ6.5，イギリス12.0とわが国より低い．

　結核は全身諸臓器に病変をつくる．肺結核と肺外結核とに分類され，ほとんどは肺結核である．結核性胸膜炎，肺門リンパ節結核および粟粒結核は，分類としては結核性髄膜炎，脊椎カリエス，尿路結核および腸結核などとともに肺外結核に分類されている．

感染および発病の原因

　結核の感染は，一般に，結核患者から咳などで大気中へ飛び出した結核菌を他の人が吸い込むことで起こる（飛沫感染）．菌を吸い込んで約1か月で，菌が最初に定着した肺の部位と，そこへ連なる肺門リンパ節に特有の変化が生じる（初期変化群）．2か月後に結核菌に対する免疫ができて，菌の増殖が止まり病変はいったん治癒する．この頃にツベルクリン反応（以下，ツ反）を実施すれば陽性となり，結核菌感染は証明される．しかし菌は死滅せず，治癒巣内にとどまって不活発な状態で存続する．感染した人が，何らかのストレスや免疫状態の低下が原因となり，結核菌に対する抵抗力が減弱したとき，病巣内にとどまっていた結核菌が，再び増殖しはじめ慢性結核症（二次結核症ともいう）が起こる．小児結核のうち，主に小学生以降に発症する成人型の結核がこれに相当する．これに対し，子どもが両親，家族などに由来する結核菌に感染して，子どもに十分な免疫力ができていないと，感染に引き続いてそのまま初感染結核（一次結核症）に進展することがある．0〜6歳に発症する乳幼児型の結核がこれに相当し，肺門リンパ節結核，結核性胸膜炎，粟粒結核および結核性髄膜炎などであり，重症の経過を示すことが多い．

よくみられる症状と診断

　結核はあらゆる臓器に病変が生じうることから，その症状は多彩である．肺結核を中心に述べると，2〜3週間以上続く咳，原因不明の発熱など感冒様の症状が長期化するときは結核を疑うことである．

　診断のための検査としては，血液尿一般検査［結核菌に対する細胞性免疫応答をみるクォンティフェロン（QFT）検査など］，胸部エックス線・CTおよびツ反，時に髄液検査を行う．ツ反は，結核に感染して少なくとも3〜8週経過しているか，BCG接種がなされていれば陽性となるが，感染の直後，極度の低栄養状態や重症結核などでは，陰性のことがあり注意を要する．本人のツ反・BCG歴はもちろん，家族内感染，集団感染をも想定した結核患者との接触歴の確認が大切である．確定診断は，喀痰あるいは胃液からの結核菌の証明である．最近では遺伝子診断もなされる．

初期治療と注意すること

　結核菌の感染があっても，結核として発病していない潜在性結核感染症がある．結核を発病させないため，栄養，睡眠には注意し，過激な運動は避け，真夏の紫外線を浴びすぎないようにする．結核患者と接触歴のあるツ反陽性の乳幼児には，異常がなくても抗結核薬イソニアジド（INH）予防内服を6か月間行う．発病している初期結核は，重症結核と同様に入院にて抗結核薬療法を行う．

BCGによる予防

　2005（平成17）年4月より生後6か月未満（後に3〜12か月）の乳児に，ツ反なしで直接BCG接種をすることになった．これは乳児早期では結核感染を受けている確率はきわめて低い（推定0.2%以下）ため，ツ反は不要であろうとの理由による．乳児早期でのBCG接種は，結核性髄膜炎などの乳児の重症結核予防に大切である．

BCG接種にあたっては，コッホ現象に注意する．コッホ現象は，結核の感染を受けている人にBCGを行った場合に起こる反応で，BCG接種後1～2日から遅くとも7日以内に接種部位が発赤・腫脹を呈するものである．コッホ現象が確認された場合は，結核感染があったと考え必要な届出や検査を進める．

　学校検診の場では，2003（平成15）年4月より，問診票形式による結核検診が小中学校の全学年生徒を対象として実施されており，BCGの再接種は中止された．

> **入院しての結核治療の実際** column
>
> 　小児の結核治療を行うことが可能な専門施設に入院して薬物療法を行う．
> 　肺門リンパ節結核では，INHとリファンピシン（RFP）の2剤で治療，浸潤性病変・成人型肺結核にはINH，RFPに病変の広がりに応じてストレプトマイシン（SM）筋注を加える．結核性胸膜炎，結核性髄膜炎，粟粒結核および腸結核では，INH，RFP，SMにピラジナミド（PZA）を加えた4剤併用療法を行う．

［金子　雅文］

20. 寄生虫症

5. 感染症

寄生虫症とは
- 寄生虫によって起こる感染症です．
- 体内に寄生するものを内部寄生虫，体表に寄生するものを外部寄生虫と呼びます．

原因
- 寄生虫の感染経路は，
  - **経口感染**：飲食物や手を介して幼虫や虫卵が口から摂取される
  - **経皮感染**：皮膚や粘膜を通して幼虫が体内に侵入する
- ほかにも輸血感染，性行為感染，経胎盤感染などがあります．

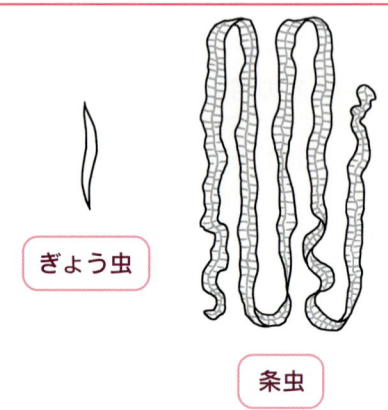

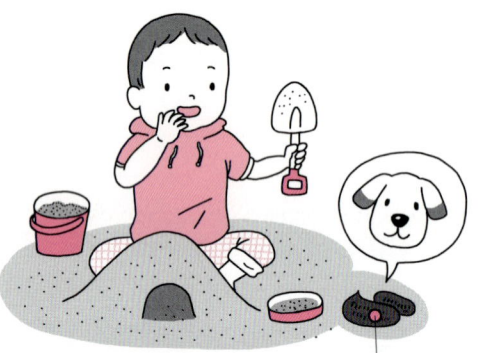

ぎょう虫

条虫

幼児が無意識のうちに手を口に入れている．

寄生虫の卵

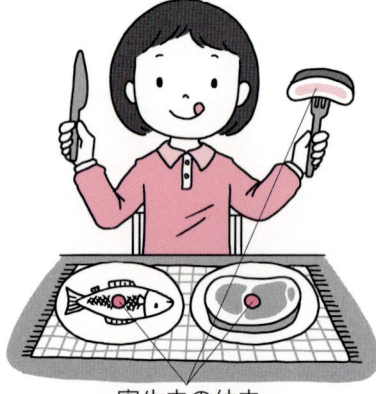

寄生虫の幼虫
生焼けに注意！

よくみられる症状
- 一般にサナダムシと呼ばれる条虫類は，肛門から虫体が排泄されて気づかれることが多いです．
- 小児期に多くみられるぎょう虫症では，夜間に強まる肛門周囲の痛みやかゆみが特徴です．

初期治療と注意すること
- 治療のほとんどは内服薬を用いて行います．
- 安全な飲料水，十分に加熱した食物の摂取や，手洗いの励行は感染の予防につながります．

解説

　ある生物が別種の生きている生物の体内または体表に生活の場を得て，一時的あるいは生涯にわたって栄養をとりながら生活することを寄生という．寄生する動物（原生動物を含む）を寄生虫といい，また寄生される側の生物，つまり生活の場と栄養を提供する生物を宿主という．環境整備や衛生指導を背景に，わが国における寄生虫症の発生数は数世代前と比較して激減している．一方，冷凍技術や輸送技術の進歩に伴う食品流通の変化によって，生のサケ・マス類などが摂取できるようになったことが，小児における条虫類感染の増加につながっているとの指摘もある．また輸入生鮮食品の増加，ライフスタイルや食生活の変化，ペットブームなどによって，以前は国内で認めることが少なかった輸入寄生虫症の報告も増加しているため注意が必要である．

原因

　外部寄生虫症はダニやシラミなどの衛生動物類によって引き起こされ，内部寄生虫は単細胞動物の原虫類と多細胞動物の蠕虫類（条虫類，吸虫類，線虫類）によって生じる．主要な寄生虫の伝播様式を表1に示す．

よくみられる症状

　寄生虫感染は臓器特異性があるため，寄生虫ごとに臨床症状はさまざまである．蠕虫類が組織に寄生した場合，しばしば感染局所や末梢血中の好酸球数やIgE値が増加する．小児期に多くみられる蟯虫症および小児期感染症例が散見される日本海裂頭条虫症，回虫症，イヌ回虫症について述べる．

表1　寄生虫の伝播様式

	寄生虫名	伝播様式
原虫類	赤痢アメーバ／ランブル鞭毛虫	汚染された生水や生野菜などを介したシストの経口摂取
	クリプトスポリジウム	汚染された水道水などを介したオーシストの経口摂取
	マラリア原虫	ハマダラカの刺咬
	トキソプラズマ	ネコの糞便に含まれるオーシストおよびブタ，トリ，ヒツジなどの食肉に含まれるシストの経口摂取，経胎盤感染
条虫類	日本海裂頭条虫	サクラマス，カラフトマスなどサケ属の魚の刺身，寿司，マス寿司の摂取
	マンソン裂頭条虫	カエル，ヘビ，ニワトリなどの不完全調理での摂取
	無鉤条虫	生焼けの牛肉の摂取
	有鉤条虫	生焼けの豚肉の摂取
	エキノコックス症	イヌ科の動物との接触による虫卵の経口摂取
吸虫類	横川吸虫	アユやシラウオなどの生食
	肝吸虫	フナなどのコイ科淡水魚の生食
	肝蛭	セリ，クレソンなどの生食
	ウエステルマン肺吸虫／宮崎肺吸虫	モクズガニ，サワガニなどの生食
	日本住血吸虫／マンソン住血吸虫／ビルハルツ住血吸虫	水中のセルカリアが経皮的に侵入
線虫類	蟯虫	手指，下着，シーツなどを介した虫卵の経口摂取
	回虫	野菜などを介した虫卵の経口摂取
	東洋毛様線虫	野菜などを介した幼虫の経口摂取
	広東住血吸虫	アフリカマイマイ，ナメクジを介した幼虫の経口摂取
	イヌ回虫	仔イヌの糞便中に含まれる幼虫包蔵卵の経口摂取
	ネコ回虫	ネコの糞便中に含まれる幼虫包蔵卵の経口摂取
	アニサキス症	サバ，アジ，イワシ，イカの生食による幼虫の経口摂取

表2 寄生虫症の診断と治療

寄生虫症名	診断	治療
蟯虫症	セロハンテープ法による虫卵の検出（起床直後の用便前）	パモ酸ピランテル（10mg/kg）内服 2週間後に虫卵検査
日本海裂頭条虫症	虫体の排泄，糞便中の虫卵の検出	プラジカンテル（20mg/kg）内服 2時間後に緩下薬を内服し頭節が確認されれば駆虫終了
回虫症	糞便中の虫卵検出，内視鏡検査や超音波検査による虫体の証明	パモ酸ピランテル（10mg/kg）内服
イヌ回虫症	生活歴と摂食歴の問診，血清や眼内液の免疫学的検査	アルベンダゾール（10〜15mg/kg/日 分2〜3）内服を4〜8週間

1 蟯虫症

わが国における虫卵保有率は1％以下とされるが，現在も感染例が報告されている．就眠時に肛門括約筋が弛緩すると雌成虫が肛門から這い出し，肛門周囲に虫卵（1万個くらい／1隻雌成虫）を産みつける．虫卵は数時間で幼虫包蔵卵となり感染力をもつようになる．そのため，手指，下着，シーツなどを介して本人への再感染や家族への水平感染を生じることとなる．主な症状は夜間の産卵時に生じる肛門周囲の瘙痒感であり，無意識下での搔傷が肛門周囲炎を引き起こすことがある．また瘙痒感が患児の熟睡を妨げ，食思不振や偏食，漏便，歯ぎしり，指しゃぶり，性器いじりといった非特異的症状へとつながる場合もある．

2 日本海裂頭条虫症

以前はサクラマスやカラフトマスの生食が可能な北海道から北陸沿岸を中心に成人に多く発生していたが，流通機構の発展に伴い地域や年齢に関係なく感染が報告されるようになっている．回転寿司店に頻繁に通う小児の感染例も散見される．臨床症状には腹部の不快感，下痢，食欲不振などがあげられるが，約20％は無症状とされる．排便時に乳白色の虫体が便とともに排泄され，感染発見の契機となることが多い．虫体を引き抜くことも可能だが，多くは途中で切れてしまい頭節を残してしまう．残存した頭節は再び成長し，症状の再燃を引き起こす．

3 回虫症

第二次世界大戦後，わが国でも全国的な蔓延がみられた回虫症だが，その数は激減し，現在の虫卵保有者は0.1％以下とされている．しかし，自然食ブームや有機農業の普及，国際交流の拡大などを背景に，近年では患者数の増加が認められている．野菜などに付着している幼虫包蔵卵の経口摂取により感染し，小腸で孵化した幼虫は腸壁に侵入した後に門脈を介して肝臓に入る．その後，肝静脈から肺に至り，気管支，気管を上行して咽頭で再び嚥下されて小腸へと戻り成虫となる．幼虫が肺内を移行する時期には咳嗽，発熱，呼吸困難，エックス線検査上の移動性一過性肺浸潤影，末梢血中の好酸球数増加を認めることがあり，レフレル症候群と呼ばれる．成虫は腹痛，悪心，嘔吐，食欲減退などの消化器症状を引き起こす．

4 イヌ回虫症

イヌの腸管内に寄生する回虫の幼虫を原因とするものをイヌ回虫症といい，トキソカラ症とも呼ばれる．公園の砂場などにみられるイヌの糞便中の虫卵が小児への感染源となるほか，待機宿主であるウシやニワトリの肝臓の生食でも感染を生じうる．臨床的にトキソカラ症は内臓型，眼型，中枢神経型，潜在型に分けられるが，詳細は他書に譲る．

初期治療と注意すること

寄生虫症の症状は多岐にわたるため，生活歴，渡航歴，喫食歴の問診は大変に重要である．蟯虫症，日本海裂頭条虫症，回虫症，イヌ回虫症の診断，治療について表2にまとめる．寄生虫症の予防的観点から手洗いや食事の指導を行うことも大切である．

［幾瀬　圭］

6. 免疫・アレルギー疾患

1. 気管支喘息

気管支喘息とは
- 気管支粘膜の慢性の炎症がもとで，急に気管支が狭くなって呼吸が苦しくなる発作を反復するアレルギー性の病気です．
- 小児ではアレルギーの家族歴があると起こることが多いです．

原因
- ダニ，ハウスダスト，ペットの毛，花粉，カビなどにアレルギー反応をもっている場合，これらを吸入しつづけると，アレルギー反応による気道の慢性的な炎症状態が起こり，気道がむくみ，痰が多くなります．
- この過敏になった気道に，さらにアレルギー物質（アレルゲン）や感染，台風や梅雨などの気象条件，運動（水泳は大丈夫），タバコの煙，大気汚染，ストレスなどが加わると，気管支はギュッと締まり，空気の通り道が狭くなるので，呼吸が苦しくなります．

主なアレルゲン

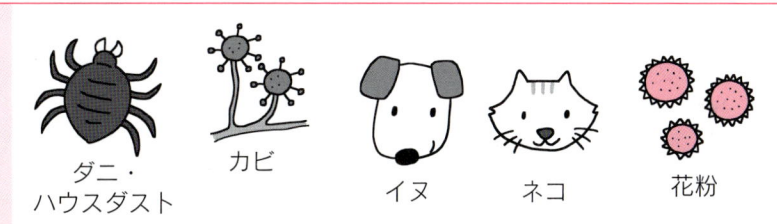

| 吸入性 | ダニ・ハウスダスト | カビ | イヌ | ネコ | 花粉 |

気象の変化

感染

アレルゲン

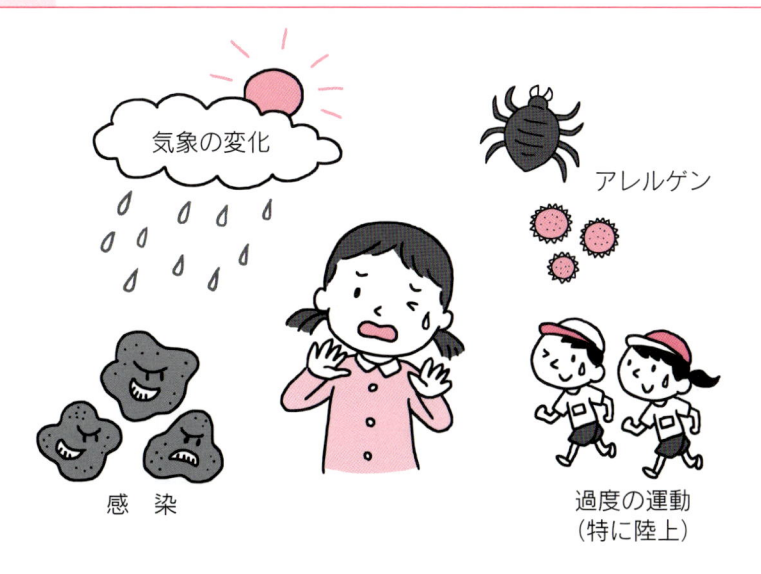

過度の運動（特に陸上）

よくみられる症状

- ヒューヒュー，ゼーゼーして，主に息を吐くのが苦しい呼吸困難の発作を起こします．
- 発作は，夜間，朝方に多く，ひどくなると窒息することもあります．

強い発作のサイン

- 息を吸うときに小鼻が開く
- 息を吸うときに胸がベコベコ凹む
- 唇や爪の色が白っぽい，もしくは青〜紫色
- 脈がとても速い
- 話すのが苦しい
- 歩けない
- 横になれない，眠れない
- ボーッとしている（意識がはっきりしない）
- 過度に興奮する，暴れる

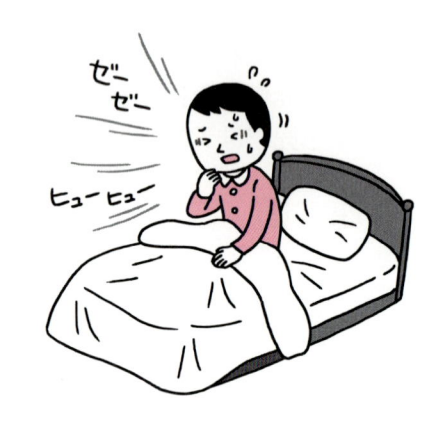

初期治療と注意すること

発作が起こったら

- 「強い発作のサイン」がある場合，発作止めの薬（即効性の気管支拡張薬）がない場合は，直ちに病院に連れて行きましょう．
- 強い発作でない場合，発作止めの薬を吸入または内服しましょう．
  吸入の場合は15分後，内服の場合は30分後に症状をみて，変わらないか悪化する場合は，病院に連れて行きましょう．
- ややよくなっても1〜2時間後に発作止めの吸入をするか，4〜6時間後に内服してよくならなければ，病院へ連れて行きましょう．

普段の治療

- 喘息の重症度によって変わります．
- 低年齢では，抗アレルギー薬（抗ロイコトリエン薬），幼児〜学童には，吸入ステロイドから始めることが多いです．

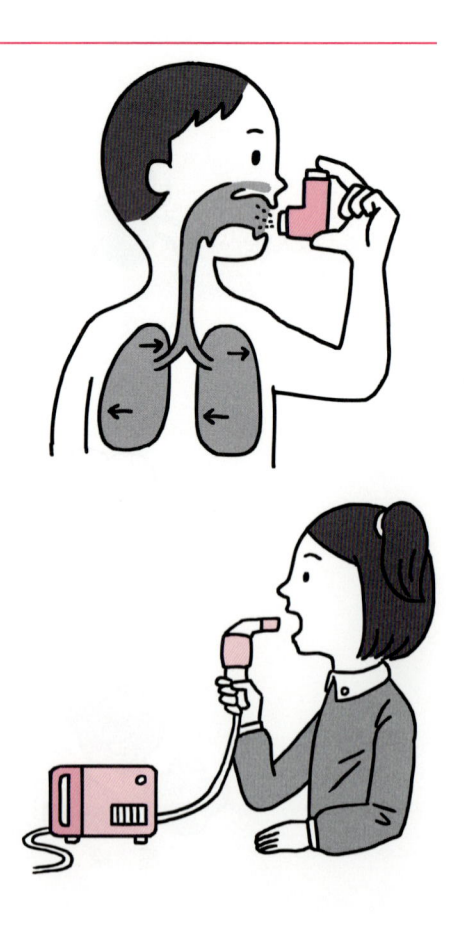

- 医師の指示どおり続けることが大切です．

家庭で注意すること

- ピークフロー・メーターを使って，吐く息の速さを測定することで，気道の炎症の状態を知ることができます．小学生以上の年齢であれば，自己管理のためにぜひ勧められる習慣です．

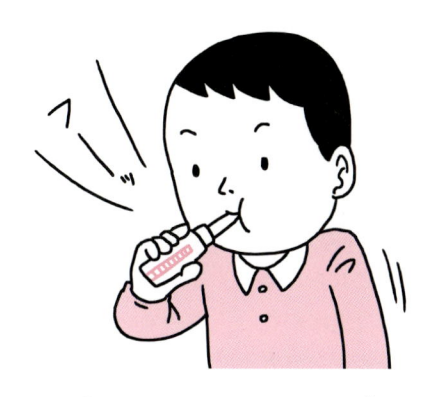

ピークフローモニタリング
ピークフロー・メーターを使って，喘息の自己管理や呼吸機能の評価を行うこと．喘息日誌に測定値を記載するとよい．1日2回，2週以上測定し，最高値を自己最良値として，以降の測定値がその何％にあたるかによりコントロールの状況や発作の程度の目安とする．

- 布団は，天日干し（黒い布をかけるのがお勧め）や乾燥機をかけた後，しっかり掃除機をかけましょう（片面に2分以上で両面，週1回が目安．枕も忘れずに！）．
- カーテンも洗える素材にしましょう．防ダニ布団やカバーに変えるのも1つの手です．

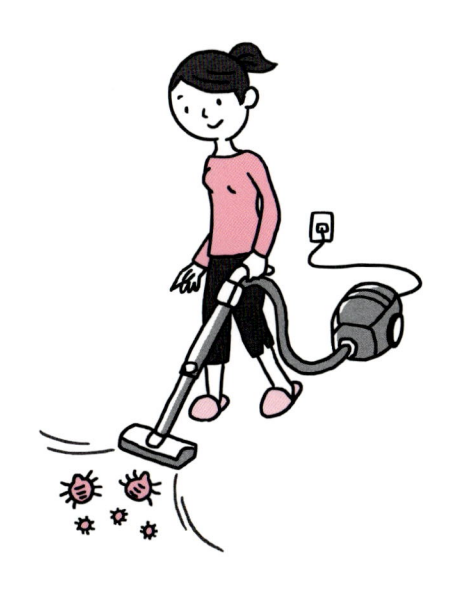

解説

肥満細胞や好酸球などが主体となった気道粘膜の慢性の炎症が本態である．小児期の喘息の多くが，IgE抗体の関与するアトピー型であるが，非アトピー型，ウイルス感染症が深く関与する型もあって一定ではない．炎症が持続し，気管支攣縮が繰り返されることにより，不可逆的な気道リモデリングが生じ，将来の呼吸機能に影響を及ぼすことが知られている．

原因

ダニ，ハウスダスト，ペットの毛（特にネコ），花粉，カビなどがアレルゲンである場合，これらを吸入しつづけることにより，気道の慢性的な炎症が惹起され，気道過敏が生じる．さらにアレルゲンの曝露や気道感染，台風や梅雨などの気象条件，過度の運動，喫煙・大気汚染，精神的ストレスなどが加わると，気管支は発作的にれん縮し気道閉塞を生じるため，呼気性呼吸困難，呼気延長をもたらす．

よくみられる症状

呼気性呼吸困難発作を反復する．急性発作は，ヒューヒュー，ゼーゼーにたとえられる呼気性気道狭窄音を伴う発作性呼吸困難症状で，夜間，朝方に多く認められる．処置が不十分であれば窒息死に至ることもあり，注意を要する．患者家族には，イラスト頁にあげた「強い発作のサイン」を示し，その場合は早急な対応が必要であることを説明しておく．

初期治療と注意すること

急性発作
1 家庭での対応

「強い発作のサイン」がある場合，即効性β_2刺激薬を処方していない場合は，直ちに来院を指示する．これらのサインがない場合，β_2刺激薬を吸入または内服させ，吸入の場合は15分後，内服の場合は30分後に症状を確認し，変わらないか悪化する場合も来院を指示する．やや改善しても1～2時間後にβ_2刺激薬の吸入をするか，4～6時間後に内服させて，改善がなければやはり来院を指示する．

2 病院での初期治療

まず，発作強度を把握する．小発作は日常生活に支障がなく経皮的酸素飽和度（SpO_2）が96％以上，中発作は日常生活に多少支障がありSpO_2が92～95％，大発作は日常生活におおいに支障がありSpO_2が91％以下，呼吸不全はチアノーゼが出現，喘鳴はむしろ減弱し，SpO_2は91％未満である．

小発作では，β_2刺激薬の単回吸入を行い，改善が不十分である場合に20～30分ごとに3回まで反復可能である．SpO_2が95％未満の場合は酸素吸入を行う．β_2刺激薬の複数回の吸入でも改善のない中発作では，ステロイド薬としてヒドロコルチゾンまたはプレドニゾロン，メチルプレドニゾロンの静注・点滴静注をするか内服薬を経口投与する．乳児では基本的に入院とする．全身性ステロイド薬は安易に用いず，1か月に3日程度，1年間に数回程度とし，これを超える場合は専門医に紹介する．大発作では入院として，上記の薬剤で回復しない場合は，イソプロテレノール持続吸入を導入する．それでも改善しない呼吸不全では，呼吸管理の必要がある．

非発作時の治療

まず，喘息としての重症度を判定することが肝要である．治療前の臨床症状に基づいて，①軽症間欠型（軽度喘鳴が，年に数回），②軽症持続型（咳嗽，軽度喘鳴が1回/月以上，1回/週未満），③中等症持続型（咳嗽，軽度喘鳴が1回/週以上，時に中・大発作となり日常生活が障害されることがある），④重症持続型（咳嗽，軽度喘鳴が毎日持続する，週に1～2回，中・大発作となり日常生活や睡眠が障害される），⑤最重症持続型（重症持続型に相当する治療を行っていても症状が持続する．しばしば夜間の中・大発作で時間外受診し，入退院を繰り返し，日常生活が制限される），と分類される．後述する治療ステップは，この重症度に対応して決定される．しかし，治療開始後であれば，薬剤による修飾を考慮する必要があり，表1に基づいて「真の重症度」を判定する．

表1　現在の治療ステップを考慮した「真の重症度」の判定

	現在の治療ステップを考慮した重症度（真の重症度）			
	治療ステップ1	治療ステップ2	治療ステップ3	治療ステップ4
〈間欠型〉 ・年に数回，季節性に咳嗽，軽度喘鳴が出現する． ・時に呼吸困難を伴うが，β₂刺激薬頓用で短期間で症状が改善し，持続しない．	間欠型	軽症 持続型	中等症 持続型	重症 持続型
〈軽症持続型〉 ・咳嗽，軽度喘鳴が1回/月以上，1回/週未満． ・時に呼吸困難が伴うが，持続は短く，日常生活が障害されることは少ない．	軽症 持続型	中等症 持続型	重症 持続型	重症 持続型
〈中等症持続型〉 ・咳嗽，軽度喘鳴が1回/週以上．毎日は持続しない． ・時に中・大発作となり日常生活や睡眠が障害されることがある．	中等症 持続型	重症 持続型	重症 持続型	最重症 持続型
〈重症持続型〉 ・咳嗽，喘鳴が毎日持続する． ・週に1～2回，中・大発作となり日常生活や睡眠が障害される．	重症 持続型	重症 持続型	重症 持続型	最重症 持続型

（濱崎雄平，ほか 監修：小児気管支喘息治療・管理ガイドライン2012．p.23，協和企画，2011 より転載）

　最近の『小児気管支喘息治療・管理ガイドライン』では，重症度を暫定的に決め，コントロールレベルの把握を行い，その反応によって治療のステップ・アップ，ダウンを決定する国際方式も導入している．すなわち，コントロールが「良好」とは軽微な症状すらない状態，「不良」とは日常生活に支障をきたすような明らかな喘息発作が月1回以上あり，β₂刺激薬の使用が週1回以上あるもの，その間が「比較的良好」と定義される．コントロールが「不良」であればステップ・アップ，3か月間「良好」であればステップ・ダウン，「比較的良好」と判定される状態が3か月以上持続する場合は，これも治療が不十分と判断し，ステップ・アップを検討する．

　各年齢層における各々の治療ステップでの薬物治療を表2にあげる．6歳以上の年齢では，早期に十分な効果が得られた後に良好な状態を維持できる必要最少量まで徐々に減量する治療法（トップダウン法）が，患児の生活の質（QOL）の向上のためには好ましいと考えられる．

家庭で注意すること

　6歳以上の年齢では，ピークフロー・メーターを使っての自己管理を指導する．ピークフロー値の標準値については諸説あるが，「4.8×身長（cm）－370L/分」の計算が最も簡便である．生活管理においては寝具の清潔管理が最も重要で，布団乾燥機をかけた後もしくは天日干しする場合は黒い布で覆い，その後に片面に2分以上で両面，週1回の頻度で確実に掃除機をかけるよう指導する．洗濯は，ダニ，ハウスダスト駆除には有効であるが，患児の居住する窓のカーテンも忘れずに定期的に洗濯することを付け加える．布団の丸洗い，防ダニ布団カバー，シーツへの変更も有用である．

表2 長期管理における薬物療法

【2歳未満】

	治療ステップ1	治療ステップ2	治療ステップ3	治療ステップ4
基本治療	発作の強度に応じた薬物療法	ロイコトリエン受容体拮抗薬[*1] and/or DSCG	吸入ステロイド薬（中用量）[*2]	吸入ステロイド薬（高用量）[*2] 以下の併用も可 ・ロイコトリエン受容体拮抗薬[*1]
追加治療	ロイコトリエン受容体拮抗薬[*1] and/or DSCG吸入	吸入ステロイド薬（低用量）[*2]	ロイコトリエン受容体拮抗薬[*1] 長時間作用性β2刺激薬（貼付薬あるいは経口薬）	長時間作用性β2刺激薬（貼付薬あるいは経口薬） テオフィリン徐放製剤（考慮）（血中濃度 5～10 μg/mL）

【2～5歳】

	治療ステップ1	治療ステップ2	治療ステップ3	治療ステップ4
基本治療	発作の強度に応じた薬物療法	ロイコトリエン受容体拮抗薬[*1] and/or DSCG and/or 吸入ステロイド薬（低用量）[*2]	吸入ステロイド薬（中用量）[*2]	吸入ステロイド薬（高用量）[*2] 以下の併用も可 ・ロイコトリエン受容体拮抗薬[*1] ・テオフィリン徐放製剤 ・長時間作用性β2刺激薬の併用あるいはSFCへの変更
追加治療	ロイコトリエン受容体拮抗薬[*1] and/or DSCG		ロイコトリエン受容体拮抗薬[*1] 長時間作用性β2刺激薬の追加あるいはSFCへの変更 テオフィリン徐放製剤（考慮）	以下を考慮 ・吸入ステロイド薬のさらなる増量あるいは高用量SFC ・経口ステロイド薬

【6～15歳】

	治療ステップ1	治療ステップ2	治療ステップ3	治療ステップ4
基本治療	発作の強度に応じた薬物療法	吸入ステロイド薬（低用量）[*2] and/or ロイコトリエン受容体拮抗薬[*1] and/or DSCG	吸入ステロイド薬（中用量）[*2]	吸入ステロイド薬（高用量）[*2] 以下の併用も可 ・ロイコトリエン受容体拮抗薬[*1] ・テオフィリン徐放製剤 ・長時間作用性β2刺激薬の併用あるいはSFCへの変更
追加治療	ロイコトリエン受容体拮抗薬[*1] and/or DSCG	テオフィリン徐放製剤（考慮）	ロイコトリエン受容体拮抗薬[*1] テオフィリン徐放製剤 長時間作用性β2刺激薬の追加あるいはSFCへの変更	以下を考慮 ・吸入ステロイド薬のさらなる増量あるいは高用量SFC ・経口ステロイド薬

DSCG：クロモグリク酸ナトリウム
SFC：サルメテロールキシナホ酸塩・フルチカゾンプロピオン酸エステル配合剤
[*1]：その他の小児喘息に適応のある経口抗アレルギー薬（Th2サイトカイン阻害薬など）
[*2]：各吸入ステロイド薬の用量対比表（単位は μg/日）

	低用量	中用量	高用量
FP, BDP, CIC	～100	～200	～400
BUD	～200	～400	～800
BIS	～250	～500	～1000

FP：フルチカゾン，BDP：ベクロメタゾン，CIC：シクレソニド，
BUD：ブデソニド，BIS：ブデソニド吸入懸濁液

（濱崎雄平，ほか 監修：小児気管支喘息治療・管理ガイドライン2012．p.126-127，協和企画，2011 より転載）

［永田　智］

2. アレルギー性鼻炎，花粉症

6. 免疫・アレルギー疾患

アレルギー性鼻炎，花粉症とは

- アレルギー性鼻炎は，その名の通り，鼻に起こるアレルギー疾患です．
- 症状のみられる時期によって通年性（1年中）と季節性（春，秋など）に分けられます．
- 季節性アレルギー性鼻炎のうち花粉を原因（アレルゲン）とするものを花粉症と呼びます．

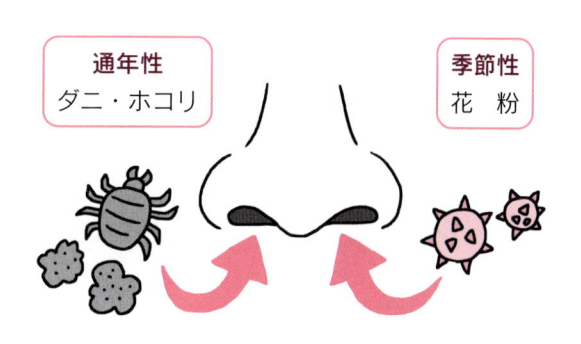

通年性
ダニ・ホコリ

季節性
花粉

原因

- 発症する人の多くはアレルギー素因（ほかのアレルギー疾患がある，家族にアレルギー疾患をもつ人がいる）があったり，IgE抗体が増加しているなどの特徴をもちます．
- 通年性アレルギー性鼻炎のアレルゲンとしては，ダニやハウスダスト，イヌ，ネコが多く，花粉症としてはスギ，ヒノキ，ハルガヤ，カモガヤ，ブタクサ，ヨモギなどが多いです．

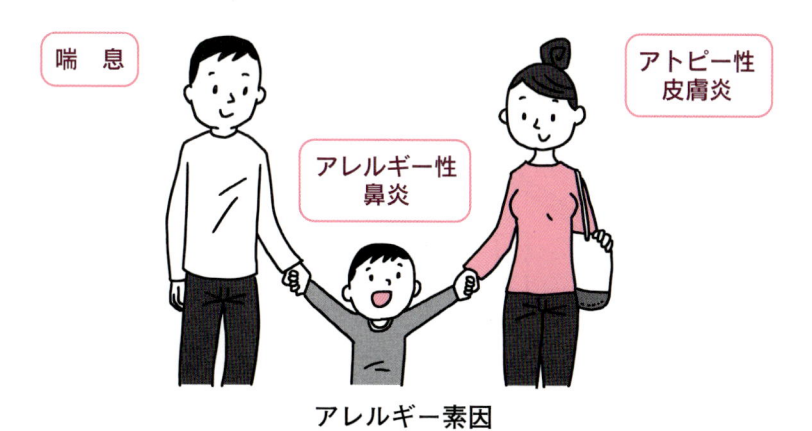

喘息
アトピー性皮膚炎
アレルギー性鼻炎

アレルギー素因

よくみられる症状

- 「くしゃみ」，「鼻水」，「鼻づまり」が主体です．
- 「鼻のかゆみ」や「鼻血」を伴うこともあります．
- 特に花粉症では，アレルギー性結膜炎を高率に伴います．
- アレルギー性鼻炎と気管支喘息は合併しやすいといわれています．
- 中耳炎や副鼻腔炎も併発しやすいため，注意が必要です．

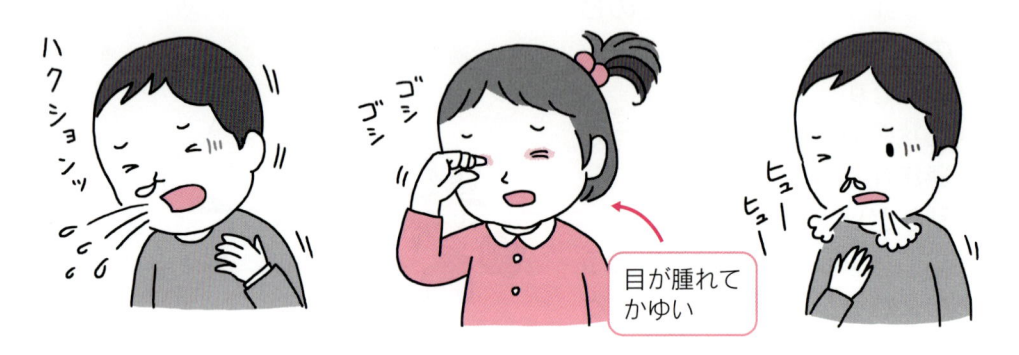

目が腫れてかゆい

初期治療と注意すること

- 治療の基本は，アレルゲンの除去・回避（通年性鼻炎ではダニ・ハウスダスト対策，花粉症では花粉対策）と薬物療法（抗アレルギー薬の内服や点鼻，あるいはステロイドの点鼻薬など）です．

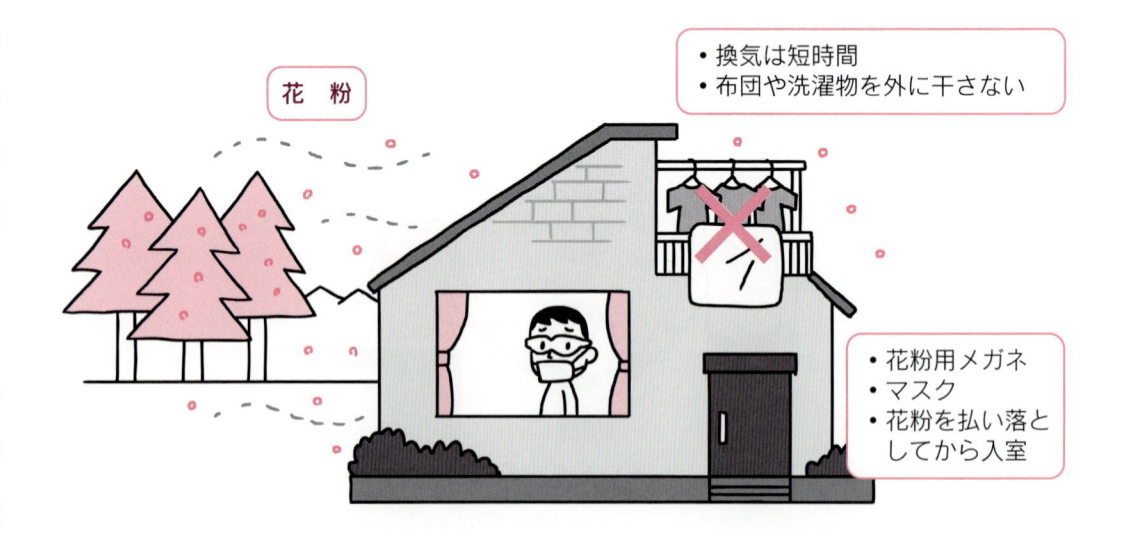

花粉

- 換気は短時間
- 布団や洗濯物を外に干さない

- 花粉用メガネ
- マスク
- 花粉を払い落としてから入室

解説

アレルギー性鼻炎は鼻粘膜のI型アレルギー疾患であり，大きく通年性と季節性に分けられ，季節性アレルギー性鼻炎のうち花粉をアレルゲンとするものを花粉症と呼ぶ．

原因

患者の多くはアレルギー素因（アレルギー疾患の既往歴，合併症，家族歴あり）をもち，IgE抗体や好酸球の増多などの特徴を有する．通年性アレルギー性鼻炎のアレルゲンとしては，ダニやハウスダスト，イヌ・ネコの上皮，カビ類が多い．花粉症のアレルゲンとなる花粉とその時期は，スギ：2～4月，ヒノキ：3～4月，ハルガヤ：5～7月，カモガヤ：5～7月，ブタクサ：8～10月，ヨモギ：9～10月などが多いが，地域によって異なる．

よくみられる症状

「発作性反復性のくしゃみ」，「水性鼻漏」，「鼻閉」である．また，「鼻のかゆみ」や「鼻出血」を認めることもある．

アレルギー性鼻炎，特に花粉症には，アレルギー性結膜炎を高率に合併する．

また，アレルギー性鼻炎の約50％に気管支喘息を，気管支喘息の約16％にアレルギー性鼻炎を合併するといわれている．アレルギー性鼻炎と気管支喘息は，その発症や病態に関して互いに密接な関係にあるという概念（one airway, one disease）が提唱されており，両疾患を個々にではなく包括的に捉えていくべきかもしれない．

その他，中耳炎や副鼻腔炎を併発することが多々あり，注意を要する．

また，けっして高率ではないが，花粉症では花粉－食物アレルギー症候群（口腔アレルギー症候群）を認めることがあり，一部の野菜や果物の生食には注意を要する．これは，花粉との交差反応性（表1）を有する野菜，果物の摂取により誘発されるもので，従来より知られる加熱，発酵，消化に安定なアレルゲン（クラス1食物アレルギー）とは異なり加工により容易に抗原性が消失する（クラス2食物アレルギー）ため（表2），生鮮品でなければ症状は認めないことが多い．

表1 主な花粉と交差反応性が報告されている果物・野菜

花粉	果物・野菜
シラカンバ	バラ科（リンゴ，西洋ナシ，サクランボ，モモ，スモモ，アンズ，アーモンド），セリ科（セロリ，ニンジン），ナス科（ポテト），マタタビ科（キウイ），カバノキ科（ヘーゼルナッツ），ウルシ科（マンゴー），シシトウガラシ，など
スギ	ナス科（トマト）
ヨモギ	セリ科（セロリ，ニンジン），ウルシ科（マンゴー），スパイス，など
イネ科	ウリ科（メロン，スイカ），ナス科（トマト，ポテト），マタタビ科（キウイ），ミカン科（オレンジ），豆科（ピーナッツ），など
ブタクサ	ウリ科（メロン，スイカ，カンタロープ，ズッキーニ，キュウリ），バショウ科（バナナ），など
プラタナス	カバノキ科（ヘーゼルナッツ），バラ科（リンゴ），レタス，トウモロコシ，豆科（ピーナッツ，ヒヨコ豆）

（日本小児アレルギー学会：食物アレルギー診療ガイドライン2012．p.94，協和企画，2011より転載）

表2 クラス1食物アレルギーとクラス2食物アレルギー

	クラス1	クラス2
感作経路	経腸管	経気道
発症年齢	乳幼児期	学童期以降
症状	口腔症状から始まって，皮膚症状，消化器症状，呼吸器症状を伴う	口腔内に限局
代表的食品	卵，牛乳，小麦，ピーナッツ，魚	野菜・果物
熱や酵素に対する安定性	安定	不安定

（日本小児アレルギー学会：食物アレルギー診療ガイドライン2012．p.94，協和企画，2011より転載）

初期治療と注意すること

治療の基本は，アレルゲンの除去・回避と薬物療法である．

ダニ・ハウスダストの除去・回避策としては，部屋の掃除，換気，布団を干して掃除機をあてる，じゅうたんや布製ソファー，ぬいぐるみを避ける，有毛性動物の飼育を避けるなどの環境整備があげられる．花粉症に対しては，飛散の多い日は外出を避けたり，外出時に花粉症対策メガネやマスクを用いたり，帰宅時に髪の毛や服についた花粉をよく払ってから入室すること，花粉の多そうな日は窓や戸を開けないこと，外に洗濯物を干さないなど，部屋に花粉を持ち込まない工夫が必要である．ライノウォッシュ®などを用いた鼻洗浄が有効なこともある．

薬物療法としては，抗アレルギー薬内服／点鼻，ステロイド点鼻が主流であるが，鼻閉が強い場合には血管収縮剤点鼻を行うこともある（5歳以下への使用や長期連用は避ける）．

その他，特殊な治療法として，減感作療法や手術療法がある（2014年10月より，スギ花粉症に対する舌下免疫療法が保険適用となった）．

［鈴木 竜洋］

アレルギー性疾患の減感作療法　column

喘息，アレルギー性鼻炎などのアレルギー性疾患の抗原特異的免疫療法として，従来より行われてきた．原因アレルゲンを高度に希釈した液を皮内注射し，皮膚反応が起こらない程度の量で少量ずつ漸増していく方法である．これにより，被験者の体内に原因アレルゲンに対する免疫学的寛容を誘導し，該当するアレルギー症状の発現を抑制することが目的である．しかし，定期的・長期間の注射のための通院や，ともすれば注射による発作，アナフィラキシーの誘発などのリスクがあり，専門機関にて行われていた．

最近は，副反応を除くアレルゲンの開発や，スギ花粉症に対して舌下に投与するアレルゲンが市販されるなど，本法が再認識されるようになった．

［金子 堅一郎］

6. 免疫・アレルギー疾患

3. 食物アレルギー，じんま疹

🍀 食物アレルギー

- 食物に対して人の体が誤って異物と認識して，人にとってよくない反応（じんま疹，呼吸困難，ショックなど）を起こすことです．

原因

- 乳幼児に多いのは，卵（特に卵白），牛乳，小麦のアレルギーです．
- その他にも，乳幼児では魚類，学童期以降ではソバ，ピーナッツ，エビ，カニ，魚類，果実が原因となります．
- 皮膚に湿疹のある場合，皮膚から食物の成分が入ってアレルギーを起こしていることがあります．

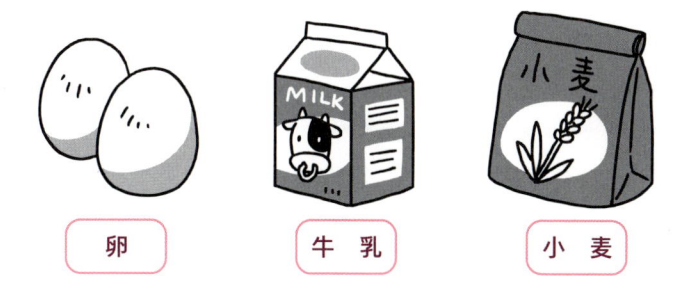

卵　　牛乳　　小麦

よくみられる症状

- 原因の食物を食べて30分〜数時間で症状が起こるもの（即時型）と，数時間から数日かけてゆっくり出るもの（遅延型）があります．
  - **皮膚の症状**：発疹，じんま疹（最もよくみられます）
  - **呼吸器の症状**：咳き込み，ゼロゼロ，呼吸困難（重いと窒息することもあります）
  - **おなかの症状**：嘔吐，下痢
- 気をつける症状
  - **全身の症状**：元気がない，呼吸が苦しい，意識がない
    →頻脈が最初に起こり，血圧が低下するものを**アナフィラキシーショック**といい，危険な状態です．

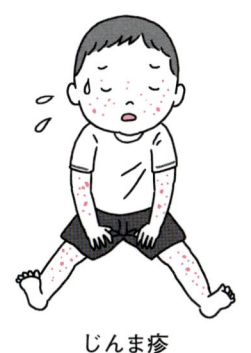

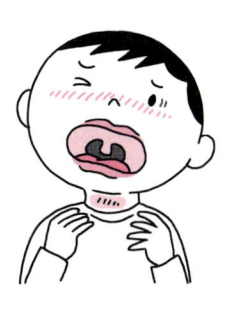

じんま疹　　口腔アレルギー症候群

- その他，果物などで唇が腫れる「口腔アレルギー症候群」，小麦やエビを食べてからの運動後にじんま疹や呼吸困難を生じる「食物依存性運動誘発アナフィラキシー」が知られています．

初期治療と注意すること

家庭，保育所，幼稚園，学校での対応

- じんま疹などの皮膚の症状が出たときは，濡れタオルなどで冷却しながら様子をみます．
- かゆみ止めの薬が出ていたら飲ませたり塗ったりします．
- 咳き込みや1回だけの嘔吐があったら，救急外来を受診します．
- ゼロゼロ，繰り返す嘔吐，頻脈（脈が速い）や元気がない様子ならすぐ救急車を呼んで病院に連れて行きましょう！
- アドレナリン自己注射薬（エピペン®）が処方されていれば，このとき注射します．

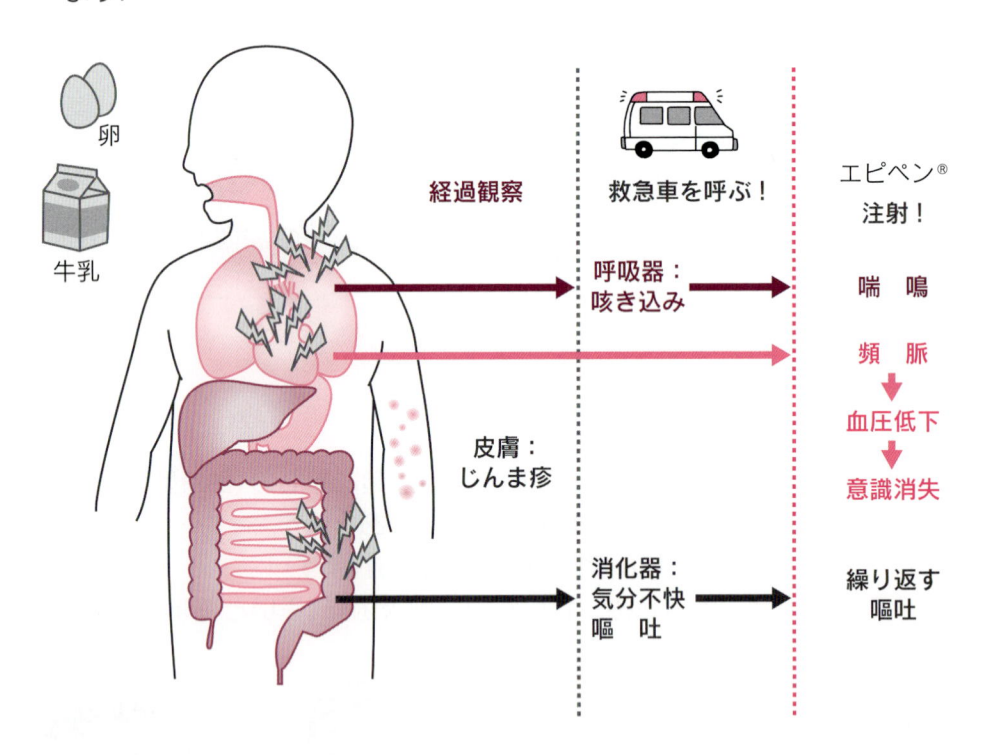

普段の外来での対応

- 病歴，IgE RAST法，皮膚テスト（プリックテスト）などにより，原因となる食物を推測します．
- 除去試験：原因と推定した食物を2週間くらい除去して，症状がなくなることを確認します．

- 治療は除去食が中心です．一般に危険な症状が出ない場合は，原因となる食品を症状が出ない程度の量で食べていたほうが，早くよくなるといわれていますが，主治医の指示に従ってください．
- **負荷試験**：専門施設の外来で行われることがあります．最近は，治療後食べられるようになったかを確認するために行われることが多いです．
- 皮膚に湿疹がある場合は，きちんと治しておきましょう．

じんま疹

- 赤く盛り上がった，とてもかゆい発疹です．

原　因

- ほとんどは，摩擦，接触などの物理的刺激です．かゆいだけであまり危険なことはありません．
- 食物，薬剤が原因の場合は，アナフィラキシーなど危険な症状を起こすことがあります．

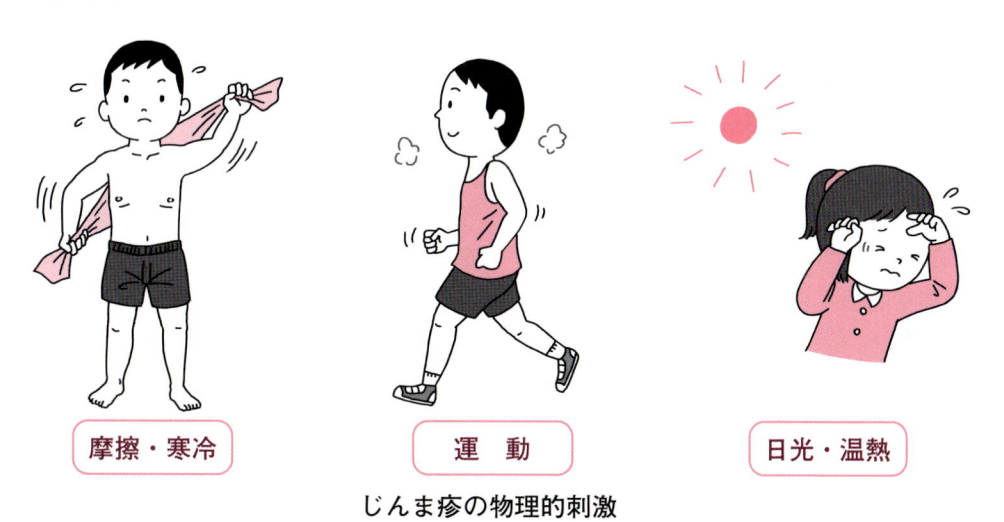

| 摩擦・寒冷 | 運動 | 日光・温熱 |

じんま疹の物理的刺激

よくみられる症状

- 大きさはまちまち（虫さされ様～地図状）で，突然出て，いつの間にか消え，また出たりもします．
- かいたり，温めると大きくなったり広がったりします．
- 時に1か月以上に及び，慢性化することもあります．

初期治療と注意すること

- 食物アレルギーの皮膚の症状に対する治療と同じです．
- 症状が激しい場合は，点滴などの処置が必要です．

解 説

食物アレルギー

　特定の食物に対して生体が不利益な反応を起こすもの（食物過敏症）のうち免疫学的機序によって引き起こされるもの．

原　因

　乳幼児は牛乳（特にカゼイン），卵白，小麦，学童期以降ではソバ，ピーナッツ，甲殻類，小麦，魚類，果実によるものがよく知られている．昨今は湿疹合併例における食物タンパクの経皮感作が話題になっており，湿疹合併例では，食物抗原の除去療法とともにスキンケアが重要である（Lack G：J Allergy Clin Immunol, 2008：121：1331-1336）．

よくみられる症状

　「即時型」と「遅延型」に大きく分けられる．本項では，教育の現場で年長児の食物アレルギーによるアナフィラキシーショックが問題になっていることを受けて，「IgE 依存性の即時型反応」を主体に記述する．

■1 IgE 抗体が関与するもの

①即時型症状

　食物摂取後 30 分〜数時間以内に出現するもの．IgE 抗体を介した肥満細胞の脱顆粒によるヒスタミンなどケミカル・メディエーターの生理作用により起こる，臓器別の反応に端を発したものと理解される．最も頻度が高い症状は，皮疹，じんま疹などの皮膚症状である．緊急性があるのは呼吸器症状で，咳き込みに始まり喘鳴，呼吸困難を生じる．最も緊急性が高いのは，循環器症状を呈する場合で，頻脈に始まり，血圧低下をきたせば意識消失に陥り死に至る可能性がある．呼吸器症状もしくは，2 つ以上の臓器症状を呈する場合をアナフィラキシー，循環器症状にまで至ったものは最重症のアナフィラキシーショックと定義される．

②口腔アレルギー症候群

　年長児に多く，食物が口腔粘膜に直接接触して口腔内や眼瞼の瘙痒，腫脹などの症状が出現するもの．ハンノキ，シラカンバ，ブタクサなどの花粉症をもっていた患者において，ラテックス，リンゴ，モモ，バナナ，アボカドなどのタンパクがこれらの花粉のタンパクと構造が類似しているため，交差反応を示すものと考えられている．

③食物依存性運動誘発アナフィラキシー（FEIAn／FDEIA）

　10 歳代に多く，特定食物摂取後 2〜3 時間以内に運動負荷が加わることにより生じるアナフィラキシー反応で，じんま疹などの皮膚症状を伴うことが多く，原因食物としては，小麦，エビの症例がよく知られている．アスピリンにより増悪しやすい例もある．予防として，食物摂取後少なくとも 2 時間（可能ならば 4 時間）は激しい運動を控えることだが，運動制限は患児の QOL を下げるので，後述するアドレナリン自己注射薬（エピペン®）が処方される例が多い．

■2 IgE 抗体と細胞性免疫が関与するもの

　好酸球が食道，胃，胃腸のいずれの消化管に浸潤するかによって，①アレルギー性好酸球性食道炎，②アレルギー性好酸球性胃炎，③アレルギー性好酸球性胃腸炎の 3 群に分類される．約半数の症例に末梢血好酸球増多を合併する．また，好酸球が，筋層まで達すればイレウス，漿膜まで達すれば腹水を生じうる．

■3 細胞性免疫が関与するもの

　食物抗原摂取後，数時間から数日で発症する「遅延型反応」を呈し，アレルギー性腸炎，アレルギー性直腸炎（母乳性血便），アレルギー性腸症に分類される．下痢，腹痛，血便，体重増加不良などさまざまな症状を呈し，便中好酸球の検出や，時に内視鏡検査が必要なこともあり診断が困難である．昨今は「新生児乳児消化管アレルギー」という概念も提唱され，学術的な関心も高まっている．

診　断

■1 血液検査

　IgE 抗体が関与する食物アレルギーでは，ImmunoCAP 法による特異的 IgE 抗体検出法が最も一般的である．Score 3 以上を陽性とするが，陽性になった食品が必ずしも食物アレルギーを起こしているとは限らないことに注意する．負荷試

験との一致率は80％程度といわれている．IgE抗体非関与のものに対する血液検査として，リンパ球幼若化試験（LST）が用いられることがある．

2 皮膚テスト（プリックテスト）

ImmunoCAP法とともに，食物アレルギーの代表的診断法であるが，食物抗原に対する皮膚の過敏反応のみを反映することもあり，特異度は高いとはいえない．

3 食物除去試験

病歴，血液検査などで類推された食物を一定期間（通常2週間以上）除去して，臨床症状が消失するか否かを確認する試験である．長期に及ぶ場合は，栄養不良に気をつける（後述の「初期治療と注意すること」の，2 除去食の実際」参照）．

4 食物負荷試験

食物抗原との反応性には患者によって非常に多様性があるため，エビデンスに基づいた標準法がなかなか決定しにくい．以下にあげる方法は，その一例と考えていただきたい．即時型反応であれば，病歴上，抗原は比較的容易に推測されることが多い．アナフィラキシー以上の強い反応を呈した場合は，少なくとも1～2年は負荷試験の適応にならない．一般にImmunoCAPで3 U_A/mL以下の場合が負荷試験の適応である．3 U_A/mL以上でも前回のScoreより大幅に低下した場合，早期に経口を開始したい食品の場合は，食物アレルギー診療の経験豊かな医師の判断で試験を行うこともあるが，10 U_A/mL以上では一般に試験を控える．試験は，入院のセッティングで行うことが勧められる．また，経口可能限界量を確認する目的で行う場合は，即時型反応の出現が十分予想されるため，患者・家族の合意を得たうえで，入院にて十分な観察のもとで行われるべきである．図1に，負荷試験スケジュールの例を示す．まず，アレルゲンの種類はもちろんのこと，その調理形態，目標量を決め，1/8量から，30～60分間隔で経口負荷を行う．

初期治療と注意すること

1 即時型反応での対応

①家庭，保育施設，学校での対応

食物アレルギーの即時型反応である，じんま疹などの皮膚症状が生じたときは，病変部を濡れタオルなどで冷却しながら慎重に観察するように指導する．経口ステロイド薬，抗ヒスタミン薬が処方されている場合は内服させる．咳き込みなどの軽

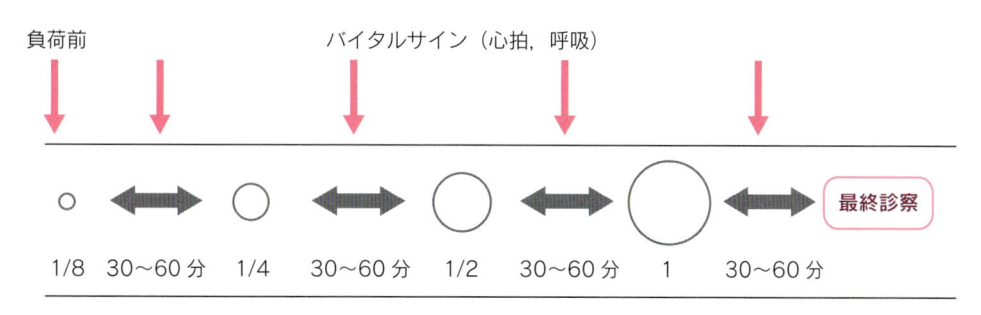

【投与例】

◎鶏卵　調理形態：卵焼き　卵1/2個（≒30 g）を目標量とした場合
3 g → 6 g → 15 g → 30 g

◎牛乳　調理形態：市販の牛乳　牛乳40 mLを目標とした場合
5 mL → 10 mL → 20 mL → 40 mL

◎小麦　調理形態：うどん　うどん20 cmを目標とした場合
2 cm → 5 cm → 10 cm → 20 cm

図1　負荷試験の一例

（永田　智：食物アレルギー（IgE依存性アレルギー）．小児栄養消化器肝臓病学, p.339, 診断と治療社, 2014）

度の呼吸器症状，単発の嘔吐などの消化器症状が加わる場合，元気がよくても初期のアナフィラキシーと判断されるので救急外来での受診を指導する．喘鳴，繰り返す嘔吐，頻脈，活気不良のいずれでも生じれば，アナフィラキシーショックへの進行を考え，救急車による迅速な専門施設への受診を指導する．アドレナリン自己注射薬（エピペン®）が処方されていれば注射を指示する．意識消失がある場合は，アナフィラキシーショックであるので，救急要請，エピペン®注射の指示を行う．エピペン®を処方する場合は，注射手技と使用のタイミングについて詳細に指導する．代理で注射する立場の者に対しては，エピペン®を誤注射した場合やその副作用が出現した場合の法的責任はとらなくてよいことも伝える．

②**病院での治療**

アナフィラキシーのグレードとそれに対応した薬物治療を図2に示す．

2 除去食の実際

明らかなアナフィラキシー例，負荷試験陽性例，ImmunoCAP高値のため負荷試験の適応にならなかった例は，原因抗原の除去食の対象となる．食物除去を必要最低限に抑える目的で，負荷試験の結果をもとに症状を誘発しない程度の抗原量を含む食品の日常の摂取が勧められるが，完全除去が余儀なく行われる例では栄養不良に十分気をつけ，代用食を考慮する必要がある．牛乳アレルギーの場合は，従来よりカゼイン加水分解乳が導入されているが，最近は，大豆のアレルギーがなければ，栄養学的配慮の行き届いた大豆タンパク調整乳を薦めるという方法もある．

3 スキンケア

皮膚炎のある患児では，経皮的食物抗原侵入による食物アレルギーの増悪の可能性が高いことから，抗原除去食とともに皮膚炎の治療および予防が必要である．外用ステロイド薬による抗炎症治療と保湿薬による湿疹悪化予防を行うべきである．

4 薬物療法

補助的療法として，クロモグリク酸の食前15〜20分の内服が行われることもある．

5 予　後

食物アレルギーの予後は一般に良好で，ソバ，ピーナッツ，魚肉，甲殻類など一部の品目を除いて2〜3歳までに寛解するといわれていたが，昨今の牛乳アレルギーによる年長児の学校給食中にみられたアナフィラキシーショック死や，石けん中に含まれる小麦の経皮感作による成人のアナフィラキシー例など，年齢が長じても寛解しない例が問題

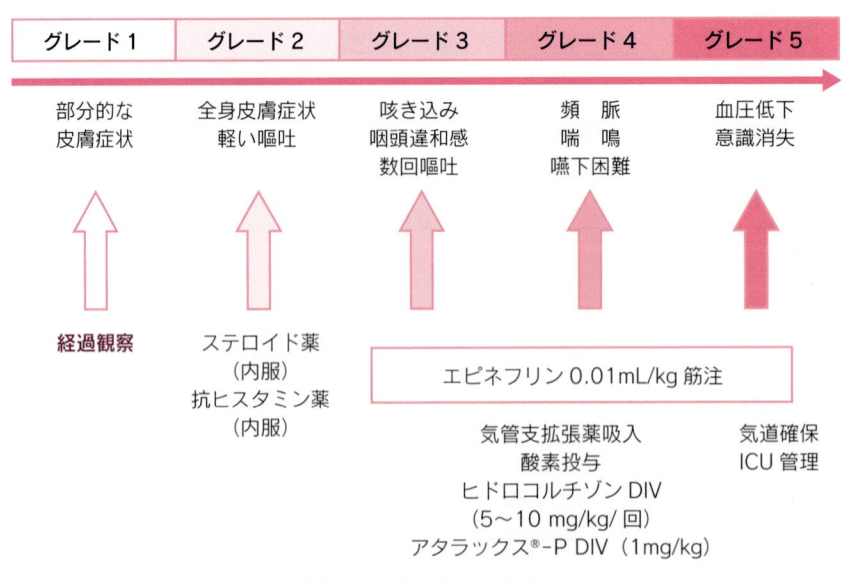

グレード1	グレード2	グレード3	グレード4	グレード5
部分的な皮膚症状	全身皮膚症状 軽い嘔吐	咳き込み 咽頭違和感 数回嘔吐	頻脈 喘鳴 嚥下困難	血圧低下 意識消失
経過観察	ステロイド薬（内服） 抗ヒスタミン薬（内服）	エピネフリン 0.01 mL/kg 筋注	
		気管支拡張薬吸入 酸素投与 ヒドロコルチゾン DIV （5〜10 mg/kg/回） アタラックス®-P DIV（1mg/kg）	気道確保 ICU管理

図2　急性反応への対応

（永田　智：食物アレルギー（IgE依存性アレルギー）．小児栄養消化器肝臓病学，p.339，診断と治療社，2014）

になっている．寛解の判定については慎重に見きわめていく必要がある．

じんま疹

発作性に出現する瘙痒感のある不定形の発赤を伴う膨疹．肥満細胞から遊離されるヒスタミンなどのケミカル・メディエーターによる，真皮の血管の透過性亢進のために起こる一過性・限局性浮腫である．

原因

刺激となるものは，食物，薬剤，物理的刺激の3つに大別される．このうち，物理的刺激によるものが最多（約80％）で，機械的（接触，摩擦など），温熱，寒冷，光線に分けられるが，これらは続発性アナフィラキシーなどの危険はまずない．食物，薬剤によるものはアナフィラキシーなど重篤な症状を起こすことがあり，危険なものもある．

よくみられる症状

大小不同で，短時間のうちに形状が変化し，出たり消えたりを繰り返す．膨疹は，掻破や温熱刺激により拡大したり誘発される傾向をもつ．ほとんどは数時間のうちに消退するが，反復したり，時に1か月以上に及ぶことがあり，この場合を慢性じんま疹と呼ぶ．

初期治療と注意すること

1 家庭，保育所，幼稚園，学校での対応

食物アレルギーの皮膚症状の初期治療を参照されたい．同様の指導が必要である．

2 病院での初期治療

①軽症：局所の瘙痒のみ
　抗ヒスタミン外用薬，抗ヒスタミン薬処方．
②中等症：瘙痒のため不眠，不機嫌を伴う
　血管を確保しない場合，ヒドロキシジン筋注．血管を確保する場合，ヒドロキシジン，グリチルリチン，ヒドロコルチゾン点滴静注．
③重症：呼吸器症状，頻脈，意識消失を伴う場合
　直ちにアドレナリン 0.01 mg/kg 筋注．食物アレルギー（図2）のグレード3以上の処置に準ずる．

［永田　智］

4. アトピー性皮膚炎

アトピー性皮膚炎とは
- かゆみを伴う湿疹が軽快や悪化を繰り返す慢性疾患です．
- 多くはアトピー素因（本人や家族にアレルギー性の病気がある，IgE抗体をつくりやすい体質）をもちます．
- 生後3～4か月頃より始まります．

原因
- アトピー性皮膚炎の皮膚は
  - 皮脂膜が減少
  - 角質が粗い
  - 保湿力が低下
  → 乾燥しやすい
  　外からの刺激を受けやすい
- アトピー素因をもつため，アレルギーを起こす原因物質（アレルゲン）と接触することでアレルギー反応が引き起こされます．
- これらにより，かゆみや湿疹が悪化します．

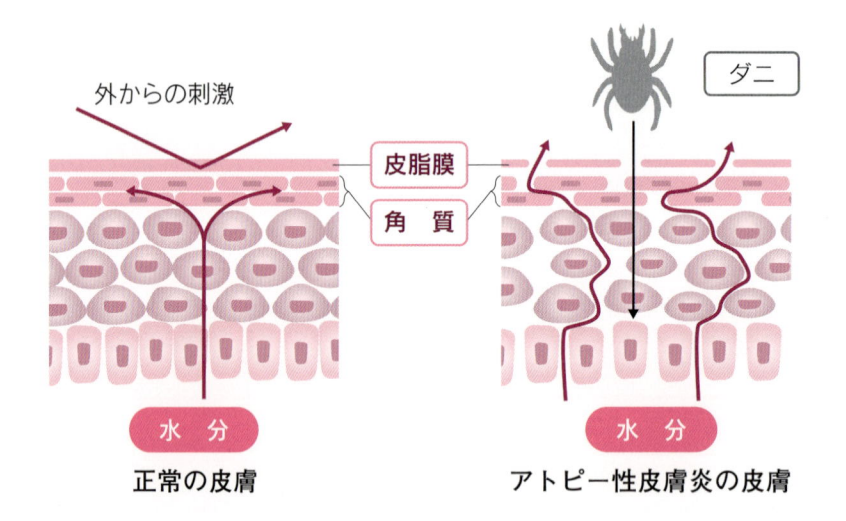

正常の皮膚／アトピー性皮膚炎の皮膚

よくみられる症状
- アトピー性皮膚炎の湿疹は顔から始まり，手足の関節に広がっていくことが多いです．
- 年齢によって湿疹の部位や性状が変化します．
- 皮膚の感染症を合併しやすいため注意が必要です．

初期治療と注意すること

- 治療の基本は，環境整備（ダニ・ハウスダスト対策），スキンケア（清潔と保湿）と薬物療法（ステロイド外用薬が中心）です．
- 正しく使用すればステロイド外用薬は怖い薬ではありません．
- 最近では，湿疹のある皮膚から新たなアレルギー反応が起こるという説があります．

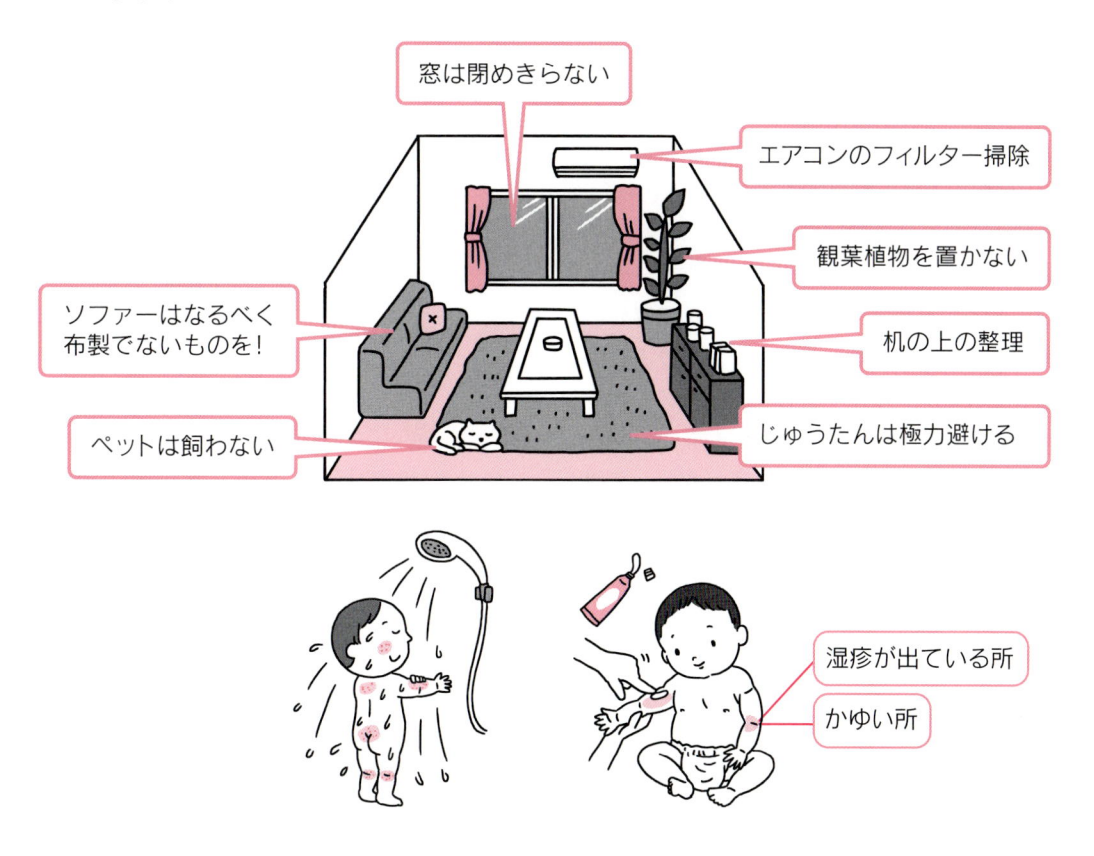

窓は閉めきらない
エアコンのフィルター掃除
観葉植物を置かない
机の上の整理
じゅうたんは極力避ける
ペットは飼わない
ソファーはなるべく布製でないものを！

湿疹が出ている所
かゆい所

外用薬塗布量の目安（1 FTU：フィンガーチップユニット）

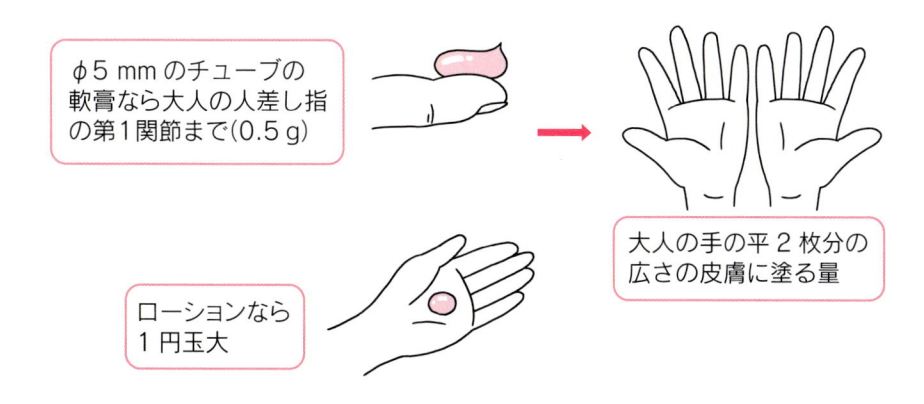

φ5 mm のチューブの軟膏なら大人の人差し指の第1関節まで（0.5 g）

大人の手の平 2 枚分の広さの皮膚に塗る量

ローションなら1円玉大

4. アトピー性皮膚炎

解説

日本皮膚科学会によれば，「アトピー性皮膚炎とは，増悪・寛解を繰り返す，瘙痒のある湿疹を主病変とする疾患であり，患者の多くはアトピー素因を持つ．」と定義される．アトピー素因とは，アレルギー疾患の家族歴・既往歴の存在，またはIgE抗体を産生しやすい素因をいう．

原因

アトピー性皮膚炎の皮膚は，皮脂膜の減少，粗な角質，保湿力の低下などにより，乾燥しやすく，また外部からの刺激を受けやすい状態にある．さらに患児の多くはアトピー素因をもつため，皮膚に接触するアレルゲンに曝露されることで容易にアレルギー反応を起こし，かゆみや湿疹の増悪が引き起こされる．アレルゲンとしては，ダニ，ハウスダスト，カビ，花粉，食物などがあげられる．また，それ以外の刺激としては，汗，衣類，洗剤や化粧品，細菌・真菌といった微生物などがある．年長児や成人では，ストレスなどといった精神的要素もある．

よくみられる症状

症状としては，かゆみを伴う湿疹が，年齢層別に独特な分布を示し，軽快・悪化を繰り返しながら慢性・反復性に経過する（図1）．

乳児期では，早期は頬，あご，頸を中心に，額，頭部に広がる病変を認める．この時期は乳児湿疹や脂漏性皮膚炎との鑑別が困難であり，慎重に経過を追う．また，かゆみに対しては，抱きかかえている保育者の衣服に顔を，布団に頭や背中を擦りつける行動がみられる．耳切れ，四肢や体幹に湿疹を認めたり，湿疹が拡大したりするようであればアトピー性皮膚炎の可能性が高い．この時期の湿疹は四肢関節部のみならず，布団との接触が多い後頭部から項部や下腿外側にもみられる．幼児期から学童期では皮脂分泌が低下し，皮膚は乾燥が目立つようになる．また，この頃より典型的な四肢関節内側の症状が目立つようになる．

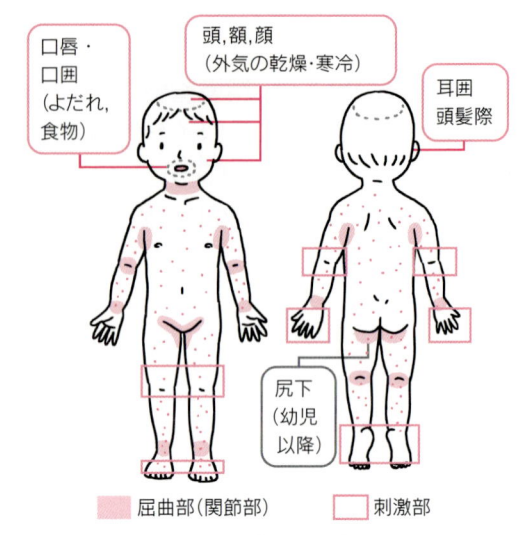

図1　皮疹の出現部位
（日本小児アレルギー学会：小児アレルギー疾患総合ガイドライン2011．p.160，協和企画，2011 より転載）

初期治療と注意すること

治療の基本は，①原因・悪化因子の対策，②スキンケア，③薬物療法である．

原因・悪化因子は年齢，患者，環境や生活スタイルによって異なるので，個々の患者の置かれている状況を把握して対策を行う．基本はダニ・ハウスダスト対策であり，布団干しとその後の掃除機あて，布製のものは極力避け，じゅうたんには掃除機をかける．有毛性動物の飼育（特に室内）は極力避ける．また，食物アレルギーが関与する場合にはその除去が有効なこともあるが，その管理は医師主導で行うべきである．保護者の判断にて過剰な除去を行わせるべきではない．

スキンケアとしては皮膚を清潔に保ち，保湿に努めることが基本的に重要である．

薬物療法では，皮膚病変の程度に合わせたステロイド外用薬を用い，皮膚炎の沈静化を図る（表1，図2）．ステロイド外用薬でのコントロールが難しい場合は免疫抑制剤軟膏（タクロリムス軟膏：ただし，2歳未満は禁忌であり，かつ年齢・体重により1回塗布量の上限あり）を考慮する．瘙痒に対しては，外用薬でのコントロールが難しい場合には抗ヒスタミン薬／抗アレルギー薬の内服を併用する．なお，ステロイド内服については，専

表1 皮疹の重症度

軽微	炎症症状に乏しい乾燥症状主体	重症	高度の腫脹／浮腫／浸潤ないし苔癬化を伴う紅斑，丘疹の多発高度の鱗屑，痂皮，小水疱びらん，多数の掻破痕，痒疹結節
軽症	乾燥，および軽度の紅斑，鱗屑		
中等症	中等症までの紅斑，鱗屑，少数の丘疹，掻破痕など		

（「アトピー性皮膚炎治療ガイドライン2003改訂版」を参考に作成）

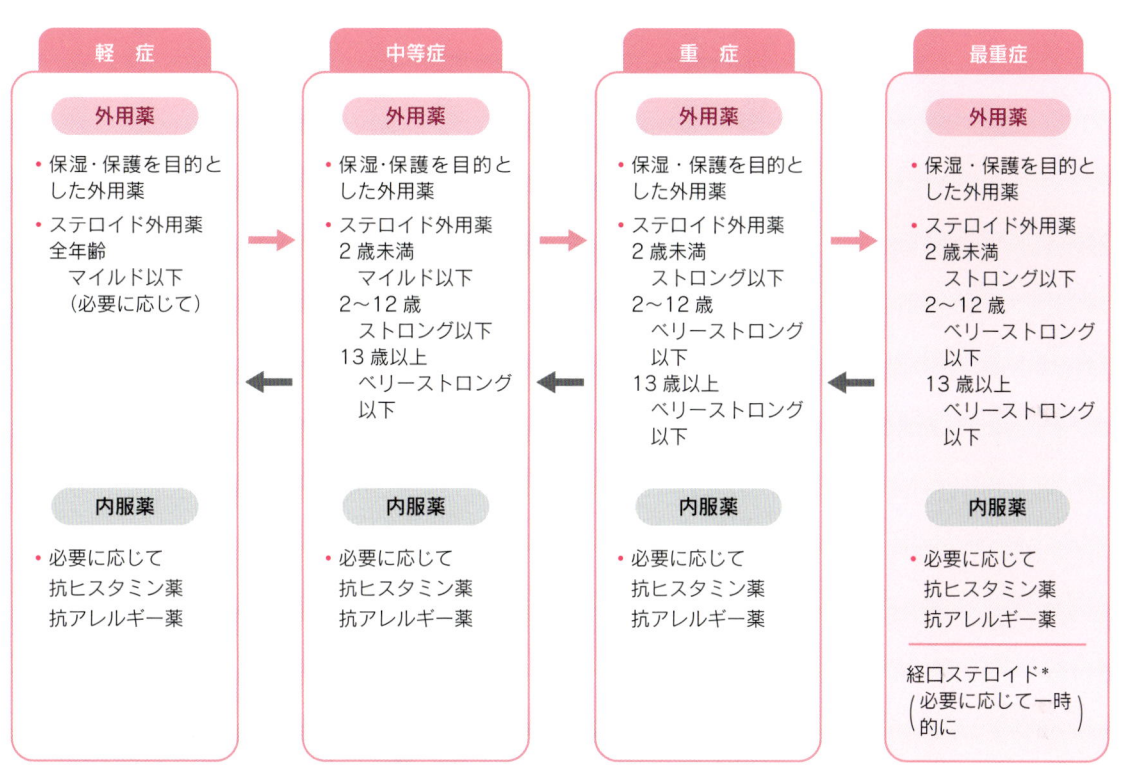

軽症

外用薬
- 保湿・保護を目的とした外用薬
- ステロイド外用薬
  全年齢
  マイルド以下
  （必要に応じて）

内服薬
- 必要に応じて
  抗ヒスタミン薬
  抗アレルギー薬

中等症

外用薬
- 保湿・保護を目的とした外用薬
- ステロイド外用薬
  2歳未満
  マイルド以下
  2〜12歳
  ストロング以下
  13歳以上
  ベリーストロング以下

内服薬
- 必要に応じて
  抗ヒスタミン薬
  抗アレルギー薬

重症

外用薬
- 保湿・保護を目的とした外用薬
- ステロイド外用薬
  2歳未満
  ストロング以下
  2〜12歳
  ベリーストロング以下
  13歳以上
  ベリーストロング以下

内服薬
- 必要に応じて
  抗ヒスタミン薬
  抗アレルギー薬

最重症

外用薬
- 保湿・保護を目的とした外用薬
- ステロイド外用薬
  2歳未満
  ストロング以下
  2〜12歳
  ベリーストロング以下
  13歳以上
  ベリーストロング以下

内服薬
- 必要に応じて
  抗ヒスタミン薬
  抗アレルギー薬

  経口ステロイド*
  （必要に応じて一時的に）

→：十分な効果が認められない場合（ステップアップ）
←：十分な効果が認められた場合（ステップダウン）（原則として一時入院）
＊使用する場合には入院の上，専門医と連携を取りながら使用する．

図2 アトピー性皮膚炎のステロイド外用薬の使用法
（厚生労働科学研究「アトピー性皮膚炎治療ガイドライン2008」より改変）

門医による管理が望ましい．

　また，アトピー性皮膚炎の特有な皮膚構造や，ステロイド外用薬の使用などにより，皮膚のウイルス感染（単純ヘルペス，水痘）や細菌感染（ブドウ球菌など）が拡大・増悪することがあり，注意が必要である．さらに，最近の研究で，アトピー性皮膚炎の湿疹病変にて新たにアレルゲンが感作（経皮感作）され，後のアレルギー連鎖につながる可能性が示唆されており，湿疹のコントロールは重要であろう．

〔鈴木 竜洋〕

5. 免疫不全症，易感染性

免疫不全症，易感染性とは

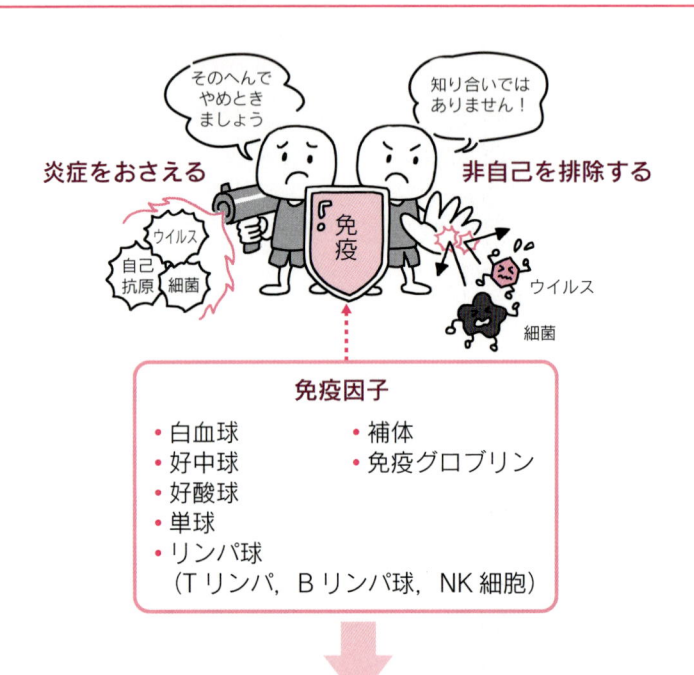

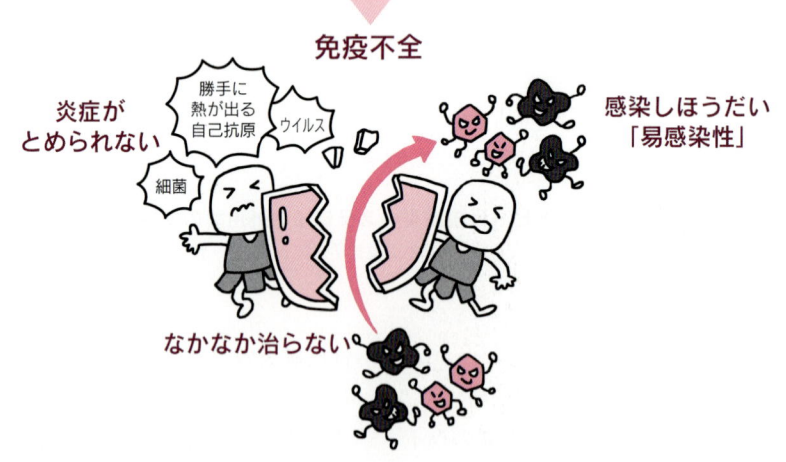

免疫因子
- 白血球
- 好中球
- 好酸球
- 単球
- リンパ球
  （Tリンパ，Bリンパ球，NK細胞）
- 補体
- 免疫グロブリン

- 免疫とは，はしかなどの感染症に1度かかったら，2度とはかからない現象を意味します．
- 自己（味方）と非自己（敵）を区別し認識している体の仕組み（免疫系）です．
  - 非自己なもの（たとえば異物，毒，細菌，ウイルス，微生物，他人の血液，がん細胞など異質なもの）が侵入したときに，これを攻撃・排除して自己を守ります．

- ・自己を自己として認識し，間違って攻撃しないようにする，また過剰に攻撃してしまっているところをなだめます．

このようにして，体を守っています．
- この免疫力が低下している病気を免疫不全症といいます．
- 免疫力が，なかったり，機能が悪かったりすると，
  - ・通常の人なら平気な細菌やウイルス，カビなどに感染してしまったり，感染を繰り返したり，治るまで時間がかかってしまったりします．このような状態を「感染し易い」と書いて「易感染性」といいます．
  - ・また，外部からの刺激もないのに自分の体の中で炎症（発熱など）が生じます．
- 生まれつき免疫因子がない，または免疫力が弱いものを原発性免疫不全症といい，何らかの病気に引き続いて起こるものを二次性免疫不全症といいます．
- 原発性免疫不全症は，障害された因子や原因遺伝子によってさまざまな疾患に分類されています．

原　因

- 原発性免疫不全症の多くは，生まれつきの遺伝子の異常が原因と考えられています．
- 家族内で，同様の疾患や感染症，悪性腫瘍などを繰り返していることがあります．
- 二次性免疫不全症の原因には，
  1) **薬剤**：抗悪性腫瘍薬，免疫調整薬，抗てんかん薬など
  2) **感染**：ウイルス，結核，細菌など
  3) **がん**
  4) **栄養障害**
  5) **腎疾患**：慢性腎不全，ネフローゼ症候群など
  6) **膠原病**：全身性エリテマトーデス，関節リウマチなど
  7) **AIDS（エイズ）**：HIV（ヒト免疫不全ウイルス）というウイルスの感染によって起こる免疫不全症
  8) **その他**：糖尿病，タンパク漏出性胃腸症候群，火傷，手術など
  があります．

よくみられる症状

- 免疫力が弱いために感染にかかりやすく，何回も感染症を繰り返します．
- 原発性免疫不全症では，イラストのような感染症の反復や全身のさまざまな症状が現れることがあります．
- 厚生労働省が作成した「原発性免疫不全症を疑う10の徴候」があり，インターネットで閲覧できます(http://pidj.rcai.riken.jp/10warning_signs.html)．
- 血液検査などで免疫機能の検査によって診断しますが，遺伝子検査により診断できるものもあります．

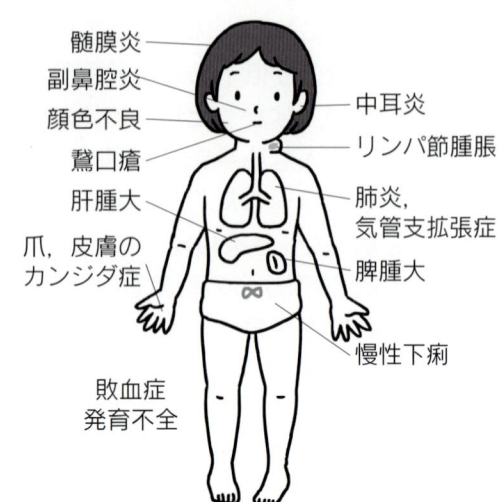

髄膜炎／副鼻腔炎／顔色不良／鵞口瘡／肝腫大／爪，皮膚のカンジダ症／敗血症／発育不全／中耳炎／リンパ節腫脹／肺炎，気管支拡張症／脾腫大／慢性下痢

初期治療と注意すること

- 基本的にはすべての病気で感染に対する予防と治療が大切です．抗菌薬，抗真菌薬などの予防内服をする場合があります．
- 根治療法は造血幹細胞移植と遺伝子治療ですが，すべての病気でそれらができるわけではありません．
- 定期的にヒト免疫グロブリンを補充することが治療となる病気もあります．
- 免疫不全の疾患によっては，接種できない予防接種（ワクチン）があり注意を要します．

解説

免疫不全症

　免疫系とは自己と非自己を識別する生体システムである．非自己(細菌，ウイルスなど)を排除し，自己に対しては免疫寛容を誘導する機能で，これが欠損または著しく低下している病態を免疫不全症という．免疫不全症は原発性と二次性に分けられる．

　原発性免疫不全症(primary immunodeficiency：PID)は免疫系に関わる分子の量的・質的異常により，各種の病原体に易感染性を示す疾患群で，現時点でも180以上の疾患がある．2008年のわが国におけるPIDの推計患者数は3,500人，推計有病率は2.7/10万人とされている．PIDの中でも特に早期診断，早期加療が重要な重症複合免疫不全症(severe combined immunodeficiency：SCID)の発症頻度は1/5～10万人とされるが，未診断の死亡例を考慮すると実数はさらに多いと考えられている．

　PIDの分類は国際免疫学会連合により2年ごとに改定されている．簡略した分類を表1に示した．近年，自然免疫系の制御破綻として位置づけられる自己炎症性疾患という概念が認知され，PIDには易感染性を示さない新しい免疫不全症(自己炎症性疾患)の記載も増えている．

　二次性免疫不全症とは種々の慢性代謝性疾患(低栄養，亜鉛欠乏症，糖尿病，タンパク漏出性胃腸症など)やウイルス感染症(HIV，麻疹など)，悪性腫瘍，腎疾患，膠原病，医原性(薬剤，放射線治療，骨髄移植)などにより惹起された免疫不全症である．HIV感染症は常に鑑別疾患としてあげておく．

易感染性

　易感染性とは反復感染，重症感染，持続的感染，日和見感染のうちいずれかが存在することを指す．病原体の種類により，防御する免疫系に違いがあるため，免疫系の欠陥部により感染する病原体も変化する(表2)．

原因

　PIDは200以上の疾患責任遺伝子が同定されているが，いまだに原因不明の病態も多い．二次性免疫不全症の原因については上述した．

　易感染性の原因として，感染が特定の部分に限られ繰り返される場合には異物や解剖学的な問題を考慮すべきで，画像解析による深部感染病巣の

表1　原発性免疫不全症の分類

I.	複合免疫不全症(combined immunodeficiencies) 代表的疾患：X-SCID (*IL2RG*)，ADA欠損症 (*ADA*) など
II.	特徴的症状を合併する免疫不全症(well-defined syndromes with immunodeficiency) 代表的疾患：Wiskott-Aldrich症候群 (*WAS*)，ataxia-telangiectasia (*ATM*)，DiGeorge症候群(22q11.2欠失症候群)，高IgE症候群 (*STAT3, TYK2*) など
III.	抗体産生不全症(predominantly antibody deficiencies) 代表的疾患：BTK欠損症 (*BTK*)，分類不能型免疫不全症，高IgM症候群 (*CD40L* など)，選択的Ig欠損症 など
IV.	免疫制御異常症(diseases of immune dysregulation) 代表的疾患：Chédiak-Higashi症候群 (*LYST*)，Perforin欠損症 (*PRF1*) など
V.	貪食細胞異常症(congenital defects of phagocyte number, function, or both) 代表的疾患：種々の原因による好中球減少症，白血球接着異常症1～3型 (LAD1～3)，慢性肉芽腫症 (CGD) など
VI.	自然免疫不全症(defects in innate immunity) 代表的疾患：無汗腺外胚葉異形成を伴う免疫不全症，慢性粘膜皮膚カンジダ症 など
VII.	自己炎症性疾患(autoinflammatory disorders) 代表的疾患：家族性地中海熱 (*MEFV*)，高IgD症候群 (*MVK*)，TNF受容体関連周期性発熱 (TRAPS) (*TNFRSF1A*)，CINCA症候群 (*CIAS1*)，PAPA症候群 (*PSTPIP1*)，Blau症候群 (*NOD2*) など
VIII.	補体欠損症 代表的疾患：C1q, C1r, C2～7, C8b, C1 inhibitor などの欠損症，発作性夜間血色素尿症 など

代表的疾患の(斜体)は原因遺伝子を表記した．

(IUISの報告(Front Immunol 2011：2：54)を簡略化して作成)

表2　免疫不全と罹患しやすい病原体

罹患しやすい病原体	抗体不全	T細胞不全	補体欠損	好中球不全
一般化膿菌 （ブドウ球菌，肺炎球菌，大腸菌，緑膿菌など）	++	+	+※	++
細胞内寄生菌 （結核，サルモネラ，リステリアなど）		++		
真菌 （カンジダ，アスペルギルス，クリプトコッカス）		++	+	+
一般ウイルス		++		
細胞融解型ウイルス （エンテロウイルス/ポリオ，コクサッキー，日本脳炎など）	++	+		
原虫 （ニューモシスチス，マラリア，トキソプラズマ）	+	++		

補足：単純ヘルペス脳炎は以前から家族内発症が知られており，UNC93B1欠損症，TKB1欠損症，TLR3欠損症，TRAF3欠損症，TRIF欠損症などの自然免疫不全症が原因となっている場合があることが報告されている．上記のほかに，特定の病原体のみに易感染性を示す疾患が明らかになってきている．

※：特にナイセリア．

（矢田純一：医系免疫学 改訂11版．中外医学社，2009 より抜粋して著者改変）

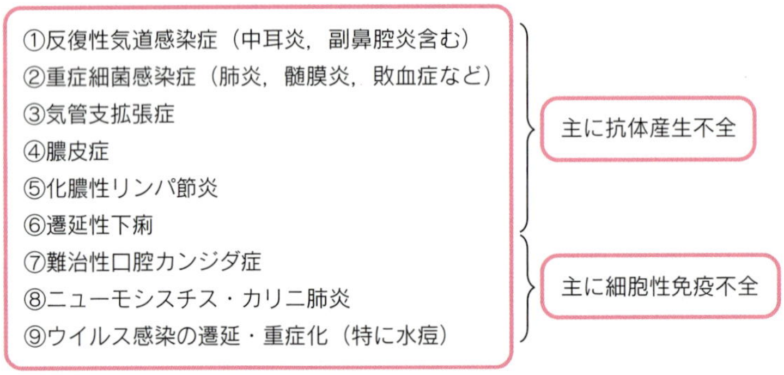

①反復性気道感染症（中耳炎，副鼻腔炎含む）
②重症細菌感染症（肺炎，髄膜炎，敗血症など）
③気管支拡張症
④膿皮症
⑤化膿性リンパ節炎
⑥遷延性下痢
　　　　　　　　　　　　　　　　　　　　　　主に抗体産生不全
⑦難治性口腔カンジダ症
⑧ニューモシスチス・カリニ肺炎
⑨ウイルス感染の遷延・重症化（特に水痘）
　　　　　　　　　　　　　　　　　　　　　　主に細胞性免疫不全

図1　臨床症状から疑う免疫不全症
（金兼弘和：どのような時に免疫不全症を疑うか？ 小児感染免疫 2006；18（1）：41-46）

探索や各種培養検査が必要である．本当に，「発熱＝感染」なのかを鑑別することも重要である．

よくみられる症状

厚生労働省原発性免疫不全症候群に関する調査研究班が作成した「原発性免疫不全症を疑う10の徴候」のうち1つでも症状を認める場合には免疫不全症を鑑別する必要がある．PIDが疑われた場合，図1に示す臨床症状や表2から冒されている機能部位を類推し，通常，検査が可能な以下のものから行う．

まず，血算（好中球数，リンパ球数），CRP，一般生化学，免疫グロブリン値（IgG,IgA,IgM,IgE,IgD），補体（C3，C4），血清補体価（CH50）を測定する．好中球数1,000/mL以下，免疫グロブリン値が年齢基準値の50％以下（IgG200mg/dL，IgA5mg/dL以下は異常），CH50値が測定限界以下では免疫不全症を考える．既感染やワクチン済みの病原体に対する特異的抗体価の測定も行う．自己免疫疾患を合併している可能性もあるため各種自己抗体のスクリーニングや，尿検査，胸腹部エックス線，副鼻腔炎の合併の評価のためWaters撮影法エックス線も行う．

次の段階の検査として，細胞性免疫不全症が疑われる場合は，フローサイトメトリーによるT細胞サブセット，マイトージェン（PHAなど）によるリンパ球芽球化反応，ツ反などの遅延型皮膚反応を行う．液性免疫不全症が疑われる場合は，IgGサブクラス（選択的IgGサブクラス欠損症では血清総IgG値は正常なことも多い），同種血球凝集抗体価，フローサイトメトリーによるB細胞数の測定を行う．食細胞機能異常症が疑われる

表3 原発性免疫不全症における特徴的な臨床所見

所　見	診　断
新生児期より乳児期前半（0～6か月）	
低カルシウム血症，心奇形，顔貌異常	DiGeorge 症候群
臍帯脱落遅延，白血球増多，反復性感染	白血球接着不全症
下痢，肺炎，鵞口瘡，哺乳不良	重症複合免疫不全症
紅皮症，リンパ節腫脹，肝脾腫，好酸球増多	Omenn 症候群
高 IgE 血症	
血便，耳漏，湿疹	Wiskott-Aldrich 症候群
口腔内潰瘍，好中球減少，反復性感染	X 連鎖高 IgM 症候群
重症下痢症，皮膚炎，糖尿病	X-linked immune dysregulation and polyendocrinopathy (IPEX)
乳児期後半より幼児期（6か月～5歳）	
重症進行性伝染性単核症	X 連鎖リンパ増殖性疾患
経口ポリオワクチン後の麻痺性疾患	X 連鎖無ガンマグロブリン血症
反復性皮膚・全身のブドウ球菌感染症，粗な顔貌	高 IgE 症候群
遷延性鵞口瘡，爪萎縮，内分泌疾患	慢性皮膚粘膜カンジダ症
部分的白子症，反復性感染	Chédiak-Higashi 症候群
リンパ節腫脹，皮膚炎，肺炎，骨髄炎	慢性肉芽腫症
年長児（5歳以上）から成人	
慢性エンテロウイルス脳炎を伴う進行皮膚筋炎	X 連鎖無ガンマグロブリン血症
副鼻腔肺感染症，中枢神経障害，毛細血管拡張	ataxia telangiectasia
髄膜炎菌による反復性髄膜炎	C6，C7 または C8 欠損症
副鼻腔肺感染症，吸収不全，脾腫，自己免疫疾患	分類不能型免疫不全症

（金兼弘和：どのような時に免疫不全症を疑うか？ 小児感染免疫 2006；18（1）：41-46）

場合，好中球数が正常の場合は膿瘍形成の有無や，NBT 試験，好中球活性酸素産生能を検査し白血球接着不全症や，慢性肉芽腫症，Chédiak-Higashi 症候群などを鑑別する．好中球数が減少している場合は周期性好中球減少症などが鑑別としてあげられる．

確定診断として遺伝子検査による診断を行う．常染色体劣性遺伝の疾患については血族婚の有無も確認する．

また，PID では悪性腫瘍を発症しやすいこと，アレルギー疾患・自己免疫疾患の合併が多いことも問題となる．

一般医が，免疫不全症の専門医にインターネット上でコンサルトできるよう PIDJ（Primary Immunodeficiency Database in Japan）というシステムがあり，活用することをお勧めする（http://pidj.rcai.riken.jp）．

PID の疾患によっては易感染性のほかに特徴的な臨床所見を有するものがあり（表3），以下に代表的な疾患を簡単に概説する．

1 重症複合免疫不全症（SCID）

T 細胞の数的，機能的不全症を複合免疫不全症と呼ぶ．なかでも無治療の場合，乳児期に致死的である重篤な一群を SCID と呼ぶ．伴性重症複合型免疫不全症（X-SCID）は比較的頻度が高い．SCID は早期に診断され，造血幹細胞移植を施行された場合の予後はきわめて良好（90% 以上）とされているが，一方，診断が遅れ重症感染症を合併した場合はほとんどの症例で致死的な経過をたどる．

2 ataxia telangiectasia（AT）

進行性の小脳失調，皮膚・眼球の毛細血管拡張，IgA，IgE，IgG2 低値の免疫不全などを主徴とする．DNA の修復機構に関与する *ATM* 遺伝子による疾患で常染色体劣性遺伝である．

3 Wiskott-Aldrich 症候群

サイズの縮小を伴う血小板減少，湿疹，易感染性を三主徴とし，通常，男児に発症する．血小板減少は全例にみられ，初発症状の約 80% を占める．自己免疫疾患，悪性腫瘍の併発を起こしやすい．原因遺伝子は Xp11.22 に存在する *WASP* 遺伝子である．

4 DiGeorge 症候群（22q11.2 欠失症候群）

胸腺および副甲状腺の低または無形成，心大血

管系の奇形，顔貌異常を主徴とする．T細胞の欠失，低Ca血症を呈し，90%に22q11.2の大規模欠失が認められる．

5 BTK欠損症

B細胞欠損症の中で最も多い．X連鎖遺伝形式をとる無ガンマグロブリン血症で，Bruton's tyrosine kinase（*BTK*）が原因遺伝子である．末梢血の成熟B細胞が著明に減少し，血清IgGが200 mg/dL以下であることが多く，IgA，IgMも検出されない．母親由来の免疫グロブリンが消失する生後4〜6か月頃より重症細菌感染症の発症を繰り返すようになる．

6 分類不能型免疫不全症（common variable immunodeficiency：CVID）

低ガンマグロブリン血症と反復する細菌感染症を主徴とする免疫不全症である．発症年齢のピークは6歳前後と20代にみられる．原因遺伝子の同定に至っている例は少数である．

7 慢性肉芽腫症

慢性肉芽腫症は，最も頻度の高い貪食細胞異常症であり発生頻度は1/20〜25万人である．食細胞の活性酸素産生機構の異常により殺菌能が欠如している疾患であり，カタラーゼ産生菌に対し易感染性を示し，肉芽腫形成や慢性腸炎などの炎症症状が遷延する．

初期治療と注意すること

治療として支持療法が中心となるものから，根治的治療を目的とした造血幹細胞移植が必要なものまであり，重症免疫不全症（SCID）を含むいくつかのPIDは，造血幹細胞移植の適否が患者の生命予後を大きく左右する．

1 一般的な治療，感染予防策

感染予防が第一である．標準予防策に加え，疾患により，生水や温泉の飲用は避けるなどの配慮が必要である．可能な予防接種を進めていくが，不活化ワクチンの効果が得られない疾患も多く，また疾患により禁忌となる接種があるため慎重な判断を要する．感染した場合，重症化しやすいので入院適応を早めに設定し各種感染症に対する治療が行われる．白血球減少を認めている場合，G-CSFを投与し好中球数の回復に努める．

免疫不全症候群では全身状態が低下していることが多く，補液や栄養療法を行い全身状態の改善を行うことも重要である．

2 ガンマグロブリン定期補充療法

抗体産生能が欠如している疾患では，ガンマグロブリン製剤の補充療法を行うことで感染予防が期待できる．

3 特殊治療

免疫不全症の治療は疾患の性質上，根治療法としては特殊な高度医療が必要となる．

- 造血幹細胞移植

SCID，X連鎖高IgM症候群，Wiskott-Aldrich症候群などT細胞機能不全を伴う疾患では，造血幹細胞移植の適応となり，慢性肉芽腫症や先天性好中球減少症などでも行われている．治療成績は向上しており，成功すれば根治が期待できる特異的な治療法であるが，前処置や，幹細胞の選択，移植片対宿主病（GVHD）予防などの問題がある．

- 遺伝子治療

変異をもつ疾患責任遺伝子はそのままに，治療遺伝子を新たに染色体へ付加させることで根治を目指す治療である．X連鎖重症複合型免疫不全症（SCID-X1），ADA欠損症，Wiskott-Aldrich症候群の三疾患にはきわめて高い有効性が示されている．

- 過剰免疫に対する免疫抑制療法

自己炎症性疾患に対しては免疫抑制療法が選択されることが多い．①副腎皮質ステロイド，②アルキル化薬，③代謝拮抗薬（メトトレキサート，ミゾリビンなど），④T細胞活性阻害薬（シクロスポリン，タクロリムスなど），⑤生物学的製剤（フリキシマブ，エタネルセプトなど）の使用に加え，ガンマグロブリン大量療法やサリドマイド製剤，ヒドロキシクロロキンなどの有効性が報告されている．

［山﨑　晋，大塚宜一］

6. 免疫・アレルギー疾患

6. 若年性特発性関節炎
（若年性関節リウマチ）

若年性特発性関節炎とは

- 子どもに多いリウマチ性疾患の1つで，16歳以下に発症し，やや女児に多くみられます．
- いわゆる大人のリウマチが小児期に出たタイプと，小児特有の全身の症状が出てくるタイプがあります．
- 以前は若年性関節リウマチと呼ばれていました．

原因

- はっきりとした原因はわかっていませんが，外敵から身を守るための免疫機能の異常から，自分の関節の成分を非自己（敵）と認識してしまい，攻撃してしまう病気です．

よくみられる症状

- 大きくは，「全身型」と「関節型」の2種類に分かれます．
- 関節だけではなく，心臓や肺，目などに異常がみられます．

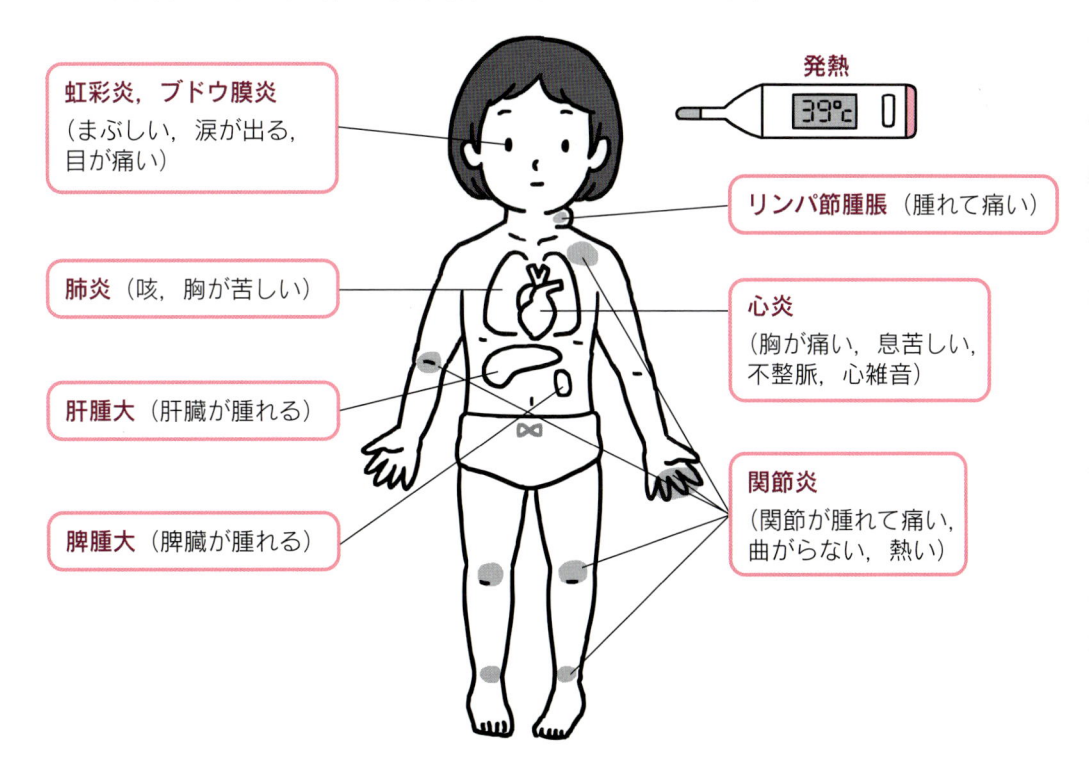

虹彩炎，ブドウ膜炎（まぶしい，涙が出る，目が痛い）

発熱 39℃

リンパ節腫脹（腫れて痛い）

肺炎（咳，胸が苦しい）

心炎（胸が痛い，息苦しい，不整脈，心雑音）

肝腫大（肝臓が腫れる）

脾腫大（脾臓が腫れる）

関節炎（関節が腫れて痛い，曲がらない，熱い）

「全身型」にみられやすい症状
- 2週間以上の持続する発熱，発疹，リンパ節腫脹，肝臓や脾臓の腫れなど全身症状が強い．
- 関節の症状はあまりはっきりしない．
- マクロファージ活性化症候群という重症な合併症を起こすことがある．

「関節型」にみられやすい症状
- 関節炎が，発症から6か月以内に1～4関節に限局する場合：少関節型．
  5関節以上にみられる場合：多関節型．
- 少関節型：関節の腫れで始まる，強い痛みは少ない，関節以外の症状はまれ．関節障害の予後は比較的良好．
- 多関節型：対称性に複数の関節の腫れ，熱感，赤み，痛み，動きづらい．
- 小児期発症関節炎の特徴として，慢性ブドウ膜炎（虹彩炎）を合併することがある．

初期治療と注意すること

- 発熱や関節炎などの症状が激しい急性期には入院して安静が必要です．
- 関節型でリウマトイド因子陽性の場合，関節炎が慢性化し，関節の障害を残しやすくなります．
- 薬物療法としては，非ステロイド性抗炎症薬（アスピリンなど）の内服，ステロイドホルモンの内服・点滴，免疫調整薬の投与があります．
- 炎症を増強させるサイトカインという因子を抑える生物学的製剤の治療を行うこともあります．この治療は専門的な施設で行います．
- 急性期を過ぎて関節症状がよくなっても，関節が曲がってしまうのを防ぐためにリハビリテーションが必要です．

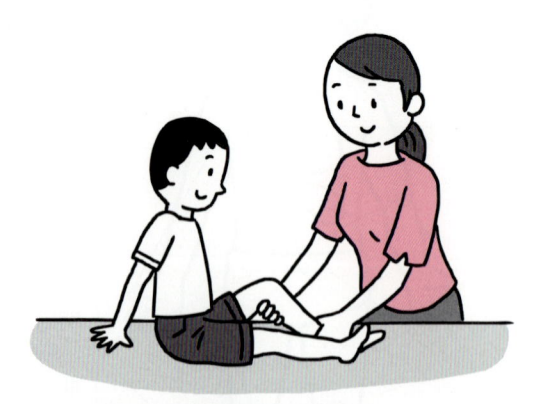

家族で協力してあげましょう

- 症状が落ちつけば健常児と変わらない生活が可能です．ただし，激しい運動が再発や再燃の誘因になることがあります．
- 入院期間が長くなったり，関節痛や運動障害などから心理的ストレスが大きくなることがあります．病気に対する正しい理解と家族の協力が大切です．

解説

国際リウマチ学会および世界保健機構で提唱されている若年性特発性関節炎（juvenile idiopathic arthritis：JIA）の分類案を示した（表1）．表1の①全身型関節炎は，発熱などの全身症状を伴い症候の1つとして慢性関節炎を生じる疾患であり，②～④は主として関節炎が病態の中心となるという意味で「関節型」と呼ぶ．⑤，⑥は背景となる疾患が存在し，「症候性関節炎」と呼ばれる．

JIAの頻度は，わが国では小児人口10万人対10～15人の頻度で発症し，そのうち全身性関節炎は約20％，関節型関節炎では多関節型のほうが少関節型に比べ多い．

原因

宿主の遺伝的な素因に加え，何らかのウイルス感染などの環境因子が引き金となって発症すると推測されているが詳細は不明である．IL-6を中心とした炎症性サイトカインが強く関与する．

よくみられる症状

1 全身型JIA

2週間以上持続する弛張熱を呈する．初発時に関節痛が認められるものは半数以下で，経過とともに出現することが多い．診断において悪性腫瘍や，感染症など不明熱の原因疾患の除外をすることが重要である．血液検査では，炎症マーカーの高値，フェリチン増加などが参考になる．

全身型JIAは，EBウイルスやサイトメガロウイルス感染症などを契機にマクロファージ活性化症候群などへ重篤化することがあり留意する．

表1　若年性特発性関節炎の分類基準と特徴

分類	定義	発症年齢	性差（F：M）
①全身型関節炎	2週間以上持続する弛張熱を伴い，以下の1つ以上を満たす 1. 典型的な紅斑 2. 全身のリンパ節腫脹 3. 肝腫大または脾腫大 4. 漿膜炎	小児期全般	1：1
②少関節炎	発症の6か月以内に1～4関節に限局する関節炎．以下の2型がある a）持続性少関節型：全経過を通じて4関節以下． b）進展性少関節型：発症6か月以降に5関節以上に炎症を認め，RF陽性例が含まれる．	幼児期（ピークは2～4歳）	5：1
③RF陰性多関節炎	発症6か月以内に5関節以上に関節炎がみられる．RFは陰性	2～4歳と6～12歳の二峰性ピーク	3：1
④RF陽性多関節炎	発症6か月以内に5関節以上に関節炎を認め，少なくとも3か月以上の間隔で測定したRF因子が2回以上陽性	小児期後期または青年期	3：1
⑤乾癬性多関節炎	乾癬を伴う関節炎，または以下の2項目以上を伴う関節炎 1. 指関節炎 2. 爪の変形 3. 1親等内の乾癬患者	小児期後期または青年期	1：0.95
⑥腱付着部炎関連関節炎	関節炎と付着部炎，または以下の2項目以上が陽性の関節炎または付着部炎 1. 仙腸関節の圧痛または炎症性の腰仙関節痛 2. HLA-B27陽性 3. 6歳以上で関節炎を発症した男児 4. 急性前部ブドウ膜炎 5. 1親等内に強直性脊椎炎，腱付着部関連関節炎，炎症性腸疾患に伴う仙腸関節炎，Reiter症候群，急性前部ブドウ膜炎の家族歴	2～4歳と6～12歳の二峰性ピーク	1：7
⑦分類不能型関節炎	上記の分類基準を満たさない，あるいは2つ以上の分類基準を満たすもの		

（Ravelli A, et al：Juvenile Idiopathic Arthritis. Lancet 2007；369：767-768／Femke H M Prince, et al：Diagnosis and management of juvenile idiopathic arthritis 2011；342：95-102 を参考に作成）

2 関節型 JIA

① 少関節型

初発症状は関節腫脹が多く、痛みを訴えることは少ない。朝のこわばりは幼少時では自分で訴えることが難しいため、保護者に起床時間と動かしはじめた時間を観察してもらうことも重要である。関節炎は下肢、特に膝・足関節に始まることが多い。血液検査では、赤沈、CRPは陽性となっても軽度であり、正常な症例もあるため注意が必要である。抗核抗体は65〜80%で陽性になり、陽性の場合、慢性ブドウ膜炎の合併に注意する。また、リウマトイド因子（RF）が陽性となることは少ないが、陽性例では進展型への移行に注意する。

② 多関節型

対称性に複数の関節腫脹、可動制限を認める。顎関節や頸椎部についての評価も忘れずに行う。早期から浸潤性滑膜炎を認め、治療不応例では関節の線維性拘縮をきたす。可動性の皮下結節が肘関節の肘頭周囲、手指や手関節の伸側、指趾の指末骨近位および脛骨前面にみられる。血液検査では、白血球増加、赤沈の亢進、CRPの上昇、血清補体の上昇などを認める。RFとHLA-DR4陽性の場合、関節破壊の進行を認めるなど予後は不良である。RF陽性例は10歳以降〜思春期の女児に多く、成人の関節リウマチが小児期に発症したものである。血清中のMMP3や抗CCP抗体は、関節破壊の指標となる。

初期治療と注意すること

治療により、投薬の必要がなくなった状態を完治と定義すると、JIAの60%は完治する。全身型JIAと関節型JIAでは治療法が異なるため、以下、分別して記載する。詳しい投与量については2007年に日本小児リウマチ学会より発表された「若年性特発性関節炎初期診療の手引き」を参考にされたい。

1 全身型 JIA

全身型JIAが疑われる症例の多くは、当初は不明熱と診断されるため、鑑別診断を行いつつNSAIDsによる初期治療を開始する。多くの症例では病勢は改善せず診断確定のあとに、ステロイド薬による治療が必要である。メトトレキサート（MTX）が加えられることもあるが、生物学的製剤であるトシリズマブ（抗IL-6レセプター抗体）の適応も検討する。

2 関節型 JIA

全身型同様に、診断確定までNSAIDsによる初期治療を行う。2〜3週間の内服経過で炎症所見の改善がみられない場合、少量プレドニゾロンとMTX少量パルス療法の併用療法へ移行する。この併用療法により70〜75%の患児に炎症抑制を導入できるが、難治例では全身型同様に生物学的製剤の適応を検討する。

いずれの病型でも関節の変形、拘縮および強直をきたすことがあり、関節所見と画像所見の評価を継続して行う。予防としてリハビリテーションは早期から積極的に行うことが重要である。

［山﨑　晋，大塚　宜一］

7. リウマチ熱

6. 免疫・アレルギー疾患

リウマチ熱とは

- 溶連菌感染症によって起こる病気の1つです．
- 溶連菌による上気道炎があり，治ってから1～4週間後に発症します．
- 学童期の子どもに多い病気です．近年，わが国では非常に少なくなっています．

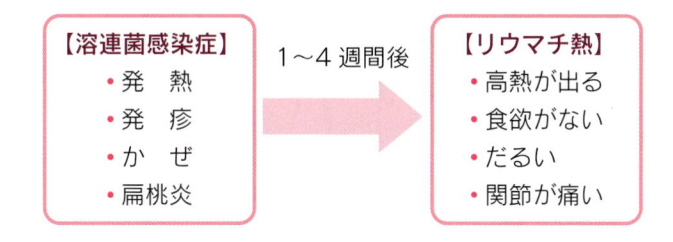

【溶連菌感染症】
- 発　熱
- 発　疹
- か　ぜ
- 扁桃炎

→ 1～4週間後 →

【リウマチ熱】
- 高熱が出る
- 食欲がない
- だるい
- 関節が痛い

原因

- A群β溶血性連鎖球菌（溶連菌）の感染によって起こる免疫反応が原因とされています．

よくみられる症状

- **発熱**：高い熱が出たり下がったりします．
- **心炎**：心臓に炎症が起こります．脈が速くなる（頻脈），動悸がする，不整脈，胸痛，呼吸困難，心雑音などがみられます．弁膜症を合併することがあります．
- **関節炎**：膝，足，肘，手，股，肩の関節を痛がり，痛いところが移動します．
- **舞踏病**：突然手を握ったり開いたり，腕や手を振り回したり，踊っているような変わった運動を始めます．落ち着きがなく，ごはんをこぼすなど，行儀が悪いといわれます．
- **皮膚症状**：丸い淡赤色の発疹（輪状紅斑）がみられ，数時間から数日で消えます．皮下に腫瘤（皮下結節）がみられます．
- 上記のような症状と，病歴，血液検査，溶連菌迅速検査および培養検査，胸部エックス線，心電図，心臓超音波などの検査結果を組み合わせて診断を行います．

発熱 39℃

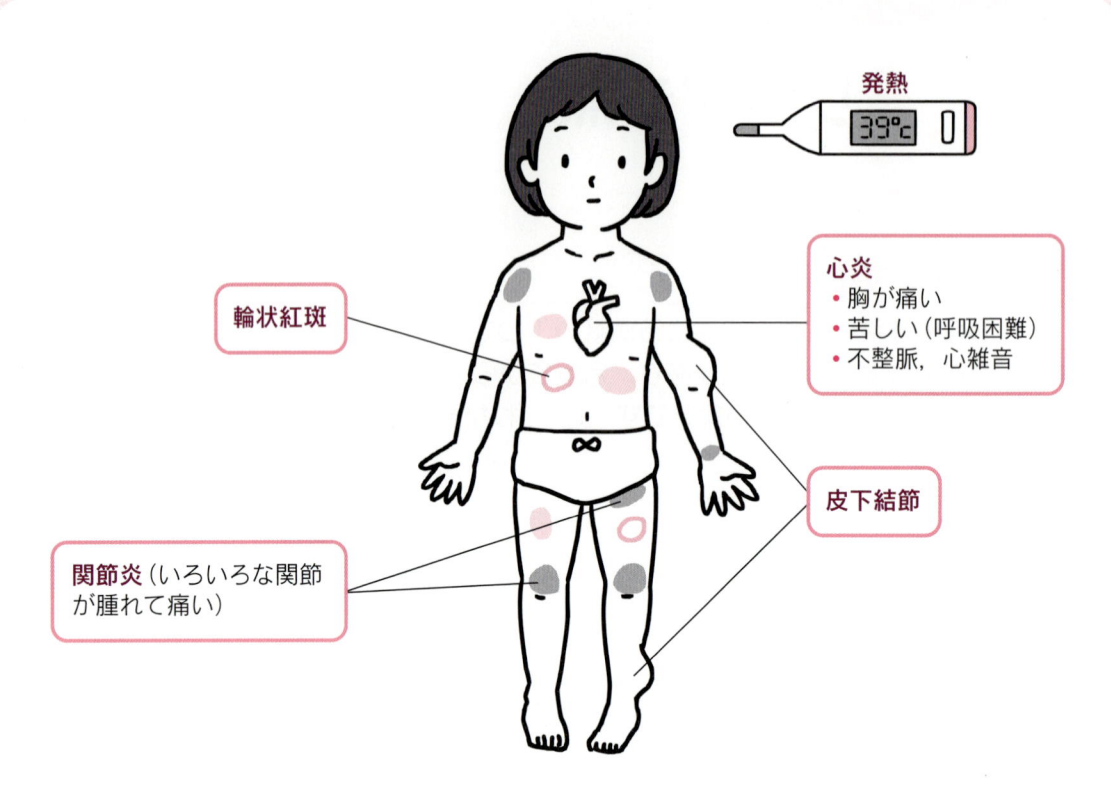

輪状紅斑

心炎
- 胸が痛い
- 苦しい（呼吸困難）
- 不整脈，心雑音

関節炎（いろいろな関節が腫れて痛い）

皮下結節

初期治療と注意すること

- 発症時に溶連菌がみつからなくても抗菌薬を投与します．
- アスピリンなどの炎症を抑える薬を長期間投与します．
- 心炎，舞踏病があるときにはステロイドホルモン薬を投与します．
- 心炎がない場合は，生活制限は必要ありません．
- 心炎や弁膜症がある場合には，程度により運動制限をします．早めにみつけて正しい治療を行うことが大切です．
- 経過はいろいろですが，心炎以外は一般に2～6か月で後遺症もなく治ります．心炎があっても初期に適切な治療をすれば，予後は悪くありません．
- この病気は再発しやすく，再発すると心炎が進み死に至ることがありますので，再発予防のために抗菌薬を長期間飲む必要があります．
心炎がない場合でも5年間，心炎合併では10年間，弁膜症がある場合はさらに長期間飲み続ける必要があります．
- 扁桃炎，副鼻腔炎，むし歯は治療して溶連菌の感染を起こさないようにすることが大切です．

解説

A群β溶血性連鎖球菌（group A streptococci：GAS）による咽頭扁桃炎の2～3週間後に関節，皮膚，心臓，神経系など多臓器に生じる全身性の非化膿性炎症性疾患である．従来から用いられているJonesの診断基準を表1に示す．

GAS感染症の0.4～3%に発症する．リウマチ熱は第5群感染症に分類され厚生労働省への報告が義務づけられているが，発症患者数は年間20人程度であり，近年，わが国での発症は激減している．5～15歳に多く発症し，性差はない．

早期治療および再発予防により心後遺症は著明に減少するため，小児期の関節症を診断する場合に鑑別しなければならない疾患である．

原因

GASの細胞壁特異タンパクであるMタンパクや細胞壁C多糖体に対して産生された抗体が，心筋や関節，滑膜，神経細胞などの組織抗原との交差免疫反応を起こし，さまざまな症状を起こすとされている．GASはMタンパクにより100種以上の血清型に分けられており，その中でM1,3,5,6,14,18,24型がリウマチ熱に関係があるとされている．また，GASによる急性糸球体腎炎の原因菌はM4,9,12,20型などであり，リウマチ熱と同時に発症することはまれである．また，家族内集積や同胞間での症状の類似性があるため，宿主側の因子としていくつかの遺伝的素因が示唆されている．

よくみられる症状

1 心炎

約半数の症例に合併する．心内膜炎が主体であり，心炎発症の50%で後遺症として心臓弁膜障害を残し，僧房弁閉鎖不全や大動脈弁閉鎖不全をきたす．臨床的な診断は心雑音の聴取，心電図の変化，心エコー検査にて行う．

2 多関節炎

約70%の症例に合併する．膝，足，肘，股関節など大関節が侵されやすい点や，一過性かつ移動性である点がほかの関節炎との鑑別に有用な特徴である．骨や関節に骨破壊像を伴うことは少なく，NSAIDsが著効する．関節痛のみでは関節炎と診断せず，熱感，腫脹，発赤を伴うものをいう．反応性関節炎を生じる連鎖球菌感染後反応性関節炎（post-streptococcal reactive arthritis），若年性特発性関節炎，化膿性関節炎は固定性の関節炎である．

3 舞踏病

5～10%の症例に合併する．リウマチ熱発症時だけでなく，遅発性に単独で発症することもある．情緒不安定，不随意運動，筋緊張低下を主徴とし，落ち着きがない，字が下手になるなどの症状で気づかれる．不随意運動は通常は片側性で睡眠時には消失する．GAS感染症後にチックなどの精神・神経症状を単独で発症する神経疾患を pediatric autoimmune neuropsychiatric disorders associated with streptococcal infections（PANDAS）と呼び，舞踏病とは鑑別を要する．

4 輪状紅斑

10～20%の症例に合併する．直径1～3cmの

表1 リウマチ熱の診断基準

主症状	副症状	先行するA群連鎖球菌
①心炎 ②多関節炎 ③舞踏病 ④輪状紅斑 ⑤皮下結節	〈臨床症状〉 ①関節痛 ②発熱 〈検査所見〉 ③急性反応物質 　赤沈値・CRP ④心電図PR時間延長	感染の証拠 ・関連抗体の高値または上昇 ・咽頭培養陽性または迅速検査反応陽性
診断：先行するA群連鎖球菌感染が証明され，かつ主症状2項目以上，または主症状1項目＋副症状2項目以上		

(Jonesの診断基準，1992)

輪状ないし多型形で，淡紅色を呈し中心部は退色している．かゆみはなく，一過性，無痛性で体幹や四肢近位部に認め，顔面には少ない．

5 皮下結節

2〜5％に認め比較的まれである．大関節の伸側，脊椎棘突起付近に多く，一過性，無痛性の結節である．

6 その他

発熱，リンパ節腫脹，疲労感，腹痛，蒼白，多汗などを呈する．数週間で疾患の活動性は治まることが多く，心炎以外は一般的には予後良好である．

初期治療と注意すること

急性期の治療

咽頭培養や迅速検査が陰性であっても，リウマチ熱と診断された全例が抗菌薬の投与を必要とする．GAS除菌レジメに基づく抗菌薬の投与を行い，アモキシシリン（50mg/kg/日，分2〜3，10〜14日間）が第一選択である．ほかの経口抗菌薬ではセフェム系抗菌薬を使用することが多い．ペニシリン過敏症のある患者ではマクロライド系抗菌薬を選択する．

関節炎に対してはアスピリン50〜70mg/kg/日を3〜4分割して内服し，2週間以上は継続せず徐々に漸減する．関節炎は自然軽快することが多く，改善のない場合は診断を再検討する．

心炎に対してはアスピリン80〜100mg/kg/日を4分割して1〜2か月間投与し，1か月かけて漸減する．重症例ではプレドニゾロン1〜2mg/kg/日を2〜3週間投与し，その後漸減する．

舞踏病に対しては鎮静薬としてフェノバルビタールやジアゼパムを用いるが，難渋する場合はプレドニゾロンの投与を考慮する．経過観察で自然軽快することも多い．

予防内服

再発率は約60％に及び発症後1年以内が多く，5年を経過すると低下する．GASの再感染により再発するリスクが高いため，急性期の治療後は抗菌薬の予防内服（アモキシシリンの内服が多い）を行う．目安として米国心臓病学会では，①心炎非合併例は5年間（または21歳まで）の内服をし，最低2年間は定期的な心エコー検査を行い，心炎の発症に注意する，②心炎を起こしても弁膜症を合併していない場合は10年間（または21歳まで）の内服をする，③心臓弁膜症合併例では10年間（または40歳まで）の内服をする，と提唱し，症例によりさらに長期の内服が必要になることもあるとしている．

［山﨑　晋，大塚 宜一］

6. 免疫・アレルギー疾患

8. 全身性エリテマトーデス

全身性エリテマトーデスとは

- 英語名の頭文字をとってSLEと略して呼ばれ，全身の臓器に免疫反応によって炎症が起こる病気です．
- 若い女性に多いリウマチ疾患の1つで，小児では5〜15歳で発症します．
- 寛解（よくなること）と再燃（悪くなること）を繰り返す慢性の病気です．

原　因

- 体の中に免疫反応によって自己抗体（自分の細胞や組織を攻撃する抗体）ができてしまいます．
- 自己抗体の1つである抗核抗体（細胞の核に対する抗体）は，自分の細胞の核に反応して，免疫複合体（抗原と抗体が結合したもの）をつくります．
- 免疫複合体が全身の皮膚，関節，血管，腎臓などにたまり，組織を傷害することによって引き起こされると考えられています．

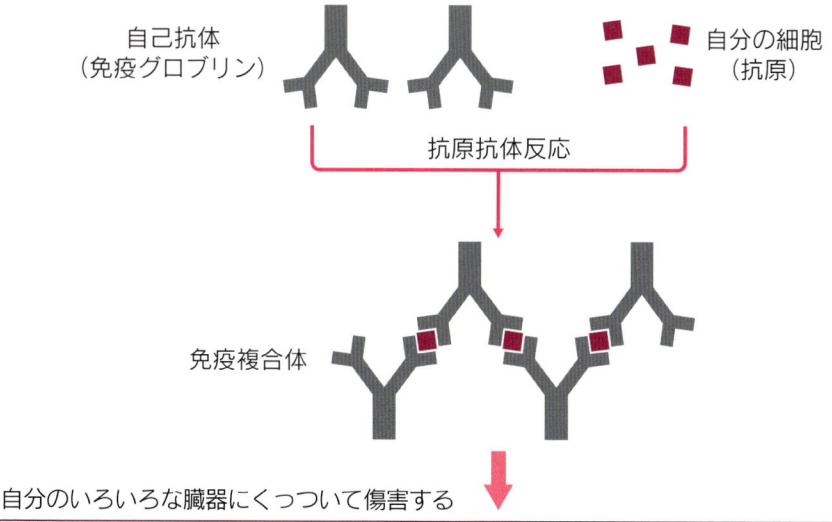

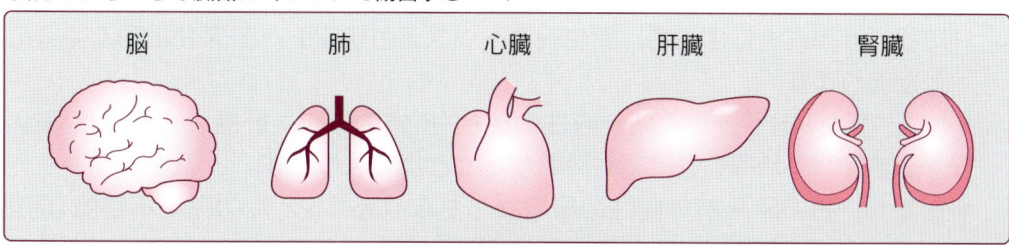

自己抗体（免疫グロブリン）　　自分の細胞（抗原）

抗原抗体反応

免疫複合体

自分のいろいろな臓器にくっついて傷害する

脳　　肺　　心臓　　肝臓　　腎臓

SLEの発症の仕組み

よくみられる症状

- 頬から鼻にかけて蝶形紅斑（蝶の形の赤い発疹）がみられるのが特徴です．
- その他，円板状紅斑，関節炎，光線過敏症（日光に当たるとひどく赤くなる），ひどい口内炎（口腔潰瘍），発熱，全身倦怠感，けいれんなどの症状がみられます．
- 血尿やタンパク尿が出る腎炎の合併が多くみられます．

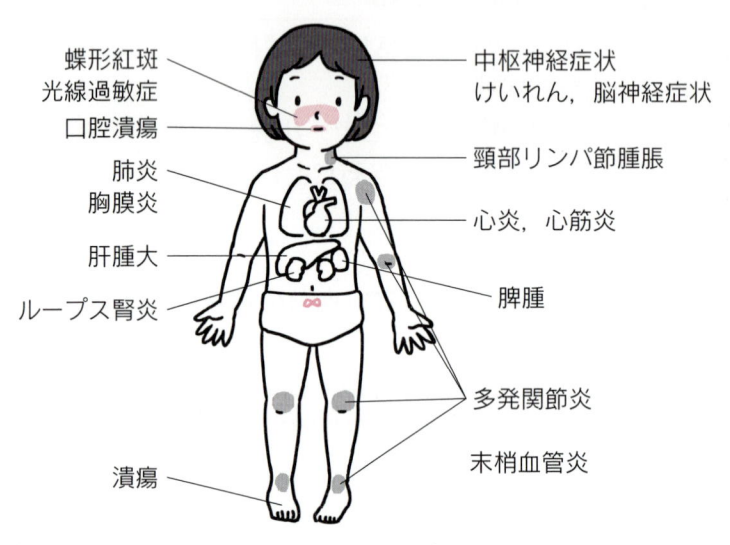

蝶形紅斑
光線過敏症
口腔潰瘍
肺炎
胸膜炎
肝腫大
ループス腎炎
潰瘍

中枢神経症状
けいれん，脳神経症状
頸部リンパ節腫脹
心炎，心筋炎
脾腫
多発関節炎
末梢血管炎

全身性エリテマトーデス（SLE）

初期治療と注意すること

- 自分自身に対する免疫を抑えるため，免疫抑制効果のある薬を使います．慢性の病気のために長期の薬物療法が必要です．
- 副腎皮質ステロイド薬を内服または大量の点滴静注（パルス療法）で使用します．免疫抑制薬を併用することもあります．
- 体外循環療法や抗凝固療法を行う場合もあります．
- 病気を発症，悪化させる誘因は，紫外線，ウイルス感染，ケガ，外科手術，妊娠・出産，ある種の薬剤などです．これらに注意が必要です．
- 腎臓，中枢神経の障害や血管炎などがある場合は，多種類の薬剤の大量投与が必要です．
- SLEの母親からの出生児では，自己抗体（抗SS-A，抗SS-B抗体）が胎児に移行することによって，新生児ループスエリテマトーデス（NLE）になることがあります．
- NLEでは，出生後すぐに一過性の症状（皮膚の紅斑，肝腫大，血小板減少）が出ますが，治療しないでも時間がたつとよくなります．
- ただし，抗SS-A抗体陽性の母親から生まれる1〜2％の児に不整脈（房室ブロック）が出現します．この不整脈は治らないため，生まれてすぐに心臓ペースメーカーが必要となります．

解説

 自己免疫機序により起こる全身性の慢性炎症性疾患である．小児の全身性エリテマトーデス（systemic lupus erythematosus：SLE）は，通常5〜15歳（男女比はおよそ1：4）で発症する．自己抗体が産生され，循環血液中あるいは標的臓器組織で免疫複合体が形成されて血管壁や組織に沈着することにより炎症を起こす．標的臓器は，腎臓，中枢神経，心・肺，皮膚，粘膜などである．
 寛解と増悪を繰り返し，長期経過での標的臓器の組織破壊と修復により線維化が蓄積される．また，約半数でシェーグレン症候群，約10％に抗リン脂質抗体症候群など，ほかのリウマチ疾患を併発する．

原因

 薬剤誘発性ループスを除いて原因は不明である．遺伝要因と環境因子など多因子により免疫調節障害を引き起こし発症すると考えられている．小児SLEでは約20％に家族歴があることや一卵性双生児で60％が発症することなどから，遺伝要因が関与すると推測される．環境因子としては，ウイルス感染や日光刺激などが考えられている．

よくみられる症状

 小児SLEの診断の手引き（表1）に記載されている症状がみられる．初発症状として，発熱，全身倦怠感，関節痛，筋痛，出血傾向，腎炎による浮腫，中枢神経ループスによるけいれんなどがある．

1 全身症状
 発病時や再燃時は発熱が多くみられるが高熱は少ない．全身倦怠感も多い症状である．

2 皮膚粘膜
 頰部の蝶形紅斑，円板状紅斑，光線過敏は特徴的な所見である．口腔粘膜に潰瘍ができるが痛みがない場合もある．

3 関節
 膝，足，肘，手の関節炎が多く，若年性特発性関節炎と異なり指関節はまれで関節痛のみの場合が多い．

表1 小児SLEの診断の手引き

1. 顔面蝶形紅斑
2. 円板状紅斑
3. 光線過敏症
4. 口腔潰瘍
5. 関節炎
6. 胸膜炎または心膜炎
7. けいれんまたは精神病
8. タンパク尿または細胞性円柱
9. 溶血性貧血または白血球減少またはリンパ球減少または血小板減少
10. LE細胞または抗DNA抗体または抗Sm抗体または梅毒反応生物学的偽陽性
11. 蛍光抗体法による抗核抗体
12. 血清補体価の低下（CH50, C3のいずれかまたは両方）

4項目以上を満たす場合はSLEである可能性が高い（感度80％，特異度95.6〜100％）．
注：梅毒反応生物学的偽陽性は抗カルジオリピン抗体陽性による．
（1986年厚生省小児膠原病研究班）

4 腎
 血尿，タンパク尿が出現する．ネフローゼ症候群や急性腎炎を発症する例や，無症状で学校検尿により発見される例もある．成人に比し合併頻度が高く，初発から3年の経過で90％の患者に発症する．尿所見のないSLE患者でも，組織では腎炎があることが知られている．

5 末梢血管炎
 末梢血管炎による循環障害で，運動・寒冷刺激により指先の蒼白，チアノーゼが生じるレイノー現象がみられる．

6 循環器
 心外膜炎の頻度が高く，臥位や吸気時に前胸部痛を生じる．経過が長い場合には肺高血圧症が問題となる．

7 呼吸器
 胸膜炎や間質性肺炎による咳，胸痛が生じる．

8 中枢神経
 けいれん，人格の変化，うつ病，運動麻痺など多彩で，重症度と予後に関係する．

初期治療と注意すること

治療
 治療目標は，病勢を早期に沈静させて臓器障害の進行を阻止し，質の高い日常生活を長期にわたり患者に提供することである．すなわち，重症度に合わせて早期に積極的な治療で炎症を抑制し，

さらに副作用の発現を最小限にする必要がある．

血液所見，ループス腎炎の病理組織像，中枢神経病変，ほかの臓器障害の程度から，軽症，中等症，重症，超重症例に分類し，初期治療を選択する．

プレドニゾロン内服，メチルプレドニゾロンパルス療法，シクロホスファミドパルス療法，免疫抑制薬（アザチオプリン，ミゾリビン，シクロスポリン，タクロリムスなど）内服，およびそれらの併用などの選択肢がある．ステロイド投与だけではコントロールできない場合が多い．血漿交換，二重濾過血液浄化療法が必要な場合もあるため，診断がついたら専門医への紹介が必要である．

診　断

症状が非特異的で多彩であり，個人によって出る症状の種類，時期，程度が異なるために診断に時間がかかることがある．SLEを疑って抗核抗体などの検査をすることが重要である．

症状がなくても全身の臓器障害の把握のために，頭部MRI（CT），脳血流量シンチグラフィー，腎生検，胸部CT，呼吸機能検査，心電図，心エコー，眼科など全身の検査が必要である．

ほかのオーバーラップするリウマチ疾患の精査として，血中抗SS-A，抗SS-B，抗Sm，抗RNP，抗カルジオリピン抗体，ループスアンチコアグラントなどを測定する．

生活管理

慢性疾患のために，再燃のきっかけになる紫外線曝露，感染，過労には注意が必要である．日焼け止めクリーム，帽子，手袋を使用する．

過度の日常生活制限は，患児のQOLを下げるので，家族のサポートや周囲のサポートを促し学校との連絡を密に行い，なるべく通常の生活を送らせるように配慮する．

免疫抑制薬内服中は催奇形性の問題があり，避妊の説明も必要となる．

抗SS-A，抗SS-B抗体陽性の母親から出生した児は，自己抗体が新生児に移行することにより新生児ループスエリテマトーデス（NLE）を発症する．NLEの皮膚の紅斑，肝腫大，血小板減少は一過性であり無治療で軽快する．しかし房室ブロックは，抗SS-A抗体陽性母親の1〜2％に発症し心臓ペースメーカーが必要となるので妊娠中から治療・管理が必要である．

［松原 知代］

6. 免疫・アレルギー疾患

9. アレルギー性紫斑病

アレルギー性紫斑病とは
- 4〜10歳に起こることの多い原因不明の全身の血管の炎症です．

原因
- 何らかの特殊な免疫の反応により，血管に炎症が起き，もろくなって紫斑ができます．
- 一部には溶連菌の感染が関係するといわれています．

よくみられる症状
- 紫斑，関節痛，腹痛，顔や手足などのむくみが現れます．これらの症状はすべてそろうとは限りません．

紫　斑：点状・斑点状の盛り上がった出血斑で，両側の下肢に多く，お尻，腕，手に広がることがあります（指で押しても色が消えません）．
関節痛：足やひざなどの関節が痛みます．
腹　痛：激しい痛み，吐き気，血便を伴うこともあります．
むくみ：現れては消える一時的なむくみです．

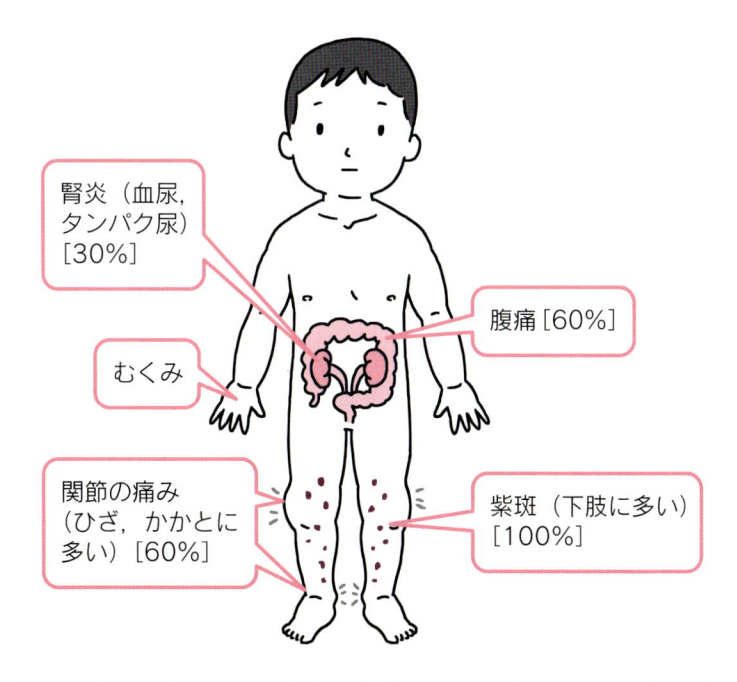

- 腎炎（血尿，タンパク尿）[30%]
- むくみ
- 腹痛[60%]
- 関節の痛み（ひざ，かかとに多い）[60%]
- 紫斑（下肢に多い）[100%]

- 症状から診断する病気で，あまり特徴的な検査結果はありません．血管のもろさを調べる診察，溶連菌の検査などが診断の助けになります．

- 紫斑が現れて6週間以内に，約1/3の頻度で腎炎が合併します．
  ほとんどは無症状で，定期的な検尿の血尿やタンパク尿で発見されます．

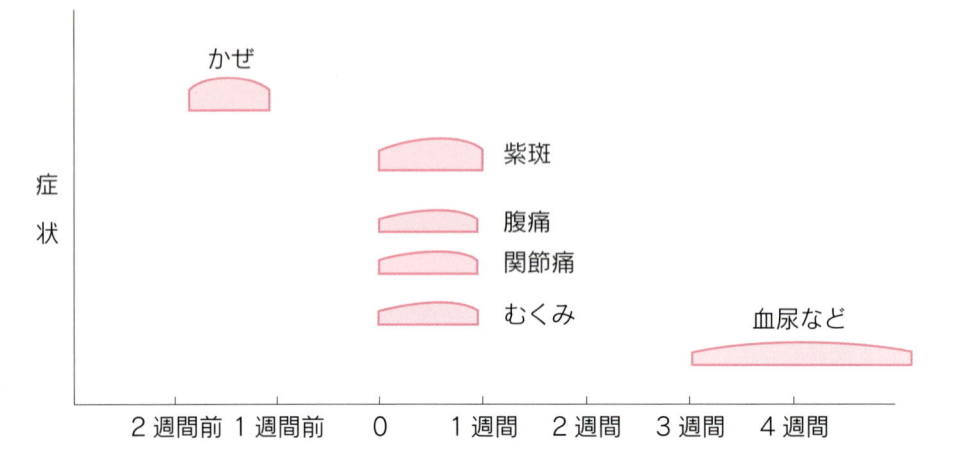

症状／かぜ／紫斑／腹痛／関節痛／むくみ／血尿など
2週間前　1週間前　0　1週間　2週間　3週間　4週間

初期治療と注意すること

- 紫斑が現れたら安静にします．溶連菌の感染があれば，抗菌薬で治療します．
- 腹痛が強かったり，血便が出る場合は入院となり，痛みに対してステロイド薬が使われます．ただし，腎炎の予防効果はありません．
- 激しく繰り返す腹痛，真っ赤な血便を伴うときは腸重積という緊急の状態を合併していることがあり，注意を要します．
- 紫斑はほとんどが2週間以内に消えますが，6週間以内に再発することもあります．なかには数か月〜数年にわたって再発を繰り返すこともあります．
- 合併症の腎炎はほとんどが一時的なものですが，なかには慢性化したり重症になって治療が必要なこともあります．何もなくても，半年くらい検尿で調べます．
- 濃いオレンジ色〜コーラ色の尿，尿が少ない，朝起きたとき両側のまぶたが腫れている，急に体重が増えた，いつも履いている靴が履きにくくなったなどは，腎炎が悪化したことを疑います．すぐに病院を受診しましょう！

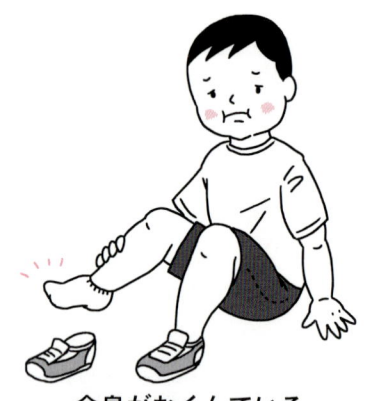

全身がむくんでいる
（眼瞼浮腫＋上肢下肢）

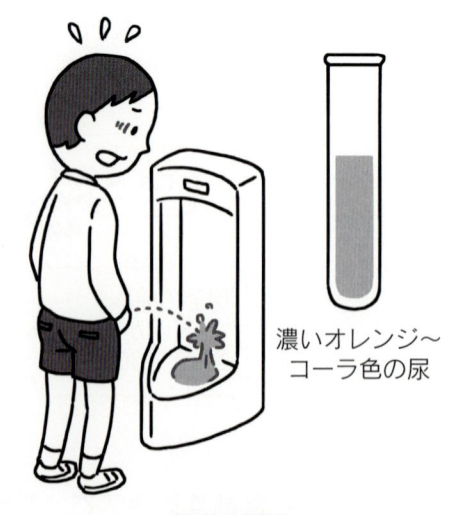

濃いオレンジ〜コーラ色の尿

腎炎の悪化

解　説

　Henoch-Schönlein紫斑病，血管性紫斑病とも呼ばれる．血小板減少や凝固異常を伴わない隆起性紫斑，関節痛，腹痛および腎炎を臨床症状とし，細動脈〜毛細血管〜細静脈を炎症の場とする全身の血管炎である．好発年齢は4〜10歳で，90%は小児期に発症し，発症率は10万人あたり20人程度である．

原　因

　病理学的には血管壁にIgAやフィブリンの沈着が認められ，A群β溶血性連鎖球菌（以下，溶連菌）感染症が先行している例が50〜60%あり，溶連菌などの抗原に対するIgA免疫複合体が病態発症に関与している可能性が示唆されている．

よくみられる症状

　動静脈吻合が存在する皮膚，消化管，関節滑膜，腎などが標的臓器になることより，紫斑，関節痛，腹痛を三主徴，もしくは浮腫を含めて四主徴とする特徴的な臨床症状を呈する．初発症状として，紫斑が70%，関節痛，腹痛はともに15%程度出現し，これらの主要症状はすべてそろうとは限らない．
　皮膚症状は最終的に100%出現し，圧迫によって退色しない点状出血斑が重力のかかる下肢を中心に初発し，殿部，前腕，手，背にほぼ左右対称に広がる．紫斑は発症から2週間以内に消退することが多いが，約30%が6週間以内に再発し，数か月〜数年にわたって再発を繰り返す例もある．皮膚の浮腫はQuinckeの浮腫といわれる血管神経性浮腫で，頭部，四肢などに出現する．
　関節症状は60%程度出現し，足関節，膝関節の少数の関節に好発し，一過性で移動性である．圧痛，腫脹を伴うことが多いが，変形などの後遺症はない．
　腹部症状も60%程度の出現率であり，疝痛様の激しいものや消化管粘膜浮腫による蠕動低下に起因する嘔吐，消化管出血による下血や吐血を伴うことがある．通常は，紫斑出現後1週間以内に出現するが，約10%の症例で紫斑に先行して腹部症状が出現することがあり，開腹手術をされる例もあり注意を要する．消化管出血は全消化管にわたって起こる可能性があり，上部消化管出血ならタール便，下部であれば鮮血便となる．重症例は，腸重積，腸管穿孔をきたすことがある．特に腸重積は0.5%程度の出現率でまれではあるが，60%が回腸回腸型であるため注腸整復が困難である．年長児の腸重積は，紫斑がなくとも本症を念頭に置くべきである．
　紫斑病性腎炎は本症の約1/3の症例に合併し，顕微鏡的〜肉眼的血尿やタンパク尿で発見され，紫斑の出現後4週間以内に85%，6週間以内に約90%，6か月以内にほぼ全例が出現する．すなわち，本症の罹患後半年は検尿によるフォローアップが必要である．紫斑病性腎炎の約20%はネフローゼ症候群または急性腎炎症状（腎機能障害，高血圧，乏尿）であり，慢性腎炎に陥るのはその20%にのぼる．腎生検では，巣状・分節状のメサンギウム増殖から半月体形成まで多彩な病理所見を認め，蛍光抗体法にてメサンギウム領域にIgA，C3，フィブリンの沈着がびまん性にみられる．これらの腎病理所見は，IgA腎症に類似している．腎予後を占う因子として，50%以上の糸球体に半月体を認める例，糸球体硬化，間質線維化を伴う例といわれている．しかし，経過により腎所見は変化することがいわれている．腎炎のリスクファクターとしては，①持続する紫斑，②激しい腹痛，③年長児，④再発例，⑤凝固第XIII因子の低下などが報告されている．
　その他，陰嚢の疼痛，腫脹を認めた場合は，精巣炎や精巣上体炎が疑われる．まとめると，本症の合併症として重要なものは，急性期の腸重積，回復期の腎炎である．

診　断

　本症は臨床症状から総合的に診断される疾患であり，特異的な検査所見などはない．診断基準は，血小板減少や凝固異常を伴わない隆起性紫斑＋①腹痛，②関節痛，③生検組織におけるIgA沈着，④腎炎のうち1つ以上を満たすものとされている（Dedeoglu F, et al：Up To Date version 18：2：2010）．その他の診断のポイントとして，上記の臨床症状

のほかに，理学的には Rumpel-Leede 試験陽性，病歴では溶連菌感染症などの先行感染の存在，検査所見では溶連菌抗体価（ASO，ASK など）上昇の確認も有用で，参考所見として急性期 IgA 値の上昇，凝固第XIII因子の低下などがある．腹部症状をきたしているときの免疫学的便潜血反応，紫斑病性腎炎の存在を示唆する検尿所見に注意する．内視鏡検査では，胃，十二指腸，大腸に出血，びらん，浮腫などがみられる．

初期治療と注意すること

1 家での対応

紫斑，関節痛のあるうちは安静にさせ，腹部症状がある場合は直ちに来院を促す．特に血便を呈する場合は入院させる．1 年以内は 30～40％ が再発する可能性があることを説明する．肉眼的血尿，乏尿，起床時の両眼瞼の浮腫，急激な体重増加，いつも履いている靴が履きにくくなったなどネフローゼ症候群または急性腎炎症状を示唆する臨床症状の出現によく注意させる．

2 病院での対応

radical な治療法はない．溶連菌の先行感染があれば，ペニシリン系抗菌薬を 10 日～2 週間用いる．急性期は原則として入院させ，疼痛に対して副腎皮質ステロイド薬を投与する．ステロイド薬には，関節症状の軽減効果もあるが，腎炎の予防効果はないとされる．腹部症状・関節症状と凝固第XIII因子の低下には関連性が報告されており，凝固第XIII因子製剤の点滴静注が治療の選択肢になることもある．

腎炎に対する積極的な免疫調節療法は，高度タンパク尿，腎機能障害，半月体形成性糸球体腎炎といった重症例に対してのみ施行する．一般的には，ステロイドパルス療法，多剤併用療法，血漿交換療法などが行われている．尿タンパクの著しい例には，シクロスポリンが高い寛解を誘導するといわれている．

［永田　智］

> 6. 免疫・アレルギー疾患

10. 川崎病

川崎病とは

- 発熱と発疹が特徴の，全身の血管に炎症を起こす病気です．
- 4歳以下の子どもが多くかかりますが，学童がかかる場合もあります．

原因

- 感染症が原因と考えられていますが，まだ病原体は不明です．
- 家族に川崎病にかかった人がいたり，人種差（白人に少なく日本人に多い）があること，なりやすい遺伝子の型があることなどがわかっています．
- 何らかの川崎病になりやすい素因（体質）があって，感染症をきっかけに発症すると考えられていますが，詳細はわかっていません．

よくみられる症状

- 主な症状は6つにまとめられます．BCG接種後半年以内では，BCG部位が赤くなって膿やかさぶたができます．

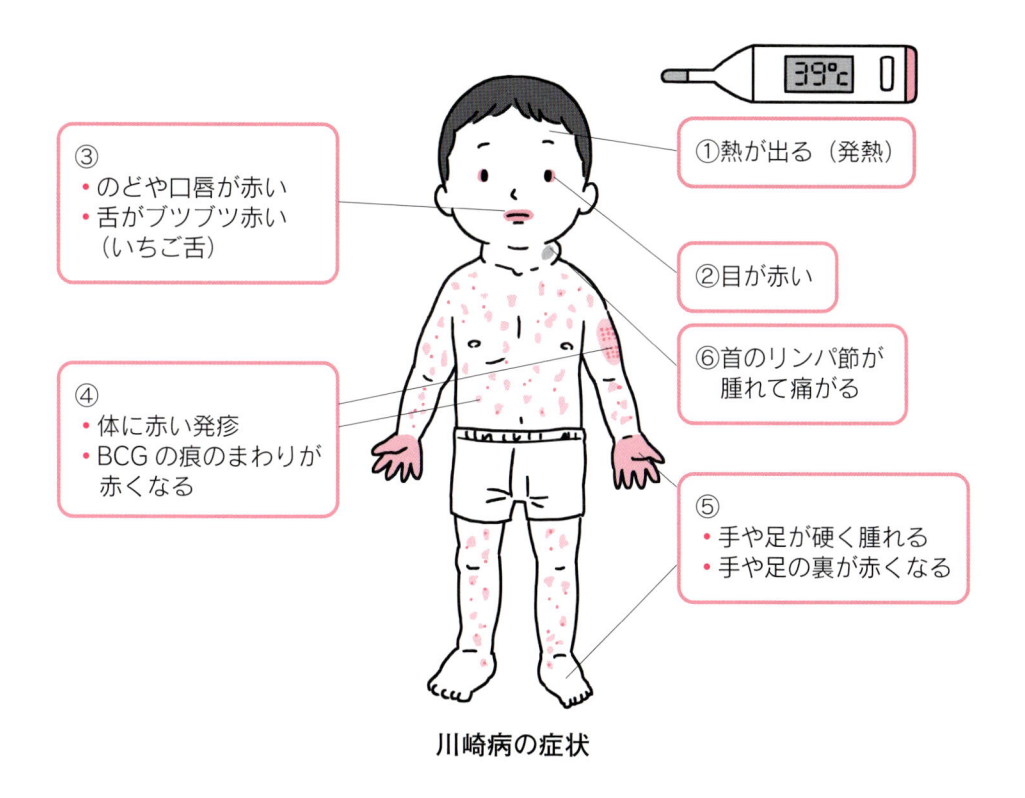

③
- のどや口唇が赤い
- 舌がブツブツ赤い（いちご舌）

④
- 体に赤い発疹
- BCGの痕のまわりが赤くなる

①熱が出る（発熱）

②目が赤い

⑥首のリンパ節が腫れて痛がる

⑤
- 手や足が硬く腫れる
- 手や足の裏が赤くなる

川崎病の症状

- 心障害，肝障害，胆嚢腫大などいろいろな合併症がみられます．多くは熱が下がって病気がよくなると治っていきます．
- 最も重大なものは心障害です．心臓の筋肉を栄養する血管が広くなってこぶのようになる冠動脈瘤，心臓の筋肉に炎症を起こす心筋炎，心臓を包む膜に炎症を起こす心膜炎，心臓の中の弁が異常となる弁膜炎が起こることがあります．
- 治療をしないと，熱が出はじめてから1週間前後で約25％の子どもに冠動脈瘤ができます．10日〜2週間くらいが最も変化が起こりやすく，約1か月で小さくなります．もとに戻った場合はあまり心配ありません．

〈症状の経過〉

| 熱が出はじめてから | 1日 | 5日 | 10日 | 15日 | 1か月 | 6か月 |

熱
口唇が赤い，いちご舌
発疹，手足が腫れる
首のリンパ節が腫れる
目が赤い
指先から皮がむける
心臓の変化（冠動脈瘤が残る場合）

冠動脈　　冠動脈の炎症　　　　冠動脈瘤と
　　　　　冠動脈瘤の始まり　　それに引き続く狭窄

川崎病の症状および冠動脈の変化の自然経過

- 冠動脈瘤が残ると，血栓（血の塊）ができてしまいます．また，ふくらんだ血管は治るときに，逆に狭くなり（狭窄），血栓がその狭窄した冠動脈をふさいでしまって心筋梗塞を起こす心配があります．

初期治療と注意すること

- 血液検査と心エコー検査をして，入院による治療が必要です．
- アスピリンなどの血液が固まりにくくなる抗血小板薬を投与します．
- ヒト免疫グロブリン製剤を1日ぐらいかけて点滴静注します（ヒト免疫グロブリン大量療法）．熱が出てから9日以内にこの治療が必要です．

- ヒト免疫グロブリン大量療法でもよくならない場合があります．その場合にはステロイドホルモン薬使用や特殊な治療が必要となります．
- 難治例では抗TNFα抗体や免疫抑制薬の投与，血漿交換などを行います．
- 冠動脈瘤ができてしまった場合には，長期間の抗血小板薬内服と，定期受診・検査が必要です．心臓カテーテルや血管の手術が必要な場合もあります．
- 子どものときに川崎病にかかった人は，大人になってから動脈硬化が起こりやすくなるのではないかと考えられています．
- 理解できる年齢になったら，定期受診が必要なことや，動脈硬化のリスク（喫煙・肥満・運動不足など）に注意するように教えておくことも大切です．
- 川崎病は原因不明のために，症状から診断します．通常，発熱が先で，最初はかぜと区別ができないので，症状の変化があった場合には病院を再診して，診断が遅れないように気をつけましょう．

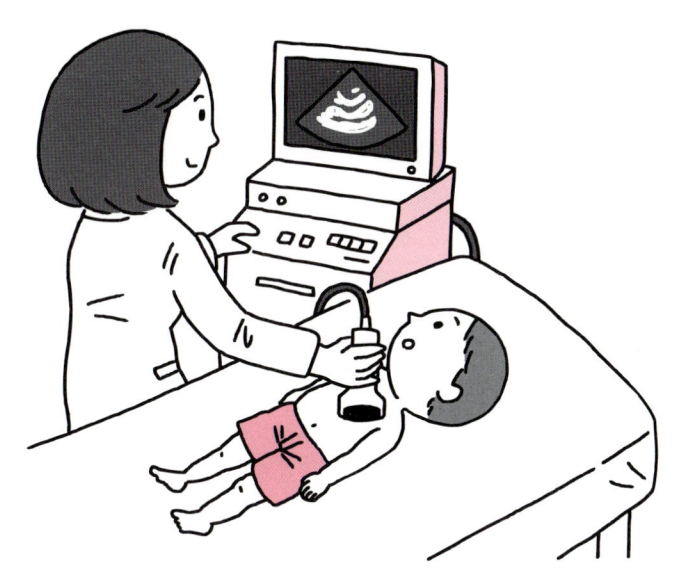

川崎病では心エコー検査が大事

解説

4歳以下の乳幼児に好発する急性熱性疾患．組織学的には中小動脈を主体とした全身の血管炎で，約1か月半で陳旧化する．全身の血管炎だが，特に冠動脈に炎症が強い．中膜の水腫様変化と内・外弾性板の一部の破綻により脆弱化し，血管内圧特に拡張期圧に抗しきれなくなる結果，冠動脈は拡張して動脈瘤となる．急性期第7病日頃から血管炎像が強くなり，軽度で終息した場合は2〜3週目には正常化する．

原因

免疫担当細胞（単球・マクロファージ，Tリンパ球，Bリンパ球，血小板および血管内皮細胞など）の活性化によって，血清中にTNFαなどの炎症性サイトカインが産生され引き起こされる全身性の炎症が川崎病の病態である．流行があるなどの疫学的データから何らかの感染症を契機に起こると考えられているが，いまだ病原体は不明である．

また，家族集積性（同胞および親子例）や，日本人に多く白人は1/10など罹患率の人種差があることから，発症の素因があると考えられてきた．最近，網羅的に疾患感受性遺伝子解析を行う手法であるゲノムワイド関連解析で，免疫応答にかかわるファクターであるITPKC，CASP3，FAM-167A-BLK，CD40，HLAの遺伝子が疾患感受性遺伝子であると報告されている．

よくみられる症状

症状や検査値のほとんどすべての特徴が診断の手引き（表1）に記載されている．

1 熱（出現率：ほぼ100％）

一般に前駆症状を伴わず突然39〜40℃の高熱で始まることが多い．無治療の場合，通常38〜40℃が5日以上続くが，時に，3〜4週間続く場合や一度解熱して再び高熱が続くこともある．

2 両側眼球結膜の充血（86〜90％）

発熱後数日して出現する．眼脂は通常みられない．

表1 川崎病の診断の手引き

本症は，主として4歳以下の乳幼児に好発する原因不明の疾患で，その症候は以下の主要症状と参考条項とに分けられる．

A　主要症状
1. 5日以上続く発熱（ただし，治療により5日未満で解熱した場合も含む）
2. 両側眼球結膜の充血
3. 口唇，口腔所見：口唇の紅潮，いちご舌，口腔咽頭粘膜のびまん性発赤
4. 不定形発疹
5. 四肢末端の変化：
   （急性期）手足の硬性浮腫，掌蹠ないしは指趾先端の紅斑
   （回復期）指先からの膜様落屑
6. 急性期における非化膿性頸部リンパ節腫脹

6つの主要症状のうち5つ以上の症状を伴うものを本症とする．

ただし，上記6主要症状のうち，4つの症状しか認められなくても，経過中に断層心エコー法もしくは，心血管造影法で，冠動脈瘤（いわゆる拡大を含む）が確認され，他の疾患が除外されれば本症とする．

B　参考条項
以下の症候および所見は，本症の臨床上，留意すべきものである．
1. 心血管：聴診所見（心雑音，奔馬調律，微弱心音），心電図の変化（PR・QTの延長，異常Q波，低電位差，ST-Tの変化，不整脈），胸部X線所見（心陰影拡大），断層心エコー図所見（心膜液貯留，冠動脈瘤），狭心症状，末梢動脈瘤（腋窩など）
2. 消化器：下痢，嘔吐，腹痛，胆嚢腫大，麻痺性イレウス，軽度の黄疸，血清トランスアミナーゼ値上昇
3. 血液：核左方移動を伴う白血球増多，血小板増多，赤沈値の促進，CRP陽性，低アルブミン血症，α2グロブリンの増加，軽度の貧血
4. 尿：蛋白尿，沈査の白血球増多
5. 皮膚：BCG接種部位の発赤・痂皮形成，小膿疱，爪の横溝
6. 呼吸器：咳嗽，鼻汁，肺野の異常陰影
7. 関節：疼痛，腫脹
8. 神経：髄液の単核球増多，けいれん，意識障害，顔面神経麻痺，四肢麻痺

備考
1. 主要症状Aの5は，回復期所見が重要視される．
2. 急性期における非化膿性頸部リンパ節腫脹は他の主要症状に比べて発現頻度が低い（約65％）．
3. 本症の性比は，1.3〜1.5：1で男児に多く，年齢分布は4歳以下が80〜85％を占め，致命率は0.1％前後である．
4. 再発例は2〜3％に，同胞例は1〜2％にみられる．
5. 主要症状を満たさなくても，他の疾患が否定され，本症が疑われる容疑例が約10％存在する．この中には冠動脈瘤（いわゆる拡大を含む）が確認される例がある．

（厚生労働省川崎病研究班作成　2002年2月改訂5版）

3 口唇，口腔所見（86〜95％）

眼症状と同じ頃に口唇が発赤し，次いで乾燥，亀裂および出血がみられる．口腔内粘膜は全般に充血し，いちご舌となる．アフタはみられない．口唇の発赤は比較的長く，発症後3〜4週まで残ることがしばしばみられる．

4 不定形発疹（91〜92％）

主として体幹に出現する多形紅斑様発疹で，個疹は癒合してしばしば大きな紅斑となる．水疱や痂皮はみられない．2歳以下の乳幼児ではBCG接種部位に限局性紅斑や痂皮がみられることがある．

5 四肢末端の変化

急性期の手足の硬性浮腫（75〜77％），掌蹠ないし足底の紅斑（87〜90％）および回復期の指趾先からの膜様落屑（94〜95％）がみられる．急性期に掌蹠紅斑や硬性浮腫がみられなくても指先の落屑が回復期にみられることがある．

6 頸部リンパ節腫脹

一般に拇指頭大から鶏卵大に触れて片側が多いが両側のこともある．大きくても決して化膿することはない．

以上のうち5つ以上を満たせば川崎病と診断するが，4つしかなくても心エコーまたは心血管造影法で冠動脈病変がみられ，ほかの疾患が除外されれば本症と診断する（不全型）．さらに主要症状4項目以下でもほかの疾患が否定され，本症が疑われる症例が15〜20％に存在する（広義の不全型）．不全型は軽症ではなく，冠動脈病変併発もまれではないので，治療が遅れてはならない．「広義の不全型」の診断は，個々の症状の特徴の解釈がカギとなる．1歳未満のBCG接種部位の変化や4歳以上の頸部リンパ節のエコーで多房性の所見などは比較的特異度の高い所見である．

臨床検査では，核左方移動を伴う白血球増多，軽度の貧血，血小板増多，赤沈値亢進，CRP高値，低アルブミン血症，低ナトリウム血症，α_2グロブリン高値，トランスアミラーゼ上昇（AST>ALT），γ GTP上昇，無菌性膿尿がみられる．

合併症

1 心血管病変

冠動脈病変，心筋炎，心膜炎が最も重要である．

冠動脈病変は，無治療では，第7〜8病日より冠動脈壁の輝度が亢進し，一部は拡大病変が始まる．第10〜20病日にはほぼ40〜45％が一過性の冠動脈拡大を認め，一部はしだいに縮小して第30病日前後にはほぼ20％内外の拡大病変残存率，2か月で約10％，1〜2年後には3〜7％と報告されている．

僧房弁閉鎖不全，三尖弁閉鎖不全，肺動脈弁閉鎖不全，まれに大動脈閉鎖不全などの弁膜障害がみられることがある．これらは，急性期の心筋炎や弁膜炎によるものと，遠隔期に出現する弁膜炎後の線維化弁の肥厚，変形による逆流や虚血に起因する乳頭筋不全による逆流がある（図1）．

また，冠動脈以外の動脈瘤（腋窩，腸骨，腎，内胸，上腸間膜動脈など）もみられる．

2 その他

神経系（モヤモヤ病，片側けいれん，無菌性髄膜炎，脳波異常，顔面神経麻痺，四肢麻痺など），眼系（眼底変化，虹彩炎，角膜炎），耳鼻咽喉系（中耳炎，耳下腺腫大），消化器系（胆嚢炎，タンパク漏出性胃腸炎，腸軸捻転，胃拡張，イレウス，腸重積），泌尿器系（急性腎不全，急性腎炎），骨系（股関節炎，ペルテス病），血液系（播種性血管内凝固症候群，血小板減少性紫斑病）などの報告がみられる．

初期治療と注意すること

急性期の治療

急性期の治療のゴールは，全身の炎症を早期に終息させて冠動脈病変の発症を抑制することである．組織学的に汎冠動脈炎が始まる第8〜9病日以前に治療が奏効し，解熱，炎症マーカーの早期低下を目指す．免疫抑制作用を目的としたヒト免疫グロブリン大量療法（2g/kgの単回投与，IVIG）と抗血小板作用を目的としたアスピリン経口投与（30mg/kg/日 分3）がスタンダードな治療である．

IVIG投与後24時間で解熱しない場合（IVIG不応例）または再発熱が認められた場合は，いくつ

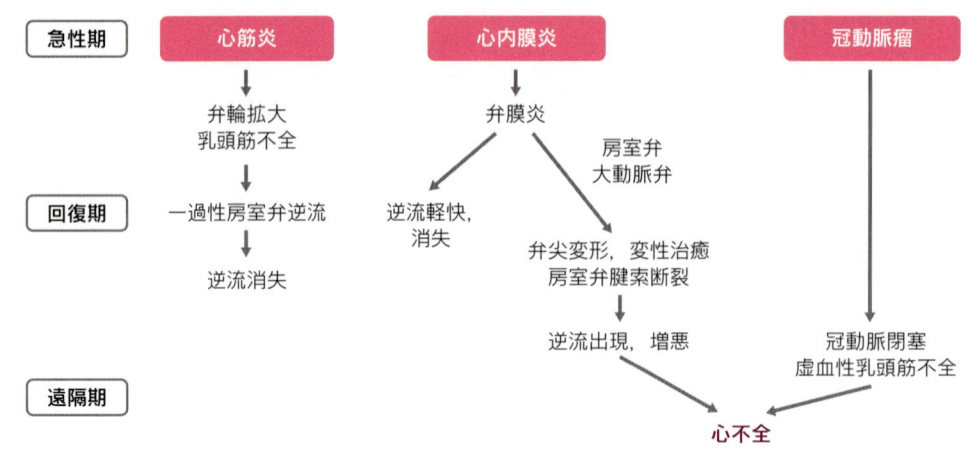

図1 川崎病の弁膜障害

表2 代表的なリスクスコア

a. 群馬のスコア　IVIG不応例　5点以上

Na	133 mmol/L 以下	2点
治療開始（診断）病日	4病日以前	2点
AST	100 IU/L 以上	2点
好中球 %	80% 以上	2点
CRP	10 mg/dL 以上	1点
血小板数	30万/mm^3 以下	1点
月齢	12か月以下	1点

（小林 徹, ほか：循環器内科 2011；69：324-329）

b. 久留米のスコア　IVIG不応例　3点以上

ALT	80 IU/L 以上	2点
治療開始（診断）病日	第4病日以前	1点
CRP	8 mg/dL 以上	1点
血小板数	30.0×10^4/mm^3 以下	1点
月齢	6か月以下	1点

（Egami K, et al：J Pediatr 2006；149：237-240）

かの治療選択肢がある．追加IVIGが最も多く行われている．ほかに，静注用メチルプレドニゾロンパルス，プレドニゾロン，ウリナスタチン，抗TNFα抗体（インフリキシマブ），免疫抑制薬（シクロスポリンなど）および血漿交換が施行される．

最近，IVIG不応予測をリスクスコア（表2）で層別化して，高リスク例にはプレドニン®2 mg/kg/日を分3で内服または，メチルプレドニゾロンパルス療法を最初からIVIGと併用する方法も行われている．冠動脈病変が拡張しはじめている場合のステロイドの投与は，過去の後方視的検討で，巨大瘤となることが多く，慎重に決定すべきとの意見が多い．乳幼児に対するインフリキシマブや免疫抑制薬は長期の安全性への懸念があり，冠動脈瘤のリスクと投与のベネフィットを十分検討して，倫理委員会の許可を得て使用すべきである．合併症に注意が必要である．

遠隔期の治療
後遺症として30病日以後に残存した冠動脈病変によって異なる．冠動脈病変併発例では，冠動脈の内膜肥厚による狭窄性病変と血栓性閉塞による虚血性心疾患が死亡の主な原因のため，胸痛発作の改善，心事故の予防とQOL向上が主な治療目的である．抗血小板薬とCa拮抗薬などを使用する．

心筋梗塞発症時には，血栓性閉塞した冠動脈を再開通させるために，血栓溶解療法や冠動脈インターベンションを施行する．まれではあるが冠動脈バイパス術が必要となる症例もある．

生活指導
川崎病患者は，冠動脈病変の進行や予後に対して影響する危険因子は特定されていないため，成人期に動脈硬化をきたしやすい可能性がある．急性期の冠動脈病変がなくても，成人の動脈硬化を促進させる因子（高血圧，肥満，喫煙）に対して，生活習慣と運動指導により危険因子のコントロールを図る必要があろう．

［松原 知代］

7. 血液・腫瘍性疾患

1. 白血病

白血病とは

- 血液をつくる臓器（骨髄）に生じる悪性の疾患（血液のがん）です．
- 小児がんの中で最も多く，約40％を占めます．

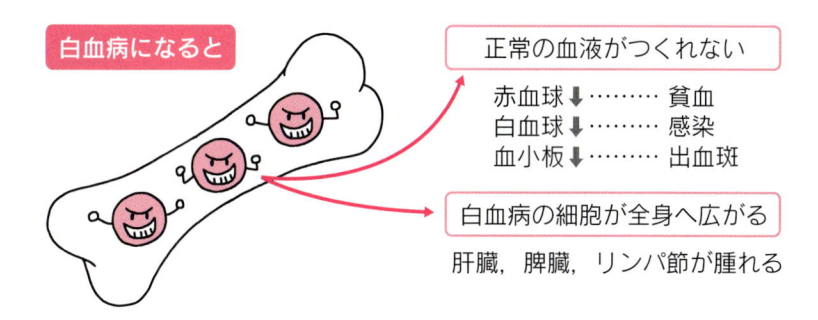

白血病になると
→ 正常の血液がつくれない
　赤血球↓……… 貧血
　白血球↓……… 感染
　血小板↓……… 出血斑

→ 白血病の細胞が全身へ広がる
　肝臓，脾臓，リンパ節が腫れる

- 発症年齢は3～5歳にピークがあります．
- 増殖する白血病細胞の種類によって次のような病型に分類されます．
  - 急性リンパ性白血病……子どもでは最も多い
  - 急性骨髄性白血病……2番目に多い
  - 慢性リンパ性白血病
  - 慢性骨髄性白血病

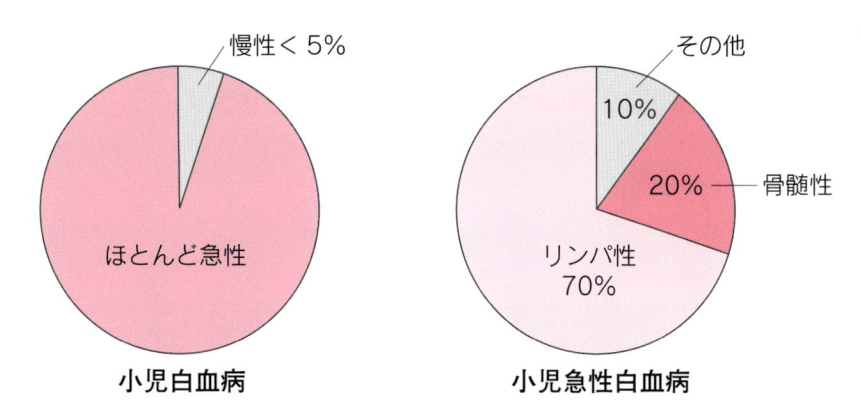

小児白血病：慢性<5％、ほとんど急性

小児急性白血病：リンパ性70％、骨髄性20％、その他10％

原因

- ほとんどは不明です．
- 原因と考えられる血液細胞の遺伝子異常がいくつかわかっていますが，遺伝する病気ではありません．
- がん治療による二次がんとして起こることがあります．

よくみられる症状

■ 最初に気づかれる症状には次のようなものがあります．
- 発熱の持続・反復
- 顔色不良
- だるい，疲れやすい
- あざ（出血斑）
- リンパ腺の腫れや痛み
- 脚（ひざなど）や腰の痛み

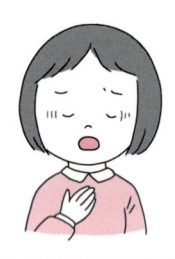

| 顔色が悪い だるくて疲れやすい | あざができやすい 血が止まりにくい | 発　熱 | 脚（ひざ）や腰の痛み |

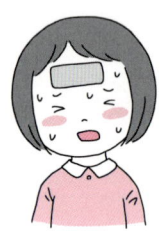

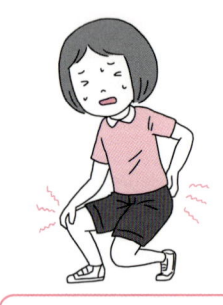

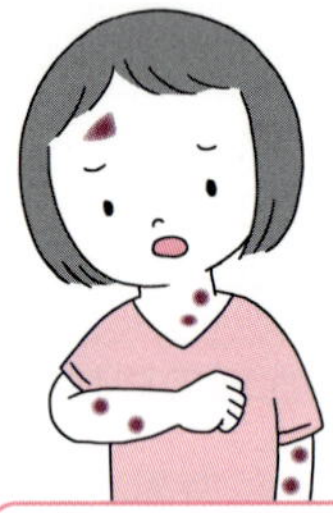

初期治療と注意すること

■ 専門の小児科医がいる病院で検査や治療を受ける必要があります．
■ 骨髄検査で診断し，画像検査や脳脊髄液検査で病気の広がりを調べます．
■ 治療の主体は，病気のタイプに応じた数種類の抗がん薬を用いた化学療法です．
■ 合併症や治療の副作用に対する補助療法も大切になります．
■ 数か月〜1年くらいの入院が必要です．
■ **予後**：小児の白血病の70〜80％は治癒が期待できます．

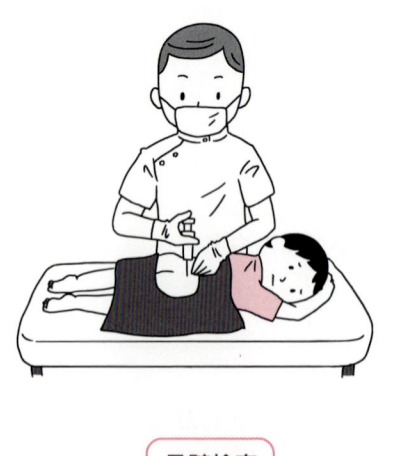

骨髄検査 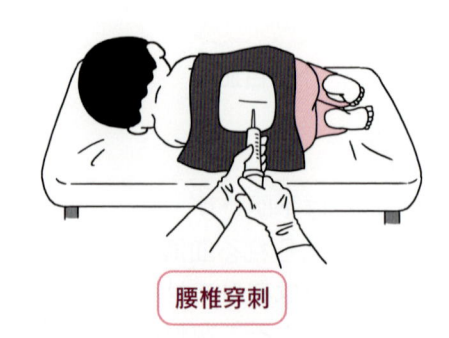　　腰椎穿刺

解説

血液中の血球成分(白血球，赤血球，血小板)は，いずれも造血幹細胞が骨髄中で分化・増殖してできたものである．白血病は，さまざまな分化段階の血球が腫瘍化した疾患で，腫瘍化の起こる細胞の分化段階に応じて白血病の病型は異なる(図1)．

また，骨髄における腫瘍細胞(白血病細胞)の異常増殖が白血病の本態であり，末梢血の白血球数が増加している場合も，逆に減少している場合もありうる．発症年齢は3～5歳にピークがあり，15歳以下の小児人口10万人に対して3～4人，わが国では年間800人程度，発症している．

■ 病型

1 急性白血病と慢性白血病

FAB分類では，骨髄有核細胞中の芽球比率が30％以上のものを急性白血病と定義し，WHO分類では芽球比率が20％以上のものと定義されている．急性白血病では，ある分化段階で腫瘍化した細胞が単クローン性に増殖し，分化能を失うために白血病裂孔を伴う．

一方，慢性白血病では幹細胞に近い段階で腫瘍化が生じるため腫瘍化した細胞は多クローン性に増殖するが，分化能は障害されないために白血病裂孔は認められない．

小児では，95％以上が急性白血病で，慢性白血病は慢性骨髄性白血病(CML)が5％以下にみられるにすぎない．

2 リンパ性と骨髄性

リンパ系幹細胞以降の分化段階で生じた白血病をリンパ性白血病，骨髄系幹細胞以降の分化段階で生じた白血病を骨髄性白血病と呼ぶ．

小児では，急性白血病のうち急性リンパ性白血病(ALL)が約70％，急性骨髄性白血病(AML)

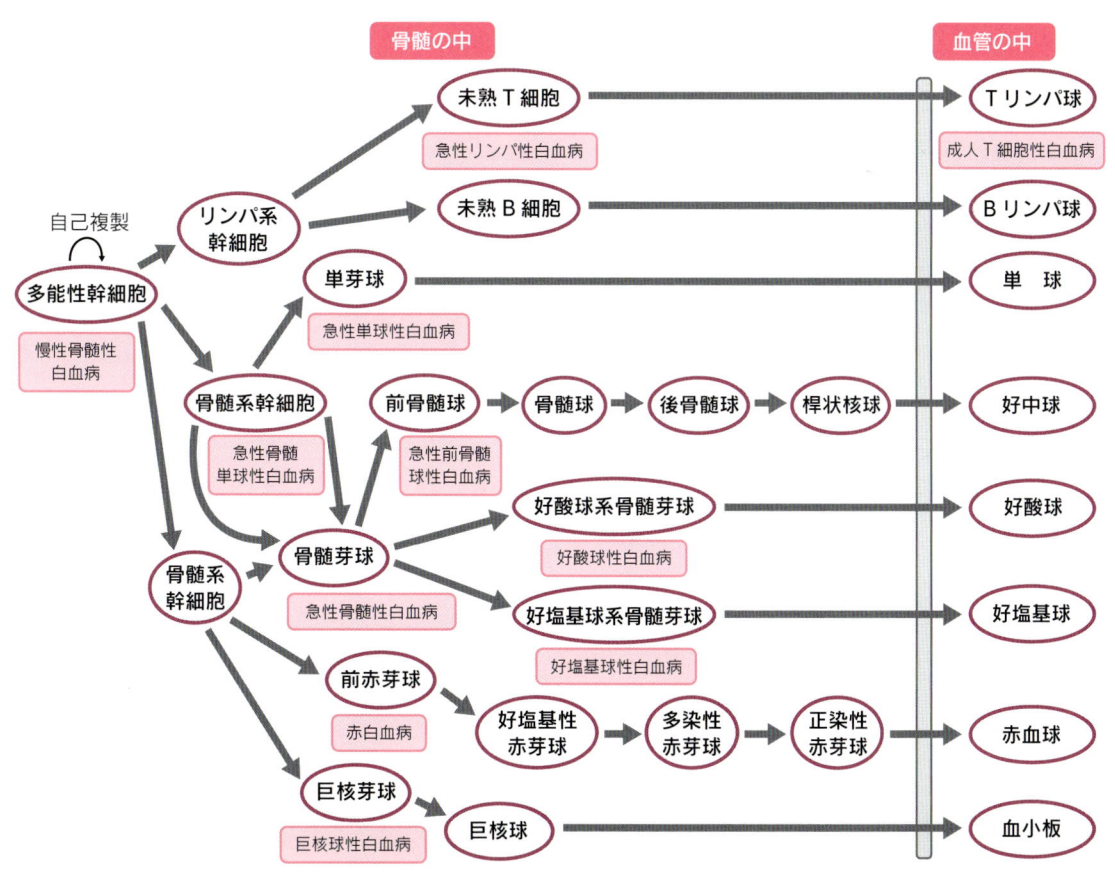

図1 血球の分化と急性白血病の病型

1. 白血病 339

が約20%，その他のまれな病型が約10%存在する．芽球比率が白血病の定義を満たさなくても，各血球成分に異形成を認める骨髄増殖性疾患は骨髄異形成症候群（myelodysplastic syndrome：MDS）と呼ばれている．

原因

小児白血病の病因は不明である．近年，さまざまな遺伝子異常の蓄積が白血病化（leukemogenesis）に関与することが明らかになっているが，一元的に説明のできる原因は同定されていない．まれに，放射線治療や抗がん薬治療による二次がんとして白血病が発生することがある．現在までのところ，白血病に遺伝性はないと考えられている．

よくみられる症状

白血病の臨床症状は，以下の3つに大別される．

①骨髄での造血障害による症状

白血病細胞が骨髄での正常造血を抑制するため，白血球減少による易感染状態からの発熱，貧血による顔色不良や易疲労，血小板減少による出血傾向などを呈する．

②髄外臓器浸潤による症状

白血病細胞は，骨髄以外の網内系および諸臓器に血行を介して浸潤するため，肝脾腫，リンパ節腫脹，精巣腫大などの臓器腫大，髄膜浸潤による中枢神経白血病，皮膚浸潤による腫瘤形成などの症状を呈する．

③その他

膝などの関節痛や下肢痛，眼底出血による視力障害などの初発症状で，白血病の診断に至ることがある．

初期治療と注意すること

臨床症状や理学的所見より白血病が疑われる場合には，必要な検査や治療が包括的に行えるような専門医のいる医療機関へのすみやかな転送が望ましい．

検査・診断

白血病の診断は，基本的には骨髄検査によってなされる．

骨髄検査では下記のものを調べる．
① 末梢血および骨髄塗抹標本の形態観察
② 特殊染色所見（ミエロペルオキシダーゼ染色，エステラーゼ染色，PAS染色など）
③ 細胞表面マーカー検査
④ 染色体検査（転座，倍数体），遺伝子検査（キメラ遺伝子スクリーニング）

さらに髄外臓器浸潤を調べるための検査，特に髄液検査（中枢神経浸潤）も必要である．

治療

1 化学療法

病型にかかわらず，小児白血病に対する標準治療は確立されていない．そのため，国内外では多くの治療研究グループによって臨床研究（臨床試験）が行われている．これらの臨床研究に参加して治療を受ける方法と，そうでない方法とがある．

実際の治療は数種類の抗がん薬を用いた多剤併用化学療法であり，各治療相からなる寛解導入療法，早期強化療法，中枢神経予防療法，強化療法，維持療法などが行われる．通常は予後因子によりリスク群分類（層別化）され，各群に適切な強度の治療を受けることになる．

2 補助療法

貧血や血小板減少に対する輸血治療，発熱性好中球減少症（febrile neutropenia：FN）に対する抗菌薬治療，その他の合併症や有害事象に対する対症療法よりなる．

3 特殊な治療

難治例や再発例に対する造血幹細胞移植，各種免疫療法などが施行されている．

予後

新しい予後因子を用いた層別化治療の進歩，新薬の登場，補助療法の進歩などにより，小児白血病の予後は著しく改善された．特にALLの治療成績は向上し，5年無病生存率は約80%に達するようになった．

一方で，予後不良な白血病として近年提唱されている新しい病型もあり，これらを含めた，今後の治療成績向上が望まれる．

［藤村 純也］

2. 血小板減少性紫斑病

血小板減少性紫斑病（ITP）とは

- 打撲など明らかな原因がないのに，血小板が減少したため，皮膚や粘膜に出血斑が現れる病気です．

原因

- ウイルス感染症や予防接種のワクチンなどが誘引となり，血小板に対する抗体（抗血小板抗体）がつくられ，この抗体がついた血小板が脾臓で壊されてしまうためです．

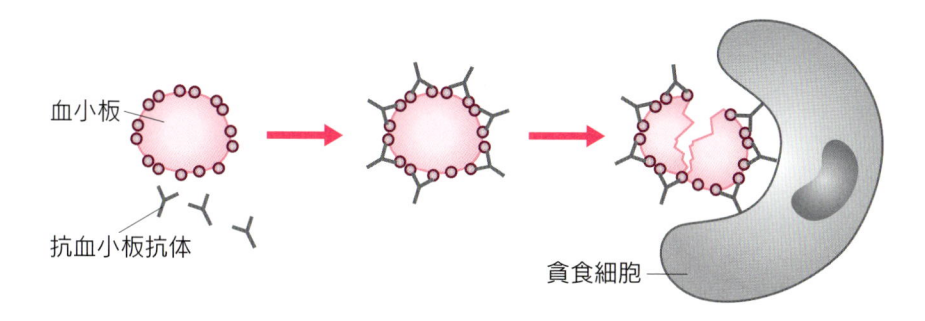

よくみられる症状

- 手や足，おしりなどの皮膚に紫斑（青あざ）や赤い点状出血ができます．
- 鼻出血や口の粘膜の出血もみられることがあります．

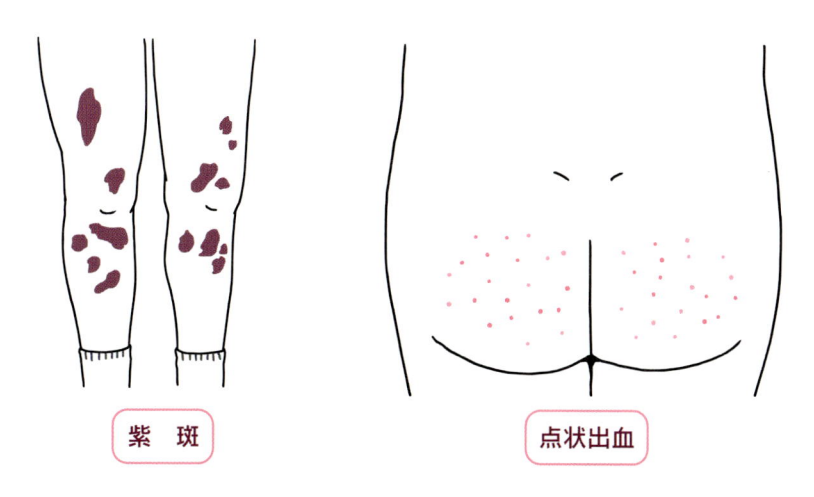

紫斑

点状出血

- 関節内や筋肉内などの深部出血はあまりありません．

初期治療と注意すること

- 血小板数 3 万/μL 以上の場合は，治療を行わず経過をみる場合があります．
- 血小板数 3 万/μL 未満あるいは出血症状がある場合は，入院治療となります．治療は，ガンマ（γ）グロブリン大量療法やステロイドホルモン治療などが行われます．
- 早急に治療を開始する必要があるのは以下の場合です．
  ①血小板数が 1 万/μL 未満
  ②鼻出血，口腔内出血を伴う
  ③血尿，下血がある
- これらの治療にもなかなか反応しないときや生命にかかわる重大出血がある場合は，血小板輸血や脾臓摘出の併用も考えます．
- 一般に予後は良好ですが，頭蓋内出血を起こしたときは重篤な後遺症を残すことがあります．

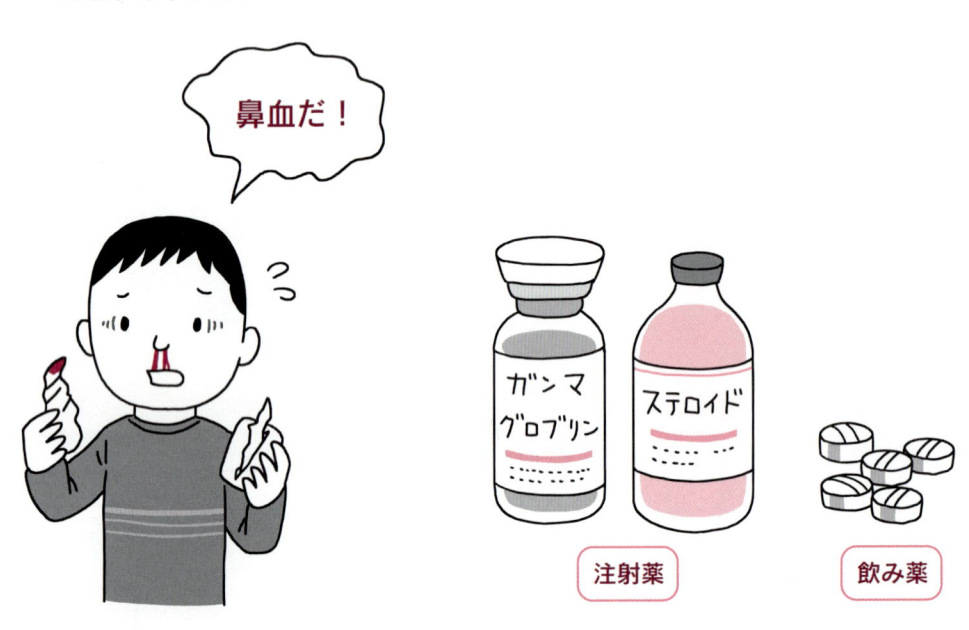

解 説

ウイルス感染症や予防接種のワクチンなどが誘引となり，血小板に対する自己抗体が作られることにより血小板が破壊され血小板数が低下し，出血症状が出現する疾患．15歳以下の年間発症数は約800人程度と考えられている．血小板減少が6か月以内に治癒する急性型とそれ以上が持続する慢性型に分けられる．小児の約75%は急性型であるが，学童期以上では慢性型となる場合が多い．初発時年齢が10歳以上，血小板数2万/μL以上ならびに先行感染やワクチン接種の欠如などが慢性型のリスク因子となる．

小児ITPに対する診療のガイドラインとして，「小児特発性血小板減少性紫斑病―診断・治療・管理ガイドライン―」が，日本小児血液学会より2004年に出された(日本小児血液学会ITP委員会：日小血会誌 2004；18(3)：210-218)．診断は，①出血症状を認め(通常関節内出血は認めない)，②末梢血では血小板数が10万/μL未満でほかの血球系統に異常がなく，骨髄では巨核数が正常ないし増加，ほかの血球系統に異常がなく，③白血病，ヘパリン起因性血小板減少症(HIT)，再生不良性貧血や先天性血小板減少症などのほかの血小板減少をきたしうる疾患が否定された場合になされる．その診断基準を表1に載せる．

従来，特発性血小板減少性紫斑病(ITP)と呼ばれていたが，2009年にITPに関する国際作業部会が開かれ，成人ならびに小児のITPについて用語・定義などが整理され，ITPは「免疫性血小板減少症」が正式名称となった．血小板減少の定義は血小板数10万/μL未満とされ，従来のITPはprimary ITPとされた．また，急性・慢性を用いず，新規診断ITP：診断～3か月まで，persistent ITP：3～12か月，慢性ITP：12か月以上血小板減少を認めるものとしている．

原 因

ウイルス感染症やワクチンなどが誘引となり，血小板膜上の糖タンパク(GPⅡb/Ⅲa，GPIb/Ⅸ/Ⅴ，GPIa/Ⅱa，GPIVなど)に対する自己抗体が産生され，この抗体がついた血小板の多くが脾臓で破壊されることによる．

また近年，年長児や成人のITPの一部にヘリコバクター・ピロリ菌の関与が指摘され，ピロリ菌の除菌によりITPが改善したとの報告がある．

表1 小児特発性血小板減少性紫斑病(ITP)の診断基準

1. **出血症状がある**
   出血症状は紫斑(点状出血あるいは斑状出血)が主で，口腔内出血，鼻出血，下血，血尿，過多月経もみられる．
   関節内出血は通常認めない．出血症状は自覚していないが血小板減少を指摘され，受診することがある．
2. **下記の検査所見を認める**
   1) 末梢血液
   (ⅰ) 血小板減少
   　10万/μL以下．なお，自動血球計数の時は偽性血小板減少に留意する．
   (ⅱ) 赤血球および白血球は数，形態ともに正常．
   　ただし，失血性または鉄欠乏性貧血を伴うことがある．また軽度の白血球増減をきたすことがある．
   2) 骨髄
   (ⅰ) 骨髄巨核球数は正常ないし増加．
   　巨核球は血小板付着像を欠くものが多い．
   (ⅱ) 赤芽球および顆粒球の両系統は数，形態ともに正常．
   　顆粒球/赤血球比(M/E比)は正常で，全体として正形成を呈する．
   　骨髄検査はルーチンに実施する必要はない．赤血球および(あるいは)白血球の数，形態の異常がみられる時などITPの診断に疑いがもたれる時，副腎皮質ステロイド剤の投与を考慮した時，大量ガンマグロブリン投与が無効の時などには実施することが望ましい．
3. **血小板減少をきたしうる各種疾患を否定できる**
4. **1.および2.の特徴を備え，さらに3.の条件を満たせばITPの診断を下す**
5. **病型鑑別の基準**
   1) 急性型：推定発病または診断から6か月以内に治癒した場合
   2) 慢性型：推定発病または診断から6か月以上血小板減少が遷延する場合
   ウイルス感染症が先行し発症が急激であれば急性型のことが多い．

(日本小児血液学会ITP委員会：小児特発性血小板減少性紫斑病―診断・治療・管理ガイドライン―．日小血会誌 2004；18：210-218より一部改変)

表2 新規診断ITPの治療ガイドライン

血小板数	出血症状	
	広範な紫斑，あるいは/および明らかな粘膜出血	無症状あるいは広範でない紫斑のみ
<1万/μL	ガンマグロブリン大量療法，副腎皮質ステロイド療法	ガンマグロブリン大量療法，副腎皮質ステロイド療法
<2万/μL	ガンマグロブリン大量療法，副腎皮質ステロイド療法	ガンマグロブリン大量療法，副腎皮質ステロイド療法，無治療経過観察
2〜3万/μL	ガンマグロブリン大量療法，副腎皮質ステロイド療法	無治療経過観察
>3万/μL	あらためて精査が必要	無治療経過観察

(日本小児血液学会ITP委員会：小児特発性血小板減少性紫斑病—診断・治療・管理ガイドライン—．日小血会誌 2004；18：210-218 より作成)

表3 生命を脅かす重大出血（頭蓋内出血，消化管出血など）の場合

1. 大量免疫グロブリン療法：1〜2g/kg/回を1〜2回施行
2. 血小板数2万/μL未満の症例などでは副腎皮質ステロイドパルス療法を併用
3. 血小板数1万/μL未満の症例では血小板輸血を行うとともに緊急脾摘術も考慮

(日本小児血液学会ITP委員会：小児特発性血小板減少性紫斑病—診断・治療・管理ガイドライン—．日小血会誌 2004；18：210-218 より作成)

よくみられる症状

血小板が減少するため皮膚，口腔粘膜などに紫斑や出血斑を認める．血小板数が著明に減少すると血尿や消化管出血を認めることがあり，また頭蓋内出血をきたすこともある．頭蓋内出血などの重篤な出血は0.5％程度の低頻度であるが，血小板数1万/μL以下では50％以上に粘膜出血をみる．

初期治療と注意すること

- 特にステロイド治療を行う前には白血病を鑑別するため骨髄検査が必要である．
- 「小児特発性血小板減少性紫斑病—診断・治療・管理ガイドライン—」による初期治療の概略を表2に，重大出血を伴う場合を表3にまとめた．ただし，ガイドラインの準拠が最良の臨床経過を保証するものではないことが明記されているので注意が必要である．
- 近年，ヒト化抗CD20抗体（リツキシマブ）やトロンボポエチン受容体作動薬が難治性ITPに用いられ効果を認められ，今後は治療応用が増える可能性がある．

［齋藤 正博］

7. 血液・腫瘍性疾患

3. 鉄欠乏性貧血

■ 鉄欠乏性貧血とは

- 赤血球中のヘモグロビン（Hb）が減少した状態（Hb 値＜11〜12 g/dL）を貧血といいます．体内で Hb をつくるためには材料として鉄が不可欠です．目安として，1 日に約 1 mg の鉄が必要です（食事から補充される）．
- 鉄が不足すると，まず貯蔵鉄（非常用に蓄えられている鉄）を使いはじめ，これを使い切ると，いよいよ Hb をつくる鉄が不足します．
- 鉄が不足して Hb が減少した状態を鉄欠乏性貧血といいます．

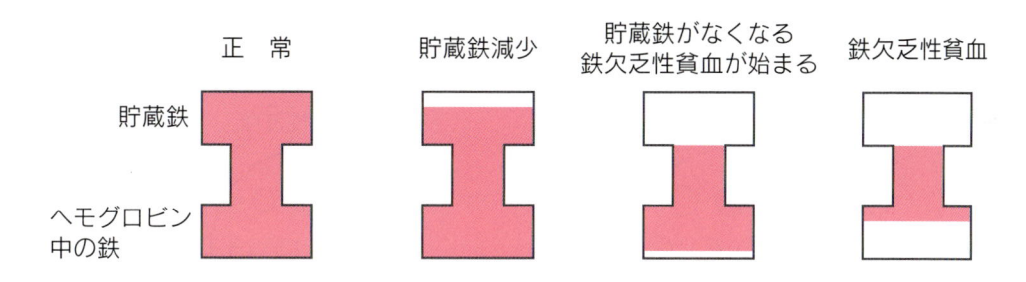

正常　　貯蔵鉄減少　　貯蔵鉄がなくなる 鉄欠乏性貧血が始まる　　鉄欠乏性貧血

貯蔵鉄
ヘモグロビン中の鉄

■ 原　因

- 体に必要な鉄分の需要と供給のバランスが崩れ，鉄が不足することにより起こります．
- 小児では食物の摂取不足による栄養性の鉄欠乏が多いとされています．
- 体のどこかに出血を起こす病気がある場合でも体内の鉄が不足します．
- 乳幼児の牛乳貧血やスポーツ選手のスポーツ貧血も鉄欠乏性貧血にあたります．

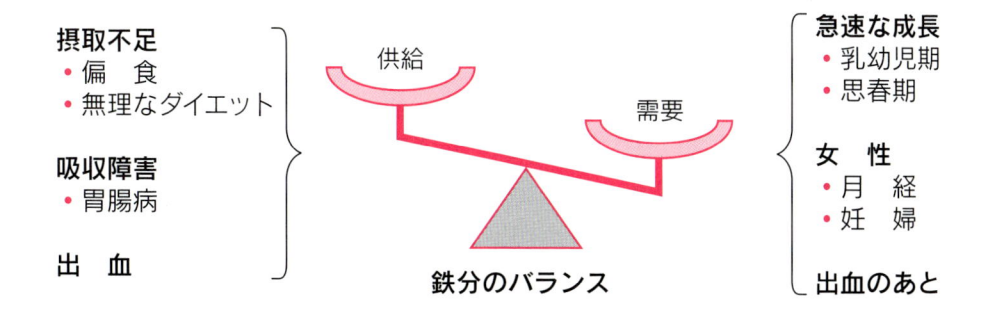

摂取不足
・偏食
・無理なダイエット

吸収障害
・胃腸病

出血

供給　　需要

鉄分のバランス

急速な成長
・乳幼児期
・思春期

女性
・月経
・妊婦

出血のあと

よくみられる症状

- 顔色が悪い，結膜（まぶたの裏）の色が白っぽい：最も多い
- 疲れやすい，息切れ，動悸，頭痛，耳鳴り，めまいなど：多い
- 注意力・集中力の低下，記憶力の低下，持久力の低下：時に起こる
- 乳幼児における行動・認知障害などの精神や運動機能の発達障害：鉄は脳の神経回路の発達に重要なため
- 特有な症状：スプーン状の爪，味覚異常，嚥下（飲み込み）の障害，異食症（氷を食べる）

検査

- 末梢血検査ではHb，ヘマトクリット，平均赤血球容積が低下し，赤血球は小さくなります．
- 血中の鉄，フェリチンは低値，総鉄結合能は高値となります．
- 赤血球数は必ずしも減少しません．

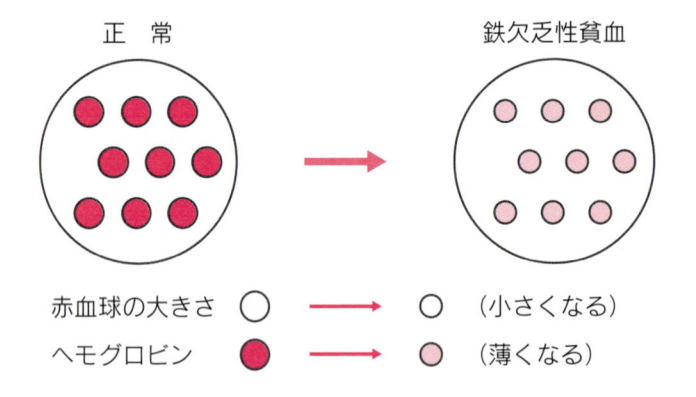

正常　→　鉄欠乏性貧血

赤血球の大きさ　→　（小さくなる）
ヘモグロビン　→　（薄くなる）

初期治療と注意すること

- バランスのよい食事で，偏食をしないことが重要です．
- 特に鉄分の多い食品をとります（牛肉，豚肉，鶏肉，レバー，魚肉，卵黄，海藻，あさり，しじみなど）．
- 動物性食品のほうが植物性食品より鉄の吸収がよいとされています．
- 緑黄色野菜や柑橘類は鉄の吸収をよくします．
- 乳幼児期では牛乳よりも，鉄分を多く含み吸収率もよいフォローアップミルクを用います．
- 出血性疾患があるかを調べておきます（便や尿中の潜血反応など）．

薬物療法

- 鉄剤が投与されます．
- 3～4週間で貧血は改善しますが，血液検査で鉄分の貯蔵庫（フェリチン）がいっぱいになるまで3～4か月間の投与が必要です．

解説

ヘモグロビン（Hb）が減少した状態を貧血といい，鉄の不足に伴うHb合成の障害により生じた貧血を鉄欠乏性貧血という．

体内の鉄の60〜70％はHbに含まれ，25％は貯蔵鉄として肝・脾・骨髄などの網内系に分布し，5％はミオグロビンとして筋肉内に分布している．1日の体内の鉄の動きをみると，食事中の鉄の約10％に相当する1mgが消化管より吸収され，骨髄で造血に利用される．一方，主として消化管粘膜の剥離や皮膚の脱落から1mgの鉄が排泄され，体内の鉄バランスが保たれている．この鉄の需要と供給のバランスが崩れ，鉄が不足すると，不足を補うために貯蔵鉄が利用されはじめる．鉄不足が持続し，貯蔵鉄を使い切ると，血液中の鉄が減少し，組織中の鉄やヘモグロビン中の鉄が減少し，鉄欠乏性貧血となる．

原因（表1）

乳幼児期（特に生後6〜24か月頃）と思春期は，身体が急速に成長し鉄の需要が急激に増加する．この時期の鉄分の摂取が不適切であれば容易に鉄欠乏性貧血となる．また，母親から胎児への鉄の移行は妊娠後期の約3か月とされ，早産児では出生時にすでに鉄欠乏状態にある．さらに，偏食あるいは無理なダイエットなどで，鉄が十分に摂取できないときや，まれではあるが鉄の吸収障害をきたす疾患が存在するときにも鉄欠乏性貧血を生じる．少量の出血でも慢性に持続する場合は鉄欠乏性貧血を生じうる．一般に，血液1mL中に0.5mgの鉄分が含まれ，1日にわずか2mLの出血でも，慢性に持続し，食事からの鉄の補充が十分でなければ鉄欠乏性貧血となってしまう．出血源としては，消化管からの潜在的な出血が重要である．また，思春期女性では，月経のために鉄欠乏性貧血を生じやすい．月経による1回の出血量は約30mLとされ，1日に15mgの鉄が失われることとなる．

牛乳の多飲による，小球性低色素性貧血，低タンパク血症および浮腫を呈するいわゆる牛乳貧血や，スポーツ選手の一部にみられるスポーツ貧血は鉄欠乏性貧血の特殊型である．

よくみられる症状

顔色不良，倦怠感，息切れなどの症状を呈するが，徐々に進行する貧血では症状を認めないこともある．また，食欲不振やイライラ感などの不定愁訴，注意力散漫，無関心，学習障害，不穏などの精神神経症状が貧血に伴い出現する．貧血が進行すれば心悸亢進，呼吸促迫，頭痛，めまいなども生じうる．特有な症状として，匙状爪や異食症で特に氷を好んで食べるパゴファジア，口角炎，口腔内や食道・胃の粘膜障害がある．

鉄は中枢神経系において種々の神経伝達物質の産生や髄鞘形成に重要な役割を果たしている．特に，胎生後期から2歳までの期間は神経回路の発達にきわめて重要な時期であり，この時期の鉄欠乏性貧血は，神経回路に不可逆的な障害をもたらし，行動や認知障害などを引き起こす．これらの症状は，貧血のためではなく，鉄欠乏のためであるとされている．さらに，幼児期以降の精神運動発達にも障害を生じる可能性がある．2歳以降の鉄欠乏性貧血は，貧血の改善とともに神経機能障害が改善する傾向にあるが，2歳未満の貧血では，貧血が改善しても神経機能障害の改善を認めにくいといわれている．

表1　小児期の鉄欠乏性貧血の原因

1. 鉄需要の増加
    - 急速な成長：乳幼児期，思春期
    - 思春期女性（月経による鉄喪失のため）
    - スポーツ貧血
2. 鉄供給の減少
    - 出生時貯蔵鉄の不足：早産児
    - 食事性鉄摂取の不足：ダイエット，偏食など
    - 鉄吸収障害：タンパク漏出性胃腸症，食物アレルギー，胃小腸切除後，*Helicobacter pylori* 感染など
    - 牛乳貧血
3. 出血による鉄の喪失
    - 周産期出血
    - 消化管出血：胃十二指腸潰瘍，メッケル憩室，大腸ポリポーシス，潰瘍性大腸炎，寄生虫，腸管壁血管腫，動静脈奇形など
    - 肺出血：特発性肺ヘモジデローシスなど
    - 腎尿路出血：高度の血尿，ヘモグロビン尿症など
    - その他：鼻出血の反復，月経異常，血腫の存在など

一般血液検査では，小球性低色素性貧血（MCV，MCH，MCHC の低値を伴う Hb の低下）で，血清鉄の低下，総鉄結合能の上昇（＞400μg/dL），血清フェリチンの低下（＜12ng/mL），トランスフェリン飽和率（血清鉄／総鉄結合能×100）の低下（＜10％）を認める．小球性低色素性貧血の鑑別には，鉄欠乏性貧血，慢性疾患に伴う貧血（感染や膠原病など），サラセミア，鉄芽球性貧血，無トランスフェリン血症などがあるが，鉄欠乏性貧血の頻度が最も高い．サラセミアでは MCV が鉄欠乏性貧血よりさらに低下し，55～65fl のことが多いとされている．

　また，鉄欠乏の原因として出血源の検索が重要であり，消化管出血・肺出血や腎尿路の出血に関し検索する必要がある．

初期治療と注意すること

1 食事療法

　Hb が 10.0～12.0 mg/dL 程度の軽度の鉄欠乏性貧血では食事指導を中心に行う．偏食を避け，鉄分の多い食物を摂取する．思春期女子の鉄必要量は男子の 2 倍であり，食事には特に注意する．鉄分の多い食品は，牛肉，豚肉，鶏肉，レバー，魚肉，卵黄，海藻，あさり，しじみなどである．動物性食品はヘム鉄を含み，非ヘム鉄を含む植物性食品よりも消化管からの鉄の吸収がよい．また，ビタミンCやクエン酸は鉄の吸収を増加させるため，緑黄色野菜や柑橘類を一緒に摂取するとよい．逆に，お茶に含まれるタンニン酸は鉄の吸収を阻害する．

　牛乳は，栄養価の高い飲み物であるが，鉄の含有量・吸収率は低く，鉄欠乏のリスクがある場合は，鉄の含有量・吸収率が高いフォローアップミルクを用いるべきである．

2 薬物療法

　原則として経口鉄剤を使用する．1 日 3～6mg/kg の鉄を 1～3 回に分けて服用させる．鉄の吸収率を増加させるためにビタミンCを一緒に投与するとよい．治療開始後 2～3 日で網赤血球が上昇しはじめ，3～4 週間で Hb は改善傾向となる．小児では鉄剤内服による胃腸障害が問題となることは少ない．また，きちんと服用させていると患児の便が黒っぽくなるので，これがあると服用の確認ができる．鉄剤の投与は，Hb の改善を確認してもすぐに中止せず，フェリチンの値（20ng/mL 以上への改善）を参考にする．投与期間は約 3～4 か月間である．これは，貯蔵鉄を十分に改善させるためで，貯蔵鉄の改善がない状態で鉄剤の内服を中止すると早期に貧血が再燃する．

　また，最近では鉄欠乏性貧血と *Helicobacter pylori* 感染との関連が指摘されており，反復性の貧血で，感染が証明されれば，除菌治療も考慮する必要がある．

［藤田 宏夫］

Memo

> 7. 血液・腫瘍性疾患

4. 造血器障害

造血器障害とは

- 造血器とは血液細胞をつくる工場で骨髄と呼ばれ，骨の中にあります．
- 血液細胞には，病原体と戦う白血球，酸素を運ぶ赤血球，血を止める働きのある血小板の3つの細胞があります．
- この工場は一時も休まず白血球，赤血球，血小板をつくっています．
- この工場が壊れてしまった状態を造血器障害と呼びます．
- その結果，白血球，赤血球，血小板が減少します．

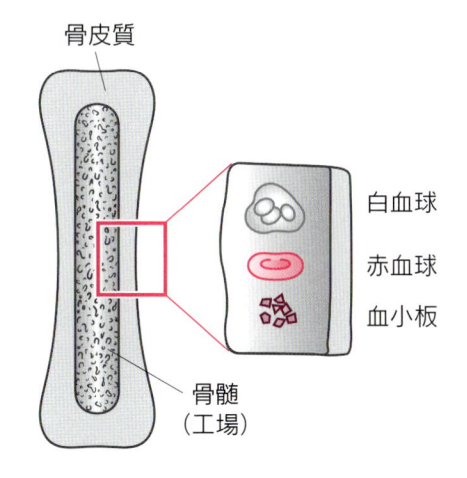

①汎血球減少（はんけっきゅう）（白血球，赤血球，血小板すべてが減少）を呈する疾患
　　再生不良性貧血，白血病，がんの骨髄転移，重症細菌感染症
　　血球貪食性リンパ組織球症など
②赤血球のみ減少する疾患
　　赤芽球癆（せきがきゅうろう）（先天性，後天性）

原因

- 多くは不明ですが，ウイルス感染，悪性腫瘍，放射線，薬剤などが原因となることがあります．
- 最近では一部の先天性の造血器障害において，造血に関与する遺伝子異常が報告されています．

よくみられる症状

- 症状は各々の血球の減少によるものです．
    ① **白血球減少**：感染症（発熱，肺炎，中耳炎，皮膚化膿疹など）
    ② **赤血球減少**：貧血症状（顔色不良，疲れやすい，息切れ，立ちくらみなど）
    ③ **血小板減少**：出血症状（鼻血，出血斑，歯肉出血，血便など）
- 末梢血液検査では
  赤血球数減少：350万/μL 以下またはヘモグロビン 10 g/dL 以下
  白血球数減少：3,500/μL 以下または好中球数 1,500/μL 以下
  血小板数減少：10万/μL 以下

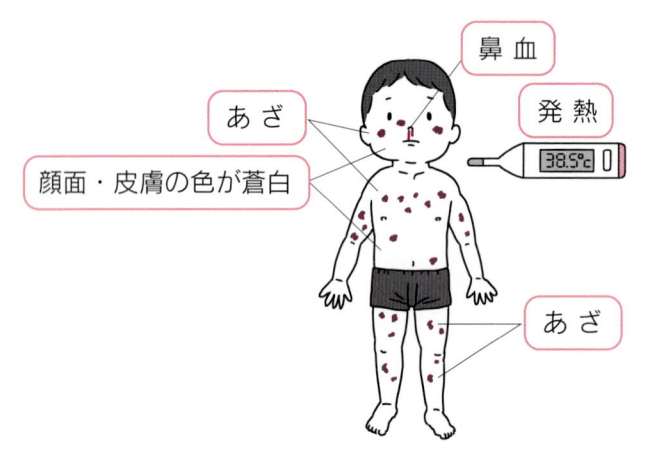

あざ：出血斑

初期治療と注意すること

- 骨に針を刺し，骨髄から血液を採取し造血の状態を評価する特殊な検査（骨髄検査）を確定診断のために行います．
- ほとんどが入院しての治療となります．
    - **支持療法**：細菌や真菌（かび）に対する予防や治療
      貧血や出血症状に対する輸血治療
    - **免疫抑制療法**：ステロイドなどの薬物治療
    - 重症，難治例に対する造血幹細胞移植
- 治療の進歩は著しく，多くの病気で長期生存が可能となりました．以前は，不治の病とされていた再生不良性貧血でも，現在は 80〜90% が長期生存できます．

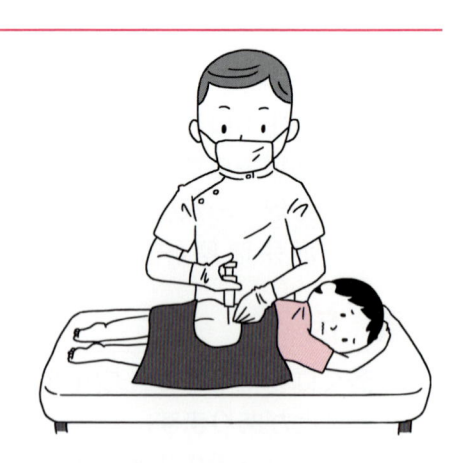

解説

先天性または後天性の骨髄機能不全に伴う血球減少を呈する疾患であり，白血球・赤血球・血小板の2～3系統に異常を認める疾患と，1系統のみに異常を認める疾患とがある．一般に血球減少とは，赤血球数 350万/μL 以下またはヘモグロビン 10 g/dL 以下，白血球数 3,500/μL 以下または好中球数 1,500/μL 以下，血小板数 10万/μL 以下である．

原因

造血器障害を呈する疾患を表1に示す．汎血球減少を呈するものとして最も代表的な疾患は再生不良性貧血で，先天性(Fanconi貧血，Diamond-Blackfan貧血など)，感染や薬剤に伴う二次性，肝炎後に発症する肝炎後，原因が特定されない特発性に分類される．また，白血病は白血病細胞の増加に伴い白血球数の増加を認めることが多いが，全体の3～5%は白血球数が 1,000/μL 以下で，20～25%は白血球数が 1,000～4,000/μL であり，汎血球減少を呈する疾患として重要である．その他，がんの骨髄転移，血球貪食性リンパ組織球症などがある．赤血球系のみに異常を認める疾患としては，先天性赤芽球癆とヒトパルボウイルスB19感染に伴う後天性赤芽球癆が重要である．血小板のみの産生障害を呈する疾患はきわめてまれである．

よくみられる症状

症状の多くは，骨髄不全に伴う血球減少に起因する．白血球減少により易感染状態となり発熱，皮下膿瘍，肺炎や中耳炎などを発症する．また，赤血球減少に伴う貧血症状として顔色不良，易疲労感，動悸，息切れ，立ちくらみなどを認め，血小板減少に伴う易出血状態となり鼻出血，皮下出血，歯肉出血，血尿・血便や頭蓋内出血などを生じうる．

検査

持続性の血球減少を認めた場合，その原因が骨髄の造血障害に起因するか否かを診断する必要がある．一般血液検査での区別は困難であるが，網赤血球数は骨髄造血の指標となりうるとされており，再生不良性貧血における重症度分類の指標となっている．最終診断には，骨髄検査により骨髄の低形成を証明する必要がある．一般に骨髄穿刺が行われるが，骨髄穿刺では骨髄の細胞密度の正確な評価はできず骨髄生検を同時に行う必要がある．また，特殊検査ではあるが，白血病や骨髄異形成症候群との鑑別に染色体検査，Fanconi貧血との鑑別に染色体脆弱性試験が必要となる．

代表的疾患の概説と治療

(「白血病」は p.337 に詳細に記載されている)

1 特発性再生不良性貧血

発症は年間70～80人とまれな疾患である．表2に本症の診断基準を示す．病因に関しては，造血幹細胞自体の異常と免疫機序による造血幹細胞の傷害が考えられている．治療成績の進歩は著しく，現在では80～90%の患児が長期生存可能である．治療は，支持療法としての輸血・感染対策，免疫抑制療法および造血幹細胞移植である．最重症および重症例では，HLA一致血縁ドナーがいれば骨髄移植が第一選択とされ，90%以上の生存率が得られている．しかし，血縁者にHLA一致ドナーが存在する確率は1/3程度であり，HLA一致血縁ドナーが得られない場合は，抗胸腺グロブリン＋シクロスポリンによる免疫療法が

表1 造血器障害を呈する疾患

1. **汎血球減少を呈する疾患**
    再生不良性貧血
        後天性
            特発性
            二次性(肝炎後，放射線，薬剤，その他)
        先天性
            Fanconi貧血
    発作性夜間血色素尿症
    白血病
    がんの骨髄転移
    骨髄異形成症候群
    重症細菌感染症
    血球貪食性リンパ組織球症
2. **赤血球のみの産生低下**
    先天性赤芽球癆(Diamond-Blacfan貧血)
    後天性赤芽球癆(パルボウイルスB19感染，薬剤など)
3. **血小板のみの産生低下**
    先天性遺伝性無巨核球性血小板減少症
    (thrombocytopenia with absent radii)

表2　再生不良性貧血の診断基準

1. 臨床所見として，貧血，出血傾向，時に発熱を認める
2. 末梢血で汎血球減少を認める．成人で汎血球減少とは，ヘモグロビン濃度：男12.0g/dL，女11.0g/dL未満，白血球4,000/μL未満，血小板10万/μL未満を指す
3. 汎血球減少の原因となるほかの疾患を認めない．汎血球減少をきたすことの多いほかの疾患には，白血病，骨髄異形成症候群，骨髄線維症，発作性夜間血色素尿症，巨赤芽球性貧血，がんの骨髄転移，悪性リンパ腫，多発性骨髄腫，脾機能亢進症（肝硬変，門脈亢進症など），全身性エリテマトーデス，血球貪食症候群，感染症などが含まれる
4. 以下の検査所見が加われば診断の確実性が増す
   1) 末梢血所見で，好中球減少（1,500/μL未満）があり，網状赤血球増加がない
   2) 骨髄穿刺所見（クロット標本を含む）で，有核細胞は原則として減少するが，減少がない場合も巨核球の減少とリンパ球比率の上昇がある．造血細胞の異形成は顕著でない
   3) 骨髄生検所見で造血細胞の減少がある
   4) 血清鉄値の上昇と不飽和鉄結合能の低下がある
   5) 胸腰椎体のMRIで造血組織の減少と脂肪組織の増加を示す所見がある
5. 診断に際しては，1．，2．によって再生不良性貧血を疑い，3．によってほかの疾患を除外し，4．によって診断をさらに確実なものとする．再生不良性貧血の診断は基本的に除外によるが，一部に骨髄異形成症候群の不応性貧血と鑑別が困難な場合がある

（厚生労働科学研究費補助金難治性疾患克服研究事業「特発性造血障害に関する調査研究班」，平成16年度改訂版）

行われる．最近では，免疫抑制療法無効例に対し非血縁者間骨髄移植や非血縁者間臍帯血移植が行われており，非血縁者間骨髄移植においては80％以上の5年生存率が得られている．

2 赤芽球癆

赤血球系のみの産生低下を認める造血障害であり，先天性（Diamond-Blackfan貧血）と後天性（パルボウイルスB19感染や薬剤性）に分けられる．

先天性赤芽球癆の原因は明らかではないが，第19番染色体長腕に存在するリボソームタンパクをコードするRPS19遺伝子に変異が生じ，赤血球造血が障害されると推測されている．先天性赤芽球癆の発症頻度は100万人に5〜7人ときわめてまれである．わが国では約10％が家族内発症である．合併奇形（両眼隔離，口蓋裂，小顎症，拇指奇形，心奇形，泌尿生殖器奇形など）を30〜50％に認める．診断は，①1歳未満の発症，②ほかの血球減少を伴わない大球性貧血，③網赤血球の減少，④骨髄は正形成で赤芽球系のみの低形成を証明する．自然治癒する症例が20〜30％程度に存在し，ステロイド治療に対する反応性も比較的良好である．しかし，一部の症例では輸血依存性となり，ヘモジデローシスを合併し死亡する場合もあり，このような難治例に対しては造血幹細胞移植が施行されている．

後天性赤芽球癆の原因としては，パルボウイルスB19感染や薬剤性が重要である．パルボウイルスB19が免疫不全患者に感染すると，持続感染が成立し赤芽球系細胞を選択的に傷害し，赤芽球癆を生じうる．

3 血球貪食性リンパ組織球症

血球貪食性リンパ組織球症（HLH）は，骨髄，リンパ節，肝臓，脾臓などの網内系組織における組織球の増殖と血球貪食像を特徴とする疾患であり，一次性（家族性）と二次性（EBなどのウイルス感染，悪性腫瘍，膠原病，代謝疾患に合併）に分類される．HLHの病態は，T細胞とマクロファージの異常な活性化と，それに伴うsIL-2R，IFN-γ，TNF，IL-6などの炎症性サイトカインの過剰産生（サイトカインストーム）である．臨床症状としては，発熱，肝脾腫，リンパ節腫大や中枢神経障害を呈し，血液検査では，汎血球減少，肝機能障害，DIC，高フェリチン血症，高LDH血症や高トリグリセライド血症などを認める．これらの症状および検査異常はすべて高サイトカイン血症に起因する．治療は，不適切かつ過剰な免疫反応とそれに伴う高サイトカイン血症のコントロールであり，ステロイド，シクロスポリンやエトポシドなどの薬物療法が中心となる．また，一次性HLHでは造血幹細胞移植が唯一の根治療法であるとされている．現在は，HLHに対する国際治療プロトコールが導入されており，わが国でも多施設共同研究が行われている．

［藤田　宏夫］

7. 血液・腫瘍性疾患

5. 血友病

血友病とは

- 通常，男子にのみ発症する先天的な血液凝固障害です．
- 血友病Aは第Ⅷ因子，血友病Bは第Ⅸ因子の先天的な欠乏があります．
- 頻度は，男子1万人出生に対し約1人が発症し，血友病A：B＝5：1です．

原因

血友病の遺伝様式

- X染色体上の遺伝子異常のため第Ⅷ因子（第Ⅸ因子）が欠乏し，血液が凝固しにくくなり出血します．

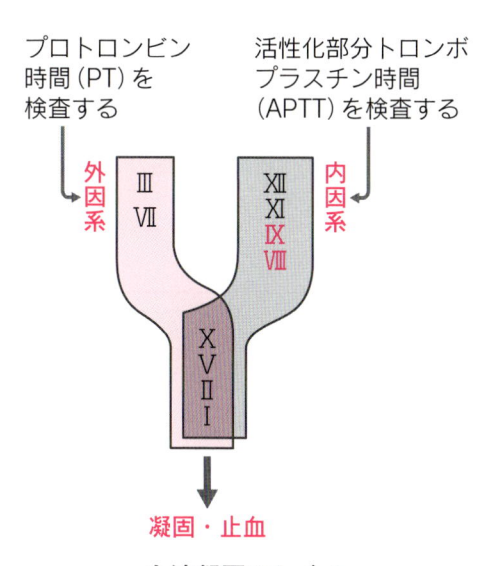

プロトロンビン時間（PT）を検査する

活性化部分トロンボプラスチン時間（APTT）を検査する

外因系：Ⅲ Ⅶ
内因系：Ⅻ Ⅺ Ⅸ Ⅷ
Ⅹ Ⅴ Ⅱ Ⅰ

凝固・止血

血液凝固のしくみ

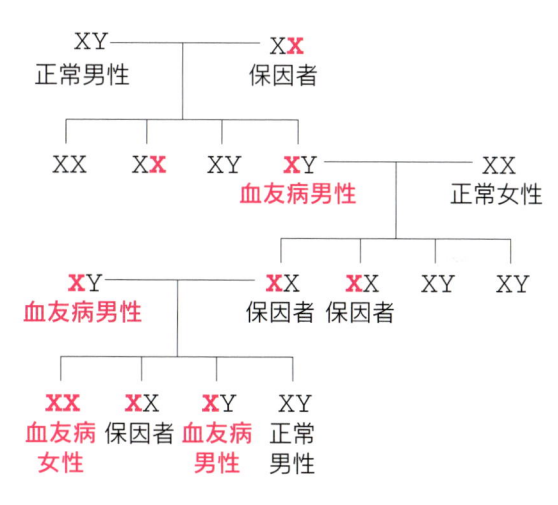

XY 正常男性 ── X**X** 保因者
├ XX
├ X**X**
├ XY
└ **X**Y 血友病男性 ── XX 正常女性
　　├ **X**Y 血友病男性
　　├ **X**X 保因者
　　├ **X**X 保因者
　　├ XY
　　└ XY

XY 血友病男性
├ **XX** 血友病女性
├ **X**X 保因者
├ **X**Y 血友病男性
└ XY 正常男性

X：血友病遺伝子を有する

血友病の遺伝様式（伴性劣性遺伝）

よくみられる症状

- 体の深部(関節や筋肉内)に出血します.
- 関節では,ひざ＞足＞肘の順に多くみられます.
- 筋肉内では,腸腰筋出血などがあります.
- その他に皮下出血(あざ),口腔内出血,血尿,脳出血も生じることがあります.
- 血液検査では,APTT が延長します(異常を示す).
  血小板数正常,出血時間正常,PT 正常,**APTT 延長**
  - **第Ⅷ因子(第Ⅸ因子)の低下**……正常：100％前後
    血友病：重症＜1％,中等症 1〜4％,
    軽症 5〜20％

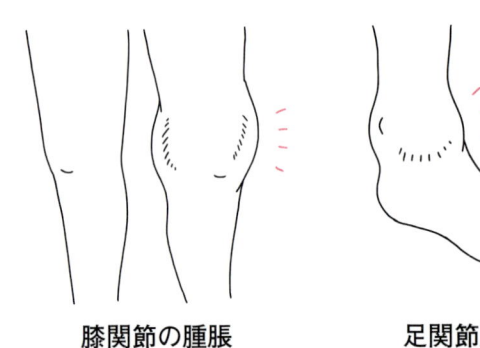

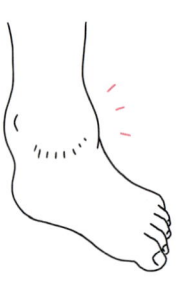

足が伸びない!!

膝関節の腫脹
(関節内出血)

足関節腫脹
(足関節内出血)

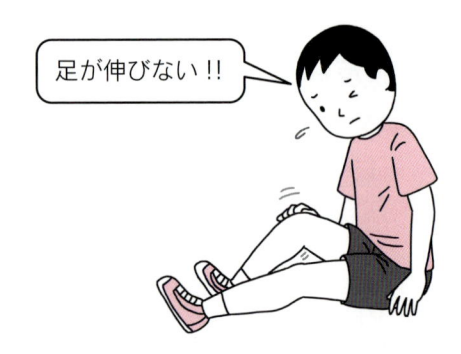

下肢が痛くて伸ばせない
(腸腰筋出血)

初期治療と注意すること

- 軽い出血のうちに第Ⅷ因子(第Ⅸ因子)の補充(静脈注射)をします.
- 出血しないように予防的に定期補充療法を行います.
- 家庭治療(自己注射)もできます.
- 大出血では入院が必要です.
- 抜歯・手術前には補充療法が必要です.
- 一生を通じて凝固因子の補充が必要です.
- きちんと治療すれば健康人と変わらない生活ができます.

解説

血友病はX連鎖劣性遺伝形式を示す先天性凝固因子合成障害で，凝固第Ⅷ因子活性が低下する血友病Aと，第Ⅸ因子活性が低下する血友病Bがある．

原因

血友病Aの異常遺伝子はX染色体長腕（Xq28）上に，血友病Bの異常遺伝子はXq27上にある．遺伝子異常は，点突然変異，欠失，重複，逆位などで起こる．X連鎖性であり，普通は男子にのみ発症する．発症遺伝様式（イラスト頁の図を参照）によれば，血友病患者（xY）と健康女性（XX）との間に生まれた女子はすべて保因者（xXヘテロ接合体）となり，男子は健康者である．保因者と健康男性との間の子どもの場合，生まれてくる男子の50％は血友病で，女子の50％は保因者となる．保因者と血友病男性との間では，女性血友病（xxホモ接合子）が出生しうる（イラスト頁の図を参照）．家族歴をもたない血友病が30〜40％あり，その多くは点突然変異と考えられている．血友病患者の第Ⅷあるいは第Ⅸ因子活性は20％以下に低下しているが，保因者の凝固因子活性は50％前後であり出血症状を示さない．

よくみられる症状

血友病の小児は成長するにつれて，いろいろな出血症状を呈する．概して，血友病では関節内出血，筋肉内出血（血腫）など深部出血を起こしやすい．

新生児期にメレナ，臍帯出血，頭血腫を起こすことがあるが，その頻度は少ない．乳児期になり体動が多くなると，頭部，四肢，殿部などに打撲による皮下血腫が生じやすくなり，歩行の開始とともに下肢の関節内出血が生じるようになる．

出血する関節の部位は，多い順に，膝関節，足関節，次いで肘関節である．関節内出血により腫脹，疼痛，熱感，関節可動域制限を示し，出血を反復すると滑膜の炎症，肥厚性変化を生じ（血友病性関節症），出血の頻度がさらに増加し不可逆的な変形・拘縮をきたす．

筋肉内出血は，大腿筋，殿筋，腸腰筋などに好発する．腸腰筋出血は12〜13歳頃に多く，患者は疼痛のため，患側大腿を屈曲させ特異な前屈姿勢（psoas position）をとる．

その他の出血として，血尿は学童期前後より何の原因もなしに出現することがあり，頭蓋内出血は乳幼児期に多い．鼻出血，口腔内出血，歯肉出血も生じうる．

家族歴で，母方の男子に出血傾向や関節症状を有する人がいないか，既往歴では，出血斑，外傷時止血困難，関節症状などがないかに注意する．

血液検査では，出血性素因スクリーニングで血小板数正常，出血時間正常，プロトロンビン時間（PT）は正常であるが活性化部分トロンボプラスチン時間（APTT）は延長を確認する．血友病ではAPTTが正常コントロールの2〜3倍延長していることが多い．確定診断には第Ⅷあるいは第Ⅸ凝固因子活性の測定を行う．凝固因子活性が1％未満を重症，1〜4％を中等症，5〜20％を軽症としている．問題となるのは重症の血友病で，全体の約60％を占め，中等症，軽症は治療の対象とならないことが多い．

初期治療と注意すること

血友病の治療は，第Ⅷあるいは第Ⅸ因子を補充することである．血友病Aでは，第Ⅷ因子製剤を1U/kg静注すると第Ⅷ因子活性は2％上昇する．第Ⅷ因子の半減期は約12時間である．血友病Bでは，第Ⅸ因子製剤を1U/kg静注すると第Ⅸ因子活性は約1％上昇する．第Ⅸ因子の半減期は約20時間である．実際には，軽度の出血のうちに10〜20U/kgの凝固因子製剤を静注し早期に止血を図り，出血症状に応じて定期的に週に2〜3回静注を繰り返す．最近では，出血症状に対する凝固因子製剤の補充治療とは別に，血友病性関節症の発症を防ぐため，小児期早期から凝固因子製剤の定期補充療法を行うことが望まれている．

1983年2月より，わが国においては，家庭治療として自己注射ができるようになり，病院へ出

向かずとも補充療法ができるようになった．現在使用されている凝固因子製剤は，従来からの献血由来のものもあるが，遺伝子工学を利用して製造された製品が主となっている．第Ⅷ因子製剤は，ほとんどが遺伝子組み換えによる製品である．従来から凝固因子製剤の副作用とされていたHIV感染，B型肝炎およびC型肝炎は，製剤の改善によりほとんどみられなくなった．

補充療法を繰り返していて，その止血効果が不十分なときは，インヒビターの出現が疑われる．

その発生率は，血友病Aで5～10％，血友病Bで2～5％である．

血友病患者は，生涯にわたり凝固因子製剤の輸注を必要とする．患者，家族および医療従事者は，血友病という疾患を十分理解し密に連絡を取り合う必要がある．適切な治療がなされれば，血友病患者は健常人と同等の社会生活を送ることができる．

［金子 雅文］

血液凝固因子番号と別名　column

　血液凝固因子はⅠ～Ⅷまで番号が付けられているが，それぞれよく使用される名称がある（Ⅵは除く）．第Ⅲ，第Ⅳ因子以外は肝臓で生成され，血漿中に存在する．第Ⅲ因子はマクロファージで合成され，全組織に存在し，第Ⅳ因子は血漿・全組織に存在する．

　Ⅰ：フィブリノーゲン，Ⅱ：プロトロンビン，Ⅲ：組織トロンボプラスチン，Ⅳ：カルシウム，Ⅴ：不安定因子，Ⅶ：安定因子，Ⅷ：抗血友病因子，Ⅸ：Christmas因子，Ⅹ：Stuart因子，Ⅺ：PTA[※]，Ⅻ：Hageman因子，ⅩⅢ：フィブリン安定化因子．

　（※：PTA：plasma thromboplastin antecedent）

［金子 堅一郎］

6. 悪性リンパ腫

悪性リンパ腫とは

- リンパ系組織に発生する悪性腫瘍の総称です．
- 小児の悪性腫瘍のうち約 10% を占め第 3 位にあたります（年間約 150 例発生）．
- 非ホジキンリンパ腫とホジキンリンパ腫に分けられます．

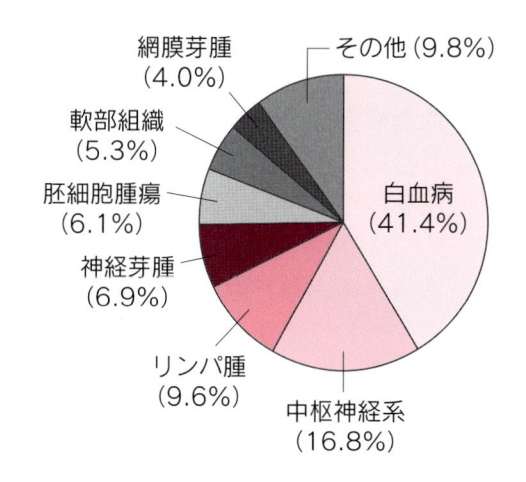

網膜芽腫（4.0%）
その他（9.8%）
軟部組織（5.3%）
胚細胞腫瘍（6.1%）
神経芽腫（6.9%）
リンパ腫（9.6%）
中枢神経系（16.8%）
白血病（41.4%）

原因

- 現時点では発症原因は不明です．

よくみられる症状

- ホジキンリンパ腫は多くは頸部に発生しますが，非ホジキンリンパ腫ではその他の体の深部（胸部や腹部）にもできます．
- 多くは体の表面からわかるリンパ節の腫れで気づかれます．
- 胸部のエックス線検査で胸腺やリンパ節の腫大が気づかれることもあります．
- 一般的に，腫れているリンパ節に痛みはなく，急速に大きくなります．
- 発熱，顔色不良，体重減少，盗汗（暑くもないのに大量の汗をかく），咳，胸痛などを呈することがあります．

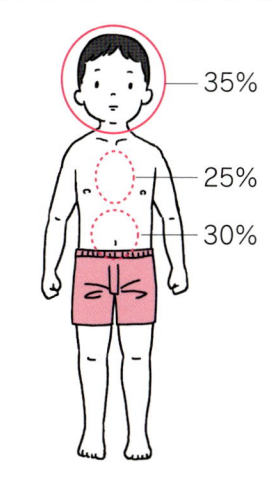

35%
25%
30%

非ホジキンリンパ腫の発生部位

複数のリンパ節の腫れ　　　　盗　汗

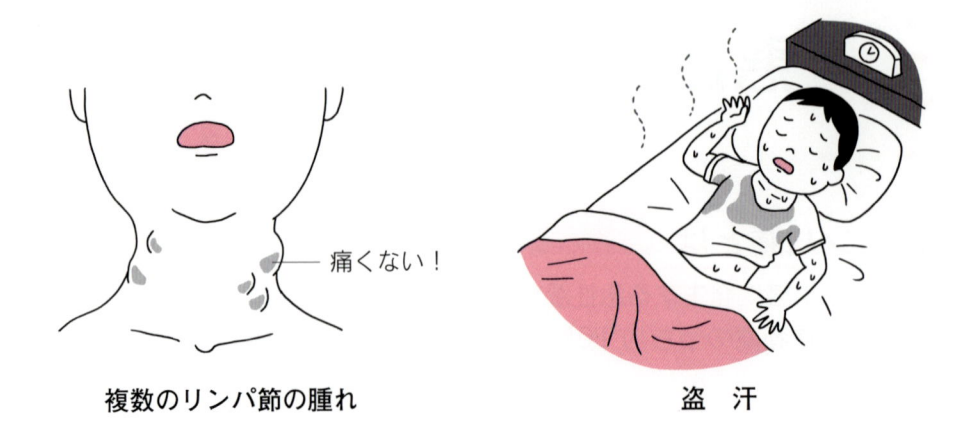

■初期治療と注意すること

- 白血病に近い病気なので血液検査や骨髄検査をします．
 エックス線やCT検査などで病気の広がりも調べます．
- 腫れているリンパ節の一部を取り（生検），顕微鏡で検査します．
 → どのようなタイプのリンパ腫か診断します．
- 多くの場合，リンパ腫を取る手術のみで治すことは困難です．
- 抗がん薬治療や放射線治療が行われます．
- 治療の進歩は著しく，80％以上の長期生存が期待できます．

解 説

　リンパ系組織に発生する悪性腫瘍の総称であり，非ホジキンリンパ腫（NHL），ホジキンリンパ腫（HL）に大別される．近年のわが国の統計では，白血病，中枢神経系腫瘍に次いで多く小児悪性腫瘍の約10％を占め（平成22年度小児慢性特定疾患治療研究事業登録），年間の発症数は約150例といわれている．NHLとHLの発生頻度は9：1で，HLの年間発症数は15例程度と非常にまれである．NHLの発症年齢は5～11歳にピークがあり，男女比は2.5：1で，HLの発症年齢は，10歳代にピークがあり，男女比は2：1である．

原　因

　現時点で悪性リンパ腫の発症機序は不明である．

よくみられる症状

　発熱・顔色不良・体重減少や盗汗などの全身症状を呈することもあるが，多くは表在リンパ節腫脹を主訴に受診する．しかし，縦隔や腹部などの深部リンパ節原発のリンパ腫では，随伴症状によって初めて気づかれることが多い．たとえば，縦隔原発のリンパ腫では，胸痛や呼吸困難（肺炎・胸水貯留や心嚢液貯留などの合併），また，腫瘍の上大静脈や気管の圧迫に伴う上大静脈症候群や上縦隔症候群を生じ，顔面・頸部の浮腫や咳嗽・喘鳴などの呼吸障害などを認める．腹部原発のリンパ腫では，腹痛，便秘や腹部膨満などを認める．また，腸重積を併発することがあり，特に年長児の腸重積ではリンパ腫の存在を考慮し検査を進める必要がある．扁桃原発のリンパ腫では，急速な腫瘍増大に伴い，いびき・呼吸困難や嚥下障害を生じることがある．

検　査

　一般血液検査で，貧血や血小板減少，赤沈亢進，LDH高値，肝機能障害などを認める場合もあるが，これらの検査は非特異的で，悪性リンパ腫に特異的な血液マーカーは存在しない．確定診断にはリンパ節生検が必要で，病理組織検査を行う．最近では，細胞表面抗原解析・染色体分析や遺伝子検査などの特殊検査も診断に必要となる．さらに，病期を決定するために，骨髄検査，髄液検査，全身骨エックス線検査，骨シンチグラフィーや頭部・胸部・腹部CTまたはMRI，ガリウムシンチグラフィーなどが必要となる．生検に適したリンパ節腫脹のない場合では，胸水，腹水，髄液中の腫瘍細胞や試験開腹で摘出した材料により検査を進める場合もある．

NHLとHLの概説と治療

非ホジキンリンパ腫（NHL）

　小児のNHLはリンパ節外原発が多く，中枢神経や骨髄に浸潤をきたしやすい特徴がある．

　組織分類は，WHO分類に基づき分類される．小児のNHLは，B細胞型リンパ芽球型リンパ腫，T細胞型リンパ芽球型リンパ腫，バーキットリンパ腫，びまん性大細胞型B細胞性リンパ腫，未分化大細胞型リンパ腫の5つの組織型がほとんどで，全体の90％以上を占めている．

　進行度を示す病期分類は，Murphy分類（表1）が一般的に用いられ，限局型（Ⅰ，Ⅱ期）と進行型（Ⅲ，Ⅳ期）に分類される．

　治療は，原則として多剤併用化学療法±放射線療法を行う．病期Ⅰ・Ⅱの限局型リンパ腫であっても細胞レベルで組織浸潤の有無やその境界は明らかでなく，手術や放射線療法のみでの治癒は困難である．治療成績は病型や病期により大きく異

表1　小児NHLの病期分類（Murphy）

病期	
病期Ⅰ	・縦隔または腹部以外の限局性病変（節外性）または1つのリンパ節領域の病変
病期Ⅱ	・限局性病変（節外性）で所属リンパ節病変を伴う ・横隔膜の同側の2つ以上のリンパ節領域に及ぶ病変 ・所属リンパ節転移の有無とは関係なく，横隔膜の同側の2つの限局性病変（節外性） ・切除可能な原発性消化管腫瘍（大部分は回盲部）で，リンパ節転移を認めないかあるいは所属腸間膜リンパ節にとどまるもの
病期Ⅲ	・横隔膜の両側にある2つの限局性病変（節外性） ・横隔膜の両側にわたる2つ以上のリンパ節領域に及ぶ病変 ・すべての胸腔内原発腫瘤（縦隔，胸膜，胸腺） ・すべての腹腔内原発の切除不能な進行性病変 ・腫瘍の存在部位とは関係なく，すべての脊髄周囲あるいは硬膜外腫瘍
病期Ⅳ	・上記に中枢神経または骨髄浸潤あるいはその両方を伴う

なるため，より効果のある薬剤を組み合わせたさまざまなプロトコールが病型・病期別に考案されている．

最近では，治療終了後数年たって生じる晩期障害（二次がんの発生，内分泌障害，心理・精神的問題や心筋障害など）を考慮し，初診時に中枢神経浸潤を認めない症例では，頭蓋放射線照射を行わないプロトコールが標準的となっている．予後は病型および病期により異なるが，病期Ⅰ，Ⅱの限局型では90％以上，病期Ⅲ，Ⅳの進行型でも80％以上の高い無病生存率が得られている．しかし，病型によっては50〜60％の長期生存しか得られず，今後のさらなる治療法の改善が必要である．さらに，長期生存者のQOLを高めるために，晩期障害の軽減を目的とした治療法の決定も重要となる．

ホジキンリンパ腫（HL）

ホジキンリンパ腫は，腫瘍細胞の起源が長らく不明であったためホジキン病と呼ばれてきた．しかし，腫瘍内のHodgkin細胞およびReed-Sternberg細胞（Bリンパ球に由来する単クローン性の増殖）が腫瘍本体とされ，背景にあるリンパ球は反応性または炎症性の細胞浸潤であることが明らかとなった．このため，現在ではホジキン病はホジキンリンパ腫と呼ばれている．

最も頻度の高い症状は無痛性の表在リンパ節腫脹であり，大部分は頸部に原発する．全身症状として，発熱，盗汗や体重減少のいずれかがみられるときには病期分類でB症状とする．

組織分類はRye分類またはWHO組織分類を用い，病期分類はAnn Arborの病期分類を用いることが一般的である（表2）．

NHLと異なり放射線療法が著効する．従来より，多剤併用化学療法＋放射線療法が施行されてきたが，最近では，放射線療法に伴う臓器障害や二次がんなどを考慮して，化学療法単独で治療されることが多くなっている．化学療法単独に対する反応性も良好で，長期生存率は90％を超えている．

［藤田　宏夫］

表2　ホジキン病のRye組織分類とAnn Arbor病期分類

Rye 組織分類
1. リンパ球優勢型
2. 結節硬化型
3. 混合細胞型
4. リンパ球減少型

Ann Arbor 病期分類

病期Ⅰ	1つのリンパ節領域の侵襲（Ⅰ），または1つのリンパ節外臓器あるいは部位の限局性侵襲（ⅠE）
病期Ⅱ	横隔膜の片側にとどまる2か所以上のリンパ節領域の侵襲（Ⅱ），または1つのリンパ節外臓器あるいは部位の限局性病変と横隔膜の同側の1つ以上のリンパ節領域の病変（ⅡE）
病期Ⅲ	横隔膜の上下にわたる複数のリンパ節領域の侵襲（Ⅲ），またはこれに1つのリンパ節外臓器あるいは部位の限局性侵襲（ⅢE），または脾臓への侵襲（ⅢS），あるいはこの両方（ⅢSE）
病期Ⅳ	リンパ節病変の有無にかかわりなく，1つあるいは複数のリンパ節外臓器または部位のびまん性侵襲

各病期は以下の症状に定義される全身症状のないものをA，あるものをBと分ける．
a) 初診6か月以内における10％以上の体重減少
b) 38℃以上の原因不明の発熱
c) 盗汗
瘙痒症のみ，または原因の明らかな感染症に伴う短期間の有熱症状はBに該当しない．

7. ランゲルハンス細胞組織球症

7. 血液・腫瘍性疾患

ランゲルハンス細胞組織球症とは

- 組織球とは，感染防御に働く白血球の仲間で，皮膚や肝臓，骨などに存在します．
- この中で，主に皮膚に存在するランゲルハンス細胞（LC）が，いろいろな臓器で異常に増殖した疾患をランゲルハンス細胞組織球症（LCH）と呼びます．

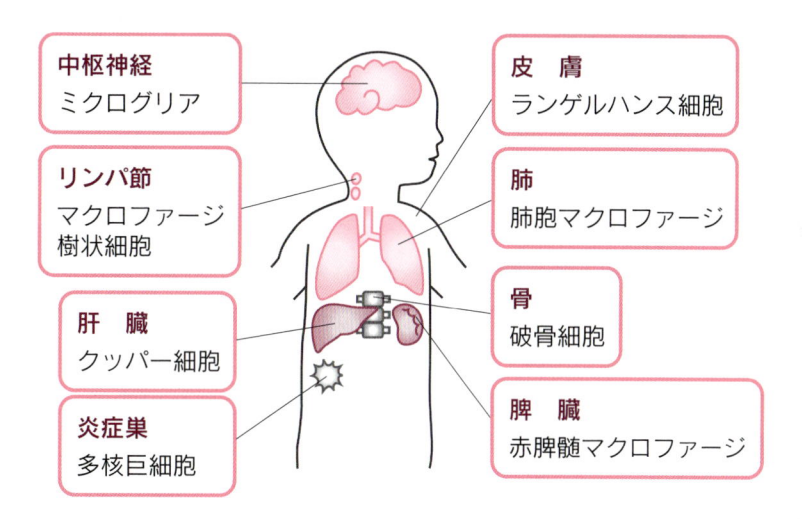

中枢神経：ミクログリア
リンパ節：マクロファージ、樹状細胞
肝臓：クッパー細胞
炎症巣：多核巨細胞
皮膚：ランゲルハンス細胞
肺：肺胞マクロファージ
骨：破骨細胞
脾臓：赤脾髄マクロファージ

- まれですが，10歳以下の小児に発症し，3歳未満に多くみられます．
- 次の3つの病型に分類されます．
  - 限局型（SS-s型：1種類の臓器に単発しているタイプ）
  - 限局型（SS-m型：1種類の臓器に多発しているタイプ）
  - 多発型（MS型：複数の臓器に浸潤しているタイプ）

原　因

- 原因は不明ですが，免疫系の何らかの異常によって引き起こされた，LCの反応性増殖もしくは腫瘍性増殖と考えられています．

よくみられる症状

- 増殖したLCが浸潤した臓器により症状が異なります．

  - 皮　膚：皮疹
  - 肝・脾：肝脾腫
  - 肺　　：呼吸器症状
  - 骨　　：骨痛
  - 造血器：血球減少
  - 下垂体：眼球突出，尿崩症

- 肝，脾，肺，造血器の病変はリスク臓器浸潤といいます．

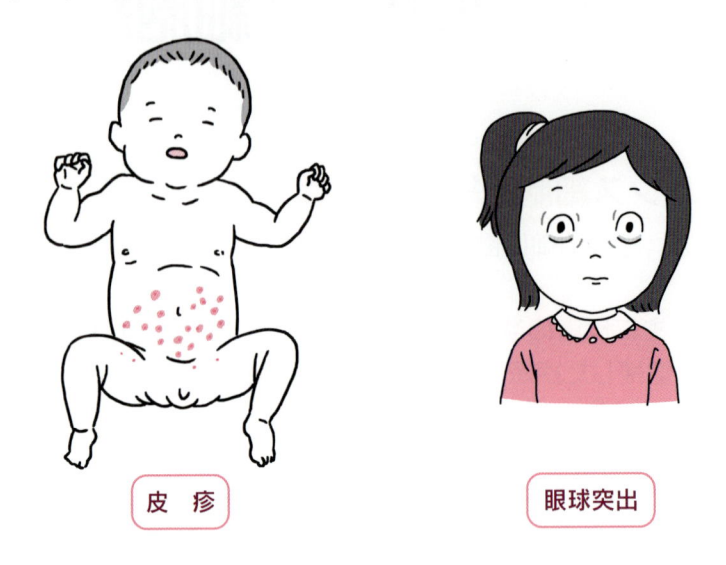

皮疹　　　　　　　眼球突出

初期治療と注意すること

- 専門の小児科医がいる病院で検査や治療を受ける必要があります．
- 骨の浸潤が最も多く，まずエックス線検査で骨の融解像を調べます．また，骨シンチグラムやCT/MRIなどで病気の広がりを調べます．
- 限局型（SS-s型）では，無治療で様子をみることもあります．多発型（MS型）では，多剤併用化学療法や免疫抑制療法が行われます．
- 限局型の予後は良好，リスク臓器に浸潤のある多発型の予後は不良です．

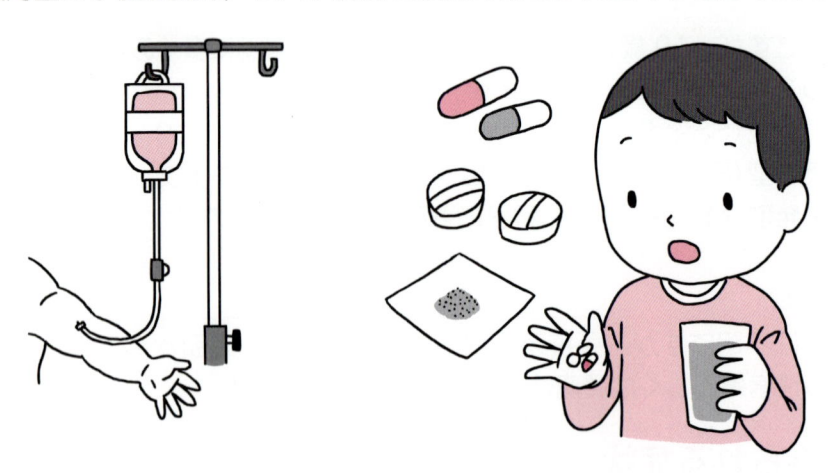

解説

皮膚に存在しているランゲルハンス細胞（LC）が単クローン性に増殖し，多臓器に浸潤する疾患である．ランゲルハンス細胞組織球症（LCH）はかつて histiocytosis X と呼ばれ，臨床的には好酸球性肉芽腫，Hand-Schüller-Christian 病，Letterer-Siwe 病の 3 病型に分けられていた．

1 組織球増殖症候群

組織球とは骨髄由来の単球から分化した組織マクロファージを指し，組織ごとに特有の名称で呼ばれ，固有の機能を有する．組織マクロファージは，抗原提示に働く樹状マクロファージ（dendritic cell, Langerhans cell, interdigitating cell）と，抗原処理に働くマクロファージ（ordinary macrophage）に大別される．これらの組織球が増殖する疾患群を包括的に組織球増殖症候群と呼び，どのような細胞が増殖するかによって LCH をはじめ 3 つの疾患群に分類される．

---

1. **抗原提示細胞の単クローン性増殖**
   - ランゲルハンス細胞組織球症（LCH）
2. **抗原処理細胞の単クローン性増殖**
   - 家族性血球貪食性リンパ組織球症（FLH）
   - 感染症に伴う血球貪食症候群（VAHS）
   - 亜急性壊死性リンパ節炎（HNL）
   - 巨大リンパ節腫大を伴う洞組織球症
3. **抗原処理細胞の腫瘍性増殖**
   - 急性単球性白血病（AMoL），FAB 分類 AML M5
   - 悪性細網症

---

2 疫学

わが国の小児 LCH の発生頻度は年間数十人と推計され，3 歳未満の乳幼児に多いが，年長児にも発生しうる．

3 病型（図1）

①**限局型（single system, single site：SS-s 型）**

単一臓器に単一病変を認めるタイプで，以前は好酸球性肉芽腫と呼ばれた．

②**限局型（single system, multi site：SS-m 型）**

単一臓器に多発病変を認めるタイプ．

③**多発型（multi system：MS 型）**

（ⅰ）MS-RO（−）型：リスク臓器 risk organ に浸潤のないタイプで，以前は Hand-Shüller-Christian 病と呼ばれた．

（ⅱ）MS-RO（＋）型：リスク臓器に浸潤のあるタイプで，以前は Letterer-Siwe 病と呼ばれた．

なお，リスク臓器浸潤とは，肝，脾，肺，造血器の病変を指す．

原因

LCH の原因は不明である．反応性か腫瘍性かに関しては，これまでは免疫系の何らかの異常によって引き起こされた，LC の反応性増殖と考えられていた．しかし，LC の *BRAF* 遺伝子に発がん性変異である V600E 変異があることが報告され，最近では腫瘍性増殖である可能性が高まった．

よくみられる症状

一般的には，発症年齢が低いほど全身症状が強く，重症であるとされる．

1 骨痛，皮疹

骨病変は主に年長児の SS 型や幼児期の MS 型に多く，頭蓋骨，椎体，長管骨，骨盤などの骨融解像が主要所見である．椎体の変形や圧迫骨折により腰背部痛を訴えることがある．Calve 扁平椎が有名である．

2 眼球突出，尿崩症

SS-m 型，かつての Hand-Schüller-Christian 病では幼児期発症が多く，骨病変，眼球突出，尿崩

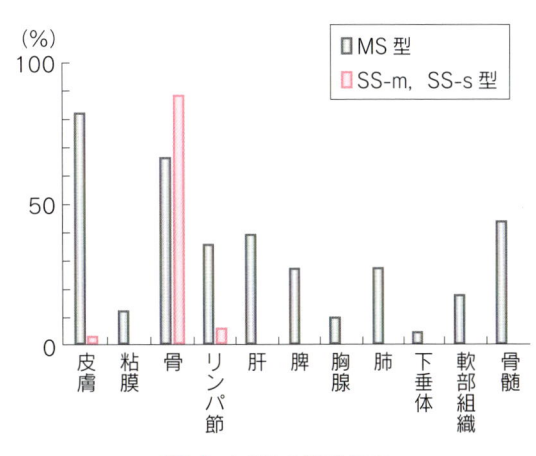

図 1　LCH の臓器分布
（JLSG-96 のデータより一部改変）

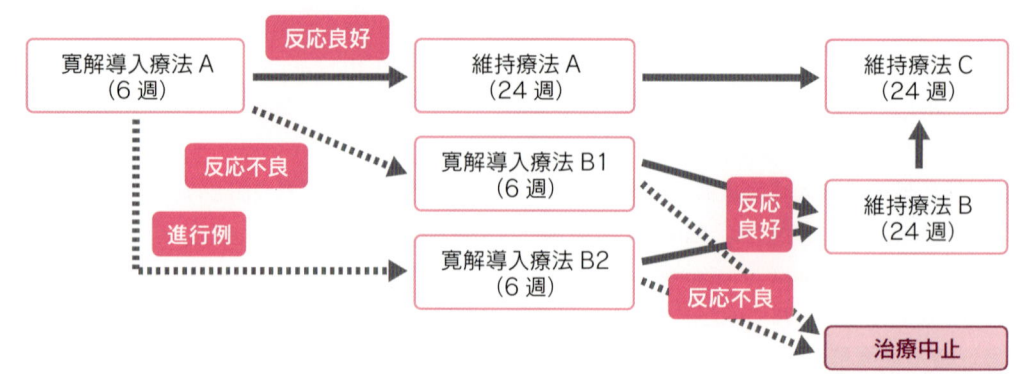

図2 JLSG-02臨床試験のプロトコール
全例Ara-C, VCR, PSLによる6週間の寛解導入療法Aと, Ara-C, VCR, PSLと, MTX, PSLによる24週間の維持療法を行う. また, 寛解導入療法Aの反応不良例や進行例には, 多剤併用の寛解導入療法B1, B2を行う.

（日本ランゲルハンス細胞組織球症研究グループホームページより改変）

症が三主徴とされたが, 初診時にすべての症状が揃わない場合もある.

3 肝脾腫, リンパ節腫脹, 血球減少

MS型, かつてのLetterer-Siwe病では乳児期発症が多く, 皮疹, リンパ節腫脹, 肝脾腫, 貧血, 血小板減少がみられ, 予後不良のものが多い.

診断

診断はこれらの臨床症状と, エックス線写真での骨融解像（頭蓋骨のpunched out lesionなど）を認めることにより, おおよそは可能である. 確定診断には病変部の組織生検で以下の証明が必要である.
① 免疫染色でS100タンパク, CD1a, Langerin陽性
② 電顕でLC細胞質内のBirbeck（バーベック）顆粒の証明

初期治療と注意すること

臨床症状や理学的所見よりLCHが疑われる場合には, 必要な検査や治療が包括的に行えるような, 専門医のいる医療機関へのすみやかな転送が望ましい.

治療

1. 骨病変のみの限局型（SS型）などでは自然治癒例もあるため, 無治療経過観察や掻爬術, ステロイド局注などが行われることがある. また, 皮膚単独病変も約半数が自然消退するため, 無治療経過観察またはステロイド外用で対応する.

2. 多発型（MS型）など全身性の場合には, 生存率の向上・再燃率の低下を目的に, ステロイド薬, ビンクリスチン, シタラビン, メトトレキサートなどを用いた多剤併用化学療法を行う. 日本ランゲルハンス細胞組織球症研究グループ（JLSG）では, 小児科医が中心となって1996年からグループスタディを行っており, 2002年より行われたJLSG-02臨床試験（図2）の一部を踏襲し, 現在は2012年よりJLSG-12臨床試験が行われている.

予後

MS-RO（＋）型以外の生命予後は良好であるが, 高頻度（SS-m型の3例に1例, MS型の2例に1例）に再燃する. MS-RO（＋）型の予後は不良で, 初期治療反応不良例の場合には症状が急速に進行し, 1年以内に約半数が死亡するとされている.

JLSG-02臨床試験の中間解析では, MS型の初期治療反応率・死亡率はそれぞれ約75％・約5％, 再燃率は約30％と報告されており, 本プロトコールはMS型LCHに対して現在最も効果的な治療法と考えられる.

［藤村 純也］

8. 腹部腫瘍，縦隔腫瘍，網膜芽腫

7. 血液・腫瘍性疾患

腹部腫瘍，縦隔腫瘍，網膜芽腫とは

- **腹部腫瘍**：おなかに"しこり"ができる病気です．しこりには，良性のものとがんがあります．

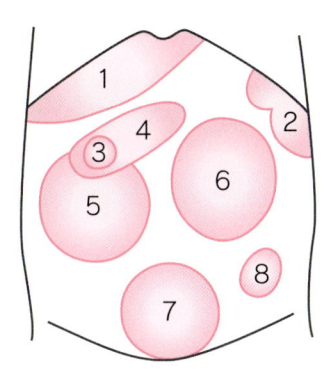

1. 肝臓（肝芽腫など）
2. 脾臓（白血病など血液の病気）
3. 幽門狭窄症
4. 腸重積
5. 神経芽腫，ウイルムス腫瘍，水腎症
6. 神経芽腫，ウイルムス腫瘍，水腎症
7. 卵巣腫瘍，膀胱腫瘍
8. 便のかたまり

腹部腫瘍のできる部位

- **縦隔腫瘍**：胸に"しこり"ができる病気です．しこりには良性のものとがんがあります．

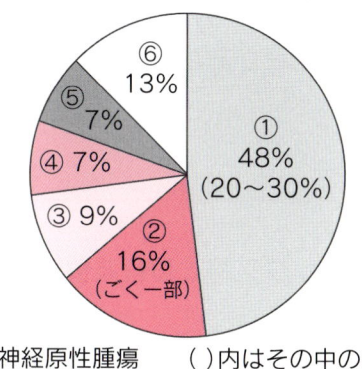

① 神経原性腫瘍 48％（20～30％）
② 奇形腫 16％（ごく一部）
③ 悪性リンパ腫 9％
④ 気管支嚢胞 7％
⑤ 胸腺肥大 7％
⑥ その他 13％

（ ）内はその中の悪性の割合

小児の縦隔腫瘍

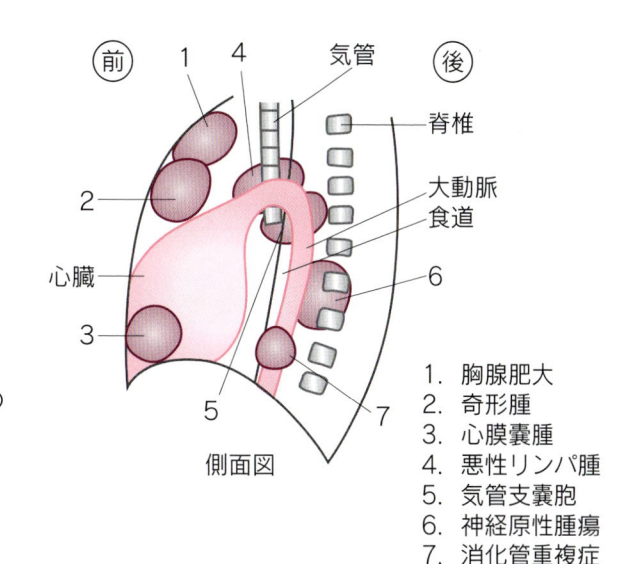

1. 胸腺肥大
2. 奇形腫
3. 心膜嚢腫
4. 悪性リンパ腫
5. 気管支嚢胞
6. 神経原性腫瘍
7. 消化管重複症

縦隔腫瘍のできる部位

- 網膜芽腫：眼の網膜にできるがんです．年間70〜90人発症していると考えられています．

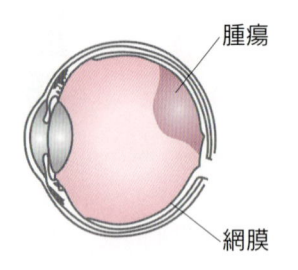

原　因

- 良性のしこりもがんも，ほとんど原因はわかりません．
- 網膜芽腫は13番染色体にある網膜芽腫遺伝子（*RB*遺伝子）の異常により起こります．40％くらいは遺伝により発生します（両眼性はすべて遺伝性，片眼性は15％程度が遺伝性です）．
- その他のがんに遺伝性はありません．

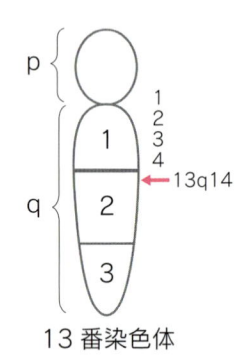

13番染色体

***RB*遺伝子のある部位**

よくみられる症状

- 腹部腫瘍：おなかにしこりが触れたり，腹痛や背部痛などが起こります．頸部のリンパ節が腫れることがあります．
- 縦隔腫瘍：胸痛や長引く咳，下半身のしびれや麻痺，発汗やまぶたが垂れることがあります．症状がなく胸部エックス線で偶然みつかることもあります．
- 網膜芽腫：眼が猫の目のように光ったり，眼の向きがおかしくなることがあります．

初期治療と注意すること

- 良性かがんか，区別をつけることが大切です．
- そのために血液検査や画像検査（胸部・腹部エックス線，超音波検査，CT，MRI，PET-CT，アイソトープ検査）を行います．
- 良性かがんか区別がつかない場合は，しこりの組織の生検を行います．
- 良性のしこりに対しては，経過観察されたり手術で取り除いたりします．
- がんに対しては，がんの種類に応じた抗がん薬治療や手術，放射線療法が行われます．子どものがんは治るものがほとんどです．

解説

　腹部，縦隔にできる腫瘍は良性と悪性（がん）に分けられる．腹部悪性腫瘍は神経芽腫，Wilms 腫瘍，肝芽腫，横紋筋肉腫などがあり，縦隔の悪性腫瘍としては神経芽腫や悪性リンパ腫などがある．網膜芽腫は網膜にできる悪性腫瘍である．

　腹部の良性病変としては総胆管嚢腫や血管腫，水腎症などを，縦隔の良性病変としては奇形腫や気管支嚢胞などが認められる（表1，表2）．

　網膜芽腫は網膜原発の悪性腫瘍である．年間 70〜90 人の発症頻度と考えられている．転移のない例は 5 年生存率 90% 以上とされる．眼球摘出後に化学療法が併用されることが多いが，化学療法の有効性については検討が必要とされる．近年，眼球温存治療が行われるようになった．腫瘍が小さいものでは，局所療法としてレーザー，冷凍凝固，小線源治療が行われ，腫瘍が大きいものに対しては化学療法を併用し，腫瘍の縮小を得てから局所療法が行われる．さらに，全身的な化学療法に代わり抗がん薬を選択的に眼動脈に注入する方法も行われるようになった．一方，眼窩進展例・中枢神経を含む遠隔転移例では，大量化学療法を組み入れた治療の有効性が研究されはじめている．いずれにせよ，症例数が少なく治療研究が困難であるため，世界的な規模での臨床研究が行われはじめた．

原因

　腹部，胸部にできる悪性腫瘍については原因は明らかでない．また良性腫瘍ができる原因も不明である．

　網膜芽腫は 2 本ある 13 番染色体上の 13q14 に存在する網膜芽腫遺伝子の両方に異常（欠失，変異）が起こり発生する．網膜細胞内で異常が起これば片眼性となり遺伝性はない．網膜芽腫のうち両眼性のものはすべて遺伝性であり，片眼性の 10〜15% も遺伝性である．妊娠初期に遺伝子検査を行うことについては，網膜芽腫遺伝子が非常に大きく検査に時間がかかること，異常がみつかった場合に腫瘍の発症時期や程度は予測できないことなどから推奨されない．むしろ出生後定期的に眼底検査を行うことが有用とされるが，検査の頻度などは明らかでない．

表1　腹部腫瘍

	悪性腫瘍	良性疾患
後腹膜腔腫瘍	神経芽腫 Wilms 腫瘍 悪性奇形腫 横紋筋肉腫 非ホジキンリンパ腫 後腹膜リンパ節転移	水腎症 嚢胞性腎疾患 奇形腫 脂肪腫 リンパ管腫 仮性膵嚢胞 腎周囲炎 外傷性腎血腫
腹腔内腫瘍	肝芽腫 成人型肝がん 卵巣腫瘍 横紋筋肉腫 非ホジキンリンパ腫	総胆管嚢腫 腸間膜リンパ管腫 大網嚢腫 過誤腫 血管腫 卵巣嚢腫 肥厚性幽門狭窄症 腸重積症 消化管重複症 子宮瘤嚢腫 緊満膀胱 糞塊
腹壁腫瘍	横紋筋肉腫 線維肉腫	リンパ管腫 血管腫 脂肪腫 線維腫 尿膜管嚢腫

表2　縦隔の区分と腫瘍

区分	臓器	縦隔腫瘍
上縦隔	リンパ管	リンパ管腫
前縦隔	胸腺 心臓	奇形腫 胸腺肥大 心膜嚢腫
中縦隔	気管（支） 心臓 大血管 リンパ節	悪性リンパ腫 気管支嚢胞
後縦隔	食道 （脊髄と接す）	神経原性腫瘍 消化管重複症

表3　網膜芽腫の初発症状

白色瞳孔：70%
斜視・眼位の異常：15%
結膜充血，低視力，角膜異常，眼瞼腫脹，眼球突出：<5%

表4　小児がんの主な腫瘍マーカー

神経芽腫：尿中VMA・HVA，血清NSE
肝芽腫：αフェトプロテイン
胚細胞性腫瘍（卵黄嚢がん）：αフェトプロテイン
胚細胞性腫瘍（絨毛がん）：HCGβ

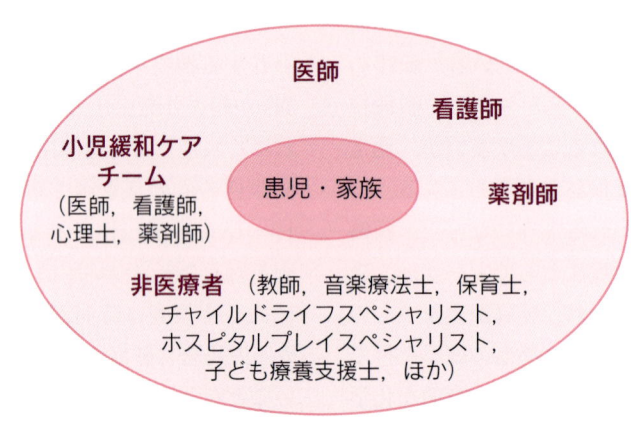

図1　多職種協働による小児がん治療体制

よくみられる症状

　腹部，胸部の悪性腫瘍では，発熱，元気がない，腹痛など非特異的な症状が多い．腹部腫瘍は入浴時などに偶然気づかれたりすることもある．胸部腫瘍では咳嗽や下肢麻痺，交感神経症状を認めることがある．

　網膜芽腫の初発症状として，白色瞳孔（暗いところでは猫の目様）で気づかれることが多い．また斜視などの眼位の異常を認めることがある．ほかに非特異的な症状として結膜充血や低視力などがある（表3）．

初期治療と注意すること

　来院時，網膜芽腫を含め悪性腫瘍が否定できない，あるいは疑われるのであれば，小児血液・がん専門医に相談し，検査・治療を行う病院にすみやかに転院させる．小児がんの診断，治療方針の決定には，ほとんどのがんで腫瘍組織を取り出し病理学的な検査を行うことが必要である．また，腫瘍の広がりや転移を診断するため血液検査・尿検査［腫瘍マーカー（表4）を含む］，超音波検査やMRI検査などの各種画像検査，ガリウムシンチグラフィーなどのアイソトープを用いた検査などが行われる．腹部・胸部良性疾患と診断された場合，手術が必要であれば小児外科医に連絡をとる．網膜芽腫が疑われる場合は，眼科医と協力し検査や治療を行う．最近の治療内容は前述した．

　小児がんの治療は長期にわたる．また，患児のみならず両親や兄弟に対するケアも必要となる．そのため，医師，看護師のほか心理士，教師，保育士などを含めた多職種が協働しケアにあたることが重要である．また，検査や治療に伴う痛みや不安は大きい．このため，入院初期から十分な小児緩和医療を行っていく必要がある（図1）．

［齋藤 正博］

8. 腎尿路系疾患

1. 微少血尿

微少血尿とは

- 腎臓は背中側の腰の上にある一対の臓器で，血液中の老廃物をろ過し，尿をつくり，血液の浄化装置として働きます．
- 腎臓を通過してきれいになった血液は，再び体をめぐる血管に入ります．
- つくられた尿は腎盂に集められ，尿管を通り，膀胱で一時的にためられ尿道から体外へ排出します．
- 血尿は，腎臓から尿道までのどこかからの血液が尿に混じることで出現します．
- 血液量が多く，尿1Lに血液が1mL以上混ざると尿が赤くなります（肉眼的血尿）．
- それに満たない程度の血尿を微少血尿といいます．

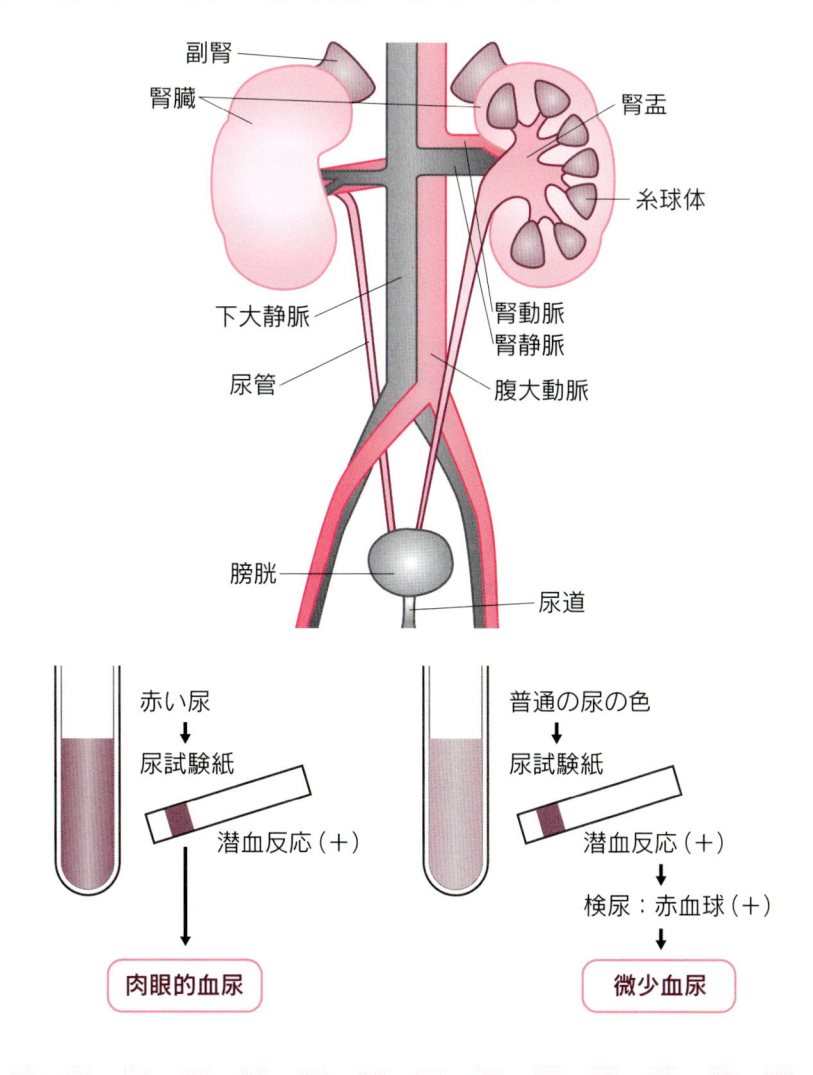

原因

- 乳幼児にみつかる微少血尿では，腎の糸球体内の血管壁が生まれつき薄くてもろいために血液がもれ出す菲薄基底膜病の頻度が高いです．その大半は家族歴があり，良性家族性血尿とも呼ばれています．
- 乳幼児期以降では，溶連菌感染症などに合併する感染後急性糸球体腎炎や，IgA腎症などの慢性腎炎でみられます．
- その他，さまざまな先天性の腎尿路奇形，尿路感染症，尿路結石症，腎腫瘍などでもみられます．

よくみられる症状

- 微少血尿自体はまったく症状がありません．
- 微少血尿は定期検診の尿検査や学校検尿で発見されます．排尿異常（頻尿・排尿時痛・失禁など）や発熱，腹痛などで受診した際の尿検査が発見のきっかけになることもあります．
- 先天性腎尿路奇形のある場合には尿路感染症になったり，腹痛や腹部の腫瘤がみられることがあります．
- 尿路感染症では，発熱・排尿時痛・頻尿・尿失禁などがみられます．
- 急性糸球体腎炎では，顔のむくみや高血圧による頭痛がしばしば起こります．
- IgA腎症では，呼吸器感染症をきっかけに肉眼的血尿が出ることがあります．

初期治療と注意すること

- 微少血尿を認めるのみで，ほかに症状がなければ治療が必要な病気の可能性は低いものです．
- 通常は，運動や食事の制限は必要ありません．
- 肉眼的血尿になったり，発熱・腹痛・排尿異常・むくみ・頭痛などを伴った場合は，医療機関の受診が必要です．

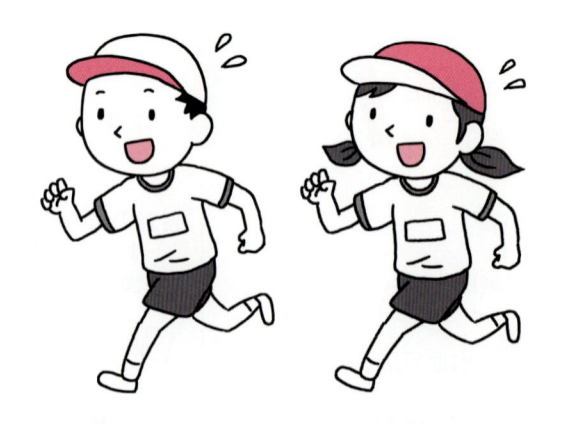

微少血尿では，ほとんどの運動が可能

解説

　尿は腎臓でつくられて，尿管を経て膀胱に至り，尿道から排泄される．腎臓から尿道までのどこかから出血すると，尿に血液が混じって血尿をきたす．血尿は，血液の中の赤血球が尿に混ざった状態である．尿1Lに血液が1mL以上混ざると，尿の色が赤色〜茶褐色になる（肉眼的血尿）が，それ以下では尿の色は正常（微少血尿）であり，検査をしないと血尿の有無はわからない．

原因

　微少血尿は尿検査によって発見される．①3歳児健診や幼稚園や保育園での定期検診，②学校検尿，③発熱，胃腸炎，排尿異常（頻尿・排尿時痛・失禁）などで医療機関を受診した際の尿検査が発見の契機としてあげられる．

　血尿をきたす原因は腎臓・泌尿器疾患のみというわけではなく，多岐にわたっている．血尿が腎糸球体の基底膜から赤血球が漏れることによる（糸球体由来の血尿）のか，よらない（非糸球体由来の血尿）のかに大きく分けられる．

　糸球体性の血尿には，早期診断と治療が必要な腎炎や腎症が含まれるが，血尿に加えてタンパク尿を呈することが多い．血尿のみの腎炎や腎症では1年以内にその半数は尿異常が改善する．小児期の血尿の30%程度が糸球体基底膜が菲薄で脆弱なため血尿をきたす菲薄基底膜病による．その大半は家族歴があり，良性家族性血尿とも呼ばれている．まれではあるが，遺伝性腎炎（Alport症候群など）も発見されることがある．

　Alport症候群は，神経性（感音性）難聴を伴う遺伝性進行性腎炎で，糸球体基底膜を構成するⅣ型コラーゲンの遺伝子変異が原因で，5,000人に1人の頻度である．幼児期に微少血尿で発症し，しだいにタンパク尿を合併し，10歳以降から腎機能障害をきたし，男性患者では10歳代後半から30歳頃までに末期腎不全に至る．

　乳幼児期以降では，溶連菌感染症などに合併する感染後急性糸球体腎炎やIgA腎症などの慢性腎炎を考慮する必要がある．

　非糸球体性の血尿では，さまざまな先天性腎尿路奇形（水腎症，多囊胞性異形成腎，多発性囊胞腎など），尿路感染症，尿路結石症，腎腫瘍などが原因となる．尿路結石症は，男児で17.7人/10万人，女児で12.4人/10万人の頻度で，80%で尿路奇形，尿流異常，尿路感染症，種々の代謝異常症などの基礎疾患が存在する．

よくみられる症状

　微少血尿だけでは臨床症状を呈さない．したがって，その発見は原因で述べたような検診か，原因疾患の検査のための尿検査によることになる．肉眼的血尿のない場合に尿試験紙で潜血反応が陽性のときに微少血尿の可能性が高いが，疑陽性のことがあり必ず顕微鏡的に赤血球尿の確認をする必要がある．

初期治療と注意すること

　微少血尿では，尿異常に加えて尿量の減少・浮腫・発熱・腹痛・高血圧などの症状があれば，血液検査を行って腎機能の評価が必要である．先天性腎尿路奇形，尿路結石症，腎腫瘍などの診断には腹部超音波検査が有用である．尿異常以外の症状がない場合は，2〜3週間の間に2〜3回ほど尿検査を行い，持続するようであれば血液検査・腹部超音波検査などの追加を考慮する．

　学校検尿では1回目の検尿で微少血尿陽性者が4%ほどみられるが，持続陽性者は0.5%である．再検査を行うときは，運動などによる血尿を除外するために，「早朝第1尿（検査の前の日は就寝前に完全に排尿をし，翌日起床後すぐに採尿する）」の検査を行う．また，特に女児では，外陰部からの分泌物の混入の可能性を減らすため，できる限り「中間尿（尿の出はじめと終わりの部分は採取しない）」の検査をする．血尿が持続する場合，年1回の頻度で尿検査を続け，タンパク尿が合併してくるか否かの経過観察が必要である．学校検尿の血尿で精査の結果，微少血尿と診断された場合，学校生活管理指導表（腎臓病）には，管理区分E，普通生活として，運動・食事の制限は不要である．

［大友 義之］

8. 腎尿路系疾患

2. 急性腎炎

急性腎炎とは
- いろいろな原因で腎臓の糸球体の血管に急性の炎症が起こり，腎臓の働きが障害される病気です．
- 急性腎炎症候群とも呼ばれます．
- 小児では2〜3人/10万人の年間発症率で，6〜10歳が好発年齢です．

原因
- 多くは，のどのかぜなどから1〜3週間の潜伏期を経て，発病します．
- A群β型溶血性連鎖球菌（溶連菌）の感染によるものが90％を占めます．
- 溶連菌以外の細菌やウイルス，その他の病原体が原因となることもあります．
- 体に侵入した病原体に対する免疫の反応により，糸球体の血管が炎症を起こし，目詰まりとなります．そのため血液のろ過が障害され，水分や老廃物の排泄がうまくいかなくなります．

よくみられる症状

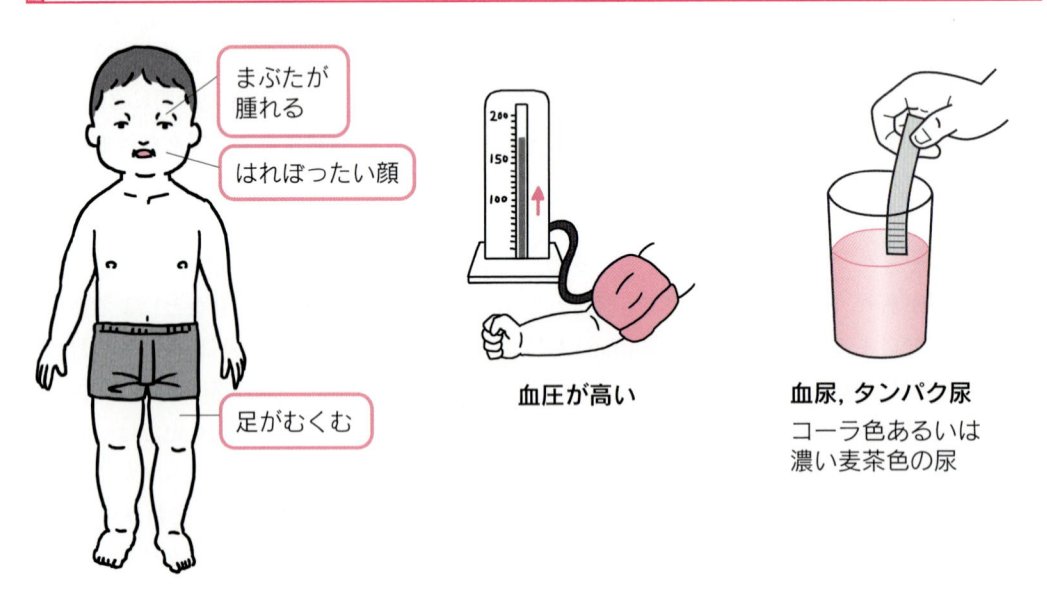

- まぶたが腫れる
- はれぼったい顔
- 足がむくむ
- 血圧が高い
- 血尿，タンパク尿　コーラ色あるいは濃い麦茶色の尿

- むくみ，尿量の減少，高血圧による頭痛・嘔吐などが主な症状で，突然発症します．
- 炎症によって傷ついた糸球体の血管から，赤血球やタンパク質が漏れ出るので，血尿やタンパク尿が出ます．血尿が多いときは，尿がコーラ色〜茶褐色

になります．
- 重症の場合，高血圧によりけいれんを起こしたり，腎機能が低下することがあり，入院治療が必要になります．
- 血液検査では，免疫反応が起こったことで消費される補体という物質が低下します．

初期治療と注意すること

- むくみ・高血圧・尿量減少などがある急性期はベッド上での安静，食事の塩分制限と水分制限を行います．

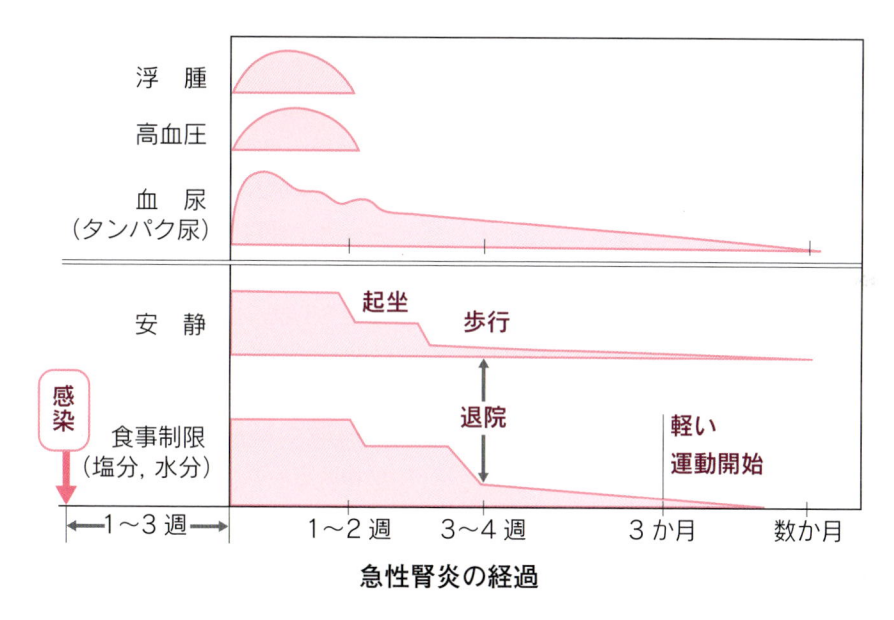

急性腎炎の経過

- むくみや高血圧がひどい場合は，利尿薬・降圧薬を使用します．
- 溶連菌の感染がまだ続いているときは，除菌のために抗菌薬で治療します．
- 急性腎炎の多くは数か月以内に治癒します．将来的に腎臓の障害が残ることはきわめてまれです．
- しかし，症状が改善しないときは，慢性腎炎の可能性があるので，腎生検という詳しい検査が必要になります．
- のどのかぜや溶連菌感染にならないよう普段から気をつけましょう．

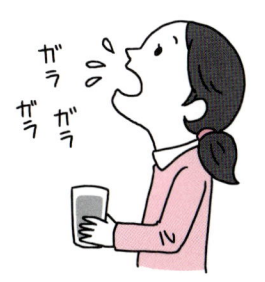

うがいをよくしましょう

解説

　急性腎炎は，WHO 臨床分類の定義による急性腎炎症候群：「急性に発症する血尿，タンパク尿，高血圧，糸球体濾過率の低下および Na と水分の貯留（浮腫）をきたす症候群」の 80～90％ を占める代表疾患であり，小児に最も高頻度にみられるのは A 群 β 型溶血性連鎖球菌（溶連菌）感染によって引き起こされる急性溶連菌感染後糸球体腎炎であるが，溶連菌以外では，黄色ブドウ球菌，肺炎球菌，エルシニアなどの細菌，B 型肝炎ウイルス，水痘ウイルス，EB ウイルス，パルボ B19 ウイルスなどのウイルス，その他，マイコプラズマやトキソプラズマなどによる感染症が原因となる．

原因

　溶連菌感染後の急性腎炎は，溶連菌関連抗原とこれに対する抗体が形成する免疫複合体が，糸球体に沈着することによって惹起される液性免疫反応を主体とした免疫複合体疾患と考えられている．

　溶連菌感染症による咽頭炎や皮膚感染に続いて急性腎炎を発症すると報告されているが，溶連菌には疾患特異的な株が存在する．菌の表在抗原である M タンパク血清型によって腎炎惹起株が同定されており，主に上気道炎の発症にかかわる 1，2，4，12，18，25 型などや皮膚感染の発症にかかわる 47，49，55 型などを発現する溶連菌株が知られている．

よくみられる症状

　溶連菌感染後の急性腎炎は小児に発症頻度が高いが，成人にもみられる．発症頻度の性差は，男児：女児＝2：1 で男児に多い．咽頭炎患者の 5～10％ および皮膚感染患者の約 25％ に発症し，感染から腎炎発現までの潜伏期間はそれぞれ 1～2 週および 3～6 週間である．

　本症の主症状は，血尿，乏尿・浮腫（上眼瞼，脛骨前面など）および高血圧であるが，約 50％ で無症候性血尿を呈する．まれに急激な血圧の上昇により，けいれん，嘔吐などを伴う高血圧性脳症を合併する．尿所見は典型的には発症 2 週までの急性期にはコーラ色の肉眼的血尿を呈し，その後顕微鏡的血尿が数か月続く．軽度のタンパク尿を伴う場合が多いが，ネフローゼ（高度タンパク尿）を呈する症例はまれである．約半数の症例で乏尿となるが，無尿となることはまれである．浮腫がみられる場合には，体重は 10～15％ 程度の増加がある．高血圧は 30～80％ にみられるが，降圧治療の必要な患者は 30％ ほどである．

　乏尿や浮腫，高血圧のみが前面に出現し，明らかな尿所見がみられない場合があり，腎外症候性急性糸球体腎炎という．頻度は溶連菌感染後急性糸球体腎炎と診断された症例のうちでは 1.5～9.8％ とされている．

　90％ 前後の患児で腎機能は後遺症を残すことなく回復するが，一部では，特に薬剤性で発症した患児などで腎機能障害が残存する場合がある．また，微少血尿やタンパク尿が年余にわたり残存する場合もしばしばみられ，小児の 1％ および成人の 10％ で慢性腎炎に進展する．

初期治療と注意すること

　溶連菌感染後の急性腎炎は自然治癒傾向の強い疾患であるため，治療は安静と溢水に対する塩分・水分制限など対症療法が基本である．浮腫，高血圧，高度のタンパク尿，肉眼的血尿などがみられる場合には入院を原則とする．食事は，塩分 1 g，水分は食事（食事中の水分を 1,000 mL 程度にする）と飲水を合わせて維持量の 2/3 程度とし，利尿期に入り体重が病前に戻ったら，制限を解除していく．

　診断時に溶連菌感染が証明される場合には，感染拡大の防止のためにもペニシリン系やセフェム系の抗菌薬を 10～14 日間経口あるいは静注する．

　薬物療法として，溢水に起因する乏尿，浮腫，高血圧に対してフロセミドなどのループ利尿薬を用いる．免疫性疾患であるが，急性期のステロイド薬の使用は Na の再吸収と水分貯留を助長し，高血圧症を悪化させることがあるため通常使用しない．高血圧には積極的に治療を行い，利尿薬でコントロール困難な症例に対しては，Ca 拮抗薬などの降圧薬を使用する．特に頭痛，けいれん，

嘔気・嘔吐などの症状を伴う高血圧（高血圧緊急症）に対しては，ニフェジピン（アダラート®カプセル）の内用液を注射器で吸引して内服させるか，ニカルジピンの点滴静注による積極的な治療を要する．維持としての降圧薬はニフェジピン内服を使用する．ACE阻害薬やARBの使用は高カリウム血症の危険性があるため避けたほうがよい．高度の腎機能障害により，薬物療法では溢水や電解質異常（高カリウム血症など）の改善がみられない場合には透析療法を行う．

回復期には多量の希釈尿による利尿期がみられる場合が多く，この時期の脱水に注意が必要である．その際は直ちに利尿薬を中止し，水分制限を解除する．回復期を迎え臨床症状が改善すれば，速やかに塩分，水分制限を解除する．高血圧，浮腫などの臨床症状がなければ臥位安静の必要はなく，血清補体価が正常化すれば登校を含め，通常生活に戻してよい．

予後は患者の年齢や感染株および流行の程度に依存することが示唆されているが，多くの症例で良好である．通常肉眼的血尿および高血圧は数週間以内に改善し，タンパク尿も1〜2か月以内に消失する．顕微鏡的血尿は数年にわたり持続する例もあるが，そのほとんどは自然治癒する．

［大友 義之］

8. 腎尿路系疾患

3. 慢性腎炎

慢性腎炎とは

- 血尿やタンパク尿が長期間（少なくとも1年以上）持続する，最も多い腎臓病です．
- IgA腎症，紫斑病性腎炎，膜性増殖性糸球体腎炎，膜性腎症，巣状糸球体硬化症などいろいろな病型があり，経過も違います．

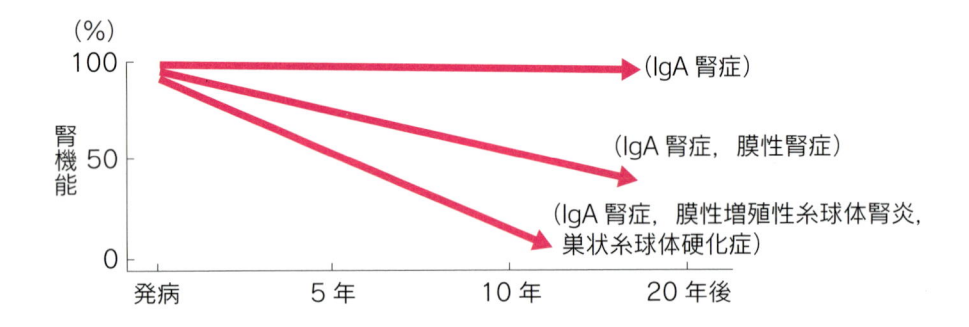

（グラフ：縦軸 腎機能(%)、横軸 発病〜20年後）
- (IgA腎症)
- (IgA腎症，膜性腎症)
- (IgA腎症，膜性増殖性糸球体腎炎，巣状糸球体硬化症)

原因

- 完全にはわかってはいませんが，主に免疫反応の異常によると考えられています．
- 体内に入ってきた異物や自分自身のタンパク質（抗原）に対して過剰に反応してつくられた抗体が，抗原と結合して免疫複合体をつくります．それらが腎臓に沈着して炎症を起こし発症します．
- その他，生まれつきの遺伝子の異常が原因となることがあります．

よくみられる症状

- 多くの場合，自覚症状に乏しく，検診での血尿・タンパク尿や高血圧などにより発見されます．
- むくみやかぜをひいたときの肉眼的血尿で発見されることもあります．
- わが国では学校検尿のシステムにより，尿異常以外の症状がみられない早期に発見されることがあります．

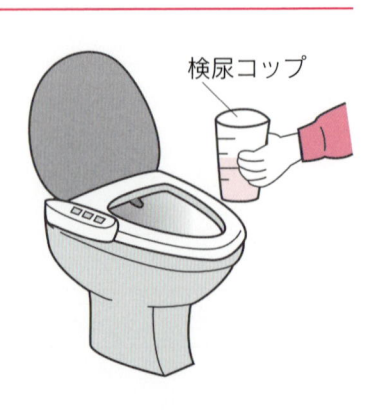

検尿コップ

初期治療と注意すること

- 慢性腎炎の診断と治療を行ううえで，最も重要な検査が腎生検です．
- 腎生検とは，腎臓の一部の組織を採取して顕微鏡で評価する検査です．
- 腎生検によって明らかになった慢性腎炎の病型に基づいて治療を行います．
- 慢性腎炎は治療が完全には確立しておらず，治癒は難しいです．
- 慢性腎炎ではタンパク尿の持続により腎臓の障害が進みます．
- したがって，治療の当面の目標は，タンパク尿をゼロにすることです．
- 生活管理は，
    - 微少血尿のみでタンパク尿が少ない⇒運動制限は不要
    - 高血圧やむくみがある⇒運動制限，入院治療

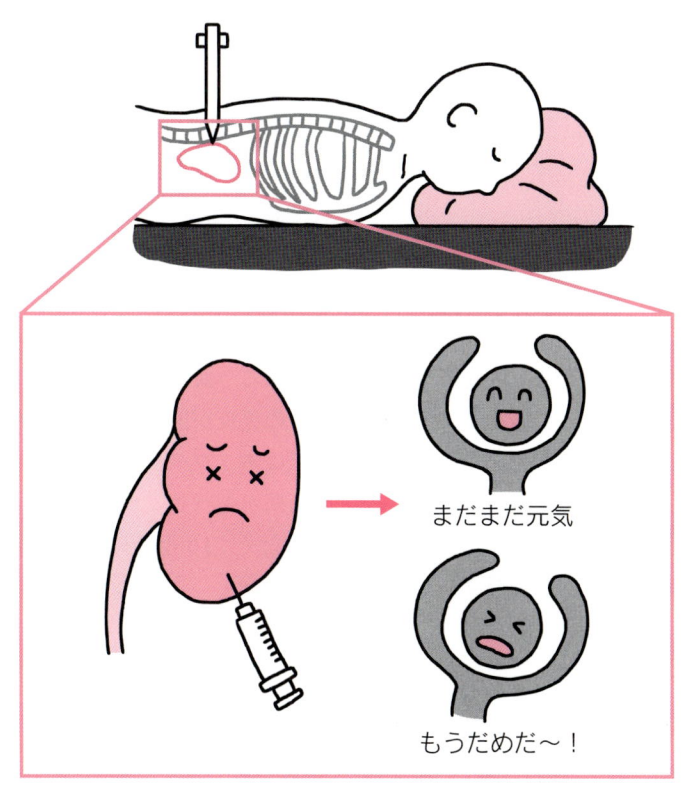

腎生検と評価

解説

慢性腎炎は，血尿，タンパク尿，円柱（糸球体から漏れたタンパクが，赤血球や白血球と一緒に，尿細管の管腔内を鋳型にして円柱状になり尿中に落ちたもの）が長期間持続する腎炎である．

血尿またはタンパク尿だけを示す場合から，血尿とタンパク尿がともにみられる場合までさまざまであり，軽症のものから末期腎不全に進行するものまで，いろいろな腎炎が含まれる．したがって，検査所見や臨床症状を参考にして腎生検を行い，病理学的な診断をつけることが必要である．その診断結果に基づいて治療を進めていく．腎生検は，①腎機能が悪化してきたとき，②タンパク尿（1+）が半年以上，（2+）以上が3か月以上持続するときに必要である．

原因とよくみられる症状

1 IgA 腎症

学校検尿で発見される慢性腎炎の中で頻度が最も高い（30～40％）．多くは無症状の時期の検尿で，血尿やタンパク尿がみつかり，腎生検で診断される．感冒の罹患時に肉眼的血尿を呈することもある．

腎生検では糸球体のメサンギウム細胞の増殖がみられ，メサンギウム細胞の周辺に免疫グロブリンA（IgA）が沈着している．何らかの抗原に対する抗体としてIgAがつくられ，これらが結合したものがメサンギウム領域に沈着し，糸球体に炎症が生じる．

無治療では15年後には30～40％の患者が末期腎不全に至る予後の悪い腎炎であるが，最近は早期発見と治療により治癒する患者が増えている．

2 紫斑病性腎炎

Henoch-Schönlein紫斑病（アレルギー性紫斑病）という全身性の血管炎の一症状として，腎炎が発症する．この紫斑病では四肢・殿部への点状出血，腹痛・血便などの消化器症状，関節の腫脹・疼痛などの関節症状が出現し，腎炎は約半数に合併する．

多くは自然経過あるいは治療により改善するが，繰り返す発病や重篤な腎炎の場合には腎機能障害が出現する．急激に腎機能が悪化する場合や，高度のタンパク尿がある場合，半年以上もタンパク尿が持続する場合などに腎生検を行い，治療方針を決定する．腎生検ではIgA腎症に似た所見を示す．

3 膜性増殖性糸球体腎炎

多くは学校検尿で発見されるが，小児の慢性腎炎の数％と頻度は高くない．糸球体血管の壁が肥厚しメサンギウム細胞や基質が増える腎炎である．免疫複合体が基底膜に進入することにより糸球体血管の壁が肥厚する．内皮細胞の下側に免疫複合体ができるⅠ型，基底膜の中央部分に免疫複合体ができるⅡ型の2つに大きく分類される．Ⅰ型が90％を占め，早期に発見されれば治療に反応し，そのほとんどが治癒するが，Ⅱ型は治療に反応せず，腎機能の予後が悪い．

原因がはっきりしない「特発性」と，基礎疾患（膠原病やB型・C型肝炎ウイルスによる感染症など）が原因の「二次性」に分類されるが，病態は不明である．血液中の補体が低下することから，補体系の免疫が関与していると考えられる．重症の児ではネフローゼ症候群を呈する．

病期が進行してから発見される例では治療の効果がなく，10年後には約半数の症例が末期腎不全になる．

4 膜性腎症

糸球体血管壁に免疫複合体が入り込み基底膜が肥厚する腎炎である．

小児では比較的頻度が少なく，腎不全に進行することはないか，まれにあっても緩やかである．ネフローゼ症候群を生じないときには副作用を伴うような治療は行わない．

B型肝炎ウイルス感染によって引き起こされるものもある．

5 巣状糸球体硬化症

糸球体の一部に硬化がみられ，ほかには大きな変化を認めない．

臨床的にはステロイド治療に反応しないネフローゼ症候群を呈するものに多い．

初期治療と注意すること

1 生活指導

自覚症状がなく尿タンパクが(1+)以下程度で安定している場合や，血尿のみの場合は，学校などの活動制限は不要である．

尿タンパクが(2+)以上の場合は，激しい運動のみ制限をする．

腎機能低下による高血圧や浮腫などの症状がみられ，症状が安定していない場合は，学校では教室内学習のみ，あるいは，入院治療が必要である．

2 食事

腎機能低下により高血圧や浮腫を伴う場合に，食事療法が必要である．食欲を失わない程度の塩分制限を行い，降圧薬や利尿薬などの薬物療法を併用して血圧や浮腫をコントロールする．

3 薬物療法

腎生検を行って病型を診断したあとに，ステロイド薬，免疫抑制薬，抗血小板薬，抗凝固薬，降圧薬（レニン・アンジオテンシン系阻害薬）による治療が行われるが，疾患や病態により治療の内容や期間は異なる．

① ステロイド薬

慢性腎炎でネフローゼ症候群を伴う場合，腎機能障害を伴う場合や腎生検で半月体が多数認められる腎炎，びまん性のメサンギウム細胞増殖を伴うIgA腎症などで使用される．

② 免疫抑制薬

強力な治療が必要な場合は，ステロイド薬に併用で免疫抑制薬を使用する．また，ステロイド薬の長期治療が必要な場合に，ステロイド薬の減量を目的として，併用や切り替えを行う．

③ 抗血小板薬

慢性腎炎の進展や悪化に血小板の異常な活性化が関与していることより，血小板の作用を抑制する薬を併用することがある．

④ 抗凝固薬

糸球体の毛細血管の血液凝固が慢性腎炎を進行させるので，血液凝固を抑制する薬を併用することがある．

⑤ レニン・アンジオテンシン系阻害薬

降圧薬であるアンジオテンシン変換酵素阻害薬やアンジオテンシンⅡ受容体拮抗薬は，慢性腎炎のタンパク尿を減らす効果があるので，しばしば使用される．

［大友 義之］

8. 腎尿路系疾患

4. ネフローゼ症候群

ネフローゼ症候群とは

- 尿の中に血液中のタンパク質（アルブミン，グロブリン）が大量に漏れ出てしまう病気です．
- 血液中にタンパク質（アルブミン）が少なくなると，血管内の水分が外へ出てしまいます．
- その結果，尿量が少なくなり，体内に水がたまって，浮腫（むくみ）が出現します．

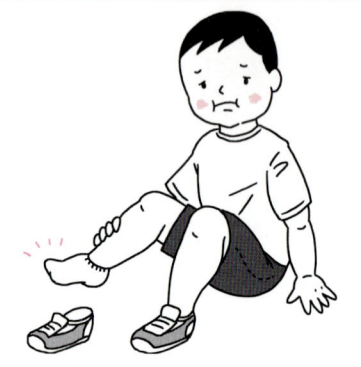

全身がむくんでいる
（眼瞼浮腫 ＋ 上肢下肢 ＋ 腹部膨満）

原因

- 腎臓で尿をつくる装置（糸球体）におけるタンパク質のバリア機能が低下することによって発症します．

○＝タンパク質　●＝老廃物

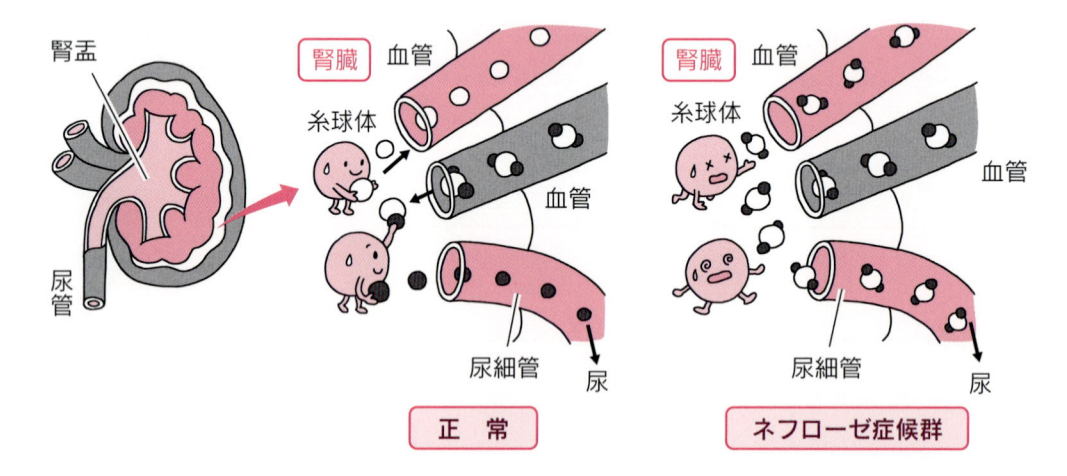

正常　　ネフローゼ症候群

- 小児では，大部分が原因不明の特発性ネフローゼ症候群です．
- 別の病気から合併する場合や，きわめてまれに生まれつき（遺伝子）の異常で発症することもあります．

よくみられる症状

- 尿の量が減って体重が増加します．
- 全身がむくんで，胸やお腹の中，陰嚢の袋の中にも水がたまります．
- お腹が痛くなったり，吐いたり下痢になることがあります．
- 感染症にかかりやすくなったり，血管がつまりやすくなることがあります．
- 特発性ネフローゼ症候群では，血尿はなく，多くは腎機能も低下しません．

初期治療と注意すること

- 初回の治療は入院治療となります．
- 全身のむくみがあるときや血圧が高いときは塩分制限を行いますが，過度の水分制限や安静は必要ありません．
- 尿量を増やす薬剤（利尿薬）や血中のタンパクを増やす血液製剤（アルブミン，グロブリンなど）を必要に応じて使用します．
- 小児の特発性ネフローゼ症候群において，タンパク質のバリア機能を回復させるため，最初に使用する薬剤はステロイド薬です．
- 特発性の場合，初回のステロイド治療によって約90％が改善します．
- しかし，約2/3の例で再発することがあります．
- 虫さされや，かぜなどをきっかけに再発することもあります．
- ステロイド薬で改善しない場合や頻回に再発する場合は，腎生検で診断を確認して，免疫抑制薬の追加治療を考えます．
- 退院後も"朝一番"の尿中のタンパクを試験紙（アルブスティックス®）でチェックします．
- いろいろな予防接種は，主治医と相談して適切なタイミングで行いましょう．

解説

ネフローゼ症候群（表1）は，糸球体基底膜の傷害の結果，高度タンパク尿，低タンパク血症と全身性の浮腫を起こす疾患であり，わが国では，1年間に約1,300人が新規発症（小児10万人あたり5人）している．小児のネフローゼ症候群は，「特発性，二次性，先天性」に大別されるが，約90%を占める「特発性」をここでは主に述べる．特発性ネフローゼ症候群の好発年齢は2〜6歳で（約80%が6歳未満），男児に多く（女児の2〜3倍），病理学的には，「微小変化型，巣状分節性糸球体硬化症，びまん性メサンギウム増殖」に分けられる（約90%が微小変化型）．

原因

1 特発性

タンパク尿を惹起する病因物質は不明である．

T細胞もしくはB細胞で産生された液性因子が，糸球体の上皮細胞やスリット膜に作用して構造変化を起こさせることでタンパク尿が漏出する機序が推測されている．

2 二次性（続発性）

全身性エリテマトーデスや血管性紫斑病などの全身疾患やIgA腎症などの慢性腎炎によって高度タンパク尿をきたし，ネフローゼ症候群の定義を満たす場合をいう．

3 先天性

生後1年以内に発症するネフローゼ症候群は，生後3か月以内に発症する先天性ネフローゼ症候群とそれ以降に発症する乳児ネフローゼ症候群に分けられ，すでにさまざまな原因遺伝子（NPHS1，WT1など）が同定されている．

よくみられる症状

尿量低下による全身性浮腫，体重増加，腸管の虚血による腹痛，嘔吐，下痢が現れる．腹水による腹部膨満や，重症例では胸水による呼吸障害も出現する．急激に発症する場合，低血圧やショックをきたすこともある．

初期治療と注意すること

小児の特発性ネフローゼ症候群に対する初回治療の第一選択薬はステロイド薬であり，約90%は寛解に至る（ステロイド感受性）．しかし，初回ステロイド治療によって寛解しても約2/3は再発し，そのうち約半数が頻回再発型，ステロイド依存性へ移行する．ステロイド治療に反応しないステロイド抵抗性は腎不全進行の危険性があり，また頻回再発型，ステロイド依存性のものはステロイドの重篤な副作用（成長障害，高血圧，骨粗鬆症，肥満など）が発現しやすいため，いずれも

表1 小児特発性ネフローゼ症候群の定義

ネフローゼ症候群	高度蛋白尿（夜間蓄尿で40 mg/hr/m^{2}以上）または早朝尿で尿蛋白/クレアチニン比2.0 g/gCr以上，かつ低アルブミン血症（血清アルブミン2.5 g/dL以下）
完全寛解	試験紙法で早朝尿蛋白陰性を3日連続して示すもの，または早朝尿で尿蛋白/クレアチニン比0.2 g/gCr未満を3日連続して示すもの
不完全寛解	試験紙法で早朝尿蛋白1+以上または早朝尿で尿蛋白/クレアチニン比0.2 g/gCr以上を示し，かつ血清アルブミン2.5 g/dLを超えるもの
再発	試験紙法で早朝尿蛋白3+以上を3日連続して示すもの
ステロイド感受性	プレドニゾロン連日投与開始後4週間以内に完全寛解するもの
頻回再発	初回寛解後6か月以内に2回以上再発，または任意の12か月以内に4回以上再発したもの
ステロイド依存性	プレドニゾロン治療中またはプレドニゾロン中止後14日以内に2回連続して再発したもの
ステロイド抵抗性	プレドニゾロンを4週間以上連日投与しても，完全寛解しないもの
initial nonresponder	ネフローゼ症候群初発時にステロイド抵抗性になったもの
late nonresponder	以前ステロイド感受性だったものがステロイド抵抗性になったもの
難治性ネフローゼ症候群	ステロイド感受性のうち，標準的な免疫抑制薬治療では寛解を維持できず，頻回再発型やステロイド依存性のままで，ステロイド薬から離脱できないもの，ステロイド抵抗性のうち，標準的な免疫抑制薬治療では完全寛解しないもの

（日本小児腎臓病学会 編：小児特発性ネフローゼ症候群診療ガイドライン2013. p.xiv, 2013）

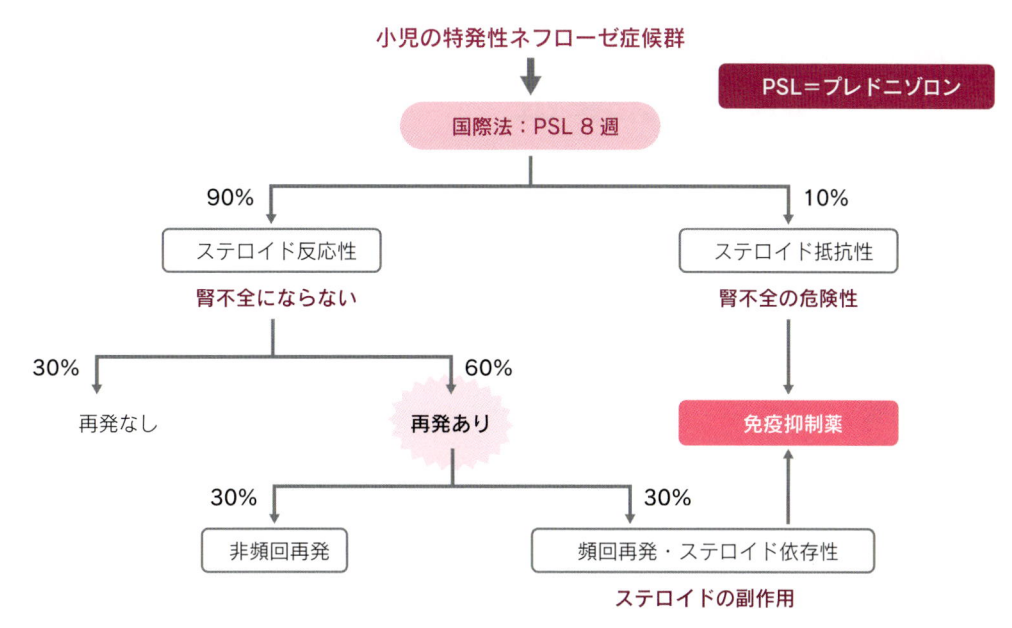

```
小児の特発性ネフローゼ症候群
            ↓                    PSL=プレドニゾロン
      国際法：PSL 8 週

   90%              10%
ステロイド反応性      ステロイド抵抗性
腎不全にならない      腎不全の危険性

30%        60%
再発なし    再発あり                免疫抑制薬

      30%         30%
   非頻回再発   頻回再発・ステロイド依存性
            ステロイドの副作用
```

図1　小児特発性ネフローゼ症候群の治療経過

免疫抑制薬の適応になる(図1).

　ステロイド薬の投与以外の一般的な対応は支持療法として行う.

　塩分は制限(幼児3g, 学童5g程度)するが, 水分制限は通常行わない. 著しい血管内脱水がなければ, まず利尿薬(フロセミド0.5～1mg/kg/回)を使用する. 血管内脱水の所見(血球濃縮, 末梢冷感, 腎前性腎不全)があるときや, 浮腫が著明なときはアルブミンの投与を併用する. 治療に反応しタンパク尿が消失する直前に急激にNa利尿がつくため, タイミングよく塩分制限や利尿薬の投与を中止する必要がある.

　免疫グロブリン補充の有用性を示したエビデンスレベルの高い報告はないが, 筆者は200mg/dL以上を目安に補充している.

入院後の家族への説明

- 再発の多い疾患であり, 退院後も家庭において毎朝の尿試験紙チェックを習慣にする.
- 再発中以外, 原則として食事制限や運動制限は必要ない.
- 高用量のステロイドなど免疫抑制薬投与中以外なら, インフルエンザワクチンや肺炎球菌ワクチンなどの不活化ワクチン接種を積極的に行ってよい. 生ワクチンは免疫抑制薬中止後まで延期する.
- ステロイド感受性の腎機能予後自体は良好である. 頻回再発型またはステロイド依存性は成人期へしばしば移行し, 治療薬剤による後遺症(成長障害, 高血圧, 性腺障害など)が問題となる.

[藤永 周一郎]

8. 腎尿路系疾患

5. 尿路感染症

尿路感染症とは

- 尿路（腎臓から尿道まで）に細菌が侵入・繁殖して炎症を起こす病気です．
- 細菌が繁殖する場所によって呼び方が変わります．
  - 膀胱：**膀胱炎**
  - 腎臓：**腎盂腎炎**

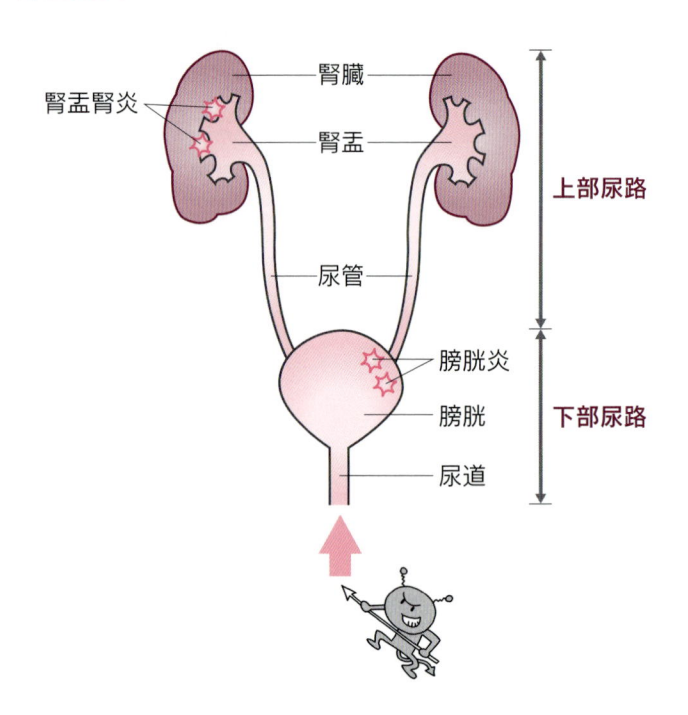

原因

- 尿道から入った便中の腸内細菌（大腸菌など）が尿路のどこかに感染します．
- 尿路に生まれつきの異常をもっているとかかりやすくなります．
  - 膀胱尿管逆流症
    ……いったん膀胱にたまった尿が腎臓まで逆流してしまい，腎臓で細菌が繁殖します．

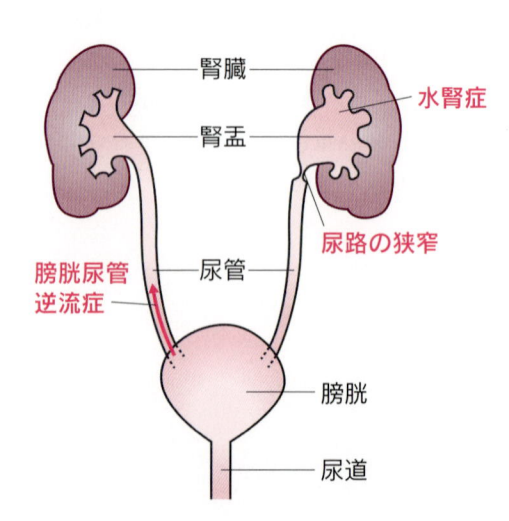

- 尿路の狭窄……尿の流れが滞るため，細菌が繁殖しやすくなります．腎盂が腫れて，水腎症になります．

よくみられる症状

- 膀胱炎では，尿を出すときに痛がったり，排尿の回数が増えます．
- 腎盂腎炎では，高熱が出て，吐いたり下痢をすることもあります．年長児では脇腹や背中・腰のあたりを痛がります．
- 新生児・乳児では不機嫌や食欲不振のほかに，体重が増えない，活気がない，黄疸が出るなどの症状なのでわかりにくいことがあります．

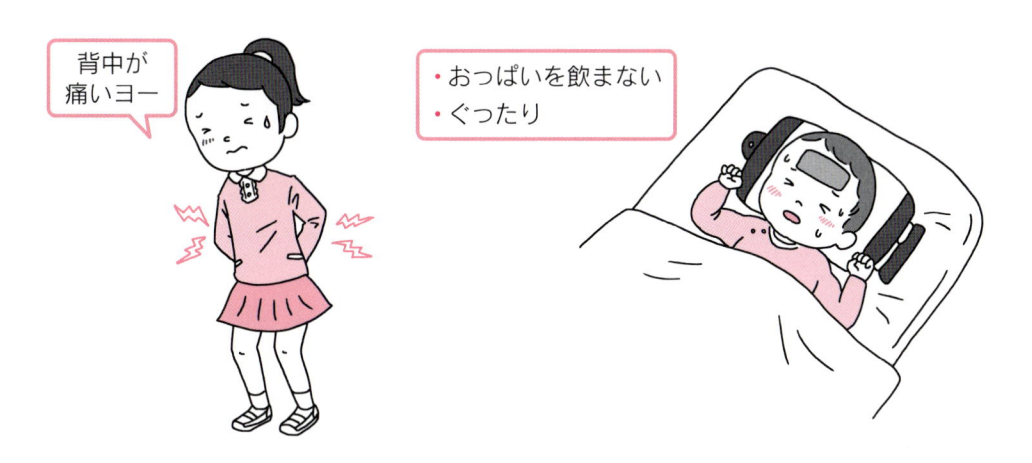

背中が痛いヨー

- おっぱいを飲まない
- ぐったり

初期治療と注意すること

- 尿中の白血球や細菌を調べます．
  確定診断は尿培養での原因菌の種類と菌数で判断します．
- 膀胱炎では，抗菌薬を内服して，水をたくさん飲んで尿をたくさん出す（尿路を洗い流す）ようにして治します．
- 腎盂腎炎でも同じように治療しますが，膀胱炎よりも長くかかります（2週間くらい）．また，乳児や年長児でも尿路に異常をもっていたり症状が強い場合には，初めは入院して点滴で治療したほうが適切です．
- 検査をする前に抗菌薬を内服していると，診断がつかなくなることがあります．原因がはっきりわからない発熱を繰り返している場合は注意しましょう．
- 尿路感染症を繰り返している場合は尿路に異常をもっているかもしれないので，超音波検査などでよく調べる必要があります．

解説

尿路感染症（urinary tract infection：UTI）は，上部UTI（腎盂腎炎），下部UTI（膀胱炎），無症候性細菌尿に大別される．上部UTIは，膀胱尿管逆流症（vesicoureteral reflux：VUR）などの先天性腎尿路奇形（congenital anomalies of the kidney and urinary tract：CAKUT）を発見する契機となり，腎瘢痕の危険因子でもあることから最も重要である．

上部UTIは2歳未満の有熱性疾患の約5%を占め，特に3か月未満では最も頻度の高い細菌感染症となっている（肺炎球菌ワクチン・インフルエンザ菌ワクチンの普及による髄膜炎や菌血症の減少のため）．UTIは，1歳未満ではCAKUTの合併率の高い男児がより罹患しやすいが，1歳以降では尿道が短く尿道口と肛門の距離が近い女児に多くみられる．

原因

UTIの感染経路は経尿道的上行性感染が大部分である．起因菌としては，大腸菌が60〜80%と最も多く，ほかにクレブシエラ，プロテウス（以上が3大起因菌），緑膿菌などのグラム陰性桿菌や腸球菌などのグラム陽性球菌が報告されている．

新生児期に発症，反復する上部UTI，腎瘢痕化の存在，大腸菌以外（緑膿菌やグラム陽性球菌）が起因菌などの場合はCAKUTの合併を考慮した精査が必要となる．CAKUTとしてはVURの頻度が最も高く，膀胱尿道造影検査を行って確認する．その結果，図1の国際分類でGrade I〜Vに分類され，なかでもGrade III以上の高度VURではUTI再発と腎瘢痕化のリスクが高いとされている（図1）．

よくみられる症状

下部UTIでは，膀胱刺激症状（排尿時痛，頻尿など）のみで，発熱は伴わない．上部UTIでは，高熱や消化器症状（嘔吐，下痢）などの全身症状を伴い，年長児は側腹部痛や腰背部痛を訴えることがある．新生児期上部UTIの初発症状は体重増加不良や活気低下，発熱を伴わない黄疸など非特異的なことがあるため注意が必要である．また，上部UTIでは，新生児期では約30%，3か月未満では約10%，3か月以上でも約5%に菌血症を合併する．

初期治療と注意すること

UTIでは，一般検尿における白血球反応，亜硝酸反応，沈渣白血球（5個以上/HPF）や尿中に細菌の存在が認められる．上部UTIではさらに血液検査にて炎症反応上昇がみられる．しかし，

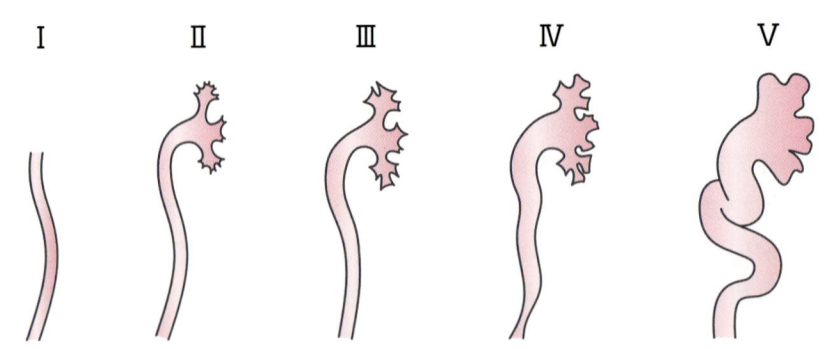

図1　膀胱尿管逆流症の国際分類

Grade I：逆流が尿管にとどまるもの
Grade II：腎盂・腎杯にまで逆流が達するが拡張はなく，腎杯の形は正常のもの
Grade III：尿管の拡張や蛇行がみられ，腎盂の拡張があるが腎杯の変形はあっても軽度のもの
Grade IV：尿管の拡張や中等度の蛇行，腎盂・腎杯の中等度の拡張がみられ，腎杯は完全に鈍化しているが，腎杯乳頭部の形態は大部分で保たれているもの
Grade V：高度の尿管の拡張と蛇行がみられ，腎盂・腎杯が著明に拡張し，腎杯乳頭部の形態が消失しているもの

確定診断のためには抗菌薬投与前に適切な方法で尿培養検体を採取しなければならない．すなわち，年長児では外陰部消毒後の中間尿，自立排尿ができない年少児では尿道カテーテルによる採尿が必須である．採尿バッグで採った尿における培養の偽陽性率は30～40％であり，培養陰性のときのみ有意所見と考えるべきである．

尿路感染症の治療では，無症候性細菌尿については抗菌薬を投与するべきでないとされている．下部UTIは短期の経口抗菌薬投与（セフェム系，2～4日間）が推奨されている．上部UTIでは菌血症を合併しやすい生後3か月未満の児や重症例では，入院して抗菌薬を経静脈的に投与することが望ましい．初発時の抗菌薬は大腸菌を考慮して第二，三世代セフェム系を用いるが，グラム染色でグラム陽性球菌を認めた場合は腸球菌を考慮してペニシリン系，新生児期は大腸菌と腸球菌の頻度が高いことよりペニシリン系とアミノグリコシド系を併用する．セフェム系を予防内服中のVURを有する患児が再発した場合は，第三世代セフェム系に耐性のことが多いため注意が必要である．経過が良好であれば尿培養の結果を踏まえてde-escalationを行ってよいが，治療開始後48時間以内に改善しない場合は，膿瘍形成や閉塞性腎疾患の存在を考慮した画像検査や抗菌薬変更を行う．通常の上部UTIでも，1～2週間の抗菌薬投与が推奨されている．

重症上部UTIである急性巣状細菌性腎炎では，約1/4は検尿異常を呈さず，不明熱の検査中の腹部造影CTにて発見・診断され，3週間の抗菌薬投与が推奨されている．

従来，乳児期に上部UTIを発症した患児の30～40％にVURを認めることから，このような患児の全例に排尿時膀胱尿道造影(voiding cystourethrography：VCUG)が推奨され，VURを認めた際には抗菌薬の予防内服(continuous antibiotic prophylaxis：CAP)が行われてきた．しかし，近年，発見されたVURの多くが軽度であり，また，UTI再発と腎瘢痕の抑制におけるCAPの有効性を否定する報告が相次いだことより，VCUGおよびCAPの適応についてさまざまなガイドラインの改定がなされている．結果として，欧米の新しいガイドラインではVCUGおよびCAPの適応はかなり制限されるようになった．わが国では当該学会からガイドラインは提唱されていないため，施設（医師）ごとの方針に委ねられているのが現状である．

［海野 大輔］

8. 腎尿路系疾患

6. 水腎症, 膀胱尿管逆流症

❀ 水腎症

- 腎臓でつくられた尿が流れにくいため, 腎盂がふくらんでしまうことです.

原因

- 小児期にみつかる多くは先天性のものです.
- 多くが腎盂尿管移行部の狭窄によるものですが, 尿管膀胱移行部の狭窄により水尿管を伴ったり, 後部尿道弁(尿道の狭窄)により両側に拡張が起こる場合もあります.
- その他, 尿路結石・膀胱尿管逆流症も原因となります.

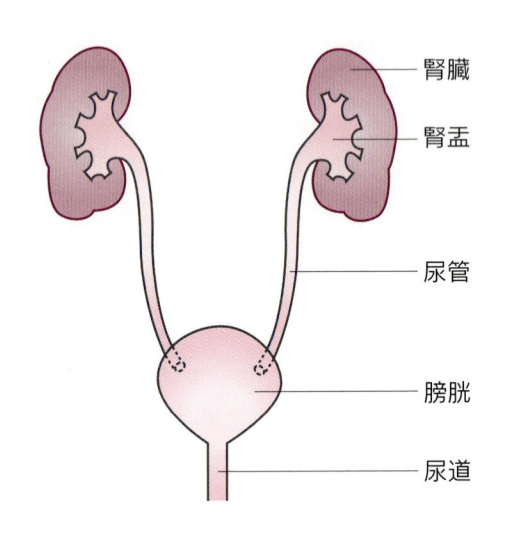

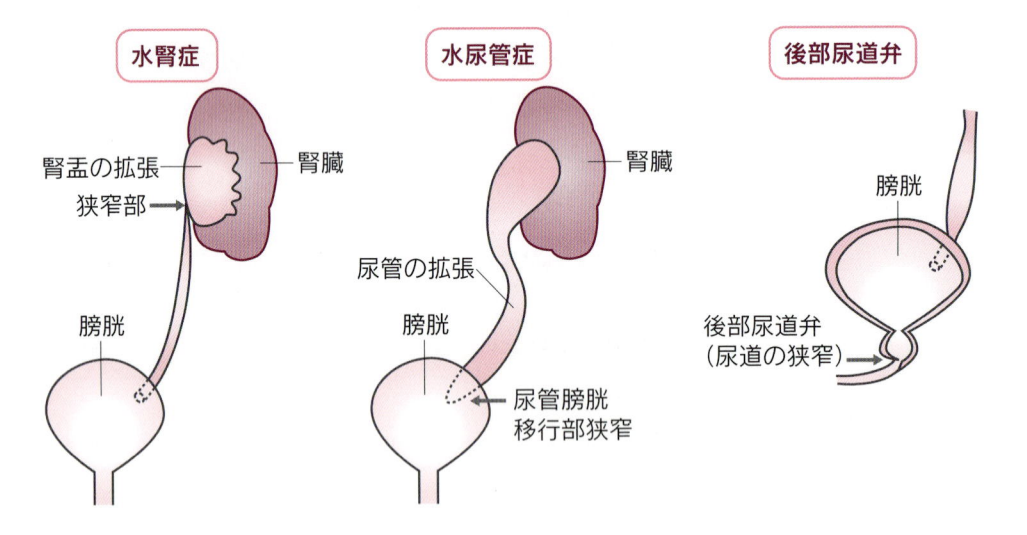

よくみられる症状

- 最近は, 胎児超音波でお母さんのお腹の中にいるときから診断のつくことが増えています.
- 発熱(尿路感染症)・血尿などを調べるための検査や側腹部痛や腹部腫瘤で発見されることもあります.

- まずは，腹部超音波検査でも腎臓・尿管・膀胱の形を確認し，水腎症の大きさが評価できます．

初期治療と注意すること

- 自然治癒傾向が強く，多くの場合が2歳までに水腎症の改善がみられます．
- 自然に治る可能性が低い高度水腎症では手術（腎盂形成術）を行うことが勧められます．

膀胱尿管逆流症

- 尿管と膀胱のつなぎ目（接合部）の異常のため，膀胱にたまった尿が再び尿管さらには腎臓に逆戻りする現象です．

原　因

- 尿管と膀胱のつなぎ目（接合部）が生まれつき弱く，逆流を防止する「弁」の働きがないためと考えられています．

膀胱尿管逆流防止機構

膀胱／膀胱内部／尿管と膀胱の接合部／尿管／膀胱粘膜／膀胱壁／排尿時に圧迫／尿管

排尿時には，粘膜下にある尿管は膀胱の内側から圧迫されるため，尿管への逆流が防がれる．

よくみられる症状

- 発熱（尿路感染症）で発見されることが多いです．その他，血尿・タンパク尿などの検査や夜尿症をきっかけに発見されることもあります．
- 排尿時膀胱尿道造影検査（VCUG）が最も標準的な検査で，逆流の有無や程度がわかります．
- この検査で，膀胱形態・尿道の評価も行えます．

初期治療と注意すること

- 程度が軽いほど，自然治癒の可能性が高くなるので抗菌薬による尿路感染症の予防をして，逆流の消失する時期を待ちます．
- 高度なものは自然治癒傾向が少ないため，根治手術を行うことが勧められます．

解　説

水腎症

　小児期にみられるもののほとんどが先天的なもので，尿路のいずれかの部位での閉塞・狭窄により腎盂・腎杯が拡張することをいう．

原　因

　先天性水腎症は近年の胎児超音波検査の進歩により発見される頻度の高くなった尿路奇形の1つである．報告によっては新生児の約2.2%にも腎盂の拡張所見が認められるという．胎児超音波検査で腎盂の拡張所見が認められたものに関しては，①腎盂尿管移行部狭窄（約60%），②非閉塞性水腎症（約20%），③膀胱尿管逆流（vesico-ureteral-reflux：VUR）（約15%），④尿管膀胱移行部狭窄症（約3%），⑤その他：多嚢胞性異形成腎や尿管瘤（約1%）の順で，腎盂尿管移行部の狭窄・閉塞（pelvi-ureteric junction obstruction：PUJO）が過半数を占めている．

よくみられる症状

　多くは無症状で，超音波検査（胎児超音波検査を含む）でみつかることが最も多い．しかし，乳幼児期に拡張した腎盂が腹部腫瘤としてみつかることや，学校検尿での血尿の精査や尿路感染症を契機にみつかる例もある．
　まずは，簡便で非侵襲的である超音波検査を行い程度の診断評価を行う．評価方法としてはSFU（Society of Fetal Urology）分類（図1）が用いられることが多い．
　SFU Grade3以上の腎盂拡張が認められた場合，狭窄・閉塞の程度・分腎機能の検査，閉塞部位やその他尿路奇形の合併の有無の確認，膀胱尿管逆流症や尿管瘤・後部尿道弁の有無を各々に適した画像検査で調べていく．

初期治療と注意すること

経過観察

　軽症（SFU Grade1，2）に関しては，自然治癒を期待して外来にて超音波検査・尿検査を行いつつ経過観察する．尿路感染症など有症候性となった場合は検査を進め，外科的治療を含め治療方針を再検討する．

外科的治療

　高度（SFU Grade3，4）なものに関しては，腎盂形成術など外科的対応となるが，その手術適応や手術時期についてはいまだに一定の見解が得られていない．

膀胱尿管逆流症

　膀胱尿管接合部の逆流防止機構の機能不全により，膀胱内の尿が尿管に逆流することである．

原　因

　ほとんどが先天性で，新生児・乳児期の約1%に認められる頻度の高い尿路奇形である．膀胱尿管接合部の弁機能不全のほかに，尿道狭窄や神経因性膀胱などの下部尿路通過障害に伴う二次性のものもある．

よくみられる症状

　大多数が乳児期に上部尿路感染症を起こした際に，VCUGで発見される．上部尿路感染症に罹患した小児の30〜60%にVURが証明される．

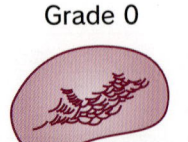

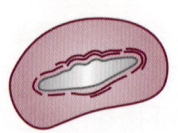

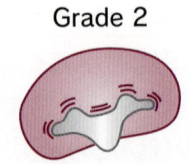

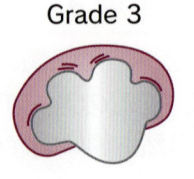

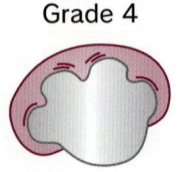

図1　SFU分類

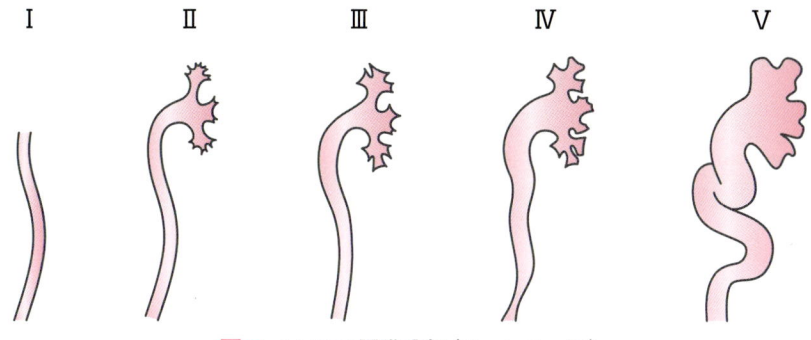

図2　VURの国際分類（GradeⅠ～Ⅴ）

その他，年長児では夜尿や遺尿などの精査・タンパク尿・血尿など検尿異常の精査で発見されることもある．

VCUGは現在VURの診断をするのに最も標準的な方法であり，所見に基づいてGradeⅠ～Ⅴの5段階に重症度が分類されている（図2）．

臨床上問題になるのは腎盂腎杯拡張を伴うGradeⅢ以上の高度のものである．逆流により細菌が腎盂に達しやすく，また逆流尿が膀胱に戻ることで残尿を生じ細菌を排除する機構が破綻し尿路感染症の発生を容易にしてしまう．

尿路感染症の多くは有効な抗菌薬による治療で回復するが，診断が遅れたり，治療が不十分であったりすると，反復性の尿路感染症を引き起こし，腎実質に炎症による瘢痕化を生じ恒久的腎機能障害（逆流腎症）に至る．

最も簡便で非侵襲的な検査である超音波検査では，腎盂拡張（水腎症）の存在，低形成腎や尿管瘤などの合併奇形の有無をチェックすることができるが，尿逆流を捉えることは難しい．

初期治療と注意すること

主にVCUGの所見から，その程度によって内科的治療を行うか，外科的根治手術を行うかが決定されている．

内科的治療

VURは程度が軽いほど自然治癒の可能性が高く，GradeⅠ，Ⅱであれば発見後5年以内に80％以上の症例が自然治癒する．したがって，内科的治療は程度の軽いVUR（GradeⅠ，Ⅱ）に対して自然消失を期待し尿路感染症を予防するため抗菌薬の持続投与を行う．VURの消失は1～2年ごとにVCUGを行い確認する．

外科的治療

根治手術を行う理由は単に反復性の尿路感染症を防ぐというだけではなく，逆流圧や反復性の尿路感染によって生じると考えられている恒久的腎機能障害を伴う腎瘢痕化（逆流腎症）への進展を回避することにある．しかし，内科的療法と比較したときの外科的治療の明らかな優位性が確認されていないため，その方針決定には主治医間（小児科医と泌尿器科医）や施設間の差が大きい．

VURが高度（GradeⅣ以上）のものに関しては自然治癒傾向が少ない（両側性の場合，発見後5年経過しても自然治癒は10％程度）ため，外科的根治手術を行うことが多い．しかし現実には泌尿器科医と小児腎臓病医の間でも手術適応に関しては大きく意見が分かれている．

［染谷 朋之介］

9. 代謝・内分泌疾患

1. 肥満（単純性・症候性）

肥満とは

- 標準体重より著しく体重がオーバーしているうちで、体の脂肪組織の量が過剰に増加している場合をいいます．
- 肥満には単純性肥満と症候性肥満があります．
- スポーツ選手のように筋肉が増加した場合や、むくみによる体重増加は肥満ではありません．

原因

- 単純性肥満は、過食と運動不足によって生じる肥満です．
  - 両親が肥満だと、子どもの80％は肥満になるといわれています．
  - 生後1年までと思春期前後は脂肪細胞が増える時期で、この時期の過食では治りにくい肥満になります．
  - 育児の環境が変わったりすることがきっかけで過食が始まり、肥満になることもあります．
- 症候性肥満は、肥満関連遺伝子の異常（遺伝性肥満）や副腎腫瘍、脳腫瘍などの疾患によって生じた肥満です．

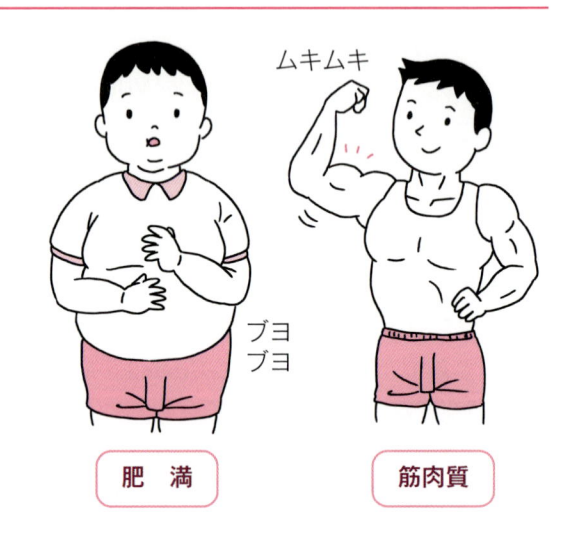

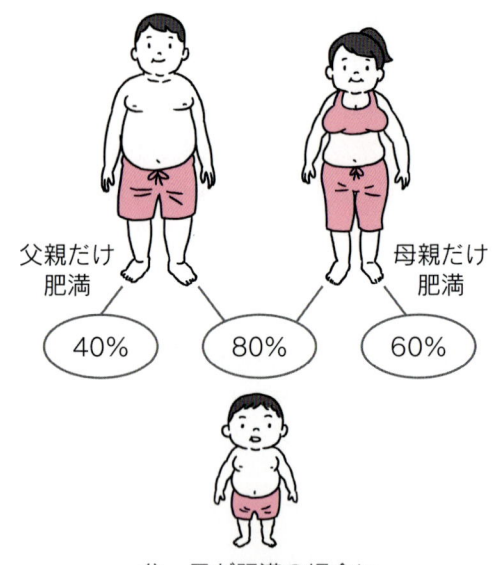

肥満／筋肉質

父親だけ肥満 40％　80％　母親だけ肥満 60％

父、母が肥満の場合に子どもが肥満になる確率

よくみられる症状

- 単純性肥満の大部分は、肥満以外には無症状です．
  - 肥満が高度になると皮膚の黒い色素沈着や、下腹部、大腿部の皮膚のわれ（皮膚線条）や股ずれなどができることがあります．

- いじめや不登校などの心理的問題が生じる場合があります．
- 高血圧，高脂血症，糖尿病や脂肪肝などを伴うこと（肥満症）があります．
■ 症候性肥満は，高度肥満に加えて，疾患に伴うさまざまな症状を伴います．
- 脳腫瘍では，急激に肥満が始まり，尿崩症の症状（多飲，多尿など）を伴うことがあります．

初期治療と注意すること

■ 肥満度の計算，成長曲線を作成します．
小児では，現在の体重を維持させると，身長の伸びにより肥満度は減少します．
■ 体重測定の目標を決めます．最初は，1か月の体重増加を0.1～0.2 kgくらいに抑えてみましょう．
■ 早寝早起きや生活のリズムを整えましょう．
■ ゆっくり食べるようにしましょう．間食の飲食物は1缶，1袋で渡さず，コップやお皿に小分けします．
■ テレビ・ビデオを見ながらの飲み・食べはやめましょう．
■ 夜食はやめさせます．高度肥満ではカロリー制限をします．
■ 1日20～30分以上できる運動をしましょう．最初は，膝や足首などに負担のかかる運動は避けるようにします．
■ 肥満症では治療や生活管理が必要となります．

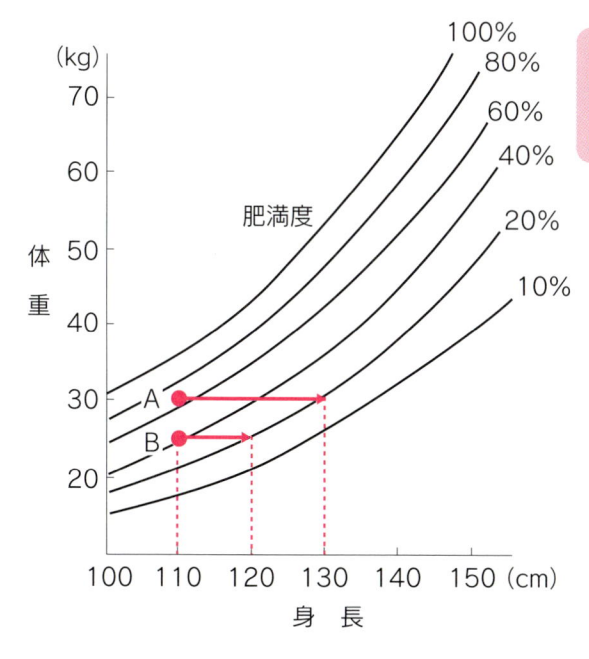

現在の体重を維持させると，肥満度60％のA君は約3年で，肥満度40％のB君は1年半で肥満度20％になる．

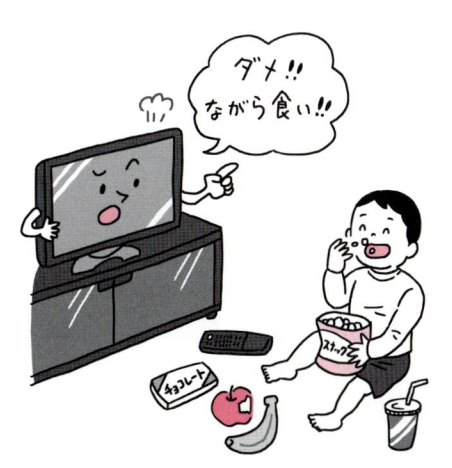

1. 肥満（単純性・症候性）

解説

単純性肥満と症候性肥満

身体の脂肪組織の量が過剰に増加した状態を肥満という．脂肪組織の量の増加には，脂肪細胞の数が増す増殖型，脂肪細胞が大きく肥大する肥大型と，そしてその両者が混在する増殖肥大型がある．脂肪細胞の数は，乳児期と前思春期に増大するので，小児期の肥満は脂肪細胞の増加と肥大の混在する増殖肥大型となり，治療に反応しにくい肥満となる．

①単純性肥満

過食と運動不足による肥満である．脂肪の分布状態から，上腕，腹部に脂肪沈着が多くみられる上半身型（内臓脂肪型）と，大腿，殿部に多くみられる下半身型に分類され，上半身型のほうが，糖・脂質代謝異常の合併が起こりやすいといわれている．単純性肥満に起因ないし関連する健康障害を合併するか，予測される場合で，医学的に減量を必要とする病態を肥満症と定義する．

②症候性肥満

種々の疾患によって生じた肥満で，多くの場合，低身長，知的障害，奇形などの症状を伴う．

肥満の判定は

肥満の判定方法として，脂肪組織の増加だけを評価するのが難しいので，肥満度やBMI（body mass index），体脂肪計などを用いる．

①肥満度

標準体重に比してどのくらい体重が多いかで肥満の程度を判定する方法で，児童，生徒の肥満のスクリーニングに最も有用で，一般的に用いられている．

肥満度＝(実測体重)−(標準体重)/(標準体重) ×100％

肥満度+20〜30％を軽度，+30〜50％を中等度，+50％以上を高度肥満と判定する．

②カウプ指数（BMIと同じ計算式）

カウプ指数＝[体重(g)／身長(cm)]^2×10

乳幼児の肥満の判定にはカウプ指数を用いる．カウプ指数18〜20は太りすぎ，20以上は肥満と判定する．3歳児でカウプ指数18以上は，将来，肥満となる率が高く，注意が必要である．

③体脂肪率

脂肪組織の分布状態や体脂肪率を知ることは，肥満の評価や経過観察に重要である．体脂肪計で，男児では25％以上，女児では11歳未満で30％以上，11歳以上で35％以上を体脂肪の増加と評価する．内臓脂肪の評価には，腹囲身長比が有用である．

原因

単純性肥満

過食と運動不足による肥満のことであるが，以下の種々の要因が関連して肥満になる．

①遺伝的要因

両親が肥満だと，子どもの80％は肥満になり，母親が肥満の場合は60％が，父親が肥満の場合は40％が肥満になるといわれている．肥満した父母の食行動が子どもの食生活に影響し，肥満をもたらすことも考えられる．

②年齢的要因

脂肪細胞の数は，胎生期末期から生後1年までと，前思春期から思春期にかけて増加するので，この時期の過食には十分に注意が必要である．

③環境因子

第2子の誕生や，母の就労を契機として肥満が始まることがある．祖父母が保育すると，食べることへの礼賛から過食が奨励される．自動販売機，コンビニエンスストアなど，いつでも，どこでもすぐ食べられる環境が過食の原因となる．バスや電車による通学，塾通い，テレビゲームなどは，子どもが外遊びをしなくなり，運動不足になる．

症候性肥満

①先天異常（遺伝性肥満）：レプチン欠損症，Bardet-Biedl症候群，Prader-Willi症候群

②中枢性疾患：脳腫瘍，脳外傷，Frölich症候群など

③内分泌疾患：Cushing症候群，甲状腺機能低下症，Stein-Leventhal症候群など

④医原性肥満：副腎皮質ホルモン，抗精神病薬などの服用による肥満

よくみられる症状

単純性肥満の大部分で肥満以外は無症状である．肥満が高度になると頸部や腋部に色素沈着がみられる．急激に肥満すると下腹部，大腿部に皮膚線条ができる．高血圧，高脂血症，糖尿病や脂肪肝などが認められた場合は，肥満症として医学的な管理が必要である．

症候性肥満は，肥満に加えて，疾患に伴う種々の症状を伴う．遺伝性肥満（先天異常）では，低身長や奇形などの症状を伴う．脳腫瘍では，ある時期から急に肥満が始まり，尿崩症の症状を伴うことがある．

初期治療と注意すること

1 肥満度，体脂肪率の測定，成長曲線の作成

現在の肥満度，体脂肪率を測定し，同時に現在までの成長曲線を作成する．思春期の男子では，運動量の増加に伴い筋肉量が増加し，肥満度が減少しなくても，体脂肪率が減少する場合がある．成長曲線の作成は重要で，肥満度が中等度以下で成長曲線が平坦化してきていれば（体重増加率が減少してきていれば），現在のままで経過を追っても肥満は解消される．逆に成長曲線が急上昇していれば，軽度肥満でも，将来，高度肥満になる可能性があるので，現在の食生活，生活習慣を見直す必要がある．

2 肥満を解消させるための目標を決める

小児の肥満では，身長の成長に伴い肥満度は減少する．低学年の場合は，高度肥満でも体重を減少させる必要はない．体重増加をどれだけ最小限にするかを目標とする．高学年の中等度肥満児には，肥満に関する一般検査を施行し，異常を有する者は，運動療法に加えて食事療法を行い管理していく．

3 食生活の改善

食事時間を一定にしてできるだけ家族全員で摂るようにする．ゆっくり食べる習慣を身につけさせることは，過食を防ぐために重要である．食器はできるだけ小さめの器に変更する．間食は，清涼飲料水やスナック類は与えないか，与えても1缶，1袋で与えないで，必ずコップや皿に小分けして与える．夜食や夜遅くの食事はやめる．食事制限による肥満解消は除体脂肪量（主として筋肉）も減少させるので，運動療法に主体を置く．高度肥満では，現在の食事から，食品バランスとカロリー計算を行って問題点をチェックする．

4 運動療法

運動不足は肥満の大きな要因である．食事量が一定なら，消費カロリーすなわち，運動量を増やせば肥満は解消される．膝や足首，腰などに体重負荷の強くかかる運動（縄跳びなど）は，運動能力が上がってから行うよう指導する．体内についた脂肪を消費させるには，軽い身体活動が効率的であるので，本人が好きな気軽に行えて長続きする運動を選び，毎日20～30分以上続けさせる．

5 生活習慣の改善

生活習慣も肥満発生の大きな要因となっている．毎日の生活を子どもらしくのびのびとさせるようにする．早寝早起きの習慣をつけることや，外遊びをさせることは重要である．家事の手伝いは，身体をこまめに動かせることからも必要である．

6 肥満予防

低出生体重児の肥満は，成人期の糖尿病発症のリスクが高いとの報告があるので，乳幼児期から肥満にならないように注意する．高学年の中等度ないし高度肥満は，食事療法や運動療法を指導しても効果が出にくい．したがって，軽度の肥満をみつけ出して肥満の増悪を予防するほうが効果的である．教師や医師の指導を素直に受け入れやすい低学年は，肥満出現率も低く，高度肥満も少ないので，この時期に肥満の予防教育を行うのがよい．

［箕輪 富公］

2. ケトン性低血糖症

ケトン性低血糖症とは
- やせた乳幼児から学童初期にみられる突発性の嘔吐症です．
- 血糖が低下し，血中にケトン体という物質が増えます．
- 繰り返し発症しますが，高学年になる頃には治ります．

原因
- やせ傾向の乳幼児がストレスや長時間の空腹にさらされたときに，低血糖になって発症すると考えられています．
- 自家中毒症（周期性嘔吐症，アセトン血性嘔吐症）の重症型との考えもあります．

よくみられる症状
- 次のような症状がみられます（低血糖とケトーシス）．
  - 突然に嘔吐を繰り返す
  - なんとなく元気がない
  - 顔色が悪い
  - 腹痛
  - 冷や汗をかく
  - うとうとしている
  - 手足が震える（振戦）
  - 脈が小さく速い
  - 吐く息が甘酸っぱい（アセトン口臭）
- 早朝空腹時に多く起こします．
- けいれんを起こすこともあります（低血糖発作）．
- 尿中のケトン体を調べることが診断と治療の参考になります．

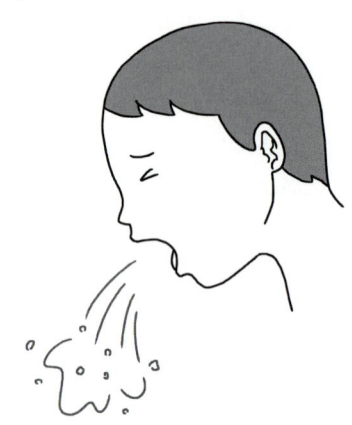

嘔吐発作の反復

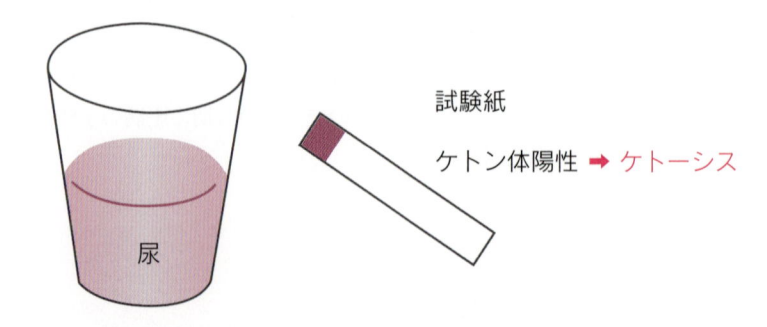

試験紙

ケトン体陽性 ➡ ケトーシス

尿

初期治療と注意すること

- 初期であれば，アメ玉や氷砂糖などの糖分の補給，経口補水液（アクアライト®ORS，OS-1®）を少量ずつ（冷たくして20～30mL程度から）欲しがるときに飲ませましょう．
- 嘔吐を抑える坐剤を用いることもあります．
- 嘔吐が激しく経口摂取が無理なときや，うとうとしている場合は，ブドウ糖と，塩分を含む輸液を点滴します．症状が重い場合は，入院して治療をします．
- 高学年になって筋肉が発達してくるまでは，繰り返し発症することがあります．
- ケトン検出試験紙（ケトスティックス®）を用意しておいて，様子がおかしいときには，尿のケトン体をチェックすると早めに治療できます．

注意しておくこと！

- 遊び疲れて，夕食をとらずに寝ると発症するので，絶対避けましょう！
- 食欲がないときや，夕食量が少ないときには，寝る前に甘い飲料水やアメ玉を補給しましょう．
- チョコレートの食べすぎや，脂肪のとりすぎは，発症の誘因になるので注意しましょう．

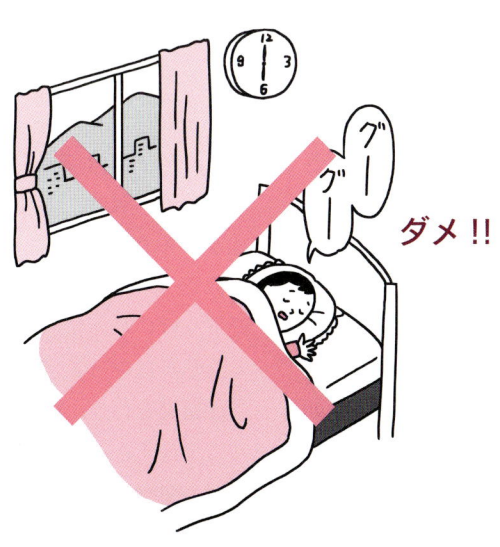

夕食を食べずに寝てしまう

解　説

　ケトン性低血糖症は，長時間の空腹や感染などが引き金となって，頻回の嘔吐をきたし低血糖になり，傾眠状態から意識障害，さらに重度になればけいれんを引き起こす．乳幼児から学童期にみられる低血糖症の中で最も頻度が高い．低出生体重児，なかでもSFD児で出生したやせ型の男児の乳幼児に多くみられ，10歳を過ぎる頃になると自然に治癒する．

原　因

　本症を起こす乳幼児では，成長ホルモン分泌不全症の小児と同様に，すべての血清遊離アミノ酸値が早朝空腹時に低く，なかでも糖原性アミノ酸値が低いと思われる．本症児にアラニンを投与すると血糖値の上昇がみられることから，糖新生機能には異常がなくアラニンが低値であると考えられる．また，低血糖発作時にグルカゴンを投与しても血糖上昇は認められないが，非発作時には血糖上昇が認められることから，糖新生材料の不足が低血糖の主な原因と考えられる．やせた乳幼児では，肝や筋肉に貯蔵されるグリコーゲンが少なく，空腹時間が長くなったり，ストレスによって，ノルアドレナリンやアドレナリンなどのカテコールアミンが分泌された場合，糖が肝や筋肉から十分に放出されずに容易に低血糖に陥る．また，本症児では，血中脂質が高く，脂質から糖への変換が悪いことが知られている．ストレスや飢餓状態では，遊離脂肪酸の増加が起こるが，脂質から糖への変換が阻害された状態では，容易にケトーシスが引き起こされる．これらの症状は，筋肉などが十分に発達してくる思春期前期頃までには自然治癒する．

よくみられる症状

　イラスト頁に示したようなケトーシスと低血糖の症状が併発する．感冒時や疲れていたり，早朝にぐったりしてうとうとしている症状から，突然，けいれんで始まることもある．

　鑑別すべき病態として自家中毒症がある．自家中毒症は周期性嘔吐症，アセトン血性嘔吐症などとも呼ばれ，2〜10歳くらいの小児で，主としてストレスや感染などを契機に急激に発症し，頻回の嘔吐と，意識低下，およびアセトン血症を伴うが低血糖になることは少ない．視床下部・下垂体や副腎皮質系の未熟などが原因として考えられ，そのためストレスがより強く発症に関与している．肝や筋肉のグリコーゲン貯蔵の不足は，軽度のため低血糖はきたしにくいと思われるが，本症の重症型がケトン性低血糖症であるとの考え方もある．

　その他ケトアシドーシスを起こす先天代謝異常症の一部や低血糖をきたす各種疾患との鑑別が必要である．周期性ACTH・ADH分泌過剰症は，発作性の反復性の嘔吐，高血圧，自律神経症状，精神症状を主症状とする疾患で発作中に血中ACTHやADHの上昇が認められる．また，ケトアシドーシスを起こす先天代謝異常症としては，メープルシロップ尿症，メチールマロン酸血症，ケトン性高グリシン血症，イソ吉草酸血症の慢性間欠型などがある．

　その他，低血糖で，けいれん，意識障害を認めた場合には，迅速な治療と高インスリン血症，インスリン加療中のIDDMなど，低血糖を起こす種々の疾患の鑑別が重要である．

初期治療と注意すること

　比較的軽症で，低血糖症状がない場合には，ドンペリドンの坐剤を直腸内に挿入し，20〜30分後からアクアライト®ORSやOS-1®などの経口補水液を少量ずつ（20〜30mLくらいから）与えてみる．嘔吐しなければ，投与量をゆっくり増量する．この間にアメ，角砂糖，氷砂糖のかけらをなめさせるとよい．嘔吐がおさまらないときや，低血糖症状がみられたら直ちに，輸液用電解質液にブドウ糖液を10％になるように入れ点滴静注する．意識低下やけいれん状態では，入院治療対応とする．

　高学年になって，発作を起こしにくくなるまでは，生活指導を行う．食事は，空腹状態をつくらないように3食きちんと摂取するようにする．食の細い子には，間食を摂らせることも必要である．幼児が，昼間は活発に行動し，疲れて夕食を食べずに寝てしまうというようなことは絶対に避けさせる．

［箕輪　富公］

9. 代謝・内分泌疾患

3. 糖尿病

糖尿病とは

- 糖尿病には，膵臓でインスリンをつくることができない1型糖尿病と，インスリンの量が少なかったり，うまく働かなかったりする2型糖尿病があります．子どもに多いのは1型糖尿病です．
- ブドウ糖が細胞の中に入ってエネルギーとして利用されるには，インスリンが必要です．

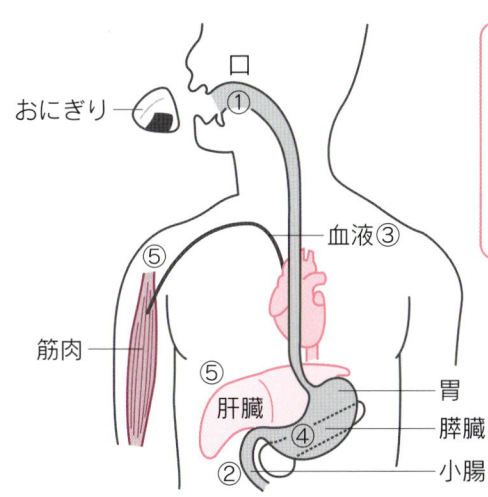

① 食事をする
② 炭水化物は，胃や腸で分解されブドウ糖なり，小腸から吸収されて血液中に入る
③ 血糖が上昇する
④ 膵臓からインスリンが分泌される
⑤ インスリンによりブドウ糖は筋肉，肝臓の細胞に入ってエネルギー源となる

正常な人でのインスリンの働き方

- 1型糖尿病の場合は次のようになります．
  - 上のイラストの①～③は同じ．
  - 血糖が上昇しても，膵臓からインスリンが分泌されない．
  - 血糖はどんどん増えて(**高血糖**)，腎臓からブドウ糖が尿中に出る(**尿糖陽性**)．
  - 筋肉，肝臓はブドウ糖が入らずエネルギーがつくれない(**疲れやすい**)．
  - 代わりに，脂肪やタンパク質を分解して，エネルギーをつくり出す(**やせてくる**)．
    脂肪からエネルギーをつくるときに，ケトン体が産生される(**尿ケトン体陽性**)．

原因

- 1型糖尿病は，遺伝因子とウイルス感染などの関与により自己免疫反応が起こり，これが膵臓のインスリンをつくるβ細胞を破壊することで発症します．
- 2型糖尿病は，食習慣の偏りや運動不足などの生活習慣による肥満がインスリン抵抗性を引き起こし発症します．

よくみられる症状

- 疲れやすい，多飲多尿，夜尿，体重減少が主な症状ですが，進行すると糖尿病性昏睡を起こすことがあります．
- 長期的には糖尿病合併症（成長障害，白内障・網膜症，神経障害，腎障害）の心配があります．

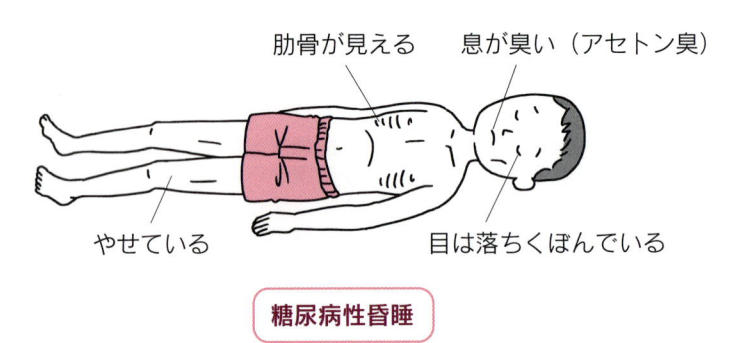

肋骨が見える　息が臭い（アセトン臭）
やせている　目は落ちくぼんでいる

糖尿病性昏睡

初期治療と注意すること

- 急激に発病したときには，高血糖，脱水，低ナトリウム血症，糖尿病性ケトアシドーシスに対する緊急性のある集中治療が必要です．
- 治療の目的は，血糖値をなるべく正常値に近づけることと，将来の糖尿病合併症を予防することです．
- 1型糖尿病の治療の基本は，長期的なインスリン持続投与です．
  - インスリン注射……自己血糖測定をして，インスリン注射を毎日行います．
  - ペン型注射器による頻回注射法，インスリンポンプによる持続皮下注法があります．

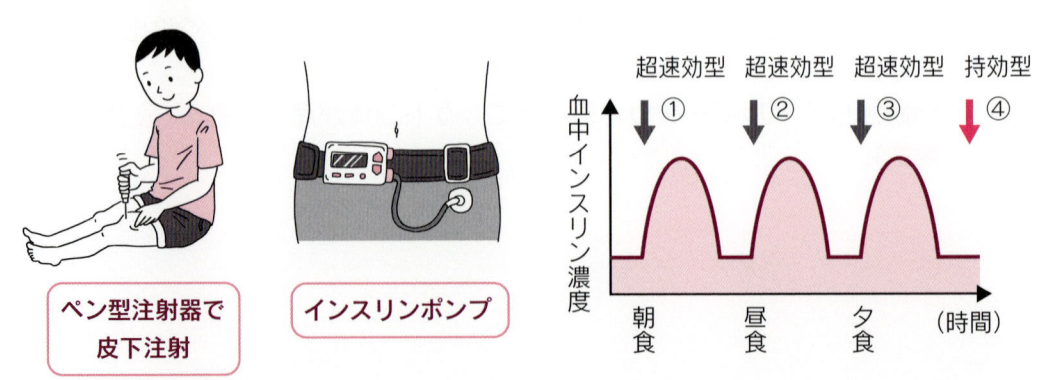

ペン型注射器で皮下注射　インスリンポンプ

①②③ 超速効型　④ 持効型

血中インスリン濃度

朝食　昼食　夕食　（時間）

- インスリン治療中に注意することは低血糖症です（p.396「ケトン性低血糖症」を参照）．いつもより運動量が多い，食事を抜いた・食べる量が少なかった，吐いてしまったなどによりインスリンが効きすぎて血糖値が下がることです．
- 一般的な低血糖はキャンディ，ジュース，砂糖をとることで回復します．強い低血糖時は，グルカゴン注射をします．

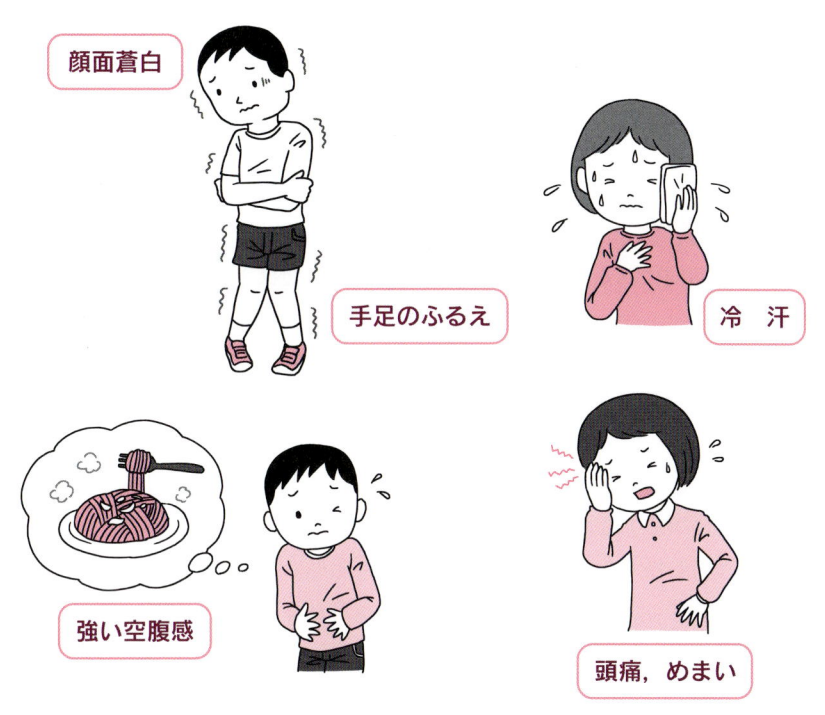

顔面蒼白　手足のふるえ　冷汗　強い空腹感　頭痛，めまい

低血糖の症状

シックデイ

- 発熱時，嘔吐・下痢などの病気の際は，インスリン注射量を医師に相談しましょう．自分でインスリンを中止しては絶対にいけません（糖尿病性昏睡に注意）．

解説

インスリン作用不足により高血糖，尿糖が出現し，数年以上の経過で高血糖による血管を中心とした全身の障害が進行する病気である．糖尿病には1型と2型があり(表1)，日本では2型が大多数．700万人といわれる糖尿病患者のうち，1型は4万人(20歳未満は，約3,500～4,800人，女児約60%)である．小児期に発症することが多い糖尿病は1型で，15歳未満の子どもでは1型と2型が半々，10歳未満ではほとんどが1型．10万人あたりの年間発症率は1.5人，15歳未満では2.1～2.6人．1型糖尿病は増加傾向にある．

原因

1 1型糖尿病＝インスリン依存型糖尿病（IDDM）

遺伝因子(HLA遺伝子)と環境因子(ウイルス感染，食事性因子)，両者の関与により発症が促進される．生活習慣には無関係である．

①1A型(90%)；自己免疫性

患者血清中に膵島特異抗原に対する自己抗体(IA-2抗体，GAD抗体)が検出される．自己抗体には膵β細胞傷害作用はないとされ，液性免疫よりは細胞性免疫(主としてCD8陽性細胞傷害性T細胞)により膵島炎を起こし，インスリンを分泌するランゲルハンス島β細胞が傷害され，インスリンが不足して発症する．

②1B型(10%)；特発性

新生児糖尿病，緩徐進行1型糖尿病，劇症1型糖尿病などの特殊型．

2 2型糖尿病＝インスリン非依存型糖尿病（NIDDM）

子どもの肥満と糖尿病の増加が認められている．厚生労働省の調査にて，肥満者の割合は男性13.5%，女性13.6%で，幼少児，学童児では年々増加傾向にある．2型糖尿病は思春期以降に発病するのが普通だが，肥満が続くと小児期でも起こしやすくなる．都内小中学生を対象にした2型糖尿病の調査では，1974～80年に比して1981～90年の患者数は1.6倍に増加している．学校検尿により発見されることが多い．

よくみられる症状

初発症状は，全身倦怠感，多飲・多尿(血中の過剰なブドウ糖を薄め排泄するため大量の尿をつくる)，体重減少(血中ブドウ糖を利用できず，皮下脂肪をエネルギーとする)，全身倦怠感などがみられる．幼児の場合は夜尿で発見されることもある．気がつかずに放置されると感染などを契機にケトアシドーシスが一気に進行し昏睡に陥る．

初期治療と注意すること

初発時，糖尿病性ケトアシドーシスを併発している場合は，糖尿病性昏睡の危険があり，高血糖，脱水，低ナトリウム血症，アシドーシスに対して

表1　1型糖尿病と2型糖尿病との比較

	1型糖尿病	2型糖尿病
発症年齢	幼児，学童年齢での発症が多い	成人に多い 小，中学生に増加傾向
臨床症状	急激に発症してケトアシドーシスを起こしやすい	診断時はほとんど無症状 肥満を伴うことが多い
糖尿病家族歴	少ない	多い
治療法	インスリン注射 食事は年齢相応のエネルギーを与える(liberalized diet) カーボカウント	食事療法 カロリー計算を中心とした制限食(traditional diet) 運動 経口糖尿病薬(時にインスリン注射)
合併症	ケトアシドーシス (初発時，sick dayのインスリン不足) 低血糖発作(インスリン過剰投与)	
慢性合併症(腎症，網膜症，神経障害など)は，1・2型両者で起きる		

緊急性のある集中治療が必要となる．治療の基本は，インスリン持続投与と補液である．

食事療法
1 1型糖尿病

食生活の乱れや運動不足ではなく，インスリンが産生されなくなり発症しており，治療の基本はインスリン補充である．食生活のパターンは基本的には変えなくてよい(liberalized diet)．Traismanの式 1,000 + 100 × 年齢 kcal，変法 1,000 + 100 ×(年齢 − 1) kcal などを用いて，年齢に応じたカロリー摂取量を決める．食品のもつエネルギー量は，80 kcal をひとまとめにして1単位と呼び，食品交換表を利用してどの表から何単位の食品を摂ればよいか判断する．3大栄養素のバランスは，糖質50％，タンパク質20％，脂肪30％が一般的である．摂取する食事に含まれる炭水化物量に応じてインスリン量を調節する方法（カーボカウント）もある．

2 2型糖尿病

カロリー計算を中心とした制限食(traditional diet)とする．カロリー制限食か糖質制限食かについては，日本糖尿病学会は，「総エネルギー摂取量の制限を最優先する．総エネルギー摂取量を制限せずに，炭水化物のみを極端に制限して減量を図ることは，その本来の効果のみならず，長期的な食事療法としての遵守性や安全性など重要な点についてこれを担保するエビデンスが不足しており，現時点では勧められない」としている．

インスリン補充療法（表2）

従来のヒトインスリン製剤に代わり，近年，インスリンアナログ製剤が主に使用されている．

1 強化インスリン療法

頻回注射法(multiple daily injection：MDI)；超速効型毎食前3回 + 持効型1〜2回．1型糖尿病では自分のインスリン分泌がなくなるので，インスリン注射により生理的なインスリン分泌を補う必要がある．健常者の生理的なインスリン分泌は，基礎インスリンと追加インスリンに分けられる．基礎分泌は食事をしていないときでも少しずつ分泌されているもので，これがないと肝臓などから出てくるブドウ糖で血糖が上昇してしまう．

一方，追加分泌は食事をしたときに急速に分泌されるもので，食後の血糖の上昇を抑える．インスリン療法の基本は，基礎分泌と追加分泌をできるだけうまく補充することである．基礎分泌を補うためには効果の長い持効型あるいは中間型のインスリンを1日1回ないし2回注射する．一方，追加分泌を補充するためには超速効型あるいは速効型のインスリンを食事の前に注射する．食事を3食とる場合は，1日に4〜5回のインスリン注射を行うことになる．最近では，持効型と超速効型のインスリンを使う治療が主流である．

2 インスリンポンプ療法（CSII）；持続インスリン皮下注

生理的なインスリン分泌により近いインスリン投与が可能．保険適応あり．皮下に針を留置し，携帯電話大の機械（Paradigm 712, 722 など）から持続的にインスリンを注入するとともに，食事のときには追加でインスリンをボタン操作で注入する（針はテフロン針が使用可能で，3日間以上留置可）．持続で注入するインスリンを時間帯であらかじめ変更しておくことが可能（血糖が上がりやすい明け方は増やし，運動量が多い日中は減らしておくなど）．また，おやつ，高血糖時などの追加インスリンの注入も注射針を用意することなく気軽に行うことができる．この方法は生活に合わせたインスリン療法を行ううえでは優れた治療法であり，海外では1型糖尿病の治療法として普及している（米国では約20％の1型糖尿病患者

表2　インスリン製剤

インスリンアナログ製剤

超速効型：	ヒューマログ®	リスプロ
	ノボラピッド®	アスパルト
	アピドラ®	グルリジン
持効型：	ランタス®	グラルギン
	レベミル®	デテミル
	トレシーバ®	デグルデク
混合製剤：	ヒューマログミックス®25, 50	
	ノボラピッド®30 ミックス, ノボラピッド®50 ミックス など	

ヒトインスリン製剤

速効型：	ヒューマリン®R	ヒトインスリン
	ノボリン®R	ヒトインスリン
中間型：	ヒューマリン®N	ヒトインスリン
	ノボリン®N	ヒトインスリン など

が使用）．わが国では導入できる施設が限られており，利用はまだ少ないが，今後の普及が見込まれている．

さらに，1型糖尿病治療として根治が期待できる，種々の膵移植療法，再生医療，遺伝子治療や人工膵島などが研究・開発されており，臨床応用が望まれている．

血糖値の測定
1 自己血糖測定（self monitoring of blood glucose：SMBG）
携帯可能な簡易血糖測定器を使い，毎食前・眠前などの1日の血糖プロファイルを把握し，インスリン投与量を決定していく．

2 持続血糖モニター（continuous glucose monitoring：CGM）
小児1型糖尿病では，同じ患児でも日々の生活時間・様式，食事量・運動量が一定ではなく，血糖値の変化が大きく，1日の血糖の変動が予測しにくい．また，夜間などに無自覚低血糖を起こしたり，暁現象（dawn phenomenon）により，早朝高血糖を起こすような症例もあり，CSIIとCGMの併用による，より厳格な血糖管理が必要となるケースもあり，今後の普及が期待される．

低血糖発作への対応
低血糖症状（p.396「ケトン性低血糖症」を参照），低血糖予防の補食方法，低血糖時の糖分の摂取方法（ブドウ糖なら10g，砂糖なら20g，缶ジュースなら200〜250mL），患児に意識がない重症低血糖発作時の家族によるグルカゴン注射法などの教育も重要である．また，患児がインスリン注射を行っていることと緊急連絡先を書いた患者カードを常に携帯させておく．

シックデイ（sick day）の対応
かぜなどで熱がある，食欲がないなどで，患児が勝手にインスリン注射を減量，中断しケトアシドーシスに陥る例が経験されるので，病院や主治医に連絡しインスリン投与量の指示を仰ぐようにさせる．慣れてくると各自で対応できるようになる．熱性疾患などの際，インスリン拮抗ホルモンの増加によりインスリン必要量は増えるが，嘔吐，下痢などで食事摂取量が減る場合は，逆にインスリン量を2/3〜3/4に減量する必要がある．

長期合併症への注意
発症から罹患期間が長いほど，網膜症，腎症，神経障害などの合併症が発生しやすい．強化インスリン療法は従来の方法（1日2回法など）に比べて網膜症・早期腎症の発症リスクを低下させる．微量アルブミン排泄率，平均血圧値，HbA1c値が上昇するほどリスクが高くなる．痛み，しびれ，冷感などの神経症状は血糖コントロール不良の若年発症糖尿病の10〜20％にみられる．アキレス腱反射低下・消失は最も高頻度にみられる神経学的所見であるが，早期発見には神経伝導検査が有用である．

糖尿病サマーキャンプ
小児糖尿病サマーキャンプの目的は，糖尿病の再教育，キャンプ期間中の血糖日内変動を把握し，より適切なインスリン投与量の決定，低血糖を経験する機会を得る，医師－患児間だけでなく，その他の医療スタッフや患児どうしの連帯の輪をつくる，などである．親元を離れキャンプで学び経験したことが，その後，自立，自己血糖管理の役に立つ．

［保坂 篤人］

4. 甲状腺機能低下症

甲状腺機能低下症とは

- 甲状腺ホルモンは，脳の視床下部や下垂体から出るホルモンの刺激を受けて，のどのあたりにある甲状腺から分泌されるホルモンです．
- このホルモンは体の代謝を活発にし，子どもでは身長の発育や脳の発達に影響を及ぼします．
- 甲状腺機能低下症は甲状腺ホルモンの分泌が低下することにより，さまざまな症状が出る状態です．

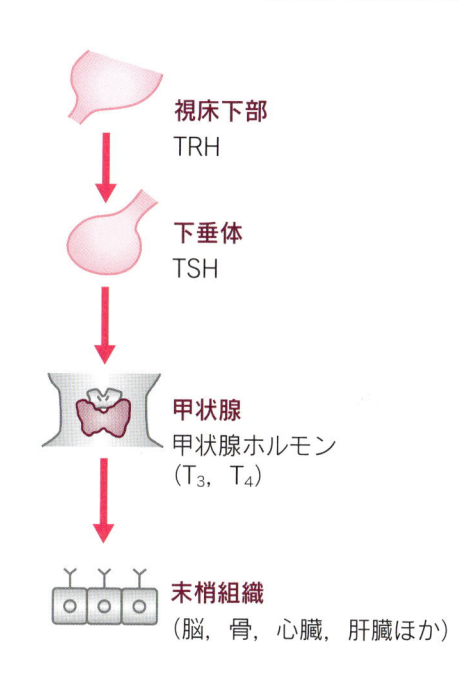

視床下部
TRH

下垂体
TSH

甲状腺
甲状腺ホルモン
（T_3，T_4）

末梢組織
（脳，骨，心臓，肝臓ほか）

原因

- 生まれつき必要な量の甲状腺ホルモンを十分につくることができない先天性と，成長してから何らかの理由で甲状腺や視床下部，下垂体の機能が落ちてしまったことによる後天性に分かれます．
- 後天性の多くは橋本病（慢性甲状腺炎）です．
- お母さんの甲状腺の病気（バセドウ病など）や不妊治療の際に行われる子宮卵管造影検査などの影響により，赤ちゃんの甲状腺機能に影響が出る場合があります．

よくみられる症状

- 甲状腺機能低下症では，次頁のイラストに示すような症状があります．
- 後天性甲状腺機能低下症では，甲状腺が腫れる，体のだるさを自覚する，体重が増える，過度に寒がる，便秘になるなどのほか，高脂血症を指摘されたことが診断のきっかけとなることがあります．
- これらの症状がみられる場合は，血液検査で甲状腺機能の評価を行って診断されます．

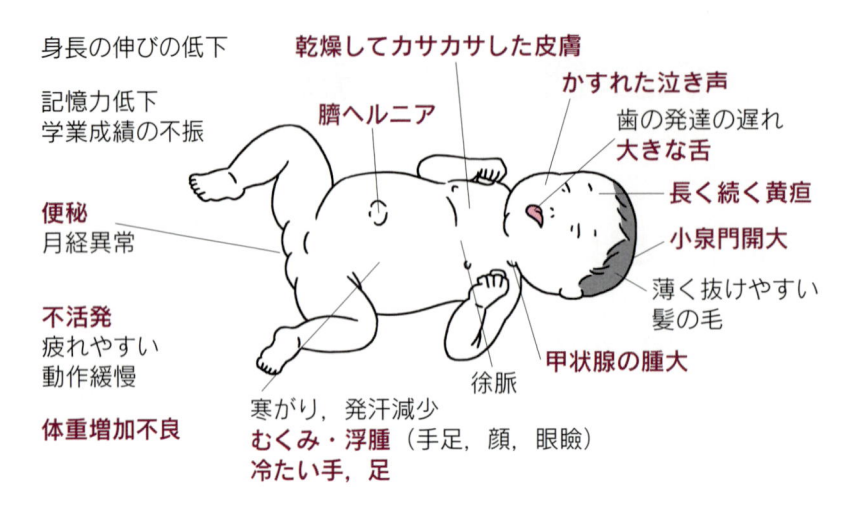

身長の伸びの低下　乾燥してカサカサした皮膚

記憶力低下　臍ヘルニア　かすれた泣き声
学業成績の不振　　　　　歯の発達の遅れ
　　　　　　　　　　　　大きな舌

便秘　　　　　　　　　　長く続く黄疸
月経異常　　　　　　　　小泉門開大
　　　　　　　　　　　　薄く抜けやすい
不活発　　　　　　　　　髪の毛
疲れやすい
動作緩慢　　　　　　　甲状腺の腫大
　　　　　　　　　徐脈
体重増加不良
　　　　　寒がり，発汗減少
　　　　　むくみ・浮腫（手足，顔，眼瞼）
　　　　　冷たい手，足

[**太字**は先天性甲状腺機能低下症のチェックリスト項目]

初期治療と注意すること

- 先天性甲状腺機能低下症は新生児スクリーニング検査でチェックされて，早期の診断や甲状腺ホルモン薬の治療開始がなされます．
- この場合，哺乳が弱いぐらいの症状しかなくても，成長や発達に必要不可欠な甲状腺ホルモン薬を必ず忘れずに飲ませましょう．
- 後天性でも検査結果によって甲状腺ホルモンの補充が必要と判断された場合は，甲状腺ホルモン薬をしっかりと飲み続けることが重要です．
- 甲状腺ホルモン薬は指示された量を飲み続けることで副作用は一切なく，ほかの子どもたちと変わらない生活が送れます．
- 感染症にかかっているときや長期にわたって食事量が低下している場合には，甲状腺刺激ホルモン（TSH）が低いための甲状腺機能低下症を伴う場合があります．これは体を守るための反応であり，もとの病気を治すことを第一に考えます．

解説

甲状腺における甲状腺ホルモン合成が，何らかの原因により低下している病態の総称である．視床下部－下垂体－甲状腺のいずれの部位の障害でも発生しうる．発症の時期により，主に新生児スクリーニング検査で発見される先天性と，後天性に分類される．通常用いられる病名の"クレチン症"は狭義にはヨード欠乏による甲状腺機能低下症のことであり，先天性甲状腺機能低下症とは別の疾患であるため，区別すべきである．

原因

先天性甲状腺機能低下症は，異所性甲状腺，甲状腺無形成，甲状腺低形成，甲状腺ホルモン合成障害の4種に分類される．一部の例で遺伝子変異を認めるが，形成異常の大部分は孤発例である．母親への子宮卵管造影検査などによるヨード過剰，抗甲状腺薬の服用や甲状腺疾患の自己抗体の経胎盤移行など母親の疾患や治療薬により胎児の甲状腺機能に一過性に影響を及ぼすことがあるため，病歴の慎重な聴取が必要である．

後天性甲状腺機能低下症の多くは，自己免疫による慢性甲状腺炎（橋本病）である（表1）．遺伝的素因に加えて，ウイルス感染やヨード摂取量などの環境因子が作用し，免疫学的寛容が破綻して発症するとされる．まれではあるが，甲状腺腫大を伴わない甲状腺機能低下をきたす萎縮性甲状腺炎もあり注意を要する．

よくみられる症状

先天性甲状腺機能低下症ではイラスト頁にあるような症状がみられることがあるので，身体所見のチェックが必要である（表2）．チェックリストで2点以上，エックス線検査で大腿骨遠位骨端核発現遅延，高TSH血症（視床下部性，下垂体性などの中枢性甲状腺機能低下症では低値をとるので注意）を認めた際には，治療適応と考える．ほかに血液検査で低FT_4・FT_3血症，甲状腺超音波検査，尿中ヨード定量などを評価する．

後天性の場合は，甲状腺腫大や成長障害で気づかれることが多いが，別の理由で行われた血液検査での高コレステロール血症，高CK血症が診断のきっかけとなることがある．

表2 チェックリスト

- □ 遷延性黄疸
- □ 便秘
- □ 臍ヘルニア
- □ 体重増加不良
- □ 皮膚乾燥
- □ 不活発
- □ 巨舌
- □ 嗄声
- □ 四肢冷感
- □ 浮腫
- □ 小泉門開大
- □ 甲状腺腫

表1 慢性甲状腺炎（橋本病）の診断ガイドライン

a) 臨床所見
  1. びまん性甲状腺腫大
  ただしバセドウ病などほかの原因が認められないもの
b) 検査所見
  1. 抗甲状腺マイクロゾーム（またはTPO）抗体陽性
  2. 抗サイログロブリン抗体陽性
  3. 細胞診でリンパ球浸潤を認める
1) 慢性甲状腺炎（橋本病）
  a) およびb) の1つ以上を有するもの
【付記】
1. ほかの原因が認められない原発性甲状腺機能低下症は慢性甲状腺炎（橋本病）の疑いとする．
2. 甲状腺機能異常も甲状腺腫大も認めないが抗マイクロゾーム抗体および，または抗サイログロブリン抗体陽性の場合は慢性甲状腺炎（橋本病）の疑いとする．
3. 自己抗体陽性の甲状腺腫瘍は慢性甲状腺炎（橋本病）の疑いと腫瘍の合併と考える．
4. 甲状腺超音波検査で内部エコー低下や不均一を認めるものは慢性甲状腺炎（橋本病）の可能性が強い．

（日本甲状腺学会ホームページ）

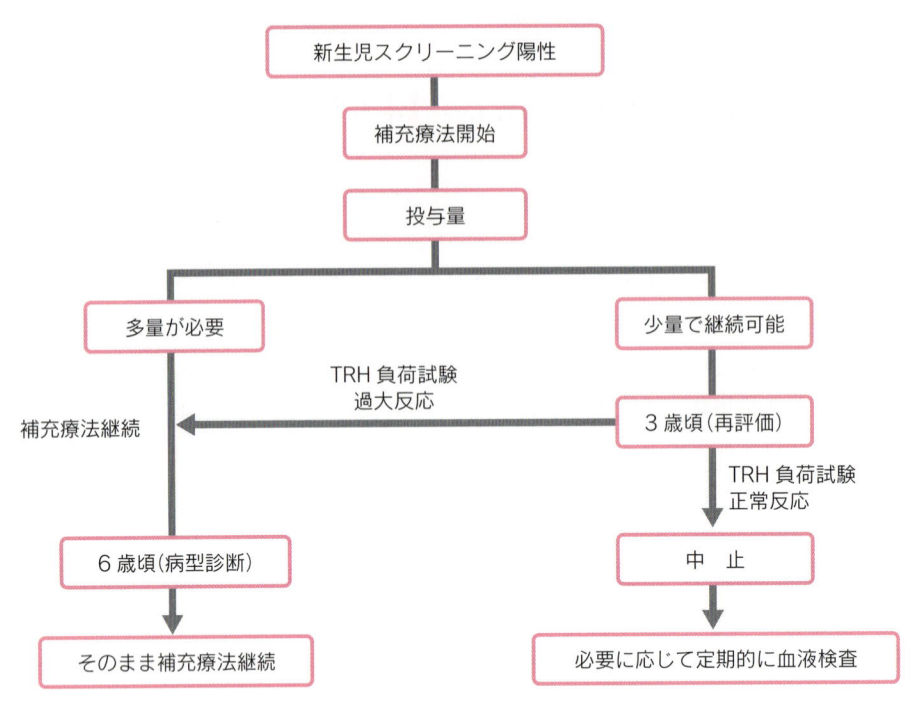

```
新生児スクリーニング陽性
         ↓
    補充療法開始
         ↓
       投与量
       ↙   ↘
  多量が必要   少量で継続可能
      ↓          ↓
  補充療法継続 ← 3歳頃(再評価)
   （TRH負荷試験   ↓
    過大反応）   TRH負荷試験
              正常反応
      ↓          ↓
 6歳頃(病型診断)   中 止
      ↓          ↓
 そのまま補充療法継続  必要に応じて定期的に血液検査
```

図1　先天性甲状腺機能低下症の長期管理

初期治療と注意すること

先天性甲状腺機能低下症では，日本小児内分泌学会，日本マススクリーニング学会より出されている，『先天性甲状腺機能低下症マス・スクリーニングのガイドライン』を参考に対応する．治療には必ずレボチロキシンナトリウム(LT4，チラーヂン®S)を用いる．乾燥甲状腺(チラーヂン®末)はT3とT4両方を含み力価も安定しないため，用いないようにする．初期投与量は10 μg/kg/日(分1)で開始するが，重症例には15 μg/kg/日まで増量を考慮してもよい．治療開始後は，TSHは基準範囲内，FT4は基準範囲の上限値を目安に投与量を調整する．通常は臨床症状が出ることが乏しいため，甲状腺ホルモンは成長や発達に必要不可欠であることを十分に説明し，しっかりと内服させる必要がある．投与期間が長期に及ぶため，内服コンプライアンスが重要である．あくまで補充療法であり，適切な量を内服していれば副作用は一切ないことを説明しておく．

投与量が少ない場合は，3歳頃にチラーヂン®Sを半減期の短いチロナミン®に変更したうえで，TRH負荷試験を行い，治療継続が必要かどうかを再評価すべきである．投与量が多い場合は生涯の補充が必要であると考え，小学校入学頃をめどにTcシンチグラフィやパークロレイト放出試験を用いて病型診断をすることが望ましいが，それらは専門医に依頼する．漫然と同じ処方を繰り返さないように配慮すべきである(図1)．

慢性甲状腺炎では病初期に一過性甲状腺機能亢進を呈することがあるが，その後，甲状腺機能は低下もしくは正常範囲内となる．軽度の甲状腺機能亢進を呈している場合は，甲状腺関連自己抗体(TRAb，抗サイログロブリン抗体，抗TPO抗体)を確認し，バセドウ病と慢性甲状腺炎を鑑別する必要がある．

中等度以上の感染罹患時や神経性食思不振症などの栄養不良の際には，中枢性甲状腺機能低下症を呈する場合がある．しかし，それは生体の防御反応の結果であり，安易に甲状腺ホルモン補充を行うのではなく原疾患の治療を優先すべきである．

[春名 英典]

9. 代謝・内分泌疾患

5. 甲状腺機能亢進症

甲状腺機能亢進症とは

※甲状腺ホルモンのつくられ方や働きは「甲状腺機能低下症」(p.405)の項目を参照してください.

- 甲状腺ホルモンの分泌が異常に増加することによってさまざまな症状が出る状態です.
- 思春期以降の女性に多い疾患です.

原因

- 甲状腺機能亢進症の原因はバセドウ病によるものがほとんどです.
- バセドウ病は,自分の体を守るはずの免疫が,何らかの原因で自分に対して反応してしまうという自己免疫疾患の1つです.
- 自己免疫による抗体が甲状腺ホルモンを過剰につくらせることによります.
- ほかにも,甲状腺の中にある腫瘍が甲状腺ホルモンを異常につくり出すプランマー病(機能性結節性甲状腺腫)などがあります.

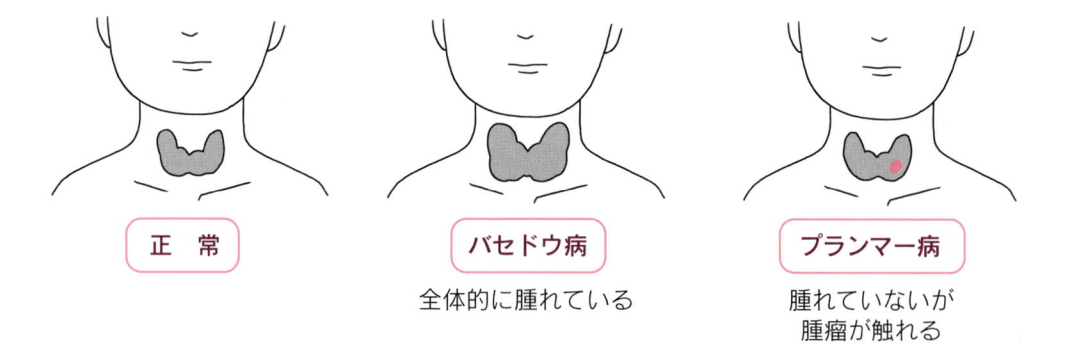

正常	バセドウ病	プランマー病
	全体的に腫れている	腫れていないが腫瘍が触れる

よくみられる症状

- 首にある甲状腺が腫れることが多く認められます.
- 甲状腺中毒症状がみられます.
  - 暑がって汗をたくさんかく
  - 疲れやすくなる
  - 落ち着きがなくなる
  - 手がふるえる

- 眼が前に出たようにみえる（眼球突出）
- 食欲が増えているのに体重が減る
- すぐ動悸がする
- 学校の成績が悪くなる
■ プランマー病の場合はバセドウ病より症状が軽いことが多いです．

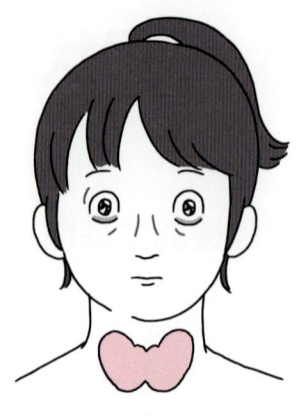

眼球突出

初期治療と注意すること

■ まず，血液検査で甲状腺機能のほかに，甲状腺関連の自己抗体を確認します．
■ 甲状腺の大きさや内部構造をみるため超音波検査を行います．甲状腺シンチグラフィと呼ばれる精密検査をすることもあります．
■ バセドウ病の場合は，甲状腺機能を抑える薬を飲みます．
■ 状況によっては心臓の負担を減らす薬や無機ヨード剤を飲むことがあります．手術で甲状腺の一部を取ることや放射線ヨードを飲む放射線治療もあります．
■ ごくまれに甲状腺クリーゼという危険な状態になることがあり，注意を要します．
■ 内服治療で症状はある程度コントロールできますが，症状を完全に抑え込んで治療が終了できる場合は少ないです．薬を飲むことを勝手にやめてしまうのはとても危険です．
■ 内服治療は最低でも1年半以上は続けます．
■ 薬の飲みはじめには，発疹のほか皮膚がかゆくなるなどの症状が出やすいので注意します．
■ 薬を飲んでいる間にのどが痛くて高熱が続くときは，無顆粒球症という副作用の可能性もあるので，必ず病院を受診してください．
■ もしいったん治療が終了できたとしても，常に再発の可能性があります．
■ バセドウ病はほかの自己免疫疾患を合併することもあるため，注意が必要です．
■ プランマー病の場合は，内服治療で治すことは難しいので，必要に応じて手術やエタノール注入療法を行います．

> 解　説

　甲状腺における甲状腺ホルモン合成が何らかの原因により亢進している病態の総称である．過剰に分泌された甲状腺ホルモンにより，種々の症状をきたす．

原　因

　甲状腺機能亢進症のほとんどはバセドウ病（Basedow病，英語圏ではGraves病）である．バセドウ病は自己免疫疾患の代表的な1つで，20〜30歳代の女性に多く発症するが，時に幼児期の患児も経験する．原因は，甲状腺刺激ホルモン（TSH）のレセプターに対する自己抗体であるTRAb（TSH receptor antibody），TBII（thyrotropin binding inhibitory immunoglobulin），TSAb（thyroid stimulating antibody）と考えられている．

　ほかに，TSHのコントロールを受けずに自律的に甲状腺ホルモンを分泌する甲状腺の結節性病変である機能性結節性甲状腺腫（プランマー病）がある．

よくみられる症状

　甲状腺中毒症状として，甲状腺腫，多汗，易疲労感，落ち着きがない，手指振戦，眼球突出，体重減少，食欲亢進，頻脈，動悸，成績不振，暑がり，下痢，微熱などのほか，成長期であれば身長伸び率の増大などがみられる．

　機能性結節性甲状腺腫では，軽微な症状にとどまることが多いが，頸部に結節を触知することがある．

初期治療と注意すること

　甲状腺機能亢進症が疑われた場合は，血液検査で生化学検査（CK，T-cho），甲状腺機能（TSH，FT$_4$，FT$_3$）のほか，甲状腺関連自己抗体（保険適用のためTRAbを最初に測定する．TRAbは感度の面から第二世代以降を用いるのがよい）を評価する．学校の生活習慣病検診で，低コレステロール血症を契機に診断に至る場合もある．

　血液検査のほかには，甲状腺超音波検査が有用である．びまん性の甲状腺腫大と甲状腺内の血流増加があればバセドウ病を，腫大を伴わず結節を認めれば機能性結節性甲状腺腫を示唆する．

　放射性ヨード（もしくはテクネシウム）を用いた甲状腺摂取率測定，シンチグラフィも有用だが，微量ではあるが放射性物質であることや施行可能な施設が限られるため，全例に行うわけではない．ヨードを用いるほうが診断に有用だが，検査前に1週間以上のヨード制限が必要であり，年齢的に検査時の内服が困難な場合もあるため，注意が必要である（表1）．

　ごくまれであるが，無治療の状況で何らかの強いストレスが加わったときに，生体の代償機構が破綻して複数の臓器が機能不全に陥って生命の危機をきたす甲状腺クリーゼを伴うことがある．致死率も高く危険であるため，意識障害を伴う場合には直ちに高次医療機関への搬送が必要である．

　バセドウ病の治療は，抗甲状腺薬を用いた薬物療法，甲状腺亜全摘，放射線ヨードを用いた放射線療法があるが，小児では薬物療法が選択される（表2）．

　初期治療としては，チアマゾール（MMI）の内服が第一選択である．プロピルチオウラシル（PTU）は，特に小児期での致死的な重症肝障害の危険性が高いという報告があるため，原則用いない．効果が十分に得られることや副作用の出現率などの観点から，以前よりもMMIの初期投与量は少なくなってきている．服薬コンプライアンスが悪いと再燃するリスクが高まるため，十分な患者教育が必要である．瘙痒感や皮疹，軽度の肝障害などの軽微な副作用であれば，抗ヒスタミン薬の併用などで治療を継続するが，症状が持続する場合は薬剤の変更を考慮する．重篤な副作用である無顆粒球症を認めた場合は，すみやかに治療を中止する必要があるため，発熱や咽頭痛を訴える際は血液検査を施行する．

　バセドウ病は寛解率が低く，再燃することも多い．また，ほかの自己免疫疾患が合併することもあるため，維持療法は小児内分泌科医に委ねることが望ましい．

　機能性結節性甲状腺腫では，抗甲状腺薬では症

表1 バセドウ病の診断ガイドライン

a) 臨床所見
1. 頻脈，体重減少，手指振戦，発汗増加等の甲状腺中毒症所見
2. びまん性甲状腺腫大
3. 眼球突出または特有の眼症状

b) 検査所見
1. 遊離 T4，遊離 T3 のいずれか一方または両方高値
2. TSH 低値（0.1μU/mL 以下）
3. 抗TSH 受容体抗体（TRAb，TBII）陽性，または刺激抗体（TSAb）陽性
4. 放射性ヨード（またはテクネシウム）甲状腺摂取率高値，シンチグラフィでびまん性

1) バセドウ病
 a) の1つ以上に加えて，b) の4つを有するもの
2) 確からしいバセドウ病
 a) の1つ以上に加えて，b) の1, 2, 3 を有するもの
3) バセドウ病の疑い
 a) の1つ以上に加えて，b) の1と2を有し，遊離 T4，遊離 T3 高値が3か月以上続くもの

【付 記】
1. コレステロール低値，アルカリフォスターゼ高値を示すことが多い．
2. 遊離 T4 正常で遊離 T3 のみが高値の場合がまれにある．
3. 眼症状があり TRAb または TSAb 陽性であるが，遊離 T4 および TSH が正常の例は euthyroid Graves' disease または euthyroid ophthalmopathy といわれる．
4. 高齢者の場合，臨床症状が乏しく，甲状腺腫が明らかでないことが多いので注意をする．
5. 小児では学力低下，身長促進，落ち着きのなさなどを認める．
6. 遊離 T3 (pg/mL) / 遊離 T4 (ng/dL) 比は無痛性甲状腺炎の除外に参考となる．
7. 甲状腺血流測定・尿中ヨウ素の測定が無痛性甲状腺炎との鑑別に有用である．

（日本甲状腺学会ホームページ）

表2 小児期発症バセドウ病薬物治療のガイドライン 2008

a) 初期治療
1. 治療は抗甲状腺薬による薬物治療を原則とする．
2. 抗甲状腺薬には Thiamazole ｛米国では Methimazole と呼ばれ一般的に MMI と略する，商品名：メルカゾール錠（5mg），チアマゾール錠（5mg）｝ と Propylthiouracil ｛PTU，商品名：チウラジール錠（50mg），プロパジール錠（50mg）｝ があるが，MMI を第一選択薬とする．
3. 初期投与量は，MMI で 0.5～1mg/kg/日，分 1～2，PTU で 5～10mg/kg/日，分 3 とし，体重換算で成人の投与量を超える場合は原則として成人量（MMI30mg/日，PTU300mg/日）とする．ただし，年齢，甲状腺腫の大きさ，血中甲状腺ホルモン値などを参考に量を増減してもよい．
4. 軽度な副作用（皮疹，軽度肝障害，発熱，関節痛，筋肉痛等）出現時は治療をしばらく継続し，軽快しない場合薬剤を変更する．
5. 重篤な副作用（無顆粒球症，重症肝障害，多発性関節炎等）出現時は直ちに薬剤を中止し，甲状腺機能を悪化させないために無機ヨード剤を投与する．外科的治療，場合によりアイソトープ治療に変更する．
6. 治療開始後少なくても 2～3 か月は 2 週ごとに副作用をチェックし，甲状腺機能も適宜検査する．血清遊離サイロキシン（FT4）値，遊離トリヨードサイロニン（FT3）値が正常化したら抗甲状腺薬を減量する．
7. 甲状腺機能亢進症状が強い場合はβ遮断薬を併用する．
8. 甲状腺クリーゼの時は無機ヨード剤を併用する．

b) 維持療法
1. 通常 2～3 か月で甲状腺機能は安定し，維持量は MMI で通常隔日 5mg～10mg/日程度である．
2. 機能安定化を目的に T4 剤 ｛l-thyroxine，商品名：チラーヂン-S 散，錠（25, 50, 100μg）｝を併用することもある．
3. 少なくとも 3～4 か月に一度の検査で甲状腺機能正常を確認する．PTU 投与中は MPO-ANCA 関連血管炎症候群を見逃さないために尿検査が必要である．

c) 治療中止基準
1. 最低でも 1.5～2 年治療を継続し，維持量で機能正常が維持できれば治療中止を考慮する．
2. 抗 TSH 受容体抗体陰性が持続していれば寛解している可能性が高い．
3. 抗甲状腺薬隔日 1 錠を 6 か月以上継続し，機能正常であれば中止する方法もある．
4. 受験などの学生生活を考慮して治療を継続することもある．
5. 再発は治療中止後 1 年以内に多いが，その後も再発する可能性はあり，寛解中も定期的な管理を要する．

（日本小児内分泌学会薬事委員会, ほか：小児期発症バセドウ病薬物治療のガイドライン 2008. 日児誌 2008；112：946-952 より一部改変）

状は軽快しても完治しないため，外科療法や経皮的エタノール注入療法を行うが，それらは経験の豊富な施設で行うべきである．

［春名 英典］

9. 代謝・内分泌疾患

6. 低身長

低身長とは

- 同性，同年齢のお子さんと比較して身長が著しく低い状態，もしくは身長の伸び率が著しく少ない場合をいいます．
- 身長の評価方法
  ① 成長曲線を用いる方法（母子健康手帳にも記載があります）
  ② 成長率曲線を用いる方法

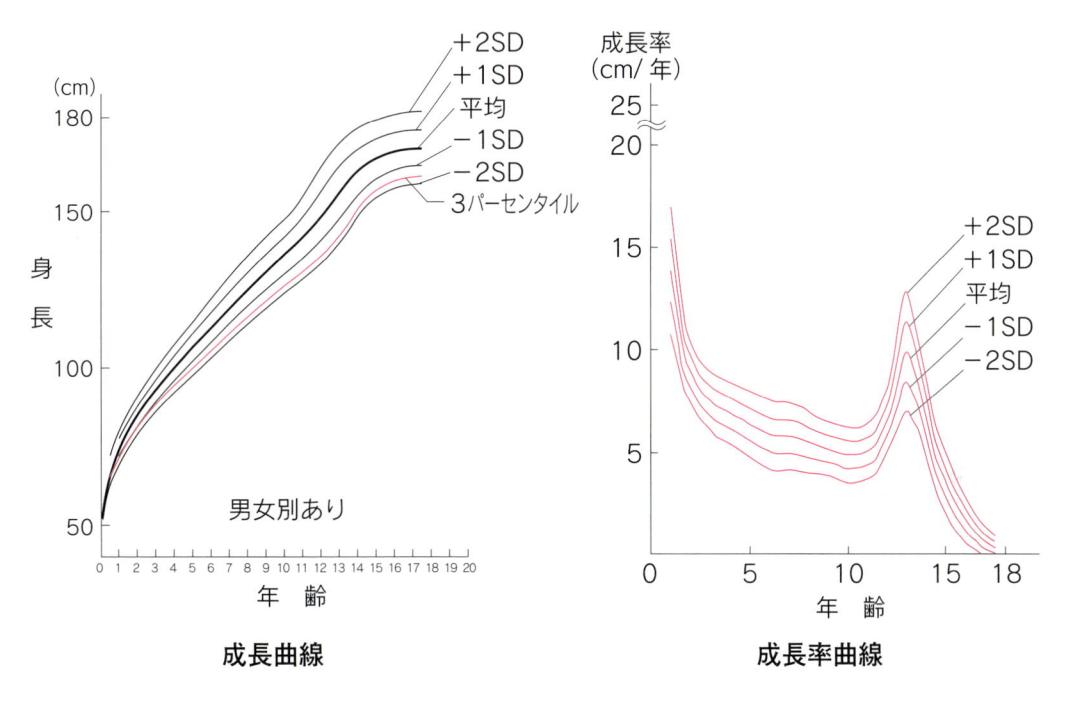

成長曲線

成長率曲線

- 低身長の基準
  - 成長曲線上，−2SD 以下，または 3 パーセンタイル以下．
  - 過去 2 年間にわたり，成長率が−1.5SD 以下．

原因

- 低身長の原因は先天性のものや慢性疾患に伴うもの，ホルモン異常など多岐にわたります．

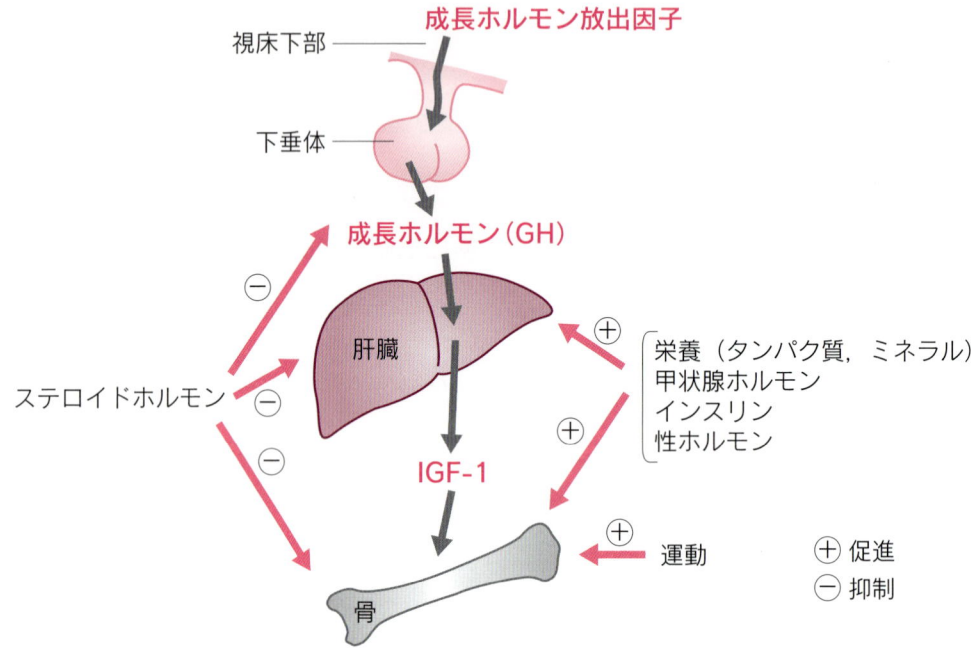

成長のメカニズム

よくみられる症状

- 原因となる疾患がある場合はそれぞれの疾患に応じた症状を伴います．
- 低身長の起こり方によってさまざまな成長曲線がみられます．
- 手の骨のエックス線で調べた骨年齢が本当の年齢より低い場合と，ほぼ同じことがあります．

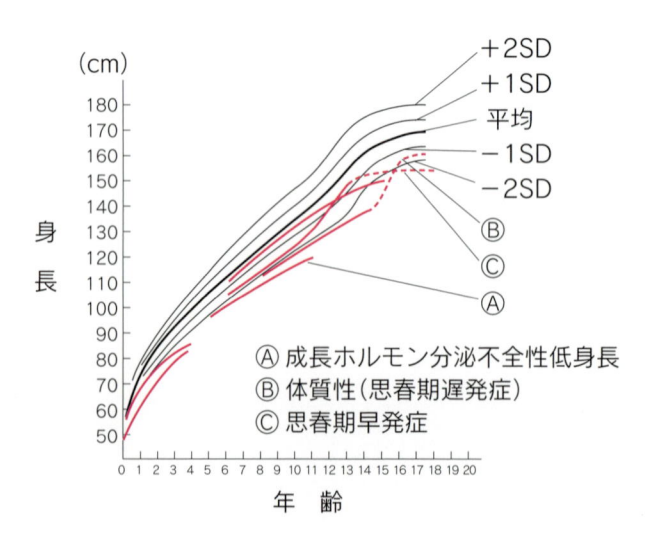

Ⓐ 成長ホルモン分泌不全性低身長
Ⓑ 体質性（思春期遅発症）
Ⓒ 思春期早発症

初期治療と注意すること

- 成長ホルモン分泌不全性低身長症（GHD）と診断されたら，合成ヒト成長ホルモン製剤による治療ができます．
- GHD以外にも，成長ホルモン製剤の治療ができる疾患もいくつかあります．
  - ターナー症候群
  - プラダー・ウィリー症候群
  - 子宮内発育不全性低身長
  - 慢性腎不全
  - 軟骨異栄養症
- 成長ホルモンの補充は1日1回，1週間に6〜7回，在宅自己注射で行えます．
- 原因疾患がGHD以外のときはそれぞれの治療も行います．

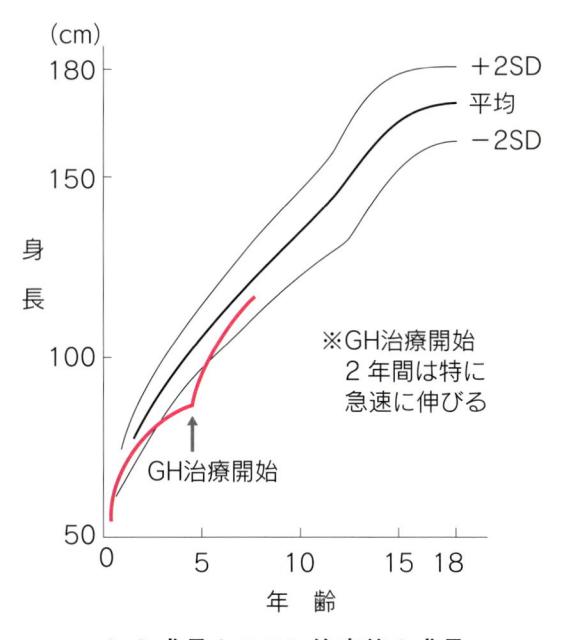

ヒト成長ホルモン治療後の成長

※GH治療開始2年間は特に急速に伸びる

解　説

まず，低身長の評価を行う．

1 現在，低身長かどうかを確認

日本の低身長かどうかの基準は，標準偏差（standard deviation：SD）を用いて行われるのが一般的である．同性同年齢の－2SD以下の身長であれば，低身長に当てはまる．横断的標準身長・体重曲線などに記載されているグラフに当てはめて判断するが，実際の計算方法は，（実測値－標準身長）÷標準偏差であり，一般的に±2SD以内の場合は正常範囲と考える．しかし，たとえ正常範囲の身長であっても，成長率が落ちている場合があり，成長率の評価と必ず合わせて行う．

また，実際には身長が－2SD以下である児がすべて病的な低身長ではなく，あくまで病的なものである可能性がある，程度の意味である．病的な低身長児はさらにSD値が低く，－2.5SD未満，場合によっては－3SD未満のこともある．しかし，身長が－2SD以下の場合，病的なものか否かの鑑別の努力は必要であろう．

2 成長率の低下がないかどうかを確認

前述したように，現在低身長の基準を満たさなくとも，成長速度（伸び率，成長率）が悪ければ，病的なものの可能性が高くなる．過去のデータをすべて成長曲線上にプロットして，成長曲線を作成できれば理想的であるが，常に過去のデータがあるわけではない．また，身長測定にあたり，2歳前後までは臥位で，以後は立位で測定することが多いため，身長測定値はその時点で一度低下することには注意が必要である．成長曲線にプロットし，経過中に±1SD以上のずれが出現している場合には成長障害を疑うべきであり，成長曲線上のラインをまたいだような成長曲線が描かれるときには注意が必要である．毎年ほぼ同じ時期の身長の記録があれば，成長率曲線を利用できる．一般的には男女とも4歳頃から思春期までは年間約6cm程度の身長増加を示すが，思春期には年間約10cm程度の身長増加を示す．成長率が悪いかもしれない，と感じた場合には，ぜひ成長曲線の作成をしていただくことをお勧めする．

原　因

奇形症候群をはじめとする先天性疾患，慢性炎症性疾患に伴うもの，成長ホルモン分泌不全性低身長症をはじめとする各種ホルモン異常など，さまざまな原因がある（表1，表2）．しかし，最も多いのは特発性低身長症であり，低身長をきたす児がすべて病気ではないことに留意すべきである．

表1　低身長の原因

1. **内分泌疾患**
   GHD, 甲状腺機能低下症, 思春期早発・遅発症 など
2. **症候群**
   染色体異常あり：Turner症候群, Prader-Willi症候群, Down症候群 など
   染色体異常なし：Noonan症候群, Russell-Silver症候群 など
3. **骨系統疾患**
   軟骨無形成症, 軟骨低形成症 など
4. **体質性**
   特発性低身長, 家族性低身長, 子宮内発育不全（SGA）性低身長 など
5. **子宮内発育不全に伴うもの**
   SGA性低身長症
6. **慢性疾患に伴うもの**
   慢性腎不全, 膠原病, 心疾患, 肝疾患, 消化器疾患などによる低身長
7. **その他**
   愛情遮断症候群, 医原性（ステロイド長期使用など）低身長 など

表2　成長ホルモン分泌不全症の原因

1. **特発性**
2. **遺伝性**：さまざまな遺伝子異常
   ・GH-IGF-1系の異常
   　GH1, GHRHR, GHR, IGF-1, IGF-1R遺伝子異常 など
   ・転写因子の異常
   　PIT1, POU1F1, PROP1, HESX1, LHX3, LHX4, SOX3遺伝子異常 など
3. **器質性**
   ・先天奇形
   ・後天性：脳腫瘍, 分娩障害による下垂体茎切断, 髄膜炎・脳炎後, 頭部外傷後, 頭部放射線照射後 など

表3　低身長の問診・診察項目

〈問　診〉
在胎中の異常の有無
在胎週数，出生体重，身長，頭囲
周産期異常（骨盤位分娩，低酸素血症，黄疸など）
既往歴（脳炎，髄膜炎，頭部外傷，放射線照射歴，薬剤使用歴など）
夜尿・多飲など，ほかの下垂体機能低下を疑わせる症状の有無
父母の身長・発育経過

〈理学所見〉
頭頸部：〈顔貌〉前額部突出，顔面非対称，口唇口蓋裂，青色強膜，翼状頸，甲状腺腫大
胸腹部：乳房発育
皮　膚：色素沈着，カフェオレ斑，Arm span の測定
四　肢：外反肘，Albright 徴候，第4・5中手骨の短縮，O脚，下腿の dimple
外陰部：外陰部発育の程度，停留精巣・小陰茎・陰嚢低形成

よくみられる症状

症状は-2SD以下の低身長，もしくは成長率の低下であるが，問診・理学所見が個々の疾患を確定させる手がかりとなることが多いため，怠ってはならない．

1 病歴，家族歴

表3に示す問診項目，診察項目は確認しておく必要がある．出生時の評価は重要であり，SGA性低身長症の鑑別に役立つ．また，偏食，拒食，過食はないかなどの食事摂取歴を確認しておけば，心理的な問題にアプローチすることも可能である．

2 理学所見

一般的な診察のほかに，表1の項目の存在を確認する．Arm span は全例に施行するのは現実的ではないため，一見してプロポーションに問題があると思った際に測定し，身長との比較で評価する．また，このほかに全身の観察で皮下出血やいそうの確認は必須であり，虐待に伴う愛情遮断症候群のための低身長を見逃してはならない．

ファーストラインの検査

一般的な血算，生化学検査のほかに，血液ガス分析，甲状腺機能，ALP，Ca，P，IGF-1，左手根骨エックス線はほぼルーチンに検査を行い，場合により血中亜鉛，LH，FSH，T/E_2，その他のホルモン基礎値，染色体分析（女児では必須）を追加する．骨系統疾患を疑った場合は，頭部2方向，胸部正面，脊椎正面，側面，骨盤正面，四肢正面のエックス線も追加する．疑った疾患によるが，成長ホルモンを含む下垂体機能異常を疑った場合は，下垂体に関する各種負荷試験，頭部MRIなどを行う．低身長の児でよく血液検査上オーダーされる血中 IGF-1 値は，正常であっても必ずしも成長ホルモン分泌正常を保証しないことに留意しておく必要がある．

初期治療と注意すること

理学所見，検査所見上，GHDと診断された場合は，合成ヒト成長ホルモン製剤による治療の適応となる．成長ホルモン（GH）治療は，一般的には小児慢性特定疾患の適応基準を満たすものについて治療が行われている．ただし，小児慢性特定疾患の基準はあくまで医療補助の基準であって，医学的診断の基準ではないことに注意する．現在GH治療の適応は拡大されTurner症候群，Prader-Willi症候群，SGA性低身長，慢性腎不全，軟骨異栄養症などが一定の条件のもとに行われている．成長ホルモン治療は1日1回，1週間に6～7回，在宅自己注射にて行われる．治療初期には股関節痛，頭痛といった副作用が出現する場合があり注意が必要である．また，甲状腺機能や耐糖能に異常をきたす場合もあるため，定期的な診察や採血，骨年齢の評価が必要である．

［庄野 哲夫］

9. 代謝・内分泌疾患

7. 思春期早発症

思春期早発症とは

- 正常な二次性徴出現のおおよその開始年齢は，男子では 9〜13 歳，女子では 8〜12 歳頃です．
- 男子で 9 歳未満，女子で 7 歳 6 か月未満に思春期の徴候が出てきた場合は，思春期早発症の可能性があります．女児に多い傾向があります．
- 二次性徴のうち，乳房だけ，あるいは陰毛だけが早発しても，性ホルモンの増加がみられない部分的思春期早発症もあります（早発乳房，早発陰毛）．

原因

- 思春期早発症は中枢性と仮性の 2 つに大きく分類されます．
- 中枢性の多くは原因不明（特発性）ですが，脳腫瘍などによって二次的に起こる場合もあります．
- 仮性の場合，性腺（精巣，卵巣）や副腎の腫瘍などが原因です．
- 性ホルモンを含む薬・塗布薬の使用によって起こる場合（医原性）もあります．

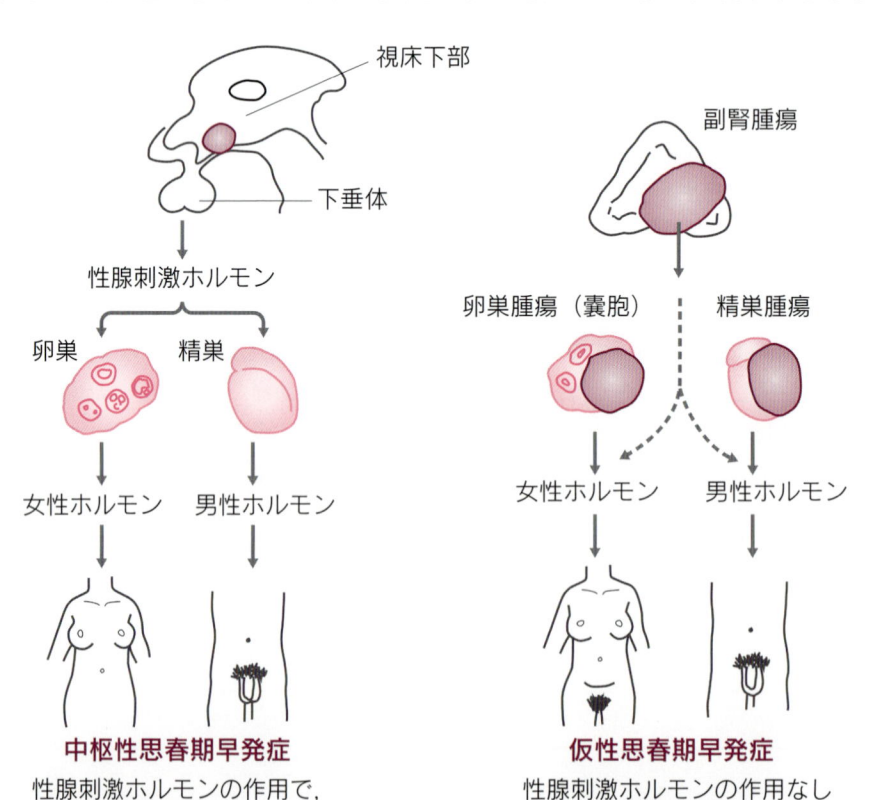

中枢性思春期早発症
性腺刺激ホルモンの作用で，卵巣・精巣は盛んに性ホルモンを分泌

仮性思春期早発症
性腺刺激ホルモンの作用なしに性腺，腫瘍が盛んに性ホルモンを分泌

よくみられる症状

- 次のような年齢不相応の思春期徴候が認められます．
  〈男　児〉9歳未満で精巣，陰茎，陰嚢などの明らかな発育
  　　　　　10歳未満で陰毛の発生
  　　　　　11歳未満で腋毛，ひげの発生や声変わり
  〈女　児〉7歳6か月未満で乳房発育
  　　　　　8歳未満で陰毛発生，小陰唇色素沈着あるいは腋毛発生
  　　　　　10歳6か月未満で初経
- 一時，年齢不相応に身長が伸びるが，放置しておくと身長の伸びが早く停止して，最終的には低身長となってしまうことがあります．
- 年齢不相応な体の発育が起こるため，本人が体の変化を受け入れられない，学校でいじめにあう，などの社会心理面での問題が起こります．

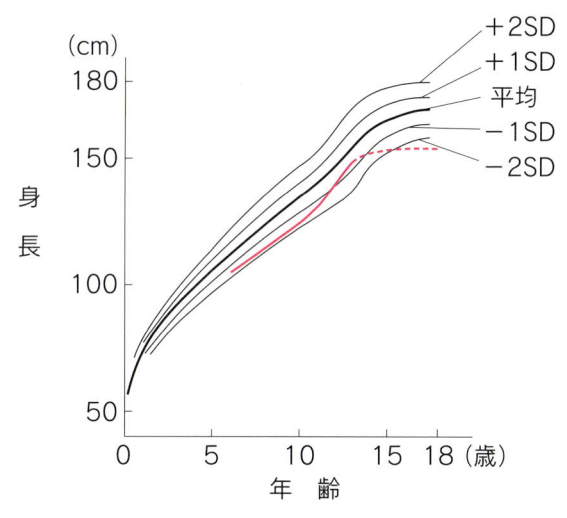

思春期早発症の身長の伸び方

初期治療と注意すること

- 思春期早発症の内科的治療目的は，二次性徴を遅らせて社会心理的問題の改善を図るとともに，最終身長を正常化することです．
- 性ホルモンの分泌を抑制するための治療を導入，継続します．
- 原因となる疾患がある場合は，その治療を優先，または並行して行います．
- 部分的思春期早発症では，男子の早発乳房以外はほとんど心配ありません．

解　説

　思春期の発来時期には人種により差が認められるが，男子においては精巣容量の増大から始まり，陰茎増大，陰毛発生と進み，女子においては乳房の発達から始まり，陰毛発生，初経と進んでいく．男子では体の下方から上方へ，女児では上方から下方へ進んでいくと理解すればイメージしやすい．このような思春期の発現・成熟は，間脳-下垂体-性腺の機能によって調節されている．視床下部にあるゴナドトロピン放出ホルモン（gonadotropin releasing hormone：GnRH）の刺激により下垂体のゴナドトロピンである黄体形成ホルモン（luteinizing hormone：LH）と卵胞刺激ホルモン（follicle stimulating hormone：FSH）が分泌され，それらの刺激により性腺（男子：精巣，女子：卵巣）から，男子では主にテストステロン，女子では主にエストラジオールが分泌されて，二次性徴が発現・成熟する．

　正常範囲を逸脱して二次性徴が異常に早く出現した状態が思春期早発症である．視床下部のGnRHジェネレーターの引き金が早期にスイッチオンされたGnRH依存性の中枢性と，非依存性の仮性に分類される．いずれにしても体内の性ステロイドホルモンは高値となり，GH-IGF-1系に作用して成長率の上昇を伴うことが多い．

原　因

　中枢性思春期早発症は視床下部-下垂体-性腺系の早熟が起こり，下垂体よりGnRHの分泌亢進が早期に起こるために二次性徴が進む病態である．中枢性思春期早発症の頻度は女子に多く，成因としては表1に示す通りである．女児では圧倒的に特発性が多いが，男児では器質性の割合が高く，視床下部過誤腫，胚細胞腫などの腫瘍性のものが多い．その他，水頭症，脳炎・髄膜炎後遺症などがある．

　仮性思春期早発症は視床下部-下垂体-性腺系の成熟とは関係なく，副腎あるいは性腺の疾患により，性ステロイドホルモンが早期に分泌され，思春期徴候が出現する病態である．原因として，未治療またはコントロールの悪い先天性副腎皮質過形成症，精巣腫瘍，卵巣囊腫，副腎腫瘍，外因性の性ステロイドなどがある．奇形腫に属するhCG産生腫瘍（hCG：絨毛性性腺刺激ホルモン，LH作用を有する）が原因となることもある．

よくみられる症状

　厚生労働省の「間脳下垂体機能障害に関する調査研究班の手引き─中枢性思春期早発症」に示された主症候をイラスト頁に記載した．基本的に臨床症状より思春期早発症の診断は容易であり，これらの年齢不相応な思春期徴候の出現に先行して身長成長率の増加を認め，骨年齢を測定すると，骨成熟が進んでいることが多い．男子は精巣容量の増大よりも陰毛発育や成長異常などによりみつかることが多く，診断が遅れがちである．女子の場合，乳房発育はまず早発乳房との鑑別を行う．頻度的に一番多い特発性思春期早発症は，種々の負荷試験，画像診断によりほかのすべてを除外したときに診断されることを留意しておく．

　思春期早発症によって問題となるのは，以下の3点である．まず，中枢性・仮性いずれも性ステロイドホルモンが思春期相当に分泌され，一時的には成長が促進されるが，骨成熟も促進され骨端線が早期に閉鎖してしまい，最終的には低身長になる可能性がある．どの程度の低身長になるかは思春期早発の発症時期によっても異なり，両親の身長によっても左右されるため，個々の症例ごとの検討が必要である．2点目は心理社会的な問題

表1　思春期早発症の原因

1. **中枢性**
   - 特発性
   - 頭蓋内病変
     視床下部過誤腫，星細胞腫，胚細胞腫などの頭蓋内腫瘍
     奇形，クモ膜囊腫，水頭症，放射線照射後などの中枢神経系障害
   - 染色体異常
     47, XXY など
2. **仮性**
   hCG産生腫瘍，アンドロゲン産生腫瘍，エストロゲン産生腫瘍
   副腎過形成症，アンドロゲン・エストロゲン製剤投与
   McCune-Albright症候群 など

である．幼い年齢で二次性徴が出現するため，年齢不相応に異性に対して関心をもち問題を起こしたり，自分だけが同性同年齢の子どもたちと違うといった状況が，いじめに発展するケースもある．また，患児本人やその親が身体発育を心理的に受け入れられないと困惑するケースも問題となる場合がある．3点目は基礎疾患の有無であり，脳腫瘍，性腺・副腎腫瘍などが存在する場合，早急に対処しなければ生命予後に関わる場合もあることである．

初期治療と注意すること

思春期早発症が疑われた場合には，まず特発性なのか二次性なのかを明らかにする必要がある．頭部CT・MRIおよび腹部超音波などによって，腫瘍の有無を確認する．女児の仮性思春期早発症の原因として，自然に出現と消退を繰り返す良性の自律性機能性卵胞の場合があり，超音波上卵巣に囊胞が認められた場合は，経過を追って繰り返し検査を行う．また，このような症例で皮膚にカフェオレ斑や線維性骨異形成を認めた場合は，McCune-Albright症候群が疑われる．特発性の場合は内分泌学的検査を行い，中枢性なのか仮性なのかを鑑別する．内分泌学的基礎値のほか，負荷試験も有用である．

二次性思春期早発症で腫瘍などが発見された場合は，脳外科・内分泌外科の対応となる．一方，思春期早発症の内科的治療の目的は，年齢不相応に出現した二次性徴を消退させて社会心理的問題の改善を図るとともに，最終的な成人身長を正常化することにある．

基礎疾患が存在する場合は原疾患の治療を優先，もしくは並行して思春期抑制療法を行う．特発性中枢性思春期早発症の治療は，GnRHアナログ（リュープリン®）の皮下注射が第一選択薬である．GnRHアナログは4週間に1回投与することで，下垂体からのゴナドトロピンを抑制して性早熟徴候を消退または進行を停止させることができる．ただし，GnRHアナログ投与初期は，女児では一時的に消退出血や卵巣囊胞の腫大が認められることがあるため，注意が必要である．

一方，思春期早発症の診断基準に当てはまる場合でも，二次性徴の早期出現が社会的，心理的には問題とならず，身長に関してもすでに最終身長に達している場合や最終身長が低くならないと予測される場合は治療の適応とならない．治療適応かどうかを決定する際には，患児の周囲の状況を保護者とともに確認し，保護者・本人の社会心理面に配慮する必要がある．

治療の終了時期については明確な基準はないが，最終身長が正常許容範囲に到達できることが予想され，社会心理的にも二次性徴の進行が問題とならない時期が適当であろうと考えられる．骨年齢なども参考にし，患児本人を含め治療終了の時期を常に話し合っておく必要がある．

［庄野 哲夫］

10. 神経・筋疾患

1. 小頭症

小頭症とは
- 頭の大きさが月（年）齢の標準値に比較して異常に小さい状態［3パーセンタイル値以下もしくは－2 SD（標準偏差値）以下］を指します（図1）.

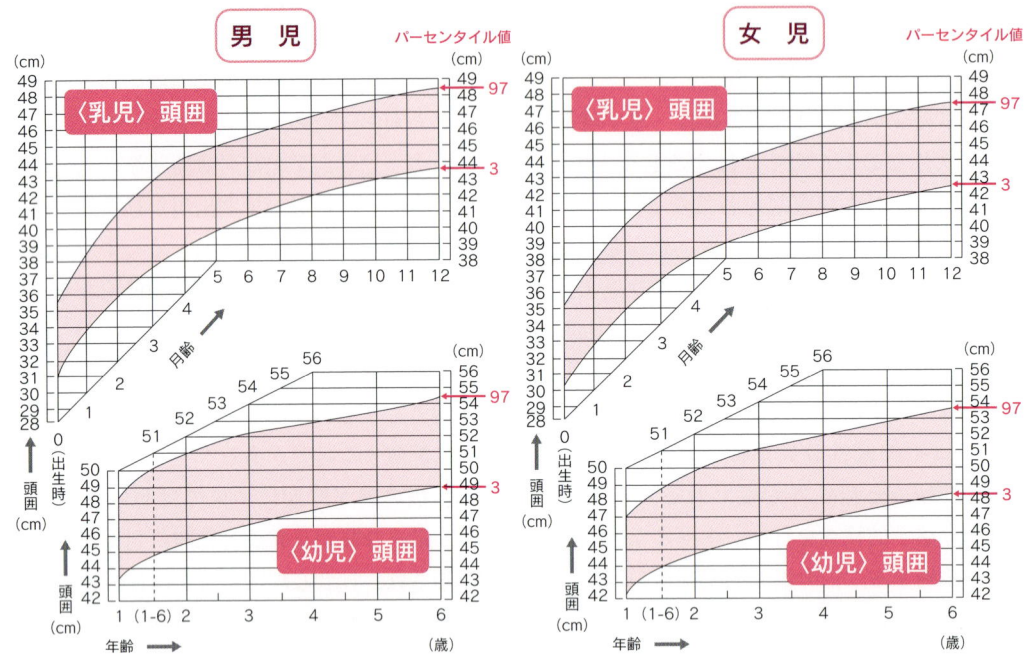

図1　頭囲のグラフ
（厚生労働省：平成22年乳幼児身体発育調査／母子健康手帳より作成）

原因
- 遺伝性，染色体異常，胎生期障害，周生期障害，後天性などがあります.

よくみられる症状
- 大脳の発育障害による症状（知的障害，運動発達障害，てんかんなど）があります.

初期治療と注意すること
- 小頭症を疑ったらまずは頭囲を測定しましょう.
- 頭囲は通常，後頭部の一番突出した部分と額の左右の眉の直上を通る線上で測ります.
- 原因により異なりますが，それぞれの神経症状に対する治療をします.

解説

大脳の発育が悪いため，頭囲が正常値に比較して異常に小さい状態で，正確には小脳髄症（microencephaly）というべきである．

頭囲が3パーセンタイル値以下もしくは-2SD以下を小頭症と定義する．

小児の頭囲は加齢により徐々に増大するので，各月（年）齢におけるおおよその頭囲の正常値を知っておくとよい．それにはイラスト頁の図1（母子健康手帳にある身体発育曲線／厚生労働省：平成22年乳幼児身体発育調査）を利用する．

ただし，狭頭症という疾患があるが，これは小頭症とは異なり，頭蓋骨縫合の早期癒合により起こる小頭状態あるいは頭蓋変形を呈する状態である．

原因

表1のように種々あるが，遺伝性（染色体異常，単一遺伝子欠損），環境性（胎芽病，出生前感染症）などが多い．

遺伝性のものとしては，Down症候群，13トリソミー，18トリソミーなどが比較的多く，単一遺伝子欠損には種々の疾患がある．

環境性（外的因子による）のものとしては，出生前放射線の被曝，胎内栄養障害，周生期の低酸素血症や外傷，出生前感染症（トキソプラズマ症，先天性風疹症候群，サイトメガロウイルス感染症，ヘルペスウイルス感染症など，いわゆるTORCH症候群），出生前薬剤（胎児性アルコール症候群，フェニトイン中毒，アミノプテリン症候群）などがある．

よくみられる症状

出生時にすでに頭囲が明らかに小さい場合がある．前頭部は狭く鋭角となり，後頭部は平坦である．すなわち，脳頭蓋骨が顔面頭蓋骨に比して小さい．

脳の発育が障害されるための症状がみられる．種々の程度の，精神遅滞（固視しない，追視しない，笑わない，喃語が出ない，呼びかけに反応しない，人見知りしないなど）・運動発達遅滞（頸定不能，坐位不能，立位不能，おもちゃを持たないなど），脳性麻痺（筋緊張異常，深部腱反射の亢進，病的反射の存在），微細脳機能障害，てんかんなどがある．

初期治療と注意すること

小頭症を疑ったら，患児の健診時の頭囲を頭囲発育曲線の月（年）齢に合わせてプロットする．それによりいつ頃から頭囲が小さいかがわかる．

発達指数の評価，染色体異常特有の顔貌や小奇

表1 小頭症の分類

1. **随伴奇形を伴わない小頭症**
    a. **遺伝性**
      1) 真性小頭症
      2) Paine症候群
      3) Alpers病
      4) 代謝性
        （葉酸代謝異常，フェニルケトン尿症ほか）
    b. **環境性**
      1) 出生前放射線の被曝
      2) 胎内栄養障害
      3) 周生期外傷または低酸素血症
    c. **不明**
      happy puppet症候群

2. **随伴奇形を伴う小頭症**
    a. **遺伝性**
      1) 染色体異常（Down症候群，13トリソミー，18トリソミー，22トリソミー，4p症候群，ネコ鳴き症候群，18p症候群，18q症候群）
      2) 単一遺伝子欠損（Bloom症候群，Börjeson-Forssman-Lehmann症候群，Cockayne症候群，De Sanctis-Cacchione症候群，Dubowitz症候群，Fanconi貧血，Menkes症候群，Smith-Lemli-Opitz症候群ほか）
    b. **環境性**
      1) 出生前感染症（風疹症候群，サイトメガロウイルス感染症，ヘルペス感染症，トキソプラズマ感染症）
      2) 出生前薬剤（胎児性アルコール症候群，フェニトイン中毒，アミノプテリン症候群）
      3) 母のフェニルケトン尿症
    c. **原因不明**
      1) 既知症候群（Coffin-Siris症候群，de Lange症候群，Rubinstein-Taybi症候群ほか）
      2) その他

（熊谷公明：小頭症．新小児医学大系13B 小児神経学Ⅱ，p.221，中山書店，1981）

形があれば染色体検査，妊娠中の放射線被曝や感染症罹患の有無，母親のアルコール・薬剤中毒の有無，異常分娩の有無，仮死産の有無などを確認する．小頭症自体の検査には，頭部単純エックス線撮影，頭部CT・MRI，脳波検査，髄液検査などがある．頭部単純エックス線写真では骨縫合の閉鎖による狭頭症が否定されなければならない．CT・MRIでは脳奇形，脳室拡大や脳萎縮の有無を調べる．脳波検査ではけいれん発作波の有無を確認する．感染症によるものが疑われれば髄液検査や血液検査を行う．

治療は，原疾患があればその治療を行う．しかし発育が障害された脳の組織は完全な回復は見込めず，健常児と同様の発達は期待できないことがある．その場合，機能訓練によって少しでもよりよい社会生活ができるように指導すべきである（訓練施設への紹介）．また，両親への励ましも重要である．

［高橋　寛］

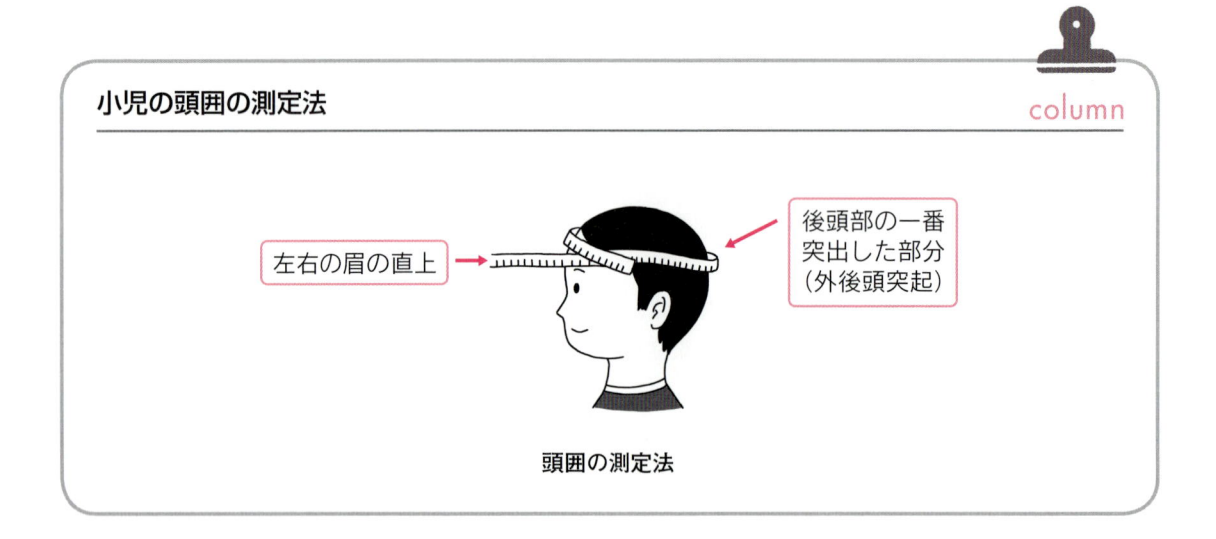

小児の頭囲の測定法　column

左右の眉の直上
後頭部の一番突出した部分（外後頭突起）

頭囲の測定法

2. 水頭症

水頭症とは

- 脳脊髄液（髄液）が頭蓋内に過剰に貯留した状態をいいます．
- 通常は脳室が拡大します．
- 脳室とは，脳の中心部にある髄液の交通路のことをいい，側脳室，第3脳室，中脳水道，第4脳室に分かれます．

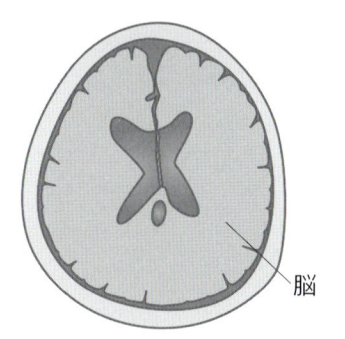

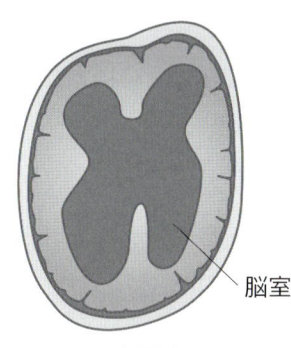

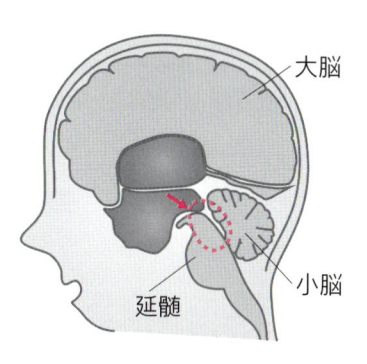

正常の脳室 ／ 水頭症 ／ 中脳水道狭窄症による水頭症

原因

- 脳室系の閉塞によって生じる非交通性水頭症と，閉塞はないが髄液の産生過剰や吸収障害で生じる交通性水頭症に分けられます．
- 先天性水頭症，脳室内出血後，髄膜炎，脳腫瘍などにより生じます．

よくみられる症状

- 一般的には頭の中の圧力が上昇し，頭痛，嘔吐，ウトウトして眠りがちなどがみられます．
- 新生児期から乳児期にかけては頭囲拡大や大泉門の膨隆，頭皮静脈怒張などが特徴的とされます．
- 進行すると眼球が下方を向く落陽現象がみられることもあります．

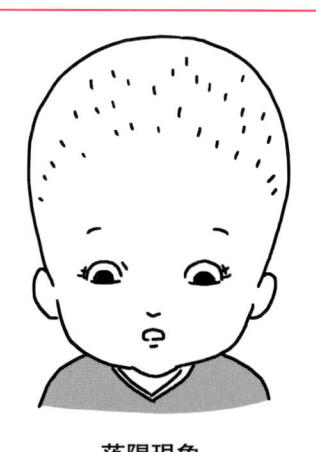

落陽現象
黒目が下に落ちるように見える

- 感染や外傷により悪化することがあるため，それらの後に頭痛や嘔吐が続くことがあります．
- 進行したり長期にわたるとてんかんや発達障害につながります．

初期治療と注意すること

- 新生児期〜乳幼児期には，自発症状はなくても健診で発見されることがあります．頭囲の発育曲線などを参考にCT検査が必要です．
- 幼児期〜学童期にかけては，水頭症があっても頭囲が拡大することはありません．頭の中の圧力が上がって起こる頭痛，嘔吐などの症状に注意が必要です．
- 治療は脳外科での手術ですが，原因により術式が異なります．脳室内にたまっている髄液を腹腔内に流し出すシャントを留置する手術（脳室ー腹腔短絡術）が一般的です．
- 脳室鏡（内視鏡）を用いた第3脳室開窓術という方法もあります．

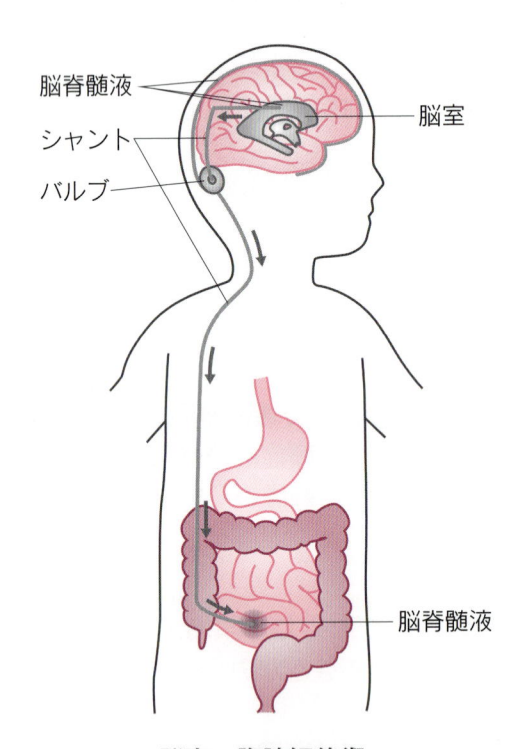

脳室ー腹腔短絡術

解説

　脳脊髄液が頭蓋内に過剰に貯留した状態をいい，通常は脳室が拡大するが脳室以外にクモ膜下腔が拡大したものも含む．頭蓋骨縫合前には，頭囲拡大を呈し頭蓋内圧は緩衝されるが，骨縫合後は頭蓋内圧上昇による症状を示す．

　2歳未満の乳幼児では，頭蓋骨と脳の発達に不均衡が生じ，クモ膜下腔の一過性拡大を呈することがあり，良性クモ膜下腔拡大といわれる．水頭症との鑑別が必要であり，注意を要する．画像検査では，両側前頭部のクモ膜下腔が均等に拡大することが多く，脳萎縮はないのが特徴である．

原因

　髄液の過剰産生と吸収障害，髄液流通路の閉塞に大別することができる．また，先天性と後天性に分類することもある．先天性水頭症は合併奇形を伴うことがあり，近年は胎児超音波などにより出生前診断が可能となってきた．後天性水頭症の原因は，脳室内出血や髄膜炎などの髄液吸収障害による交通性水頭症，脳腫瘍などによる非交通性水頭症があげられる．

よくみられる症状

　表1に小児水頭症にみられる神経症状を示す．以下，主な症状について解説を加える．

1 大泉門膨隆，頭囲拡大

　髄液貯留により頭蓋内圧が亢進し，その緩衝のために生じる．大泉門膨隆が初期症状で，さらに髄液貯留が進むと骨縫合線が離開をする．

2 視神経萎縮

　骨縫合が完了しない乳幼児期では，頭蓋内圧は頭囲拡大で緩衝されるが，拡大した第3脳室が視神経を直接圧迫するために，うっ血乳頭ではなく視神経萎縮が生じる．視神経萎縮があっても視力は保たれていることが多く，すみやかな水頭症の改善で視力を温存することも可能である．

3 停止性（代償性）水頭症

　乳幼児期よりあった水頭症が，脈絡叢の圧迫萎縮による髄液産生能の低下，菲薄化した脳実質による頭蓋内圧の緩衝，経上衣性髄液循環路の活性化などのために，脳室拡大はあるが症状を呈さない状態になったものである．通常は2歳以降でみられる．

4 うっ血乳頭

　骨縫合が終了した後の頭蓋内圧亢進状態が継続した際にみられる．その時点ですみやかに治療を施さないと失明につながる．

初期治療と注意すること

　治療の原則は，すみやかな髄液循環の改善であり，髄液吸収機能の有無により治療方法が選択される．

1 脳室-腹腔短絡術

　交通性水頭症に対して行われる．わが国においては，圧可変式バルブという髄液の流量を調節するシステムが主流である．髄液が過剰に流出する状態が長期にわたると，スリット脳室症候群という状態に陥ることがある．頭痛，嘔吐，傾眠といった症状を間欠的に繰り返すが，脳室拡大は画像診断ではっきりしないといった特徴を示す．髄液の過剰排出により脳のコンプライアンスが低下し，

表1 小児水頭症の症状

新生児期～乳幼児期（0～2歳まで）
1. 大泉門膨隆
2. 頭囲拡大
3. 破壺音
4. 頭皮静脈怒張
5. 落陽現象
6. 視神経萎縮
7. 外転神経麻痺
8. 外斜視，パリノー徴候
9. 嚥下障害，喘鳴
10. high pitched cry（かん高い泣き声）
11. 下肢腱反射亢進
12. 身体的・精神的発達遅延
13. 易刺激性，嘔吐，傾眠，けいれん
14. 死亡
乳幼児期～学童期（2～10歳まで）
1. 頭囲正常範囲
2. 無症状で偶然発見（代償性水頭症）
3. 不機嫌
4. 頭痛，嘔吐，うっ血乳頭などの頭蓋内圧亢進症状
5. 外転神経麻痺
6. 精神運動発達の低下

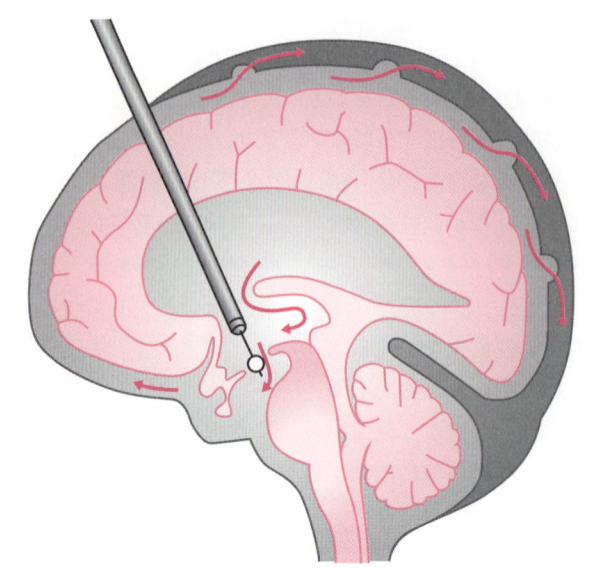

図1 脳室鏡(内視鏡)による第3脳室開窓術

わずかな髄液流出不良でも頭蓋内圧が亢進する状態である．スリット脳室症候群を予防するためには，適宜シャントバルブ圧調節を行い，髄液の過剰排出に注意する．

2 脳室鏡(内視鏡)による第3脳室開窓術

主に非交通性水頭症に用いられる．松果体腫瘍や後頭蓋窩腫瘍による水頭症や中脳水道狭窄症が適応となる(図1)．第3脳室底に穴を開けることで，クモ膜下腔へ髄液経路のバイパスをつけ圧を減ずる．シャントシステムを留置することがないために，感染やスリット脳室症候群を防ぐことができることも利点である．

[菅野 秀宣]

10. 神経・筋疾患

3. 脳性麻痺

脳性麻痺とは

- 胎児期から新生児期の間に，脳に何らかのトラブルが起きて，結果として運動を中心とした脳機能障害が生じたことを指します．
- 脳が受けた傷の後遺症といえるもので，進行性の病気や一時的な運動障害，あるいは将来，正常化すると思われる運動発達の遅れなどは除かれます．
- 出生1,000人あたり2人程度の発生があります．

原因

- 主な原因として以下のようなものがありますが，いくつかの原因が組み合わさって起こることもあります．原因がわからないことも多いです．
  - 脳形成障害（脳がうまくつくられなかった）
  - 脳血管障害（脳出血や脳梗塞）
  - 低酸素性虚血性脳症（出生時に呼吸や循環が確立しなかった）
  - 核黄疸（強い黄疸）
  - 低血糖
  - 中枢神経感染症（サイトメガロウイルスや風疹ウイルス感染，細菌感染など）

よくみられる症状

- 月齢や年齢に合った運動発達がみられません．
- 手足が硬くつっぱって，体が反り返ってしまう（痙直型），四肢をくねらせるような異常な動きが目立つ（アテトーゼ型）などがみられるようになります．
- 姿勢が悪くなり，胸郭や四肢の変形などがみられることがあります．

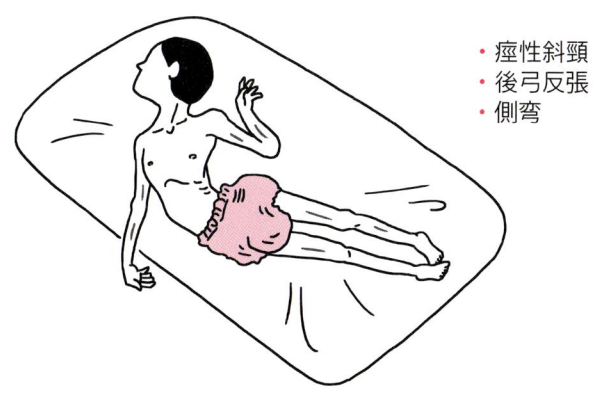

- 痙性斜頸
- 後弓反張
- 側弯

重度の脳性麻痺

- 新生児期ははっきりとした症状がないこともあります．
- ミルクを飲むのが下手，走ると転びやすいなどで発見される場合もあります．
- 脳がどの程度損傷を受けたかによって，運動がなんとなくおかしい程度の軽症例から，寝たきりとなる重症例までさまざまです．
- 知的発達の遅れやてんかん発作，呼吸の障害，食事の経口摂取が困難などの合併症がみられることもあります．

初期治療と注意すること

- 早期発見・早期対応のためには，乳幼児健診などでの診察が重要です．
- 脳性麻痺が発見されたら運動訓練（リハビリテーション）を始めるとともに，本人や家族が無理なくよりよい生活を送れるよう工夫します．
- 日常生活の補助のため装具や坐位保持椅子などを使用したり，筋肉の緊張を和らげる治療（薬や手術）が行われることがあります．
- てんかん発作に対する抗てんかん薬の使用，食事の経口摂取が困難な場合の胃瘻手術など，個々の合併症に対する対策が必要になります．
- 成人となっても障害は残存し，体の変形や呼吸機能低下などに対する対策も必要になってきます．

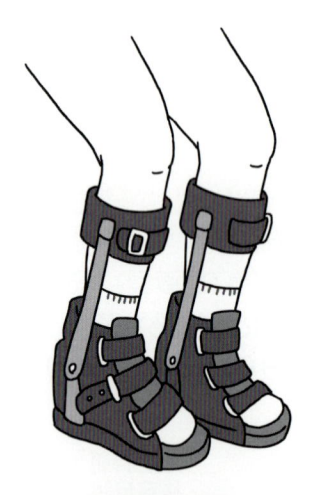

下肢装具の例
（金属支柱付き短下肢装具）

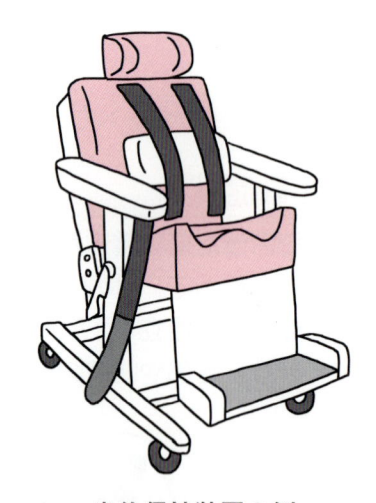

坐位保持装置の例

解説

　脳性麻痺とは，受胎から新生児期（生後4週間以内）までの間に生じる脳の非進行性病変に基づく，出生後の児の永続的かつ変化しうる運動または姿勢の異常のことである．ただし，進行性疾患，一過性の運動障害または将来，正常化するであろうと思われる運動発達遅滞は除かれる（産科医療補償制度標準補償約款より抜粋）．

　発生頻度は一時，半分程度まで減少していたが，最近はハイリスク出産の増加や重症児が救命されることなどによって以前の発生率に戻っている．発達の最も初期段階で生じた脳障害であるため，年長児や成人における脳障害と異なった特徴がみられる．

原因

　代表的な原因は胎生期，周産期，新生児期のそれぞれで異なる．また，いくつかの原因が組み合わさって生じることも多い．胎生期に生じる脳性麻痺の原因としては，脳形成障害（先天性水頭症，滑脳症など）や胎児期の感染症によるものが知られている．周産期に生じるものとしては，脳血管障害（脳室周囲白質軟化症など）や低酸素性虚血性脳症などがあげられる．新生児期に生じるものとしては，新生児の髄膜炎や脳出血などがあげられる．正期産児と早産児では障害を受けやすい脳の部位が異なり，脳性麻痺を生じやすい原因も異なってくる．

よくみられる症状

　脳性麻痺は運動と姿勢の異常を中心とする障害とされる．主に痙性麻痺とアテトーゼ型（異常運動型）麻痺に分けられるが，両者が混合している場合も多い．ほかにも失調型，弛緩型などがある．

　痙性麻痺は四肢の筋緊張が目立ち，動作がぎこちなくなる．関節の変形や拘縮，脱臼なども起こしやすい．主に先天性の脳形成障害や，早産児でみられる脳室周囲白質軟化症に伴って生じるが，脳性麻痺の中で最も多くみられる．

　アテトーゼ型麻痺は随意運動に伴って不随意運動がみられるもので，異常運動型とも呼ばれる．姿勢が定まらず，精神的緊張などで増悪しやすい．以前は重症黄疸による核黄疸の後遺症で多くみられていたが，現在では新生児仮死による中心灰白質障害などによってみられるものが主である．

　また，障害を受けている部位によっても以下のように分類される．

1) 四肢麻痺：全身の障害
2) 両麻痺：主に両下肢の障害で上肢の麻痺は軽度
3) 対麻痺：両下肢のみの障害
4) 片麻痺：半身の障害で体幹の障害を伴うこともある

ほかに，三肢麻痺，重複対麻痺，単麻痺があるが，いずれもまれである．

初期治療と注意すること

　残念ながら現時点では傷ついた脳を回復させる治療法はない．

　早期発見のためには乳幼児健診や通常の診療の場での診察が重要である．特に乳児期は痙性が明らかでないことがあり，運動発達障害を認めた児については慎重に鑑別を行う．

　脳性麻痺が発見されたら訓練（リハビリテーション）を始め，残った脳機能を高めるよう働きかける．Bobath法やVojta法などさまざまな訓練方法が試みられている．また，筋肉の緊張を和らげる治療（薬や手術）が行われることがある．最近は選択的脊髄後根切断術やボツリヌス毒素製剤の使用，髄腔内バクロフェン療法なども試みられ，一定の効果を上げている．日常生活の補助のため，装具や坐位保持椅子などを使用したり，本人や家族のQOLを高めるような工夫も必要である．

　わが国では2009年1月より産科医療補償制度が日本医療機能評価機構によって開始され，分娩に関連して発症した重度脳性麻痺児に対する補償を行うとともに，脳性麻痺の原因分析を行い，再発防止を目指している．補償申請期限は満1歳の誕生日（きわめて重症な場合は生後6か月以降）から満5歳の誕生日までであるため，見過ごされることがないよう注意が必要である．

［有井 直人］

> 10. 神経・筋疾患

4. 神経皮膚症候群―母斑症

神経皮膚症候群とは

- 皮膚に生まれつきの色素異常や血管腫（母斑）が生じ，同時に神経にも病気が存在する症候群です．
- たくさんの種類が知られていますが，特に多いのは以下の3つです．
  ① 神経線維腫症Ⅰ型（レックリングハウゼン病）
  ② 結節性硬化症（プリングル病）
  ③ スタージ・ウェーバー症候群

原因

- 胎児期の体ができる途中で，主に外胚葉（皮膚や神経になる）や中胚葉（骨や筋肉，血管になる）と呼ばれる部分に異常が起こることで生じると考えられています．
- 遺伝子異常が特定されているものがある一方で，原因不明のものもあります．

よくみられる症状

- それぞれ特徴的な皮膚と神経の症状がみられますが，ほかの臓器にも異常がみられる場合があります．
  ① 神経線維腫症Ⅰ型
    ・皮膚のカフェオレ斑（茶色の母斑）
    ・神経腫瘍
  ② 結節性硬化症
    ・血管線維腫（にきびのような皮疹），葉状白斑
    ・てんかん（けいれん発作），知的発達の遅れ
  ③ スタージ・ウェーバー症候群
    ・顔面の血管腫（赤あざ），緑内障
    ・けいれん発作，知的発達の遅れ，半身麻痺

- 頭部CTやMRI検査で異常がみられます．
  ① **神経線維腫症Ⅰ型**：頭部CTやMRIで神経腫瘍．
  ② **結節性硬化症**：頭部MRIで大脳などに構造異常．
  ③ **スタージ・ウェーバー症候群**：頭部CTやMRIで脳に血管腫．

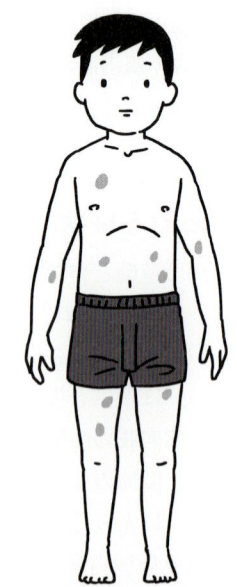

神経線維腫症Ⅰ型
（カフェオレ斑）

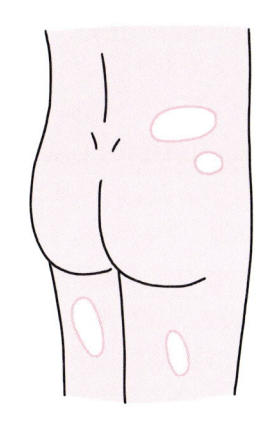

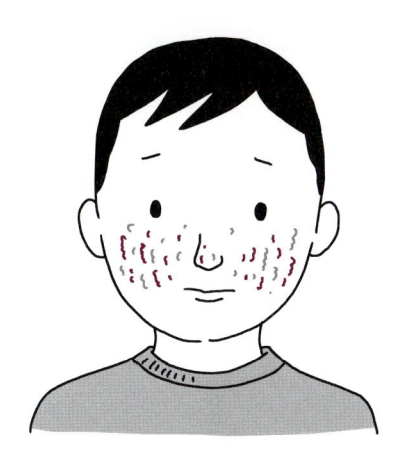

結節性硬化症（葉状白斑）　　結節性硬化症（顔面血管線維腫）

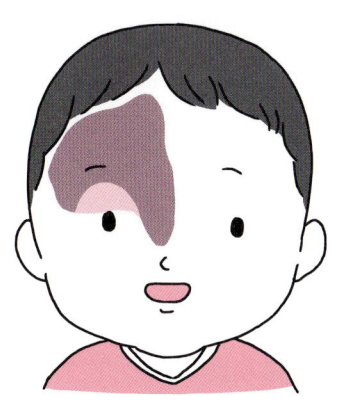

スタージ・ウェーバー症候群
（顔面単純性血管腫）

初期治療と注意すること

- 対症療法が中心となります．
- けいれんに対しては抗てんかん薬を投与します．一部の難治性てんかんでは脳外科手術が行われることがあります．
- 腫瘍に対しては外科的切除が行われます．
- 皮膚病変に対してはレーザー治療や美容形成などが行われます．

解説

神経皮膚症候群とは外胚葉や中胚葉系の発生異常により，皮膚と神経に病変を生じる疾患群である．皮膚の異常は主に母斑であり，母斑症とも呼ばれる．神経・皮膚以外の多臓器にも病変が出現することがある．原因遺伝子が特定されているものもあるが，いまだ原因不明の疾患もある．どの疾患も皮膚および神経症状を中心として多彩な病変がみられ，症状の個人差も大きい．

ここでは代表的3疾患について記述する．

神経線維腫症Ⅰ型（NF-1，レックリングハウゼン病）

約3,000人に1人程度の発生率であり，常染色体優性遺伝であるが，約50％は突然変異による発症である．原因は，17番染色体上にあるニューロフィブロミンの遺伝子に異常があることがわかっている．

主症状は乳幼児期からみられる皮膚の色素斑（カフェオレ斑）と，主に思春期以降に発生する神経線維腫である．皮膚色素斑は大人で1.5cm以上のものが，子どもで0.5cm以上のものが6個以上あれば神経線維腫症Ⅰ型の可能性が高いといわれる．神経線維腫は皮膚などを中心に発生する良性腫瘍で，思春期以降に出現することが多いが，出現しはじめる時期や発生数には個人差が大きい．ほかに骨病変として脊椎の側弯や四肢骨変化，眼病変として虹彩の小結節（Lisch nodule），聴・視神経や脳脊髄の腫瘍，神経症状として発達遅滞やけいれんなどがみられることがある．

治療は，色素斑や神経線維腫に対する外科的あるいは皮膚科・形成外科的治療，骨病変には整形外科的対応が主になる．神経線維腫が悪性化するのは数％以下とされるが，急速に拡大する場合は専門医の診察が必要である．良性であっても発生部位によっては治療が必要になる場合がある．

結節性硬化症（プリングル病）

約7,000人に1人程度の発生率であり，以前に比べて軽症例の報告が目立つ．常染色体優性遺伝であるが，50％以上は突然変異による発症である．原因は，9番染色体上にあるハマルチンの遺伝子か16番染色体上にあるチュベリンの遺伝子に異常があることがわかっている．

主症状は皮膚症状と神経症状，その他の臓器の病変に分けられる．皮膚症状としては，生後からみられる白斑（葉状になることが多い）と幼児期以降でみられる血管線維腫，学童から思春期以降でみられる皮膚腫瘍や爪の腫瘍（爪下線維腫）である．神経症状としては，てんかん発作が80％で起こり，難治性となることもある．知的障害も合併することが多い．ほかに乳児期にみられる心臓腫瘍や，思春期以降でみられる腎腫瘍（嚢腫や腎血管筋脂肪腫），主に成人女性患者でみられる肺のリンパ脈管筋腫症などがある．

治療は，てんかん発作に対しては抗てんかん薬の投与が行われる．知的障害に対するサポートも必要となる．乳児期には心臓腫瘍による不整脈や心不全に注意するが，無治療で自然消退する場合が多い．思春期以降では腎血管筋脂肪腫に対する定期的な画像検査が勧められる．気胸を繰り返す場合は肺病変の精査が必要である．

スタージ・ウェーバー症候群

約10,000人に1人程度の発生率であり，はっきりとした遺伝性はみられず，根本的な原因は不明である．

主症状は皮膚，神経，眼の症状に分けられる．皮膚病変として顔面の単純性血管腫（ポートワイン母斑）が生下時よりみられ，三叉神経第1枝を中心に第2，第3枝領域に沿った境界明瞭な非隆起性病変として出現する．神経症状を呈する場合は第1枝領域に血管腫が存在する．神経病変としては脳軟膜血管腫がみられ，てんかん発作も80％以上で出現し，多くは乳児期に発症する．半数以上では知的障害もみられる．半身麻痺がみられることもある．眼病変として脈絡膜の血管腫がみられ，緑内障を合併する．

治療として，顔面の血管腫にはレーザー治療が行われている．てんかん発作に対しては抗てんかん薬の投与が行われるが，コントロールが困難な場合は，外科的治療も検討される．知的障害に対するサポートも必要である．緑内障の併発には眼科対応を要する．

［有井 直人］

5. 脳腫瘍

10. 神経・筋疾患

脳腫瘍とは

- 脳に原発する腫瘍で，その発生起源よりいくつかの種類があります．それぞれ特徴が異なりますが，小児に好発する腫瘍は限られます．
- 小児に発生しやすい脳腫瘍は，髄芽腫，上衣腫，胚腫，頭蓋咽頭腫などです．その他，発生数は少ないですが，脳幹部神経膠腫も重要です．
- 脳腫瘍全体の7.8％が15歳未満に発生します．

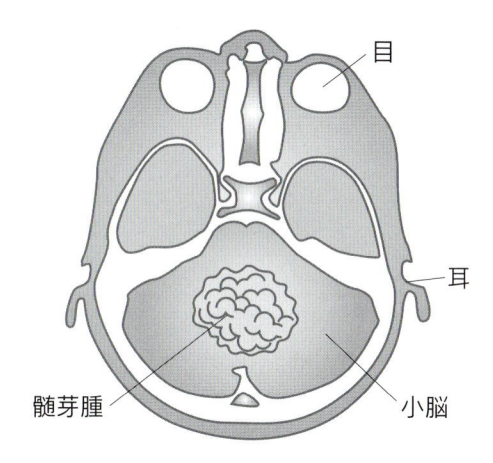

髄芽腫

原　因

- 遺伝子異常が考えられていますが，まだはっきりとしたことはわかっていません．

よくみられる症状

- 小児では神経症状が出にくいことが特徴です．
- 頭痛，嘔吐，ふらつきなどは共通する症状です．
- 視力障害，視野欠損（一部，見えない箇所がある），頻尿，やせなどにも注意が必要です．
- よく転ぶようになった，表情がとぼしくなった，物にぶつかることが多くなった，成績が落ちたなどが症状のこともあります．周囲の人の観察が重要です．
- てんかん，行動異常などで気づかれることもあります．

- 脳腫瘍そのものの症状だけでなく，水頭症を合併していることがあります．その際の症状も頭痛，嘔吐が主体となります．
- 2歳以下では頭囲の拡大で発見されることもあります．

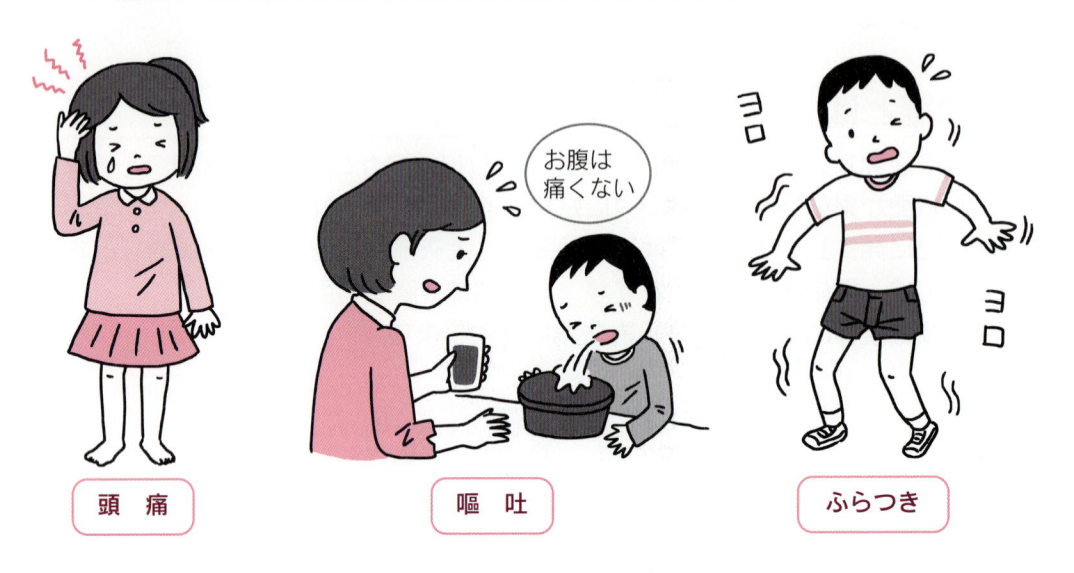

頭痛　　　嘔吐（お腹は痛くない）　　　ふらつき

初期治療と注意すること

- 早期発見のためにはCTやMRI検査が有用です．
- 治療には摘出手術，放射線治療，化学療法があります．
- 早期発見が手術での摘出率に好影響を与えます．
- 合併した水頭症には，腫瘍摘出の前に内視鏡による水頭症の手術をする場合があります．
- 頭蓋咽頭腫の治療後で，下垂体ホルモンが減少しているときは，ホルモン補充療法が必要です．

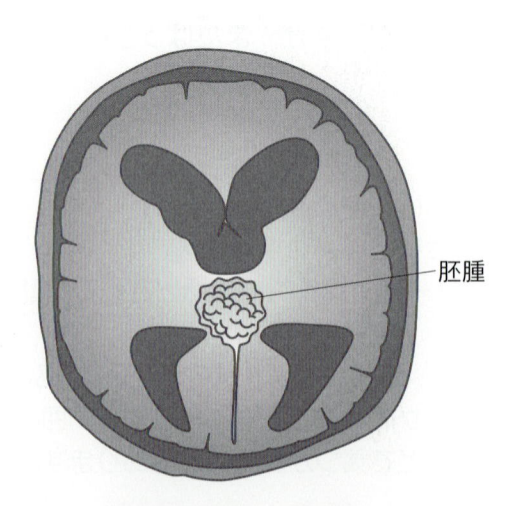

胚腫

水頭症を合併した胚腫

解説

小児脳腫瘍は，発生頻度は少ないものの，集学的治療を早期より開始する必要があるため重要である．わが国における1984〜2000年までの脳腫瘍に関するデータをまとめた日本脳腫瘍統計第12版（図1）では，15歳未満の脳腫瘍発生率は脳腫瘍全体の7.8％であった．

脳腫瘍の中でも小児に好発するものは比較的限られ，頻度が多い順には，神経膠腫，胚腫（ジャーミノーマ），頭蓋咽頭腫，髄芽腫，上衣腫があげられる．テント下には髄芽腫，上衣腫，脳幹部神経膠腫が，鞍上部には頭蓋咽頭腫が，鞍上部〜松果体部にはジャーミノーマを中心とした胚細胞性腫瘍が発生するなど，腫瘍によっても好発部位が分かれる．

発生原因は不明確であるが，遺伝子異常によるものも考えられている．

よくみられる症状

小児脳腫瘍の症状はわかりにくく，発見が遅れてしまうことがある．また，腫瘍の主座により症状が異なる．小脳症状や水頭症の症状も初期には代償をされており，嘔吐，ふらつきなどを呈したときには腫瘍はかなり増大していることがあり注意が必要である．以下に主な小児脳腫瘍の特徴を記載する．

1 脳幹部神経膠腫

眼球運動障害，顔面神経麻痺，失調，嚥下障害が出現する．眼球運動障害は斜視と診断されたり，顔面神経麻痺も表情の低下といった軽度のことがある．

頭痛や嘔吐といった頭蓋内圧亢進症状は，腫瘍が増大し閉塞性水頭症を合併することにより出現する．

2 髄芽腫，上衣腫

失調などの小脳症状や嘔吐や頭痛といった頭蓋内圧亢進症状は初期には表出されにくく，腫瘍がかなり増大してから発症してくることが多い．診断時にはすでに髄液播種が生じていることもあり，そのときは腰痛などを訴えることがある．

症状のみで両者を鑑別することは困難である．

3 ジャーミノーマ

鞍上部〜松果体部に発生する．女児には松果体胚細胞腫瘍は生じない．症状は松果体部と鞍上部で異なる．

松果体部では，腫瘍の上丘への圧迫，浸潤により上方注視障害（パリノー徴候）がみられる．腫

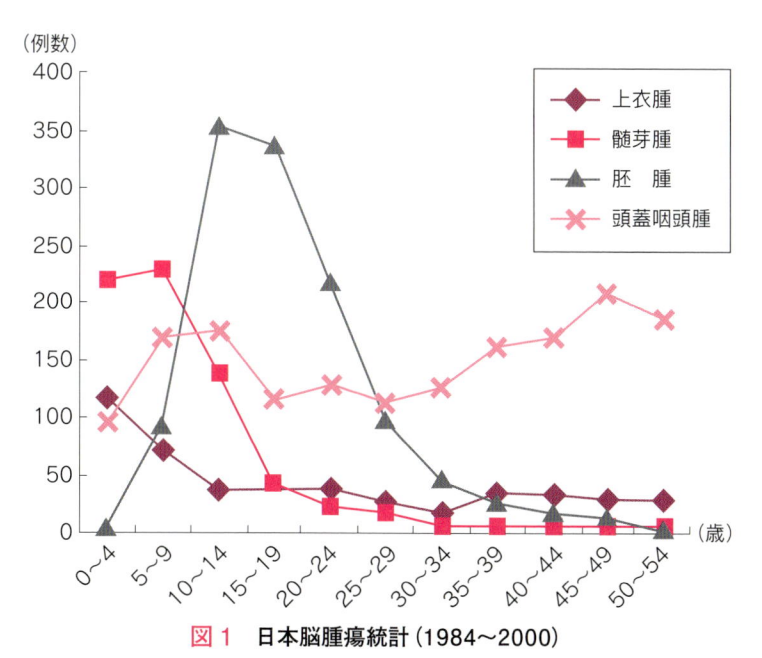

図1　日本脳腫瘍統計（1984〜2000）

(Neurologia medico-chirurgica, 49 (2009) No. Supple, PS1-S25, PS26-S34, PS35-S96)

瘍が中脳水道を閉塞すると水頭症を生じる．鞍上部では，尿崩症や性早熟症で発症し，特に尿崩症は約90％に存在する．その他，視力・視野障害，下垂体前葉ホルモンの低下が認められる．

4 頭蓋咽頭腫

頭痛が最も多い症状で約70％に存在する．その他，視力・視野障害，嘔吐，肥満，低身長がある．尿崩症が出現するときもあるが，ジャーミノーマに比較すると頻度が少ない．

初期治療と注意すること

検査

CT検査により上記腫瘍はほぼ診断をすることができる．しかしながら，脳幹部神経膠腫の診断には単純CTでは見落とされる場合があるので，脳幹部の形状や水頭症の合併に注意して診断する必要がある．また，頭蓋咽頭腫では石灰化を認めることが多い．

詳細はガドリニウムを用いたMRIで，発生部位や進展，浸潤が診断される．髄芽腫や上衣腫，胚細胞腫では髄液腔や脊髄に播種をしていることがあり，全脊髄MRIも必要である．また，同様の理由で髄液細胞診を行うことがある．

胚細胞腫を疑った際には，血清および髄液中のAFPやhCG測定が必要であり，鞍上部腫瘍の場合には，下垂体前葉ホルモン値の測定も考慮する．

治療

脳幹部神経膠腫は，脳幹部より外方へ突出し，摘出によって新たな神経症状を起こさせない腫瘍のみ生検がなされ，病理診断の確認の後に化学療法と放射線治療が行われる．

ジャーミノーマには，正確な病理診断のために生検が行われる．近年は，内視鏡による生検が可能になってきており，適応があれば開頭手術ではない低侵襲の術式が選択されることもある．ジャーミノーマは放射線照射に感受性が高く，放射線治療が主体となるが，ほかの胚細胞腫瘍の際には，腫瘍摘出と放射線治療，化学療法が併用される．

髄芽腫の治療は，手術で可及的に摘出した後に化学療法と放射線治療を集約的に行うことになる．上記3つの治療を確実に行うことで治療成績は向上してきている．脊髄播種が生じている際には，脊髄に対しても放射線照射が行われる．

上衣腫の治療には手術による摘出の比重が大きくなるが，術後残存腫瘍に対して放射線治療と化学療法が考慮される．脊髄播種に対しては髄芽腫と同様である．

頭蓋咽頭腫は，手術での全摘出を目指すが，やはり残存腫瘍には放射線治療の追加が考慮される．手術治療により抗利尿ホルモンや下垂体前葉ホルモンの低下が生じることがあるため，適宜ホルモン補充療法が必要である．安定した後でも，発熱などの身体的ストレス時には副腎皮質ホルモンを補充するなどの注意が必要とされる．

小児脳腫瘍の治療では，近年，化学療法の進歩がめざましく，時には幹細胞救援を併用し施行されている．また，放射線治療も治療の大きな一角をなすが，3歳未満の児に照射を行うと精神運動発達障害を呈することが知られており，基本的には行わない．合併した水頭症に対しても，腫瘍摘出により改善が期待されるが，種々の理由により早期の摘出手術ができない場合は，内視鏡を用いた第3脳室開窓術が行われる［「水頭症」(p.425)の項目を参照］．脳室-腹腔短絡術は，腫瘍細胞の腹腔内への播種を促してしまう危険があり，第3脳室開窓術が適応外の際に考慮する．

予後

日本脳腫瘍統計からの5年生存率は，頭蓋咽頭腫93.3％，ジャーミノーマ94.6％，上衣腫75.1％，髄芽腫58.0％である．ジャーミノーマを除くこれらの腫瘍は手術摘出率が高いほうが治療成績はよい．特に上衣腫では，手術摘出率が最も予後に相関する．しかしながら，髄芽腫は手術，化学療法と放射線療法の併用治療が予後良好因子として必須である．

［菅野 秀宣］

6. 脳炎・脳症

脳炎・脳症とは

- 脳炎・脳症とは主にウイルス感染をきっかけに脳に障害が起きる病気です．

一次性脳炎
- 脳組織に直接ウイルスが侵入・増殖し発症します．
  単純ヘルペス脳炎など，脳炎・脳症のごく一部です．

二次性脳炎・脳症
- 私たちがもっている免疫反応（病原体を排除する仕組み）を介して発症します．
  脳の中にはウイルスはいません．
  インフルエンザ脳症や突発性発疹に伴う脳症など，脳症の多くが該当します．

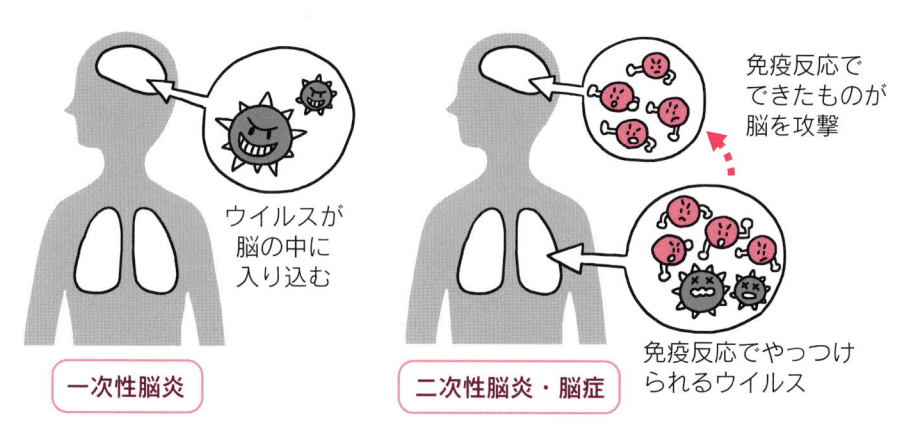

原　因

- 原因はまだ十分にわかっていません．
- 脳炎・脳症にはさまざまなタイプがあり，それぞれ原因は異なっていると考えられます．
- 現在のところ，ウイルスの脳への直接感染のほか，高サイトカイン血症，興奮毒性，自己免疫などの多くの要素が考えられています．

よくみられる症状

- 意識障害，けいれん，異常言動がよくみられます．高熱は必発ではありません．
- なかでも，意識障害が最も重要な症状です．
- けいれんや異常言動は持続したり，反復したりします．

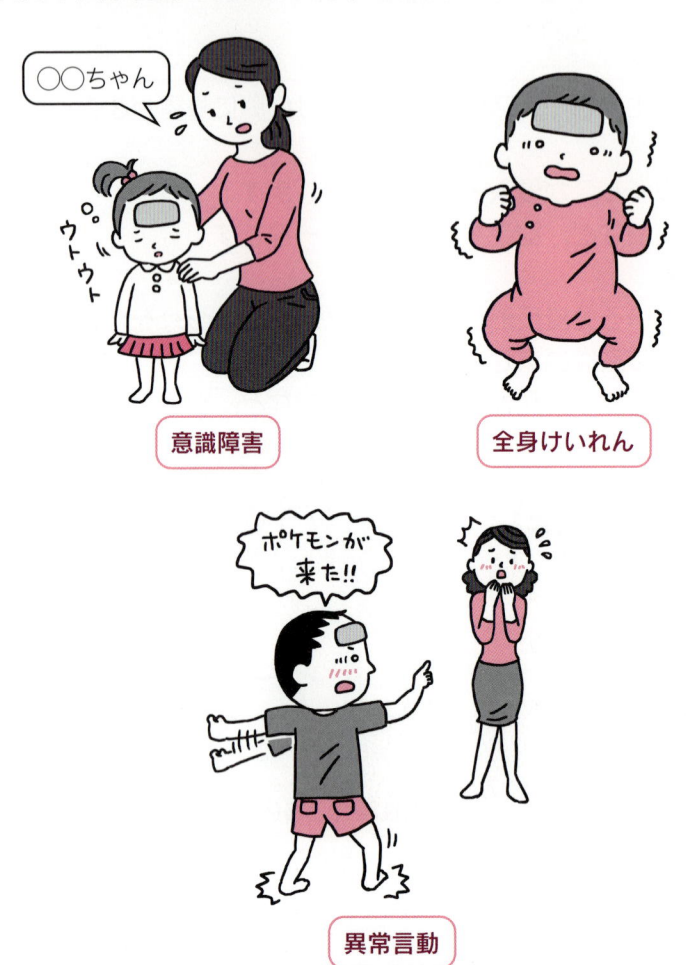

意識障害

全身けいれん

異常言動

初期治療と注意すること

- 脳炎・脳症を予測することは大変難しいです．
- 意識障害，けいれん，異常言動のどれかを認めたら，すぐに医療機関を受診してください．
- ただし，それまでにもみられた熱性けいれんや高熱時のうわ言との区別も必要です．

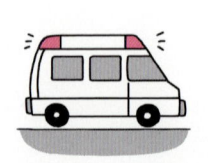

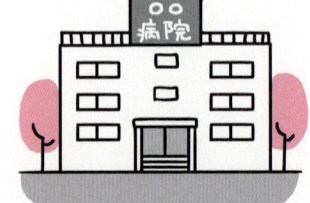

解説

　脳炎・脳症とは主にウイルス感染を契機として，さまざまな機序で脳に炎症が起き中枢神経障害を起こす疾患群の総称である．脳組織で直接ウイルスが増殖する一次性脳炎は単純ヘルペス脳炎などわずかであり，ほとんどの脳炎・脳症は宿主側の免疫反応を介して発症すると考えられる．一般に中枢神経内での炎症の所見，すなわち髄液細胞増多を認めるものを脳炎，髄液細胞増多を認めないものを脳症と表記することが多いが，両者の間に本質的な違いはないと考えられる．

原因

　脳炎・脳症の原因はいまだに十分に解明されていない．また，脳炎・脳症にはさまざまな亜型があり，それぞれにより原因は異なっていると考えられる．図1に亜型のタイプと各々の脳画像を示す．わが国では二相性けいれんと遅発性拡散能低下を伴う急性脳症と一過性膨大部病変を伴う軽症脳症とが多く，急性壊死性脳症・出血性ショック脳症症候群は比較的まれである．きっかけとなる感染の病原体は，インフルエンザウイルスが最多で，HHV-6 がそれにつぐ．ロタウイルスや RS ウイルスも比較的多い．

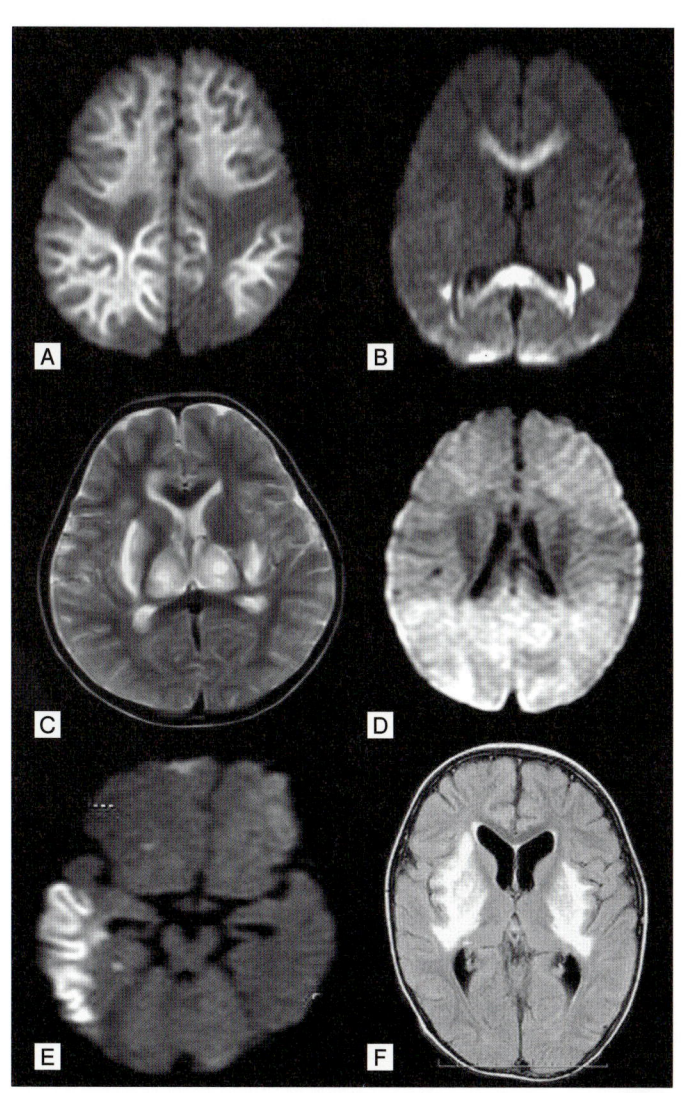

A. 二相性けいれんと遅発性拡散能低下を伴う急性脳症（拡散強調画像）
皮質下白質に樹状の異常高信号域（bright tree appearance）を認める．中心溝付近には病変を認めない．

B. 一過性膨大部病変を伴う軽症脳症
脳梁膨大部および膝部，周囲の深部白質に異常高信号域を認める．

C. 急性壊死性脳症（T2強調画像）
視床が腫脹し異常高信号を呈している．被殻の一部および外包にも異常信号を認める．

D. 出血性ショック脳症症候群（拡散強調画像）
大脳に広範な異常高信号を認め，強い脳浮腫が示唆される．

E. 新生児単純ヘルペス脳炎（拡散強調画像）
側頭葉に異常高信号域を認める．

F. 病原性大腸菌感染に伴う急性脳症（FLAIR）
基底核および外包に異常信号を認める．

図1　亜型のタイプと脳画像所見

表1 脳炎・脳症の亜型と推定される発症機序

1. **病原体の直接侵襲**
   単純ヘルペス脳炎など
2. **高サイトカイン血症**
   急性壊死性脳炎，出血性ショック脳症症候群など
3. **興奮毒性**
   二相性脳症（二相性けいれんと遅発性拡散能低下を伴う急性脳症）など
4. **自己免疫**
   急性散在性脳脊髄炎，自己免疫性辺縁系脳炎など
5. **急性代謝障害**
   Reye症候群など
6. **未解明のもの**
   一過性膨大部病変を伴う軽症脳炎，難治頻回部分発作重積型急性脳炎など

現在のところ，脳炎・脳症の発症に関係する機序としては，高サイトカイン血症，興奮毒性，自己免疫などが考えられている．表1に想定されている機序と脳炎・脳症の亜型との関係を示す．ただし，脳炎・脳症の発症機序は完全に確定したものではなく，今後の研究の進展が望まれる．

よくみられる症状

意識障害，けいれん，異常言動が高頻度であり，注意すべき症状である．この中で，意識障害が最も重要で診断の根拠となる．重度の意識障害を診断することは困難ではないが，軽度の意識障害を確実に把握して早期に高次医療機関で治療を受けることができるように努めるべきである（p.10「意識障害」の項目を参照）．けいれんは，持続時間のみならず治療への反応性も考慮する．特に静注の抗てんかん薬を使用してもけいれんが止まらない，あるいは一時的に止まってもすぐ再発する場合は，集中治療が可能な医療機関へすみやかに搬送すべきである．異常言動は，インフルエンザなどで高熱時にみられる一時的なもののように，必ずしも脳炎・脳症を起こしていなくても出現しうるので，その鑑別が必要である．異常言動が長時間持続したり，徐々に意識減損が増悪したりする場合は，要注意であり高次医療機関への搬送を考えるべきである．

初期治療と注意すること

まず，全身状態を維持する支持療法が重要である．呼吸循環状態を安定化させる必要があり，ショックの認知とそのすみやかな対応に留意する．また，水・電解質，血糖の管理にも注意する必要がある．

脳炎・脳症の特異的治療としては，ステロイドパルス療法とガンマグロブリン大量療法が広く行われている．これらを同時に行うこともある．けいれん重積を伴う場合は，静注抗てんかん薬で確実な発作の抑制を図る．発作が完全に抑制されているかどうかは脳波モニタリングを行って判定する必要がある．脳浮腫対策には，マンニトールが推奨される．グリセオールは，一部の代謝異常症を増悪させることが知られており推奨されない．インフルエンザや単純ヘルペスウイルス感染を否定できない場合は，早期から抗ウイルス薬を使用する．その他の脳あるいは全身の低体温療法などの特殊療法を含め，集中治療のできる医療施設での対応となる．

［奥村 彰久］

10. 神経・筋疾患

7. ギラン・バレー症候群，ポリオ

🌸 ギラン・バレー症候群

- 急性多発性神経炎ともいいます．
- 主に筋肉を動かす運動神経の麻痺を起こします．
- 感覚の異常や自律神経症状を伴うこともあります．

原因

- かぜや胃腸炎の原因となる細菌やウイルスの感染がきっかけになります．
- 感染でつくられた抗体が間違って末梢神経を攻撃することで発症します．

抗体
かぜや下痢など
（数週間後）
末梢神経
軸索
髄鞘

細菌やウイルスの感染により**抗体**ができる

↓

抗体が間違って自分の神経を攻撃

↓

神経が壊れる

↓

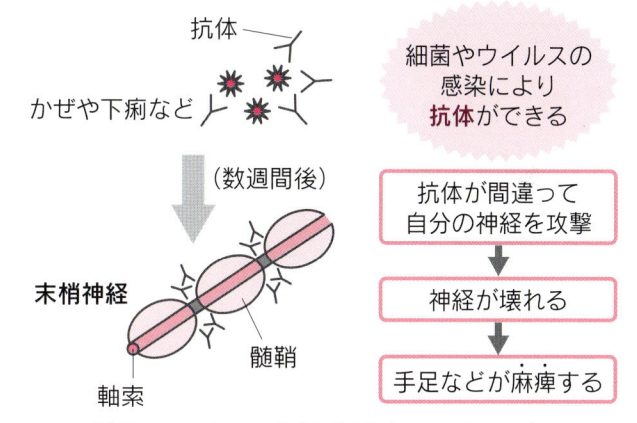

手足などが麻痺する

ギラン・バレー症候群 発症のメカニズム

よくみられる症状

- 下（足）から始まり，上（手・腕）に進む筋力低下が起こり，立ったり歩いたりできなくなります．
- 多くの場合，手足の先にしびれ感を伴います．
- 麻痺は原則として左右対称です．
- 膝の腱反射が出なくなります．
- 重症例では呼吸筋が麻痺し，呼吸困難をきたします．
- 4週以内に症状のピークに達します．
- 髄液検査や筋電図が診断に有用です．

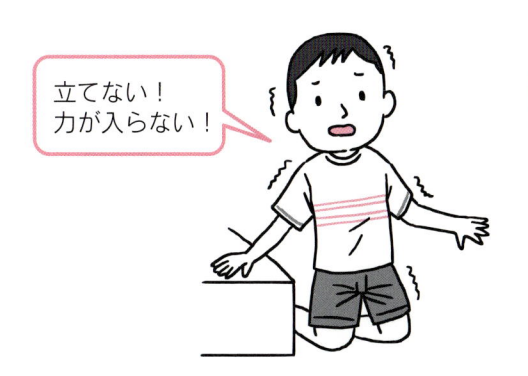

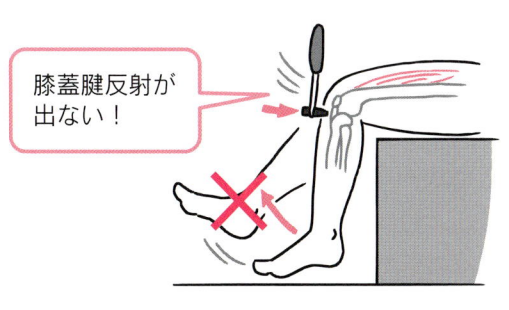

立てない！
力が入らない！

膝蓋腱反射が出ない！

膝蓋腱反射で，ハンマーで叩いても下肢が上がらない

初期治療と注意すること

- ガンマグロブリン大量療法が有効です．
- 早期から運動リハビリテーションを行います．
- 呼吸障害が強い場合は人工呼吸が必要です．
- 小児では，大多数が数週間～数か月の期間で回復します．

❀ ポリオ

- ポリオウイルスの感染により，四肢の運動麻痺や呼吸障害をきたす疾患で，小児麻痺とも呼ばれました．
- ポリオ以外のウイルスでも同様の麻痺が出現することがあります（ポリオ様麻痺）．

原　因

- ポリオウイルスが感染しても大多数では症状が出現せず，典型的なポリオの発症はごくわずかです．
- ポリオウイルスが血中に入り，脊髄や脳の一部に傷害を起こすと発症します．

よくみられる症状

- 6～20日の潜伏期を経て発症します．
- 軽度の頭痛，発熱，嘔吐など，かぜ症状に続き，左右非対称の四肢麻痺が出現します．
- 呼吸の障害や飲み込めない，しゃべれないという症状が出ることがあります．
- 約半数に治らない後遺症が残ります．

初期治療と注意すること

- ポリオウイルスに特別効く治療はありません．
- 麻痺した筋肉が硬くならないように，リハビリテーションを行います．
- **何よりもワクチン接種による予防が重要な病気です！**

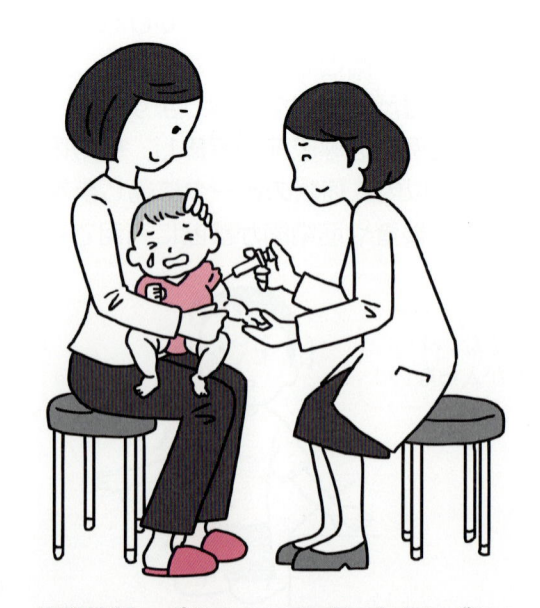

予防接種：ポリオのワクチンも忘れずに！

解説

ギラン・バレー症候群

上気道炎や胃腸炎に罹患した後、急性に発症する運動優位の末梢神経障害であり、筋力低下が下肢から始まり、しだいに上肢にも及ぶ。感覚障害、脳神経障害、自律神経障害もしばしば合併する。

原因

50〜70％の例では、発症後数日から3週間前に、上気道炎や胃腸炎などの先行感染が認められる。サイトメガロウイルス、マイコプラズマ、カンピロバクターなどの感染後発症例が報告されている。これらの感染を契機に神経系細胞膜構成成分である糖脂質（ガングリオシド）に対する抗体が産生され、標的となる抗原部位に特異的に結合することで機能障害をきたす。このメカニズムとしては、先行する感染因子がヒトの糖脂質類似の構造を有し、それに対する免疫反応として抗体が産生されるという「分子相同性仮説」が提唱されている（イラスト頁の図を参照）。

よくみられる症状

四肢の筋力低下は下肢から始まり、上肢に急速に進行し、4週以内に症状のピークに達する。重症例では歩行が不能となり、呼吸筋に障害が及べば呼吸困難をきたす。麻痺は原則として左右対称である。軽度の感覚障害（痛みやしびれ）や脳神経麻痺（顔面神経麻痺、眼球運動麻痺、嚥下・構音障害）、頻脈や高血圧などの自律神経症状を伴うことがある。深部腱反射は低下ないし消失する。

髄液所見ではタンパク細胞解離（細胞数は上昇せず、タンパク値は上昇する）を発症後1週以降に認める。末梢神経伝導検査において、種々の伝導異常（伝導速度低下、伝導ブロック、F波潜時遅延や出現低下など）を認める。電気生理学的には脱髄型と軸索型に分類される。種々の抗ガングリオシド抗体が血清から証明される場合があり、病型診断に有用である（表1）。

フィッシャー症候群は外眼筋麻痺・運動麻痺・

表1 代表的なガングリオシド抗体と臨床像の関係

抗GM1抗体	カンピロバクター感染後のギラン・バレー症候群
抗GQ1b抗体	フィッシャー症候群
抗GT1a抗体	咽頭頸部上腕型ギラン・バレー症候群
抗GD1a抗体	軸索型ギラン・バレー症候群
抗GalNAc-GD1a抗体	軸索型ギラン・バレー症候群

腱反射の低下ないし消失を三徴とする疾患で、ギラン・バレー症候群の亜型と考えられている。

初期治療と注意すること

血漿交換とガンマグロブリン大量療法の有効性が証明されている。血漿交換は専門施設で行われるが、ガンマグロブリン大量療法は特別な設備を必要としないため、小児科領域ではより広く普及している。筋力低下が呼吸筋に及び、呼吸障害が著明になると、換気補助が必要である。運動麻痺に対する早期のリハビリテーションも重要である。死亡例や後遺症を残す例もあるが、小児例においては、大多数の例が数週から数か月の期間で回復している。呼吸障害合併例、軸索障害型では予後不良の傾向がある。

ポリオ

急性灰白髄炎、小児麻痺とも呼ぶ。ポリオウイルスの感染により、四肢の麻痺や呼吸障害をきたす疾患である。ポリオ以外のエンテロウイルスにより弛緩性麻痺が出現することがある（ポリオ様麻痺）。

原因

ポリオウイルスはエンテロウイルス属に分類される。経口的にヒトの体内に入り、咽頭や小腸粘膜で増殖し、血液を介して中枢神経（脊髄前角細胞や脳幹の運動ニューロン）に到達する。ポリオウイルスの感染は90〜95％では不顕性感染であり、典型的なポリオ発症は0.1〜2％とされる。わが国ではほぼ根絶された疾患であるが、世界的にはアフリカや東南アジアに発症例があり、ワク

チンによる予防の継続は必要である．従来国内で使用されていた経口生ワクチンによるポリオ発症例が200万〜300万人に1人の割合であり，国際的に主流である不活化ワクチンが導入された．

よくみられる症状

6〜20日の潜伏期を経て発症する．前駆症状として，軽度の頭痛，発熱，悪心・嘔吐などの非特異的症状を呈する．1〜10日程度の前駆症状期間後，四肢の非対称性弛緩性麻痺が出現する．前駆症状がなく麻痺を発症する例もある．麻痺は下肢に多くみられ，知覚障害はみられない．時に呼吸筋麻痺や脳幹障害による嚥下や発語の困難を伴うことがある．

初期治療と注意すること

特異的治療はない．安静を保ち，症状が進行する時期は呼吸や嚥下の障害に注意を払う．呼吸障害や分泌物喀出不全に対して気管切開などの処置が必要になる場合がある．麻痺筋に対しては拘縮予防のため，受動運動の導入が必要である．死亡率は呼吸障害合併例で高く，小児では2〜5％である．麻痺型ポリオでは，約50％で筋拘縮や運動麻痺などの永続的後遺症が残る．ワクチン接種の継続による予防が最も重要である．

［中澤 友幸］

10. 神経・筋疾患

8. 急性小脳失調症

急性小脳失調症とは
- 脳の一部である小脳に急性炎症による機能障害が生じたものです．
- 乳幼児に多く，男女差はありません．
- 小脳は体の動きのバランスをとる働きをしています．
  小脳の機能障害 → 体の動きのバランスがとれなくなります．

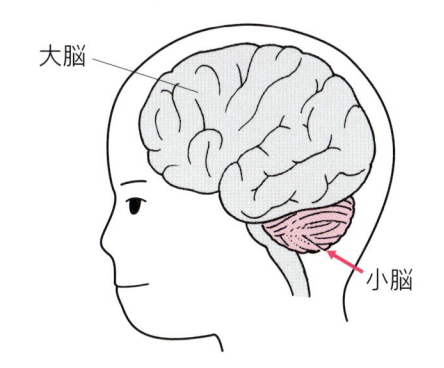

大脳
小脳

原因
- ウイルスや細菌の感染，予防接種などをきっかけに発症します（みずぼうそうやおたふくかぜで多くみられます）．
- これらのことから1〜3週間たって現れることが多いです．
- これらに伴って生じた免疫の異常が，自分の小脳の神経細胞を傷害してしまうと考えられています．

よくみられる症状
- 小脳症状には，
  - ふらついてうまく立てない・歩けない：失調性歩行
  - 手を動かそうとすると震えたり揺れたりする：企図振戦
  - ろれつが回らない：構音障害
  - 眼球が勝手に動いてしまう：眼振

  などがあります．
- 乳幼児の場合は，（怖がって）立とうとしない，お座りやはいはいが不安定になる，うまく話ができないなどがみられます．
  軽度の場合は見過ごされていることもあります．
- これまでできていた行動が急にできなくなった場合には，この病気を疑う必要があります．

企図振戦　　　　　　　　　　　立てない，歩けない

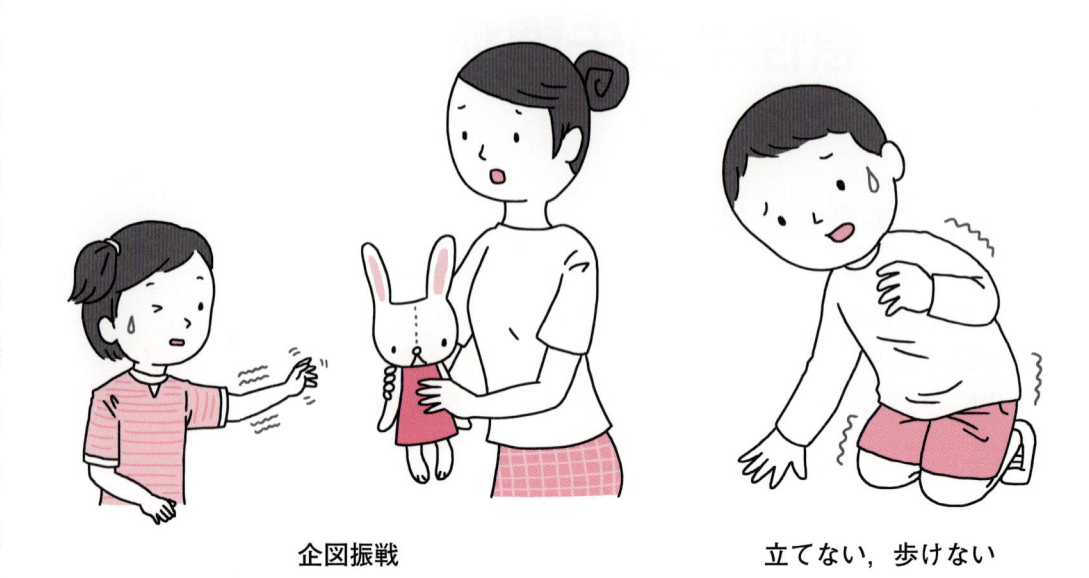

初期治療と注意すること

- 数週間～数か月（通常は半年以内）で自然に回復するので，経過をみていきます．
- 症状が重い場合や長引くときは，ステロイド薬やガンマグロブリンなどによる治療を行うことがあります．
- 発熱や吐き気，けいれん，意識がおかしいなどの症状は通常はありません．これらが出現した場合は注意が必要です．

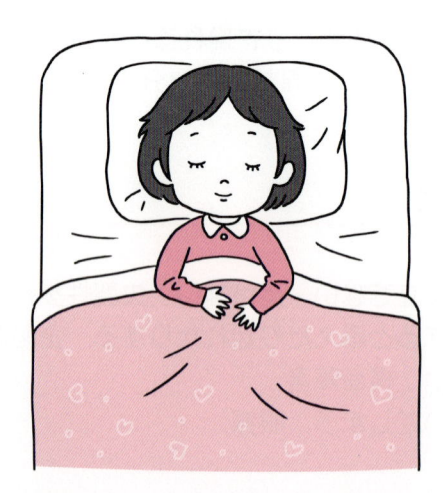

静かに寝ているときは何もなく，気づかれません

解説

　急性小脳失調症はしばしばウイルスや細菌感染，予防接種などを先行とし，一定期間後に急性の小脳症状（失調性歩行・体幹失調・振戦・眼振など）をもって発症する症候群である．

　成人を含めた全年齢層でみられるが，幼児期に多く，性差はない．

原因

　先行感染は多彩であり，ウイルス感染（水痘・帯状疱疹ウイルスとムンプスウイルスの報告が多い），細菌感染，マイコプラズマ感染などがある．予防接種後の発症としては，DTP，インフルエンザ，麻疹などに伴うものが報告されている．

　先行感染やワクチン接種から発症までの期間は10日程度，長くとも1か月以内といわれている．この間にウイルスや細菌に対する抗体が，小脳の神経細胞やグリア細胞と交叉反応を生じた結果，神経細胞の傷害や脱髄を生じると考えられており，さまざまな自己抗体の検出も報告されている．

　生命予後が良好な疾患であることから，剖検による病理学的検討の報告はない．過去にはEBウイルス感染後の成人発症例において，脳組織生検を行い，炎症性脱髄性病変を認めたとの報告があるが，多数例による検討ではなく，臨床経過などにより自己免疫機序を推測するにとどまっている．一方で，少数例で患者髄液よりウイルスや細菌が検出されたとの報告があり，病原体の直接侵襲によって発症する場合もありえると考えられる．

　本疾患における髄液所見やMRI所見は，急性散在性脳脊髄炎などの脱髄疾患と類似した所見であるため，急性小脳失調症として診断され，安静のみでは軽快しない症例や再発がみられた症例の中に，急性散在性脳脊髄炎や多発性硬化症などの症例が紛れている可能性が否定できない．

よくみられる症状

　一般に症状の発現は急速であり，傷害された部位に伴う症候が出現する．小脳半球病変では失調性歩行，構音障害，企図振戦などがみられ，虫部病変では体幹失調が主となる．

　時に小脳以外の神経症状（錐体路障害など）がみられることがある．意識障害はなく，項部硬直などの髄膜刺激徴候や頭痛も通常はみられない．発熱も伴わないことが多い．

　乳児期発症の場合は小脳症状がわかりにくく，診断は困難である．つかまり立ちができた児ができなくなる，ハイハイができた児がしなくなるなど，できていたことが急にできなくなったときには本疾患を鑑別に入れて診察を行う．

　急性小脳失調症でみられる病変部位は多彩であるが，小脳障害による臨床症状には大きな差違はない．これは小脳における神経信号の出力系が，Purkinje細胞を通る経路に限られており，その障害が小脳失調として現れるためといわれている．

　なお，本疾患と同様の病態といわれる急性小脳炎は頭痛や意識障害，発熱などの症状を伴い，画像検査でも小脳に異常がみられることが多い．さらには小脳萎縮などの後遺症を残す例もみられる．本疾患と急性小脳炎については同一疾患の重症度によるものか，別の疾患なのかについては結論が出ていない．

初期治療と注意すること

　患児が神経学的所見をとりやすい年齢になっていれば小脳症状に気づくことは容易であり，本疾患を考えやすい．しかし，患児が幼少で神経学的所見をとりにくい場合は臨床症状から本疾患を推測して診察する必要がある．上手に歩けていた児が歩かなくなる，あるいは座れなくなる，無理に座らせようとすると嫌がる，呂律が回らなくなる，おもちゃで遊べなくなるなどの症状に注意する．

　乳児ではさらに症状がわかりにくく，前述したように，できていたことが急にできなくなったときには本疾患を鑑別に入れて診察を行う．

　初期治療としては安静にて経過観察とし，並行して十分な除外診断を行うが，有意な診断補助検査がないため，急性の運動失調を生じるすべての疾患を鑑別する．主な鑑別疾患として，多発性硬化症，急性散在性脳脊髄炎，後頭蓋窩腫瘍，急性迷路炎などがあげられる（図1）．

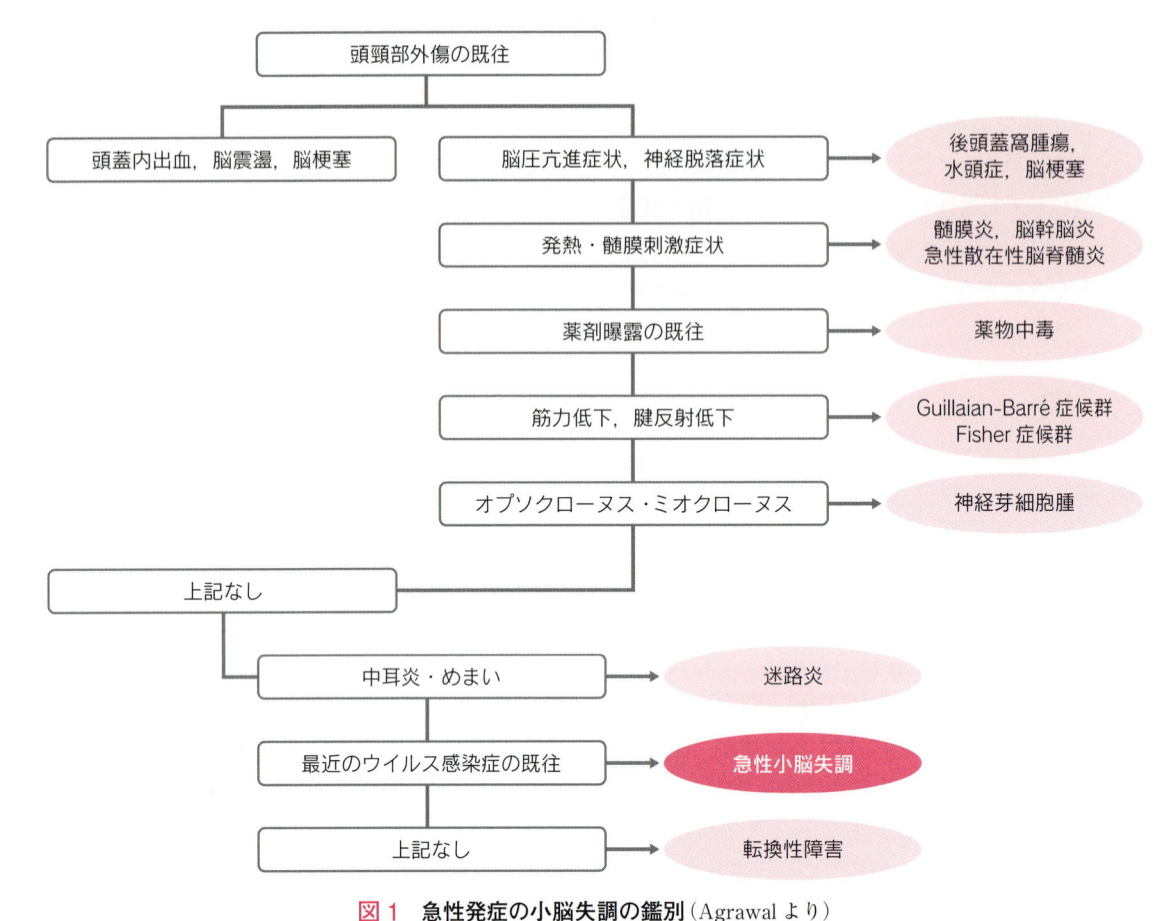

図1 急性発症の小脳失調の鑑別（Agrawal より）
（洲鎌盛一：急性小脳失調症．小児疾患診療のための病態生理2．小児内科，2009 増刊号，p.689）

　一般に予後良好な疾患であり，数週間～数か月の経過で自然軽快・治癒することが多い．しかし，一部の例で症状の遷延や反復性の症状の出現などが報告されており，10％以下の例で小脳萎縮や錐体路障害などの後遺症を残すこともある．先行感染から発症までの期間が長いほど再発しやすいという．再発例については改めて十分な鑑別を行う必要がある．

　症状が強い場合，あるいは遷延した場合には副腎皮質ステロイド（プレドニゾロン内服，あるいはメチルプレドニゾロン・パルス療法）を試みる．また，ガンマグロブリン大量療法や免疫抑制薬の使用報告もある．これらの治療法の効果に対する十分な検討は行われていないが，画像検査で小脳腫脹などがみられた場合は積極的な治療を行ったほうがよい可能性がある．

［有井 直人］

10. 神経・筋疾患

9. 熱性けいれん

熱性けいれんとは

- 38℃以上の発熱を伴うけいれん（ひきつけ）をいいます．
- けいれんを起こす明らかな疾患によるものは除きます．

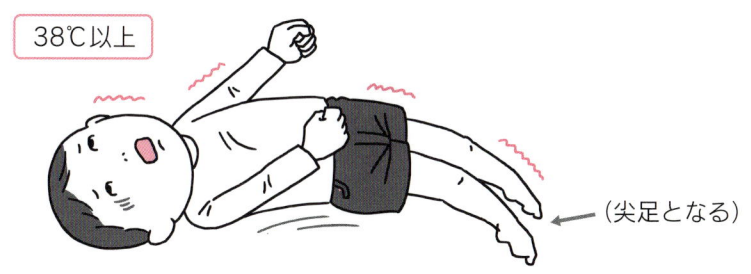

38℃以上

（尖足となる）

黒目が上向き，体を後ろにそらし，
四肢は硬くつっぱり，ガクンガクンと震える

原因

まだよくわかっていませんが，

- ある種類のウイルス感染症の発熱によって起こしやすいです．
- 起こしやすい年齢があります（6か月〜3歳）．
- 遺伝的な傾向があります．

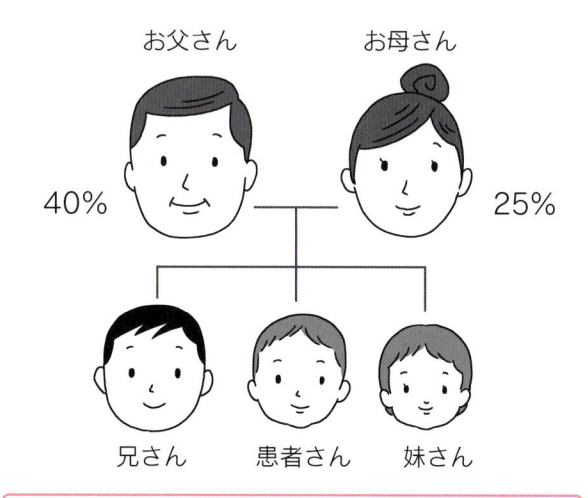

お父さん　お母さん

40%　　　25%

兄さん　患者さん　妹さん

"熱性けいれん"を起こした子どもの両親で"熱性けいれん"を経験していた人は，このくらいいます

よくみられる症状

- 意識がなくなり，ひきつけの多くは全身がつっぱりガクンガクンと震えます．
- ひきつけの時間は5分以内が多く，10分以内が90％を占めます．

熱性けいれんの回数は，起こした子どもが100人いると
1回だけの子が67人
2回の子が17人
3回の子が10人
4回以上の子は6人と少ない
※2回目はほとんど1年以内に起こると報告されています．

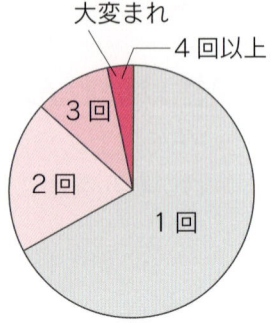

熱性けいれんの回数

初期治療と注意すること

ひきつけを起こしたら，
- 気道を確保します．強引に口に指やわり箸を突っ込まないようにしましょう．
- 食べものを吐いたら，気管に吸い込まれないよう体ごと顔を横に向け，吐いたものを外に出します（回復体位）．
- 着ているものをゆるめて5分間様子をみます．
- ひきつけが5分を超えても続く場合
  意識の戻りが悪い場合
  手足の動きがおかしい場合
  不穏な感じがある場合
  } すぐに救急車を呼びましょう

治療・予防は

- 熱性けいれんは数分で止まるので，あわててひきつけ止めの坐剤を使う必要はありません．
- ひきつけ止めの坐剤は，眠り薬の作用があり意識状態の判断がしにくくなります．
- かかりつけの医師と相談のうえ，ひきつけを起こしそうなとき（熱が出たら）ひきつけ止めの坐剤を使う場合があります．
- ほとんどは小学校の入学前に自然に起こらなくなります．
- 熱性けいれんのごく一部では，てんかんが起こってくる場合がありますが，てんかんの治療をすれば心配ありません．

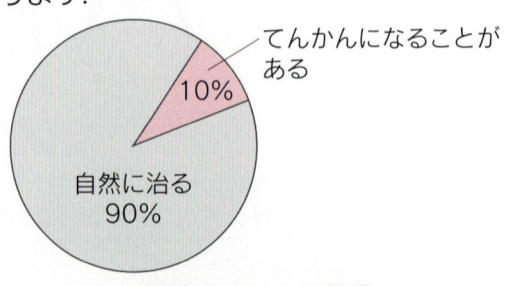

熱性けいれんの経過

解説

　38℃以上の発熱に伴ってけいれん発作を起こすことをいう．頻度は少ないが，筋脱力発作のこともある．ただし中枢神経の感染症，炎症性疾患，代謝異常，脳腫瘍・頭蓋内出血などけいれん発作の原因が明らかな疾患によるものは除外する．

原因

　年齢依存性が特徴であり，初めて熱性けいれんを経験する年齢は80％が3歳までで1歳代がピークである．6か月未満，5歳以上での初めての熱性けいれんはまれなので，ほかの鑑別疾患を考える必要がある．

　熱性けいれん児の父親の40％，母親の25％が熱性けいれんの既往歴があり遺伝的な体質と考えられている．黄色人は白人より起こしやすい．

　熱性けいれんを誘発するのは，発熱とその原因疾患としてのウイルス感染症である．ウイルスの感染による脳内サイトカインや神経伝達物質の増加，急な体温上昇が未熟な脳に及ぼす影響などが考えられている．ウイルス感染症でも特に突発性発疹やインフルエンザが熱性けいれんを引き起こしやすい．

よくみられる症状

　ほとんどが全身性強直性間代性けいれんであるが，強直性だけのもの，間代性だけのもの，脱力発作のものもみられる．多くのけいれんは数分以内に自然に止まる．

　けいれん以外の神経症状としては意識障害，片麻痺，小脳症状がある．ほとんどの意識症状は短期間で回復するが20％に遷延がみられる．発作後の片麻痺は一過性のものが多く，トッド麻痺と呼ばれている．けいれん後の小脳失調はかなりの割合でみられ1週間以内に回復するが，けいれんを止めるために使用した薬剤の影響が重なるため注意して観察する必要がある．

　熱性けいれんの70％以上は発熱当日にみられる．体温の急激な上昇時に起こることが多く，けいれん後に発熱に気づくこともある．発熱時の悪寒戦慄や高熱譫妄をけいれん症状と鑑別することも大切である．

　たとえ発熱が数日続いても，同一感染症罹患中に発作を繰り返すものは15％にすぎない．この場合は中枢神経感染症との鑑別を要する．

初期治療と注意すること

　けいれんを起こしたら，体ごと顔を横に向けて回復体位をとらせる．これは吐物などの排出を行いやすく気道を確保するためである．

　熱性けいれんの多くは数分で止まるので，意識が回復し全身状態が良好ならば，原則的には救急医療機関は受診せず平常診療時間帯にかかりつけ医を受診しそのときの状況を報告する．

　けいれんが5分以上続く場合，意識状態が長くはっきりしない場合，明らかな神経症状（手足の麻痺など）がみられる場合，患児に不穏なものを感じた場合はすぐに救急車を呼んで救急医療機関を受診する．

　かかりつけ医との相談にて，手元にけいれん止めの坐剤を持っている場合があるが，投与してから薬効が出るまで20～30分かかる．最近では意識状態，神経症状が薬剤により修飾されてしまうため，積極的な使用は控える方向にある．典型的な熱性けいれんで受診した児にジアゼパム坐剤を使用した例としなかった例での同一発熱エピソードでの熱性けいれん再発率は使用例2.1％，非使用例14.8％と報告されている．

　熱性けいれんの診断は，基本的にけいれんを起こす他の疾患を除外する必要がある．特に初回の熱性けいれんの場合には，細菌性髄膜炎，脳炎，急性脳症，脳出血などの重篤な器質性疾患の除外が必要である．6か月以下や6歳以上での初発，児の発育発達の状態，家族歴なども参考になる．

　脳波検査は，複雑型の熱性けいれんに対して行う．けいれんが止まらず入院にて緊急に行う場合を除き，一般的にはけいれん発作があってから10～14日後に行うべきとされている．発熱に誘発されたてんかんの存在の鑑別のために行われる．発作間欠期の脳波では高率に素因性異常波が認められる．この異常波は将来のてんかん発症に

は関係しないと考えられている．

長期管理と再発予防
1 熱性けいれん（Fs）の指導ガイドライン

熱性けいれん（Fs）の指導ガイドライン（福山幸夫，ほか：小児科臨床 1996；49：207）に従って行われている場合が多い．下記にその要点を示す．

てんかん発症要注意因子（Ep因子）
① 熱性けいれん発症前よりの明らかな神経学的異常，発達遅滞．
② 非定型発作（部分発作，持続時間が15分以上，24時間以内の再発）
③ 両親・同胞のてんかんの既往歴

熱性けいれん再発要注意因子（Fs因子）
① 1歳未満の熱性けいれん
② 両親または片親の熱性けいれんの既往歴

過去の熱性けいれんが2回以下で上記の要注意因子（Ep・Fs因子）がない場合は単純型熱性けいれんと考え，熱性けいれんに対する予防処置は行わない．

15分以上の遷延するけいれんが1回でもあった場合，要注意因子（Ep・Fs因子）のうち2項目以上ある場合，短期間で発作が頻発する場合は，複雑型熱性けいれんと考え，発熱時にジアゼパム坐剤を使用（37.5℃以上に1回目，8時間後にまだ発熱があれば2回目を投与）することが望ましい．

また，37℃台の低熱で発作があったり，ジアゼパム坐剤のタイミングを失する場合があったり，15～20分以上の遷延するFsでジアゼパム坐剤が無効であったりする場合は抗てんかん薬の連日投与が望ましい．

2 最近のFsに対する管理の考え方と注意点

- 複雑型熱性けいれんの発熱時の画一的なジアゼパム坐剤の使用は必要ないが，主治医と保護者と相談のうえ，利点と欠点を理解して使用することもある．
- 熱性けいれん再発予防に対する抗てんかん薬投与は，多くの児にとって予防効果に対してよりも負担のほうが多いと考えられている．
- 解熱薬の使用は予防効果はないが，けいれん誘発にもならないと考えられている．ただし，安易な解熱薬の使用は控える必要がある．
- 気管支喘息の治療薬であるテオフィリンが，発熱時のけいれんを誘発・重症化することが知られている．
- 熱性けいれん児の予防接種は各主治医が保護者との話し合いのもと，直近の発作後2～3か月は観察して施行することが望ましい．

（※2015年度に，小児神経学会より新しい熱性けいれんのガイドラインが出される予定となっている）

［齋藤　昌宏］

> 10. 神経・筋疾患

10. てんかん

てんかんとは

- さまざまな原因により起こる脳の病気です．
- 脳の一部にてんかんを起こす病巣があり，その病巣の神経細胞に異常があります．
  そこからてんかん発作が広がり，発作は反復します．
- 治りやすい"てんかん"と，治りにくい"てんかん"があります．

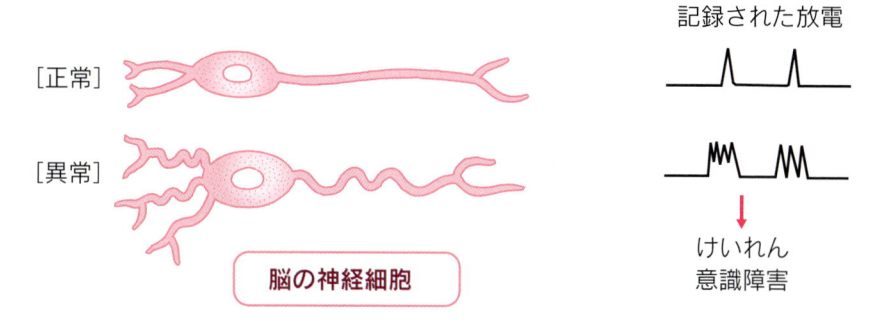

[正常]
[異常]

脳の神経細胞

記録された放電

→ けいれん
意識障害

原　因

- てんかんの約半数の原因は不明です．
- 原因と診断のために脳波，頭部 MRI・CT 検査が行われます．

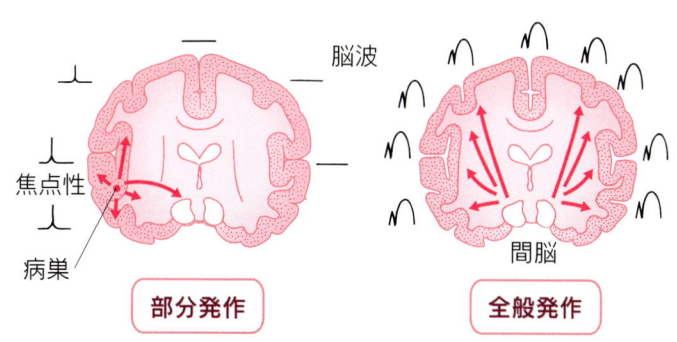

脳波
焦点性
病巣
間脳

部分発作　　全般発作

単純部分発作（意識障害：なし）
複雑部分発作（意識障害：あり）

てんかん発作の広がり

よくみられる症状

主なてんかんの発作症状を示します．発作には部分発作と全般発作があります．

中心・側頭部に棘波をもつ良性小児てんかん
- 睡眠中に顔面・唇をピクピクさせる発作がみられ，時に半身のけいれん発作へ及びます．思春期に治る良性のてんかんです．

前頭葉てんかん
- 頭や目を一方へねじる回転性発作や，フェンシングのような姿勢を示すなど，多様な発作がみられます．

側頭葉てんかん
- 意識がなくなり，口をモグモグさせたり，ボタンをはめるなどの動作を伴う複雑部分発作や上腹部の不快感，腹痛などがみられます．時に体全体の発作になります．

後頭葉てんかん
- 閃光，輝点，暗点などの視覚症状から始まり，物が歪んでみえたり，小さくみえたりします．時に全般発作につながります．

小児欠神てんかん
- 5〜10歳の子どもにみられ，意識がなくなり，顔つきがボーッとする短い発作（5〜20秒）がみられます．発作は深呼吸により誘発されます．

点頭てんかん
- 生後4〜7か月頃の乳児に発病し，覚醒時にのみ瞬間的に頭を前屈させ，手足を挙上させる発作が連続して起こり，これを反復します．

レンノックス・ガストー症候群
- 幼児が全身を瞬間的に硬くさせ，手足の力が抜けて倒れたり，意識がなくなるなど多彩な発作がみられます．発作頻度も多く，難治性で，精神発達の遅れを伴います．

上記以外の特発性全般てんかん
- 小児期にみられる，起床直後の全般強直間代発作（意識を失い，全身が硬直する強直発作に続いて，ガクガクとけいれんする間代発作が起こる）が中心です．脳波上の発作波は全般性両側性にみられ，光刺激での光突発反応を示すことが多くみられます．

初期治療と注意すること

- 抗てんかん薬が中心で，薬は一剤で，少量から始めて少しずつ増やします．
- 薬は多くの種類がありますが，発作に合った薬を，規則的に根気よく長い間，飲む必要があります．治療をしっかり行えば将来の見通しはそれほど悪いものではありません．
- 一定期間，抗てんかん薬を飲めば，その後服薬が不要になるものと，長期間飲まなければならないものがあります．
- 発作がなくなっても薬はすぐに中止してはいけません．

- 定期的に脳波や血液検査（薬の血中濃度を含む），尿検査などの副作用チェックが必要です．
- まれに，ケトン食療法，ホルモン剤の注射が行われます．
- 発作が治りにくく，海馬萎縮など脳に病変があるときは脳外科手術を行うこともあります．
- てんかん発作の誘因となるものがあります．
  - 不規則な生活（睡眠不足など）
  - 発熱，月経
  - かぜ薬などほかの薬の併用：飲む前に医師に相談
  - 抗てんかん薬の怠薬（服薬が不規則）：**最も危険**
- 日常生活では，できる限り特別扱いしないのが原則です．
- 患児と家族と医師が協同して，患児の年齢に応じた病気の理解ができるような説明をします．日常生活では患児の意欲を高めるように指導しましょう．

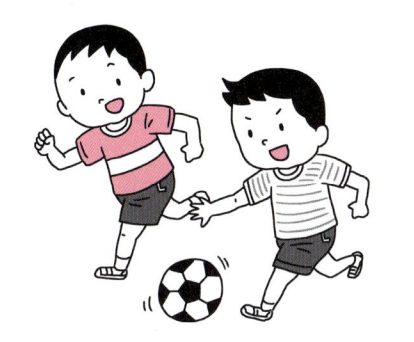

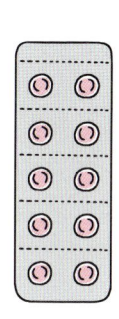

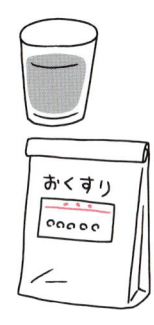

てんかん発作の救急処置

- 冷静に対処し，こわがったり，騒いだりしない．体をゆすったり，口に箸などを押し込んだりしない．発作中は，薬や水などを飲ませない．
- 小さい発作の場合，見守るだけで何もしなくてよい．
- 大きな発作の場合，安静にし，安全な場所に横たえる．
  頭の下に柔らかいものを当て，顔と体全体を横に向け，ベルトや衣服をゆるめる．
  発作が終わり意識が回復するまで必ず誰かがそばで見守る．
- あわてて救急車を呼ばない．しかし，以下の場合は救急車を呼び病院へ！！
  ①意識が戻らないうちに次の発作が起きた場合
  ②発作が10分以上続いている場合

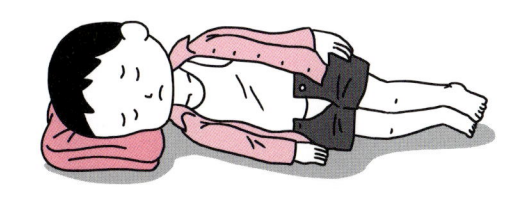

解説

「てんかんはさまざまな原因で起こる慢性の脳疾患であり，中枢神経細胞の過剰放電による反復性の発作があり，多種多様な臨床症状や検査所見がみられる」と定義されている．したがって，てんかんの診断要点は，①さまざまな原因，②慢性の脳疾患，③中枢神経細胞の過剰放電，④反復性の発作の4点が主要であり，脳の病気として正しい対応をする必要がある．

分類

1 てんかん発作の分類

小児期のてんかん発作の症状は多彩であり，以前は大発作，小発作などに分ける分類が試みられてきた．1981年にてんかん発作の国際分類が改訂され，現在に至っており，表1に示す．この中で，てんかんは発作型に脳波所見を加え，部分発作，全般発作，分類不能に3分された．部分発作はさらに意識障害を伴わない単純部分発作と意識障害を伴う複雑部分発作に分類された．

2 てんかん症候群の分類

てんかんは，従来真性てんかんと症候性てんかんに分けられてきたが，1989年国際抗てんかん連盟は表2の分類案を示した．この案はてんかんを局在関連性てんかんと全般てんかんに2分し，これをさらに特発性と症候性に分けた．その他，焦点性か全般性か決定できないてんかん，特殊症候群の計4群よりなる．国際抗てんかん連盟は2010年に改訂提案をしているが，現在もなお，1989年版が汎用されている．

原因

てんかんの発生頻度は人口の0.7～1%と考えられている．その原因は多種多様であり，原因の不明なものが半数を占める．遺伝素因が強く影響している．小児欠神てんかんや中心・側頭部に棘波をもつ良性小児てんかんは大半が完治する．

よくみられる症状

小児の主なてんかん症候群について解説する．

1 中心・側頭部に棘波をもつ良性小児てんかん

発病は3～10歳で，13～16歳までには治癒する予後良好な年齢依存性てんかんである．遺伝素因がみられ，男児に多い．発作は睡眠中の，顔面・口唇の短い運動発作で，体性感覚症状を伴うことが多い．時に全般性強直間代発作へ進展する．脳波上は中心部，中－側頭部の棘波，鋭波がみられ，特に睡眠中に多発し，徐波を伴うことも多い．

2 後頭部に突発波をもつ小児てんかん

早期発症型（パナイオトポーロス症候群）は頻度の高いてんかんで，発症は5歳前後に多く，睡眠中の発作が多い．発作症状の多くは嘔吐，嘔気などの自律神経症状で始まり，顔面蒼白，チアノー

表1 てんかん発作の国際分類（1981）

Ⅰ．部分発作
　A．単純部分発作
　　1．運動症状を伴うもの
　　2．身体感覚ないし特殊感覚症状を伴うもの
　　3．自律神経症状ないし徴候を伴うもの
　　4．精神症状を伴うもの
　B．複雑部分発作
　　1．単純部分性に起こり意識消失に移行
　　2．意識消失で開始
　C．部分発作から二次的に全般発作に進展するもの
　　1．単純部分発作から全般発作に進展するもの
　　2．複雑部分発作から全般発作に進展するもの
　　3．単純部分発作が複雑部分発作をへて全般発作に進展するもの

Ⅱ．全般発作
　A．1．欠神発作
　　　2．非定型欠神
　B．ミオクロニー発作
　C．間代発作
　D．強直発作
　E．強直－間代発作
　F．脱力発作
Ⅲ．未分類てんかん発作
Ⅳ．補遺

表2　てんかん，てんかん症候群および発作性関連疾患の分類 (ILAE, 1989)

1. **局在関連性（焦点性，局所性，部分性）てんかんおよび症候群**
   1.1 特発性（年齢に関連して発病する）
   - 中心・側頭部に棘波をもつ良性小児てんかん
   - 後頭部に突発波をもつ小児てんかん
   - 原発性読書てんかん

   1.2 症候性
   - 小児の慢性進行性持続性部分てんかん
   - 特異な発作誘発様態をもつてんかん
   - 側頭葉てんかん
   - 前頭葉てんかん
   - 頭頂葉てんかん
   - 後頭葉てんかん

   1.3 潜因性

2. **全般てんかんおよび症候群**
   2.1 特発性（年齢に関連して発病する．年齢順に記載）
   - 良性家族性新生児けいれん
   - 良性新生児けいれん
   - 乳児良性ミオクロニーてんかん
   - 小児欠神てんかん（ピクノレプシー）
   - 若年欠神てんかん
   - 若年ミオクロニーてんかん（衝撃小発作）
   - 覚醒時大発作てんかん
   - 上記以外の特発性全般てんかん
   - 特異な発作誘発様態をもつてんかん

   2.2 潜因性あるいは症候性（年齢順）
   - West症候群（infantile spasms，電撃・点頭・礼拝けいれん）
   - Lennox-Gastaut症候群
   - ミオクロニー失立発作てんかん
   - ミオクロニー欠神てんかん

   2.3 症候性
   2.3.1 非特異病因
   - 早期ミオクロニー脳症
   - サプレッション・バーストを伴う早期乳児てんかん性脳症
   - 上記以外の症候性全般てんかん

   2.3.2 特異症候群

3. **焦点性か全般性か決定できないてんかんおよび症候群**
   3.1 全般発作と焦点発作を併有するてんかん
   - 新生児発作
   - 乳児重症ミオクロニーてんかん
   - 徐波睡眠時に持続性棘徐波を示すてんかん
   - 獲得性てんかん性失語（Landau-Kleffner症候群）
   - 上記以外の未決定てんかん

   3.2 明確な全般性あるいは焦点性のいずれの特徴をも欠くてんかん

4. **特殊症候群**
   4.1 状況関連性発作（機会発作）
   - 熱性けいれん
   - 孤発発作，あるいは孤発のてんかん重積状態
   - アルコール，薬物，子癇，非ケトン性高グリシン血症等による急性の代謝障害や急性中毒の際にのみみられる発作

（日本てんかん学会分類委員会）

ぜ，散瞳，失禁などを伴うこともある．発症時には意識は保たれるが，その後は障害されることが多い．眼球偏位，言語停止，片側顔面けいれん，幻覚症状を認めることもある．発作回数は少なく30％の児では発作は1回のみである．

後期発症型（ガストー型）は8歳前後の発症が多く，覚醒時に視覚症状（一過性盲，中心暗点，幻視）で始まり，引き続いて片側の間代発作や複雑部分発作へ進展する．しばしば発作直後に片頭痛がみられる．脳波は後頭部に棘波，棘徐波がみられる．発作予後は良好である．

3 側頭葉てんかん

単純部分発作，複雑部分発作，二次性全般化発作およびこれらの組み合わせからなる．

最も多い複雑部分発作はしばしば動作停止に始まり，噛んだりする食自動症や，身振り，歩行，言語などの自動症を伴う．持続時間は1〜2分間で，発作後はもうろう状態で，健忘を残す．しばしば身体全体に広がり二次性全般化発作を起こす．間欠期の脳波は前側頭部棘波である．

側頭葉てんかんでは，内側側頭葉てんかんには注意を要する．これは小児期に熱性けいれんが反復し，その後一定期間を経て，思春期に典型的な複雑部分発作が出現する．発作は難治性で群発し，MRIで海馬の萎縮を中心とする内側側頭葉に硬化像を認める．難治てんかんのためしばしば脳外科治療が行われ，外科治療は有効である．

4 後頭葉てんかん

後頭葉てんかんの臨床発作型は，単純部分発作と二次性全般化発作を呈する．ただし，てんかん発作が後頭葉外へ広がれば複雑部分発作も起こりうる．後頭葉てんかんでは視覚症状を示すことが

多い．要素性視覚発作は一過性の視覚症状であり，陰性症状（暗点，半盲，暗視）と陽性症状（閃光，輝点）がある．対象物が歪んでみえる錯覚もみられ，これは大きさの変化（巨視，小視），距離の変化，物体の傾斜，変形，形態の突然の変化として出現する．

5 前頭葉てんかん

前頭葉てんかんの発作型は単純部分発作，複雑部分発作，二次的に全般性強直間代発作へ移行したものなどに分けられる．発作症状は姿勢発作，焦点性強直発作で，発声・言語停止，フェンシング姿勢を示したり，頭部と眼球の向反運動がみられる．発作頻度は1日数回が多く，睡眠中にも頻発し，発作重積状態もしばしばみられる．

発作間欠期の脳波所見は，①異常なし，②背景脳波の非対称，③一側性か両側性，同期性か一側多様性の前頭部の棘波，鋭波または徐波である．

6 小児欠神てんかん

学童期の6〜7歳の小児に好発する．遺伝素因が強く，女児に多い．1日に数回からそれ以上の頻発する欠神発作がみられ，過呼吸により誘発される．一般に予後は良好であるが，思春期に20〜30％で全般強直間代発作を合併する．脳波上は両側同期性の3Hz棘徐波がみられ，診断の決め手になる．

7 点頭てんかん，ウエスト症候群

点頭発作，精神運動発達停止，脳波上のhypsarrhythmiaが三徴で，生後4〜7か月に好発し，大半は1歳未満に発症する．予後は一般に不良であり，難治性のてんかんである．症候性と潜因性に分けられ，後者の予後は比較的良好である．ACTHが治療に用いられる．

8 レンノックス・ガストー症候群

1〜8歳の小児に発病する．強直発作，脱力発作，異型欠神発作がよくみられるが，ミオクロニー発作，部分発作を伴うこともある．発作頻度は高く，てんかん重積状態を起こしやすい．精神遅滞がみられ，発作はきわめて難治である．脳波上は1〜1.5Hzの広汎性遅棘徐波を呈し，睡眠中rapid rhythmが出現する．

9 乳児重症ミオクロニーてんかん

てんかんあるいは熱性けいれんの家族歴があり，乳児期に全般性あるいは片側性の発熱を伴うけいれんで発病し，その後ミオクロニー発作，非定型欠神発作，部分発作を伴う．2歳頃より精神発達の退行がみられ，非常に難治性で，予後も不良である．当初は脳波は異常がないが，その後全般性，局在性の棘波，多棘波が出現し，脳波上の光感受性を示す．

10 上記以外の特発性全般てんかん

発作は小児期にみられ，起床直後の全般強直間代発作が中心である．脳波上の発作波は全般性両側性にみられ，光刺激での光突発反応を示すことが多い．

当初の全般性強直間代発作が部分発作で始まったり，前兆などの部分発作症状を伴う場合，脳波上に局在所見がみられるときは，局在関連てんかん（前頭葉てんかん，側頭葉てんかんなど）が二次性に全般発作化したものと判断し，治療方針を決定する．

初期治療と注意すること

てんかん治療の第一歩は「てんかん」の診断にある．正確で十分な病歴（現病歴，家族歴，出生時の状況），発作の状況（発作の起始部，左右差，持続時間，発作後の症状と経過）の聴取を行う．小児では状況関連性発作の鑑別のために，発熱，啼泣，下痢，空腹状況について検討する．診察では，外表奇形や皮膚病変の有無，神経学的異常の有無の観察を行う．

てんかんの疑いがあれば脳波検査を行う．てんかんでもてんかん性異常波は検出できないことがあり，反復脳波検査を施行するが，特に自然睡眠記録が大切である．てんかんの診断がつかない場合はビデオ脳波同時記録を試みる．

てんかん患児には，神経画像検査である頭部MRIまたは頭部CTの検査は必要である．ただし，小児の特発性てんかんでは必ずしも必要としない．

診察，脳波，MRI・CTなどの臨床検査により憤怒けいれん，ヒステリーなど発作類縁疾患の鑑

表3 てんかん症候群の薬剤選択

てんかん症候群	第一選択薬	第二選択薬
中心部・側頭部に棘波をもつ良性小児てんかん	CBZ, VPA	CZP
後頭部に突発波をもつ小児てんかん	CBZ	LTG
側頭葉てんかん	CBZ, LTG, LEV, PHT	ZNS, PB, CLB, TPM, VPA, AZA
前頭葉てんかん	CBZ, PHT	LTG, LEV, ZNS, PB, PRM, VPA
小児欠神てんかん	VPA, ESM	CZP, LTG
点頭てんかん	VitB6, VPA, ZNS	ACTH
レンノックス・ガストー症候群	VPA, CZP	LTG, ZNS, CLB, TPM
特発性全般てんかん・覚醒時大発作てんかん	VPA	LTG, PB, PRM

VPA：バルプロ酸ナトリウム　CBZ：カルバマゼピン　PB：フェノバルビタール　AZA：アザチオプリン
PHT：フェニトイン　ESM：エトサクシミド　PRM：プリミドン　ACTH：副腎皮質刺激ホルモン
CZP：クロナゼパム　DZP：ジアゼパム　GPB：ガバペンチン
CLB：クロバザム　ZNS：ゾニサミド　LEV：レベチラセタム
TPM：トピラマート　LTG：ラモトリギン

別を行う．次に基礎疾患について検討する．てんかんは症候群であることを念頭に置き，脳腫瘍，脳血管障害などには注意を要する．てんかんの診断がなされたら，てんかんの発作型，てんかん症候群の分類を行う．

1 抗てんかん薬投与の原則

①抗てんかん薬の投与は，てんかんの診断がつきしだい開始する．ただし，初回発作や良性ローランドてんかんの治療は，その後の臨床経過により決定されるべきである．

②発作型に適した副作用の少ない薬剤を選択する．表3に発作型別選択薬剤を示すが，全般発作ではVPAが，部分発作ではCBZが第一選択薬となる．

③薬剤は原則として単剤で，しかも少量より始め漸増する．多剤による副作用の増幅，薬剤の干渉作用，アレルギー反応出現の際には原因が不明瞭となるので，多剤投与は避けるべきである．

④抗てんかん薬の血中濃度の測定は治療の判断をするうえで有用である．一般に定期の副作用検査時とけいれん発作出現時に行われるが，服薬状況の把握，発作出現時は薬剤の有効性の判定，過剰投与の防止，抗てんかん薬の相互作用などを知るうえで重要である．

⑤抗てんかん薬の種類により効果発現時間〜半減期が異なるので，発作の出現時間も加味して服薬回数，処方内容を決める．

⑥投薬開始後は定期的な診察と検査を行う．初期は1〜3か月ごとに，以後は6〜8か月ごとに行い，患者の状態，服薬状況，生活状況の把握と指導を行い，副作用の早期発見に努めなければならない．

2 抗てんかん薬の投与上の注意

抗てんかん薬の投与にあたっては，患児および家族へ十分な説明が必要である．

てんかんという診断は本人，家族へ大きな衝撃を与える．発作の反復や強い発作による危険性，精神・運動面での退行を引き起こす可能性など投薬の必要性を話し，あわせて，薬剤の副作用（特に眠気，失調，発疹，発熱，食欲不振など）の可能性を説明する．副作用が出現したときは，主治医へ連絡するか，外来を受診するよう指導する．薬剤の種類により副作用も異なるので，要点を話し，いたずらに本人，家族へ不安を与えないようにしなければならない．

3 てんかん治療と脳波

てんかん治療を行うために脳波検査は欠かすことはできない．しかし，脳波所見はあくまでも臨床検査の1つであることを忘れてはならない．

①脳波異常のみでは治療の対象とならない．てんかんの患児を治療するのであって，脳波異常を治療するのではないことを常に念頭に置く必要がある．

② 3歳未満の小児では発作間欠期の脳波上に発作波が出現することは少なく，3～4歳以降で覚醒から自然睡眠が得られるようになると，発作波の検出率は急激に増加する．したがって，低年齢の小児では臨床的に治療方針を決定しなければならないことが多い．
③ 脳波が正常化してもすぐに抗てんかん薬を中止してはならない．
④ 脳波記録前に抗てんかん薬の一時中止は臨床発作を起こす可能性があり，してはならない．最近はこのような指示が出されることは少なくなった．

4 生活管理

てんかん患児は，日頃はまったく異常がみられなくともいったん発作症状が出現すると，周囲の人々から恐れられたり，怖がられたりする．したがって抗てんかん薬の投与とともに，両親，先生などへの指導，患児が年長の小児の場合は本人にも日常生活の指導が大切である．

① 運 動

てんかん児の大部分は，原則としてすべての運動，体育に参加できる．ただしボクシング，スキューバダイビング，ロッククライミングなどは適当でない．特に学校生活で問題となる水泳は監視下にて行えば大事に至ることは少ないが，それまでの発作の頻度や重症度，脳波異常により個々に監視の程度を決定する必要がある．

② 誘 因

てんかん発作の誘因は，テレビ・光などによる反射性てんかんを除くと因果関係が明らかなものは少ない．したがって，できるだけ規則正しい生活をさせる以外は，あまり制限しないのが原則である．

③ 予防接種

コントロールが良好なてんかん児では最終発作から2～3か月程度経過し，体調が安定していれば現行のすべてのワクチンは接種が可能である．上記以外のてんかんをもつ小児においてもその発作状況がよく確認されており，症状と体調が安定していれば，主治医の判断した時期にすべての予防接種をして差し支えない．ただし，ワクチンによる発熱にて発作が誘発されやすい患児には，発熱時のジアゼパム坐剤の挿入など個別に考慮する必要がある．

［高橋 系一］

> 10. 神経・筋疾患

11. モヤモヤ病

モヤモヤ病とは

- 日本人に多発する原因不明の脳血管疾患です．
- 一部の脳血管が狭窄し，その脳血流を補うため，多数の細い血管（側副血行路）ができます．
- これらが画像検査でモヤモヤして見える（モヤモヤ血管）ので名づけられました．

原因

- いくつかの脳血管の内膜の肥厚により血流の低下や血栓が詰まり，最初の症状を起こします．
- 体が順応してモヤモヤ血管（側副血行路）ができ，症状は改善します．
- この一時しのぎのモヤモヤ血管が縮んだり，破れたりすることにより再び症状が起こります．

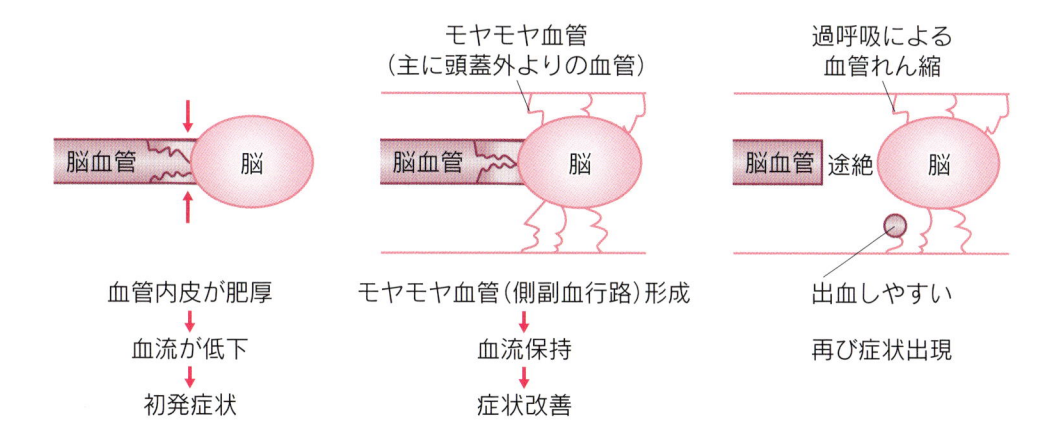

血管内皮が肥厚 → 血流が低下 → 初発症状

モヤモヤ血管（主に頭蓋外よりの血管）
モヤモヤ血管（側副血行路）形成 → 血流保持 → 症状改善

過呼吸による血管れん縮
脳血管　途絶　脳
出血しやすい
再び症状出現

よくみられる症状

- 過呼吸（激しく泣く，熱いものをフーフーと吹く，笛を吹く），発熱などにより頭痛，手足の麻痺，しびれ，不随意運動，意識障害，けいれんを起こします．
- 突然起こり，何度も繰り返します．
- 症状のほとんどは一時的に回復しますが，左右交代したり，時に固定することもあります．

初期治療と注意すること

- 診断確定には，脳血管の画像検査（MRA，血管造影）でモヤモヤ血管を認めることが必要です．
- 症状が出たら，横になり安静にし，あわてて過呼吸にならないようにします．
- 過呼吸がおさまらなかったら紙袋を使い，この中に息を吐き，息を吸います．

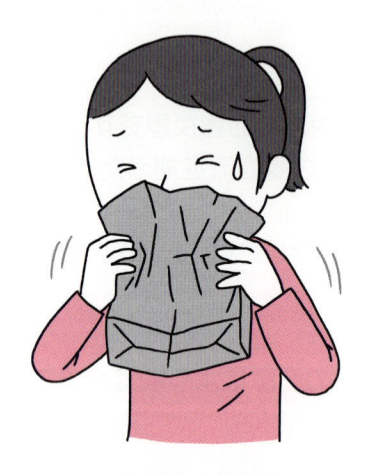

過呼吸の対応法

- 症状が5分を超えて続く場合は救急車を呼びましょう．
- 普段から過呼吸になるような条件は避けるようにしましょう．
- 内科的治療には血管拡張薬，抗血栓薬，抗てんかん薬が用いられますが，最終的にはできるだけ早期に脳血管の外科的手術を行います．

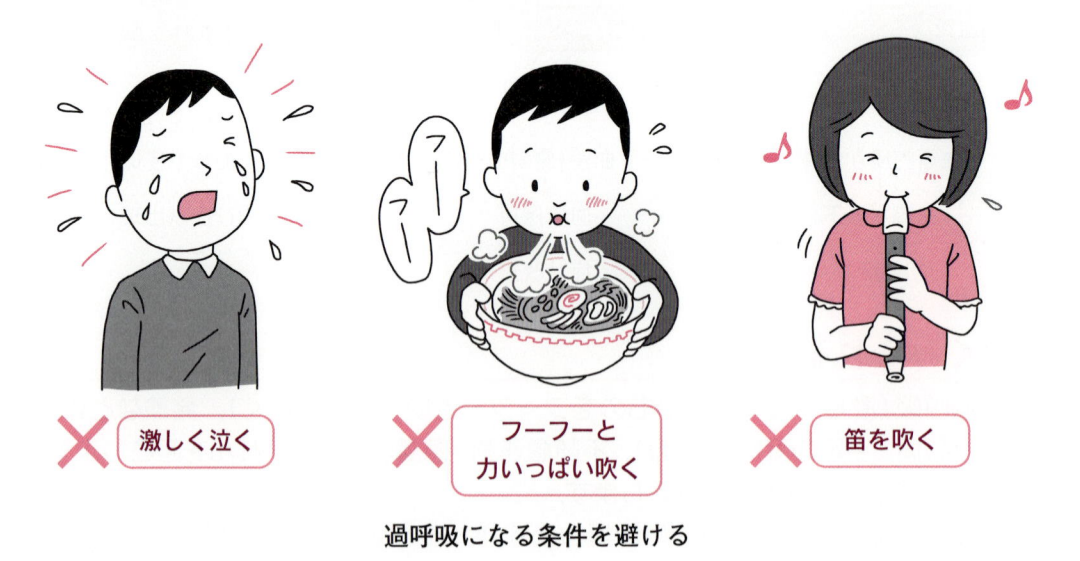

× 激しく泣く　　× フーフーと力いっぱい吹く　　× 笛を吹く

過呼吸になる条件を避ける

解説

　モヤモヤ病とは日本人に多発する原因不明の脳血管疾患である．主として前大脳動脈起始部，中大脳動脈水平部，時に後大脳動脈迂回槽に広がる原因不明の血管内皮の肥厚による血管狭窄を一次性病変とし，これを補うために発達した側副血行路（モヤモヤ血管）を二次病変とする．この血管狭窄による脳血流低下（脳虚血）がさまざまな神経症状を引き起こす．

　発症年齢のピークは2つあり，4～5歳をピークとする若年型（第一期発症），30～40歳をピークとする成人型（第二期発症）がある．

原因

　原因は不明．脳血管狭窄（一次病変）による脳虚血症状を繰り返す時期を経て，モヤモヤ血管（二次病変）による側副血行により代償される安定期になる．その後，加齢によるモヤモヤ血管の狭窄・脆弱により脳梗塞・脳出血を起こす．

　動脈硬化，自己免疫疾患，髄膜炎，脳腫瘍，Down症候群，Recklinghausen病，頭部外傷，頭部放射線照射などの特別な基礎疾患により類似な脳血管病変をきたすことがあるが（類モヤモヤ病），これらは除外する．

よくみられる症状

　過呼吸（激しく泣いたり，熱い食事を吹き冷まそうとする），発熱などにより血管のれん縮が起こり，一過性の脳虚血状態となり，頭痛・手足の麻痺・しびれ・不随運動・けいれんを起こす．若年型は虚血型・てんかん型の症状がよくみられる．一過性の症状で回復する場合もあり，脳梗塞・脳出血により症状が残る場合もある．成人型はクモ膜下出血・脳実質出血をきたす出血型の症状が多い．年少発症例は慢性的な脳血流低下状態による進行性の知能低下をきたしやすい．

　脳波検査では，過呼吸負荷の終了後，高振幅徐波が再出現する（re-build up）．

初期治療と注意すること

　症状が出現したら，その引き金となる過呼吸を止め，安静を図る．本人・家族の動揺を鎮めペーパーバッグ療法，必要なら鎮静薬の投与を行う．症状が5分以上になれば救急受診とする．普段から，過呼吸になるような条件はできるだけ避けるようにする．

　内科的治療としては，血管拡張薬，抗血栓薬，抗てんかん薬を服用しながら経過をみるが，最終的には手術治療の適応になる．

　手術治療としては直接的血管吻合術と間接的血管吻合術があり，個々の病態により選択されている．小児期では一般に，間接的血管吻合術で侵襲性の少ない手術法であるEDAS（encephalo-duro-arterio-synangiosis）を行うことが多い．

　5歳以下，特に2歳以下発症に早期に脳梗塞を起こす場合は知能・神経学的予後は悪い．一過性脳虚血発作であり日常生活に問題ない程度であっても，長期にわたると知能低下は徐々に進むといわれている．発見しだい，できるだけ早期に手術療法を行うことが望ましい．

［齋藤　昌宏］

12. 筋ジストロフィー

筋ジストロフィーとは
- 筋肉が徐々に壊れたり変性することにより，筋力低下や筋萎縮が進行する病気です．
- デュシェンヌ型，ベッカー型などいろいろな種類があり，症状や経過が異なります．

原因
- 頻度が多いデュシェンヌ型とベッカー型は，筋線維の下にあるジストロフィンというタンパクの欠損や低下により発症します．
- これらはジストロフィン遺伝子の異常によることがわかっていますが，その他の型でも遺伝子異常がみつかりつつあります．

よくみられる症状
- 代表的なデュシェンヌ型は男児にのみ発症します．
- 下半身の筋力低下に伴い，走れない，転びやすい，ジャンプができないといった症状で始まります．
- 年数が経過してくると歩けなくなったり，体を支える筋力が低下し背骨が曲がってくることがあります．
- 呼吸をする筋力が低下するための呼吸困難や，心臓を動かす筋力が低下するための心合併症の症状が出てくることがあります．

初期治療と注意すること
- どの型なのかによって，筋力低下，呼吸や心臓などの合併症が起こると予想される時期が異なります．
- それらを考慮して検査，薬による治療，リハビリの内容などの計画を考えていきます．

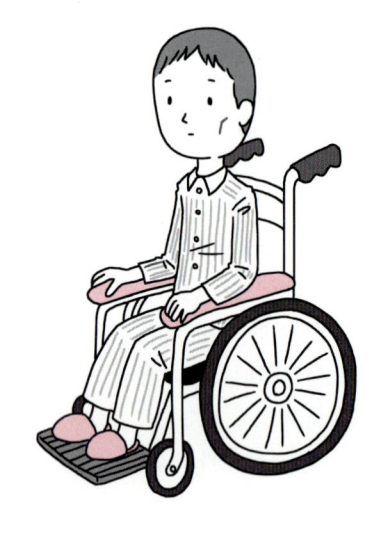

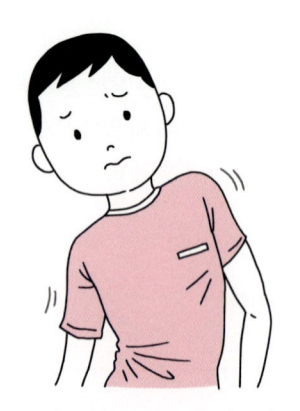

歩けなくなってくると背骨が曲がる傾向が強くなる

解 説

　筋線維の変性・壊死・再生に伴い筋緊張低下，運動発達遅滞，進行性筋力低下を主症状とする疾患である．デュシェンヌ型，ベッカー型，福山型（先天性），肢体型，顔面肩甲上腕型などに分類される．発症時期や経過，予後，遺伝形式はそれぞれの型で異なってくる．ここでは頻度が多いデュシェンヌ型（Duchenne muscular dystrophy：DMD）とベッカー型（Becker muscular dystrophy：BMD）について記載する．

DMD と BMD の原因

　X 染色体短腕 Xp21.2 に存在しているジストロフィン遺伝子に欠失，重複，微小変異などの異常を認めることにより，筋線維の下にあるジストロフィンの異常をきたすことが原因で発症する．DMD ではジストロフィンの発現を認めないが，BMD では質的・量的な異常はみられるが，ジストロフィンは発現するため DMD と比べてその進行はゆっくりである．

DMD と BMD でよくみられる症状

　運動発達の遅れ，筋力低下，血液検査をしたときに偶然高 CK 血症を認めたことなどをきっかけに発見されることが多い．筋力低下は徐々に進行し，関節拘縮，側弯などが出現し歩行が困難になっていく．心筋症や呼吸不全なども合併してくるため定期的に機能評価を行う．

　本疾患が疑われた場合は，臨床症候に加えて以下の検査などで総合的に診断していくこととなる．血液検査では，逸脱酵素である血清 CK 値は，乳児期から数千以上，場合によっては数万 IU/L を示すこともある．その他 AST，ALT の上昇も認められる．筋電図では，低振幅，最大振幅の低下などの筋原性変化を示すが，筋ジストロフィーに特異的な所見ではない．筋画像診断としての CT，MRI で筋萎縮，筋肥大，脂肪変性が確認できる．確定診断に有用な筋生検では，HE 染色での筋の壊死および再生を伴う所見を認め，ジストロフィン染色では，正常骨格筋で認められる筋膜の描出が DMD では描出されず，BMD では斑状あるいは淡く染色が認められる．近年，多用されている遺伝子検査では，DMD，BMD，福山型，顔面肩甲上腕型など原因遺伝子が解明されているものがあり，診断するうえで大きな役割を果たすが，遺伝子診断，保因者診断は遺伝カウンセリングを通して行うかどうかの意思決定をすることが望ましい．

初期治療と注意すること

1 運動機能訓練
　理学療法，装具の使用，外科手術などにより関節拘縮や廃用性萎縮の予防，脊柱側弯の予防・矯正を心がける．

2 心機能
　心筋の筋萎縮に伴い，心筋症，弁の閉鎖不全，不整脈などをきたす．心合併症の早期発見のため心エコーなどによる定期的なモニタリングを行い対処する．

3 呼吸機能
　呼吸障害の早期発見のための定期的なモニタリングを行っていく．主な検査としては肺活量，咳の最大流量（cough peak flow），酸素飽和度，経皮または呼気終末 CO_2，などが行われる．これらの評価により呼吸リハビリテーションの計画を立て，非侵襲的陽圧換気療法などを適切な時期に導入していく．また，排痰困難にも注意が必要であり，徒手や器械による咳介助を導入していく．

4 栄養と食事
　成長曲線，残存筋肉量，活動係数，呼吸不全の程度などを参考に必要とされるエネルギー量を導き出す．また，摂食・嚥下障害などの病態の進行状況を踏まえて食事形態を検討し，経鼻胃管チューブ・胃瘻の必要性についても検討していく．

5 ステロイド治療
　ステロイド治療の筋力・筋機能への作用機序は十分に解明されていないが，DMD ではその効果が複数の報告において認められている．BMD を含めた DMD 以外の筋ジストロフィーに対するステロイド療法の報告はまだ少なく，投与の妥当性についてもより慎重に検討する必要がある．

［山下　進太郎］

13. 重症筋無力症

10. 神経・筋疾患

重症筋無力症とは
- 自分の中でつくられた免疫抗体（自己抗体）により発病する自己免疫疾患です．
- 運動を反復することにより眼や全身の筋力が低下する病気です．

原因
- 筋肉を動かす神経からの情報が，筋肉に十分伝達されないために起こります．
- 情報を伝達する物質をアセチルコリン，情報を受ける側をアセチルコリン受容体といいます．
- 受容体に自己抗体が結合すると受容体が壊されて，筋肉の反応が低下します．

よくみられる症状
- 眼の症状のみ（眼筋型）と全身の筋力が低下するタイプ（全身型）があります．
- 朝起きたときや休息をとることで筋力が一時的に改善します．

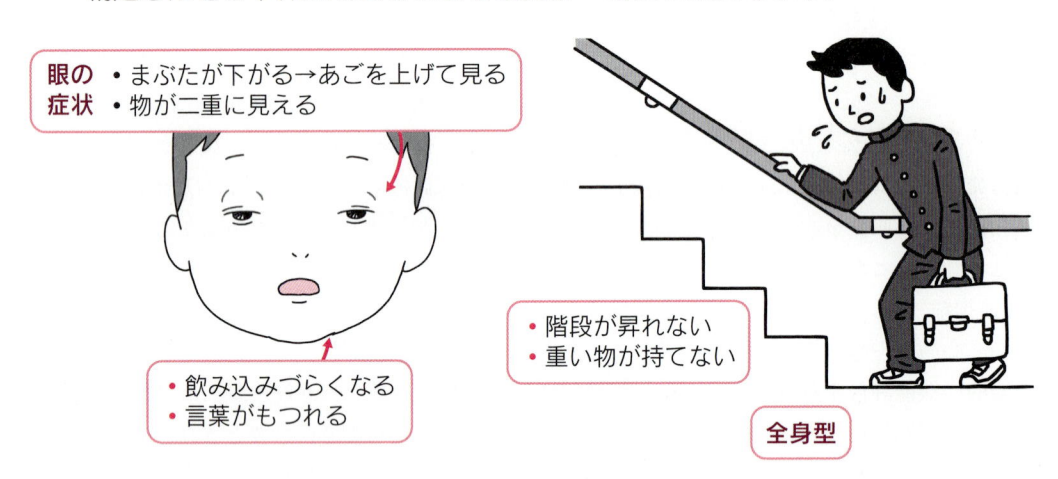

眼の症状
- まぶたが下がる→あごを上げて見る
- 物が二重に見える

- 飲み込みづらくなる
- 言葉がもつれる

- 階段が昇れない
- 重い物が持てない

全身型

初期治療と注意すること
- 初期治療には，① 抗コリンエステラーゼ薬（アセチルコリンを増やす），② ステロイド薬（受容体に結合する抗体を減らす）があります．
- 緊急を要する状態には，呼吸が急に苦しくなる「クリーゼ」があります．

解説

神経筋接合部の骨格筋運動終板に存在する分子［約90%はアセチルコリン受容体（AChR）である］を標的とする自己免疫疾患である．運動の反復に伴い骨格筋の筋力が低下する「易疲労性」，時間が経過するにつれ症状が増悪する「日内変動」を特徴とする．

原因

神経終末のシナプス小胞に蓄えられているアセチルコリンが，骨格筋運動終板に存在するAChRに結合することにより筋肉が収縮をする．この受容体に自己抗体である抗アセチルコリン受容体抗体（抗AChR抗体）が結合することにより，AChRの減少・破壊が引き起こされる．その結果，情報伝達が障害され筋力低下をきたす（図1）．

よくみられる症状

初発症状は眼症状（眼瞼下垂，外眼筋麻痺，複視など）が多い．眼症状のみに留まる「眼筋型」，全身の筋力低下を認める「全身型」，また眼症状のみであるが誘発筋電図で全身の骨格筋に減衰現象（waning）を認める「潜在性全身型」に分類される．全身型では嚥下・構音・呼吸障害をきたすことがあり，また感染・ストレスなどを誘因としてクリーゼになることがあるため注意が必要である．

診断のために有用な検査として，①テンシロンテスト，②誘発筋電図，③血中抗AChR抗体がある．また胸腺腫併発の鑑別のため，胸部CT/MRIが必要である．①のテンシロンテストは，エドロホニウム（アンチレクス）0.2〜0.5 mL（2〜5 mg）を生理食塩水で10倍に希釈し，30秒程度で静注する．効果は30秒以内に発現し，5分程度持続する．明らかな筋力低下を認める部位（一般的には眼瞼）において，劇的に症状改善を認める場合のみ陽性とする．②の誘発筋電図（Harvey-Masland試験）（図2）は，低頻度（2〜5 Hz）反復刺激で減衰現象（waning）を認める（4, 5発目の振幅が最も減衰し，その後やや回復傾向を示す）．③の血中AChR抗体の測定はMGでの特異性が高く，眼筋型と比較して全身型で高値となる．抗体価と重症度には相関を認めないが，同一患者では臨床・治療経過とよく相関する．そのため治療効果の判定にきわめて有用である．

初期治療と注意すること

治療
1 抗コリンエステラーゼ薬（抗AChE薬）

眼筋型でまず考慮される対症療法であり，原則

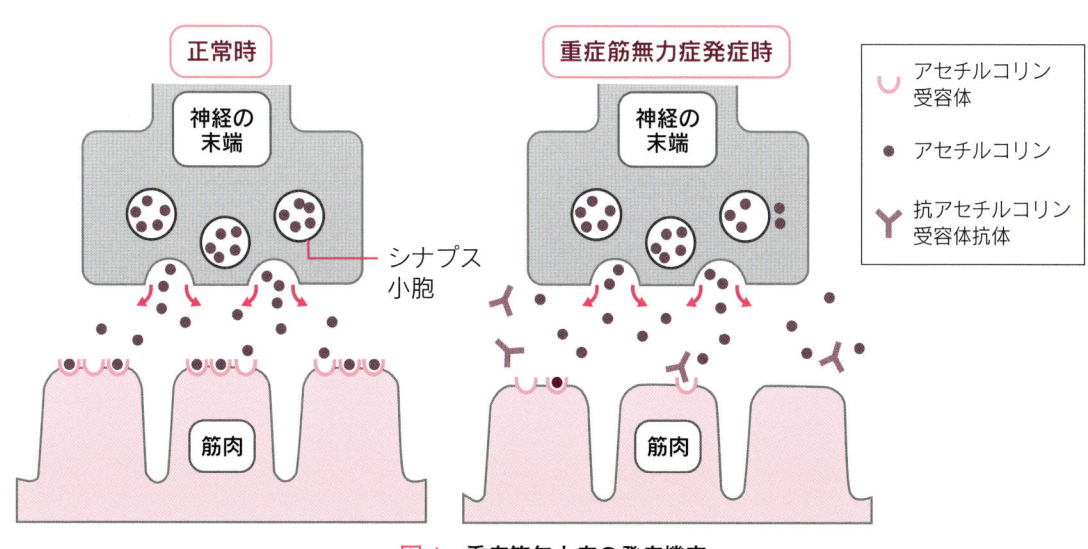

図1 重症筋無力症の発症機序

刺激頻度：2 Hz

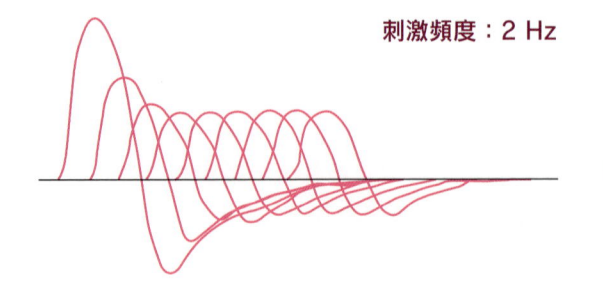

図2 誘発筋電図　減衰現象（waning）

として少量から開始する．効果を観察しながら3, 4日〜1週間ごとに増量し，副作用がなく症状が消失する量を決定する．

ムスカリン作用（悪心・腹痛・下痢などの消化器症状）を認める場合は，アトロピンを併用する．

2 ステロイド薬（PSL）

全身型では第一選択薬である．PSLの内服で開始するが，PSL開始後3〜5日後に症状が増悪（初期増悪）することがあるため注意が必要である．即効性を期待してパルス療法で投与することがある．

3 その他の治療

免疫抑制薬の投与や胸腺摘出術がある．胸腺摘出術は成人ではしばしば選択される．しかし小児では慎重に適応を決定する必要があり，10歳以降の全身型で適応があるとされる．

重症例に対しては免疫グロブリン療法・血漿交換（小児ではまれ）も行われる．

注意すること

本症で最も注意を要するのはクリーゼの状態である．全身型の症例で，球麻痺症状（嚥下・構音障害など）・呼吸症状が急速に増悪し，全身の筋力低下・呼吸不全をきたす状態をいう．クリーゼには，①筋無力症クリーゼ（MGの症状増悪によるもの），②コリン作動性クリーゼ（抗AChE薬の過量によるもの）がある．気道確保や，必要に応じて人工呼吸器管理を行う．テンシロンテストを施行し，症状が悪化すればコリン作動性クリーゼと判断することができる．また，経過中に使用するほかの薬剤で禁忌となるものがあり注意を要する．

①筋肉を弛緩する作用のある薬剤，②アセチルコリンの働きを減弱する薬剤などはMGの症状を悪化させるため併用禁忌とされる．抗菌薬（テトラサイクリン系，アミノグリコシド系など），抗不安薬・抗てんかん薬（ベンゾジアゼピン系など），夜尿症治療薬など多岐にわたる．

［安部 信平］

Memo

11. 発達障害・行動異常

1. 自閉性障害

自閉性障害（自閉症）とは

- 対人関係の障害，言語およびコミュニケーションの障害，行動・興味・活動の限定と反復（こだわり）がみられます．
- 普通，3歳以前に発病します．
- 脳の障害がもとになった発達障害です．
- 広汎性発達障害，自閉症スペクトラム障害という概念もあります．

広汎性発達障害について

- 自閉症には自閉症類似の症状を示すいわば"仲間"がたくさんあることがわかってきました．
- 自閉症を中心とした"仲間"をまとめて，広汎性発達障害というグループ名をつけたのです．

広汎性発達障害に含まれる疾患
- 自閉症（自閉性障害）
- アスペルガー障害：知能は平均的あるいは平均以上．言語発達も比較的良好．対人関係やコミュニケーションの障害．
- 特定不能の広汎性発達障害
- レット症候群
- 小児崩壊性障害

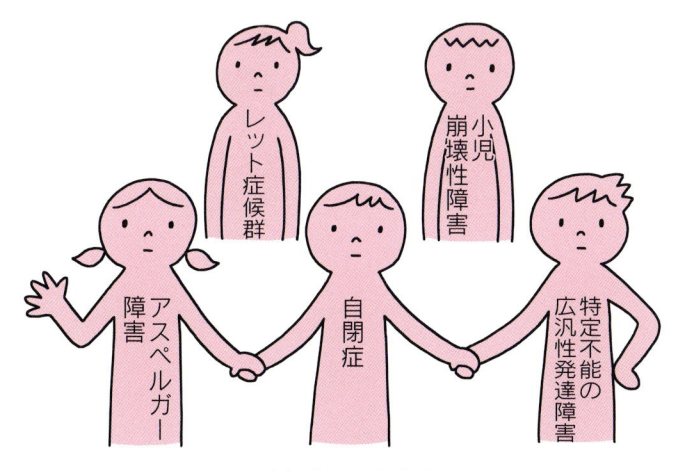

広汎性発達障害

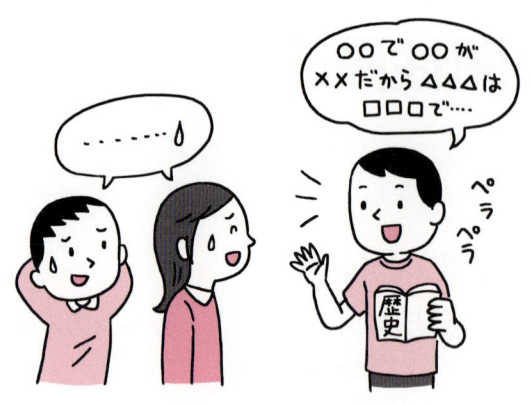

アスペルガー障害

自閉症スペクトラム障害について
- 自閉症と自閉症類似の特徴をもつ疾患群を個々の疾患と捉えるより，連続したひと続きのものとして捉える考え方です．

原因
- 脳の機能障害によるもので，保育者の愛情不足やしつけなど，心理・環境的な要因で発症するものではありません．
- 詳しい原因はまだよくわかっていません．

よくみられる症状

対人関係の障害
- 他人に無関心で視線が合いにくく，顔の表情が乏しい．
- 楽しみ，興味などを他人と共有することを自発的に求めない．
- ひとり遊びを好み，遊びに介入されることを嫌がる．

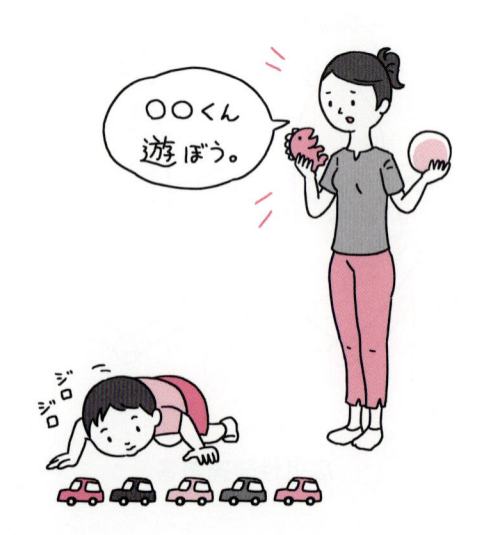

言語およびコミュニケーションの障害
- 話しことばが遅れる．
- オウム返しや，奇妙で風変わりな言語の使用．
- 身振り手振りのような意思伝達の手段を用いる努力をしない．

行動・興味・活動の限定と反復（こだわり）
- 同じ道順，手順にこだわる．
- 予定などの変更を苦痛に感じ，切り替えがとても苦手．
- ある一定のこと，形，色，物の一部などに執着．
- 手をヒラヒラさせたりねじ曲げたり，常同的な運動をする．

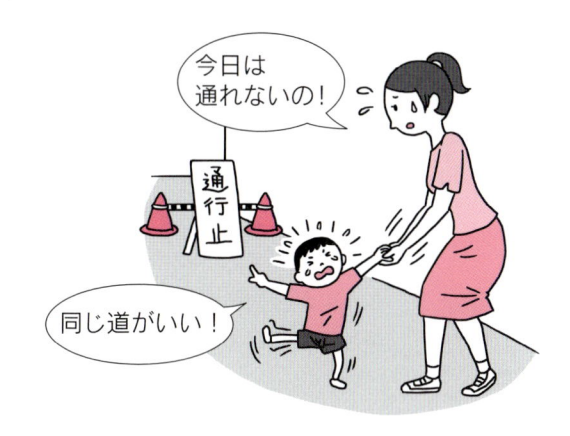

その他の付随する症状
- 感覚過敏，多動性，衝動性，協調運動の問題，などがよくみられる．
- てんかんの合併が高率にみられる．

どのようなことで気づかれるか？

乳幼児期に
- 母親の後追いをしない
- 抱っこをせがまない
- やりとり遊び（イナイ・イナイ・バーなど）に対する反応が乏しい
- 指さしをしない

などで気づかれることが多いです．

初期治療と注意すること

- 自閉症そのものを治す薬はありません．日常生活や，社会生活をできるだけスムースに送れるようにすることが治療目標です．
- 自閉症が疑われた場合，診断と対応ができる専門機関への受診が適切です．
- 早期の初期治療（介入）・療育や適切な教育の場所の選択は非常に重要です．
- 家庭，医療・療育機関，教育・福祉施設などの連携が長期にわたり必要です．

解　説

　自閉性障害いわゆる"自閉症"は，対人交流，コミュニケーションの障害と，行動・興味・活動の限定と反復（こだわり）の3つの主要症状をもつ発達障害である．1943年，米国のKannerによって報告され，当時は母子関係の障害を中心とする情緒障害とされていた．しかし1970年代になると，自閉症は認知障害により，精神機能の発達に遅れや偏りが起こった発達障害であるという考え方が主流になってきた．だが，いまだに社会的には自閉症は自分の殻に閉じこもった子ども，こころを閉ざす病気だと思われている．しかしそうではなく，医学的基盤から生じる言語・認知・情動の障害なのである．有病率は最近の報告では100人に1人とされ，男児に数倍多い．

広汎性発達障害

　DSM (Diagnostic and Statistical Manual of Mental Disorders)-IV-TR では，自閉症および自閉症類似の先天性発達障害をもつグループを総称して広汎性発達障害という診断概念を設けている．広汎性発達障害の中核は自閉症であるが，その他にも自閉症の基準を満たさないが同様の特徴をもつ，下記に示すようないくつかの障害が含まれる．

① アスペルガー障害

　知能は平均的あるいは平均以上で言語発達も比較的良好であるが，自閉症と同じように対人関係やコミュニケーションに障害がある．対人関係は，自閉症の子どものように人とのかかわりがもてないほどの障害ではないが，コミュニケーションの不器用さ，不適切さ，奇妙さなどが目立つ．興味の幅が狭く深いため，歴史，野球，気象など特定の分野に対する知識が非常に豊富で，自分の興味のあることに関しては，一方的に話を続け，相手を困らせたりすることはよくみられる．言語性のコミュニケーションに関しても，大人びた言葉で話す，話し相手を無視し一方的に話を進めるなどがみられる．ことばを字義どおりに解釈するため，相手の冗談に本気で怒ってしまい，トラブルになることもある．このような特性のため，自閉症と同じように社会生活への適応困難な状況に陥ることが多い．

② レット症候群

　女児のみに発症し，重度知的障害と手もみ様常同行動を特徴とする．

③ 小児崩壊性障害

　生後2年間は正常あるいはほぼ正常に発達し，その後数か月にわたって以前獲得した社会性スキル，およびコミュニケーション能力を失う．

④ 特定不能の広汎性発達障害

　自閉症的であるが，自閉症のすべての診断基準を満たすほどの症状はそろっていない．

自閉症スペクトラム障害
　　（autism spectrum disorder：ASD）

　自閉症と自閉症類似の特徴をもつ症候群を連続体として捉える比較的広い概念である．典型的な自閉症からアスペルガー障害，重度の知的障害を伴う例から知的障害を伴わない例まで，また自閉症ともアスペルガー障害ともどちらの定義も厳密に満たさない一群（特定不能の広汎性発達障害）まで連続したひと続きのものとみなしている．

原　因

　原因は不明であるが，親の育て方や，育った環境など心理的な原因による後天的障害ではない．また，双子の研究で，遺伝的要素がかかわっていることもわかってきている．その病態としては，何らかの原因で脳機能のシステムに障害が起こっているのではないかといわれているが，すべての患者に共通する脳の生化学的，機能・質的異常は今のところ明らかではなく，この要因が自閉症の本態解明を困難なものとしている．

よくみられる症状

① 対人関係障害

　他者との交流がスムーズにいかない状態である．他人への関心が乏しく，表情で表現したり相手の表情を理解することができない．楽しみ，興味などを他人と共有することを自発的に求めない．よって，1人遊びに没頭することが多く，無理に母親などが遊びに介入すると嫌がることが多い．

2 言語およびコミュニケーションの障害

ことばはまったく出ないか，遅れるか，多少出ても，同じことばを繰り返すオウム返しであったり，奇妙なことばや独り言をつぶやいたりする．すなわち，言葉をコミュニケーションの手段として用いない．また，身振りや手振りなどのジェスチャーを用いて相手に意思を伝えようとしない．

3 行動・興味・活動の限定と反復（こだわり）

ある動作を反復し，同一性を維持しようとする，いわゆる"こだわり"がみられる．スーパーへの道順がいつもと違うとパニックになったり，天候などで予定が変更になると不機嫌になり切り替えができないなどの症状がみられる．アルファベット，マーク，特定の色などへのこだわりや，おもちゃの一部分（ミニカーのタイヤやおもちゃのスイッチの部分など）への固執もみられる．また，手をヒラヒラさせたり，グルグル回ったりする常同運動もみられる．

4 その他の随伴症状

感覚過敏（救急車のサイレンや特定のコマーシャルを極端に嫌う，体に触れられることを嫌がる，など），多動，協調運動の問題（身のこなしのぎこちなさ，無器用），睡眠障害，などがあげられる．てんかんの合併は多く，自閉症全体の14～46％と報告されている．

どのような症状で気づかれるか

自閉症の子どもは発達の早期から何らかの対人交流，コミュニケーションの障害が認められる．自閉症児では乳児期に後追いや抱っこをせがむような愛着行動が欠如することが多い．表情ややりとり遊びに対する反応も乏しく，模倣などもしないことが多い．また，手に持ったおもちゃを相手に差し出してみせるや興味をもった事物を指さしてその物と相手との間を視線が往復するといった共同注意行動もみられない傾向にある．そして2歳頃になるとことばの発達の遅れやこだわりが明らかになり，3歳頃までに，広く用いられているDSMの診断基準に記述されているような症状となる．

初期治療と注意すること

自閉症そのものを治す薬はないが，早期療育，適切な場所での教育などにより，これから先の社会生活をできるだけスムースに送れるようにすることが治療目標である．自閉症の症状があっても，知的障害や言葉の遅れの有無，症状の現れ方は一人ひとり異なる．個々のもっている発達の偏り，歪み，困っている症状を評価し支援につなげることが重要である．そのためには専門施設の受診が望ましいであろう．

早期に治療（介入）を開始することは，早期療育につながり，早い段階で親子に支援を提供することができるので，治療上，非常に重要である．保育者，特に母親は"自身の子育てが悪かったのでは"と自責的になることがよくみられる．そのため，発達障害は環境や子育ての仕方が原因で発症するものではないことを説明する必要がある．治療の中で，親は療育者と共同しながら家庭の中で子どもを適切に指導していく重要な役割を担う．自閉症をはじめとした発達障害の子どもたちは，それまでの失敗体験や叱責などの積み重ねで，自己評価の低い子どもが多い．家庭では褒められる体験や達成感を感じることが少ない子どももいるため，学校や自宅の療育的な対応の中で自己肯定感が育つようなかかわりが大切である．そのためには，医療と教育と福祉が連携し，長期にわたって親と子どもを支えることが不可欠である．

自閉症児は，幼児期の場合は発達相談を主訴に受診に至ることが多い．しかしながら，就学時以降の初回診察は，自閉症の症状のために集団での不適応を起こし，二次的な心理面での問題を主訴に（不登校，問題行動，抑うつ気分，など）受診し，基盤に発達障害が潜んでいる（特に知的障害のない高機能の子どもに多い）ということもあり注意が必要である．

［飯島　恵］

＜追　補＞

本書発刊時には，DSM-5 が発行されている．『DSM-5　精神疾患の診断・統計マニュアル』（監訳：髙橋三郎，ほか，医学書院，2014）を参照されたい．

11. 発達障害・行動異常

2. 注意欠如多動性障害 (ADHD)

注意欠如多動性障害 (ADHD) とは
- 小児期からの不注意，多動・衝動性を有する精神疾患で，その原因として，何らかの脳の器質的障害が想定されています．
- 学童期の子どもの5%前後にみられます．

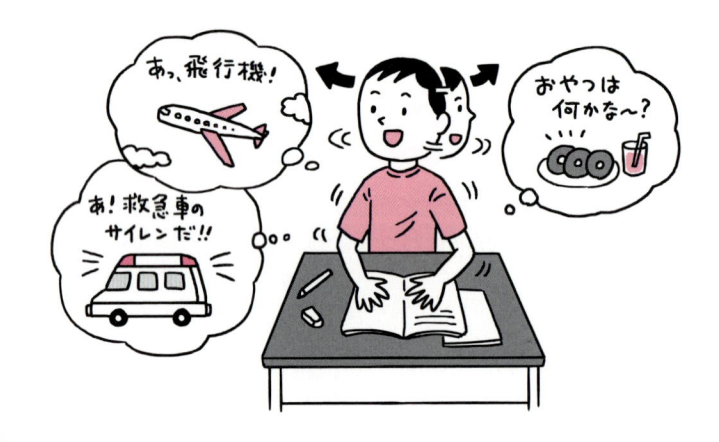

原因
- ADHDは脳の発達・成熟の偏りが生じた結果，症状が現れると考えられています．それがなぜ起こるのかはわかっていません．下記のようないろいろな説があります．
- 遺伝？
- 脳機能障害の部位は？ → 前頭葉が注目されています．
- 神経伝達物質？ → ドパミンやノルアドレナリンのニューロンの機能異常が想定されています．
- 妊娠中の母親の多量の喫煙，飲酒などの環境因子？

よくみられる症状
- **不注意**
  - ケアレスミスを繰り返す．
  - 容易に気が散りやすい．
  - 忘れ物をする．
- **多動性**
  - 落ち着きがなく，イスに座っていてもじっとしていられない．
  - 授業中に席を離れてしまう．

- ■ 衝動性
    - 順番待ちができない．
    - 思いついた行動を唐突に行う．
- ■ 約40％に学習障害の合併がみられます．

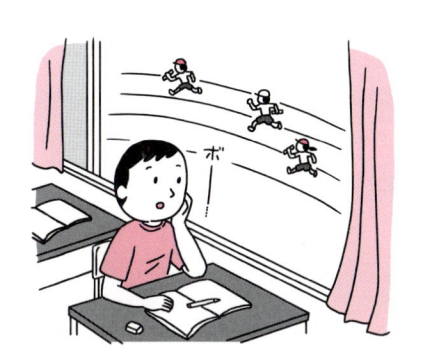

不注意

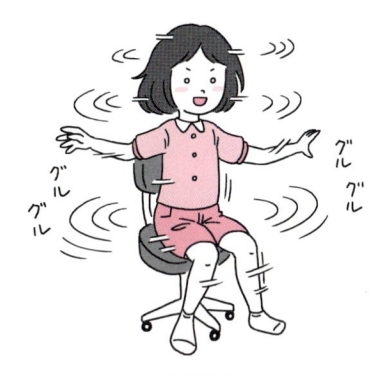

多動性

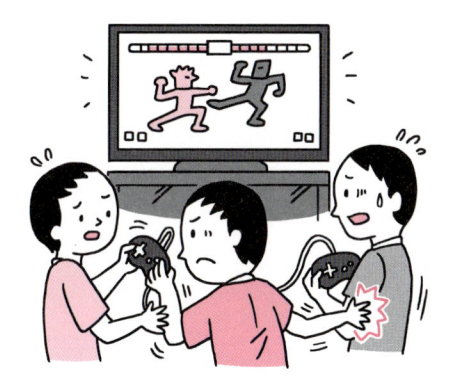

衝動性

初期治療と注意すること

- ■ **ADHDが疑われたら，診断と対応ができる専門施設への受診が望まれます．**
- ■ ADHDの治療には，心理・社会的治療と薬物療法があります．

    心理・社会的治療
    - 環境変容法
    - 行動療法
    - ペアレントトレーニング

    薬物療法
    - 専門家の判断で必要な場合，あくまでも補助的に用いられます．
- ■ ADHDは，親のしつけや本人の性格などから発症するものではないということを，家族や本人が理解することはとても重要です．
- ■ 学校，家庭内で褒められる体験を増やすことで自己肯定感を高めるようにしましょう．

解説

ADHDとはAttention Deficit/Hyperactivity Disorder（注意欠如多動性障害）のことである．ADHDの診断には，一般的には米国精神医学会発行の精神障害の診断・統計マニュアル（DSM：Diagnostic and Statistical Manual of Mental Disorders）が使用される（p.480の追補参照）．その診断基準に示されているように，ADHDは多動を中心にして衝動性と注意欠如の3つを主症状とする症候群で，中枢神経機能の偏りにより発症する．ADHDの頻度は学童期の小児の3～6％といわれており，女児に比し男児が3～4倍多い．

原因

主な原因として，遺伝説，大脳の前頭葉機能異常説，ドパミンやノルアドレナリン系の神経伝達物質異常説などがあげられるが，発症機序は十分には解明されていない．

また，妊娠中の母親の喫煙，飲酒などの影響，出産時のトラブルなども関係しているという報告もある．

よくみられる症状

ADHDは診断時の症状から不注意優勢状態，多動-衝動性優位状態，混合状態の3つの状態像に分類される．この状態像は年齢とともに変化しうる．

多動性としては，動きまわる，落ち着きがなくじっとしていない，離席するなどがよくみられる．小学校入学後，授業中に離席してしまうことなどから気づかれ，受診につながることも多い．注意障害としては，ケアレスミス，注意の維持困難，注意力散漫，物忘れなどが，衝動性としては，順番が待てない，割り込み，邪魔をするなどの症状が認められる．

ADHDの診断は，症状が知能の発達水準に見合わないほど強く，学校や家庭での生活上の困難の原因になっているときに診断される．よって，子どもの行動を診断基準に照らし合わせるのみではなく，本人の発達経過の聴取，教師による学校での子どもの行動評価，知能検査などの客観的な評価とともに慎重に診断を行っていく．

また，ADHDの約40％に学習障害を合併するといわれているため，読み書き，算数などの極端な遅れがないかどうかの評価も必要である．また，器用さ，あるいは複雑な協調運動を必要とする緻密な運動が障害されていることもあるため，ソフトニューロロジカルサイン（5秒以上の片足立ち，スキップができるか，両手でグーとパーを交互にスムースに出せるか）なども確認する必要がある．

初期治療と注意すること

ADHDの子どもは，トラブルを起こし，先生や親に叱られることなどが積み重なり，"自分はどうせダメな子"というように，低い自己評価をもつ子どもが多くみられる．また二次的に抑うつや，不安性障害などの心理的な問題を抱える子どもも多いので，注意が必要である．

ADHDの初期介入として最も大事なことは，親のしつけ，本人の性格などから発症するものではないということを，まず家族や本人に理解してもらうことである．そして，周囲のサポートを得て症状をコントロールし，家庭内，学校で褒められる体験を増やしていき，自己肯定感を高めていくことが二次性の精神障害の予防にもつながると思われる．

ADHDの治療には，心理・社会的治療と薬物療法がある．ADHDは薬で治すという考えのもとで医療機関を受診する保護者も少なからずみられるが，あくまでも薬物療法は補助的なものである．薬物療法の有無にかかわらず，家族をはじめとする周囲の理解と支援，心理的アプローチは治療に不可欠である．この認識をADHDの子どもにかかわる医師や，家族，学校関係者などは常にもっていなければならない．

1 心理社会的治療

①環境変容法

ADHDの子どもがその症状を出しにくい環境を整え（教室内では，教師に近いところに座らせる，窓側や通路からはできるだけ離すなど），症状を惹起しやすい刺激をできるだけ少なくする

（教室の壁にあまりたくさんの教材を貼り出さないなど）．

②行動療法
適切な行動の積み重ねをトレーニングしていくことで，適応行動を増やし，不適応行動を減らしていく．

③ペアレントトレーニング
行動療法などを用いて，ADHDの子どもにどのようにかかわっていくかという技術を養育者にトレーニングする．

2 薬物療法
環境変容法や行動療法などの心理教育的アプローチが奏効せず，行動上の問題が集団生活を困難にするほど強い場合には，薬物療法を考慮する．

薬物療法にはメチルフェニデート（コンサータ®），アトモキセチン（ストラテラ®）が一般的に使用される．脳内の神経伝達物質（ドパミン，ノルアドレナリン）の伝達を改善し，ADHDの症状を緩和する．

［飯島　恵］

＜追　補＞

2015年現在はDSM-5が発行されている．『DSM-5　精神疾患の診断・統計マニュアル』（監訳：髙橋三郎，ほか，医学書院，2014）を参照されたい．

表　注意欠如・多動症／注意欠如・多動性障害の診断基準

A. (1)および／または(2)によって特徴づけられる，不注意および／または多動性-衝動性の持続的な様式で，機能または発達の妨げとなっているもの：
　(1) **不注意**：以下の症状のうち6つ（またはそれ以上）が少なくとも6か月持続したことがあり，その程度は発達の水準に不相応で，社会的および学業的／職業的活動に直接，悪影響を及ぼすほどである：
　　注：それらの症状は，単なる反抗的行動，挑戦，敵意の表れではなく，課題や指示を理解できないことでもない．青年期後期および成人（17歳以上）では，少なくとも5つ以上の症状が必要である．
　　(a) 学業，仕事，または他の活動中に，しばしば綿密に注意することができない．または不注意な間違いをする（例：細部を見過ごしたり，見逃してしまう，作業が不正確である）．
　　(b) 課題または遊びの活動中に，しばしば注意を持続することが困難である（例：講義，会議，または長時間の読書に集中し続けることが難しい）．
　　(c) 直接話しかけられたときに，しばしば聞いていないように見える（例：明らかに注意を逸らすものがない状況でさえ，心がどこか他所にあるように見える）．
　　(d) しばしば指示に従わず，学業，用事，職場での義務をやり遂げることができない（例：課題を始めるがすぐに集中できなくなる，また容易に脱線する）．
　　(e) 課題や活動を順序立てることがしばしば困難である（例：一連の課題を遂行することが難しい，資料や持ち物を整理しておくことが難しい，作業が乱雑でまとまりがない，時間の管理が苦手，締め切りを守れない）．
　　(f) 精神的努力の持続を要する課題（例：学業や宿題，青年期後期および成人では報告書の作成，書類に漏れなく記入すること，長い文書を見直すこと）に従事することをしばしば避ける，嫌う，またはいやいや行う．
　　(g) 課題や活動に必要なもの（例：学校教材，鉛筆，本，道具，財布，鍵，書類，眼鏡，携帯電話）をしばしばなくしてしまう．
　　(h) しばしば外的な刺激（青年期後期および成人では無関係な考えも含まれる）によってすぐに気が散ってしまう．
　　(i) しばしば日々の活動（例：用事を足すこと，お使いをすること，青年期後期および成人では，電話を折り返しかけること，お金の支払い，会合の約束を守ること）で忘れっぽい．
　(2) **多動性および衝動性**：以下の症状のうち6つ（またはそれ以上）が少なくとも6か月持続したことがあり，その程度は発達の水準に不相応で，社会的および学業的／職業的活動に直接，悪影響を及ぼすほどである：
　　注：それらの症状は，単なる反抗的態度，挑戦，敵意などの表れではなく，課題や指示を理解できないことでもない．青年期後期および成人（17歳以上）では，少なくとも5つ以上の症状が必要である．
　　(a) しばしば手足をそわそわ動かしたりトントン叩いたりする，またはいすの上でもじもじする．
　　(b) 席についていることが求められる場面でしばしば席を離れる（例：教室，職場，その他の作業場所で，またはそこにとどまることを要求される他の場面で，自分の場所を離れる）．
　　(c) 不適切な状況でしばしば走り回ったり高いところへ登ったりする（注：青年または成人では，落ち着かない感じのみに限られるかもしれない）．
　　(d) 静かに遊んだり余暇活動につくことがしばしばできない．
　　(e) しばしば"じっとしていない"，またはまるで"エンジンで動かされているように"行動する（例：レストランや会議に長時間とどまることができないかまたは不快に感じる；他の人達には，落ち着かないとか，一緒にいることが困難と感じられるかもしれない）．
　　(f) しばしばしゃべりすぎる．
　　(g) しばしば質問が終わる前に出し抜いて答え始めてしまう（例：他の人達の言葉の続きを言ってしまう；会話で自分の番を待つことができない）．
　　(h) しばしば自分の順番を待つことが困難である（例：列に並んでいるとき）．
　　(i) しばしば他人を妨害し，邪魔する（例：会話，ゲーム，または活動に干渉する；相手に聞かずにまたは許可を得ずに他人の物を使い始めるかもしれない；青年または成人では，他人のしていることに口出ししたり，横取りすることがあるかもしれない）．
B. 不注意または多動性-衝動性の症状のうちいくつかが12歳になる前から存在していた．
C. 不注意または多動性-衝動性の症状のうちいくつかが2つ以上の状況（例：家庭，学校，職場；友人や親戚といるとき；その他の活動中）において存在する．
D. これらの症状が，社会的，学業的，または職業的機能を損なわせているまたはその質を低下させているという明確な証拠がある．
E. その症状は，統合失調症，または他の精神病性障害の経過中にのみ起こるものではなく，他の精神疾患（例：気分障害，不安症，解離症，パーソナリティ障害，物質中毒または離脱）ではうまく説明されない．

（日本精神神経学会 日本語版用語監修，髙橋三郎・大野　裕 監訳：DSM-5 精神疾患の診断・統計マニュアル．p.58-59, 医学書院，2014）

11. 発達障害・行動異常

3. 学習障害

学習障害とは

- 知能障害はなく，視覚，聴覚にも異常がないのに，読み，書き，計算などの能力が劣る障害をいいます．

原因

- 中枢神経系に，何らかの機能障害があると推定されています．

よくみられる症状

- 学校に入ってから，成績のある部分が劣るという偏りがみられます．
- 大きく分けて3つの症状に分類されます．

  - **読字障害**
    正確に読むことができない（飛ばし読み，勝手読み，特殊音節の読み誤りなど）．読んでも理解につまずく．

  - **書字表出障害**
    多数の字の誤りがみられる．鏡文字がみられる．
    似た字を間違える．文法の正しい文章を書くことができない．

  - **算数障害**
    数や量，単位の概念の理解が難しい．繰り上がり，繰り下がりがわからない．
    文章題から計算式を立てることができない．

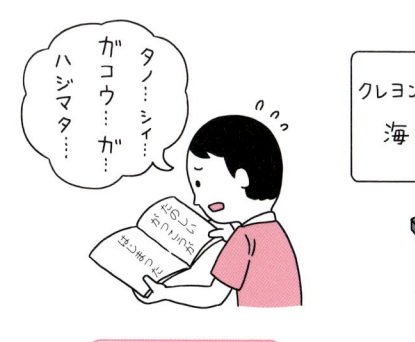

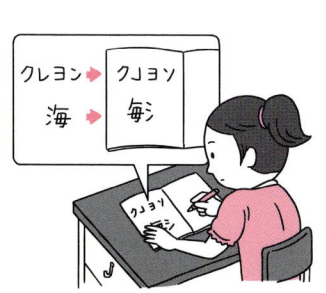

読字障害　　書字表出障害　　算数障害

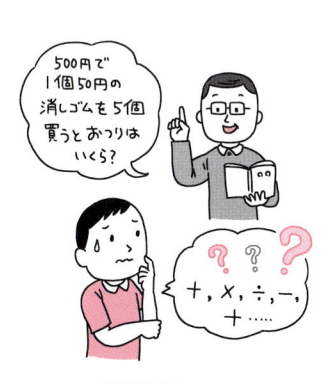

初期治療と注意すること

- 学習障害を根本的に治す薬はありません．治療は，問題となる学習技能に対する個別の教育支援です．
- まずは学習障害の的確な診断が必要で，専門家への受診が望まれます．診断は発達検査や心理検査，日常生活や学業成績などの情報収集をして総合的に診断されます．
- 学習障害の子どもは学業が振るわないために，自己評価が低くなりやすく，二次的に心理行動面の問題を抱えることが多くなります．
- やる気や努力のなさが原因で学習の問題を抱えているのではないことを，本人や周囲に理解してもらうことが重要です．

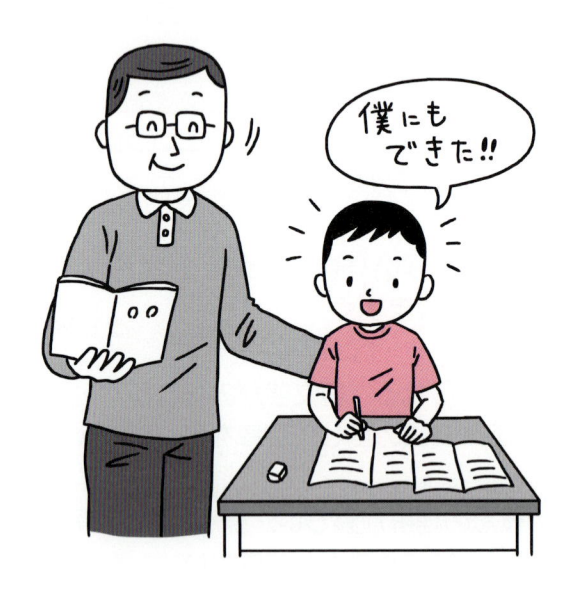

解説

　学習障害(learning disorder：LD)とは知的な遅れがないにもかかわらず，読む，書く，計算するなどの技能の習得が困難な障害のことである(読字障害，書字表出障害，算数障害)．

　一方，教育の分野で使用される学習障害の概念は，学校での教育活動に支障となる脳の機能の障害を包括しており，上記のほかに，推論する能力の障害，非言語性の学習障害(縄跳びや跳び箱などが苦手であったり，はさみが上手く使えないというような運動・動作の能力)なども含めている．本項では米国精神医学会発行の精神障害の診断・統計マニュアル，DSM-IV-TR(表1)に準じて，狭義の学習障害である読字障害，書字表出障害，算数障害について述べる．

原因

　学習障害はその原因として，中枢神経系に何らかの機能障害があると推定されるが，視覚障害，聴覚障害，知的障害，情緒障害などや，家庭，学校，地域社会の環境的な要因が直接の原因となるものではないとされている．苦手さは本人の努力不足からきているものではない．

よくみられる症状

　学習障害児の頻度は学齢期の子どもの約3％と推測され，男児に多い傾向がある．情報の取り入れや処理の過程に遅れや偏りが生じている，一種の認知障害である．それぞれの障害で，学習面には次のような特徴が現れる．

読字障害

　読むときに，語や音，行を飛ばす(飛ばし読み)，文字を正確に追って読めず，勝手読みをしたり，特殊音節である拗音(小さい"ゃ""ゅ""ょ"→キャ，シュ，チョなど)，促音(小さい"っ"→コップ，ホットなど)を誤ったりする．単語や文節で正しく区切って読めないため，文字を一つひとつ指をさしながら読んでいく逐次読みなどもよくみられる．文章の内容理解に関連するつまずきもみられるので，国語のみでなく，算数，理科，社会などの文章題の理解力も低下していることが多い．

算数障害

　数量概念，長さ重さの量の概念が理解できない．繰り上がり，繰り下がり計算など標準的な算数操作を行うことが困難である．文章題から計算式を立てることができず，計算記号(＋，－，÷，×)の理解が困難で混同したり，時計が読めないなどがみられる．

表1 DSM-IV-TR による読字障害，算数障害，書字表出障害

読字障害
- A. 読みの正確さと理解力についての個別施行による標準化検査で測定された読みの到達度が，その人の生活年齢，測定された知能，年齢相応の教育の程度に応じて期待されるものより十分に低い．
- B. 基準Aの障害が読字能力を必要とする学業成績や日常の活動を著明に妨害している．
- C. 感覚器の欠陥が存在する場合，読みの困難は通常それに伴うものより過剰である．

算数障害
- A. 個別施行による標準化検査で測定された算数の能力が，その人の生活年齢，測定された知能，年齢に相応の教育の程度に応じて期待されるものよりも十分に低い．
- B. 基準Aの障害が算数能力を必要とする学業成績や日常の活動を著明に妨害している．
- C. 感覚器の欠陥が存在する場合，算数能力の困難は通常それに伴うものより過剰である．

書字表出障害
- A. 個別施行による標準化検査(あるいは書字能力の機能的評価)で測定された書字能力が，その人の生活年齢，測定された知能，年齢相応の教育の程度に応じて期待されるものより十分に低い．
- B. 基準Aの障害が文章を書くことを必要とする学業成績や日常の活動(例：文法的に正しい文や構成された短い記事を書くこと)を著明に妨害している．
- C. 感覚器の欠陥が存在する場合，書字能力の困難が通常それに伴うものより過剰である．

(髙橋三郎，ほか(監訳)：DSM-IV-TR 精神疾患の分類と診断の手引 新訂版．p.50-51，医学書院，2003)

書字表出障害

学習場面では多数の字の誤りがみられる．具体的には，鏡文字，似た字（"お"と"あ"，"ぬ"と"め"など）の間違い，下手な字（字の形の乱れ，文字の並び方の乱れ），文章や文法の間違い，句読点などの誤用，段落構成のまずさなどがみられる．聞いて書くことができず，漢字の書き取りや作文が苦手である．

初期治療と注意すること

学習障害の根本的治療はないので，教育的対応と心理的対応が中心である．

まず大事なことは，学習障害であるかどうか，問題となる学習技能は何かをきちんと診断することである．これは教育現場ではなく，医療機関でなされることである．

わが国では標準化された学習障害診断のためのテストがないため，学校での国語，算数，作文の成績，日常生活での学習の様子の聞き取りなどから学習障害を疑う．さらに，発達検査，心理検査を行い総合的に診断される．そのため，診断と対応ができる専門施設への紹介が望ましい．

教育的なサポートを行うためには，まず問題になる学習技能と得意な情報処理方略（聞いて覚えるタイプか，見て覚えるタイプかなど）を特定化する．次に，それらを中心に個別教育計画を作る．課題の条件（時間，量，難易度）を調整し，説明や掲示を工夫するなどして困難な学習課題の負荷を減らしていく．つまずいている学習スキルが，将来，社会生活を送っていくために必要なものかどうか見きわめていくことも必要である．そして，パソコン，ワープロ，電卓，ルーペのような補助具の使用も，今後は積極的に取り入れていくべきであると思われる．

これらの学習支援は特別支援教育のもとで"個別の教育支援計画"が作成され，個々の障害の内容や程度に沿って個別に対応されるべきではあるが，学校現場では人手や経費の問題もあり，まだまだ充実しているとはいえない状況である．

学習障害の子どもは学業が振るわないため，自己評価が低くなりやすい．やる気の問題であるとされ，失敗体験が積み重なった結果，抑うつや不安，情緒的問題行動など二次的な障害が出現しやすい．二次障害を予防するためにも早期介入が大事である．保育者に学習に関する相談をもちかけられても，"様子をみましょう"と安易にコメントすることは，子どもの診断を遅らせることになる．学習障害の早期介入の重要性は，常に意識しておく必要がある．そして，学習面でのつまずきは本人の努力不足ではないことを初期介入の時点で本人，家族に説明し，自尊感情が低下することのないように支えていくことが治療において何より大切である．

［飯島　恵］

＜追　補＞

DSM (Diagnostic and Statistical Manual of Mental Disorders) については，本書発刊時（2015年現在）には DSM-5 が発行されている．『DSM-5　精神疾患の診断・統計マニュアル』（監訳：髙橋三郎，ほか，医学書院，2014）を参照されたい．

4. チック障害，トゥレット症候群

チック障害とは

- 自分の意志とは関係なく顔や体の一部が動いてしまったり（運動チック），咳払いのような声が出てしまったり（音声チック）します．
- 子どもの10%前後にみられ，男児に多いといわれています．

トゥレット症候群とは

- 運動チックと音声チックの両方がみられます．
- 音声チックで「言ってはいけないことば」を連発してしまうこともあります．
- 1,000人に1人程度の発症といわれています．

原因

- 内気で自分を上手に表現できない子どもに多くみられます．
- ストレスやプレッシャーなどの環境も影響します．
- トゥレット症候群の場合は，遺伝的な要因もあるといわれています．
- 注意欠如・多動性障害や強迫性障害を伴うこともあります．

よくみられる症状

- 運動チックには，まばたき，首を振る，顔をしかめる，肩をすぼめるなどの軽いものから，自分を叩いたり，飛んだり跳ねたりする複雑なものまでさまざまです．

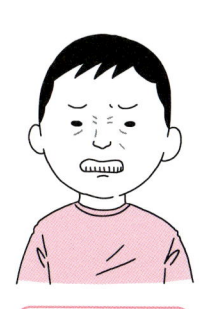

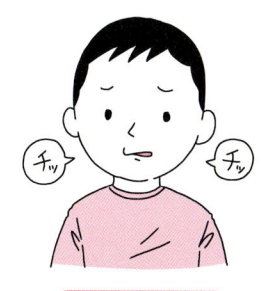

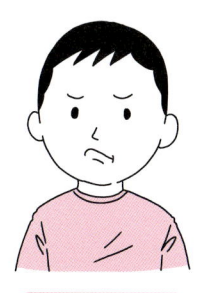

顔をしかめる　　舌を鳴らす　　口を曲げる

- 音声チックには咳払い，ほえるような声，鼻をすするなどがみられます．
- トゥレット症候群では複雑な運動チックに，汚いことば，奇声，同じことばを繰り返すなどの音声チックが伴いますが，必ず同時に出現するわけではありません．

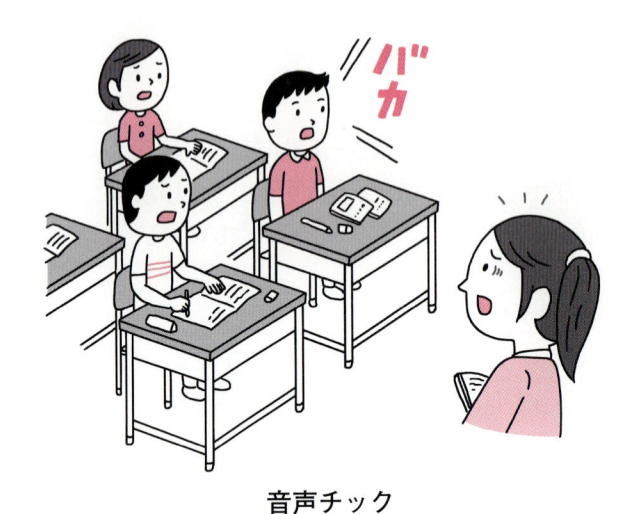

音声チック

初期治療と注意すること

- 一時的なものであることが多いので，ストレスを減らして子どもが自信を失わないような働きかけをすることが重要です．
- 本人にしつこく注意したり，叱ったりすると症状が悪化します．
- 日常生活に支障をきたす場合には，薬物療法を行います．

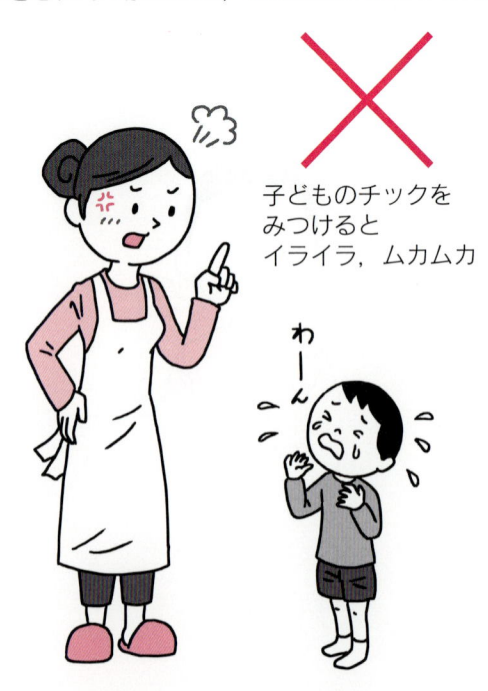

子どものチックをみつけるとイライラ，ムカムカ

解説

チック障害

チックは不随意で急速に繰り返す筋のれん縮や発声であり、その行為に目的がないものと定義される。不随意な運動ではあるが、短時間であれば意識的に抑制することが可能である。

チックの型により単純性・複雑性、持続する期間により一過性・慢性（1年以上の持続）に分けられる。

トゥレット症候群

多発性の複雑性運動チックと音声チックがともに出現するものであるが、必ずしも同時に起こらないこともある。小児期か青年期に運動チックが先行して発症し、成人期まで持続することもある。

原因

単純性のチックの場合、心理的ストレスが発症のきっかけとなることが多く、過緊張な子どもに高い要求水準が突きつけられたときに出現しやすい。トゥレット症候群の場合には、遺伝子研究および双生児研究などから遺伝因子が関与しているといわれている。

よくみられる症状

単純性運動チックには瞬目、口を曲げる、顔をしかめる、うなずく、首を回す、肩をすくめる、などがみられるが、症状としては瞬目の頻度が一番高い。単純性音声チックには、咳払い、吠え声、鼻をすする、舌を鳴らす、などがある。

複雑性運動チックには、自分を叩いたり、噛んだり、飛び上がったりするものがある。複雑性音声チックは特定の単語を繰り返すもので、自分の発した音や単語を繰り返す（同語反復）、汚い言葉や卑猥な単語を繰り返す（汚言：coprolalia）ことがある。

チック障害のうちのほとんどは「一過性チック障害」といわれるもので、4〜5歳に最も多くみられる。寛解と再発を繰り返すこともあるが、1年以上は続かないものを指す。

チックに合併して吃音、夜尿、爪かみなどの習癖異常がみられたり、自閉症スペクトラム、注意欠如・多動性障害などの発達障害や強迫性障害が併存していることもある。

初期治療と注意すること

チック障害の場合、子どもが苦痛を感じるのはチックの症状そのものではなく、そのことでからかわれたり叱責されたりすることである。多くの場合、薬物療法は不要であり、家族に対して予測される経過を説明し、症状に注目しすぎないことや叱りすぎないことを助言するだけで軽快することも多い。

しかし、症状によって生活が著しく障害されているときやトゥレット症候群など重症のチック障害の場合には、薬物療法を考慮する。ハロペリドール、リスペリドンをパーキンソン症状や眠気などの副作用の出現に注意しながら適宜投与する。

また、発達障害や強迫性障害などの併存疾患にも留意し、本人の特性に見合った環境調整や行動療法的アプローチを行っていくことも重要である。

［菊地 祐子］

5. 解離・転換性障害，過換気症候群

11. 発達障害・行動異常

解離・転換性障害とは

- さまざまな検査をしても体に異常はみつからないのに，意識の状態や運動・感覚の機能についての障害が起こるものです．
- 以前はヒステリーと呼ばれていました．

過換気症候群とは

- 精神的な不安をきっかけに，必要以上に多くの回数の呼吸をしてしまう状態です．

原　因

- 子どもが自分自身で気づいていない悩みや，あるいは気づいていても解決できない心配事や悩みがあるときに起こりやすい症状です．
- 悩みや心配事の内容は，子どもの年齢に応じ，友人関係，能力に合わない教育環境，家庭の問題などさまざまです．
- テレビや漫画などで見聞きしたものを無意識のうちにまねることもあります．

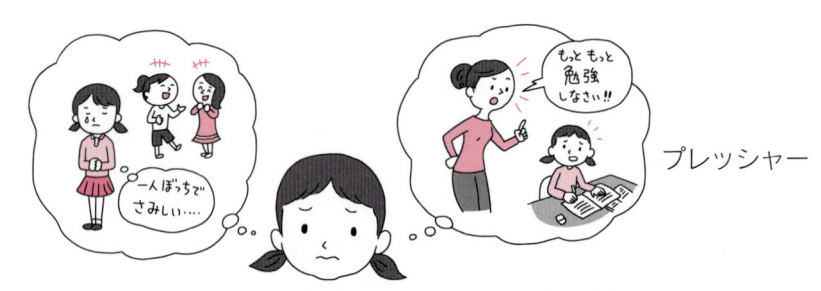

子どもの悩み事（友人関係，教育環境）

よくみられる症状

◎ 解離・転換性障害

意識状態の障害＝解離性
- 忘れてしまう
- もうろうとする
- 人格が変わったようにみえる　など

運動機能の障害＝転換性
- 立てない，歩けない
- 手足の一部が動かない
- 声が出ない
- ふるえる
- 体をつっぱる，けいれん　など

感覚機能の障害＝転換性
- 見えない，聞こえない
- のどに何か詰まっている感じがする
- 体に痛みを感じる
- 感覚が鈍くなる　など

○○をしよう！

何で○○？
…○○って何だっけ？

解離

モヤモヤ

解離性障害

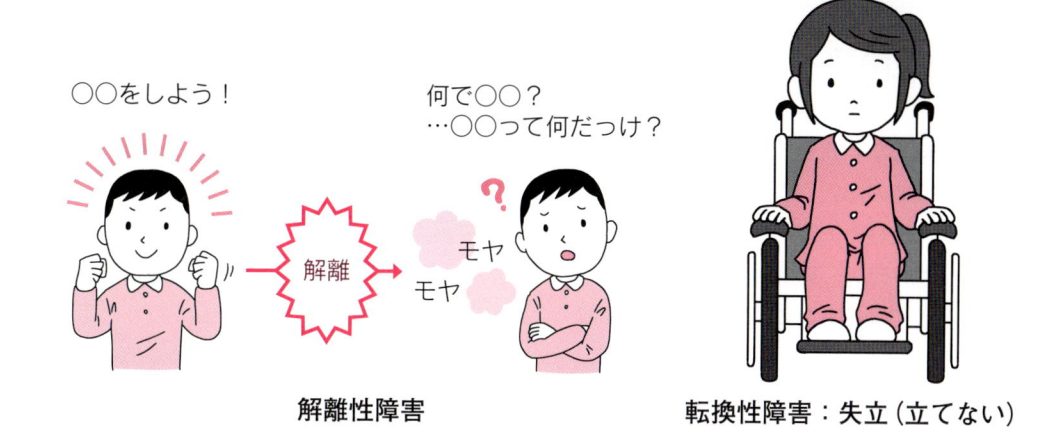

転換性障害：失立（立てない）

過換気症候群
- 速く浅い呼吸が繰り返されます．
- 息苦しさ，動悸，めまい，手足や唇のしびれや，時に失神することがあります．

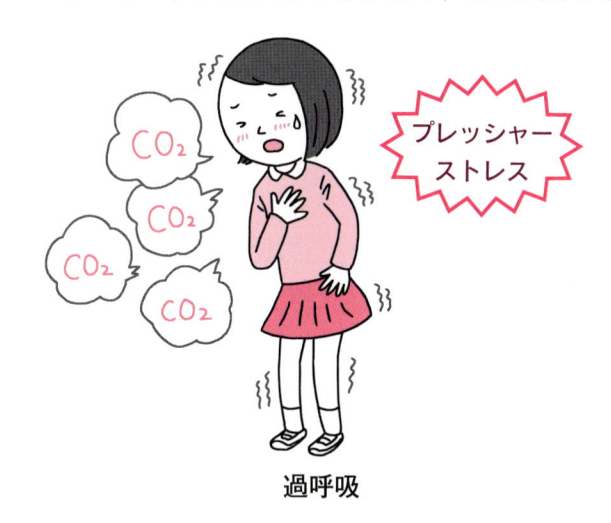

CO_2

プレッシャーストレス

過呼吸

初期治療と注意すること
- 周囲の大人が慌てずに，安心できるような声がけをすることが大切です．
- 症状が落ち着いたら，1人で悩んでいることがないか聞いてみましょう．
- 過換気症候群では，ゆっくり，空気を十分吐き出す呼吸をさせましょう．
- 生活に支障をきたすような場合には，専門医による治療を受けたほうがよいでしょう．

解説

解離・転換性障害

　患者自身が自覚しない葛藤によって，意識障害，運動機能，知覚機能の障害が引き起こされるものである．意識の連続性や人格の統合が一時的に失われるものを解離性障害，随意運動や感覚にまつわる身体症状として表出されるものを転換性障害という．

過換気症候群

　精神的な不安や緊張をきっかけに呼吸が浅く速くなり，過換気によって生じる身体症状がさらに不安を増幅させ，症状の悪化をきたす．

原因

　言語で自分の不安を表現したり，解決の手段をもつことが難しかったりする子どもの場合，解離・転換性障害や過換気症候群が生じやすい．症状の背景には，友人関係や能力に合わない学習環境，未告白の心的外傷，両親の不和や不適切養育といった家庭の問題が潜んでいることが多い．特にリストカットなどの自傷を伴う解離性障害の場合（切ったときのことを覚えていない，など），虐待も念頭に置いて診療にあたることが必要となる．

　これらの症候には「疾病利得」といわれる精神病理が存在する．これは症状によって直接葛藤と向き合わなくてすむ一次利得（例：手が動かなくて受験勉強ができない）と，症状によって現実的に周囲の注目やケアを享受できる二次利得（例：厳しい母が心配して病院に連れて行ってくれた）に分けられる．

よくみられる症状

　解離・転換性障害ではイラスト頁に示したような意識，随意運動，知覚に関するさまざまな症状が起こりうるが，1人でいるときや人が見ていないときに症状が出ることはほとんどない．また，重篤な症状を訴えるにもかかわらず患者自身があまり深刻に悩んでいないようにみえることも特徴とされている．

　過換気症候群では，呼吸症状と過換気によるCO_2の過剰排出から生ずる低CO_2症状を呈する．呼吸症状は異常に速い，浅い呼吸で息苦しさや息切れを訴える．過換気状態が持続すると，低CO_2症状としての手足・唇のしびれ，頭痛，めまいや振戦，テタニー症状，意識のもうろう，不穏・興奮が出現し，時に失神に至ることもある．

初期治療と注意すること

　まずは身体疾患との鑑別を十分に行う．その後に，「検査には異常がないけれど，何か悩みや心配事があるときに身体に不具合が出ることがある」ということを，子どもと保護者に説明することが重要である．「検査では異常がない」というだけの伝え方は，「SOSをキャッチしてもらえなかった」と捉えられ，その子どもは新たなSOSの方法を出さなければならなくなる．しかし，表面上の症状に対してのみ過度にアプローチすることは，前述の「二次利得」を助長することになり避けなければならない．

　治療は「葛藤の解決」に尽きるが，その原因となる心因を子ども自身が自覚していなかったり，言語化する能力が不十分であったりする．また家庭の問題が潜んでいる場合には家族からの情報も得にくいため，根気強く面接を繰り返し，非言語的な治療（プレイセラピーや箱庭療法など）も取り入れながらの治療を行うため，臨床心理士や児童精神科医との連携が必要となる．

　過換気症候群の過換気状態の対応は，まずは落ちつかせて心配のないことを告げて，ゆっくり空気を吐き出してから息を吸うように指導する．多くはこれだけで回復してくるが，長引いたり反復するようなら紙袋法を用いる．紙袋法は，口・鼻を覆うことができるくらいの適当な大きさの紙袋の中で呼気を再呼吸させ，吸気CO_2を増す方法である．

［菊地 祐子］

11. 発達障害・行動異常

6. 睡眠障害
（夜泣き，夜驚症，夢中遊行症）

睡眠障害とは
- 小児の睡眠パターンは年齢により生理的に変化します．
- 小児の約25％が何らかの睡眠障害を経験します．
- 代表的なものとして夜泣き，夜驚症，夢中遊行症などがあります．

原因
- 詳細な原因は不明です．
- しかし，脳の発達過程にみられる未熟性が原因と考えられ，睡眠中のリズムが大きく関与しています．

よくみられる症状

夜泣き
- 生後6か月頃～2歳前後の児に多くみられます．
- 夜間に周期的に泣きだしたり，再び眠ったりを繰り返します．
- 睡眠リズムの変化に伴う生理的な反応と考えられます．

夜驚症
- 小児の1～6％にみられ，2歳から学童期に起こりやすいです．
- 2歳以降の夜泣きを夜驚症とする場合もあります．
- 突然，驚いたように泣き叫んで起きだし，数分間の強い興奮状態となります．
- 興奮中の記憶は断片的，もしくは覚えていません．

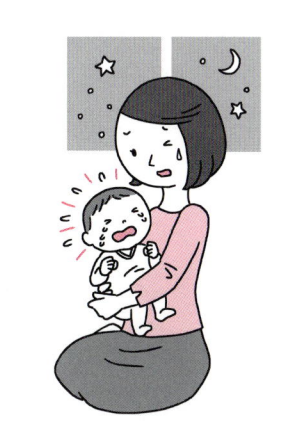

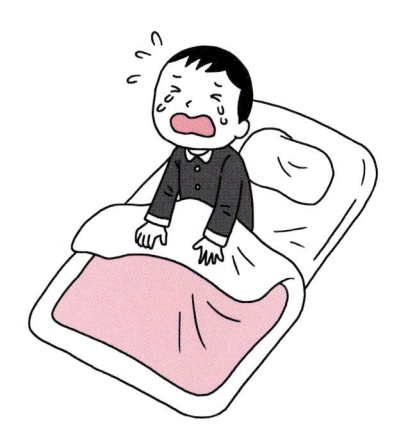

夢中遊行症

- 5歳以上から学童期に多くみられ，遺伝する傾向があります．
- 睡眠中に突然起きだし，ベッドの上で飛び跳ねたり，部屋の中を歩きまわるなどの症状がみられます．
- 開眼していますが，ボーッとした表情で，呼びかけに対する反応はみられません．
- 障害物を避け，扉を開けるなどの行動もみられます．
- 本人や周囲の家族がケガを負ったりする場合があります．
- 覚醒後にはその記憶がありません．

初期治療と注意すること

- いずれも年齢変化とともに自然改善するため，経過観察が基本となります．
- 実際は不安ですが，心配のないことも理解しましょう．
- 夢中遊行症ではケガを予防するために睡眠環境に注意しましょう．
- 頻度や程度によっては鎮静作用のある内服薬の治療を行います．

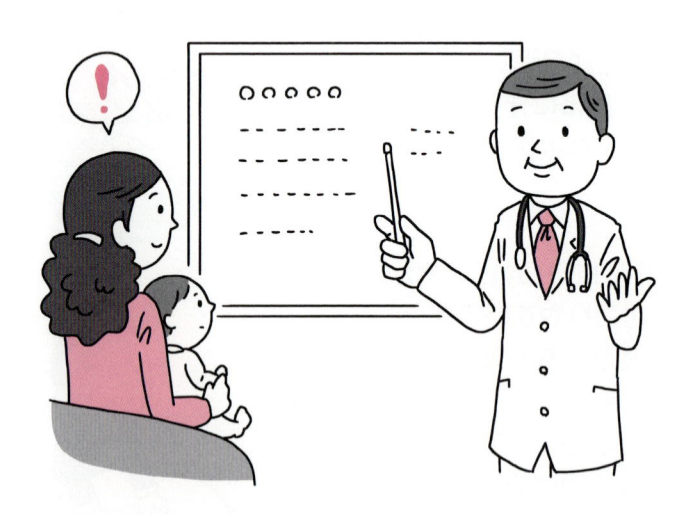

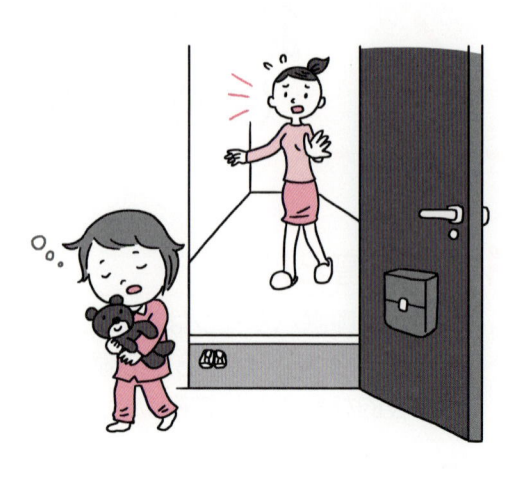

解説

　睡眠障害とは，睡眠が何らかの身体的や精神的な原因で中断されることである．小児にみられる睡眠障害は多彩で，近年では睡眠障害による気分障害，多動，衝動性などの増加が問題視されている．ここでは外来診療で相談される頻度が多い夜泣きと夜驚症，夢中遊行症について解説する．

　睡眠関連障害の国際分類第2版(International Classification of Sleep Disorders, second edition：ICSD-2)では夜驚症，夢中遊行症といった睡眠時随伴症は「眠りに伴い生じる望ましくないイベント」と定義されている．ICD10にも，非器質性睡眠障害(F51)の中に随伴症状を伴う睡眠障害が記載されている．しかし夜泣きに関しては明確な定義がなく，わが国と欧米との比較でも言葉の定義があいまいとなっている．育児に対する意識の違いから，添寝の習慣をもつわが国は夜泣きが問題となりやすく，ひとり寝を早期から始める欧米では夜泣きの概念自体が希薄である．保護者からの夜泣きの訴えもさまざまであり，健康な児にみられる睡眠にかかわる誘因のない啼泣をまとめて「夜泣き」としている場合が多い．生後2〜5か月頃に出現するものをコリック，2歳以降の夜泣きを夜驚症とすることが一般的である．

原因

　中枢神経の発達過程にみられる未熟性が原因と考えられているが，詳細な機序は不明である．乳児から学童にかけての睡眠リズムは成長とともに急速に変化する．睡眠障害は睡眠リズムの変化と強い関連性をもつと考えられている．

　夜泣きは覚醒から軽睡眠相へ移行する際にみられることが多く，睡眠導入の問題(一種の不眠症)と捉えられている．夜泣きは，新生児期の多相性睡眠から成人にみられる単相性睡眠への移行期に多くみられ，睡眠維持が不安定で容易に覚醒しやすい時期に多いといえる．

　2歳頃にはREM(rapid eye movement)睡眠，non-REM睡眠のリズムが明確となり，全体におけるnon-REM睡眠の割合が増加する．夜驚症や夢中遊行症は深睡眠期であるnon-REM睡眠時に症状が出現することから，睡眠の最初の1/3の時間帯に起こりやすい．日中の活動に伴う疲労や興奮，不安などは睡眠のリズムに影響を与え，症状の出現頻度を上げる．

よくみられる症状

　三者の比較を表1に示す．

夜泣き

　早ければ生後2週間頃から，2歳前後の児にみられる．入眠して2〜3時間頃に多く，約3時間おきに早朝にかけて数回みられる傾向がある．授乳や適度なあやしで再度入眠するものから，そのいずれに対しても拒否的で，20〜30分程度の興奮状態を示した後に自然に入眠するものまで症状に差がある．頻度は週に2〜3回以上が多く，年齢とともに減少し2歳前後で自然軽快することが多い．

夜驚症

　小児の1〜6％にみられ，2歳から学童期が好発時期である．睡眠の前1/3の深睡眠時にみられ，

表1　夜泣き，夜驚症，夢中遊行症の比較

	夜泣き	夜驚症	夢中遊行症
発症時期	生後2週〜2歳	2〜10歳	5〜10歳
頻度	週3〜4回	週3〜4回	週3〜4回
出現時期	入眠後2〜3時間	睡眠の前1/3	睡眠の前1/3
症状	啼泣，入眠困難	叫び声，強い啼泣，布団の上で暴れる，呼びかけに無反応	開眼，室内の歩行，簡単な日常動作，呼びかけに無反応
脳波所見	覚醒〜軽睡眠相	徐波睡眠期(non-REM)	徐波睡眠期(non-REM)
持続時間	20〜30分	10〜20分	10〜20分
家族歴	不明	あり	あり

(Kotagal S：Parasomnias of childhood. Curr Opin Pediatr 2008；20(6)：659より引用，一部改変)

突然の叫び声と啼泣や覚醒がみられ，数分間の強い興奮症状を示す．時に発汗や多呼吸などの症状を伴うこともあり，ベッドや布団の上を動き回ったりすることもある．興奮中の記憶は断片的，もしくは覚えておらず，日中の眠気といった睡眠不足を示す症状はみられない．家族歴を有することがあり，多くが思春期までに自然に改善する．

夢中遊行症

5歳以上から学童期に多い．小児の20％が1回程度の夢中遊行症を経験しているとの報告があるが，慢性的なものは1〜6％程度である．夜驚症と同じく睡眠の前1/3の深睡眠時にみられ，睡眠中に突然覚醒するが，叫び声や啼泣を伴う頻度は低い．開眼するが無表情で呼びかけに対する反応は乏しい．ベッドの上で飛び跳ねる，部屋の中を徘徊するなどの行動を伴うが，障害物を避け移動し，施錠された扉を開けるなど，一見して意識的な動きもみられる．しかし危険に対する認識はなく，本人や制止を試みた家族が外傷を負うケースや，高所からの転落などの報告がある．10％に夜驚症の合併がみられ，家族歴を有する．記憶の保持は夜驚症と同様に断片的で，日中の眠気はみられない．成長とともに自然消失する．

初期治療と注意すること

年齢依存性の疾患であるため，経過観察が原則となる．まれに頭蓋内の器質性疾患やてんかんの複雑部分発作との鑑別を要するが，いずれも詳細な症状聴取で鑑別が可能である．わが国の文化は，泣く子を介抱することを是とする傾向にあり，夜泣きでは保育者への心理的負担が大きい．保育者には夜泣きについての理解を高めてもらうと同時に，日中の生活を含め，スムースな睡眠導入の工夫をアドバイスする．夜驚症・夢中遊行症については疾患への理解に加えて，外傷を予防するために睡眠環境の整備が必要である．症状の頻度が多い場合や外傷の危険性が高い場合には，ベンゾジアゼピン系薬の投与を眠前に行う．

[池野　充]

7. 摂食障害

摂食障害とは

- 思春期（特に女子）の不適応からくる"やせ願望"と"ボディイメージの障害"や成熟拒否が高じて，拒食をするようになります（＝神経性食思不振症）．
- 重症の場合はやせが著明となり，生命の危険すらある疾患です．
- 拒食だけでなく，経過中には過食になることもあるため，摂食障害といわれます．

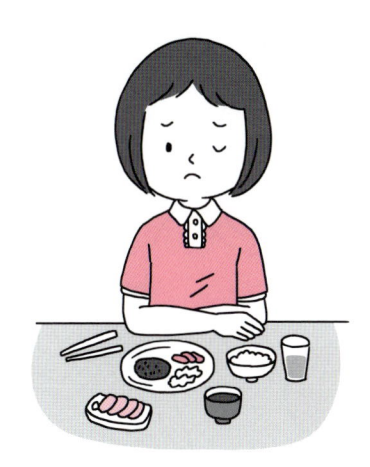

原因

- 性格，精神的背景として，几帳面で表面的には過剰適応ともいえるよい子であることが多いです．
- 幼児期からの神経症的こころの葛藤やパーソナリティの歪みが問題になることも多いです．
- 女性としての感情や自己が育っていくためには，母親のみならず父親との関係も問題になることがあります．
- 拒食となるきっかけとしては，友人にデブといわれたり，友人のようにスマートになろうとダイエットを始めたら歯止めがきかなくなった，などがよくあります．

よくみられる症状

- 拒食による標準体重の20％以上の体重減少，極端なやせ願望のほかに，無月経，低体温，低血圧，うぶ毛の密生，浮腫，徐脈，便秘などの身体症状が現れます．
- 血液検査では
    - 貧血，白血球減少
    - コレステロール値
        初期は高値 → 進行すると低値
    - 下垂体ホルモン値低下

    などがみられます．
- どんどんやせてきても，行動はかえって活発となることがあります（過活動）．

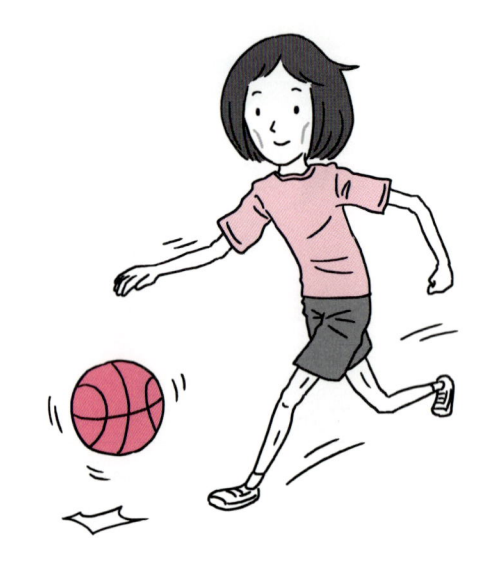

初期治療と注意すること

- 体の発育が重要な成長期なので，まずはやせの体への影響を検査します．
- そのための血液検査に異常がなくても，やせによる体の破壊は進んでいることがあります．
- 体重減少による体の変調を知ることがとても大切です．
- ほかのこころの問題が，食の問題に姿を変えてしまっていることがあります．
- 高度のやせや栄養障害は入院管理が必要です．

解説

　神経性食思不振症は，もともとなりやすい素地をもった子どもが，何らかの環境の変化などを契機として，意図的に拒食を始めて継続しているうちに，"二次的に"「食べようと思うのだが食べられない」状態に陥り，食べることに非常に強い恐怖を抱くようになっている状態といえる．結果的には身体症状が悪化し，誰がみてもるいそう（やせ）が著明となってもそれに反して活動は過多となり（過活動），自分ではやせているとは認識できなくなる状態（ボディイメージの障害）となる．

　小児期の神経性食思不振症は，近年のやや過剰ともいえるダイエットブームも手伝って，さまざまなタイプの患児がみられるようになった．身体的な問題を伴うとともに，こころの問題が背景には必ず存在しており，単に食生活，身体状態の改善だけでは治療的に十分とはいえず，こころの問題を本人さらには家族関係，学校生活といった状況も含めて考えていく必要がある．また小児のうつ病，境界性人格障害や統合失調症でも，食行動の異常がその中心の症状となっている．

原因

　本症への素地は早期乳幼児期に形成されるとの報告があり，繊細で敏感な素質の乳幼児が本音を周囲に受け入れられず養育され，自己表現ができず，自己不全感や自己嫌悪感を内在しながら成長した例が多いとされる．小児例と成人例との大きな相違は，小児の場合，身体・精神の発達途上にあり，その成因にこころや人格形成の未熟性が関与することである．それゆえ患児の精神状態の評価には，飢餓による影響，背後に潜む精神疾患の存在，こころの未熟性による影響などを治療の段階に応じて多角的に捉える姿勢が必要となる．

　神経性食思不振症になりやすい子どもの特徴としては，表面的には過剰適応ともいえるほどよい子で，手のかからない子どもが多くみられる．しかしそれは非常に人の目を気にし，対人関係において安心できる自分の居場所をもつことができずにいる結果なのである．常によい子でいなければ，嫌われてしまうのではないかと考えがちである．

よくみられる症状

　身体症状としては拒食あるいは過食の時期もあり，このため摂食障害と呼ばれる．体重減少（標準体重の－20％以上），悪心，嘔吐，腹部不快感，無月経などがみられるが，成長期に体重が減ること自体が重大な症状であることを，受診された医療機関は心得る必要がある．るいそうが続くと徐脈，低体温，そして低体温に対し体を保温するための全身の体毛の増生がみられる．この現象を患児に説明することで，現在の状態が健康が損なわれているという認識につながる患児もいるので，説明する価値がある．

初期治療と注意すること

　外来では，成長期に体重が増えないことの身体への危機を強調しつつ，常に受容的な態度で臨むことが重要である．入院においては拒食症の専門病棟は全国に数少ないので，実際には一般の小児病棟でチームを組んで工夫しながら治療する場合が多い．病棟の構造，看護体制，児童精神科医の存在の有無などによって，治療できる患児の病態の内容・程度が変化する．拒食症診療の経験を積み，一部の患児では薬物療法を併用することで，閉鎖病棟でないと無理ではないかと思われた患児までも小児病棟でみることができるようになる．

　この病気の本質は，食行動の問題とは別にあると考えられるため，食行動の問題にはできるだけ触れずに治療を進める方針をとる場合がある．この場合，ともすれば身体症状・栄養状態の改善が遅れがちになる．しかし，身体の発育過程にある小児にとって入院が必要なほどのるいそうの状態が長引くことは永続的な身体障害をきたす恐れがあり，一日も早い回復が望ましい．したがって治療の流れとしては，行動制限療法を用いた食習慣の改善ならびに体重の回復が第一段階と考えられる．行動制限療法とは，初期はベッド上安静から始め，食事がとれるようになるのと並行して，行動の制限を徐々に解除するものである．

まず，身体が危機状態にあり，行動の制限の必要があることを伝えることが重要である．すなわち，少しでもカロリーを消費することがもったいなく，身体の破壊を助長していることをチーム全員が患児に対して語りかけ，接することが肝要である．患児にとってやせている状態は，スタイルという見た目の問題でしかなかったのが身体の健康という側面があることを改めて知ることによって，治療への導入が行いやすくなる．そして，食べられるようになるにしたがって行動の制限が解除されていくことは，食事をとる動機づけとして位置づけられ，治療上促進的に働く．外来初診あるいは入院時に，いかに身体が危機状態にあり行動の制限の必要があることを伝えられるかが重要である．またさまざまなこだわりのうちの1つである体重に関しては，体重計に後ろ向きに乗らせ，体重を本人に知らせないで記録することは，さまざまな数字へのこだわりを減らすために効果的である．

　家族に対しては，この病気が食べる食べないの問題ではなく，別の問題が食の問題に姿を変えていることをよく理解してもらう必要がある．入院前には，家族は患児が食べないことを心配するあまり，患児と食事のことでもめて関係が悪化していたり，家族自身も心配のあまり疲労した状態のことが多い．そのため入院当初は家族の面会を禁止し，家庭や学校からの分離によって自分自身の問題に専念させる必要がある．家族も患児としばらく面会しないことで，振り回されていた日常から落ち着きを取り戻し，改めて患児のことについて冷静に考える余裕が与えられることになる．このとき，家族には身体のこと，食事のことは病院にまかせ，新たに患児を受け入れ，見守る姿勢がもてるようにサポートすることが必要である．そのため筆者のチームでは家族に対しても面談を定期的に行い，家族がゆとりをもって，また入院中に行う行動制限療法などの治療の意味を理解したうえで患児に接することができるように配慮している．治療が進み，体重がある程度まで回復すると，食へのこだわりで頭がいっぱいで，ほかのことなど話す余裕がなかった患児も，自然にさまざまな話ができるようになってくる．この頃が治療の第二段階であり，神経性食思不振症に至った背景，患児の抱えるこころの問題を考えていくようになる．

［時田 章史］

12. 小児保健

1. 包茎，小陰茎

🌸 包　茎

- 包皮翻転ができず，亀頭が皮をかぶった状態を包茎と呼びます．
  - 陰茎（ペニス）を包む皮：包皮
  - 陰茎の先頭部分：亀頭
  - 手を使って包皮をむき亀頭を露出する：包皮翻転
- 赤ちゃんにとっては，陰茎が皮をかぶっているのは正常な状態です．
- 5歳までに自然に包皮翻転が可能になります．

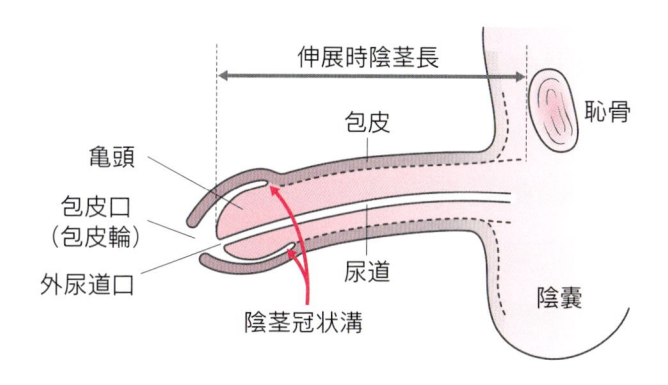

原　因

- 包茎には原因がありません．

よくみられる症状

- 包茎で注意する症状は，
  - 出口が極端に狭くて尿が出にくいとき
  - 包皮との隙間に何度も細菌が入って陰茎が腫れるとき（亀頭包皮炎）
  - 尿路感染症で繰り返し発熱するとき
- 包皮がむけて戻らなくなり，先端が締めつけられてひどく腫れることがあります（嵌頓包茎）．

初期治療と注意すること

- ほとんどの子どもの包茎は治療の必要がありません．
- 思春期までは自然に治るのを待ちましょう．
- 力ずくで無理にむこうとするのは危険です．わずかな亀裂から悪化させることがあります．
- 安易に軟膏治療を試さないようにしましょう．
- 気になるときは経験豊富な専門医に相談しましょう．

小陰茎

- 陰茎が小さくみえるときには恥骨結合（陰茎基部）から亀頭（包皮先端ではない）までの長さを測ります．
- 赤ちゃんで 2.0〜2.5 cm，学童で 3.0 cm 以上あれば問題ありません．
- 思春期に入って男性ホルモンが出てくると自然に大きくなります．

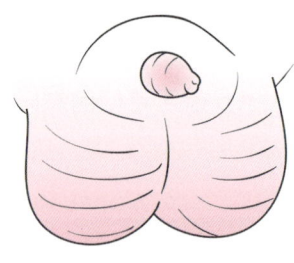

小陰茎

原　因

- 原因は明らかでないことがほとんどです．
- 男性ホルモンの異常や染色体異常などの先天奇形に伴うことがあります．

よくみられる症状

- 太っていると皮下脂肪に埋もれて，見かけ上小さくみえることがあります．
- 陰茎の大きさは小さくなくても，まわりの皮膚や筋膜の成り立ちから小さくみえることもあります（埋没陰茎・翼状陰茎）．
- 立っての排尿がうまくできないことがあります．

初期治療と注意すること

- 治療の目標は立位排尿ができるレベルにすることです．
- 少量の男性ホルモンを短期間使うことがあります．
- 埋没陰茎の場合には，経過をみて手術をすることもあります．

■ 陰茎皮膚外板
--- 筋膜

解説

包茎

包茎は病気ではない

　包皮がペニスを覆ってしまい，むき出せない状態を包茎と呼ぶ．思春期前の子どもは，ペニスの先端（亀頭）が包皮で覆われている状態が普通で，包茎は機能的には何の支障もない．手を使って簡単にむき出す（包皮翻転）ことは出生時で4％，6か月で15％，1歳で50％，3歳で80～90％，17歳で99％可能になるといわれる．したがって本来小児期の包茎に対する治療は必要ない．思春期にはペニスは成長し，亀頭は自然に露出または容易に包皮翻転ができるようになる．

よくみられる症状

包茎に対する対応と治療方針

　乳児健診の場でペニスの皮をむくように指導することや，その場で無理やりむくようなことは行ってはならない．無理やりむくことで，疼痛だけでなく，包皮の一部が切れて，癒着による二次包茎の原因になる．しかし，まれではあるが5～6歳になっても包皮口が極端に小さい例や下記①，②，③を認めるような場合には外科的治療を考慮して，小児泌尿器科（小児外科）へ相談する．

①包皮口（包皮輪：包皮の出口）がきわめて狭く尿路通過障害や腎機能障害をきたす可能性のあるとき

　排尿させると亀頭部包皮の膨隆（バルーニング：排尿の初期から終末まで包皮の拡張がみられる．排尿初期の一過性のものは生理的）や，尿線の細小化，尿線散乱，包皮と亀頭の間に尿が排尿後も残り常に下着が尿で湿っている（尿瘤形成），力まないと尿が出ないといった状態．

②亀頭包皮炎や尿路感染症を繰り返すとき

　陰部局所洗浄（排尿・入浴時に局所をきれいにする）を行っても包皮内板と亀頭部の間に細菌感染が生じ，排尿時痛，頻尿，陰茎部痛，包皮の腫脹発赤，包皮口からの排膿や尿道膀胱炎・尿路感染症を反復しているとき．なお，感染・亀頭包皮炎は包茎でなくても起こり，包茎であっても乳幼児の尿路感染発症は1％以下のため，あくまで感染を繰り返してコントロール不可能な症例に限って治療の対象とする．

③嵌頓包茎で戻らないとき，繰り返すとき

　小児は包皮の伸展性がまだ少なく包皮口が狭いため，亀頭が十分に露出できない状況にある．このときに無理に包皮を後退させて亀頭を露出させたままにしておくと，堅く狭い包皮輪のため陰茎冠状溝部で絞扼が起こる．リンパ・静脈のうっ滞，動脈系の阻血を生じ，長時間続くと亀頭の壊死に陥る．絞扼の原因となった包皮輪より遠位の包皮が腫脹し，細菌感染による亀頭包皮炎と間違えられ，放置され重大な結果に陥ることもある．

初期治療と注意すること

　5～6歳まで経過観察でよい．生理的な包皮癒着を含め，乳幼児の包茎に対して用手的に包皮翻転を行うことは勧めない．包皮翻転の不十分な指導により瘢痕化や嵌頓包茎のリスクがある．

①用手的包皮口拡張法，ステロイド剤軟膏局所塗布

②手術療法，背面切開法や環状切開法

　①，②などの治療が必要な少数例は，局所ステロイド治療であっても，手術療法が必要となる可能性を考え，専門医（小児外科，小児泌尿器科）へ紹介する．また局所ステロイド療法は短期的な有効性は証明されているが，長期の効果は明らかでなく，成人まで持続させるためには，長期にわたる慎重な包皮翻転指導と経過観察が必要である．

　仮性包茎がかっこ悪いといわれているのは，大部分が男性誌などの美容外科の広告による情報操作であり，医学的な根拠は希薄である．また宗教的，文化的な理由から行われる割礼は，米国でもその数は年々減少しつつあり，世界的に80％以上の男性は割礼を行っていない．新生児が割礼の手術を受けるときの痛みや合併症もあり，割礼を「医療上の理由」ですることは勧められていない．

小陰茎

まず，陰茎の長さを正確に測定することである．

小陰茎を疑った場合，伸展時陰茎長を測定する．勃起しない状態で包皮先端を引っ張って，恥骨結合（陰茎基部）から亀頭（包皮先端ではない）までの長さを測定する．陰茎基部の皮下組織が厚いときは同部を圧迫して測定する．

伸展時陰茎長がそれぞれ，新生児2.0 cm，乳児2.5 cm，学童3.0 cm，思春期発来後4.0～6.0 cm以下のときには小さいと考えられ，尿道下裂などの形態異常を伴わないものを小陰茎（ミクロペニス，矮小陰茎）と呼ぶ．陰茎の大きさは個人差が大きく，健診で指摘する際には注意が必要で，家族への説明を十分に行う必要がある．

原因

小陰茎の多くは原因不明（特発性）であるが，図1に示したように胎児精巣からのテストステロン合成・分泌不全，テストステロンからジヒドロテストステロン（DHT）への変換異常，アンドロゲン受容体機能不全などの内分泌疾患や先天奇形症候群が原因となることもある．

よくみられる症状

尿道下裂，停留精巣，二分陰囊を伴う場合，精巣が小さいとき，性別の診断に迷う場合，15歳になっても恥毛・陰茎発育・声変わりがない場合などでは，小児内分泌専門医に精査を依頼する．

埋没陰茎（buried penis）

陰茎のサイズは正常であるが，陰茎皮膚（外板・包皮）の不足や筋膜の付着異常によって，陰茎が皮下に埋没しているため小さくみえる状態をいう．経過をみて，重症例では手術を行うことがある．肥満による下腹部皮下脂肪の増大により陰茎が埋没して一見短くみえる状態では手術適応はないが，臨床的に両者の厳密な区別は困難な場合がある．陰茎腹側と陰囊の皮膚がつながっている状態は翼状陰茎（webbed penis）と呼ぶ．

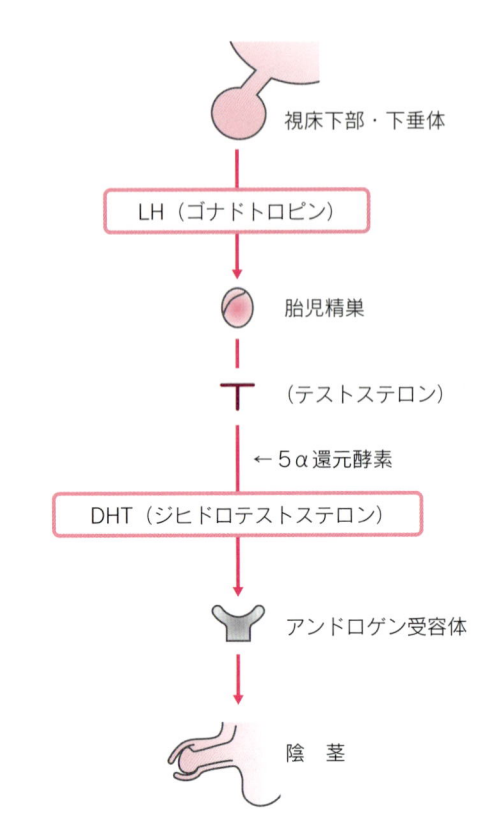

図1 陰茎の大きさにかかわるホルモン（陰茎の発育）

初期治療と注意すること

治療としては，立位排尿が問題なくできるレベル（陰茎長3.0～3.5 cm以上）を目標としてデポ型テストステロンの少量筋注投与（1か月に1回，3回を限度）が行われる．なお副作用として骨年齢促進，肝機能障害，女性化乳房，外陰部発毛がある．反応不良例では，アンドロゲン不応症を考慮する．また埋没陰茎の手術適応は議論があるが，真性包茎を合併して陰茎皮膚が極端に不足して陰茎が埋没している例などは，経過をみたうえで小学校入学前に手術を考慮する．

［志村 直人］

2. 脊柱側弯症

12. 小児保健

脊柱側弯症とは
- 背骨が曲がり，ねじれている状態をいいます．

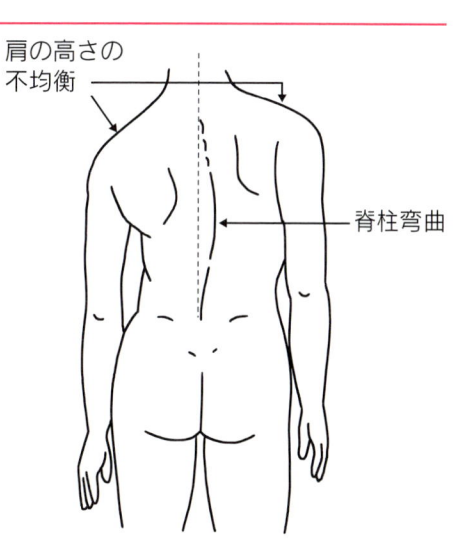

原因
- ほとんどの場合は，原因のわからない特発性脊柱側弯症です．
- それ以外には，脊椎の奇形による先天性脊柱側弯症や麻痺などから生じる側弯症があります．

よくみられる症状
- 片方の肩が下がったり，骨盤が傾いたりします．
- 前かがみになると片方の背中が盛り上がります（肋骨隆起）．
- エックス線写真を撮ることによって曲がりの程度がわかり（コブ角），治療の目安になります．

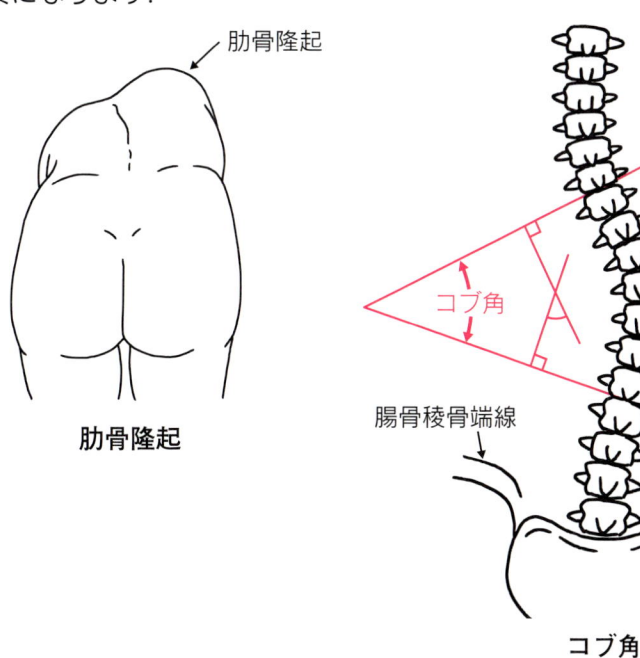

視診・触診（肩の高さの不均衡／脊柱弯曲）

肋骨隆起

コブ角（腸骨稜骨端線）

初期治療と注意すること

- 弯曲がコブ角 30 度を超えると外観上も目立つようになり，40 度を超えると腰痛の原因にもなります．
- 治療法は曲がりの程度によって異なりますが，弯曲がコブ角 30 度以上にならないように一般的には 25 度以上になった場合は，装具療法を行います．
- 以前は腰から首まで含めた装具を使用していましたが，服の外に目立つネックリングは思春期の女子には受け入れられず，現在では体幹だけのアンダーアームブレースが主流です．
- 曲がりの程度が強く，コブ角が 50 度を超える場合は手術が必要になります．
- 成長期に起こる病気なので，通常は成長が終了する 16～19 歳で進行は止まります．コブ角が 50 度以上の場合や麻痺性側弯症の場合などではその後も進行することがあります．

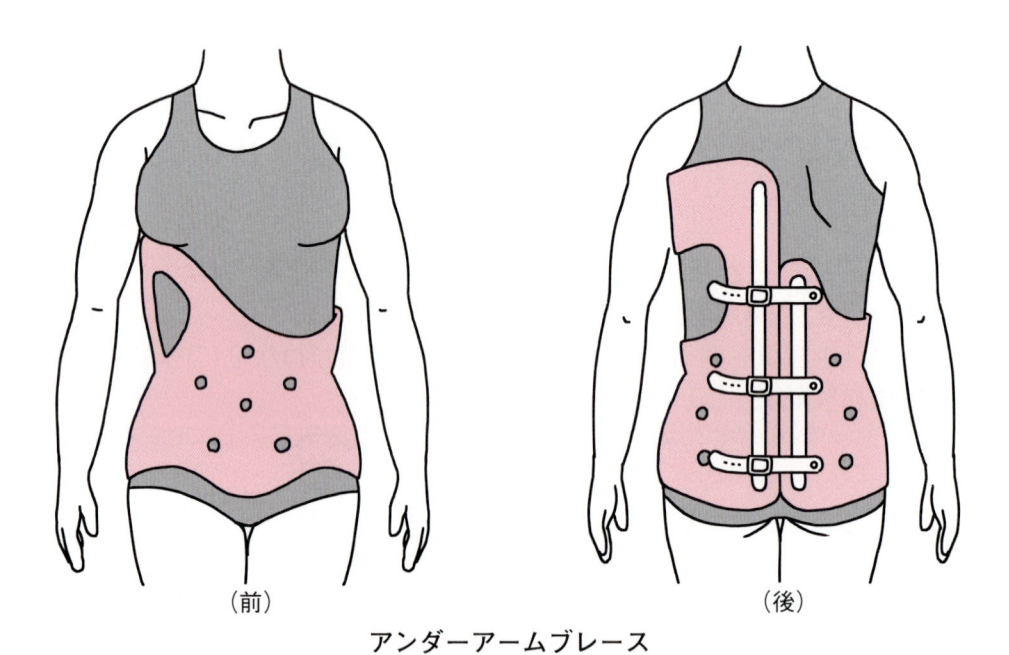

（前）　（後）

アンダーアームブレース

解説

脊柱が側方に弯曲すると同時に脊柱の回旋を伴う変形である．

原因と種類

①特発性脊柱側弯症：原因は不明であり，これが側弯症の約70%を占める．
②先天性脊柱側弯症：脊柱の奇形によるもの．
③その他：麻痺性，神経筋原性，神経線維腫に伴うものなどがある．

よくみられる症状・徴候

①脊柱の弯曲および肩の高さの不均衡：視診，触診にて観察（イラスト頁を参照）．
②肋骨隆起，腰部隆起：身体を前屈させ背部および腰部の隆起をみる．脊柱の捻じれを表す（イラスト頁を参照）．
③骨盤の傾斜．
④クローヌス，病的反射，筋力低下などの神経学的所見を調べ，麻痺性側弯症などの鑑別をする．

骨エックス線所見

1 コブ角（Cobb angle）

カーブの上部と下部にある最大に傾斜するそれぞれの椎体の上縁と，下縁に引いた線が交差する角度をもって表す（イラスト頁を参照）．角度の数値によって側弯の程度を評価できる．

2 腸骨稜骨端線の出現（Risser's sign）

骨成長度の判定に用いられる．前上腸骨棘より始まり後上腸骨棘に至るまで約1年かかり，完全に骨端線が閉鎖するまで約2年を要する．女子で平均16〜20歳，男子では16〜19歳とばらつきがある．骨成長が終了すれば一般的に側弯は進行しない（図1）．

初期治療と注意すること

弯曲がコブ角30度を超えると外観上の不満を残すことが多く，40度を超えると腰痛の原因にもなる．弯曲が30度以上にならないように保存的治療が必要であり，50度を超える場合には手術が必要となる．
下記に側弯の程度による治療法を示す．

1 運動療法

四つん這い体操などがあるが，これのみでは治療の効果はなく，装具療法の補助として行う．装具装着中でも装具を外して体操などを積極的に行わせる．

2 装具療法

コブ角が25度以上で，骨成長終了前で，かつ5度以上の進行を認める場合に用いられる．首のringと骨盤の硬性コルセットを支柱で繋げたMilwaukee brace が用いられていたが，服の外に目立つ neck ring は思春期の女子に受け入れられず，最近は外観的に目立たない underarm brace が主流である（イラスト頁を参照）．

3 手術療法

コブ角50度以上の特発性脊柱側弯症に対して適応となる．
椎弓スクリューとロッドの組み合わせによる後方矯正固定術が一般的である（図2）．

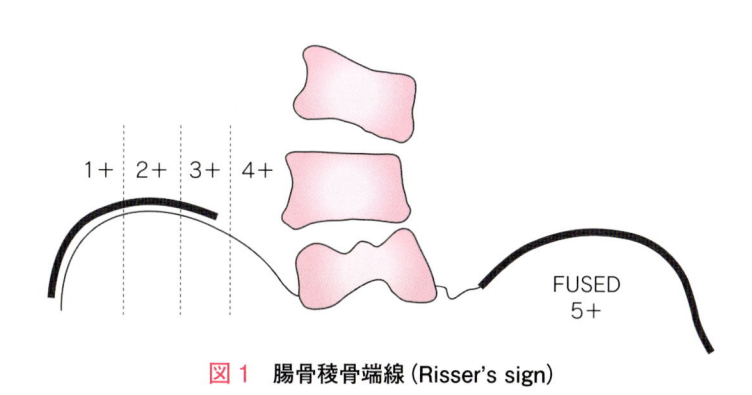

図1 腸骨稜骨端線（Risser's sign）

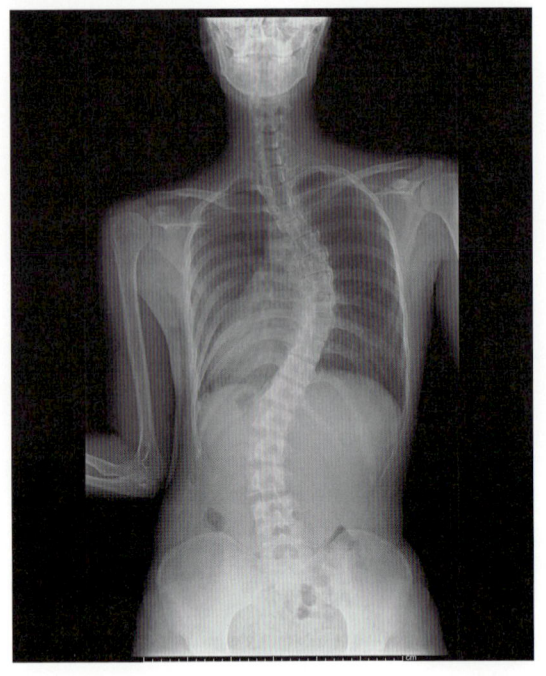

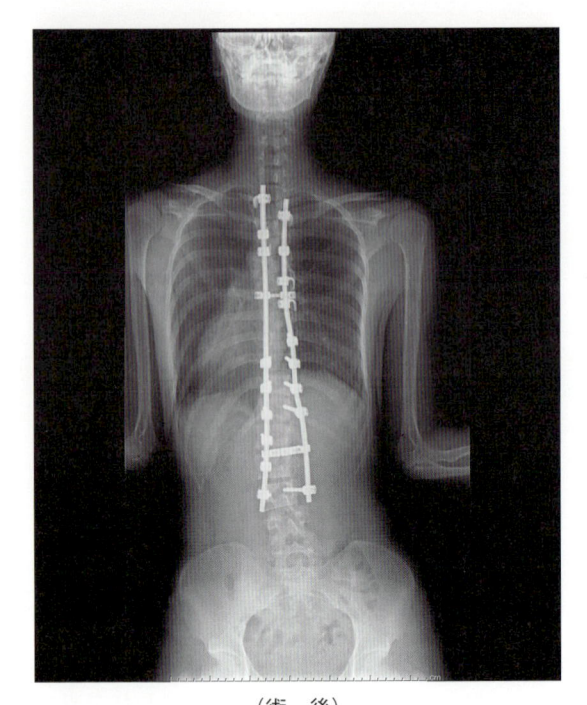

（術　前）　　　　　　　　　　　　　　　（術　後）

図2　後方矯正固定術（術前・術後）

予　後

　成長期の特発性脊柱側弯症では約1/3程度が進行するが，通常は骨成長の終了とともに進行は止まる．進行の指標となるのは側弯度，骨成長度，弯曲の原因，カーブパターン，立位と臥位での角度の差などである．側弯度がコブ角50度を超えるものでは骨成長終了後でも進行する場合が多い．また麻痺性側弯症，Marfan症候群，神経線維腫などが原因する場合も進行する．

［一青　勝雄］

12. 小児保健

3. 骨粗鬆症，くる病

骨粗鬆症

- 正常な骨は，コラーゲンなどの骨性タンパクとカルシウム，リンなどのミネラルがバランスよく構築され，骨の強度を保っています．
- 骨粗鬆症はその両者が不足し，全体的に骨の強度が低下し，もろくなって骨折しやすくなる状態です．
- ビルの構造を考えれば，鉄筋がコラーゲンなどの骨性タンパクに，セメントがカルシウム，リンなどのミネラルにたとえると理解しやすいでしょう．

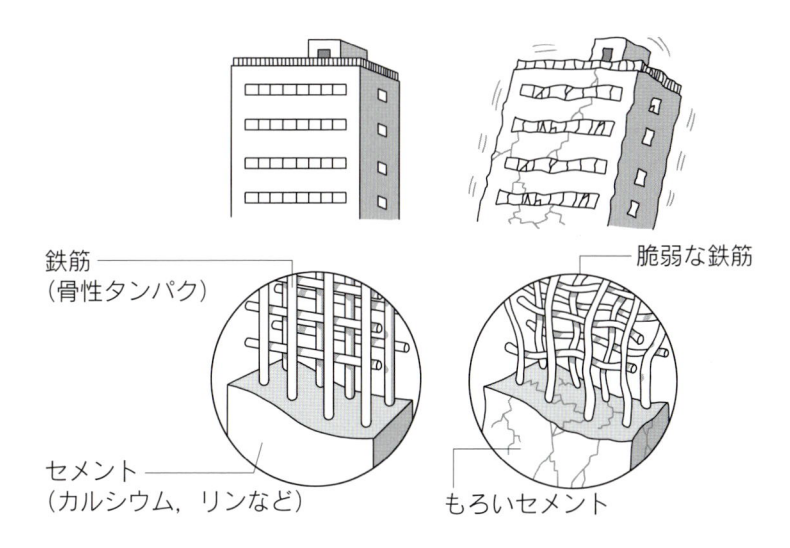

原因

- 小児ではステロイドホルモンによる二次性骨粗鬆症が最も頻度が多いです．
- ほかにも性腺機能低下症，甲状腺機能亢進症などの内分泌疾患，血液系悪性腫瘍，脳性麻痺などで動けないことによるものなど，さまざまな原因があります．

よくみられる症状

- 椎体の圧迫骨折による腰痛がよくみられます．
- 程度がひどくなると成人と同様に背中が丸くなってしまいます．

初期治療と注意すること

- 一般的にはカルシウム剤，ビタミン D 製剤，ビタミン K 製剤がよく使われます．

- 非常に強い骨吸収抑制作用をもつビスホスホネート製剤の投与もされるようになりました．

くる病

- くる病は，カルシウム，リン，ビタミンDなどのどれか，またはその組み合わせによる欠乏（いわゆるセメント不足）によって，骨格の異常をきたす病気です．
- 骨端線が閉じる以前にこれが起きる場合をくる病，骨端線が閉じた以降にこれが生じた場合を骨軟化症といいます．

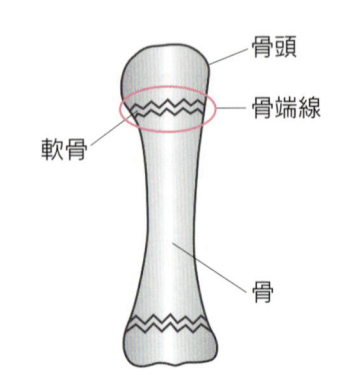

原因

- 完全母乳栄養児が離乳期以降に，離乳食がうまく進まない，あるいは日光浴不足が加わることで発症することが多いと考えられています．
- 最近はアレルギー疾患による過度の食事制限が原因で発症する場合も増えています．
- まれに，腎臓病でリンの再吸収ができないためのリン不足で起きる低リン性くる病もあります．

よくみられる症状

- **骨変形**：頭蓋癆（頭蓋骨の軟化：ピンポン玉を押すような感触），O脚・X脚．
- テタニー症状：低カルシウムによるしびれ感，筋肉の拘縮など．

初期治療と注意すること

- 低カルシウムあるいはビタミンD欠乏の場合は，原因の除去，カルシウム剤，ビタミンD製剤の投与，日光浴を勧めます．
- 低リン性くる病の場合は，リン製剤の投与と活性型ビタミンD製剤を投与します．

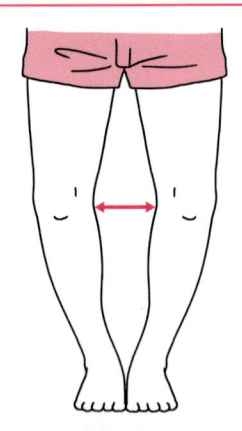

くる病のO脚
左右の踵をつけて立たせ，左右の膝の間の開き具合で判断する．
（整形外科医のための小児日常診療ABC, p.202, メジカルビュー社, 2003より作成）

解説

骨粗鬆症

　骨粗鬆症の分類を表1に示す．小児期においても骨粗鬆症は存在し，退行期骨粗鬆症を除くすべての骨粗鬆症，すなわち若年性骨粗鬆症と全身疾患，薬剤，不動化などに伴う続発性骨粗鬆症が存在する．成人領域においては，退行期骨粗鬆症を加齢による老化現象と捉え，転倒による大腿骨頸部骨折，あるいは椎体の圧迫骨折による円背や疼痛の出現をもって治療を開始していた時代があった．しかしながら，骨密度測定の技術の進歩により，骨折のリスクが予測可能な時代となり，骨折以前に骨粗鬆症と診断し，治療が可能になっている．骨粗鬆症の予防および治療の最終目標は，まさに骨折の予防にある．骨折発症の関連因子として最も重要なものは，骨量の減少であり，高齢者の骨折の約80％は骨量の減少が関与しているといわれている．

　以下に小児期の骨粗鬆症における原因・症状・予防的対応などについての知見を記述する．

1 骨塩量と遺伝

　骨粗鬆症の遺伝的な背景として白人やアジア人に多いなど人種差があること，家族歴があること，小柄な体格の人に起こりやすいことなどが報告されている．一方，骨密度と遺伝的要因については双生児の研究があり，若年者の骨密度に遺伝が強く関与していることが報告され，腰椎，大腿骨頸部，橈骨骨密度について比較検討し，腰椎はほかの部位より遺伝的因子が強く関与し，骨の部位によって遺伝因子と環境因子の影響に違いがあることが報告された．最近では各種ホルモン受容体遺伝子，サイトカイン遺伝子の多型性が骨密度に影響を及ぼすことがわかってきて，骨密度と遺伝的体質について研究されている．

2 骨塩量と栄養

　骨粗鬆症の発症に，カルシウム，ビタミンD，タンパク質摂取不足が関与することはすでに報告されている．また，小児期の栄養が最大骨塩量に及ぼす影響についての報告が数多くあるが，そのほとんどがカルシウムに関するものである．カルシウムの十分な摂取が骨塩量を高めることに異論を唱える者はいないが，その投与量や投与時期と得られる骨塩量との相関に関しては，さまざまな報告がある．欧米では乳製品の摂取比率が日本に比べ非常に高いので，特に牛乳摂取と骨密度に関する報告があり，幼児期や思春期に牛乳の摂取量が多かった人ほど，骨塩量が高いことが報告されている．

　日本人成人のカルシウム栄養所要量は600mgといわれているが，ほかの栄養素が所要量を満たしているのに対し，カルシウムはいまだに達しておらず，カルシウムの積極的な摂取を小児期から指導することが必要である．また，広田らは，思春期からの"やせ"願望によるダイエットが低骨密度につながることを指摘し，不必要なダイエットと無謀な食事制限に注意を喚起している．

　一方，カルシウムの吸収にも重要なビタミンDは，魚介類，卵，きのこ類などに比較的よく含まれているため，日本人においては栄養所要量を満たしていると考えられている．したがって，実際

表1　骨粗鬆症の分類

骨粗鬆症
- 原発性骨粗鬆症
  - 退行期骨粗鬆症
  - 若年性骨粗鬆症
- 続発性骨粗鬆症
  - Ⅰ．内分泌異常：性腺機能低下症，甲状腺機能亢進症，Cushing症候群，糖尿病
  - Ⅱ．消化器疾患：胃切除，吸収不良症候群
  - Ⅲ．血液系悪性疾患：多発性骨髄腫，悪性リンパ腫，白血病，全身性肥満細胞症
  - Ⅳ．先天性疾患：骨形成不全症，ホモシスチン尿症，Ehlers-Danlos症候群，Marfan症候群，Wilson病，Menkes病，乳糖不耐症
  - Ⅴ．特定の薬剤：副腎皮質ホルモン，抗けいれん薬，ヘパリン，メトトレキセート
  - Ⅵ．不動，宇宙飛行
  - Ⅶ．その他：アルコール中毒，金属中毒，ビタミンC欠乏症

の食事指導としては，牛乳・乳製品，大豆製品，小魚，野菜・海藻類からカルシウムを，魚，鶏卵，椎茸などからビタミンDをとることができるので，これらの食品を中心とした栄養指導が必要と考えられる．

3 骨塩量と運動

骨塩量を増加させるためには動的負荷が刺激として必要であり，筋肉の収縮および伸展による機械的負荷，緊張により成長期の骨量が増加する．一方，不動化，重力負荷の削減により骨量増加の減少あるいは骨量減少が起こる．

日本人における多変量解析を用いた，前腕遠位部の最大骨量に与える因子の中で，運動習慣が体重などとともに重要な因子であることが報告されている．また，欧米においても腰椎あるいは大腿骨頸部骨量の規定因子として運動歴が重要な因子であることが報告されている．一般的には体重負荷のかからない水泳は骨塩量に対し影響が比較的少ないのに対し，体重負荷のかかるような垂直方向への重力に抗する運動，特にバレー，バスケットなどが骨塩量を増すには有効であるとされている．女子においては，激しいトレーニングによる体脂肪の低下，あるいは正常な月経周期の破綻が骨塩量の低下を招くことが知られている．

いずれにしても，一般学生における思春期のスポーツは，貧血，無月経，疲労骨折を起こさないよう，指導者がオーバーユースに注意し，長く続けられるような指導をすることが肝要である．

くる病

くる病の病態はイラスト頁に示した．

原因

日本では戦前のような，栄養不足や山間部の日照不足の環境における乳幼児にくる病がよくみられていた．近年，その発生頻度は減少してきていたが，最近は再び発症例の報告が増加してきている．完全母乳栄養が長期にわたり，離乳食の摂取がうまく進まなかったり，紫外線曝露を過度に恐れての日光浴不足が加わることで発症する例，また最近は食物アレルギーに対する過度の食事制限が原因で発症する場合も増えている．また，まれではあるが腎尿細管障害でリンの再吸収ができないために起きる低リン性くる病もある．

よくみられる症状

骨変形として，頭蓋癆（頭蓋骨の軟化：ピンポン玉を押すような感触），O脚・X脚や低カルシウム症状としてのテタニー（しびれ感，筋肉の拘縮など）がある．

乳幼児では自覚症状に乏しく，健診などの機会にO脚・X脚で発見される場合があるので注意を要する．

初期治療と注意すること

診断は骨のエックス線によっての特徴的な所見と血液検査（カルシウム，リン，ビタミンDなど）によってなされる．治療は原因の除去と不足物質の補充を行う．

前述したように，近年，紫外線の副作用に対する懸念から，母子手帳の日光浴を勧める記載がなくなった．日照不足により，皮膚で産生されるビタミンDが不足することから，日本人の潜在的なビタミンD不足を指摘する報告が相次いでいる．特に完全母乳栄養児ではビタミンD不足になりやすいので，離乳食摂取がうまく進まなかったり，日光浴が不十分だったり，アトピー性皮膚炎による食事制限により，カルシウム不足，ビタミンD不足からくる病を発症する報告が年々増えている．

詳しくは，日本小児内分泌学会のホームページに診断の手引きが掲載されているので，参照していただきたい(http://jspe.umin.jp/medical/files/_vitaminD.pdf)．

[時田 章史]

12. 小児保健

4. 熱中症

熱中症とは
- 高温あるいは高湿度の環境で，体温を調節する仕組みが障害されて起こります．

原因
- 過度の体温上昇から体を守るために大量の汗をかいて脱水になることから始まります．
- 激しい運動をしていると起こりやすくなります．
- この場合，ただの水だけをとり続けると体内の塩分が不足して，さらに症状が進みます．

よくみられる症状
- まず，脱水による低血圧症状（立ちくらみやボーッとする）がみられます．
- 体内の塩分が不足してくると，こむら返りが起きたり，頭痛や吐き気，脱力感などを訴えます．
- 室内などでゆっくり症状が進むときには，何となく元気がないなどの症状だけのこともあります．
- さらに進行すると応答が鈍い，言動がおかしい，日時や場所がわからない，酔っぱらいのように足もとがふらつくなど神経症状が現れます．

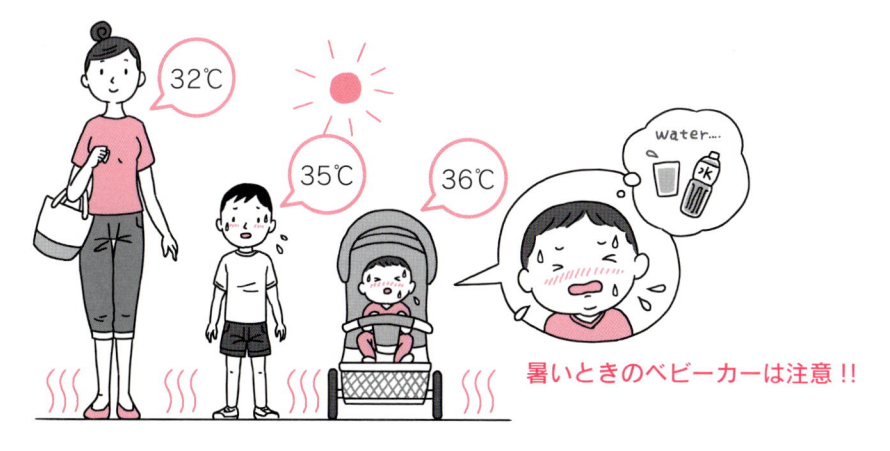

暑いときのベビーカーは注意!!

地面に近いほど気温が高い

初期治療と注意すること

- 熱中症は予防できます．天気予報などでこまめに熱中症予報を確認して，日中，屋外での運動はやめましょう．
- 予防には風通しのよい涼しい衣服にする，帽子や日傘を上手に使う，日陰や冷房のあるところを選ぶ，などの対応も必要です．
- 暑いときには，のどが渇いたと感じる前からこまめに水分をとっておきましょう．長時間にわたるときには塩分を含んだ飲み物も必要です．
- 症状が出現したら，涼しい場所に移動させ，冷たい濡れタオルで頭や首すじを冷やし，塩分を含んだ水分をとらせます．
- これらで改善しないときは，直ちに病院へ！

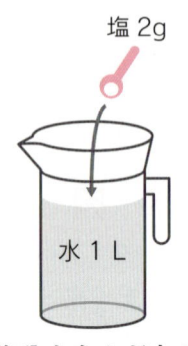

塩分を含んだ水の簡単な作り方（塩 2g／水 1 L）

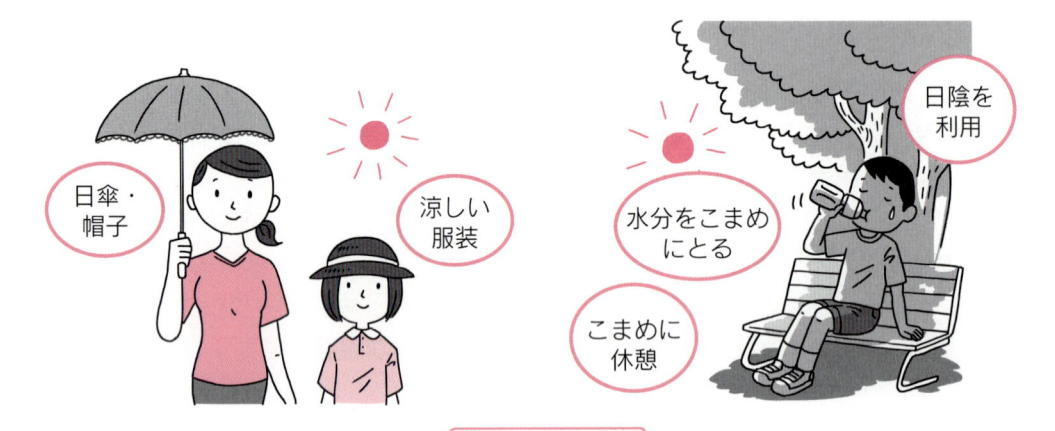

熱中症の予防法
- 日傘・帽子
- 涼しい服装
- 水分をこまめにとる
- こまめに休憩
- 日陰を利用

熱中症予報と対応

気温	対応
35℃以上	きわめて危険．運動は中止して涼しいところで休む
31〜35℃	熱中症の危険が高く，激しい運動は中止．体力の弱い者，暑さに慣れていない者は運動させない
28〜31℃	熱中症の危険があるので，30分おきくらいに休ませ，水分を補給させる
24〜28℃	積極的に水分補給を行わせる．熱中症の症状に注意する
24℃以下	適宜，水分補給が必要．激しい運動では熱中症が起きることもある

解説

熱中症は暑熱が原因となって発症する，皮膚の障害などを除外した暑熱障害の総称である．日本救急医学会では，症状にとらわれず意識障害の程度と応急処置による症状の変化から重症度を捉えること，入院に関しては明確な基準を定めるという視点から，Ⅰ度（熱失神，熱けいれん），Ⅱ度（熱疲労），Ⅲ度（熱射病）に分類することを提唱している（括弧内は従来の分類）．表1に新分類による症状とその対応を示す．

原因

暑熱環境下では，体温上昇を防ぐための生理学的反応として，皮膚の血管拡張・内臓の血管収縮が起きる．しかし，高温多湿や激しい運動などの過度の条件下では循環不全による臓器障害が惹起され，さらに高熱による細胞毒性と全身性炎症反応症候群（SIRS）が引き起こされると考えられている．適切な対応がなされなければ，さらに播種性血管内凝固症候群（DIC），多臓器不全へと病態が複雑に絡み合いながら進行することとなる．

よくみられる症状

当初は起立性低血圧に伴うめまい症状であるが，大量の発汗に対して適切な水分および電解質補給が行われないと熱けいれんを引き起こす．次いで，頭痛・吐き気・脱力感・倦怠感などの全身症状が出現する．また，体温は必ずしも高いとは限らず正常の場合も多い．さらに病態が進行すれば，過呼吸，嘔吐，下痢，応答が鈍い・何となく言動がおかしい，日時や場所がわからない，千鳥足歩行，頻脈などの症状が現れる．熱中症の症状は連続的なものであり特異的なものはないため，軽度と思われても神経症状が疑われる場合には，より重症な病態と考えて素早く対処することが必要である．

初期治療と注意すること

発症予防

最も大切なことは，熱中症の発症予防である．熱中症の発症には，温度・湿度・気流・放射熱などの環境因子以外にも，性別・年齢・既往歴や薬物服用などの個体因子，運動・労働・生活環境などさまざまな要因が関与する．最近では日々の天気予報などで熱中症予報が発信されており，これらの情報を有効に活用して熱中症を発症しにくい環境にすることが最も重要である．環境省のホームページには，生活活動強度の目安が日々掲載されている．

表1 日本救急医学会「熱中症に関する委員会」の推奨する分類

新分類	症状	治療	従来の分類（参考）
Ⅰ度	めまい，大量の発汗，欠伸，筋肉痛，筋肉の硬直（こむら返り）（意識障害を認めない）	通常は現場で対応可能 →冷所での安静，体表冷却，経口的に水分とNaの補給	heat syncope heat cramp
Ⅱ度	頭痛，嘔吐，倦怠感，虚脱感，集中力や判断力の低下（JCS1以下）	医療機関での診察が必要 →体温管理，安静，十分な水分とNaの補給（経口摂取が困難なときには点滴）	heat exhaustion
Ⅲ度（重症）	下記の3つのうちいずれかを含む ①中枢神経症状（意識障害≧JCS2，小脳症状，痙攣発作） ②肝・腎機能障害（入院経過観察，入院加療が必要な程度の肝または腎障害） ③血液凝固異常（急性期DIC診断基準（日本救急医学会）にてDICと診断）	入院加療（場合により集中治療）が必要 →体温管理（体表冷却に加え体内冷却，血管内冷却などを追加），呼吸，循環管理，DIC治療	heat stroke

- Ⅰ度の症状が徐々に改善している場合のみ，現場の応急処置と見守りでOK
- Ⅱ度の症状が出現したり，Ⅰ度に改善が見られない場合，すぐ病院へ搬送する
- Ⅲ度か否かは救急隊員や，病院到着後の診察・検査により診断される

（日本救急医学会「熱中症に関する委員会」：本邦における熱中症の現状—Heatstroke STUDY2010 最終報告—. 日救急医会誌 2012；23：228）

熱中症を発症する可能性のある環境下での熱中症予防の基本は，体温上昇の抑制と脱水予防である．体温上昇を抑制する方法として，初夏の頃から暑さに慣れる（暑熱順化）よう心がける，屋外活動時には日陰を選ぶ，服装も襟元や袖口の開いた通気性のよいものを選ぶのはもちろんのこと，風通しのよい所では手足などの肌を露出し，直射日光のもとでは日傘や帽子・長袖などを上手に利用するなどのこまめな対応が望まれる．また，屋内環境でも衣服に気をつけるとともに扇風機や冷房を積極的に使い，室温が28度を超えないよう気を配ることが必要である．小児は屋外での遊びや屋内外でのスポーツを行う機会が多いが，熱中症発症の危険が高いときには予定を変更する勇気も必要である．

　運動時や，屋内にいてもきわめて気温の高い時期には，脱水予防のためにのどが渇いたと感じる前からの水分補給は重要である．通常は水のこまめな補給（おおよそ1時間に一度）だけでも十分であるが，大量の発汗があるときや高温の環境に長時間いる場合などには，水とともに塩分の補給も必要である．0.2％程度の塩分を含む飲料（水1Lに塩2g）が推奨されている．市販のスポーツ飲料を利用する場合には，塩分濃度が低めで糖分濃度が高いことから，それだけに頼ると塩分の補給が不足する場合があるので注意が必要である．また，塩分を含んだ飲料にこだわらなくても，飲水と食事による塩分補給という方法も上手に利用することも肝要である．

発症したら

　暑熱環境にいる，あるいはいた後で体調不良を訴える場合には熱中症の可能性がある．めまい，大量の発汗，こむら返り，倦怠感などを訴える場合には直ちに活動を中止し，木陰の風通しのよい場所，冷房の効く場所などに移動させ，濡れタオルで頭や首筋などを冷やすとともに，塩分を含んだ飲料を与える．しばらく休ませても症状が改善しない場合や，何らかの意識障害や運動機能の異常（前述）を伴う場合には，体を冷やしながら直ちに医療機関を受診させる．軽症と思われていても急速に多臓器不全へと進行する場合もあり，迅速かつ慎重な対応が必要である．また，熱中症の既往のある者は再発しやすいので，さらに注意を要する．

［大山　昇一］

Memo

5. 乳児突然死症候群 (SIDS)

12. 小児保健

乳児突然死症候群 (SIDS) とは

- それまで健康に育ち，大きな病気の経験がない乳児が，睡眠中に亡くなり，解剖やさまざまな検査，詳しい状況調査によってもその原因が同定されない病気のことです．
- わが国では，おおよそ6,000〜7,000人に1人の割合で発生すると推定されています．
- 生後2〜6か月の乳児に多くみられます．

原　因

- SIDSの原因はいまだにわかっていません．
- これまでの死亡状況調査から，以下が多いことがわかっています．

  - 男児
  - 早産児，低出生体重児
  - うつぶせ寝
  - 両親の喫煙
  - 人工栄養児
  - 冬季，早朝から午前中

- これまでSIDSと考えられていた例に，先天代謝異常症が含まれていたことがわかりました．
- 新しい新生児スクリーニングで，発症前に診断される可能性が注目されています．

よくみられる症状

- SIDSは発見されたときにはすでに死亡しており，特徴的な症状はありません．
- SIDSと診断するためには，乳幼児に突然の死をもたらすSIDS以外の病気や事故，虐待などによる死亡でないことを確認する必要があります．

初期治療と注意すること

- 治療はできませんが，解剖や死亡状況の詳細な調査が必要不可欠です．
- 事故や犯罪による死亡でないことを確認するため，警察による捜査や司法解剖が実施される場合があります．
- ほかの病因がないかを確認するために医療機関での病理解剖が必要となります．

- SIDS で小さな命を失うという同じ体験をもった家族が参加している「SIDS 家族の会」という組織があります．
- SIDS は遺伝性疾患ではないため，次のお子さんに SIDS が発生する可能性は高くありません．
- もし次のお子さんを出産された後に，SIDS に対して不安がある場合は，自宅で使用可能な心拍数や呼吸数を感知する機器があります（しかし，これらは SIDS を予防することが証明されたものではありません）．

SIDS から赤ちゃんを守りましょう

- **うつぶせ寝は避ける**：赤ちゃんをなるべく 1 人にしないことや，寝かせ方に注意をすることは，SIDS だけでなく事故を未然に防ぐことにもなります．
- **喫煙はやめる**：妊婦自身の喫煙はもちろんのこと，妊婦や乳児のそばでほかの人が喫煙することも SIDS のリスクになることを理解し，家族が協力して禁煙しましょう．
- **母乳栄養**：母乳栄養児は人工乳で育てられている乳児に比べて SIDS の発症が低いとされています．人工乳が SIDS を引き起こすわけではありませんが，できるだけ母乳で育てましょう．

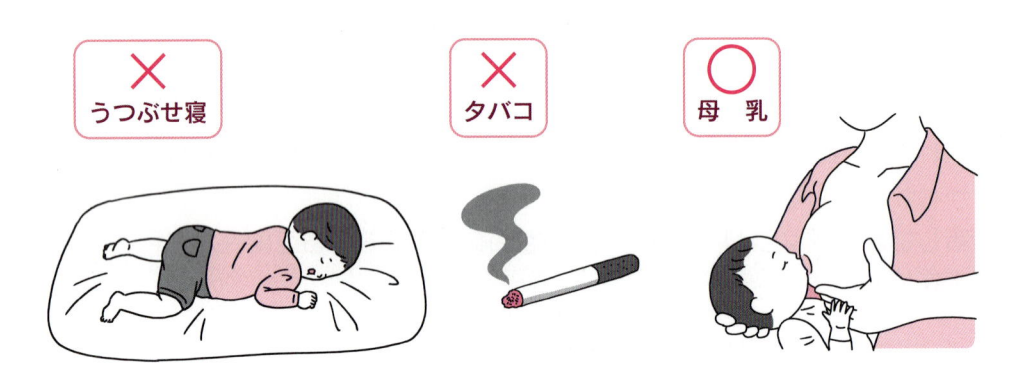

解説

乳児突然死症候群（sudden infant death syndrome：SIDS）とは，「それまでの健康状態および既往歴からその死亡が予測できず，しかも死亡状況調査および解剖検査によってもその原因が同定されない，原則として1歳未満の児に突然の死をもたらした症候群」と定義される．主として睡眠中に発症し，わが国での発症頻度はおおよそ出生6,000～7,000人に1人と推定され，生後2～6か月に多く，まれに1歳以上で発症することもある．一方，睡眠中にチアノーゼ，呼吸窮迫，呼吸停止状態で発見され蘇生された症例は，乳幼児突発性危急事態（apparent life threatening event：ALTE）と称される．

原因

SIDSの原因はいまだに解明されていない．脳幹部の微細な異常による覚醒反応の遅延が基礎にあり，外因性のストレスが加わることで睡眠中に気道が閉塞して無呼吸（閉塞性睡眠時無呼吸）や低酸素などの異常が発生し，そこから回復できずに死亡する，という説が有力である．これまでの疫学的な調査からイラストにあげた状況が多いことが判明している．一方，これまでSIDSと考えられていた一部に先天代謝異常，特に有機酸・脂肪酸代謝異常症などを含むことが注目されている．近年，タンデムマスによる新しい新生児スクリーニングを行っている地域が拡大し，約20疾患以上のアミノ酸代謝異常・有機酸代謝異常・脂肪酸代謝異常の疾患を診断することが可能となったことで，SIDS様の経過をたどる疾患の一部が発症前に診断されるようになった．

よくみられる症状

SIDSでは発見されたときにすでに死亡しており，特徴的な前駆症状などはない．しかし，従来からSIDSのリスク因子として，妊婦および養育者の喫煙，人工栄養，うつぶせ寝などがあげられており，わが国でもこれらのリスクを軽減する運動が展開され大きな成果をあげている．

初期治療と注意すること

SIDSは除外診断ではなく1つの疾患単位であり，その診断のためには，乳幼児に突然の死をもたらすSIDS以外の疾患および窒息や事故，虐待などの外因死との鑑別診断が重要となる（表1）．つまりSIDSと診断するためには，剖検および死亡状況調査が必要不可欠である．詳細については『乳幼児突然死症候群（SIDS）診断ガイドライン（第2版）』（http://www.mhlw.go.jp/bunya/kodomo/sids_guideline.html）を参考にされたい．診断のために必要な問診や検査項目のリストが記載されている．本ガイドラインに掲載されている診断のフローチャートを図1に示す．

SIDSと考えられる症例では当然のことながら，発見時，死因が特定できない状況となるため警察に届け出る必要がある．外因死が否定されなければ司法解剖に回され，事故や犯罪が否定された場合でも監察医制度の存在する地域では行政解剖を検討する必要がある．司法解剖や行政解剖が行われない場合でも臨床医は遺族に病理解剖を勧める

表1　SIDSとの鑑別が必要な疾患・病態

1. 全身性疾患	感染症（敗血症など），DIC，先天性代謝異常症など，脱水症
2. 中枢神経系	重篤な奇形，髄膜炎，脳炎，動静脈奇形，神経筋疾患，外傷
3. 心疾患系	重篤な奇形，心筋炎，冠動脈病変（川崎病など），心内膜線維弾性症，心筋症，横紋筋腫，不整脈（QT延長症候群など）
4. 呼吸器系	肺炎，高度の細気管支炎（RSウイルスなどによる），肺高血圧症，気管支喘息，頸部腫瘍（上気道閉塞）
5. 消化器系	巨細胞性肝炎，腸炎（脱水や電解質異常を伴う），消化管穿孔，腹膜炎
6. 造血器系	白血病などの造血器腫瘍，血球貪食症候群
7. 外因	外傷，事故，窒息，溺水，うつ熱，凍死，虐待，殺人，傷害致死，中毒など

（日本SIDS学会診断基準検討委員会：乳幼児突然死症候群（SIDS）診断の手引き　改訂第2版）

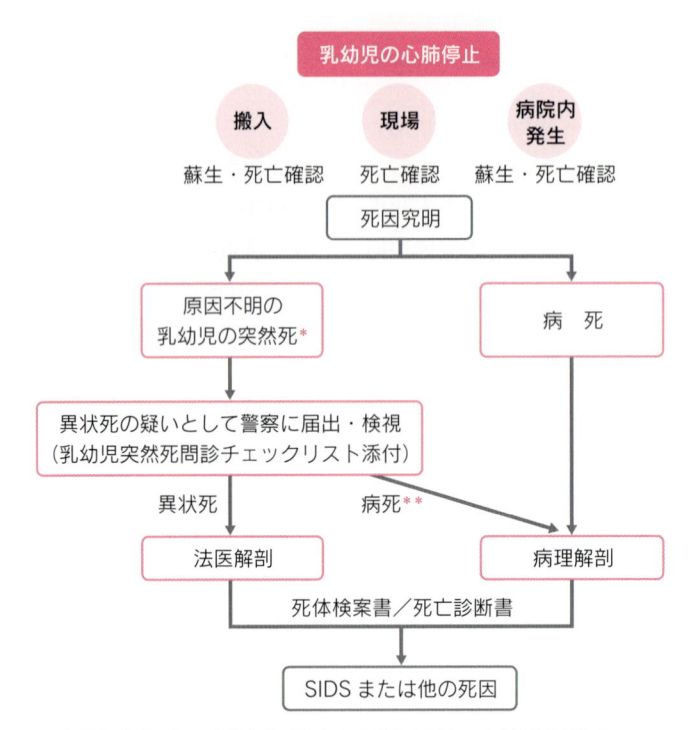

```
                    乳幼児の心肺停止

          搬入         現場        病院内
                                  発生
       蘇生・死亡確認  死亡確認   蘇生・死亡確認
                    ┌─────────┐
                    │ 死因究明 │
                    └─────────┘
           ┌────────────┐     ┌────────┐
           │ 原因不明の │     │        │
           │乳幼児の突然死*│     │ 病　死 │
           └────────────┘     └────────┘
           ┌──────────────────────┐
           │異状死の疑いとして警察に届出・検視│
           │(乳幼児突然死問診チェックリスト添付)│
           └──────────────────────┘
              異状死      病死**
           ┌────────┐    ┌────────┐
           │ 法医解剖 │    │ 病理解剖 │
           └────────┘    └────────┘
                 死体検案書／死亡診断書
              ┌──────────────┐
              │ SIDS または他の死因 │
              └──────────────┘
```

＊：急死を説明しうる基礎疾患が存在する場合や明らかな外因死を除く
＊＊：解剖がなされない場合は診断が不可能であり，死因は「12.不詳」とする

図1　診断フローチャート

(厚生労働省SIDS研究班：乳幼児突然死症候群(SIDS)診断ガイドライン(第2版)．2012)

べきである．やむをえず解剖や死亡状況調査が実施されない場合，安易に「SIDS」，「SIDSの疑い」との診断名を用いてはならない．その際の死亡診断書(死体検案書)の死因分類は「12.不詳」とする．

SIDSで児を失った家族への精神的サポートも重要である．SIDSは事故ではなく病死であること，予防が不可能であること，それを確定するためには警察の介入や解剖が必要不可欠であることを明確に説明する．「SIDS家族の会」(http://www.sids.gr.jp/)があることを紹介することも一助となる．次回妊娠においては，SIDSは遺伝性疾患ではなく，次子に起こる可能性は高くないが，次子出生後にSIDSに対して不安がある場合は，パルスオキシメーターや産科施設で汎用されている無呼吸モニターについての情報提供をすることも重要である．しかし，これらがSIDS予防についてエビデンスがあるものではないことについても了解を得る必要がある．

［東海林　宏道］

12. 小児保健

6. 中毒，異物誤飲

中毒，異物誤飲とは

- 小児が家庭内にある薬物などを誤って飲むこと，あるいは異物を誤って飲み込むことによって体に悪影響を生じることです．
- 大きく，①薬物を誤飲することによる中毒症状，②異物を喉頭や気管内に誤飲することによる呼吸の異常，③食道を含む消化管内に異物を誤飲することによる有害な症状の3種類に分けることができます．

原因

- 家庭内にある消毒薬や洗剤などの生活資材，食品，おもちゃなどが原因となるため，保育者の不注意が主な発生理由です．
- 中毒，誤飲のほとんどは1～5歳に起きるので，これらの事故が起きやすい保育環境があることが最も重要な問題です．

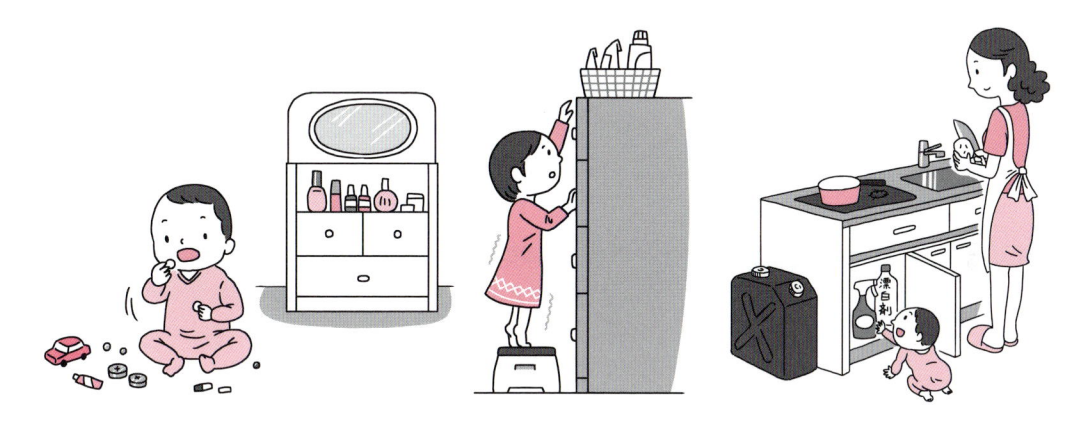

よくみられる症状

中毒
- 子どもが何かを飲んだ形跡があることで気づかれます．
- 症状の有無にかかわらず，まず，すばやい対応が必要です．

気道異物
- 子どもが突然苦しそうな呼吸を始めることで気づかれます．

消化管異物
- 子どもが何かを飲み込んだ形跡があることで気づかれます．最初は何の症状もありません．

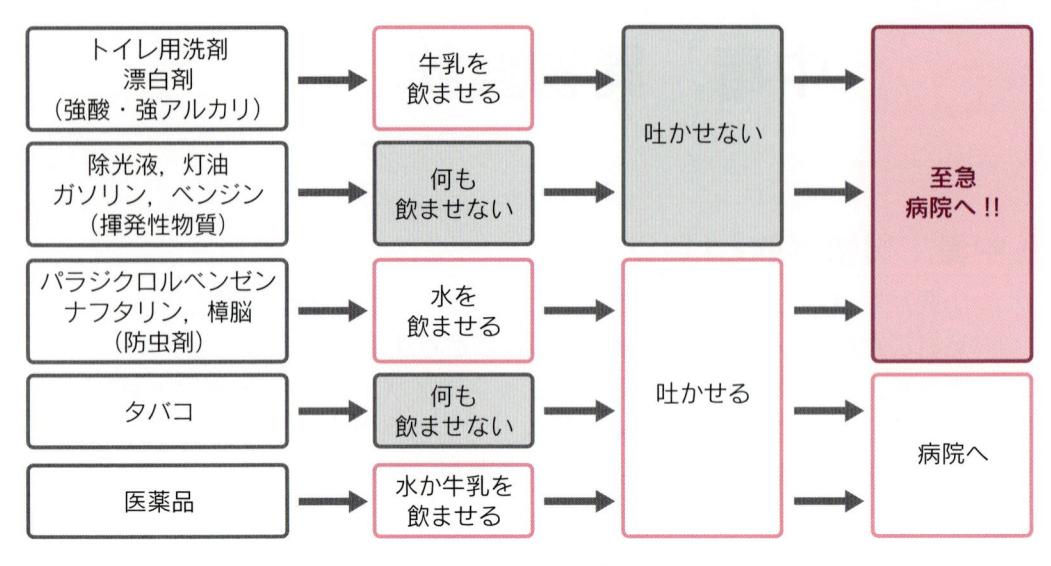

誤飲物	対応1	対応2	対応3
トイレ用洗剤 漂白剤（強酸・強アルカリ）	牛乳を飲ませる	吐かせない	至急病院へ!!
除光液，灯油 ガソリン，ベンジン（揮発性物質）	何も飲ませない	吐かせない	至急病院へ!!
パラジクロルベンゼン ナフタリン，樟脳（防虫剤）	水を飲ませる	吐かせる	至急病院へ!!
タバコ	何も飲ませない	吐かせる	病院へ
医薬品	水か牛乳を飲ませる	吐かせる	病院へ

異物誤飲の家庭での応急対応

初期治療と注意すること

中　毒

- 一般に薬物の誤飲の場合には，原則として水か牛乳を飲ませてから，病院へ受診する前に吐かせたほうがよいかどうか問い合わせます．
- 何も飲ませないほうがよい場合もあり，判断に迷うときは，処置をする前にまず病院か中毒センターに問い合わせましょう．

> （財）日本中毒情報センター（無料，通話料は相談者負担）
> ・大阪中毒１１０番　　072-727-2499　（365日24時間）
> ・つくば中毒１１０番　029-852-9999　（365日9〜21時）
> ・タバコ専用電話　　　072-726-9922　（365日24時間）

- 病院に行くときには，必ず飲み残しの容器を持っていきましょう．

気道異物

- 呼吸の状態がいつもと明らかに違うときには，直ちに医療機関を受診しましょう．
- もし物が詰まって呼吸ができないようであれば，すぐに救急車を呼び，次頁のイラストにあるような背部叩打法，腹部突き上げ法を試みましょう．

乳児（1歳未満）：背部叩打法（意識があるとき）

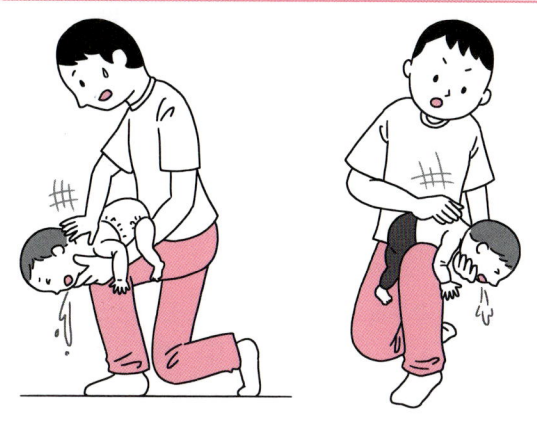

膝の上に子どもの頭を低くして、うつぶせ位で乗せて、手のひら全体で両肩の間の背中を異物が取れるまで強く叩く．

小児（1～8歳未満）：腹部突き上げ法（ハイムリック法）

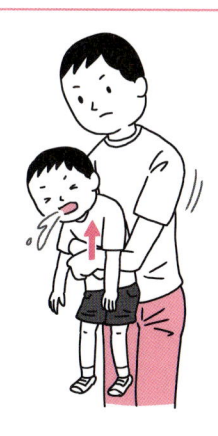

子どもの背後から両腕をまわし、片方の手で握りこぶしをつくり、へその上でみぞおちより下の部分に当てる．もう一方の手で、つくった握りこぶしの上を握り、手前上方に向かってすばやく突き上げる．

- 異物が取れず意識もない場合には心肺蘇生法を開始し、救急車が到着するまで続けましょう（母子健康手帳に記載されています）．

消化管異物
- ボタン電池など危険な異物もあるため、病院か日本中毒情報センターに問い合わせましょう．

解説

　本項では，小児において家庭内にある薬物を誤って飲むこと，あるいは異物を誤って飲み込むことによって身体に悪影響を生じる事象の総称として解説する．大きく，①薬物を誤飲することによって中毒症状を生じる場合，②異物を気道に誤飲することによって生じる呼吸障害，③食道を含む消化管内に異物を誤飲することによって生じる有害な事象の3種類に分類することができる．

原因

　家庭内にある消毒薬や洗剤などの生活資材，食品，おもちゃなどが原因となるため，子どもの保育環境の中での保育者の不注意がもととなる．したがって，中毒・誤飲を起こさない保育環境の整備が最も重要である．家庭内で中毒の原因となるもののうち，特に対応に注意を要するものをイラスト頁に示した．誤飲事故が多い家庭用品としては，タバコ，芳香剤や消臭剤，乾燥剤，石けん，保冷剤，肥料，ホウ酸団子，衣類用洗剤などがある．気道異物として臨床的に問題となるのはピーナッツなどの豆類，おもちゃなどがある．食道および消化管の異物としてはボタン電池，磁石，鋭利なものが危険である．中毒・誤飲のほとんどは活動性の上がる1〜5歳に発生する．これよりも年齢が高い小児の場合は虐待も考慮する．母子健康手帳には幼児の口に入る物の大きさを確認するための円（直径39mm）が添付されている．

よくみられる症状

1 中毒

　通常は家庭内にある生活用品の誤飲に引き続いて発症するものであり，誤飲した（あるいは誤飲したかもしれない）という家族の申告で発見される．その薬物の種類によってはきわめて重篤な合併症をきたしたり，致死的になったりすることもあるため，迅速な対応を必要とすることもある．

2 気道異物

　家族が誤飲の場に立ち会っていることも多いが，後日，喘息やクループとの鑑別で疑われて診断されることもある．最も緊急性を要するのは気道閉塞による窒息である．

3 消化管異物

　異物を，誤飲した（あるいは誤飲したかもしれない）という家族の申告がなければ，発見することは困難なことが多い．ボタン電池の誤飲では4時間程度で消化管穿孔をきたすこともあり，迅速に摘出することを考慮しなければならない．

初期治療と注意すること

1 中毒

　誤飲する薬物は多岐にわたり，その毒性もさまざまであるため，日本中毒情報センターなどにまず問い合わせて対処法を確認することが必要である．直ちに処置を行う必要がある場合でも，水や牛乳も飲ませてはいけない場合，牛乳は飲ませてはいけない場合，吐かせることが禁忌の場合がある．イラスト頁にその要点を示した．

　たとえば，強酸や強アルカリは強い粘膜障害をきたすため，牛乳を飲ませ吐かせないようにして直ちに病院を受診させることが必要である．揮発性物質は，肺内に吸引されて化学性肺炎を誘発しきわめて重篤になることが知られており，何かを飲ませたり吐かせたりせずに直ちに病院を受診させる．防虫剤は脂溶性のため，牛乳ではなく水を飲ませて吐かせてから病院を受診させる．吸う前のタバコはニコチンが吸収されにくいため，2cm以上からの誤飲は処置を考慮する．また，タバコの吸い殻を浸した水は，毒性が高く直ちに吐かせたあと病院を受診させる必要がある．

2 気道異物

　自発呼吸が保たれていれば，直ちに医療機関を受診させる．もし呼吸が止まっているようであれば，イラスト頁（母子健康手帳にも記載）にあるような背部叩打法，腹部突き上げ法を試みさせる．異物が摘出できず意識がない場合には心肺蘇生法を開始し救急車を呼ぶ．

　また，気管支内の異物によるチェックバルブで認められるHolzknecht徴候（縦隔の健側偏位）を単純エックス線で確認する際には，吸気相と呼気相とを撮影する（図1）．年少児では左右のdecubitus

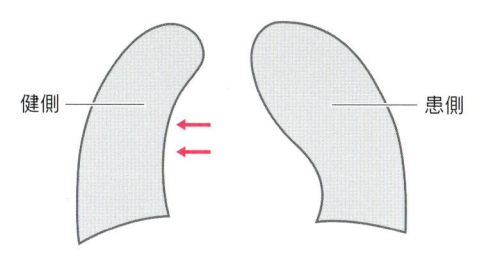

＜呼気相のエックス線撮影＞
右肺は容量減少．
左肺は含気が保たれ容量減はない．
縦隔は健側に偏位する．

図1 左主気管支の異物によるチェックバルブのときの Holzknecht 徴候

position で最大吸気時に撮影すると，重力による縦隔の偏位の有無によりチェックバルブとなった側の肺を推定することが可能な場合がある．

ピーナッツなど誤飲した異物が単純エックス線では撮影できない場合，胸部 CT・MRI などが必要である．

3 消化管異物

ボタン電池など危険な異物は直ちに病院を受診させる．また，エックス線透過性の異物は，超音波や MRI 検査か内視鏡検査を行わなければ診断できない．

［大山 昇一］

12. 小児保健

7. 頭部外傷

小児の頭部外傷とは

- 小児は成人に比べ頭の比率が大きく重いために，頭部外傷が多くなる傾向があります．
- 乳幼児の頭蓋骨は弾力があり，外傷で骨がゆがみ，陥没骨折や打撲部直下の脳に骨が当たることで生じる脳の直撃損傷が多くなります．
- 成人に比べ硬膜下血腫をつくりやすい特徴もあります．

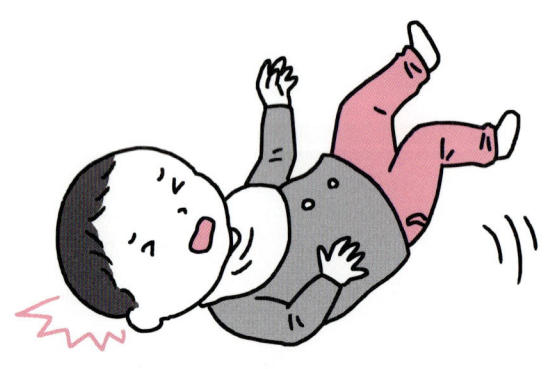

後頭部を打ちやすい

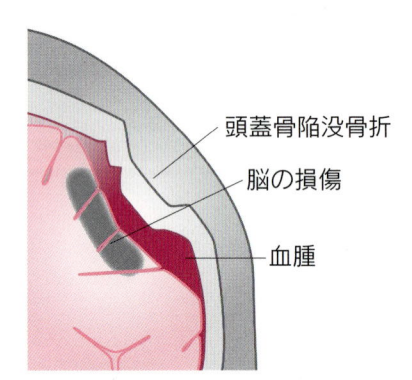

陥没骨折と脳の直撃損傷

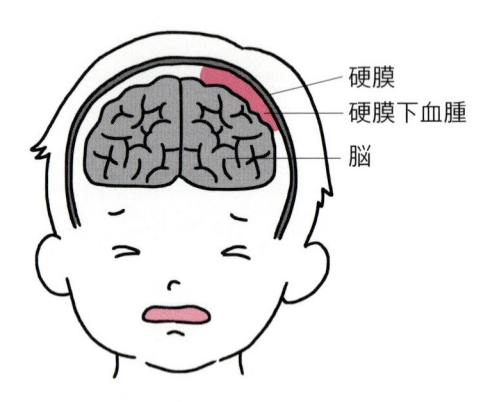

急性硬膜下血腫

原因

- 単純な頭部打撲，転落や交通事故による頭部外傷があります．
- 最近はスポーツ外傷や虐待による外傷も注目を集めています．

よくみられる症状

- **外傷直後の意識混濁**：乳幼児期にはむしろ少なく，学童期以降で受傷強度に応じて多くなります．
- **嘔吐**：小児期を通して自律神経の発達が未熟なために比較的多くみられます．嘔吐は頭部外傷の重症度を反映しないとされますが，頻回な嘔吐の際には注意が必要です．
- **けいれん**：成人に比べ，外傷後 24 時間以内にけいれんを起こしやすいといわれています．
- **貧血**：出血量が多い場合には，容易に貧血になります．
- **顔面蒼白，体温低下**：成人ではあまり起こりませんが，小児では反射的な症状として伴うことがあります．

初期治療と注意すること

- 頭部外傷直後に泣く場合は意識混濁はないと判断できますが，時間とともに変化するため，観察が必要です．
- 外傷後 24 時間（特に初期の 6 時間）の経過観察が必要とされます．
- 2 歳以下の乳幼児では，この 2～3 倍の経過観察が望ましいとされます．
- 頭部外傷直後から，ぐったりしたり，頻回に嘔吐をするときには，救急外来への受診が必要です．
- 頭皮が切れている場合には，その下に骨折がないか確認をする必要があります．
- 骨折とともに直下の硬膜が損傷したときに，進行性頭蓋骨骨折といって，骨折線が拡大していくことがあります．
  3 歳以下に起こることがほとんどで，骨折部がふくらんできます（➡）．手術による硬膜と頭蓋骨の形成が必要です．

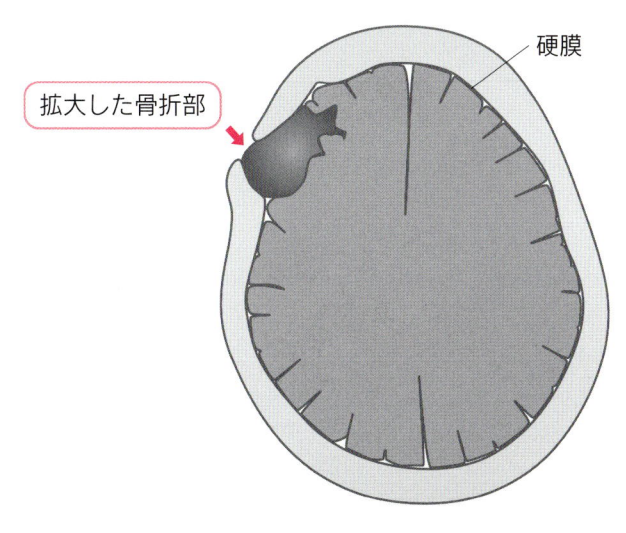

進行性頭蓋骨骨折

解説

　小児では，成人と異なる頭蓋骨，髄膜，架橋静脈の特徴により特有の病態が生じる．また，乳児期，幼児期，学童期でもそれらは変化しうるために注意が必要である．

　小児の頭部には以下のような特徴がある．
① 頭蓋骨の弾性が強いため，骨が歪み，その直下の脳とぶつかる直撃損傷が多い．乳幼児では後頭部をぶつけることが多いため，直撃損傷により後頭葉や頭頂葉に脳挫傷が生じやすい．骨折が生じる際にも線状ではなく，陥没骨折が起こる．学童期以降になると，成人と類似してくる．
② 乳幼児では架橋静脈が成人よりも直線状に走行しているため，また骨と硬膜が癒着を生じているため，硬膜下血腫が生じやすい．
③ ある一定以上の損傷を受けると不可逆的変化を生じやすいが，周囲脳で代償機能も強く，重篤な症状も回復しうる可能性がある．

原因

　単純な頭部打撲，転落や交通事故による頭部外傷のほか，スポーツ外傷や虐待も原因として考える必要がある．高所からの転落や高速での外傷など，高エネルギー外傷では，脊椎損傷や内臓損傷が合併することが多い．頭が回旋しながらの受傷では剪断歪みが生じ，より広範な脳損傷を伴うことがある．特に学童のスポーツ外傷時には注意を要する（図1）．

よくみられる症状

1 嘔吐
　乳児期から学童期を通して，外傷後に嘔吐が生じることがある．嘔吐中枢の刺激より，カテコラミンの過剰分泌が生じるためと考えられている．1回のみの嘔吐は重症とは判定しないとされるが，頻回な嘔吐の際には脳挫傷や頭蓋内血腫の存在を疑う．

2 けいれん
　成人に比べ，小児では受傷後24時間以内に起こるけいれんが多い．この時期のけいれんは将来的にてんかんになる因子ではない．けいれんが重積をする場合には，適切に抗てんかん薬を使用すべきである．受傷直後から意識障害が強い場合には，早期より抗てんかん薬の使用が望ましいとされる．

3 大泉門の膨隆
　2歳頃までまだ大泉門が閉鎖していないときには，頭蓋内圧が亢進している場合に膨隆する．

4 ショック
　小児では，頭皮からの出血のみでなく，比較的少量の頭蓋内血腫でも貧血や血圧の低下が生じることがある．そのため，適切な輸液や輸血を要す

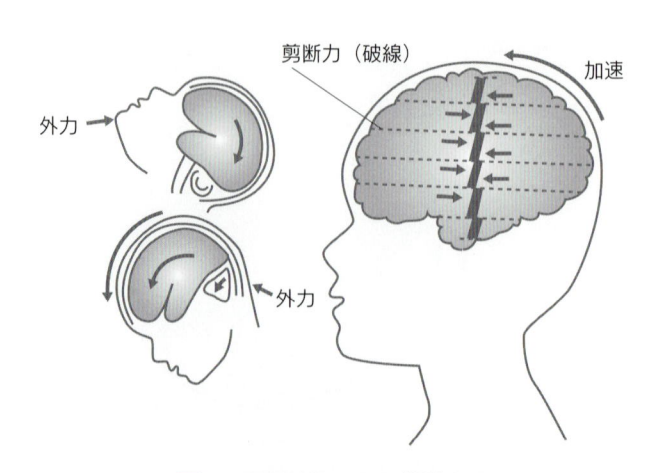

図1　頭部外傷による剪断ゆがみ
（太田富雄 総編集：脳神経外科学 改訂11版-Ⅱ．p.1614-1617, 金芳堂, 2012 を参考に作成）

表1　スポーツ中の脳震盪のグレードと競技復帰の目安

グレード	症　状	初　回	2回目以降
1	意識混濁 15分以下	退場させ無症状であれば当日の競技復帰を許可	当日復帰不可．1週間無症状なら再開可能
2	意識混濁 15分以上	当日復帰不可．1週間無症状なら再開可能	当日復帰不可．2週間無症状なら再開可能
3	意識消失あり 　数秒 　数分	当日復帰不可 1週間無症状なら再開可能 2週間無症状なら再開可能	少なくとも1か月は競技復帰を許可しない

(American Academy of Neurology)

る．その他，皮膚蒼白，頻脈などもショックを疑わせる症状であり注意が必要である．

5 意識障害

受傷後の意識レベルがグラスゴーコーマスケール（GCS）で8点以下の場合は，重症頭部外傷として脳神経外科医と小児科専門医のいる専門施設，または救急救命センターへの搬送が必要である．その際の低酸素症は予後の悪化につながるため，適切な呼吸管理を行う．

6 虐待を疑わせる症状

全身の皮下出血，あざ，骨折，火傷痕，眼底出血がある場合に疑う．頭部外傷は硬膜下血腫の形をとり，外側部のみでなく大脳半球間裂に生じることも特徴である．

初期治療と注意すること

重症度に合わせた治療となる．いわゆる軽症では経過観察，中等症では保存的治療，重症では手術治療も考慮することになる．

1 経過観察

脳震盪や脳腫脹の少ない脳挫傷などの際には経過観察となることが多い．しかしながら，スポーツ外傷などで脳震盪を起こした後，数週間以内の度重なる脳震盪があると急性の脳腫脹を生じることも知られており，3〜6週間の休養が推奨される．また，脳震盪後の運動で頭痛を訴えたときもCT検査が必要である（表1）．

2 頭蓋内圧コントロール

GCSで8点以下の重症頭部外傷に対して，高張液（マンニトール，グリセオール），呼吸管理，バルビツレート療法が内科的治療として行われる．内科的治療法でも頭蓋内圧の上昇が抑えられない際には，外科治療が考慮される．

3 外科手術

びまん性脳腫脹の際の減圧開頭術や，急性硬膜下血腫や硬膜外血腫に対する血腫除去術も，主に頭蓋内圧の下降を目的としたものである．その他，外科手術が必要なものは陥没骨折時の骨形成術や進行性頭蓋骨骨折時の硬膜形成術などがあげられる．

4 びまん性軸索損傷

脳深部（脳梁）や基底核に小出血や虚血性病変が生じる．脳腫脹を伴わなければ死亡することはないが，さまざまな程度の精神発達遅滞や高次脳機能障害を残す．

［菅野　秀宣］

12. 小児保健

8. スポーツ障害，骨端症

外傷

- 外傷とは，いわゆるケガのことです．
- 小児のケガを起こす原因は，捻挫，打撲，脱臼，靱帯損傷，骨折によるものがほとんどです．
- 症状には受傷部の痛み，腫れ，圧痛，運動時痛があります．
- 外傷が生じた場合はRICE処置を施した後，すみやかに整形外科を受診しましょう．
- RICEとは　R（rest＝安静），I（ice＝冷却），C（compression＝圧迫），E（elevation＝挙上）の頭文字を並べたものです．

1. Rest（安静）
患部を動かさないようにします

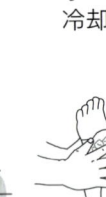

2. Ice（冷却）
氷で患部を冷却します

3. Compression（圧迫）
弾力包帯で圧迫します

4. Elevation（挙上）
心臓より上に患部をあげます

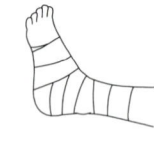

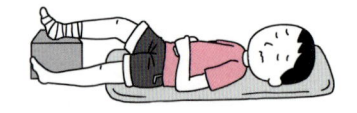

RICE 処置

スポーツ障害

- 小児のスポーツによる障害とは，過度のスポーツ活動により生じる，関節や四肢の障害です．
- 発育途上の骨・関節・筋・靱帯に繰り返し無理な負荷が加わって起こります（overuse）．
- 上肢では肘に多く，代表的なものとしては野球肘があります．投球時に肘の痛みを生じ，動きが制限されます．

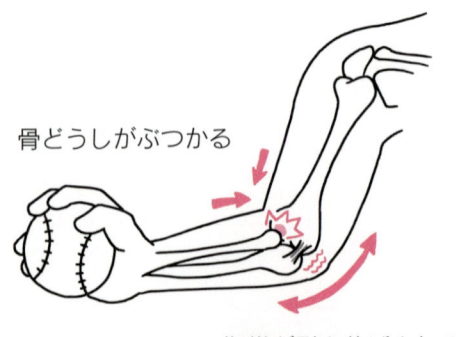

骨どうしがぶつかる
靱帯が引き伸ばされる

野球肘

- 下肢では膝周辺に多く，ジャンパー膝では膝蓋骨下端に痛みや圧痛を生じます．ジャンパー膝は跳躍の多いスポーツにみられる膝のお皿の下の腱炎です．
- 下腿のシンスプリントでは，下腿のふくらはぎの内側に痛みを生じます．
- 野球肘の初期は2〜3か月間の投球禁止で治りますが，ひどくなると手術が必要です．
- ジャンパー膝やシンスプリントでは2〜3か月間のスポーツ禁止で軽快します．

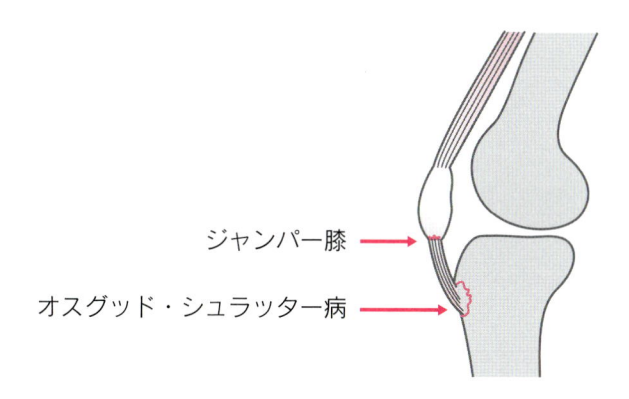

ジャンパー膝 →
オスグッド・シュラッター病 →

骨端症

- 骨端症とは小児期から思春期にかけて，強い外傷がないのに，四肢の関節痛が生じる病気です．
- 原因は不明ですが，成長軟骨部の血行障害や骨化障害などが考えられます．
- 股関節に起こるペルテス病，膝に起こるオスグッド・シュラッター病，踵（かかと）に起こるシーバー病，肘に起こるパナー病などがあり，それぞれの部位の痛み（圧痛も）を生じます．
- 一般的には，スポーツを禁止して局所の安静で治ります．ペルテス病のように長期の治療や，手術が必要になる場合もあります．

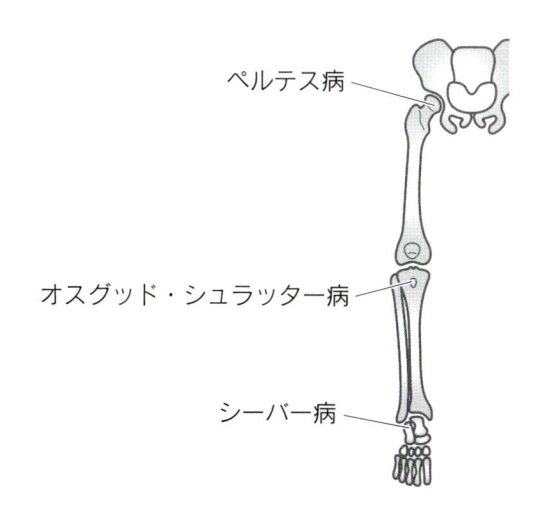

ペルテス病
オスグッド・シュラッター病
シーバー病

解説

ここでは，小児の四肢・関節に一般的に多くみられるスポーツ障害，骨端症の代表的疾患について述べる．

スポーツ障害

肘関節

野球肘

野球肘とは，投球の繰り返しによって生じた骨，軟骨，靱帯の障害の総称であり，外側型と内側型がある（図1）．

1 外側型（離断性骨軟骨炎：osteochondritis dissecans）

原因としては，10～15歳の男児で投球などスポーツに起因することが多い．投球時に肘外反が強制され，上腕骨小頭の軟骨下骨に限局性壊死，軟骨下骨折を生じる．進行するに従い，母床より分離し遊離体を形成する．

症状としては運動時痛（安静で消失），軽度の可動域制限，肘外側の圧痛を認める．エックス線では上腕骨小頭に骨透亮像（透亮期），透亮像近位部に透明帯が出現し，透明帯に接して骨硬化像を呈したり（分離期），母床より壊死部が遊離する（遊離体期）所見がみられる．

安静，運動禁止（投球動作禁止）とし，短期のギプスシーネ固定をする．エックス線像での修復には平均1年を要するため，本人，両親，指導者の十分な理解が必要である．

半年以上の保存療法でも修復傾向のない分離期例や，すでに遊離体を形成している例でスポーツ続行を希望している場合は手術を選択する．手術は上腕骨小頭部骨穿孔，遊離体再固定または摘出を行う．

2 内側型

原因としては野球の投球動作，テニスのサーブなどがある．上腕骨内側上顆に牽引力が加わることにより骨端線離開や骨端線剥離骨折を生じる．

症状としては投球時の疼痛，外反ストレスでの内側の痛み，内側部の圧痛を認める．

3 mm以上の剥離骨折や骨端線離開は手術（接合術）を選択する．転位の少ない例では約3か月間の投球動作の禁止と局所の安静をとり，3か月しても改善がなければ手術を考慮する．

膝関節・下腿

ジャンパー膝・膝蓋腱炎（jumper's knee）

膝関節の使いすぎによる膝蓋腱付着部の障害である．原因としてはバスケットボール，バレーボール，走り高跳びなどのジャンプを繰り返すスポーツで多く発症し，膝蓋骨下端，膝蓋腱の付着部に繰り返し伸展力が加わり炎症を生じることによる．

症状は膝蓋骨下端に限局した自発痛，圧痛，運動時痛などである．エックス線所見は初期には異常ないが，慢性化すると膝蓋骨下端の骨透亮像，骨棘，膝蓋骨下極の延長，石灰化などが現れる．

最も重要なのは予防であり，大腿四頭筋のストレッチング，大腿四頭筋の筋力増強，スポーツ前の十分なウォームアップとスポーツ後のアイシングによるクールダウンなどをしっかりと行わせる．その他は抗炎症薬，サポーターなどを使用する．

・野球肘（内側型）
内側上顆に牽引力が加わり，内上顆の骨端線が離開する．

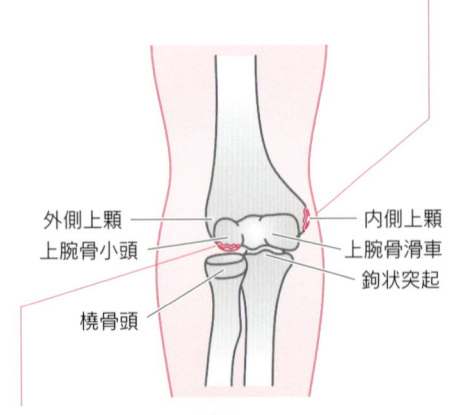

・離断性骨軟骨炎（外側型）
上腕骨小頭，橈骨頭，滑車に圧迫力や剪断力が加わり，上腕骨小頭に骨欠損や遊離骨片を生じる．

図1 野球肘

シンスプリント・脛骨過労性骨膜炎（shin splint）

後脛骨筋をはじめとする足の内反筋群の起始部の使いすぎによる炎症で，陸上競技，バスケットボール，バレーボールなどでしばしばみられる障害である．硬い体育館の床や，硬い路面でランニングすると起こりやすい．

症状としては，脛骨の中・下1/3の境界部で後内側に痛みを生じる．

運動を完全中止するか運動量を減少する．その間に下腿の筋群の筋力増強やストレッチングを十分行う．急性期にはアイシングと抗炎症薬の塗布や服用を行う．慢性化すると非常に治りにくいので，運動再開に際しては慎重にすることが望ましい．硬い路面を走るときは，衝撃吸収性に優れたランニングシューズを使用する．

骨端症

骨端症とは，小児期から思春期に外傷なく疼痛を生じ，骨エックス線像で骨端核に異常な硬化像を示す疾患群である（図2）．

Panner病（肘），Freiberg病（中足骨骨頭），Sinding-Larsen-Johansson病（膝蓋骨下極），Blount病（脛骨近位端内側），Sever病（踵骨），Köhler病（足舟状骨）などがあるが，最も代表的なOsgood-Schlatter病（脛骨粗面）とPerthes病（大腿骨骨頭）について解説する．

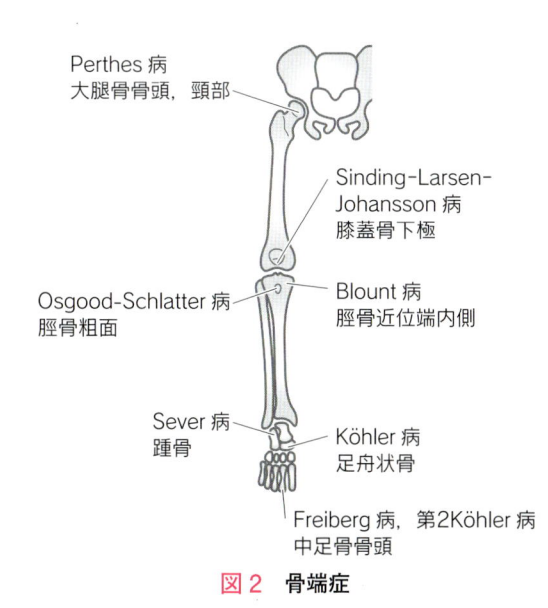

Osgood-Schlatter病

大腿四頭筋の停止である脛骨粗面の骨端炎で，10歳代前半の男児に好発する．原因は，膝伸展機構のoveruseなどの外傷と骨化障害である．

症状は，脛骨粗面の運動時痛，圧痛，腫脹である．エックス線像では脛骨結節骨端核の濃淡不規則陰影や遊離骨核を認める．

急性期には安静，運動制限をする．

Perthes病

2～10歳頃までの比較的男児に多く発症する，大腿骨頭壊死．原因は不明であるが，血管の狭窄や閉塞血栓などによる動脈性阻血が壊死の原因と考えられている．

症状は股関節痛，大腿部痛，軽度の跛行，股関節の外転・内旋制限である．エックス線像では初めに関節裂隙の拡大が生じ，次に骨端核が硬化し骨頭の扁平化と外側へ亜脱臼が生じ，頸部の短縮が起こる．4～5年の経過で徐々に修復される．

修復終了時に大腿骨頭の球形を保つことが治療のポイントである．

① 免荷装具療法：下肢を外転・内旋位に保持し，骨頭を寛骨臼内に収める（containment）のと同時に荷重を免荷することにより股関節にかかる圧を軽減する．

② 内反骨切り術：転子下で大腿骨を内反位に骨切りし，骨頭を寛骨臼内に収める．

予後には，しばしば巨大骨頭，扁平骨頭，大転子高位などを遺残することがあり，将来，変形性股関節症の原因となる．

［一青　勝雄］

図2　骨端症

12. 小児保健

9. 熱傷

熱傷とは
- 熱湯や火炎などによる外傷で，家庭内で起こることが多いです．
- 半数は2歳以下で，手指の受傷が多くみられます．

原因
以下のようなことが多くあります．
- 高熱の液体によるもの（ポットややかんの熱湯，コーヒーやラーメンなどをこぼしたり，みそ汁やうどん汁の中に手を入れる）．
- 熱のある器具（ストーブ，アイロン，調理器具など）に触れる．
- 加湿器や炊飯器などからの高熱の蒸気に当たる．
- 花火や火炎の火に直接触れる．

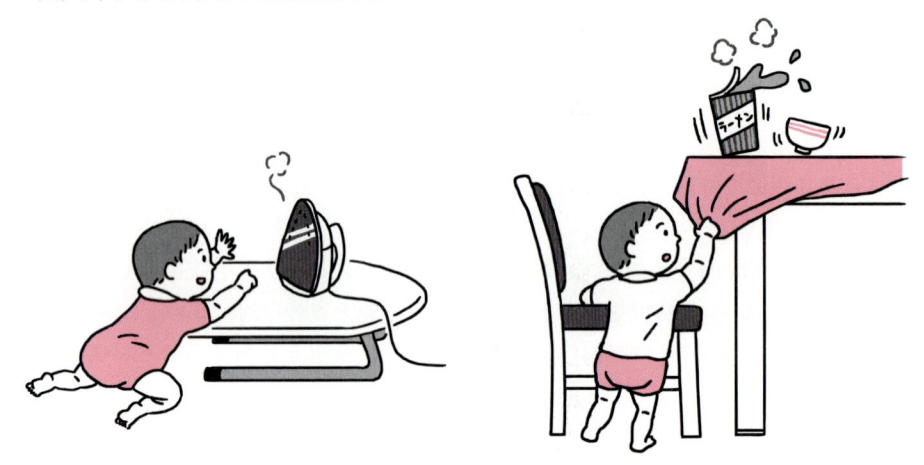

よくみられる症状
- 受傷部が軽度のときは発赤のみです．
- 水ぶくれ（水疱）ができることもあります．

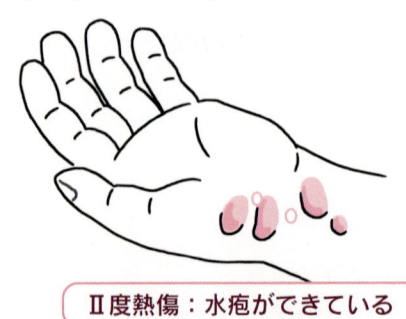

Ⅱ度熱傷：水疱ができている

初期治療と注意すること

処　置

- すぐに水道水で5分以上，受傷部位を流します．
- 衣服の上から流水を当てる，または冷水でぬらしたタオルなどで冷やすこともできます．
- 無理に衣服を脱がさないようにします．

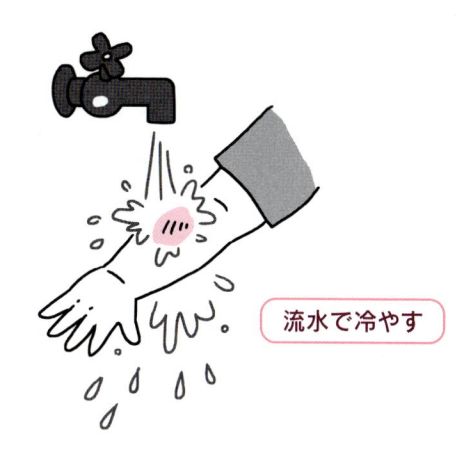

流水で冷やす

熱傷の深度と対応

- Ⅰ度：発赤のみのとき……痛みがなければ様子をみます．
- Ⅱ度：水疱のみのとき……冷湿布をして様子をみます．
- 水疱が破れているとき，痛みがひどいとき，受傷範囲が広いときは専門医へ．

家庭内で注意すること！

- 熱い液体のものは低い机には置かないようにしましょう．高い机にはテーブルクロスをしないで中央に置くようにしましょう．
- 蒸気が直接出てくるものや，アイロン，ストーブなどは子どもの手の届かないところに置きましょう．これらのコード類にもひっかからないような注意が必要です．
- 風呂や瞬間湯わかし器の温度設定は42〜43℃を上限にしておきましょう．

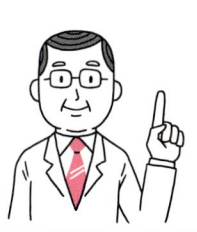

9. 熱　傷　533

解説

熱傷は小児期の外傷の中で比較的多いものの1つであり，家庭内での受傷が多く，周りの大人の注意によって予防できるものが大部分である（イラスト頁に記載）．

受傷年齢（図1）

受傷した年齢は1歳代が35%と最も多く，次に，1歳未満の23%，2歳代の11%，さらに年齢が上がると頻度は少なくなっていく．

受傷部位（図2）

受傷部位は手指が最も多く，大部分が四肢にみられた．

原因

筆者の施設で経験した症例（図3）をみると，高熱の液体によるものが最も多く，次に熱のある器具に触れての受傷，高熱の蒸気によるものと続き，花火や電気によるものは少なかった．また，受傷時期は冬の1〜3月が多かった．

よくみられる症状

受傷範囲および熱傷深度

受傷範囲および深度の判定は重症度をみるために必要である．範囲は，小児では成人に比べ四肢が小さく頭部が大きいため，成人でよく使用される rule of nines の公式は使用しない．多くは図4のように Lund-Browder の判定基準を使用する．小児では10%以上の受傷範囲ならば入院治療を考える．

熱傷深度（図5）は，
- Ⅰ度：紅斑
- Ⅱ度：浅在性（SDB）：水疱底が赤色
  深達性（DDB）：水疱底が蒼白色ほか
- Ⅲ度：蒼白壊死，炭化

受傷深度の判定は受傷直後では難しいことが多く，2〜4日経過するとはっきりすることが多い．特にⅡ度のSDBとDDBの場合は治療後の瘢痕のこともあり，判定には注意を要する．

初期治療と注意すること

処置

受傷直後は救急車を呼ぶことより，まず流水（水道水）や氷水で冷却することである．顔面や広範囲の熱傷でなければ30分程度冷却したほうがよい．保冷剤は使用しない．

治療

全身療法が必要な熱傷は入院加療をすべきで，ここでは局所療法のみを述べる．Ⅰ度では冷湿布程度で経過をみて，疼痛がなければ，その後の処置は不要である．Ⅱ度では軟膏療法や被覆剤での治療となるが，SDBとDDBでは判定後の処置に違いを生じる．SDBは通院治療でよいが，DDBおよびⅢ度熱傷では植皮術などが必要となることもあり，専門病院で治療する．また，外来での治療の困難な部位（顔面・手指・陰部）の熱傷は入

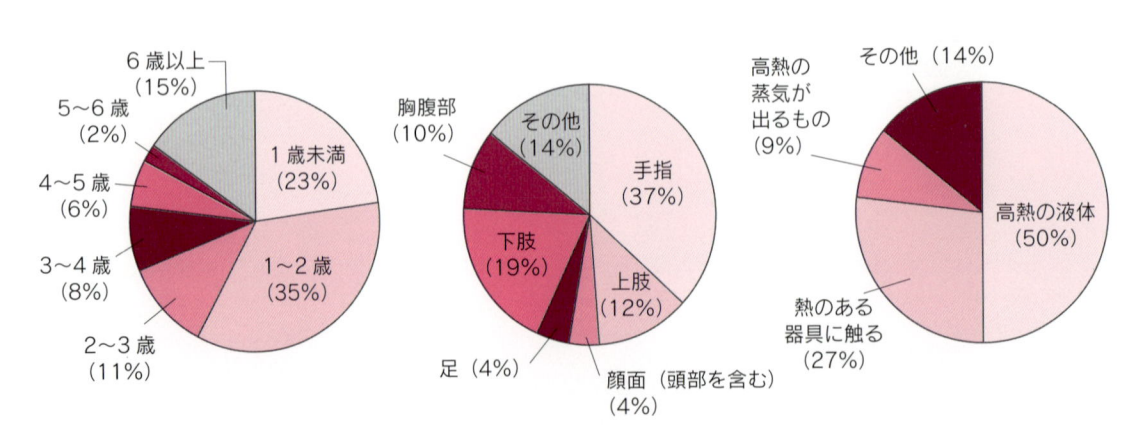

図1　受傷年齢

図2　受傷部位

図3　原因

受傷範囲の測定（Lund-Browderの法則）

部位	年齢	0～1	1～5	5～10	10～15	成人
A	頭部	19	17	13	10	7
躯幹	B 前	13	17	13	13	13
	C 後	13	13	13	13	13
D	上腕	4	4	4	4	4
E	前腕	3	3	3	3	3
F	大腿	5½	6½	8½	8½	9½
G	下腿	5	5	5½	6	7
H	手	2½	2½	2½	2½	2½
I	足	3½	3½	3½	3½	3½

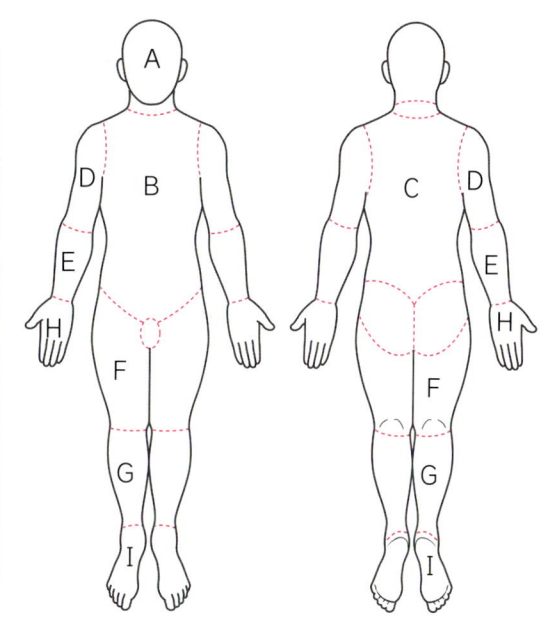

図4 熱傷の受傷範囲

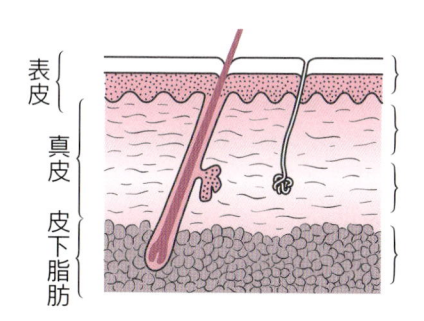

深度		臨床所見
Ⅰ度	epidermal burn	紅斑，浮腫，灼熱感，知覚過敏
Ⅱ度（浅在性）	superficial dermal burn (SDB)	水疱形成（水疱底面は紅色），疼痛
Ⅱ度（深在性）	deep dermal burn (DDB)	水疱形成（水疱底面は白濁），知覚鈍麻
Ⅲ度	deep burn (DB)	水疱なし，無痛，皮革様硬度

図5 熱傷深度
Ⅰ度：表皮，Ⅱ度：表皮・真皮，Ⅲ度：全層

院治療を勧める．

予後および後遺症

熱傷を受けた患児の保護者の一番心配なことは，予後つまり瘢痕化である．小さい熱傷でも深度が深く，瘢痕化することもあり，広範囲のものでも浅在性でまったく創部がわからなくなることもある．注意深く受傷部位を観察していくことが重要である．特に乳幼児では手指の熱傷が瘢痕化すると，運動障害をきたし，植皮が必要な場合もあり，十分な経過観察を要する．

[角田　晋]

12. 小児保健
10. 児童虐待, ゆさぶられっ子

解説

児童虐待の防止等に関する法律（児童虐待防止法）では，保護者（親権を行う者，未成年後見人その他の者で，児童を現に監護するものをいう）がその監護する児童（18歳に満たないものをいう）に対し，以下に示す行為をすることと定義されている．すなわち，①身体的虐待，②性的虐待，③ネグレクト，④心理的虐待である．

身体的虐待の中には，乳幼児揺さぶられ症候群（shaken baby syndrome：本項では"ゆさぶられっ子"と表記する），代理人によるほらふき男爵症候群（Munchausen syndrome by proxy）も含まれる（表1）．

原因

虐待されやすい児童・虐待しやすい保護者・虐待が起きやすい家族（ハイリスク群）があるとされる．

ハイリスク群

児童虐待の事例では，下記に示したいくつかの要因が虐待を引き起こす遠因，あるいは直接の引き金となっていることが多い．

1 虐待を行いやすい保護者側の背景
① 経済的な困窮
② 夫婦間の不仲
③ アルコールや薬物依存
④ ゆがんだ育児感や極端な育児不安
⑤ 人格や性格の問題
⑥ 精神疾患
⑦ 援助者（親類，友人，隣人など）がおらず社会的に孤立
⑧ 子どもの頃に愛情を受けずに育った，あるいは虐待を受けていた

2 虐待を受けやすい子ども側の背景
① 望まない妊娠
② 親の意にそぐわない子ども
③ なつかない子ども（愛情なく育った子ども）
④ 育てにくい子ども（低出生体重児，多胎児，慢性疾患などをもつ子ども，障害児など）

よくみられる症状

明らかな身体的症状があれば，まず児童虐待を疑わなければならない．なかでも，出血斑は受傷後の時間経過の異なるものが多発していることが特徴的である．表2にはそのおおよその変化を示した．骨折も頻度の多い症状で，特に歩行開始前の長管骨骨折は虐待である可能性が高い．ゆさぶられっ子の場合には，けいれん重積や意識障害として救急搬送されることが多く，表面上はほとんど外傷を認めず頭部CT検査の所見や眼底出血の

表1　児童虐待の種類

身体的虐待	子どもの身体に外傷を生じるか，生じるおそれのある暴行を加えること
性的虐待	子どもにわいせつな行為をする，またはわいせつな行為をさせること
ネグレクト	子どもの心身の正常な発達を妨げるような著しい減食や長時間の放置，その他の保護者としての監護を著しく怠ること
心理的虐待	子どもに著しい心理的外傷を与える言動を行うこと

注意を要する小児虐待：ゆさぶられっ子（shaken baby syndrome）
代理による Munchausen 症候群

表2　時間経過に伴う出血斑の色調変化

時間	色調変化
受傷直後の挫傷	赤みがかった青色
1〜5日後	黒っぽい青から紫色
5〜7日後	緑色
7〜10日後	緑がかった黄色
10日以上	黄色っぽい茶色
2〜4週間	消退

表3 児童虐待を疑うチェックポイント・症候

受付・事務・待合室などでのチェックポイント
保険証がない（持参していない），生活保護を受けている，住所が不定，ひとり親家庭，未払いの医療費がある，連絡先がない（電話がない，あっても不通），診療への不満を口に出す，事務手続きをしたがらない・不備が多い，順番が待てない，場所をわきまえず騒ぐ，他の家族・患者とトラブルを起こす，傲慢な態度，子どもの面倒をみない・世話をしない・不衛生な装い，子どもを異様に叱ったり脅かす，子どもを平気で叩く，子どもの重症度に無関心，兄・姉に年少児の世話をさせる，スタッフの言動や診療内容に文句をつける，夜間・休日診療を繰り返す

診察室でのチェックポイント（児童の様子）
全身：低体重（体重増加不良），低身長，栄養障害，原因不明の脱水症状，発達の遅れ，繰り返す事故の既往
皮膚：外傷痕（新旧混在する多数の打撲・傷．みえにくい部位にある．加害原因物の推測が可能），新旧の皮下出血，不審な傷（硬い物で打たれたようなあと），不自然な熱傷・火傷（タバコなど），体や衣服の汚れ，不潔感など
骨：新旧混在する多発骨折，捻転骨折，肋骨骨折，長管骨骨折，2歳未満の乳幼児の骨折など
頭：頭蓋骨骨折，脳挫傷・頭蓋内出血（硬膜下血腫，shaken baby syndrome）
眼：眼外傷所見（白内障，出血，網膜剝離など），眼窩内骨折
鼻：鼻骨骨折，鼻出血
耳：耳孔出血
口：口腔内の裂傷，口角裂傷，頰粘膜内出血
歯：未処置の多数の虫歯
内臓：腹腔内出血，内臓損傷・破裂（肝臓，脾臓）など
性器：性器や肛門およびその周辺のただれ，びらん，裂傷，性感染症，妊娠中
精神的所見：極端な怯えや情緒不安定，活気がない（無表情），自傷・自殺企図

診察室でのチェックポイント（保護者の様子）
発症日時や受傷状況の説明があやふや（保護者間で説明が食い違う）
子どもの日頃の様子を説明できない，既往疾患を覚えていない
子どもから離れようとしない
受診までの時間が長い
重症度に関心がなく，また治療・入院の必要性に理解がなく，診断名や予後にまったく関心を示さない
1回で完結する治療法を希望し，再診を拒否する
勝手に外来通院を中断したり，転院したりする
薬などを必要以上に欲しがる
挑発的態度，被害者的態度，衝動的態度がみられる

診察室でのチェックポイント（産科・母子健康手帳など）
妊婦検診を受けていない，母子健康手帳がない（持参していない），若年出産・未婚，乳幼児健診歴がない・少ない，予防接種をしていない，産後うつの疑い，望まぬ妊娠・出産

（(社)埼玉県医師会：医療現場で児童虐待を疑ったら—児童虐待対応ガイドライン—などを参考に作成）

存在から診断されることが多い．また，その予後は不良である．

表3には児童虐待を疑うチェックポイントを示した．これらの項目のうち1～2項目でも該当する場合には注意が必要である．

初期治療と注意すること

明らかな身体的症状があれば直ちに入院させなければ不幸な転帰に至る場合が多く，医療者（保健師，保育士，教員なども）は毅然とした態度で児童の生命の安全を守ることが重要である．表3に示すような軽微な症候があり，少しでも児童虐待を疑った場合にはまず通告することが必要である（児童福祉法第25条，児童虐待防止法第6条）．通告の場合には虐待であることを証明する必要はなく，誤りであったとしても責任は問われない．通告あるいは相談は児童相談所のほか，保健センター，保健所などでもよい．

児童虐待の通告後の受け皿は児童相談所であるが，その後の処遇は地域で親子を分離することなく経過観察となることがほとんどである（一時的に親子が分離されても，その後，再統合が図られる）．在宅での経過観察の受け皿は，要保護児童対策地域協議会（要対協）であり，通告した医療機関などもその一員となることを求められることが多い．したがって，通告に際しても虐待を行った家族との人間関係を損なわないように配慮することが大切である．

［大山 昇一］

索引

*太字の頁数は，項目見出し（イラスト頁）を示す．

日本語索引

あ

亜急性硬化性全脳炎	216
悪性腫瘍	367
悪性リンパ腫	**357**, 359
アシクロビル	233
アスペルガー障害	474
アセチルコリン受容体	469
アセトアミノフェン	4, 8
アセトン血性嘔吐症	398
アテトーゼ型麻痺	431
アデノイド	179
アデノイド増殖症	180
アデノウイルス	39, 134, 172
アトピー性皮膚炎	**304**, 306, 510
アドレナリン自己注射薬	300
アナフィラキシー	55, 301
アナフィラキシーショック	300
アフタ性口内炎	131
アレルギー	54
アレルギー性紫斑病	43, 72, **327**, 378
アレルギー性鼻炎	**293**, 295
アレルギー素因	295
アレルゲン	287, 290
アンギオ検査	200
アンダーアームブレース	504

い

易感染性	**308**, 311
意識障害	**10**, 12
胃・十二指腸潰瘍	**150**, 152
胃食道逆流	168
Ⅰ型アレルギー疾患	295
1型糖尿病	402
苺状血管腫	121
イチゴゼリー様血便	141
一次性頭痛	8
一次性脳炎	441
溢乳	149
遺伝子検査	313
遺伝子治療	314
遺伝子病	**102**, 105, 109
遺伝性肥満	394
イヌ回虫症	286
異物	192
異物誤飲	**519**, 522
イブプロフェン	8
イレウス	141
インスリン	402
インスリン依存型糖尿病	402
インスリン非依存型糖尿病	402
インスリン補充療法	403
インターロイキン-1	4
陰嚢	502
インフルエンザ	54, **245**, 247
インフルエンザウイルス	176, 441
インフルエンザ関連脳症	246

う

ウイルス感染，肝炎の	160
ウイルス性胃腸炎	39, 134
ウイルス性髄膜炎	279
ウイルス性脳炎	233
植え込み型除細動器	202
ウエスト症候群	460
うつ	99
うつぶせ寝	517
運動チック	487
運動発達障害	431

え

エイズ	309
液性免疫不全症	312
エコーウイルス	134, 251
壊死性腸炎	126
エネルギー必要量	26
エピペン®	300
炎症性サイトカイン	276
エンテロウイルス	130, 134, 251
円板状紅斑	325

お

黄色ブドウ球菌	255
黄体形成ホルモン	420
黄疸	**48**, 50
──をきたす疾患	51
嘔吐	**32**, 34, 164
──，新生児の	34
──，乳児期の	35
──，学童期・思春期の	35
──の応急処置	35
オスグッド・シュラッター病	529
お座り	94
音声チック	487

か

開口障害	265
外傷	**528**
灰白色便	156
回復体位	453
解離性障害	**488**, 490
カウプ指数	394
下顎呼吸	175
化学性肺炎	522
化学療法	340
過活動	497
踵おろし検査	137
過換気症候群	**488**, 490
学習障害	**481**, 483
学童期・思春期の嘔吐	35
学童期のけいれん	20
鵞口瘡	**128**, 131
過呼吸	465
過剰適応	98
仮性内斜視	121
かぜ	**170**, 172
──をひきやすい子	172
学校生活管理指導表	201
学校検尿	86, 378
学校心臓検診	198
活性化部分トロンボプラスチン時間	353, 355
カテーテル治療	200
化膿性耳下腺炎	**242**, 244
化膿性連鎖球菌	257
カフェオレ斑	434

花粉症 **293**, 295	気道閉塞性疾患 58	くる病 **508**, 510
花粉－食物アレルギー症候群 295	機能性頭痛 8	クローン病 131
カポジ水痘様発疹症 232	機能的閉塞 142	
カルシウム 509	偽発作 21	**け**
川崎病 **331**, 334	虐待 12, 14, 27, 527, 536	経口補液療法 40, 91
――の弁膜障害 336	逆流腎症 391	経口補水液 35, 398
がん 367	救急のABCDE 13	脛骨過労性骨膜炎 531
肝炎 **158**, 160	急性胃腸炎 **132**, 134	痙笑 265
眼球結膜 50	急性咽頭扁桃炎 259	軽症脳症 441
眼球突出 **361**, 363	急性壊死性脳症 441	経静脈輸液療法 91
環境変容法 478	急性肝炎 160	痙性斜頸 429
ガングリオシド抗体 445	急性骨髄性白血病 339	痙性麻痺 431
間欠的啼泣 141	急性糸球体腎炎 259, 370	経胎盤感染 114
眼瞼下垂 469	急性小脳炎 449	経皮感作 302, 307
環状切開法 501	急性小脳失調症 228, **447**, 449	頸部腫瘤 **73**
眼振 449	急性腎炎 **372**, 374	頸部リンパ節腫脹 220
関節炎 321	急性心不全 65	けいれん **15**, 18
関節型JIA 318	急性膵炎 164	――，新生児の 19
間接型ビリルビン血症 50	急性巣状細菌性腎炎 387	――，乳児の 19
関節痛 317, 327, 329	急性中耳炎 180	――，乳幼児期の 19
感染性心内膜炎 201, **207**, 209	急性脳炎 12, 14	――，学童期の 20
間代けいれん 18	急性脳症 12, 14, 441	――重積状態 17
眼底出血 527	急性腹症 30	――発作 453
冠動脈病変 335	急性発作，気管支喘息の 290	――発作症状の鑑別 17
冠動脈瘤 334	急性リンパ性白血病 339	劇症型溶血性連鎖球菌感染症 259
嵌頓包茎 501	吸虫類 285	下血 **41**, 43
柑皮症 48	吸入ステロイド 288	血液凝固因子 356
カンピロバクター 39, 445	凝固因子 72	結核 **281**, 282
カンピロバクター腸炎 **267**, 268	蟯虫症 286	結核性髄膜炎 282
陥没呼吸 58, 176, 184	強直けいれん 18	血管性紫斑病 329
顔面血管線維腫 433	強迫性障害 98	血管性浮腫 81
顔面単純性血管腫 434	局所性浮腫 81	血管輪 168
緘黙 98	巨大結腸症 **143**, 145	血球貪食性リンパ組織球症 352
	巨大児 116	血小板 72, 343
き	ギラン・バレー症候群 **443**, 445	血小板減少性紫斑病 **341**, 343
期外収縮 204	起立試験 213	血清クレアチニン濃度 273
機械的閉塞 142	起立性タンパク尿 85	血清ナトリウム濃度 90
気管狭窄 168	起立性調節障害 **210**, 212	血清フェリチン 348
気管支炎 54, **182**, 184	筋緊張 431	結節性硬化症 434
気管支喘息 54, **287**, 290	菌血症 276, 386	血尿 **82**, 85
気管内異物 **190**, 193	筋ジストロフィー **466**, 467	血便 **41**, 43
危急状態（疾患） 14	緊張型頭痛 8	血友病 **353**, 355
気胸 **194**, 196	筋無力症クリーゼ 470	血友病A 72
奇形発症 110	筋力低下 445, 467	血友病性関節症 355
起坐呼吸 175		ケトン性低血糖症 **396**, 398
気腫性嚢胞 196	**く**	ケトン体 396
寄生虫症 **284**, 285	クォンティフェロン検査 282	下痢 **37**, 39
季節性アレルギー性鼻炎 295	首のすわり 94	下痢原性大腸菌 272
喫煙 517	グリコーゲン 398	減感作療法 296
亀頭 501	クループ **174**, 176	嫌気性菌 189
気道異物 192, 522	クループ症候群 54	言語発達の遅れ 94

減衰現象	469
原虫類	285
犬吠様咳嗽	176
原発性免疫不全症	311

――――― こ ―――――

誤飲	193, 522
抗アセチルコリン受容体抗体	469
高圧浣腸	141
抗核抗体	325
後弓反張	265, 429
口腔アレルギー症候群	295, 298, 300
口腔内カンジダ症	130
抗結核薬	282
抗原提示	363
抗原不連続変異	247
抗原連続変異	247
抗コリンエステラーゼ薬	469
高サイトカイン血症	442
交差反応	295
甲状舌管嚢腫	76
甲状腺機能亢進症	76, **409**, 411
甲状腺機能低下症	**405**, 407
甲状腺腫	76
甲状腺ホルモン	407
甲状腺ホルモン製剤	76
口唇ヘルペス	130
光線過敏	325
高張性脱水症	90
交通性水頭症	427
抗てんかん薬	21, 114, 461
後天性赤芽球癆	351
喉頭炎	**174**, 176
行動制限療法，摂食障害の	497
喉頭軟化症	168
喉頭ファイバースコープ	168
後頭葉てんかん	459
高度タンパク尿	382
口内炎	**128**, 130
広汎性発達障害	474
高ビリルビン血症	50, 127
興奮毒性	442
硬膜下血腫	526
呼吸窮迫症候群	125
呼吸困難	**56**, 58, 290, 300
呼吸不全	14, **56**
コクサッキーウイルス	134, 251
―― A群	130
―― B群	208
極低出生体重児	125

骨塩量	509
骨髄異形成症候群	340
骨髄検査	340
骨折	536
骨粗鬆症	**507**, 509
骨端症	**529**, 531
骨年齢	417
コッホ現象	283
骨融解像	364
ゴナドトロピン放出ホルモン	420
コブ角	503, 505
コプリック斑	216
鼓膜換気チューブ留置	181
鼓膜切開	181
こむら返り	514
コラーゲン	507
コリック	493
コリン作動性クリーゼ	470

――――― さ ―――――

細気管支炎	55, 58, **182**, 184
細菌性胃腸炎	39, 135
細菌性食中毒	268
細菌性髄膜炎	14, 279
鰓性嚢腫	77
再生不良性貧血	69, 351
サイトメガロウイルス	115, 445
細胞性免疫不全症	312
嗄声	176
サルモネラ	39, 135
サルモネラ腸炎	**266**, 268
算数障害	483
産瘤	121

――――― し ―――――

ジアゼパム坐剤	453
シェーグレン症候群	325
歯科処置，感染性心内膜炎の	209
自家中毒症	398
志賀毒素産生性大腸菌	272
糸球体性血尿	85
糸球体性タンパク尿	85
子宮内発育不全性低身長	415
止血のメカニズム	72
自己炎症性疾患	311
自己嫌悪感	497
自己抗体	343, 469
自己不全感	497
自己免疫	442
四肢麻痺	431
歯周病	207

思春期早発症	**418**, 420
自傷行為	98
自然気胸	194
膝蓋腱炎	530
シックデイ，糖尿病の	404
失調性歩行	449
疾病利得	490
児童虐待	**536**
児童虐待防止法	536
児童相談所	537
紫斑	329
紫斑病性腎炎	329, 378
自閉症（自閉性障害）	**471**, 474
自閉症スペクトラム障害	474
ジャーミノーマ	437
社会性の遅れ	95
若年性関節リウマチ	**315**
若年性特発性関節炎	**315**, 317
――の分類基準	317
ジャンパー膝	530
縦隔腫瘍	**365**, 367
習慣性便秘	46
周期性 ACTH・ADH 分泌過剰症	398
周期性嘔吐（症）	9, 398
13トリソミー	110
重症化するリスク因子，インフルエンザの	247
重症筋無力症	**468**, 469
重症度，気管支喘息の	290
重症複合免疫不全症	311, 313
18トリソミー	110
受傷深度	534
樹状マクロファージ	363
出血傾向	**70**, 72
出血性ショック脳症症候群	441
出血斑	341, 536
受容性言語	94
腫瘤形成性虫垂炎	138
循環調節障害	212
上衣腫	437
小陰茎	**500**, 502
消化管異物	522
少関節型JIA	318
上気道炎	54
症候性頭痛	8
症候性肥満	**392**, 394
猩紅熱	259
条虫類	285
小頭症	**422**, 423
小児がんの腫瘍マーカー	368

小児欠神てんかん	460	
小児呼吸器感染症	188	
小児周期性症候群	9	
小児てんかん	458	
小児崩壊性障害	474	
小児良性発作性めまい	9	
小脳失調	453	
小脳症状	449	
小脳髄症	423	
上腹部痛	163	
除去食，食物アレルギーの	302	
食行動の異常	497	
食中毒	268	
食物アレルギー	295, **297**, 300	
食物依存性運動誘発アナフィラキシー	300	
食物負荷試験	301	
食欲不振	**22**, 25	
書字表出障害	484	
除体脂肪量	395	
ショック	14	
徐脈	25	
自律神経失調症	212	
自律性機能性卵胞	421	
しろめ	48	
心因性発作	21	
腎盂拡張	391	
心エコー	200, 335	
心炎	321	
腎炎	329	
呻吟	58	
心筋炎	**206**, 208	
神経機能障害	347	
神経膠腫	437	
神経性食思不振症	25, 497	
神経線維腫症Ⅰ型	434	
神経皮膚症候群	**432**, 434	
心血管病変	335	
心血管リモデリング	64	
進行性頭蓋骨骨折	527	
人工ペースメーカー	202	
心室中隔欠損症	63	
滲出性中耳炎	180	
シンスプリント	531	
腎生検	378	
新生児けいれん	18	
── の治療	19	
新生児出血性素因	43	
新生児脂漏性皮膚炎	121	
新生児スクリーニング	106, 517	
── 検査	104, 407	
新生児の嘔吐	34	
新生児の特徴（異常）	**118**, 120	
新生児ヘルペス	232	
新生児メレナ	43, 119	
振戦	449	
心臓カテーテル	200	
心臓性浮腫	80	
迅速検査キット	172	
身体的虐待	536	
心タンポナーデ	209	
心的外傷後ストレス障害	99	
心内膜炎	321	
心囊液	208	
心囊液貯留	208	
心肺蘇生法	522	
心不全	**60**, 63, 80, 199	
心膜炎	**206**, 208	
心膜摩擦音	209	
じんま疹	**299**, 303	
心理社会的治療，注意欠如多動性障害の	478	
心理的虐待	536	
心理的ストレス	153	

す

膵炎	**162**, 164	
髄芽腫	437	
水腎症	**388**, 390	
膵胆管合流異常	156, 164	
水痘	**226**, 228	
水頭症	**425**, 427	
水痘帯状疱疹ウイルス	228	
水疱	228, 232, 534	
水疱性伝染性膿痂疹	255	
髄膜炎	4, 12, 18, 21, **277**, 279	
髄膜刺激症状	13	
睡眠時無呼吸症候群	181	
睡眠障害	**491**, 493	
頭蓋咽頭腫	437	
頭蓋骨縫合の早期癒合	423	
スキンケア	302, 306	
スタージ・ウェーバー症候群	434	
スタッカート	262	
頭痛	**6**, 8	
── に用いる薬剤	9	
ステロイド外用薬の使用法，アトピー性皮膚炎の	307	
ステロイド治療	382	
スパズム	265	
スポーツ外傷	526	
スポーツ障害	**528**, 530	
スポーツ貧血	347	
スリット脳室症候群	427	

せ

成育支援	95	
成人T細胞白血病	115	
精神症状	**96**, 98	
性ステロイドホルモン	420	
声帯麻痺	168	
正中囊胞	76	
成長曲線	25	
成長ホルモン治療	417	
成長ホルモン分泌不全症	416	
成長ホルモン分泌不全性低身長症	416	
性的虐待	232, 536	
声門下狭窄	168	
咳	**52**, 54	
赤芽球癆	352	
脊柱側弯（症）	467, **503**, 505	
舌下免疫療法	296	
赤血球	69	
舌小帯	121	
摂食障害	98, **495**, 497	
前胸部痛	209	
先行感染	449	
染色体異常	**107**, 109	
全身型JIA	317	
全身性エリテマトーデス	**323**, 325	
全身性炎症反応症候群	276, 513	
全身性強直性間代性けいれん	453	
全身性浮腫	80	
線虫類	285	
先天奇形	**107**, 109	
先天性甲状腺機能低下症	407	
先天性心疾患	63, **197**, 199	
先天性腎尿路奇形	386	
先天性水腎症	390	
先天性赤芽球癆	351	
先天性喘鳴	55, **166**, 168	
先天性風疹症候群	220	
先天代謝異常	**102**, 105	
前頭葉てんかん	460	
全般発作，てんかんの	458	
喘鳴	**52**, 55, 168	

そ

造血幹細胞移植	314	
造血器障害	**349**, 351	
巣状分節性糸球体硬化症	382	
総胆管囊腫	156	

日本語索引 541

早発陰毛 418
早発乳房 420
側頭嚢胞 77
即時型症状，食物アレルギーの 300
側頭葉てんかん 459
側弯 429
組織球増殖症候群 363
組織マクロファージ 363
粗大運動の遅れ 94

た

ターナー症候群 415
タール便 43, 153
第Ⅷ因子活性 355
第Ⅸ因子活性 355
体幹失調 449
第3脳室開窓術 428
胎児性アルコール症候群 116
体脂肪率 394
代謝性疾患 12, 59
体重減少 25, 497
体重増加不良 **22**, 25, 64
帯状疱疹 **226**, 228
対人関係の障害 474
大泉門膨隆 427
大腸菌 272, 386
胎便排泄遅延 145
代理人によるほらふき男爵症候群 536
ダウン症候群 108
多関節炎 321
多関節型 JIA 318
タクロリムス軟膏 306
多形滲出性紅斑 232
多呼吸 58
多臓器不全 513
立ちくらみ 212
脱水症 39, **88**, 90
タッピング 185
タバコの胎児への影響 117
単一遺伝子病 105
胆汁うっ滞 50, 156
単純性運動チック 487
単純性肥満 **392**, 394
単純ヘルペスウイルス 115, 130, 232
単純ヘルペスウイルス感染症 230
タンデムマス（法） 106, 517
胆道拡張症 **154**, 156, 164
胆道閉鎖 119
胆道閉鎖症 **154**, 156

——のスクリーニング 50
タンパク尿 **83**, 85

ち

チアノーゼ **61**, 65, 176, 199
チック障害 98, **485**, 487
窒息 192
注意欠如多動性障害 98, **476**, 478
中耳炎 **178**, 180
中心性チアノーゼ 65
虫垂炎 30, **136**, 137
中枢神経感染症 21
中枢神経疾患 12
中枢神経障害 12
中枢性思春期早発症 420
中毒 **519**, 522
虫卵 286
超音波検査 149
腸管出血性大腸菌 **270**, 272
蝶形紅斑 325
腸重積 30, 43, **139**, 141, 329
超低出生体重児 125
腸閉塞 **139**, 142
腸腰筋出血 355
直接型ビリルビン血症 50
直腸肛門内圧検査 146
直腸粘膜生検 146

つ

ツベルクリン反応 282
爪噛み 98

て

手足口病 130, **250**, 251
低Cl性代謝性アルカローシス 149
低血圧症状，脱水による 511
低血糖 127, 404
低血糖症 116, 398, 401
低酸素血症 65
低出生体重児 116, 125
——の疾患 **122**
低身長 **413**, 416
低タンパク血症 382
低張性脱水症 90
鉄欠乏性貧血 69, **345**, 347
デュシェンヌ型筋ジストロフィー 467
てんかん **455**, 458
——，乳児の 460
——，小児の 460

——症候群の分類 458
——症候群の薬剤選択 461
——の発作症状 456
てんかん発作 12
——の救急処置 457
——の分類 458
転換性障害 **488**, 490
テンシロンテスト 469
伝染性紅斑 **238**, 239
伝染性単核球症 75, **234**, 236
伝染性膿痂疹 255
点頭てんかん 460
デンバー発達スクリーニング検査 94

と

トイレットトレーニング 46
頭囲拡大 427
頭囲の測定法 424
頭囲発育曲線 423
盗汗 360
頭血腫 121
統合失調症 99
等張性脱水症 90
糖尿病 **399**, 402
糖尿病性ケトアシドーシス 402
頭部外傷 12, 14, **524**, 526
動脈管開存症 125
動脈血酸素飽和度 65
トゥレット症候群（障害） 98, **485**, 487
トキソイド 265
トキソプラズマ 115
読字障害 483
特発性血小板減少性紫斑病 343
特発性再生不良性貧血 351
特発性ネフローゼ症候群 382
突然死 106, 517
トッド麻痺 453
突発性発疹 **222**, 224
とびひ 253
トリスムス 265
努力呼吸 58
ドンペリドン 35

な

内分泌疾患 12
ナウゼリン® 35
永山斑 224
ナットクラッカー現象 86
夏の流行性疾患 **249**

に

難治性下痢症 ……………………… 135

2型糖尿病 ……………………… 402
肉眼的血尿 …………………… 369, 371
二次性頭痛 ………………………… 8
二次性徴 ……………………… 420
二次性脳炎（脳症） …………………… 439
二次性免疫不全症 ……………………… 311
21トリソミー ……………………… 110
日光浴不足 ……………………… 510
日本海裂頭条虫症 ……………………… 286
日本中毒情報センター ……………… 520
乳児期の嘔吐 ……………………… 35
乳児けいれん ……………………… 19
乳児重症ミオクロニーてんかん … 460
乳（幼）児突然死症候群 …… 169, 208, **515**, 517
乳幼児の意識レベル判定法 …………… 11
乳幼児揺さぶられ症候群 ………… 536
尿細管性タンパク尿 ……………………… 85
尿崩症 …………………… 363, 438
尿路感染症 ………… 4, 370, **384**, 386
妊娠糖尿病 ……………………… 113, 116
認知，発達における ……………………… 94

ね

ネグレクト ……………………… 27, 536
熱傷 ……………………… **532**, 534
――の受傷範囲 ……………………… 535
熱傷深度 ……………………… 535
熱性けいれん ………… 19, 224, **451**, 453
熱中症 ……………………… **511**, 513
ネフローゼ症候群 …… 80, 86, **380**, 382
粘血便 ……………………… 43
粘膜外幽門筋切開術 ……………… 149

の

脳炎 ……………………… 21, **439**, 441
脳幹部神経膠腫 ……………………… 437
膿胸 ……………………… **187**, 189
脳血管障害 ……………………… 12
脳挫傷 ……………………… 526
脳室周囲白質軟化症 ……………… 126
脳室内出血 ……………………… 126
脳室-腹腔短絡術 ……………… 427
脳腫瘍 ……………… 12, 21, **435**, 437
脳症 ……………………… **439**, 441
脳震盪 ……………………… 527
脳性麻痺 ……………………… **429**, 431
脳ヘルニア ……………………… 14

は

ノロウイルス ……………………… 39, 134

パーセンタイル ……………………… 413
バーベック顆粒 ……………………… 364
肺炎 ……………………… 58, **186**, 188
――の重症度 ……………………… 188
――の初期抗菌薬療法 …………… 189
肺炎球菌ワクチン ……………………… 280
肺気腫 ……………………… 195
配偶子病 ……………………… 109
敗血症 ……………………… 4, **274**, 276
胚腫 ……………………… 437
肺動脈性肺高血圧症 ……………… 63
梅毒 ……………………… 115
排尿時膀胱尿道造影 ……………… 387
背部叩打法 ……………………… 521
排便 ……………………… 46
ハイムリック法 ……………………… 521
背面切開法 ……………………… 501
白苔 ……………………… 170
はしか ……………………… 216
橋本病 ……………………… 407
播種性血管内凝固症候群 ………… 513
破傷風 ……………………… **264**, 265
バセドウ病 …………… 76, 409, 411
ばち指 ……………………… 62, 66
白血病 ……………………… **337**, 339, 351
白血病裂孔 ……………………… 339
発達障害児 ……………………… 95
発達における三項関係 …………… 95
発達の遅れ ……………………… **92**, 94
――，言語 ……………………… 94
――，社会性 ……………………… 95
――，運動 ……………………… 94
発熱 ……………………… 2, 4, 164
発熱性好中球減少症 ……………… 340
母親
――の自己免疫疾患 ……………… 116
――の疾患による胎児病 ………… 114
――の心疾患 ……………………… 116
――のてんかん ……………………… 116
――の糖尿病 ……………………… 116
――の病気と出生児 ……………… **111**
パラインフルエンザウイルス …… 176
バルーン心房中隔裂開術 ………… 200
汎血球減少 ……………………… 351
パンデミック ……………………… 247
反復性耳下腺炎 ……………… **242**, 244

ひ

ピークフロー・メーター ………… 291
皮下気腫 ……………………… **195**
皮下結節 ……………………… 322
ひきつけ ……………………… 18
ひきつり笑い ……………………… 265
肥厚性幽門狭窄症 …… 34, **147**, 149
非交通性水頭症 ……………………… 427
微細運動 ……………………… 94
非糸球体性血尿 ……………………… 85
微少血尿 …………………… **369**, 371
皮疹 ……………………… 306
ヒスタミン H_2 受容体拮抗薬 …… 153
非ステロイド性抗炎症薬 …… 4, 316
ビタミンD ……………………… 509
――欠乏 ……………………… 508
ビタミンK欠乏 ……………………… 72
ヒトパルボウイルスB19 …… 239, 351
ヒトヘルペスウイルス6型 ……… 224
ヒトヘルペスウイルス7型 ……… 224
ヒト免疫グロブリン製剤 ………… 332
ヒト免疫グロブリン大量療法 …… 335
ヒト免疫不全ウイルス …………… 309
菲薄基底膜病 ……………………… 370
ヒブワクチン ……………………… 278
非ホジキンリンパ腫 ……………… 359
肥満 ……………………… **392**, 394
びまん性軸索損傷 ……………………… 527
びまん性メサンギウム増殖 …… 382
肥満度 ……………………… 394
百日咳 ……………………… 54, **261**, 262
病原性大腸菌 ……………………… 39
病原性大腸菌性腸炎 ……………… **270**
表出性言語 ……………………… 94
鼻翼呼吸 ……………………… 58
日和見感染 ……………………… 311
びらん ……………………… 150, 152
ビリルビン値 ……………………… 50
ヒルシュスプルング病 …… 46, 142, 143
貧血 ……………………… **67**, 69

ふ

フィンガーチップユニット ……… 305
風疹 ……………………… **218**, 220
風疹ウイルス ……………………… 220
プール熱 …………………… **249**, 251
不機嫌，心不全症状の ……………… 64
腹腔鏡下虫垂切除術 ……………… 138
複雑性運動チック ……………………… 487
副腎皮質ステロイド薬 …… 324, 330
腹痛 ……………………… **28**, 30, 329

日本語索引 543

副鼻腔炎 178, 180	ホジキンリンパ腫 360	**め**
腹部腫瘍 **365**, 367	母子健康手帳 50, 522	めまい 212
腹部突き上げ法 521	ボタン電池 522	免疫グロブリン 312
腹部片頭痛 9	発作性上室性頻拍症 204	免疫不全症 **308**, 311
腹部膨満 145	発作性心室性頻拍症 204	免疫抑制薬 383
浮腫 **78**, 80, 382	発作性頻拍症 **203**	免疫抑制療法 314
不整脈 **202**, 204, 208	発赤 533	メンデル遺伝病 105
ブドウ球菌感染症 **253**, 255	ボディイメージ 497	
ブドウ球菌性熱傷様皮膚症候群 255	母乳栄養 516	**も**
不登校 99	母乳性黄疸 50	毛細血管の再充血時間 90
舞踏病 321	母乳不足 26	網膜芽腫 **365**, 367
ブドウ膜炎 318	哺乳不良 64	モヤモヤ血管 465
部分的思春期早発症 418	母斑症 **432**, 434	モヤモヤ病 20, **463**, 465
部分発作，てんかんの 458	ポリオ **444**	
不明熱 5		**や**
フラッシュバック 99	**ま**	野球肘 530
プランマー病 411	マイクロアレイ 109	夜驚症 **491**, 493
プリングル病 434	マイコプラズマ 445	薬剤性過敏症症候群 224
プロスタグランジン 4	埋没陰茎 502	薬剤性肝炎 160
プロトロンビン時間 353, 355	膜性増殖性糸球体腎炎 378	薬物療法，注意欠如多動性障害の
プロトンポンプ阻害薬 153	麻疹 **214**, 216	479
噴水状嘔吐 149	麻疹ウイルス 216	やせ願望 495, 509
分類不能型免疫不全症 314	麻しん風しん混合ワクチン 217, 221	
	マススクリーニング 408	**ゆ**
へ	マッケンジーの分類 181	幽門筋切開術 148
ペアレントトレーニング 479	末梢循環不全 66	ゆさぶられっ子 **536**
ベーチェット病 131	末梢性チアノーゼ 66	
ベッカー型筋ジストロフィー 467	慢性肝炎 160	**よ**
ヘモグロビン 69, 347	慢性機能性便秘症 47	溶血性尿毒症症候群 272
ヘリコバクター・ピロリ菌 152	慢性甲状腺炎 76, 407	溶血性貧血 69
ペルテス病 529	慢性腎炎 **376**, 378	幼児期の嘔吐 35
ヘルパンギーナ 130, **249**, 251	慢性心不全 65	葉状白斑 433
ヘルペス性歯肉口内炎 130, 232	慢性肉芽腫症 314	腰椎穿刺 338
ヘルペス脳炎 232	慢性肺疾患 125	要保護児童対策地域協議会 537
便色カラーカード 50	慢性腹痛 30	溶連菌 319, 329, 374
片頭痛 8		溶連菌感染後急性糸球体腎炎 259
扁桃炎 **170**, 172	**み**	溶連菌感染症 257, 319
扁桃肥大 **178**, 180	ミオクロニー発作 21	翼状陰茎 502
便秘 **44**, 46	ミクロペニス 502	夜泣き **491**, 493
弁膜症 319	未熟児くる病 127	予防接種 161
	未熟児網膜症 127	予防内服，リウマチ熱の 322
ほ	三日はしか 220	
包茎 **499**, 501		**ら**
膀胱尿管逆流症 384, 386, **389**, 390	**む**	ライノウイルス 54
膀胱尿道造影検査 386	むくみ 78, 380	落陽現象 425
房室ブロック 204	虫歯 209	ランゲルハンス細胞組織球症 **361**, 363
包皮 501	夢中遊行症 **492**, 494	卵胞刺激ホルモン 420
ポートワイン母斑 434	ムンプス 75	
母子感染，肝炎の 161	ムンプスウイルス 243	**り**
ホジキン病 360		リウマチ熱 259, **319**, 321

リウマトイド因子 ……………… 318	輪状紅斑 ………………………… 321	**ろ**
リハビリテーション ………… 95, 431	リンパ腫 ………………………… 359	ロタウイルス ………………… 39, 134
流行性耳下腺炎 ………… **241**, 243	リンパ性浮腫 …………………… 81	ロタウイルス胃腸炎 …………… 133
硫酸アトロピン ………………… 149	リンパ節腫 ……………………… 75	肋骨隆起 ………………………… 505
リューブリン® ………………… 421	**れ**	**わ**
良性小児てんかん ……………… 458	レックリングハウゼン病 ……… 434	矮小陰茎 ………………………… 502
良性乳児けいれん ……………… 19	レット症候群 …………………… 474	ワルダイエル扁桃輪 …………… 180
良性乳児部分てんかん ………… 20	レプリーゼ ……………………… 262	
リン ……………………… 507, 510	レンノックス・ガストー症候群 … 460	
リンゴ病 ………………………… 239		

外国語索引

A

A 群 β 溶血性連鎖球菌 ……… 259, 321, 329, 374
A 群溶連菌感染症 ………… 131, **257**
AChR ……………………………… 469
ADHD (attention deficit/ hyperactivity disorder) … **476**, 478
AIDS ……………………………… 309
ALL (acute lymphocytic leukemia) ……………………………………… 339
AML (acute myelogenous leukemia) ……………………… 339
Ann Arbor 病期分類 …………… 360
APTT ……………………… 353, 355
arm span ………………………… 417
ASD (autism spectrum disorder) ……………………………………… 474
ataxia telangiectasia …………… 313
ATL (adult T-cell leukemia) …… 112

B

B 型肝炎 …………………… 112, 160
B リンパ球 ……………………… 308
BAS (balloon atrioseptostomy) … 200
Basedow 病 ……………………… 411
BCG ……………………………… 282
Birbeck 顆粒 …………………… 364
Blumberg 徴候 ………………… 137
BMD (Becker muscular dystrophy) ……………………………………… 467
Brugada 症候群 ………………… 204
BTK 欠損症 …………………… 314

C

C 型肝炎 ………………………… 160
CAKUT (congenital anomalies of the kidney and urinary tract) ……………………………………… 386
Campylobacter jejuni ………… 269
Candida albicans ……………… 131
capillary refilling 時間 ………… 90
CD1a ……………………………… 364
cell free fetal DNA …………… 110
CLD (chronic lung desease) …… 125
CMV ……………………………… 115

D

Diamond-Blackfan 貧血 ……… 351
DIC (disseminated intravascular coagulation) ………………… 513
DiGeorge 症候群 ……………… 313
DMD (Duchenne muscular dystrophy) ……………………………………… 467
DSM (Diagnostic and Statistical Manual of Mental Disorders) … 474

E

EB ウイルス感染症 ……… **234**, 236
EDAS (encephalo-duro-arterio- synangiosis) ………………… 465
Endothelin-B 受容体遺伝子 …… 145
Ep 因子 ………………………… 454
exanthema subitum …………… 224

F

Fanconi 貧血 …………………… 351
FAS (fetal alcohol syndrome) … 116
FDEIA (food-dependent exercise- induced anaphylaxis) ……… 300
FEIAn (food-dependent exercise- induced anaphylaxis) ……… 300
FN (febrile neutropenia) ……… 340
Fs 因子 ………………………… 454
FSH (follicle stimulating hormone) ……………………………………… 420
FTU (finger tip unit) ………… 305
FUO (fever of undetermined origin) ………………………………………… 5

G

GAS (group A streptococci) …… 321
GCS (Glasgow Coma Scale) … 13, 527
GDM (gestational diabetes mellitus) ……………………………………… 116
GH 治療 ………………………… 417
GHD (growth hormone deficiency) ……………………………… 415, 417
GnRH …………………………… 420
GnRH アナログ ……………… 421

H

H 病 ……………………………… 145
HB ワクチン …………………… 161
HBV ……………………………… 115
HCV ……………………………… 115
heel-drop jarring test ………… 137
Henoch-Schönlein 紫斑病 … 329, 378
HHV-6 …………………………… 224
Hib ワクチン …………………… 280
Hirschsprung 病 ……………… 145
histiocytosis X ………………… 363

外国語索引 545

HIV ······································ 115, 311
HL (Hodgkin's lymphoma) ········ 360
HLH (hemophagocytic
　　lymphohistiocytosis) ············ 352
Hodgkin 細胞 ······························ 360
Holzknecht 徴候 ························· 522
HSV－1 ·· 130
HTLV－1 ······································ 115
HUS (hemolytic-uremic syndrome)
　　··· 272

――― I ―――
IDDM (insulin-dependent diabetes
　　mellitus) ····························· 402
IgA 腎症 ······························· 370, 378
IGF－1 ··· 417
IgM 値 ·· 114
IL－1 ·· 4
IL－6 ·· 317
ImmunoCAP 法 ·························· 300
impetigo contagiosa ················· 255
ITP (idiopathic thrombocytopenic
　　purpura) ···························· 343
IVH (intraventricular hemorrhage)
　　··· 126

――― J ―――
JCS (Japan Coma Scale) ············ 13
JIA (juvenile idiopathic arthritis)
　　··· 317

――― L ―――
Langerin 陽性 ····························· 364
LCH (langerhans cell histiocytosis)
　　··· 363
LD (learning disorder) ············· 483
LH (luteinizing hormone) ········ 420

――― M ―――
Mackenzie の分類 ······················ 181
McBurney 圧痛点 ······················· 137
McCune-Albright 症候群 ·········· 421
MDS (myelodysplastic syndrome)
　　··· 340
MR ワクチン ························ 217, 221
Murphy 分類 ······························· 359

――― N ―――
NEC (necrotizing enterocolitis) ·· 126

NF－1 ·· 434
NHL (non-Hodgkin's lymphoma)
　　··· 359
NIDDM (non-insulin dependent
　　diabetes mellitus) ··············· 402
NK 細胞 ······································· 308
non-REM 睡眠 ···························· 493
NSAIDs ·································· 4, 153

――― O ―――
O 脚 ··· 510
O157 ·· 272
OD (orthostatic dysregulation)
　　··· 212
ORS (oral rehydration solution) ··· 35
Osgood-Schlatter 病 ·················· 531

――― P ―――
Perthes 病 ··································· 531
PID (primary immunodeficiency)
　　··· 311
PPI ·· 153
Prader-Willi 症候群 ··················· 417
PSVT (paroxysmal supraventricular
　　tachycardia) ························ 204
PT ······································· 353, 355
PTSD ·· 99
punched out lesion ·················· 364
PVL (periventricular leukomalacia)
　　··· 126

――― Q ―――
QFT 検査 ····································· 282
QT 延長症候群 ··························· 204

――― R ―――
Ramsay-Hunt 症候群 ················ 228
RDS (respiratory distress syndrome)
　　··· 125
re-build up ······························· 465
Recklinghausen 病 ···················· 145
REM 睡眠 ···································· 493
RET 遺伝子 ································· 145
Reye 症候群 ······························· 228
RICE 処置 ··································· 528
RS ウイルス ························· 54, 184

――― S ―――
S100 タンパク ···························· 364

Salmonella enteritidis ············· 268
SaO₂ ··· 65
SCID (severe combined
　　immunodeficiency) ······ 311, 313
SD ··· 416
SFU (Society of Fetal Urology)
　　分類 ····································· 390
shaken baby syndrome ··········· 536
sick day ···································· 404
SIDS (sudden infant death
　　syndrome) ··········· 106, **515**, 517
SIRS (systemic inflammatory
　　response syndrome) ······ 276, 513
SLE (systemic lupus
　　erythematosus) ············ 323, 325
SpO₂ ·· 290
SSSS (staphylococcal scalded
　　skin syndrome) ··················· 255
Staphylococcus aureus ············ 255
STEC (Shiga toxin-producing
　　escherichia coli) ·················· 272
Stevens-Johnson 症候群 ··········· 232
Streptococcus pyogenes ·········· 259

――― T ―――
T リンパ ······································ 308
TORCH 症候群 ···················· 111, 114
Toxic appearance ····················· 276
Turner 症候群 ···························· 417

――― U ―――
underarm brace ······················· 505
UTI (urinary tract infection) ······ 386

――― V ―――
VCUG (voiding cystourethrography)
　　··· 390
VT ··· 204
VUR 国際分類 ····················· 386, 391

――― W ―――
Waardenburg 症候群 ················ 145
waning ······································ 469
whoop ······································· 262
Wiskott-Aldrich 症候群 ············ 313
WPW 症候群 ······························ 204

――― X ―――
X 脚 ··· 510

イラストを見せながら説明する
子どもの病気とその診かた　　　　　©2015

定価（本体9,000円+税）

2015年4月15日　1版1刷

編　者　金子　堅一郎
　　　　　　かねこ　けんいちろう
発行者　株式会社　南 山 堂
代表者　鈴木　肇

〒113-0034　東京都文京区湯島4丁目1-11
TEL 編集(03)5689-7850・営業(03)5689-7855
振替口座　00110-5-6338
ISBN 978-4-525-28251-6　　　Printed in Japan

本書を無断で複写複製することは，著作者および出版社の権利の侵害となります．
JCOPY　<（社）出版者著作権管理機構　委託出版物>
本書の無断複写は著作権法上での例外を除き禁じられています．複写される場合は，
そのつど事前に，（社）出版者著作権管理機構（電話 03-3513-6969，FAX 03-3513-6979，
e-mail: info@jcopy.or.jp）の許諾を得てください．

スキャン，デジタルデータ化などの複製行為を無断で行うことは，著作権法上の
限られた例外（私的使用のための複製など）を除き禁じられています．業務目的での
複製行為は使用範囲が内部的であっても違法となり，また私的使用のためであっても
代行業者等の第三者に依頼して複製行為を行うことは違法となります．